中医医学科学理论研究

编　著　李立希　李　粤　管　悦
　　　　李铧汶　孙桂珍

中医古籍出版社

图书在版编目（CIP）数据

中医医学科学理论研究/李立希等编著. —北京：
中医古籍出版社，2008. 8
ISBN 978－7－80174－650－4
Ⅰ. 中… Ⅱ. 李… Ⅲ. 中医学—理论研究
Ⅳ. R22

中国版本图书馆 CIP 数据核字（2008）第 108864 号

中医医学科学理论研究

李立希　李　粤　管　悦　李铧汶　孙桂珍编著

责任编辑　郑　蓉
封面设计　天水工作室
出版发行　中医古籍出版社
社　　址　北京东直门内南小街 16 号（100700）
印　　刷　北京市金红发印刷厂印刷
开　　本　787mm×1092mm　1/16
印　　张　29　字数　670 千字
版　　次　2008 年 10 月第 1 版　2008 年 10 月第 1 次印刷
印　　数　0001～2000 册
ISBN 978－7－80174－650－4
定　　价　42.00 元

前言

国务院副总理吴仪出席2007年中医药国际科技合作大会开幕式时向大会发出倡议：第一，进一步加强中医药的继承与创新，在推进中医药现代化和国际化中为中医药注入新的生机与活力；第二，丰富和发展中医药的理论体系，深入挖掘并深刻认识中医药理论的科学内涵；第三，加强中医药的知识产权保护，制定符合中医药特色的市场标准和准入办法；第四，加强中医药经验交流与人才培养。

20世纪以来，中医药在管理、医疗、教学、科研上遇到的种种困难和问题，其深层次的原因，归根到底无不与“中医药是否是科学”有关。“什么是科学”，“中医药到底是不是科学”，“如果说中医药是科学，那么，它又是一门什么样的科学”，“如果说不是，那么，中医药又是什么呢”……从根本上搞清楚这一系列问题，是历史赋予我们的重任。本书回到科学的源头，客观地论证中医的科学地位，并系统地阐述了中医医学科学理论，其中也包含了作者多年来的研究成果。

什么是科学？对“科学”的定义有多种多样，但有一点是共同的，那就是认为科学就是要追求知识，科学是一种知识体系。中医两千年前已上升到理论体系的高度，使得我们祖辈在医学领域的许多方面处于国际领先地位，并为中华民族的繁衍昌盛作出了伟大的贡献。历史证明中医药知识体系即中医学是科学的，中医学曾是一门古老医学科学。从人类科技史看，源于古希腊的，以还原论为基础的科学，过去几百年来取得了巨大的成功，一般称这一阶段的科学为“西方科学”或“传统科学”。中医不属于传统科学所界定的科学，我们必须正视这一现实。但这并不意味着否定中医是科学，不能认为中医是不科学的，更不能因此而断定中医是伪科学。如果我们换一个角度，就是不用“西方科学或传统科学所界定的科学标准”来衡量中医学，而是用“科学就是要追求知识，科学是一种知识体系”来衡量中医学，则中医学是科学的。

中医学是医学复杂性科学。人体是一个开放的巨系统，中医学是数千年针对活着的整体的人及病人而形成的复杂性科学，也可称之为“医学复杂性科学”。本书的第一章“中医学是医学复杂性科学”认为，复杂性科学（Science of Complexity）是一种新兴的边缘、交叉学科。它是系统科学发展的一个新阶段，亦可称其为“21世纪的科学”。复杂性科学打破了线性、均衡、简单还原的传统范式，而致力于研究非线性、非均衡和复杂系统带来的种种新问题。相对于“西方科学”或“传统科学”，我们称之为现代科学。中医学有超时空的品质，它属于复杂性科学。因此，我们要充分借鉴吸收复杂性科学理论与方法来研究中医学。

取象运数是中医思维的主要方法。中医采用据“象”归类、取“象”比类的整体、动态思维方法，取象比类方法在《内经》中有广泛的运用。“象数”模型是中医学的主要理论工具。研究这个模型对中医理论本质的揭示，对中医形成发展的再认识，无疑都是有意义的。如果说西医学是以还原论为基础的，沿着“西方实验与临床实践+逻辑、推理”的方法建立起来的认知体系与方法。则中医学是以整体论为基础的，沿着“临床实践与实验+取象比类法与模型”的方法建立起来的认知体系与方法。从中医发展历史看，临床实践为主，而实验是辅助的。但从中医药今后的发展方向看，符合中医药特色的实验将越来越重要。在本书的第二章“中医学思维方法与思维模型”提出的这一定义，既有利于研究中医医学理论的科学性，又有利于进一步发展中医医学科学理论。

本书的特色之一是在“易经”思想指导下，运用现代数学工具与幻方对洛书数字系统作了深入的研究。经过多年努力奋斗，我们继承了“我国传统数学在从问题出发以解决问题为主旨的发展过程中建立了构造性与机械化为共特色的算法体系”（吴文俊院士语）的传统，不仅获得由简单幻方可构造任意阶幻方的算法，从而解决了幻方的世界难题，而且从取象运数的思维看，这种构造生成法也可以模拟复杂系统三种类型的演化机制：自我复制机制、杂交系列机制、在低级基础上演变为高级机制。从一个侧面解答了中医为什么属于复杂性科学。

中医医学科学理论体系主要内容包括天人相应理论、整体调控医学理论、藏象学说与辨证论治。

天人相应论是中医学理论体系的重要组成部分，也是贯穿于整个中医学理论和临床的主导思想，也是整体观念的根本体现。两千多年来在中医临床实践活动中，天人相应论始终占据着主导地位，中医生理、病理、诊断、治疗、养生等均未脱离出天人相应论之框架，这也正是中医临床疗效卓著的根本所在。问题在于：天人相应论的科学性如何？作为一个独立的医学理论应该包含哪些内容？本书的第三章“天人相应理论研究”阐述了天人相应论的基本内容及其产生的科学基础，系统地阐述与其密切相关的五运六气、时间医学与医学全息论，并从临床实践、科学试验两方面论证其科学性。

根据中医学理论的特点，结合现代科学技术知识，本书明确提出“整体调控医学理论”概念，并把“整体调控医学理论”作为中医医学科学理论的重要内容。本书的第四章“整体调控医学理论”系统阐述了中医整体调控理论、中医整体调控模式、中医调控体系、阴阳失调是病机的总纲、中药的整体调控功能与针灸的整体调控功能。这必将大大丰富中医医学科学理论。

在中医理论体系中，藏象学说是其核心内容。解剖方法是藏象学说创生的始基，但藏象学说的形成最终与取象比类法有关。《内经》的藏象，是现象、意象、法象三者的综合：脏腑的解剖所见是现象，形见于外可阅的功能是意象，由援物比类而论述的是法象。近几十年来，对于中医藏象的研究，大量吸取了现代科学技术的新成果，在思维、方法、理论、临床等各个层面上展开了空前规模的研究工作，成绩辉煌，使得中医藏象研究实际上已经跨入了新时期的现代化进程，孕育着新的理论突破和思路、方法的创新，本书的第五章“藏象科学性研究”正是上述成果的总结。

辨证论治是中医理论的核心，也是中医临床医学之核心。其基本内涵早在《黄帝内经》中已有体现，在汉代张仲景《伤寒杂病论》中进一步阐述发挥，奠定了中医辨证论治体系之基础，后世历代医家亦普遍遵循，在临床实践中得以广泛运用，体现了临床的实用性和科学性。但在新的历史条件下，“理论的”辨证论治与“临床的”辨证论治却产生了似乎是不可调和的矛盾。我们认为这是因为“临床的”辨证论治与时俱进，而“理论的”辨证论治则相对滞后。解决问题的方法应该是在中医学基本理论的指导下，开展多学科研究，发展中医辨证论治，使之与新的临床实践与科学实验相适应。本书的第六章“辨证论治研究”与第七章“用现代科学方法处理中医药数据”，正是上述工作的体现。

希望通过本书的出版，能进一步促进中医学的科学化进程。

代　序

自主创新　和合共进

2006年6月3日，中国中医科学院科学技术大会在北京隆重召开，这次大会以“自主创新、主体发展、和合共进、促进中医药创新体系建设”为主题。19位两院院士、20余位全国著名中医药学家和来自全国各中医药院校、科研院所的30多位大学校长及院所长，以及中国中医科学院的专家教授共400余人出席了大会。中国中医科学院党委书记李怀荣主持会议。

大会宣读了卫生部部长高强的贺信。贺信中强调，中医药学是中华文化的瑰宝。几千年来，中医药（包括蒙、藏、维等民族医药）不仅对中华民族的繁衍昌盛做出了不可磨灭的贡献，而且对世界文明进步和人类健康事业产生了积极的影响。中国中医科学院用事实和行动证明，在现代科学技术飞速发展的今天，中医药学仍保持着旺盛的生命活力，仍是我国医药科学体系中不可替代的重要力量。建设创新型国家是党中央、国务院做出的重大战略决策，是时代赋予我们的神圣使命。具有原创优势的中医药学如何在建设创新型国家中发挥重要作用，为中华民族的伟大复兴，为人类健康事业做出更大贡献，是广大中医药工作者面临的历史重任。

中国中医科学院院长曹洪欣在会上作“自主创新，和合共进，开创中国中医科学院发展的新局面”的报告。他说，在建设创新型国家的进程中，中医药是我国最具自主知识产权优势和自主创新潜力的领域之一。为了落实“增强自主创新能力，努力建设创新型国家”既定国策，贯彻“自主创新，重点跨越，支撑发展，引领未来”的科技工作指导方针，中国中医科学院按照《国家中长期科学和技术发展纲要（2006～2020年）》的要求和思路，推出了一系列举措，以推进中医药领域的自主创新。“十五”期间，中国中医科学院承担了国家973计划1项及专项课题4项，863计划5项，国家科技攻关项目14项，重大科技专项33项，国家自然科学基金项目107项，国家中医药管理局科研基金132项；获国家、部（局）级奖77项，其中“血瘀证与活血化瘀研究”获国家科技进步一等奖；“冠心病介入治疗后再狭窄的中医干预研究”、“小切口治疗拇外翻临床研究”、“栝楼属植物的系统演化及其药材的分子鉴定研究”、“病毒性心肌炎中医药治疗研究”、“中医中西医结合治疗SARS研究”等项目获国家科技进步二等奖；中医药治疗SARS的疗效得到了世界卫生组织的认可。前不久，中国中医科学院组建了院科学技术委员会；日前又联合全国各科研院所和高等院校，成立了中国中医科学院中医药创新体系建设合作委员会；在这次科技大会上，还邀请院外19位院士和20名著名中医药学家参与组成了院学术委员会，为我院发展建设给予咨询和指导。他们主动打破学术领域的藩篱，其目的就是为了适应当代科学技术的迅猛发展，集各学科、各地域的智慧，共同推动中医药学术及事业的发展，促进中医药创新体系的建设。

“十一五”期间，中国中医科学院将实施以着重解决中医药理论传承与创新重大科学问题的“岐黄工程”；以提高防病治病能力为主要任务的“仲景工程”；以标准建设、疗效评价和共性技术研究为主要任务的“时珍工程”；以构建中医药创新团队为核心的“1386人才工程”及“三百人才计划”；以及扩大加强中医药科技国际交流与合作的“1211工程”等一系列工程，就是以海纳百川的胸怀，充分调动各方面的积极因素，以和合共进的精神促进中医药的创新发展，在2020年前将中国中医科学院建设成为队伍精干、优势突出、代表国家水平的中医药科学研究与临床基地，高层次中医药人才培养重要基地，中医药国际交流与合作的中心，创建世界一流的中医科学院，在国家创新体系中发挥应有的作用。

刘保延副院长宣读了《关于对王永炎等34名“十五”期间做出突出贡献的科技人员进行表彰和奖励的决定》，各级领导为获奖者颁发了奖牌。梁菊生副院长宣读了《关于成立中国中医科学院学术委员会的决定》，张奇副院长宣读了《关于成立中国中医科学院中医药创新体系建设合作委员会的决定》，麻颖副书记宣读了《中国中医科学院中医药创新体系建设合作委员会宣言》。

科技部刘燕华副部长在讲话中指出，建国以来，在党和政府的高度重视下，中国中医科学院作为我国中医药研究的国家队，团结拼搏、自强不息，在理论和实践、研究和开发等方面，做出了一系列的贡献。当前中医药的发展正迎来前所未有的重大历史机遇，中医药发展是国家自主创新的重要内容，并受到国内和国际普遍的关注。推进中医药现代化发展，是我国走自主创新道路的重要发展方向，是构建和谐社会、推进经济社会持续发展和实现全面建设小康社会目标的重要发展领域。在新的发展时期，思索、行动、创新是中国中医科学院和中医药领域全体同仁的历史重大责任。中医药的发展必须坚持自强不息的民族精神，必须坚持继承与创新相结合的发展原则，必须坚持中医和中药协同前进的发展方针，必须坚持现代化和国际化共同推进的发展路线，必须坚持产学研结合和多学科结合的发展思路。“十一五”将落实国家中长期科技发展规划纲要的战略部署，加大科技投入，凝聚和融合多学科的交叉、产学研的结合和海内外各方面的力量，全面推进中医药现代化和国际化的发展。中医药是我国自主创新的重要领域之一，是中华民族博大精深优秀文化的精髓。希望中国中医科学院进一步发挥中医药事业发展国家队的作用，和中医药科学技术创新的引领作用，以中医药的原始性创新为根基，以中医药的优势特色为突破口，以中医药的优秀文化为先导，自强不息，开创中医药科技自主创新发展的新局面，开拓中医药应用自身发展的新格局，开辟中医药文化蓬勃发展的新气象。

北京协和医科大学校长刘德培院士和著名中医专家颜德馨、路志正先后在会上致辞。中国中医科学院名誉院长王永炎院士在会上作“增强自主创新能力，引领中医药事业发展”的报告。

佘靖副部长在讲话中强调，党中央、国务院动员全党全社会坚持走中国特色自主创新道路，为建设创新型国家而努力奋斗，进一步开创全面建设小康社会、加快推进社会主义现代化的新局面。中国中医科学院召开科技大会，以科学发展观及全国科技大会精神为指导，紧紧围绕坚持走中医药自主创新道路，提高中医科学院科学研究和科研管理水平这个主题，总结经验，展望未来，具有十分重要的意义。要做好自主创新工作，首先要坚持科学发展观，统筹兼顾，建设创新型的中医科学院；二要坚持围绕国家重点规划和民众健康的重大问题来确定中医药科技工作重点；三要坚持做好继承与创新工作，探索突出中医药特色优势的科研模式及管理模式；四是坚持深化科技体制改革，创新机制，通过改革促进发展；五要加强沟通理解，创造科学、民主、和谐的科研发展的氛围。中国中医科学院作为中医药行业的重要科研、临床及教育机构，一定要担负起历史责任和崇高使命，努力不懈地攀登探索中医药科技创新高峰。

目　录

第 1 章　中医学是医学复杂性科学

1.1　问题的提出——中医学是不是科学

“科学”一词自近代被引入中国以来，中医药就一直与“科学”有一种“剪不断，理还乱”的情结，中医是不是科学？中医哪些内容是科学，哪些内容是糟粕？如何来证明中医的科学性？

毛嘉陵在《哲眼看中医》一书中选文[1]指出，20 世纪以来，中医药在管理、医疗、教学、科研上遇到的种种困难和问题，其深层次的原因，归根到底无不与“中医药是不是科学有关”。

1905 年，启蒙思想家严复在其所译的《穆勒名学》按语中将中医药归为风水、星相、算命一类的方术，他认为，包括中医在内的九流之学，“虽极思，有其不能言其所以然者矣。……其例之立根于臆造，而非实测之所会通故也”。1915 年，陈独秀在《新青年》创刊号上发表“敬告青年”一文中对中医药进行了批判：“医不知科学，既不解人身之构造，复不事药性之分析，菌毒传染，更无闻焉；惟知附会五行生克寒热阴阳之说……其想象之最神奇者，莫如‘气’之一说……试遍索宇宙间，诚不知此‘气’之为何物！”从此，中医药的科学性被打上了一个大大的问号。否定者认为中医连治病的机制都说不清（指用现代科技语言、逻辑来表述），怎么会是科学呢？20 世纪早期新文化运动的一位重量级人物的观点就极具代表性：西医能说清楚道理，治不好病也是科学；中医不能说清楚道理，治好了病也不是科学。这种说法到现在也普遍存在于人们的头脑里。

20 世纪 50 年代，毛泽东同志对中医药予以了高度评价后，虽然大家在口头上都会说“中医药是一门伟大的传统医药科学”，但在实际工作以及一些管理部门制定政策中，却没有将中医药作为科学、或一门虽然与西方科学不同但同样正确的知识体系来对待。至今仍有不少学者坚持用他们信奉的狭隘的科学观来评判中医药，如有人长期在网上发布“中医能治好病也是伪科学”、“中医是最大的伪科学”，有的人则在媒体上公开宣称“中医基本理论阴阳五行是伪科学”等所谓科学高见。有的甚至提出“中医是巫术，应该扬弃”的观点，2006 年可以说是“废除中医”的声音一片喧嚣。

中医药的生存发展问题已讨论了几十年，但总是陷入老调重弹的怪圈之中，几十年前谈的问题，今天还在“老生常谈”，几十年前想解决的问题“现在仍然是问题”，就像进入一个“魔圈”，绕来绕去总绕不出来。“什么是科学”，“中医药到底是不是科学”，“如果说中医药是科学，那么，它又是一门什么样的科学”，“如果说不是，那么，中医药又是什么呢”[2]……从根本上搞清楚这一系列问题，是历史赋予我们的重任。

解决问题的最优方法是与现代科学相结合，特别是与现代最新的非线性科学、复杂性科学相结合，从而用现代科学的语言与方法来论证中医的科学性。同时，要回到科学的源头，客观地论证中医的科学地位。

1.2 中医学是一门古老医学科学

首先，中医是一门古老的医学，这是不争的事实。那么，中医是不是古代科学？为了回答这一问题，必须研究什么是“科学”。

对“科学”的定义有多种多样，但有一点是共同的，那就是认为科学就是要追求知识，科学是一种知识体系。吾敬东在《哲眼看中医》一书中选文[3]指出，英文中科学语词用 science，但也注明同古代 knowledge，即更为宽泛的知识。在汉英词典中的科学词条下，既有 science，也有 knowledge。因此我主张在作科学或文化史考察或思考的时候，以使用更为古典和更为宽泛的 knowledge，即“知识”更为合适。关于科学和科学史的定义与这一看法可以吻合。《不列颠百科全书》的科学条是这样的：“一般说来，科学涉及一种对知识的追求，包括追求各种普遍真理或各种基本规律的作用。”《简明不列颠百科全书》这样给科学史下定义：“科学史一直是关于知识不断积累以及科学战胜无知和迷信的成功历程的记述。”总之，其所涉及的是这样一个领域，人类面对的对象是自然与日用知识。

又如，英国生物学家达尔文认为：“科学就是整理事实，以便从中得出普遍的规律或结论”。而英国哲学家罗素认为：“一切确切的知识都属于科学。”

中华民族在历史上是一个名医辈出的民族，但中医不是“经验医学”，中医是具有严密理论体系的医学。中医学在其理论和技术发展过程中，不断吸收当代的哲学、科学技术和文化成果，包括天文、气象、地理、动植物和农业等相关领域的学术成果。中医两千年前已上升到理论体系的高度，使得我们祖辈在医学领域的许多方面处于国际领先地位，并为中华民族的繁衍昌盛作出了伟大的贡献。历史证明中医药知识体系是科学的，中医学曾是一门古老医学科学。

中医药具有中国文化的特征和功能，但中医药首先是一门医学，具有科学技术的内核。它既是一门充满哲学智慧的医学科学，同时还是一种以医学科学为核心的文化现象。本书所研究的仅限于医学科学理论，即中医药的科学技术内核。

1.3 中医学不属于“传统科学”所界定的科学

如果定义科学是沿着“西方实验+逻辑、推理”的方法建立起来的认知体系与方法，称之为“西方科学”或“传统科学”，则中医不属于传统科学涵义的科学。从人类科技史看，传统科学是指源于古希腊的，以还原论为基础的科学，过去几百年来取得了巨大的成功。中医不属于传统科学所界定的科学，我们必须正视这一现实。但这并不意味着否定中医是科学，不能认为中医是不科学的，更不能因此而断定中医是伪科学。中医是科学，但中医不属于西方科学或传统科学所界定的科学，这就是基本原则。现在有的人，只要你说中医不属于（西方科学或传统科学所界定的）科学，他就说你是否定中医药，这是不对的；而有的人，把西方科学或传统科学认定为唯一的科学，甚至于是真理的化身，根据中医不属于西方科学或传统科学所界定的科学，就否定中医药，甚至于把伪科学的大帽强加于中医药的头上，这是犯了历史性的错误。

在现实生活中，除了个别别有用心的人外，大多都是因为难以掌握“中医是科学，但中医不属于西方科学或传统科学所界定的科学”而引起的问题。如中西结合，中西医学互相取长补短，则有有利于双方的发展与临床水平的提高。在现阶段，由于两种医学不属于同一种知识体系，认为两者可以自然地有机结合，或用西医的标准判断中医药的是非，甚至于用西医改造中医，都是错误的。

下面我们换一个角度，就是不用“西方科学或传统科学所界定的科学标准”来衡量中医学，而是用“科学就是要追求知识，科学是一种知识体系”来衡量中医学，则中医学是科学的。其理由是：在新的历史阶段，中医仍然取得很好的临床效果，这是不争的事实，这说明中医学的知识体系是经得起历史考验的。有人说他不否定中医药，仅认为理论不科学。中医理论体系是否经得起时间的考验？我们还是从临床入手。2003年春国内外局部地区爆发了流行性传染病“非典型肺炎（SARS）”，我国广东省是首先爆发的地区。面对突如其来的新疾病，广州的中医率先运用中医的理论进行分析，结合当年当时的气候特点及患者的症状，将SARS辨证诊断为春温病伏湿而论治之，取得了安全有效、缩短住院天数、后遗症少的重大成果，得到世界卫生组织的嘉许，受到世界人民的瞩目。有学者根据中医运气学说特点，指出SARS当年秋冬季不会再来，因为缺乏疫毒生存的条件，事实果然如此。SARS的突然爆发，对中西医来讲都是新的病种，中西医都没有什么治疗经验，而中医治疗有肯定的疗效，靠的是什么？随后，应香港医院管理局的邀请，广东省中医院派出两名年轻的中医师到香港开展临床治疗研究工作，她们在老师远程指导下取得了较好的成绩，受到各界人士的好评，靠的是什么？显然，中医战胜SARS，靠的绝不是什么经验，而是理论，是整体观念和辨证论治的理论精髓。

实践证明，中医药的知识体系是经得起历史考验的，是科学的。中医理论体系虽然创立于两千多年前，但中医学具有现代性质和现代意义，难道仅仅因为是“历史”的就不能是现代的？王琦在《哲眼看中医》一书中选文[4]指出，科学界对“历史”和“现代”有了新的认同，常泽宗先生在《科学史十论》中说：“从孟德尔遗传定律的重新发现这个事例，可以得出这样一个重要的引申：当一位久远的科学家的思想方法或理论被用为现今理论的一部分时，也可以把它看做‘现代的’”。因此，1969年诺贝尔生理、医学奖的获得者，生物物理学家德尔布律克把亚里士多德看做是分子生物学的创始人之一，他们认为科学和问题的历史只要同我们现今所关注的课题属于相同的知识传统和范式，就应该同现代相同。从这个意义上讲，中医是当之无愧的现代科学。

1.4　中医学是医学复杂性科学

朱清时院士在《哲眼看中医》一书中选文[5]指出：“中医是复杂性科学”。

复杂性作为一门学科，及现代唤醒复杂性兴趣的起源地是维也纳。1928年贝塔朗菲（von Bertalanffy）完成描述生物有机体系统的毕业论文。在此之前的若干年，怀特海（Alfred North Whitehead）在《科学和现代世界》上以“有机体的哲学”一文，描述了相类似的见解。自此以后的20年，在这方面作出实质性贡献的人及其著作有：马卡洛赫和匹茨（McCulloch and Pitts）的神经网络（Neural network）。冯·诺依曼的元胞自动机（Cellular automata）和复杂性（Complexity）以及维纳（N Wiener）的控制论（Cybernetics）。到了50年代以后，尽管普里高津（Prigagine）及哈肯（Haken）做出过重要的贡献，但关于复杂性的研究，看来较为缓慢。

戴汝为院士在“复杂巨系统科学——一门21世纪的科学”一文[6]指出，从80年代初在美国新墨西哥州圣塔菲研究院（Santa Fe Institute. SFI）的一批科学家所进行并称之为“复杂性科学（Science of Complexity）”的一场科学革命。SFI先后邀请了3位诺贝尔奖获得者：夸克理论的创始人、加州理工学院的Murray Gell - mann，斯坦福大学的经济学家Kenneth J. Arrow以及普林斯顿大学凝聚态物理学家Philip W. Anderson，另外还有一些年轻的科学家。形成了年轻的科学家可以和世界级的大师携手合作的局面，聚集了一批不同领域（生物学、经济学、计算机科学、物理学、数学、哲学等领域）的科学家，他们热衷于不同学科之间的深入与互相影响，在SFI安排了经济、物理、生物、计算机、考古、政治学、人类学等领域中的学者的对话与研究，试图在各种不同的复杂系统之间找出一些共性。SFI的科学家们摆脱固有学科一些观念的束缚，探索未知的新天地，进行一场跨学科、学科大整合的科学革命，致力于他们称之为复杂性科学的开创，所进行的科学发展模式是史无前例的。

他们认为，复杂系统是有大量的、不同的、相互作用的单元构成的网络。他们认识到还原论对处理复杂系统的局限性：

（1）单元的行为无法独立地分析，因无法与其他单元分开。

（2）单元间的关系或相互作用难以明确。

圣塔菲研究院的一个重要观点可概括为：通过“猜想”（Crude looks）看整个系统是重要的；对于复杂的、高度非线性的系统，其整体的行为不是简单地与部分行为相联系，要求有勇气，在全局情况下（Whole situation）从广泛的方面看，而不是看个别方面的具体细节。上述看法出自加州理工学院基本粒子物理诺贝尔奖得主Gell - mann。

我国提出的“从定性到定量的综合集成”法。综合集成法的重要意义在于指导人们当遇到复杂的问题时，沿着一种科学的途径去寻求科学与经验相结合的解答。在综合集成法中，专家的猜想与直感是十分重要的。总之，可以说SFI的看法与国内的看法有相同之处：

（1）还原论有局限性，需要有勇气从整体看问题。

（2）在处理复杂间题时，猜想（Crude looks）或直感（形象思维）具有重要性。

复杂性科学（Science of Complexity）是一种新兴的边缘、交叉学科。国外有学者称复杂性科学是科学史上继相对论和量子力学之后的又一次革命，国内成思危教授认为它是系统科学发展的一个新阶段，戴汝为院士称其为“21世纪的科学”。有关的学术会议和论文发表数量急剧增加，相关的研究在国内外掀起了热潮。总之，它方兴未艾，引起了国内外越来越多学者的关注。复杂性科学打破了线性、均衡、简单还原的传统范式，而致力于研究非线性、非均衡和复杂系统带来的种种新问题。相对于“西方科学”或“传统科学”，我们称之为现代科学。

中医学有超时空的品质，它属于复杂性科学。中医学是数千年针对活着的整体的人及病人而形成的复杂性科学，也可称之为“医学复杂性科学”。人体是一个开放的巨系统，因此，我们要充分借鉴吸收复杂性科学理论与方法来研究中医学

参考文献

[1] 毛嘉陵．东方有科学．哲眼看中医——21 世纪中医药科学问题专家访谈录［M］（中国中医药报社主编）．北京：科学技术出版社，2005：121～122

[2] 毛嘉陵．前言．哲眼看中医——21 世纪中医药科学问题专家访谈录［M］（中国中医药报社主编）．北京：科学技术出版社，2005：002

[3] 吾敬东．对科学、中国科学和中国医学的思考．哲眼看中医——21 世纪中医药科学问题专家访谈录［M］（中国中医药报社主编）．北京：科学技术出版社，2005：049

[4] 王琦．中医，东方知慧之学．哲眼看中医——21 世纪中医药科学问题专家访谈录［M］（中国中医药报社主编）．北京：科学技术出版社，2005：154

[5] 朱清时．中医是复杂性科学．哲眼看中医——21 世纪中医药科学问题专家访谈录［M］（中国中医药报社主编）．北京：科学技术出版社，2005：003

[6] 戴汝为．复杂巨系统科学——一门 21 世纪的科学［J］．自然杂志，1997，19（4）：187～192

第2章　中医学思维方法与思维模型

中医不是“经验医学”，中医是具有严密理论体系的医学科学。在医学理论形成过程中，医疗实践的经验，零散的医学知识和片断的医学理论上升为系统的医学理论，进而形成学术体系，需要较高的思维能力和水平，有赖于医家们浓厚的哲学素养。在战国秦汉，代表先进哲学的宇宙观、认识论和方法论，自然为医家所接受，并以之分析、归纳、整理医疗经验、医学知识，建构了《内经》学术体系。战国秦汉哲学，以精气、阴阳、五行之说为代表，对中医学产生过重要影响。其原论载于诸子，特别是《周易》，其价值与贡献主要在于哲学，阐发了自然、社会普遍规律的认识。《周易》对《内经》学术体系形成的影响，主要是思维方式。因此，我们把中医学理论的主要特色概括为：中医学是以《易经》与《河图洛书》取象运数的思维方法为主，以模型为主要工具构建中医理论的基本框架。从现代科学观点看，中医学的方法是复杂性科学方法。

2.1　中医学的方法是复杂性科学方法

还原论不是复杂性科学的研究方法，而中医的方法是复杂性科学方法。

什么是复杂性科学？《科学美国人》杂志的资深作家Horgan曾悲观地认为，复杂系统的定义有31个之多，怎能让研究者创立统一的理论？如果要握简驭繁，则美国《科学》杂志的简明定义可以接受，即复杂系统是这样的系统：通过对它的组成部分的了解不能对它的特性做出完全的解释。复杂性科学是研究复杂系统行为与性质的科学。它的研究重点是探索宏观领域的复杂性及其演化问题。它涉及数学、物理学、化学、生物学、计算机科学、经济学、社会学、历史学、政治学、文化学、人类学和管理科学等众多学科。之所以被称为复杂性科学，似乎有多种理由，其中之一是由于它具有统一的方法论——整体论或非还原论。因此，复杂性科学被称为整体论科学或非还原论科学，也有人把它看作是与简单性科学相对立的科学。复杂性科学的产生是为了避免传统还原论科学的局限性，传统还原论科学的方法论是还原论的。这种还原论方法论具备3个特征：①本体层面，事物有组成结构和层次；②认识层面，能从关于部分（或低层次）的概念、定律、理论和学科中推导出关于整体（或较高层次）的概念、定律、理论和学科，当然完成这样的推导需要一些条件；③方法层面，对事物进行研究时，把整体分解为部分，或把较高层次的物质结构分解为较低层次的物质结构。在这种方法论指导下，传统还原论科学虽然取得了巨大成就，但在解释生物机体的秩序、目的性和精神等方面仍遇到不少困难；特别在解决经济、社会等复杂问题时，更是捉襟见肘。自上世纪以来，科学的迅猛发展使还原论方法论和简单性思想受到了多方面的冲击。面对这些困境，复杂性科学应运而生，它为科学的发展提供出一个运用“整体”或“系统”以处理复杂性问题的一个新方向。

中医的研究对象不是单纯的病，而是病人。而人体是一个开放的巨系统。中医学是数千年针对活着的整体的人及病人而形成的复杂性科学，也可称之为“医学复杂性科学”。英国《自然》杂志的主编菲利普·坎贝尔博士到中国访问时说，中国古代科学方法重视从宏观、整体、系统角度研究问题，其代表是中医的研究方法，这种方法值得进一步研究和学习。

中医学的根本特点就是整体观念和辨证论治。整体的含义是，把人体及其生存的天时地域环境、人体与社会、人体各组成部分、心理与形体、动态与静态等作为一个统一体来观察、描述和研究，即其观点是整体的。辨证论治，就是在整体观念的指导下，根据疾病过程中各方面的特征相互作用形成的主要特点，辨别其主要矛盾及矛盾的主要方面，提出解决矛盾的正确方法，然后采用与此方法相应的治疗措施或手段。

中医学的整体观念，是以整体的思想去分析一切事物，面对一件事情、一个病人时，当下就用整体观念去思考，而不是先思考局部，再将各个局部特征叠加而成为“一个整体”。在具体操作上，中医学根据“有诸内必形诸外”的信息藏象原理，通过“司外揣内”的方法对人体及其功能这个“黑箱”进行诊断，根据输入信息（给药、针灸等干预手段）、输出信息（疗效）来研究疾病的防治，在整个诊治过程中运用了比类从容的方法，对这些信息加以思维和调控，这与应用生硬的生化和物理“金指标”的西医显然不同。

模型方法是现代科学的核心方法，当然也是生命科学的核心方法。中国传统生命科学，从《内经》开始就采用模型方法。孟庆云认为，《内经》作者在《周易》名象数的影响下，建立了三类模型：一是实体模型，如通过解剖而视之和以表知里等关于人体局部现象的天然实物模型，这种模型属于实体模型中的结构功能模型。二是关于人体整体的混合理论模型，例如脏象经络学说，既涉及结构功能，又有理论形式推测，是为混合理论模型；又如六气、六淫病邪也是混合理论模型，其中六气六淫为实在的气候物理因素，但其致病又是一种理论推测。三是理论模型，如五行模型、三阴三阳模型和九宫模型等。例如，在五行模型中，五行已从实物抽象为五类特征，从形象模型已过渡到抽象的符号，以阐述事物的关系和规律。因此，五行是一种理论模型。[1]

2.2　取象运数是中医思维的主要方法

2.2.1　取象运数的思维方法

张其成[2]认为取象运数是中医思维的主要方法。

中医采用据“象”归类、取“象”比类的整体、动态思维方法。所谓“象”指直观可察的形象，即客观事物的外在表现。以《周易》为代表的取象思维的方法，就是在思维过程中以“象”为工具，以认识、领悟、模拟客体为目的的方法。取“象”是为了归类或类比，它的理论基础是视世界万物为有机的整体。取象比类即将动态属性、功能关系、行为方式相同、相近或相互感应的“象”归为同类，按照这个原则可以类推世界万事万物。

中医即采用这种方法，又称“唯象”的方法。中医在分析人的生理功能结构时，将人体脏腑、器官、生理部位和情志活动与外界的声音、颜色、季节、气候、方位、味道等按功能属性分门别类地归属在一起。《素问·五脏生成篇》："五脏之象，可以类推。"如心脏，其基本功能是主神明，主血脉，宇宙万物中的赤色、徵音、火、夏、热、南方、苦味、七数、羊、黍、荧惑星等均可归属于心。五脏均以此类推。这种取象的范围可不断扩展，只要功能关系、动态属性相同，就可无限地类推、类比。如果客体实体与之发生矛盾，那么也只能让位于功能属性。中医有一个"左肝右肺"的命题，历来争议很大。肝在人体实体中的位置应该在右边，为什么说"左肝"呢？其实这是从功能、动态属性上说的，肝有上升、条达的功能，故与春天、东方等归为一类，东方即左边。同时这个方位又是太极象数模式的方位。

中医在对疾病的认识上，也是据象类比的。中医重"证"不重"病"，将各种病症表现归结为"证"。如眩晕欲扑、手足抽搐、震颤等病症，都具有动摇的特征，与善动的风相同，故可归为"风证"。中医"同病异治，异病同治"的原则，就是根据动态功能之"象"类比为"证"而制定的。因此，有些病的病因症状相同，却分属不同的"证"；有些病的病因症状不同，却归为同一"证"。关键在于是否有相同的病机，而不取决于症状或病因。例如慢性腹泻、脱肛、子宫下垂这三种不同的疾病，其症状（象）不尽相同，发病的原因也不同，但它们的病机（动态功能）都有可能属于"中气下陷"，故可归为同一"证"，都可采用补中益气汤法治疗。

所谓运数思维，就是以"数"为思维工具来把握客观世界。值得一提的是，运数之"数"实质上就是"象"，它并不偏向于定量，而是偏向于定性。

2.2.2 中医思维的特征

张其成[2]认为，中医思维的的特征主要表现在以下方面：

1. 重整体、类比

《内经》不但将人本身各部分之间看成一个整体，而且将人与自然看成一个整体。这就是所谓的"人身小宇宙，宇宙大人身"的思维指导下，采用类比、类推的方法，将人体各部分与外界各事物融为一体。对人体各部分不作个体的、深入的分析，对人与外界事物为什么"合一"、怎样"合一"不进行具体的分析，只重视在模型范式上的归类"合一"。中医对疾病的认识也体现这一特点。

2. 重动态、功能

《内经》之"象"是动态、功能之"象"。《内经》很多概念只代表功能，不一定非有实体结构。《灵枢·阴阳系日月》说："阴阳者，有名而无形。"阴阳已从日月的实体意义抽象为动态范畴，是泛指事物的共性，而不是指具体事物的形体。《内经》"藏象"注重脏腑之"象"，不是指生理解剖意义上的实体结构，而是指功能相同、时空节律形态具有同步性、全息性和一组动态结构。

3. 重直觉、体悟

直觉体悟是中国传统的认知方法，《内经》取象比类体现了直觉体悟的认知方法。由取象比类所建立的藏象、经络学说主要是通过直觉体悟感知的。脏腑的生理结构与人体实际解剖部位并不相同，说明不是由实证方法得出的。经络主要是体悟循经感传之"象"的产物。中医在诊断、辨证上更体现了这一特点。望、闻、问、切四诊是一套由表知里的诊断方法，通过对脏腑经络的功能性变化之“象”的感知，把握疾病发生病因、病变机理。与西医运用仪器、直接从病变部位摄取体质方面的信息来把握病变机理的实证、量化方法有所不同。中医诊断辨证有高明与低劣、正确与错误的差异，主要取决于认知主体——医生认知、感悟能力的高低，中医尚缺乏一套具有量化规定性的诊断标准。

2.2.3　取象比类法

取象比类法是人类把握对象世界的一种方式，历来就具有很重要的认识论价值和科学价值。取象比类法是通过对客观事物和现象的观察，确定类的概念和特征，将要认识的事物和现象与“类”的概念和特征进行比较、类比，然后推论出要认识的事物和现象的属性。取象比类法是中医从已知到未知的主要思维方法。这种古典的思维方式，虽然尚不如近代逻辑学中类比法和现代控制论中同构理论那样严密，但在当时的历史条件下，运用这种思维方法，由宏观认识微观，以一般推论个别，从抽象进而到具体，实现了认识由一个领域向另一个领域的过渡，从而为医学研究提供了重要的思维途经，对中医理论的形成起到了积极作用。中医医学认识人体生理、病理及诊断、治疗等方面都应用了取象比类法。

《内经》中有一篇名为“示从容论篇”，黄帝在此作了比类的示范。高士宗认为：“圣人治病，循法守度，援物比类，从容中道，帝以此理示诸雷公，故曰‘示从容’。”本篇提到“明引比类从容”的方法，并说“不引比类，是知不明也。”比类，就是比较事物的异同，进行归类，进行类比模拟，以总结出事物运动及其状态的规律性，然后类推到其他事物。从容，就是根据事物的具体情状、形容或现象，进行描述和归纳，以总结、抽象出事物运动变化的规律和纲领。

1．取象比类法的数学研究

所谓“象”指直观可察的形象，即客观事物的外在表现。取象比类法的思维方式可以用数学语言描述如下：设“象”集合为 A，即 $A=\{a \mid a$ 是可以直接观察到的对象$\}$。“比较事物的异同”即是在 A 上建立二元关系 $R=\{(x, y) \mid x, y \in A\}$，若 $(x, y) \in R$，则表示 x 与 y 有某种关系、类同或能相互感应。R 一般都可以满足半等价关系，即 R 满足如下条件：

（1）自反性：如果 $x \in A$，则 $(x, x) \in \mathbf{R}$.

（2）对称性：如果 $(x, y) \in \mathbf{R}$，则 $(y, x) \in \mathbf{R}$.

记 A 上的半等价关系为 $E_s(A]$。半等价关系有一个很好的性质，就是半等价关系的交与并仍然是半等价关系，即：

$$R_i \in E_s(A] \text{ 则} \cap R_i \in E_s(A] \text{ 与} \cup R_i \in E_s(A].$$

可以利用关系 R 对“象”集合 A 进行分类。

$$A/R = \cup A_i dR = \{A_i, \cdots, A_m. \text{ 其中 } A_i \subseteq A,\ i=1, 2, \cdots, m\}.$$

此种分类称之为不分明分类或模糊分类。

若 R 还满足如下条件：

（3）传递性：$(x, y) \in \mathbf{R}$，而且 $(y, z) \in \mathbf{R}$，则 $(x, z) \in \mathbf{R}$.

则 R 称之为等价关系，记 A 上的等价关系为 $E(A]$。若 $R \in E(A]$，则可以利用关系 R 对“象”集合 A 进行分类

$$A/R = \cup A_i dR = \{A_i, \cdots, A_m. \text{ 其中 } A_i \subseteq A, i = 1, 2, \cdots, m\}.$$

此种分类称之为分明分类。

取象比类方法在《内经》中有广泛的运用，如运用取象比类法建构藏象理论、认识疾病的状态和表现与说明生理病理现象。而它们都可以用现代数学语言加以描述。

例如，藏象学说认为内在脏腑的生理活动及病理变化必然会反映于人体外部的象征，而这种象征客观地反映了内在脏腑的机能与物质变化，因此人们就可以依靠并根据人体各种“见于外”的、“可阅”的各种外在表现来分析人体“居于内”的各种脏器的作用、功能及其相互关系。设 Q 为功能之集，F_ε 为表象集簇，如生理表现、病理症状或体征、机体与环境（包括自然环境和社会环境）的关系等，并有模型 $g_\varepsilon \subset Q \times F_\varepsilon$，由表象可以认识机体的功能活动，即对 $\varepsilon_c \in E_s(F_\varepsilon]$，则有 $g_\varepsilon \circ \varepsilon_\delta \circ g_\varepsilon^{-1} \in E_s(Q]$，而

$$Q = \cup Q_i (d \cap g_\varepsilon \circ \varepsilon_\delta \circ g_\varepsilon^{-1})$$

表示人们通过长期的生活观察、反复的医疗实践与其它学科知识，通过机体生理与病理的各种外在表现和体征，机体与季节气候方面的关系以及人们既有的有关认识来推断内部功能的认识。

中医所指的“脏腑”概念，从《内经》的有关记载可知是有一定解剖基础的。古代医学根据当时的历史条件，运用解剖方法来探讨人体的内在脏器，对有关脏器的描述，大多与现代解剖学中所记述的有关脏器大体相似。解剖学对于中医脏腑概念的形成准则可描述为 $\varepsilon \in E_s(G]$，其中 G 为结构元集，且有模拟关系 $f \subset G \times Q$，但由于历史条件所限，这些认识还是十分原始的，粗线条的，有的根本还没有弄清楚。因此，脏腑概念的形成，除了解剖方面的观察外，其主要属于功能联系为主的体系。设中医对功能划分准则为 $\delta' \in E_s(Q]$，则它诱导的结构划分（参考解剖分类的结构划分）准则 $\delta = \varepsilon \cap (f \circ \delta' \circ f^{-1}) \in E_s(G]$。

$G = \cup G_i (d\delta)$ 为中医的脏腑概念，而 $\delta' = \cap (g_\varepsilon \circ \varepsilon_\delta \circ g_\varepsilon^{-1})$，或者表示为 $f \circ g_\varepsilon \subset G \times F_\varepsilon$，$\delta = \varepsilon \cap [(f \circ g_\varepsilon) \circ \varepsilon_\delta \circ (f \circ g_\varepsilon)^{-1}]$，它表示中医的藏象学说是在人们的解剖观察、生活实践和医疗实践三方面的基础上，并由于历史条件的限制以及解剖只能看到死后组织的局限性，而活着的生理活动和病理变化就要在活体上进行观察，因此中医脏腑概念形成除了依赖于解剖认识外，更主要是通过观察人体外部征象来研究内脏活动规律及相互关系的。[3]

2. 取象比类法与形式逻辑

从认识论角度看，人们在实践活动中，对客观事物的认识开始于感觉。上面所说的“象”是指直观可察的形象，即客观事物的外在表现，因而属于感性认识阶段上的认识。在实践中，人们的认识并不总是停留在感性认识阶段上，而是要通过对感性材料加以比较、分析、抽象、概括，从而进一步揭示事物的本质和它的内部联系，这就是思维。这是认识的高级阶段，即认识的理性阶段。思维的概括性就在于它不反映个别事物的可感知的、非本质的特性，而是从许多个别事物的大量特性当中，区分出一类事物的一般的、本质的性质加以反映。从思维形式看，感觉、印象为感性认识阶段的形式，而概念、判断和推理是理性阶段上的思维形式。由于判断是概念的关系，而推理是判断的关系，故我们仅限于讨论概念。

概念是什么？概念是对客观事物的本质属性加以反思的思维形式。或者说，概念是通过对事物的本质属性来反映客观事物思想。概念有两个方面：一个是外延，一个是内涵。一个概念的外延就是这个概念所反映的全部对象。一个概念的内涵就是这个概念对象的本质属性。概念的外延与内涵是概念两个有机联系的方面。内涵是指外延对象的属性，外延是指具有内涵属性的对象。

概念的外延由具有共同的内涵的对象而构成一个类，这个就叫做集合，或简称集。因此，研究集合，就是从外延方面研究概念。集合是数学的基础，因此可以利用现代数学的知识研究概念外延。

划分也叫分类。划分就是把一个概念的全部对象，按照一定的标准，区分为若干个小群的一种揭示概念外延的逻辑方法。划分在实践中有重大的意义。它可以帮助我们清楚地掌握概念，扩大和巩固已有的知识。在日常生活中，我们经常用到划分。在科学研究中，划分更是不可少的方式，生物学里把动植物分为门、纲、目、科、属、种，不仅能帮助人们了解其系统性，而且有助于揭示对象的本质属性。门捷列夫的化学元素周期表曾对发现新元素起过推动的作用，早为大家所熟知。事实上，在任何科学系统里都少不了分类这种方式。

任何划分都包括三个部分：划分的母项，划分的子项和划分的根据。划分的母项就是被划分的概念，划分的子项就是划分母项后所得到的新概念，划分的根据就是据以进行划分的事物的特性。划分要遵守以下规则，否则就是错误的划分。

（1）划分后诸子项必须互相排斥。

（2）每一次划分只能有一个根据。

（3）划分后的诸子项外延之和要等于母项的外延。[4]

在近代数学中，集合的划分有严格的定义：

定义 1：设 S 是一个集合，A_1，A_2，…，A_m 是它的子集，如果它满足下列条件：

（1）所有 A_i 间均是分离的，亦即对所有 i，j（$i=1$，2，…，m，$j=1$，2，…，m），如 $i\neq j$ 则 $A_i\cap A_j=\varphi$。

（2）$A_1\cup A_2\cup\cdots\cup A_n=S$。

则集合 $A=\{A_1, A_2, \cdots, A_m\}$ 称为 S 的一个划分，而 A_1，A_2，…，A_m 叫这个划分的块。

取象比类法的明分类与形式逻辑分类有什么关系？在近代数学中它们是一致的，下面我们将进一步探讨。

定义 2：设 R 是 X 上的等价关系，对任一个 $x\in X$ 可以构造一个 X 的子集 $[x]_R$ 叫 x 对于 R 的等价类：

$$[x]_R=\{y\,|\,y\in X \text{ 且 } xRy\}，(x,\ y)\in \mathbf{R} \text{ 另一种表示方式为 } xRy。$$

由此定义可知，$[x]_R$ 是 X 内所有与 x 有等价关系 R 的元素所构成的集合，对于这种集合，它有下列几个性质：

（1）$x\in[x]_R$。

（2）若 $y\in[x]_R$，则 $[y]_R=[x]_R$。

（3）若 $y\notin[x]_R$，则 $[y]_R$ 与 $[x]_R$ 是分离的。

由上面这三个性质可知，集合 X 上的等价关系 R 所构成的类，它们两两互不相交而且覆盖住整个集合 X，故它们构成 X 的一个划分，而每个类是这个划分的块，由此我们有定理如下：

定理 1：集合 X 上的等价关系 R 所构成的类产生一个集合 X 的划分，此划分叫 X 关于 R 的商集，记以 X/R。

由此定理可知商集 X/R 是一个集合，它的元素是 X 上的元素所构成的类。

定理 2：任一个集合 X 上的一个划分 C 可产生一个等价关系。

由上面两个定理可以知道，集合 X 上的一个等价关系可以唯一确定一个划分，反之，一个划分也唯一确定一个等价关系。[5]

形式逻辑与取象比类法相同之处是都与划分和等价关系有关，其不同点为：

（1）对于集合 X 而言，取象比类法研究的是“象”的集合，而形式逻辑研究的是“对象”的集合。

（2）从思维方式而言，取象比类法从“象”集合 X 出发，寻找“象”之间的关系 R，然后利用关系 R 对“象”集合 X 进行分类而得 X 的商集 X/R，其方法是就是从外延方面研究概念 。其思维路线图如下：

X（象集）$\Rightarrow R$（象之间的关系）$\Rightarrow$利用关系 R 对 X 分类获取 X/R。

例如，设

$X=\{x|x$ 是通过四诊获取的症状$\}$，R 为脏腑辨证方式，则 X/R 为脏腑证集，设 $A_i=\{$大便溏泄，食后腹胀喜按，面色萎黄$\}\in X/R$，称 A_i 为脾虚证。

在中医取象比类法中，R 往往是半等价关系，这也是中医的一特色。

形式逻辑从“对象”集合 X 出发，设 $X=\bigcup_{i=1}^{m}A_i$，对于 $x\in X$，如判断 $x\in A_i$，则 x 具有 A_i 对应概念的属性。其思维路线图如下：

x（对象）$\in X\Rightarrow$判断 $x\in A_i\in X/R\Rightarrow x$ 具有 A_i 对应概念的属性。

例如，设

$X=\{x|x$ 是动物（包括人）$\}$，$A_i\in X/R$ 为人类，人类有许多属性，其中之一是“凡人必死”。三段论推理是形式逻辑基本推理形式之一，如下面是一个间单的三段论推理：

凡人必死

张三是人

故张三必死

可用上面的形式语言描述如下：“张三”是个体 $x\in X$，如果 $x\in A_i$（人类），则 x 具有 A_i 对应概念的属性（如“凡人必死”），故张三必死。

2.3 “象数”模型是中医学的主要理论工具

2.3.1 模型是科研的普适方法

姜璐、刘琼慧在“系统科学与复杂网络研究”一文[6]中指出：“物理科学是一门实验科学，它要观察实验，通过实验寻找相应的规律，它所得出的规律也需要通过实验来检测，任何还没有经过实验验证的理论都不会得到世人的认可。英国著名理论物理学大师霍金教授关于宇宙演化的理论由于还没有被实验所验证，所以至今他还没有获得诺贝尔物理学奖。同样，物理科学理论也是模型科学，它的理论大多是针对某一种经过若干假设、简化的模型来讲的。在最著名的经典牛顿理论上建立起来的质点力学、刚体力学、弹性体力学等都是针对模型而言的，并不存在真正的质点（物体不可能体积为零，而有质量）、刚体（不存在受到外力而不发生形变的物体）。点电荷、平面波、电子运行轨道等等都是假想的模型。模型从实际当中总结出来，与实际有密切的联系，每一种模型有一些实际例子，有一套数学处理方法，但模型与实际又存在差别。我们只针对模型建立理论，对模型进行分析。一个实际问题能否用物理的理论很好地解释，在很大程度上是看该实际问题能否简化成已知的模型。实际上，科技工作者通常需要解决两类研究任务，它可以归结为：一是研究模型及其处理方法；二是将实际问题化简为某一种模型，然后进行处理。系统科学中的理论也可以看成是模型理论，系统科学所提出的简单系统、简单巨系统、复杂适应性系统、开放的复杂巨系统等各类不同的系统，实际上也是不同类型的模型。系统科学研究整体与局部的关系，可以理解为系统科学的模型突出其整体、局部关系的特点，模型的划分、模型的分析都是从整体与局部关系的角度来进行的。”

起源于拉丁文 Modulus 的“模型”一词，原义是样本、尺度、标准。科学意义上的“模型”是人们按照某种特定的目的而对认识对象所作的一种简化的描述，用物质或思维的形式对原型进行模拟所形成的特定样态。模型可分为物质模型与思维模型两大类。通过模型来揭示原型的形态、特征和本质的方法称为模型法。物质模型是以某种程度、形式相似的模型实体去再现原型，它既可以是人工构造的（如地球仪、船模），也可以是从自然界获取的（如动物、植物标本）。物质模型是模拟实验赖以进行的物质手段。思维模型不是认识的物质手段而是客体在人们思想中理想化、纯化的映象、模写。思维模型是人们在头脑中创造出来的，并且运用它在思维中进行逻辑推理、数学演算和“思想实验”，可分为形象的（唯象的）模型和符号的（标志性的）模型，前者是以理想的或想象的形态去近似地反映客体的一种思想形式，后者是借助于专门的符号、线条等，并按一定的形式组合起来去描述客体。

2.3.2　“象数”模型是医易模拟人体生命的理论模型

取象运数的思维方法是和象数思维模型（简称“象”模型）分不开的。模型可以分为物质模型与思维模型两大类，《周易》“象”模型是一种思维模型，而不是物质模型。“象”模型导源于《周易》经传及其他先秦经典，由汉代“易学”总其成。“象”模型是中医思维所采用的理论模型。作为一种思维范式，“象”模型具有程式化、固定化、符号化的特点。“象”模型主要有卦爻模型、阴阳模型、河洛模型、五行模型、干支模型等。中医采用“思维模型”方法建构生命形态和运动规律，而西医采用“物质模型”的方法，这是中西医认知生命的本质差异。

以阴阳五行、河洛八卦为基础的“象数”模型，是医易模拟人体生命的理论模型。中医在“天人合一”观念指导下，将人看成一个“小宇宙”，人体生命与宇宙自然不仅同构、同序，而且互通、互动，人与天一样受到阴阳、五行“象数”的支配。阴阳五行的象数模型，既是中医对生命机体的分类，又是中医生理、病理的基本模式。五脏六腑、十二经脉、五运六气正是这种模型的再现与运用。研究这个模型对中医理论本质的揭示，对中医形成发展的再认识，无疑都是有意义的。因为它深层次解答了中医为什么没有一开始就走向机械、还原、分析之路的根本原因。

从上述可以看出：

(1) 模型是科研的普适方法，包括“物理科学理论也是模型科学”。中医学中的“象数思维模型”，不是中医不科学的依据，而是古人超前思维的体现。

(2)“经典牛顿理论上建立起来的质点力学、刚体力学、弹性体力学等都是针对模型而言的，并不存在真正的质点”；“象”模型中的卦爻模型、阴阳模型、河洛模型、五行模型、干支模型等也有此特征。

(3)“科技工作者通常需要解决两类研究任务，它可以归结为：一是研究模型及其处理方法；二是将实际问题化简为某一种模型，然后进行处理”。在中医药现代化进程中，仍然需要“研究模型及其处理方法”。但在临床中，中医学已经有许多经得起历史考验的模型，医生的水平，就取决于“将实际问题化简为某一种模型，然后进行处理”的能力。

2.4 河图与洛书象数模型研究

2.4.1 引言

河图洛书的真实性与作用在历史上有所分歧，但以下几点是不争的事实：

(1) 多种古书有所记载。

(2) 到宋代朱熹等人补有图形。

(3) 河图洛书在《内经》中有重要应用。

(4) 1977 年安徽阜阳双古堆发掘的西汉汝阴侯墓，在出土文物中有一个“太乙九宫占盘”，据简报说：“太乙九宫占盘的正面是按八卦位置和五行属性（水、火、木、金、土）排列的，九宫的名称和各宫的节气的日数与《灵枢·九宫八风篇》首图完全一致。小圆盘的刻划则与《河图洛书》完全符合”。

2.4.2 相关的中国古代数学知识

河图与洛书都是取象运数思维模型，只有了解古代相关数学知识，才有可能深入了解河图洛书的内涵。

1. 算筹和十进位值制记数法

在商代甲骨文记数的文字中，自然数都用十位进制，没有例外。不过，我国古代的计算，并不是用这些记数的文字来进行，而是用“算筹”作工具来记数和进行计算的。古代算筹的功用，大致和后世的算盘相仿。五以下的数目，用几根筹就表示几个；6、7、8、9 四个数目，用一根筹放在上边表示五，余下的数，每一根筹表示一个单位。用算筹来表示数字有两种形式，一种是纵式，一种是横式。这种算筹记数法和现代通行的十进位值制记数法是完全一致的。至少在春秋时代，我国的算筹记数法便已经完备。这比世界各国都早。

吴文俊院士认为，我们都知道 0 与 1 的二进位制对于计算机的关键作用。虽然中国未真正进入到二进制，但完善的十进位位值制则早已在中国的远古做出了典范。这一十进位位值制通过印度阿拉伯传入西方后，曾被西方的科学家誉为亘古以来最伟大的一项发明创造。仿制为位值制二进制后，成为制造计算机以至脑力劳动机械化的不可或缺的组成部分。追本溯源，应该归之于中国古代位值制十进制的创造。至于西方往往把这一创造归之于印度，自然是一种历史性的错误，是张冠李戴。

中国古代的十进位位值制，不仅可以使不论多大的整数有简明的表达形式，而且加、减、乘、除以至分数运算甚至开方都可变得轻而易举，因而大大减轻了计算中脑力劳动的强度。这是位值制被西方有识之士誉为最伟大创造的根本原因。

2. 珠算

珠算是在我国特有的筹算的基础上发展起来的。据考证，“珠算”这个名称，早在公元 190 年左右东汉末徐岳所著《数术记遗》一书中就已经出现。公元 570 年左右，北周数学家甄鸾在此书的注释中描述，每位有五颗可以移动的珠，上面那颗相当于五个单位，下面四颗中每一颗相当于一个单位。

3. 驰名世界的“中国剩余定理”

早在公元 4 世纪前，我国数学著作《孙子算经》中就提出过著名的“孙子问题”：“今有物不知其数，三三数之剩二，五五数之剩三，七七数之剩二，问物几何？”用现代数学语言就是说：求一最小正整数 N，满足联立一次同余式：

$$\begin{cases} N\equiv 2 \pmod{3} \\ N\equiv 3 \pmod{5} \\ N\equiv 2 \pmod{7} \end{cases}$$

其中，当 $r<n$ 时，$N\equiv r \pmod{n}$ 表示：N 除以 m 余 r。在我国解联立一次同余式，是同天文、历法中推算日、月、五星运动的周期有着密切联系的一个数学问题。

4. 中国古代（传统）数学的特点与优点

中国古代数学具有鲜明构造性和程序性。其中程序性（机械化）这一思想方法，曾启发当代学者对计算机时代的数学进行深入研究，取得了令世人瞩目的可喜成就，这就是著名数学家吴文俊的“几何定理机器证明”及数学机械化工作。

吴文俊院士在“关于研究数学在中国的历史和现状”一文[7]中指出：“数学研究现实世界中的数量关系与空间形式。在中国的传统数学中，数量关系与空间形式往往是形影不离并肩地发展着的；但在以欧几里得为代表的希腊传统里，则几何学独立于数量关系而以单纯研究空间形式的格局发展着。与以欧几里得为代表的希腊传统相异，我国的传统数学在研究空间形式时着重于可以通过数量来表达的那种属性，几何问题也往往归结为代数问题来处理解决。

“我国传统数学在从问题出发，以解决问题为主旨的发展过程中，建立了构造性与机械化为共特色的算法体系，这与西方数学以欧几里得‘几何原本’为代表的所谓公理化演绎体系正好遥遥相对。《九章》与《刘注》是这一机械体系的代表作，与公理化体系的代表作欧几里得《几何原本》可谓东西辉映，在数学发展的历史长河中，数学机械化算法体系与数学公理化演绎体系曾多次反复互为消长，交替成为数学发展中的主流。肇始于我国的这种机械化体系，在经过明代以来近几百年的相对消沉后，由于计算机的出现，已越来越为数学家所认识与重视，势将重新登上历史舞台。《九章》与《刘注》所贯串的机械化思想，不仅曾经深刻影响了数学的历史进程，而且对数学的现状也正在发扬它日益显著的影响。它在进入21世纪后在数学中的地位，几乎可以预卜。”

吴文俊院士在“中国数学史的新研究”[8]一文中指出：“中国传统数学的特色是构造性、计算性和机械化，经典著作中的那些‘术’多数可以容易地改写成实现计算功能的程序。实际上，中国传统数学惯于从具体对象中抽取其内在本质，然后综合这些本质提炼出简明的原理。它们论述简单而应用广泛，形成中国传统数学极不平凡的特色。重点在于始终着眼于处理实际问题，在于简单合情的原理和普遍方法。同样的思想也体现在诸如代数化和十进位值制记数法之类的出色成就中。总的说来，中国传统数学有它自己的风格，然而它中断了。蔑视我们祖先的辉煌成就，如同在明朝时那样，是不能容忍的。否认吸收外国的先进技术，如在初唐时那样，是荒唐的，那时，已经传入印度数字的书写体系，但却由于坚持筹算而拒绝采用。”

在充分认识我国传统思维方法的威力和吸收当代高度发达的国外技术的基础上，我们可以预料，中国数学将进入蓬勃发展的新时代。

2.4.3 相关的现代数学知识

中华民族的“取象运数”思维在古代得到特别的发展而早熟，并具有超前思维的特征。因此，只有了解现代相关数学知识，才有可能真正了解河图洛书。

1. 剩余类

（1）同余关系的性质

设 x 为任意整数，m 为给定的正整数，则存在唯一的整数 q 和 r，使得

$$x = qm + r$$

其中 $0 \leqslant r \leqslant m-1$，称 r 为 x 除以 m 的余数，q 为 x 除以 m 的商。例如 $m=3$，$x=16$，则

$$16 = 5 \times 3 + 1$$

即16除以3，其商为5而余数为1。

对于自然数的集合 A，可以在其上面定义模 m 同余关系：

$$R = \{(x, y) \mid x, y \in A \wedge x \equiv y \pmod{m}\}。$$

其中，$x \equiv y \pmod{m}$ 叫做 x 与 y 模 m 相等，即 x 除以 m 的余数与 y 除以 m 的余数相等，因而亦称为 A 的模 m 同余关系。而且 R 也是等价关系，事实上，

$\forall x \in A$，有 $x \equiv x \pmod{m}$，

$\forall x, y \in A$，若 $x \equiv y \pmod{m}$，则有 $y \equiv x \pmod{m}$，

$\forall x, y, z \in A$，若 $x \equiv y \pmod{m}$，$y \equiv z \pmod{m}$ 则有 $x \equiv z \pmod{m}$。

可以利用等价关系进行分类，例如令 $A = \{1, 2, 3, 4, 5, 6, 7, 8, 9\}$，$m=3$，则其等价类为：

☆　余数为0的一类：$[3] = [6] = [9] = \{3, 6, 9\}$。

☆　余数为1的一类：$[1] = [4] = [7] = \{1, 4, 7\}$。

☆　余数为2的一类：$[2] = [5] = [8] = \{2, 5, 8\}$。

（2）剩余类

设 I 是整数集，$R=\{(x,y)\mid x,y\in I,\ x-y$ 被 m 所整除$\}$，其中，m 为正整数，它是一个等价关系。在这种 I 上的 R 所构成的类分别为：

$[0]_R=\{\cdots,\ -2m,\ -m,\ 0,\ m,\ 2m,\ \cdots\}$，

$[1]_R=\{\cdots,\ -2m+1,\ -m+1,\ 1,\ m+1,\ 2m+1,\ \cdots\}$，

$[2]_R=\{\cdots,\ -2m+2,\ -m+2,\ 2,\ m+2,\ 2m+2,\ \cdots\}$，

……

$[m-1]_R=\{\cdots,\ -m-1,\ -1,\ m-1,\ 2m-1,\ 3m-1,\ \cdots\}$，

这些类称为模 m 的剩余类，商集 $I/R=\{[0]_R,[1]_R,[2]_R,\cdots,[m—1]_R\}$。

2. 循环群

群论是现代数学的重要组成部分。现代数学的研究对象是关系的总和，空间形式和数量关系是数学产生时直接的研究对象。在二次大战间法国涌现出来的抽象数学的主角布尔巴基学派给数学下的定义为：“数学不是研究数量的，而是研究结构的。”这个揭示数学结构的动向，可以说是现代数学诸潮流的共同趋势。其它自然科学也有同样的趋势。中国传统文化中的术数学，属于古代抽象数学，其中的“数”属于“象”的第二种涵义，即是抽象符号。而河图洛书是古代抽象数学的代表，虽然不能等同现代抽象数学，但其应用价值是十分明显的。因此，只有了解现代相关数学知识，才有可能真正了解河图洛书。另一方面也告诉我们，使现代数学与中医理论医学相结合，一个重要的方向应该是用现代数学来研究中医学所提供的各种关系。循环群是目前群论中了解得比较透彻的一类群。我们这里仅限介绍有关的剩余类加法循环群。整数集 I 上的模 m 的剩余类，商集 $I/R=\{[0]_R,[1]_R,[2]_R,\cdots,[m—1]_R\}$ 也可以记为 Z_m，且 $[i]_R$ 记为 $[i]$。故有：

$$Z_m=\{[0],[1],\cdots,[m-1]\}。$$

我们在 Z_m 上定义二元运算 $+_m$，对 $[i],[j]\in \mathbf{Z}_m$ 有：

$$[i]+_m[j]=[(i+j)(\bmod m)]。$$

此时 $(Z_m,+_m)$ 是一个周期为 m 的循环群。则我们有如下的定理：

定理3：设有一个由 α 生成的循环群 $(G,0)$，若 α 的周期为 m，则 $(G,0)$ 与 $(Z_m,+_m)$ 同构。

在群论中，如果两个群同构，则可以认为是相同的。[9]

2.4.4 河图象数模型研究

1. 河图模型

古书《尚书·顾命》提出“河图在东序”，在《周易·系辞上》记载：“河出图、洛出书，圣人则之”。

河图结构以白圈为天为阳，黑点为地为阴，并以天地合五方，以阴阳合五行，所以，图式结构分布为图2·1。

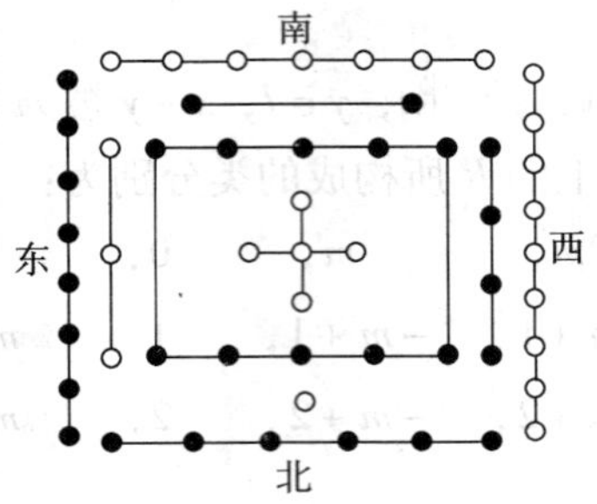

图2·1　河图

河图的文字表述是："天一生水，地六成之；地二生火，天七成之；天三生木，地八成之；地四生金，天九成之；天五生土，地十成之。"故河图以一与六、二与七、三与八、四与九、五与十相配而相反相成。

2. 河图数的性质

（1）十进制记数法

河图数一共有10个数：1，2，3，4，5，6，7，8，9，10。

河图数属于十进制记数法。我国先人对数的认识是很早的，6000年前的西安半坡村和陕西姜寨人就已掌握了较多的数目。从出土的陶片看，从一到九的全部数都已掌握。从考古材料看，我国是世界上采用十进制记数法的最早国家。"公元前14世纪的商代甲骨文中则出现了完善的十进制系统。我们在那里不仅找到对应于1至10这九个基本符号，而且还能找到'百'、'千'、'万'等表示位值的字"。（张大卫《中国的一百千世界第一》3~4页，辽宁少年儿童出版社）另外在上海桥新时器时代晚期的遗址出土的陶片中的数目字，与甲骨文和殷文化是一个系统。甲骨文数字书写是由原始社会刻划符号演变而来的，后来变成汉字的数目字。（参见中外数学简史编写组《中国数学简史》，山东教育出版社）

（2）河图数的分布规律

设$X=\{1, 2, 3, 4, 5, 6, 7, 8, 9, 10\}$。河图数分为五个组：$A_1=\{1, 6\}$，$A_2=\{2, 7\}$，$A_3=\{3, 8\}$，$A_4=\{4, 9\}$，$A_5=\{5, 10\}$。显然有：

$$\bigcup_{i=1}^{5} A_i = X,\ A_i \cap A_j = \varphi,\ 如果\ i \neq j,$$

故属于等价关系，$C=\{A_1, A_2, A_3, A_4, A_5\}$是一个划分。

设$R=\{(x, y) \mid x=y \pmod 5\}$，则：

$$[1]_R = A_1 = \{1, 6\},$$
$$[2]_R = A_2 = \{2, 7\},$$
$$[3]_R = A_3 = \{3, 8\},$$
$$[4]_R = A_4 = \{4, 9\},$$
$$[5]_R = A_5 = \{5, 10\}。$$

这些类称为模5的剩余类，商集$X/R=\{[1]_R, [2]_R, [3]_R, [4]_R, [5]_R\}$。

而且有：

$$[1]_R = A_1 = \{1, 5+1\},$$

$$[2]_R = A_2 = \{2, 5+2\},$$
$$[3]_R = A_3 = \{3, 5+3\},$$
$$[4]_R = A_4 = \{4, 5+4\},$$
$$[5]_R = A_5 = \{5, 5+5\}。$$

从中国古代数学知识可知：

☆　从古代算筹可知，5以下的数目，用几根筹就表示几个；6、7、8、9四个数目，用一根筹放在上边表示5，余下的数，每1根筹表示1个单位。

☆　对于珠算，每位有五颗可以移动的珠，上面那颗相当于5个单位，下面4颗中每1颗相当于1个单位。

☆　古代有剩余定理。

这些说明河图数的分布规律与古代数学知识体系相适宜。

利用模5的剩余类，可以对事物进行分类；从循环群角度看，（Z_5，$+5$）是一个周期为5的循环群，因而可以模拟有周期运动的过程。

3. 河图中的数字布列的来源

下面我们要研究的是，河图中的这种数字布列是怎么来的，是随机的？还是有意布列的？这就必须从数的源头探讨，《周髀算经》开首就有一段周公问商高“数”是怎么产生的对话，周公说：“请问数安从出。”商高回答：“数之法，出于圆方。圆出于方，方出于矩。”这句话应作何解释？据《史记》可知，上古圣人在论述到“数”的产生时，讲了两条原则：一是数法阴阳；一的是数法日月星辰。

（1）数法阴阳

数法阴阳，是说任何一个数者是根据阴阳的变化而产生的。河图结构以白圈为天为阳，黑点为地为阴。由于奇数为阳，偶数为阴，奇数得阴而合，偶数得阳而居，所以天地之道，孤阴不生，独阳不长，必须阴阳交合，这个数理就是讲天地阴阳相合的自然数。

（2）数法日月星辰

《尚书·尧典》“乃命羲和，钦若昊天，历象日月星辰，敬授民时。”这里说得极明，“历象日月星辰”来授“时”。而司马迁《史记·五帝本纪》在引用这一段时更动了“历象”二字，变成“数法日月星辰”。《索隐》曰：“《尚书》作‘历象日月’，则此言‘数法’是训‘历象’二字，谓命羲和以历数之法观察日月星辰之早晚，以敬授人时也。”《正义》也说：“历数之法，日之甲乙，月之大小，昏明递中之星，日月所会之辰，定其天数，以为一岁之历”。可见“数法”即“历象”——以历法之数示日月星辰之象。数法即历象，原因在于历数。

数法日月星辰，是说数不是扳指头数出来的，它是根据日月星辰的运转而来的。如我们看到太阳的东升西降，就是一个日夜。数字就是根据观察天地的运动而得来的。那么圆怎么出于方呢？我们怎么知道圆的运动，我们怎么知道天体的运动呢？我们是从地平线上来观察日月星辰的出入方位，从而确定其运动周期。所以说“圆出于方”。而方是有广长的，矩就是广长，所以又说“方出于矩”。

中国古代文明建筑在农业基础上，农业生产所必须的授时历系统在中国有两种：一种是观察沿着天球赤道，从东方升起，向西方落下的恒星与时令的关系，以确定时令。

如用鸟、火、虚、昴四星的昏中以定四季。这种系统是各个古代文明一般使用的。但中国古代还有另一种系统，即根据北斗斗柄回转与方向的关系定时令。

北斗七星围绕北极星旋转时，斗魁和斗柄也跟着一起转，古人就用初昏时斗柄所指的方向来确定季节。所谓“斗柄东指，天下皆春；斗柄南指，天下皆夏”。（《冠子·环流》）我国现存最古老科学文献之一《夏小正》虽没有如此明确，但已经指出“一月初昏参中，斗柄悬于下，六月初昏，斗柄正在上”，所以这系统也是很早就存在的。

与北斗授时相配的是十月历制，一年十月，每月三十六日，全年三百六十日，每月分三个节气，也就是每十二天一个节气，全年三十个节气。春秋时期，我国的节气已相当齐全了。《管子》完整地记载了一年三十节气。这三十节气的划分是：春季八个节气，“十二，地气发，戒春事；十二，小卯，出耕；十二，天气下，赐与；十二，义气至，修门闾；十二，清明，发禁；十二，始卯，合男女；十二，中卯；十二，下卯；三卯同事。八举时节……治燥气，用八数。”夏季七个节气，“十二，小郢，至德；十二，绝气下，下爵赏；十二，中郢，赐与；十二，中绝，收聚；十二，大暑，至尽善；十二，中暑；十二，小暑，终。三暑同事。七举时节……治阳气，用七数。”秋季九个节气，“十二，期风至，戒秋事；十二，小卯，薄百爵；十二，白露下，收聚；十二，复理，赐与；十二，始节，赋事；十二，始卯，合男女；十二，中卯；十二，下卯。三卯同事，九和时节……治湿气，用九数。”冬季六个节气，“十二，始寒，尽刑；十二，小榆，赐与；十二，中寒，收聚；十二，中榆，大收；十二，寒，至静；十二，大寒，至阴；十二，大寒，终。三寒同事。六行时节……治阴气，用六数。”。

这样，洛书数的布列及其相关的分类如下表2·1。

表2·1　洛书数的布列及其相关分类

数	方位	季节	注释
8	东方	春季	北斗七星的斗柄指向东方为春，八个节气
7	南方	夏季	北斗七星的斗柄指向南方为夏，七个节气
9	西方	秋季	北斗七星的斗柄指向西方为秋，九个节气
6	北方	冬季	北斗七星的斗柄指向北方为冬，六个节气

从这里，我们也可初步感到，河图也是一个时空坐标系。

2.4.5　洛书象数模型

1. 洛书模型

对于洛书，孔传《易疏》说：“天与禹，洛出书，神龟负文而出，列如背有数，至于九，禹遂因而第之，以戊九类，常道所以次序。”神龟背呈花纹，其数可概括“九纹近头，一文近尾，三文近左肋，四文近左肩，六文近右足，八文近左足，五纹在背中”，形成了古“洛书图”，见图2·2。

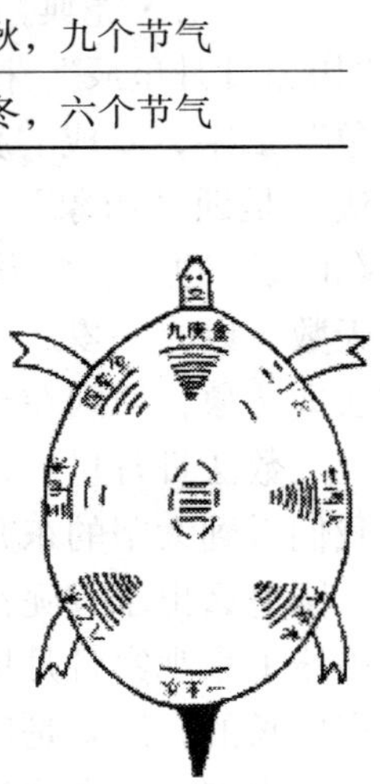

图2·2　洛书图

2. 洛书数的性质

（1）洛书数

洛书九数的原始定义就是“二九四，七五三，六一八”。按照洛书九数龟形排列的形状，定义洛书为“九宫”曰：“九宫者，即二四为肩。六八为足。左三右七，载九履一五居中央”。又因洛书中每行、每列及两对角线所成三元数字的和均为 15，中国及世界的数学家们就称洛书为“幻方”，并建立和发展出“幻方数学”。

（2）数法阴阳

洛书数与河图数有一定的对应关系，因而也有相同的阴阳属性。河图的四臂数字是一一对应于洛书紧邻的一正一维的两个数：

河图东方的八、三对应于洛书左正和左下维的三、八。

河图南方的七、二对应于洛书右正和右上维的七、二。

河图西方的九、四对应于洛书上正和左上维的九、四。

河图北方的六、一对应于洛书下正和右下维的一、六。

结构以白圈为天为阳，黑点为地为阴。由于奇数为阳，偶数为阴，奇数得阴而合，偶数得阳而居，所以天地之道，孤阴不生，独阳不长，必须阴阳交合。如图 2・3。

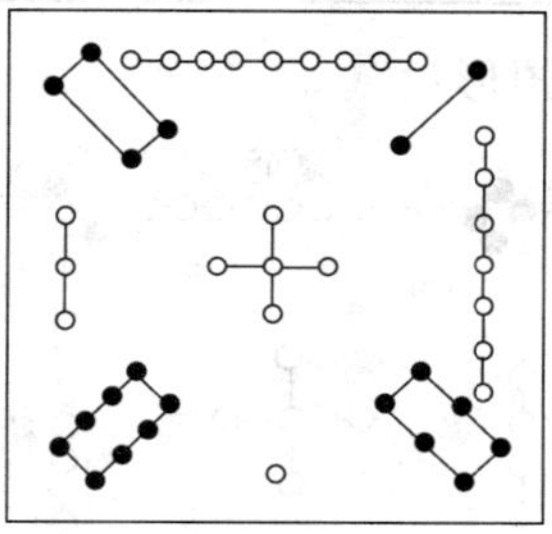

图 2・3　洛书数图

3. 洛书是一个普适的理论模型

由于洛书不管怎么摆，不管从哪个角度去数，其直线上的和都是一个固定的数，而这正是圆的特质，亦即洛书用数字构造出一个“圆之象”。那么，初民为什么要造一个“圆之象”呢？圆表明包容，表明和谐，同时表明在包容中和谐的图形，是初民模拟一个最基本的平衡体系过程的产物。图中的九个数各不相同，但横、斜排列起来又是同一个十五，也就是通过内部黑（阴）白（阳）的调节，使条条线线都协调起来，达到了一种稳定状态。

洛书本来是方之象，又构造了一个“圆之象”，正是《周髀算经》中所说的“天圆地方”概念的一个投影。整个人类世界包容在这“天圆地方”之中，而“天圆地方”本身就是一个最大的平衡体系，洛书是这个浩瀚无际体系的一个最简单也是最明确的缩影。应该说，它是初民探究天地间均衡态之本源的产物，而正由于它是以数字的方式表示的最为基本的模型，因而不断引起后人对其数字系统的注意。在附录中，我们将介绍用现代数学工具对洛书数字系统所作的进一步深入的研究。

下面列举洛书作为“缩影”的一部分内容，具体内容见表 2・2。

表 2·2　洛书部分内容

数	方位	节气	八风	
1	北	冬至、小寒、大寒	大刚风	坎
8	东北	立春、雨水、惊蛰	凶风	艮
3	东	春分、清明、谷雨	婴儿风	震
4	东南	立夏、小满、芒种	弱风	巽
9	南	夏至、小暑、大暑	大弱风	离
2	西南	立秋、处暑、白露	谋风	坤
7	西	秋分、寒露、霜降	刚风	兑
6	西北	立冬、小雪、大雪	折风	乾
5	中			

如下面图 2·4 是对应的季节图形：

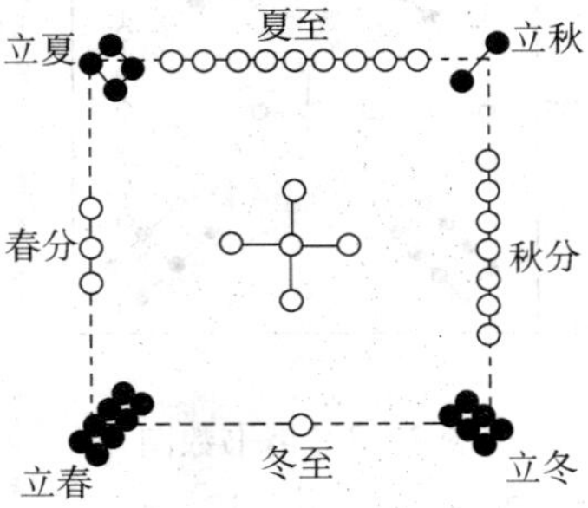

图 2·4　洛书季节图

4. 洛书幻方的性质（本小节内容参考附录）

（1）洛书幻方

从现代数学看来，洛书之数是一种三阶幻方，具体如下：

4	9	2
3	5	7
8	1	6

我国南宋（公元 13 世纪）数学家杨辉称三阶幻方为“纵横图”。他也想出了一个奇妙的换位方法，很快就把三阶幻方编制出来了。不仅如此，他从洛书九数排列，纵、横、斜皆十五的启发，明确了阵图必须维持和谐与平衡。杨辉在《续古摘奇算法》（公元 1275 年）一书中，还进一步编制出了四至十阶幻方。在国外，幻方的最早出现是公元 2 世纪的事。130 年，希腊士麦拿人塞翁（Theon of smyena）才在他的一本著作中第一次提到幻方。这明显在比我国春秋时期的河图、洛书要迟多年。至于对幻方的深入研究，也是我国最早。在欧洲，直到 1514 年，德国著名画家丢勒（Dürer，1471 ~ 1528）才在他的一幅版画上绘制了完整的四阶幻方。这不仅比杨辉迟了 200 年，而且远不如杨辉研究的深入。

附录介绍了李粤等在论文“泛系方法论与幻方构造”与“泛系方法论与幻方算法构造”[10,11]的基础上，运用现代数学工具矩阵与离散数学对任意阶幻方所作的详细研究。今后，我们称按附录方法构造的幻方为洛书幻方。

（2）洛书幻方的性质

首先，洛书幻方具有洛书（3阶幻方）的性质，即洛书本来是方之象，又构造了一个“圆之象”，正是《周髀算经》中所说的“天圆地方”概念的一个投影，而“天圆地方”本身就是一个最大的平衡体系。

洛书幻方又有一特殊的性质，它是由洛书幻方的生成方法所决定的。

①洛书幻方的生成方法

洛书幻方的生成方法有两种，其一是已知$A(n-2)$生成$A(n)$；其二是已知$A(m)$与$A(n)$生成$A(mn)$。

对于第一种方法，即已知$A(n-2)$生成$A(n)$，其特点是把$A(n-2)$作为$A(n)$的中心部分，先自身提高一个数量等级（每个元素增加$2n-2$），然后扩展成$A(n)$。

对于第二种方法，即已知$A(m)$与$A(n)$生成$A(mn)$，其特点是在$A(m)$的每一个单元生成$A(n)$，或$A(n)$的每一个单元生成$A(m)$，然后根据有关信息而变换成$A(mn)$。特殊情况，即当$m=n$时，其特点是在$A(n)$的每一个单元生成$A(n)$，然后根据有关信息而变换成$A(n^2)$。

在中国古代，洛书属于运数思维，其特点是以数为思维工具来把握客观世界。洛书幻方作为一种模型，它还反映了客观世界全息性与一些复杂系统的演化机理。

②全息性

全息性的主要特征是“局部是整体的缩影”。现以第二种方法生成的洛书幻方为例，具体例子为$A(3)\Rightarrow A(3^2)$：

4			9			2		
4	9	2	4	9	2	4	9	2
3	5	7	3	5	7	3	5	7
8	1	6	8	1	6	8	1	6
3			5			7		
4	9	2	4	9	2	4	9	2
3	5	7	3	5	7	3	5	7
8	1	6	8	1	6	8	1	6
8			1			6		
4	9	2	4	9	2	4	9	2
3	5	7	3	5	7	3	5	7
8	1	6	8	1	6	8	1	6

③一些复杂系统的演化机制

洛书幻方模拟复杂系统的演化机制有三种类型：

☆ 自我复制机制

例如，对于由 $A(n)$ 生成 $A(n^2)$，其特点是在 $A(n)$ 的每一个单元生成 $A(n)$。如对于 $A(4)$，经过复制演变为 $A(16)$。

$A(4)$：

1	14	4	15
12	7	9	6
13	2	16	3
8	11	5	10

$A(16)$：

1

1	14	4	15
12	7	9	6
13	2	16	3
8	11	5	10

14

1	14	4	15
12	7	9	6
13	2	16	3
8	11	5	10

4

1	14	4	15
12	7	9	6
13	2	16	3
8	11	5	10

15

1	14	4	15
12	7	9	6
13	2	16	3
8	11	5	10

12

1	14	4	15
12	7	9	6
13	2	16	3
8	11	5	10

7

1	14	4	15
12	7	9	6
13	2	16	3
8	11	5	10

9

1	14	4	15
12	7	9	6
13	2	16	3
8	11	5	10

6

1	14	4	15
12	7	9	6
13	2	16	3
8	11	5	10

13

1	14	4	15
12	7	9	6
13	2	16	3
8	11	5	10

2

1	14	4	15
12	7	9	6
13	2	16	3
8	11	5	10

16

1	14	4	15
12	7	9	6
13	2	16	3
8	11	5	10

3

1	14	4	15
12	7	9	6
13	2	16	3
8	11	5	10

8

1	14	4	15
12	7	9	6
13	2	16	3
8	11	5	10

11

1	14	4	15
12	7	9	6
13	2	16	3
8	11	5	10

5

1	14	4	15
12	7	9	6
13	2	16	3
8	11	5	10

10

1	14	4	15
12	7	9	6
13	2	16	3
8	11	5	10

☆ 杂交系列机制

即已知 $A(m)$ 与 $A(n)$ 生成 $A(mn)$，其特点是在 $A(m)$ 的每一个单元生成 $A(n)$，或 $A(n)$ 的每一个单元生成 $A(m)$，然后根据有关信息而变换成 $A(mn)$。

如 $A(3) \wedge A(4) \Rightarrow A(12)$（见附录）。

☆　在低级基础上演变为高级机制

即已知$A(n-2)$生成$A(n)$，其特点是把$A(n-2)$作为$A(n)$的中心部分，然后扩展成$A(n)$。

如$A(4)\Rightarrow A(6)$（见附录）。

④演化机制分析

☆　阴阳自我复制机制

《类经·阴阳类》说：“阴阳者，一分为二也。”《素问·天元纪大论》说：“阳中有阴，阴中有阳”。《素问·金匮真言论》说：“阴中有阴，阳中有阳”。因此，阴阳模型的演化机制为自我复制机制。其演化过程为“易有太极，是生两仪，两仪生四象，四象生八卦。”（《周易·系辞上》）更具体的如邵康节所说：“一分为二，二分为四，辊分为八，八分为十六，十六分为三十二，三十二分为六十四者，尤见法象自然之妙也。”其图形如下：

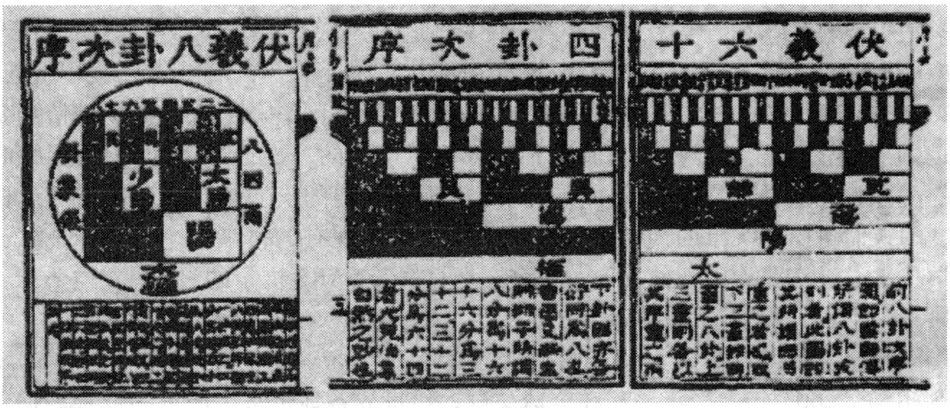

☆　生物细胞的阴阳自我复制实例

《医学分子细胞生物学》一书[12]指出：“正如生物学家威尔逊所指出的那样，细胞是一切生命活动结构与功能的基本单位。”“细胞增殖是细胞通过生长和分裂获得和母细胞一样遗传特性的子细胞，而使细胞数目成倍增加的过程，也是生命得以延续的保证；它是细胞发育的一个阶段，也是细胞生命活动的重要体现。……一个细胞通过分裂产生2个子细胞，子细胞再分裂得到4个细胞……细胞以此方式分裂，数量不断增加。”

☆　其它

对于三阴三阳模型，属于2与3的杂交系列机制；而五行模型属于自我复制机制。

在低级基础上演变为高级机制是生物进化的重要模式，例如，由徐丰彦主编的《生理学》一书[13]指出：“神经系统结构和机能的进化 神经系统是动物进化的产物。……在神经系统的进化过程中，新发展的结构不是代替了旧有的结构，而是新旧结构的共存，进化中旧有结构也有相应的发展，两者在功能上相互联系，但主要是新产生的结构控制着旧的结构的功能。”

2.5 医学科学的定义

2.5.1 医学科学的定义

在1.3节中，定义“西方科学”或“传统科学”是以还原论为基础的，沿着“西方实验+逻辑、推理”的方法建立起来的认知体系与方法。考虑到对于医学而言，临床是很重要的一部分，我们对医学作如下定义：

西医学是以还原论为基础的，沿着“西方实验与临床实践+逻辑、推理”的方法建立起来的认知体系与方法。

中医学是以整体论为基础的，沿着“临床实践与实验+取象比类法与模型”的方法建立起来的认知体系与方法。从中医发展历史看，临床实践为主，而实验是辅助的。但从中医药今后的发展方向看，符合中医药特色的实验将越来越重要。

2.5.2 实例分析

1. 引言

2003年春季，SARS在全球暴发流行，波及到32个国家和地区。这场疫情的暴发流行，是21世纪以来全世界人民尤其是中国人民所遭受的一次最严重的生命威胁和伤害，带来的震惊和恐惧是刻骨铭心的。一场与人类不期而遇的疾病灾害，让对自然危机持轻慢态度的人们付出了沉重的代价，同时也考验了人类现有的科学理论与医疗技艺，推动了科学技术通过实践检验朝前发展。在全国老百姓与SARS抗争的日子里，“依靠科学战胜非典”，不言而喻是一大共识。

传染性非典型肺炎，即严重急性呼吸道综合症（Severe Acute Respiratory Syndrome，简称SARS）。2003年上半年该病在全球蔓延，给世界各地带来了严重的危害。据世界卫生组织统计，全球共有8 422人发病，死亡916人，死亡率达10.9％。我国除新疆、西藏、海南、黑龙江、云南、青海、贵州7省区没有SARS病例外，其它各省区均有非典病例，其中广东、北京、香港、台湾等地是SARS疫情重灾区。SARS是一种全新的传染病，无论中医与西医都碰到了新的问题，也是对两种医学科学的严峻考验。

2. 西医治SARS

西医学是以还原论为基础的，因此必须查找病原体。形式逻辑思维路线图如下：

x（对象）$\in X \Rightarrow$ 判断 $x \in A_i \in X/R \Rightarrow x$ 具有 A_i 对应概念的属性。

查找病原体，其实质就是

$$x\text{（对象）} \in X \Rightarrow \text{判断 } x \in A_i \in X/R.$$

一般来说，非典型肺炎从概念上讲应包括衣原体、支原体、立克次体、军团菌、腺病毒等微生物引起的肺炎。而典型肺炎是指由肺炎双球菌等常见细菌引起的大叶性肺炎或支气管肺炎。

现在全世界都知道“非典”的病原体是冠状病毒了，但医学界在查找病原体的过程中的遭遇却是十分的曲折和艰辛。从2002年11月底广东佛山市发现首位SARS病人到2003年1月底以前，广东省只出现零散病例。2月SARS开始在广州呈爆发趋势，2月8

日发病人数达到高峰，每日发病人数超过 30 人。广东查找病原体的工作，很早就开始了。2 月 11 日下午，广东省卫生厅召开第一次新闻发布会。当时香港有媒体以“夺命炭疽肺炎”、“鼠疫疑云”、“禽流感”等恐慌性字眼报道广东发生的这起疫情，卫生厅负责人在记者见面会上宣布，经省疾控中心和国家疾控中心实验室检验，导致该病发生的病原体已经排除炭疽、鼠疫、禽流感。

在病因不明的情况下，医生的临床经验十分重要。那天新闻发布会上，工程院院士钟南山作为专家组的组长对这次疫情的病因、诊断、治病与预防措施等方面进行讨论分析，指出该病属“非典型肺炎”，病因不明，但从临床迹象来综合考虑，病毒性感染可能性较大。钟南山强调，没有找到病原体不等于这种疾病没得治，因为引起肺炎的病原体很多，很多病人治好了也不知道到底是被什么感染的。

2 月 18 日晚上 7 时的中央台《新闻联播》正式宣布：“中国疾病预防控制中心病毒病预防控制所报告，通过电镜观察发现两份死于本次肺炎病人的尸检肺标本上有典型的衣原体包含体，肺细胞浆内衣原体颗粒十分典型。广东省部分地区非典型肺炎的病原基本确定为衣原体。”晚上 8 时 07 分，新华社正式报道：“引起广东部分地区非典型肺炎的病原基本可确定为衣原体。”

按照形式逻辑思维路线：

x（对象）$\in X \Rightarrow$ 判断 $x \in A_i \in X/R/ \Rightarrow x$ 具有 A_i 对应概念的属性。

如果病原是衣原体，衣原体是一种对抗菌素非常敏感的病原体，治疗首选红霉素，此外还可使用罗红霉素、罗力得、阿奇霉素、甲红霉素等，一般用药几天就会出现明显效果，治疗方案将大大简化，但如果“衣原体说”是错误的，我们可能将付出病人的生命代价。

科学需要诚实，检验要符合相关程序，其结果也要经得起临床的验证。广州市呼吸研究所所长钟南山院士接受记者采访时表示震惊：“怎么可能是衣原体？我们用了那么多抗衣原体的抗生素怎么会一点效果都没有？”广州军区总医院黄文杰主任认为：“如果按照衣原体治疗，将产生可怕的后果。”广州市第八人民医院感染一科的主任蔡卫平，他是这次“省医疗救护专家指导小组”的成员，当时已经感染非典型肺炎在接受治疗。他认为：“绝对不可能是衣原体，我自己病了还不清楚？这是典型的病毒感染，就像流行性感冒一样，全身的骨头都痛，……我们对病人用过衣原体的特效抗生素，一点用都没有。”广东专家经历了一次重大的考验，他们最后决定，为了对病人负责，适当调整治疗方案，在维持原来的治疗原则的基础上对病人同时使用四环素和红霉素类的抗生素治疗。一句话，就是“大包围”，使用针对细菌、病毒、衣原体的多种药物对症支持疗法。

直至 4 月 16 日，世界卫生组织在日内瓦宣布，经过全球科研人员的通力合作，正式确认冠状病毒的一个变种是引起非典型肺炎的病原体。因为把病人身上分离出来的冠状病毒接种到猩猩身上，猩猩发生了和人一样的非典型肺炎。建立了动物模型是证实病原体的“金标准”，就像癌症确诊的金标准和病理切片的报告结果一样。

实验固然重要，但临床经验也不可轻视。5 月 5 日，世界卫生组织再次派专家组到广东。帮助广东总结防治非典型肺炎的经验，并向国际权威学术杂志推荐，不管病原体是什么，广东医疗界始终稳步探索有效的临床经验，取得了高治愈率、低死亡率的治疗结果。在广东本地的病例，病原体毒力一代一代减弱。

3. 中医治SARS

(1) 从抗击SARS看中医药的优势

中医在抗击SARS之战斗中，显示了震惊世界的威力。WHO有一组统计数字：2002年底以来，SARS疫情在全球32个国家和地区蔓延。至2003年7月，全球病例总数为8 422例，其中中国内地5 327例，香港1 755例。全球SARS平均病死率11%，中国内地为7%，中国台湾为12.5%，香港地区和新加坡均为17%；中国内地SARS的病死率大大低于其他国家和地区，一个重要原因是，在中医药界的呼吁下，在国务院领导的支持下，中医药得以介入SARS治疗过程，中西医两条腿走路发挥了特殊作用。

①降低了死亡率

广州中医药大学附属一院治疗50余名SARS病人，无1例死亡，医护人员也无1人感染；某西医医院截至2003年5月份共收治117名病人，10人死亡，其中中医介入治疗71人，仅1人死亡；广州中医介入最早最深，病死率全国最低，不到4%，全国约7%。在北京，中医介入后SARS病人死亡率是介入前的20%。

②降低了治疗成本

西医治疗一个SARS病人的平均费用是5～10万元，而广州中医药大学附属一院以中医为主治疗SARS病人，费用最高的1例只有5 000元。

③减少了后遗症

由于大量使用激素等药物，西医治疗的病人患肺部纤维化和骨坏死病的人达1/3以上，以中医为主治疗的病人至今尚未发现特别的后遗症。

中医治疗SARS的特殊作用与意义已被世界卫生组织（WHO）专家认同。在WHO与中国国家中医药管理局于2003年10月联合主办的“中医、中西医结合治疗SARS国际研讨会”上，专家一致认为，中医药科研与临床人员运用中医药抢救了大量SARS患者的生命，开展了卓有成效的前瞻性临床研究，积累了丰富的研究资料；在预防和恢复期治疗方面，迄今西医尚无针对性治疗方法，中医有其独到之处；中西医结合治疗SARS是安全的，潜在效益很大。专家一致建议，治疗SARS要在中医理论指导下，尽可能早期、全程、合理使用中医药；要将中医纳入公共突发事件临床救治体系，建立研究网络，制定应急预案和研究预案；中西医结合治疗SARS的经验可作为其他国家防治急性传染病的参考。

不仅中西医结合治疗SARS是安全的，而且中医可以单独治疗SARS。中日友好医院仝小林教授主持的课题组对该院收治的16例新发病的SARS病人进行了单纯中医中药治疗观察，结果显示：中药在SARS治疗中不仅有退热快、不反复、有效缓解症状的特点，而且中医药早期干预在这一疾病的发展中对减轻肺损害程度有一定作用。单纯中医中药治疗期间，无一例病情发生恶化。

国家科技部在“973”计划中紧急启动了“SARS防治基础研究”专项，由中国中医研究院、中国医学科学院等单位近150多人组成的课题组，采用与临床环节相近似的大量动物模型，对国家批准上市并在广州、北京临床治疗SARS使用过的30多种中成药进行筛选，初步筛选出8种对SARS的不同病理环节和临床症状改善可能有效的中成药，包括清开灵注射液、鱼腥草注射液、板蓝根冲剂、新雪颗粒、金莲清热颗粒、灯盏细辛注射液、复方苦参注射液、香丹注射液等。上海生命科学药物研究所等单位完成了400多个样品的筛选，其中中药验方“解毒丸”抗 SARS 病毒和保护正常细胞作用很明显，被认为是目前国际上抗 SARS 病毒作用最为突出的药物之一。

在 SARS 这场突如其来的灾难中，中医药之所以能发挥特殊作用，做出巨大贡献，在于中医药的比较优势。与西医对抗疗法不同，中医虽无微生物学理论，但其“戾气”学说自有一套解决病毒性疾病的方法。中医治疗并非与病毒对抗，而是注重调护病人正气，使邪不胜正，给邪以出路。西医要先找到致病病毒，再找到杀灭这种病毒的药品，未找到病因之前无法决定治疗方案，更无药可医。也说明了西医“头痛医头，脚痛医脚”还原论理念的无能为力与苍白。而中医精髓在于辨证论治，它研究人体阴阳平衡，以及如何调动人体自康复能力以恢复平衡恢复健康，所以在治疗病因不明疾病和多因素疾病方面具有不可取代的优势；任何疾病只要有临床表现，中医就可据此拿出一套治疗方案，这就是中医整体论的高明之处。

（2）象数思维方式在抗击 SARS 中的体现

中医学是以整体论为基础的，沿着“临床实践与实验 + 取象比类法与模型”的方法建立起来的认知体系与方法。

取象比类法其思维路线图如下：

X（象集）$\Rightarrow R$（象之间的关系）$\Rightarrow$利用关系 R 对 X 分类获取概念 X/R。

根据邓铁涛、邱仕君、邹旭等发表的论文“论中医诊治非典型肺炎”[14]，则有：

$X=$ {发热，微恶寒，身重疼痛，乏力，口干饮水不多，或伴有胸闷脘痞，无汗或汗出不畅，呕恶纳呆，大便溏泄，舌淡红，苔薄白腻，脉浮略数，……，气短，疲乏，活动后略有气促，纳差，舌淡略暗，苔薄腻，脉细。}

$X/R=$ {湿热遏阻肺卫证，表寒里热挟湿证，湿热蕴毒，邪伏膜原，邪阻少阳，热入营分，耗气伤阴，邪盛正虚，内闭外脱，气阴两伤证，气虚挟湿挟瘀证。}

有学者根据中医运气学说特点，指出 SARS 当年秋冬季不会再来，因为缺乏疫毒生存的条件，事实果然如此，这是象数思维模型应用的一个生动实例。

参考文献

[1] 孟庆云．中医科学研究中的模型方法［J］．中国中医基础医学杂志，1997，3（增）：28～30

[2] 张其成．论中医思维及其走向［J］．中国中医基础医学杂志，1996，8（2）：10～12

[3] 李立希．泛系分析与《内经》．《内经》多学科研究［M］（雷顺群主编）．南京：江苏科技出版社，1990：137～157

[4] 苏天辅．形式逻辑［M］．四川：四川人民出版社，1981：15～45

[5] 徐洁磐．离散数学导论［M］．北京：高等教育出版社，1991：20～45

[6] 姜璐，刘琼慧．系统科学与复杂网络研究［J］．系统辩证学学报，2005，13（4）：14

[7] 吴文俊．关于研究数学在中国的历史和现状［J］．自然辩证法通讯，1990，68（4）：37～31

[8] 吴文俊．中国数学史的新研究［J］．自然杂志，1988，12（7）：546～560

[9] 徐洁磐．离散数学导论［M］．北京：高等教育出版社，1991：95～121

[10] 李粤，李立希，吴学谋. 泛系方法论与幻方构造［J］. 应用数学和力学，2000，21（7）：675～678

[11] 李粤，李立希，吴学谋. 泛系方法论与幻方算法构造［J］. 计算机与数字工程，1999，27（1）：11～17

[12] 左仍等. 医学分子细胞生物学［M］. 上海省：复旦大学出版社，2005：9～76

[13] 徐丰彦. 生理学［M］. 北京：人民卫生出版社，1965：39

[14] 邓铁涛，邱仕君，邹旭等. 论中医诊治非典型肺炎［J］. 世界科学技术——中医药现代化·中医药诊治非典型肺炎，2003：19～22

第3章 天人相应理论研究

天人相应论是中医学理论体系的重要组成部分，也是贯穿于整个中医学理论和临床的主导思想，是中医学整体观念的基石，也是整体观念的根本体现。它是一种“天人和谐论”，既注重客观规律，又强调人的作用。“天人相应”观是把人和自然界做为一个整体来观察，是从大宇宙和人体小宇宙的相互关系中去掌握人体的整体。因此中医认为人必须遵守自然规律，并把自然界反常变化看作是致病因素，而医生必须按照自然规律来诊治患者。强调中医的最高境界是“上知天文，下知地理，中知人事”，把中国古代天文学的许多成就引进中医学中，使天文历法问题在中医理论体系中占有重要地位，形成了中医学的一大特色。医学理论的价值体现于对临床实践的指导意义上，天人相应论正是这样。两千多年来在中医临床实践活动中，天人相应论始终占据着主导地位，中医生理、病理、诊断、治疗、养生等均未脱离出天人相应论之框架，这也正是中医临床疗效卓著的根本所在。

3.1 天人相应观与《内经》

“天人相应”观始终贯穿于《内经》中，从第一篇“上古天真论”讲养生开始一直到七篇大论讲五运六气学说为止。可以说，“天人相应”观促进了《内经》理论的建构。“天人相应”观与中医相结合而产生的“天人相应”论，它是中医理论的核心内容。

3.1.1 天人相应观的基本表述

《内经》中，天人相应观的基本表述为“人与天地相参”的概念。“相参”即“相合”。如在《灵枢·岁露论》中说：“人与天地相参也，与日月相应也。”指出人体结构与天地结构相参照，与日月运行节律相应。又如在《素问·咳论》中说：“人与天地相参也，……乘秋则肺先受邪，乘春则肝先受之，乘夏则心先受之，乘至阴则脾先受之，乘冬则肾先受之。”

“人与天地相参”这一思想是贯穿《内经》全书的。通观《内经》的论述，人与天的统一可归纳为三个方面：有相同或相似的结构；有共同的规律；人体生理与生态环境及自然界的变化过程有相应关系。

3.1.2 天人相应观的方法论特点

中国古代，由于认识条件所限，人们对于自然的认识还处于感性具体的阶段，主要是以现象的总画面为契入点研究事物的本质及事物间的相互关系，所以观察和取象比类就成为古人主要的认知方法。人与天在各个方面相应的关系，也主要是通过这两种认知方法得到的。

1. 观察法的运用

观察法是在生产力水平较低的情况下最常用的一种认知方法，也是人类认识事物的最基本方法。观察的目的在于把握现象总画面的一般性质，并有意识地将不同的事物进行对照性观察，从而找出各类事物、现象之间的统一性和一般性。

《内经》认为，观察现象对于找出事物的本质及事物之间的联系具有重要意义："夫日月之明，不失其影，水镜之察，不失其形，鼓响之应，不后其声，动摇则应和，尽得其情。……合而察之，切而验之，见而得之，若清水明镜之不失其形也。"（《灵枢·外揣》）正是通过认真观察，并对观察到的现象进行分析、综合、抽象和概括，古人发现人与自然之间存在着许多共同规律，因此说："请言解论，与天地相应，与四时相副，人参天地，故可为解。下有渐洳，上生苇蒲，此所以知形气之多少也。"（《灵枢·刺节真邪》）由此也可以看出观察法对于天人相应论的确立所起到的巨大作用。

2. 取象比类法的运用

取象，即对事物的现象进行观察，并且有意识地将不同事物的现象联系起来进行比较；比类是在取象的基础上进行的，《内经》中对于比类法的作用也有论述："夫圣人之治病，循法守度，援物比类，化之冥冥，循上及下，何必守经。"（《素问·示从容论》）古人在医疗实践过程中发现人与自然界有许多共同的东西可以比类，如："六经为川，肠胃为海，九窍为水注之气。以天地为之阴阳，阳之汗，以天地之雨名之；阳之气，以天地之疾风名之。暴气象雷，逆气象阳。"（《素问·阴阳应象大论》）此段将人体的经脉、肠胃、九窍与自然界川、海、水注之气相比类；将汗与自然界之雨相比类；将体内暴逆之阳气与自然界之雷相比类，最后得出人与天同纪、与地同理的认识结论。

观察法和取象比类法作为最基本的认知方法，使古人发现并总结出人与天之间最显而易见的相应和联系，为理论体系的最终确立奠定了基础。

在这里，我们要注意两种偏向：其一是不能因为直感领悟而草率地断定这是不科学的；其二是认为运用这种方法所获取的知识都是正确的。

3.1.3 天人相应观产生的科学基础

中国古代自然科学的发展一向是以满足农业生产需要为己任的，农业的发展带动了自然科学的发展。尤其是与农业生产关系最为密切的天文历法、地学、物候学三门学科，得到了长足的发展。

人类生活于天地之间，与万物同流，因此这三门学科的研究对象均是与人体生命活动息息相关的因素。这些学科所取得的巨大成就为中医学天人相应论奠定了自然科学基础。特别是秦汉以前的科学成果，为天人相应论的形成做了大量的知识铺垫。《黄帝内经》广泛吸收了天文、地理、物候等方面的成就，包括移植古代天文历法、吸收地学成果、并采用物候学取象比类的方法。并将这些成就与人体生命活动规律有机地结合在一起，最终建构了系统的天人相应论。

1. 古代天文历法

中国古书上的"天"字，大约概括了五类内涵：①天文学上物理世界的天体之天。②具有宗教色彩信仰上的证实主宰之天。③理性上的天。④心理性情上的天。⑤形而上的天。"天人相应"的"天"是指天文学上物理世界的天体之天。在古代哲学中，人的含义大体有二：一是指现实中认知的主体或实践主体；二是指价值意义上的理想人格。

“人与天地相参也。”天人关系实质上包括了人与自然、社会的关系。

《内经》把中国古代天文学的许多成就引进到了中医学中，使天文历法问题在中医理论体系中占有重要地位，形成了中医学的一大特色。《内经》的这一学术特点，是与中国古代文化的特殊气氛，特别是与古代天文历法的成就分不开的。

（1）光辉灿烂的古代天文历法

在世界各民族文化中，首先发展起来的总是天文学。中国古代天文学在世界科技史上，曾长期处于遥遥领先的地位，对中华民族文化的形成和发展，有着更加重要和更加深刻的影响。它不仅有世界上最古老最精确的天象观测记录，有最早绘制的星表和历史悠久的天文算法，有丰富的宇宙理论和历代改进的历法。更重要的是，它融会了古代先民天才的直觉和智慧，创立了阴阳、五行、河图、洛书、八卦—六十四卦、天干地支等概念和符号，用此表述了“列宿随旋、日月递炤，四时代御，阴阳大化，风雨博施”这样磅礴的宇宙统一性联系，建立了有机的宇宙论。因此，它为中国古代其它学科的发展，提供了比较先进和比较成熟的范例，统领了中国古代学术几千年，使中国古代文化的各个领域，无不以“穷天人之际”为自己最高的宗旨。

中国古代天文学的高度发展，是政治、生产需求、人们求知欲交互作用的结果。农业是中国古代的主导产业，它对天文的发展形成了强大推动，我国是最早从事稻粟农耕的国家之一，早在八九千年前的磁山文化和贾湖文化时代，就已形成南稻北粟水旱两种不同类型的经济文化区。

在长期实践中，先民们很早就认识到了天时对于农事成败的重要性。他们凭着观察日月星辰运行现象，来审时度节，安排农牧业生产和其它农事活动，使之做到“春耕、夏耘、秋收、冬藏，四时不失”，“五谷不纯”，“污他渊沼川泽，谨其时禁……斩伐养长不失其时”，“时至而作，竭时而止”，“力不失时，则食不困”。

古人所谓天时，实指一年四季春夏秋冬和风雨雷电等与农事生产有着直接关系的自然现象。先民们进而发现这些关系到农牧业成败的自然现象，特别是气候的变化，与日月星辰的运行规律（即天象变化）有密切关系。所谓天文就是天象，就是日月星辰在天幕上呈现出的有规律的运动现象。《淮南子·天文训》：“文者象也，天先垂文，象日月五星及彗孛，皆谓以谊告一人，故曰天文。”而历法则是利用天象的变化规律来调配年月日时的一种记时规则。简单地说，历法是计年、月、日、时的方法，就是年月日时的安排调配。

我国古代天文历法最主要组成部分是历法。在以推步为主要手段的科学历术还未产生前，同世界各国一样，我国先民经历了一个漫长的“观象授时”年代，如《尚书·尧典》：“乃命羲和，钦若昊天，历象日月星辰，敬授民时。”而他们所观之象：一是天象，即日月星辰（太阳、月亮、北斗、五星和二十八宿）的运行规律。二是物象，即动植物顺应节气而发生变化的现象规律，以花鸟虫鱼兽等物候作为时宜的标志。如：夏历一月玄鸟至，桃始华，仓庚鸣……。三是气象，即风雨雷电等气象变化所显示的规律。如：夏历一月，始雨水，雷乃发声，虹始见……。

《大戴礼·夏小正》就是我国迄今为止最早见之文字的一部载有一年十二个月每月之天象、气象、物候和农事等内容，即集物候历、观象授时历于一体的农事历。

（2）古代天文学对《内经》的影响

中国古代天文学阐明的天地阴阳变化的规律，为医学认识人体内部的生化过程，提供了比类的模式。《内经》立足于人“同天地之化”，采用了古代天文学的自然观、方法论和概念体系，来总结医疗经验，建立医学理论。它把总结天地之道的阴阳五行学说引进来，作为医学之纲纪，据此建立了藏象学说、经络学说、三阴三阳病传学说、藏气法时论、五运六气学说等，通过与自然规律的比类，说明了人体生理、病理机制，为后世医学的发展奠定了坚实的基础。

人的患病随自然界四季变化而变化。如《素问·咳论》中说：“人与天地相参也，……乘秋则肺先受邪，乘春则肝先受之，乘夏则心先受之，乘至阴则脾先受之，乘冬则肾先受之。”古人认为一年四季的变化是日月星辰在天体不断运动的结果。正如《素问·天元纪大论》中说：“天有五行御五位，以生寒暑燥湿风。”说明宇宙天体之运动，引起地球四季之变化。因此，古人注意研究天体运动和气候变化之间的关系。在《素问·五运行大论篇》中有：“地为人之下，太虚之中者也。……大气举之也。燥以干之，暑以蒸之，风以动之，湿以润之，寒以坚之，火以温之。故风寒在下，燥热在上，湿气在中，火游行其间，寒暑六入，故令虚而生化也。故燥胜则地干，暑胜则地热，风胜则地动，湿胜则地泥，寒胜则地裂，火胜则地固矣。”这段叙述十分形象地说明宇宙天地变化而引起地球上气候变化。指出日月五星循行天空，五行之气附着大地。一年之中六气侵入地面，引起地面各种气候变化。特别是，在上面的叙述中指出“地为人之下，太虚之中者也。……大气举之也。”说明地球是宇宙中的一个天地。这种宇宙观在2000多年前就已提出来，是十分先进的。它发展了我国古代天文学中的浑天说。而在其以后一二千年中，欧洲一直是以地球中心学说占统治地位的。上面的论述同时又进一步指出影响地球气候的六气运动规律。在《素问·六微旨大论篇》中说：“日行一周，天气始于一刻，日行再周，天气始于二十六刻，日行三周，天气始于五十一刻，日行四周，天气始于七十六刻，日行五周，天气复始于一刻，所谓一纪。……终而复始。”这里的日行就是现在天文学中的“太阳视运动”。日行一周就是太阳在天体的视运动轨道上循行一周，即一年。古人称之在黄道上循行一周。刻是古代的计时器。在铜壶上穿一小孔，在壶内贮水后缓缓慢滴下，使壶中水正好于一夜滴完，在壶面上有一百刻。此段叙述说明太阳循行第一周时，六气开始于一刻，太阳循行第二周时，六气开始于二十六刻……太阳循行第五周时，六气又从第一刻开始。所以，六气的运行是周流不息、终而复始。因此，天体运动、宇宙中的规律变化带来了气候有规律的变化；反常的天体运动变化带来了反常的气候。而这种正常与反常又是遵循一定规律的。因此，古人很强调研究这种规律的重要性。在《素问·气交变大论篇》中说：“夫道者，上知天文，下知地理，中知人事，可以长久。故太过者先天，不及者后天，所谓治化，而人应之也。”这是特别指出太过的气先天时而至，不及的气后天时而至，天地运动有变化，人体也跟随着发生变化。

2. 科学的二十四节气

（1）中国人独创的二十四节气

二十四节气是反映一年四季气候的冷热变化和雨、露、霜、雪的起止时间，可以说是一部科学的“气候历”。二十四节气中，立春、立夏、立秋、立冬分别表示春、夏、秋、冬四季的开始；春分、秋分、夏至、冬至表示季节的转折点；小暑、大暑、处暑、小寒、大寒表示气温的变化；雨水、谷雨、白露、寒露、霜降、小雪、大雪表示降水和水汽凝结的现象；惊蛰、清明、小满、芒种表示物候现象和农事活动。

二十四节气是中国的独特创造，它的制定，综合了天文学和气象学，以及农作物等多方面知识，比较准确地反映了一年中的自然特征，具有很高的科学价值。所以至今仍在农事活动中沿用，受到广大农民喜爱。

二十四节气是古代劳动人民的创造，据记载，早在春秋时代，已有了“二分”（春分、秋分）、“二至”（夏至、冬至）四个节气，到了秦汉年代，二十四节气已完全确立了。记载完全而又较早者，当以《淮南子·天文》篇为最。

地球每365天5时48分46秒围绕大阳公转一周，每24小时还要自转一次。由于地球旋转的轨道面同赤道面不是一致的，而是保持一定的倾斜，所以，一年四季太阳光直射到地球的位置是不同的。以北半球来讲，太阳直射在北纬23.5度时，天文上就称为夏至；太阳直射在南纬23.5度时称为冬至；夏至和冬至即指已经到了夏、冬两季的中间了。一年中太阳两次直射在赤道上时，就分别为春分和秋分，这也就到了春、秋两季中间，这两天白昼和黑夜一样长。二十四节气，就是把一年中由于地球在公转轨道上的位置变化所引起的地面气候演变情况分作二十四个阶段，每段约隔半个月的时间，分别列在12个月里。现代节气的方法是：把地球公转轨道的一周（360°），分为二十四份，每15°为一个节气，合成二十四节气。

二十四节气对一年气候准确、细致的划分，为现代科学史家所惊叹，对人民生产生活意义重大，是中国古代气象科学的一项极其辉煌的成果。几千年来家喻户晓，从皇帝到百姓都深知，不掌握节气，就谈不上收获。由于有二十四节气的保障，才在这广阔而又多灾多难的国土上建立了素称发达的农业。西方各国农民没有这样的福份，他们只知道冬至、夏至两个节气。无论是古埃及、希腊、巴比仑或印度，这些古老文明发祥地都不曾有这样的创造。二十四节气传到欧洲后，引起一片赞叹。英国著名气象学家萧纳伯（Napier Shaw 1854～1945）曾以英国气象局长身份在1928年的国际气象台台长会议上，倡议欧美各国采用中国的二十四节气。英国率先在农业气候和生产统计中采用萧纳伯的建议。

立竿测影，是古代中国天文学观测天体位置，勘定地体方位，划分节气，定立时刻制度不可缺少的方法之一。立竿测影，不仅能相当容易地测知一天之中的早、中、晚，而且能测出一回归年中的二分、二至、四立这八个主要节气及二十四节气等，这些时段的划分与古代中国赤道坐标系浑天系所界定的整个天地东、西、南、北、中这五个方位是直接对应的。

立竿测影的“竿”，也称“表”。“表”的影子，古书作“景”，也专称为“晷”，即日影。用于立竿测影的“表”后来专门化为“日晷”。立竿测影的方法是：立一根垂直于平地的标杆（一般长八尺），每天早、中、晚三次测量日影长度的变化，还要与漏刻和夜间北极星的位置相参照。每天日影最短的时刻，就是太阳上中天的时刻。测定太阳上中天的准确时刻有相当重要的意义。第一，可以较精确地测定南方，从而可以定出东、西、北方。第二，可以定出午时，即一天时间的中点。到现在我们还是把一个白昼分为上午和下午两半。午时制度是时刻制度不可缺少的组成部分。第三，可以定出夏至和冬至。立竿测影的器具和方法发展到后世成为“日晷”。

《周髀算经》就记载了这一对应的具体内容：“冬至昼极短，日出辰而入申；夏至昼极长，日出寅而入戌”，都是指表影方位的。冬至日出东南而没于西南，即日出辰位而入于申位；夏至日出东北而没于西北，即出寅位而没于戌位；只有春、秋分日出正东而没于正西，即出卯位而没于酉位。……这种表后来专门化了，是为“日晷”。《周髀算经》的记载如下：

冬至晷长丈三尺五寸；
小寒丈二尺五寸，小分五；
大寒丈一尺五寸一分，小分四；
立春丈五寸二分，小分三；
雨水九尺五寸三分，小分二；
惊蛰八尺五寸四分，小分一；
春分七尺五寸五分；
清明六尺五寸五分，小分五；
谷雨五尺五寸六分，小分四；
立夏四尺五寸七分，小分三；
小满三尺五寸八分，小分二；
芒种二尺五寸九分，小分一；
夏至一尺六寸；
小暑二尺五寸九分，小分一；
大暑三尺五寸八分，小分二；
立秋四尺五寸七分，小分三；
处暑五尺五寸六分，小分四；
白露六尺五寸五分，小分五；
秋分七尺五寸五分；
寒露八尺五寸四分，小分一；
霜降九尺五寸三分，小分二；
立冬丈五寸二分，小分三；
小雪丈一尺五寸一分，小分四；
大雪丈二尺五寸，小分五。

反映寒冷暑热的节气，是以地球绕太阳运行规律来确定的，而与月亮的运行无关。所以节气属日地关系。

（2）《内经》的基础坐标系

在《内经》中，历法被称为“气数”，即地面接受日光辐射的周期性变化。《素问·六节藏象论篇》中说：“天度者，所以制日月之行也；气数者，所以记生化之用也。”指出历法应以日月星辰的运行为依据，反映天地阴阳之气消长的律数，可以用来表示生命运载的节律。《内经》注重以历法为依据，掌握时令气候变化对治疗养生的影响，因时施治。它吸取了中国古代历法的精华，形成了以太阳历和阴阳合历为主的“气数”历法。太阳历法是把太阳周天视运动均匀地分为若干等分，以标志时令。阴阳合历中兼顾太阳和月亮两种运动的历法，《内经》中也有两种。第一种是直接采用中国古代常用的太阳回归年与朔望月相结合的阴阳合历。而《内经》着意介绍的第二种阴阳合历是五运六气历，为医家所独制。这部历法记载于“天元纪大论”、“五运行大论”、“六微旨大论”、“气交变大论”、“五常政大论”、“六元正纪大论”、“至真要大论”运气七篇中，全部历谱可用干支—五运阴阳系统推算出来。它揭示日地月三体运动的最小相似周期为六十年，其中嵌套着五年、六年、十年、十二年、三十年多种调制周期；阐明了六十甲子年中天度、气数、气候、物候、疾病的变化规律，从更加广泛的时空角度，反映了天地人的统一，可谓达到了古代阴阳合历的顶峰。

3.1.4 中医学天人相应论的基本内容

天人相应是贯穿于中医学理论体系和临床实践的主导思想，其精神实质在于把人如实地理解为宇宙的产物，把人放到这个母系统中来理解人在宇宙中的位置。宇宙产生了人，因而人的生理、病理及其变化才与宇宙中的各种因素存在着规律性的联系。

人与天相应，其实质就是与自然界的时间和空间相应。时间在中医学中的含义，并非单纯是延续性、周期性的标识，而是古人对于自然界寒暑更迭、昼夜晨昏等自然现象的认识和总结。对于季节的时间分期，古人根据自然气候的变化，采用四时为主、二十四节气为参考背景的方法；对于昼夜的时间划分，则采用时辰为标准，藉以反映光照明暗变化的规律。如此的时间观念反映出古人对于自然环境、自然现象高度重视的思想意识。空间在中医学中的概念，并非仅仅局限于东、南、中、西、北五个方位上，也不是三维实体的表征，古人更加注重的是五方地势、气候、物候等的综合特征，并对每一方的上述特征用木、火、土、金、水五行的属性加以概括。此外，头顶之天、脚下之地是人类生息繁衍的空间场所，天地之气的升降相因同样也是古人高度重视、详加考察和研究的重要内容。

中医学在探索人体生理病理规律、开展临床实践活动时，始终坚持将研究对象置于自然界的时空环境中进行考察，对于藏象、经络、气血津液等生理基础的认识，既以解剖知识为基础，但更加侧重于以阴阳五行为媒介的整体性联系。这种整体性联系并非仅仅局限于人体本身，而是扩展到整个自然界的时空当中，从而构成了以五脏为中心的四时五脏阴阳整体框架，也即天人相应论的系统模式。其主要观点和内容有四个方面：生命活动与自然规律的一致性、养生保健与自然规律的相应性、疾病与自然因素的相关性、临床诊治与自然因素的联系性。

1. 脏腑的时空特性

人体各项生命活动的正常进行是以脏腑经络、气血津液为基础的，脏腑是人体生理、病理之核心。在中医学中，脏腑不仅具有解剖器官的基本功能，更重要的是它还通过阴阳五行与自然界之事物现象密切联系，从而又具有时空特性。对此《灵枢·本脏》作了明确说明：“五藏者，所以参天地，副阴阳，而连四时，化五节者也。”

脏腑的时间特性主要体现于五脏的功能活动随四时阴阳的消长而或旺或衰；脏腑的空间特性则体现于五脏与五方之间通过五行实现的对应性关系。经络系统具有通行气血、营运阴阳之功能，内连脏腑、外络肢节，同样也具有鲜明的时空特性。脏腑经络的时空特性充分反映出人体生命活动与自然规律的一致性。

（1）脏腑的时间特性

①脏腑的四时节律

人体五脏的生理活动随四时阴阳的消长而相应地发生或旺或衰的变化，这种变化主要是通过五行之气的相互通应实现的，主要有两种情况。

其一，肝、心、肺、肾四脏分旺于春、夏、秋、冬四季；脾不主时，分旺于每一季的最后十八日，即："心者……通于夏气。肺者……通于秋气。肾者……通于冬气。肝者……通于春气。脾胃大小肠三焦膀胱者……通于土气。"（《素问·六节藏象论》）对于脾不主时的原因，《内经》也做了说明："脾不主时何也？……脾者土也，治中央，常以四时长四藏，各十八日寄治，不得独主于时也。脾藏者常著胃土之精也，土者生万物而法天地，故上下至头足，不得主时也。"（《素问·太阴阳明论》）

其二，肝、心、脾、肺、肾五脏分旺于春、夏、长夏、秋、冬五季，即："肝主春……心主夏……脾主长夏……肺主秋……肾主冬。"（《素问·藏气法时论》）根据寒暑燥湿风之气候特点，将夏秋之间、湿气大盛之时，立为长夏，脾主之。这是运用五行理论将五脏与四时气候相联系的另一种方式。

五脏分旺于四时或五脏分旺于五时，有两方面的意义：一是自然界之精气对五脏具有长养作用，即《内经》所说："五脏应四时，各有收受乎？……有。东方青色，入通于肝，开窍于目，藏精于肝……南方赤色，入通于心，开窍于耳，藏精于心。"（《素问·金匮真言论》）东方为木旺之方，肝属木，木之精藏于肝中；南方为火旺之地，心属火，火之精藏于心中。依次类推，土之精藏于脾中，金之精藏于肺中，水之精藏于肾中。五脏之体用均依赖于天地之精气的长养作用。

五脏主时的另一意义在于，寒暑燥湿风与五脏相通应。春季多风，风属木，故风气通于肝。夏季暑旺，暑为火化，故暑气通于心。长夏湿盛，湿属土，湿气通于脾。秋燥冬寒，燥属金而寒属水，故燥气通肺，寒气入通于肾。五气入通于五脏，有一定的生理意义，五气促使五脏顺应生长化收藏的规律而活动，使机体生理功能状态处于旺衰交替的周期性节律之中，弛张有节，劳而不怠。

②脏腑的昼夜节律

太阳光芒万丈，为万物阳气之源；且具有昼出夜伏之特点，由此形成了自然界阳气昼盛夜衰的变化规律。人体之阳气随昼夜阳气而消长，也就是随日出日落而消长："故阳气者，一日而主外，平旦人气生，日中而阳气隆，日西而阳气已虚，气门乃闭。"（《素问·生气通天论》）随着昼夜阴阳的盛衰交替，人体五脏气血也发生相应的盛衰变化。

古人用十二地支记时，将一昼夜分为十二时辰，气血运行于十二经脉，自寅时起依次流注于五脏六腑，气血所注之脏为该脏功能活动的高峰时期，由此可推出五脏六腑当旺之时：胆肝旺于子丑，肺大肠旺于寅卯，胃脾旺于辰巳，心小肠旺于午未，膀胱肾旺于申酉，心包三焦旺于戌亥。所谓脏腑主时，即是此义。

③脏腑的月节律

月为阴之象，女为阴之体，月之朔望对女子生理活动的影响尤为显著。最突出的表现就是月经的来潮周期与月象朔望周期的一致性，古人对女子生理功能与月象之间的相应关系有着深刻的认识。

（2）脏腑的空间特性

中医学脏腑的空间特性与脏腑的解剖结构并没有直接关系，主要表现在五脏与五方、脏腑气机与天地阴阳的联系上，联系的桥梁就是阴阳五行。

①五脏与五方通应

五脏与五方的联系，通过五脏的功能特点与五方的地势、气候、物候等特征的相似、相类而实现。肝应于东，表现为肝的升发特性与日出于东方、草木之萌发生长相类，因而肝与东藉木以相通。其余心应于南、肺应于西、脾应于中、肾应于北均是此意。五脏的空间特性使得五脏的解剖形态居于次要地位，而五脏的功能特点在藏象学说中占据了主导地位。

五脏的空间特性充分反映出天人相应的特点。如“肝生于左，肺藏于右，心布于表，肾治于里。”（《素问·刺禁论》）如果从解剖部位和形态学角度而言，如此之脏腑观是无论如何也说不通的。但根据天人相应的观点，从五脏与五方的关系方面去理解，所有的疑惑则会迎刃而解。肝主升发，应东；肺主肃降，应西，“圣人面南而立”（《素问·阴阳离合论》），则左为东、右为西，“左右者，阴阳之道路也”（《素问·阴阳应象大论》），自然界之阳气升于左、藏于右，人体之气与天地之气相通应，故肝气升发于左、肺气肃降于右。所谓“肝生于左，肺降于右”即是针对肝肺之气的这种功能特点而言的。心属火、应南，肾属水、应北，火为阳故主表，水为阴故主里。“心布于表，肾治于里”，这就是对心肾阴阳属性的概括。此两者与解剖学概念的心肝肺肾毫无等同之处。在治疗过程中应充分考虑五脏的这种功能特点，总以顺应五脏特性为原则，因此说：“藏有要害，不可不察。”（《素问·刺禁论》）

五脏与五方相应，除五脏在功能上具有五行属性的特点外，还有一个重要意义，即五脏与五方之色、味的相应。青为木之色，酸为木之味，东方木之精（青色、酸味之品）入通于肝而长养肝；赤为火之色，苦为火之味，南方火之精（赤色、苦味之品）入通于心而养心；同理，中州土之精（黄色、甘味）入通于脾而养脾；北方水之精（黑色、咸味）入通于肾而养肾。五脏与五方之色、味的通应关系对于临床实践的意义在于，色味皆是有形之物，为地气之所化，色味内养于五脏，填五脏之真精，是五脏之气升降出入的物质基础，即：“五味入口，藏于肠胃，味有所藏，以养五气，气和而生，津液相成，神乃自生。”（《素问·六节藏象论》）

五脏得到五方色味之精的长养，则能够充分发挥其功能活动。五脏功能活动的发挥虽然有其物质基础，但并不完全等同于解剖实体所产生的各种功能，《灵枢·五阅五使》中有“五气者，五脏之使也，五时之副也。”说明气的升降出入运动是五脏功能活动的具体表现，五脏之气应阴阳、通五行，是实现人与天相应的内在基础。

这种独具特色的脏腑观还表现在其它方面。如脾为太阴湿土，胃为阳明燥土，胃主受纳，犹如大地之承载万物；脾主运化，犹如大地之长养万物。万物之生离不开水，只有湿土方具生化之能，因此脾胃燥湿相济是水谷精微得以化生的重要条件。肝为厥阴风木，胆为少阳相火，草木之升发赖于温热之气的推动，故而肝之升发亦赖于少阳胆生升之气的激发作用，可见肝胆相合是脏腑气机得以畅达的基本保障。

②脏腑气机与天地阴阳通应

天地阴阳之气的升降是自然万物得以产生和存在的基本前提，正因为有了气的永不停息的运动，自然界才呈现出生生不息、气象万千的生动景象，因而《素问·六微旨大论》概括到："出入废则神机化灭，升降息则气立孤危。故非出入，则无以生长壮老已，非升降，则无以生长化收藏。是以升降出入，无器不有。"人体为有形、有神之"器"，人体生命活动的正常进行就是依赖于气的升降出入运动而实现的。脏腑的功能活动是人体气机发生和维持的原动力，五脏之气的升降相因是天地阴阳之气升降相因的具体体现，是人体生命产生和维持的根本原因。

自然界天地之气的运动特点为阳者居上，其气降；阴者居下，其气升，即"升已而降，降者谓天；降已而升，升者谓地。天气下降，气流于地；地气上升，气腾于天。"（《素问·六微旨大论》）只有如此方能达到阴阳交感、对立统一的要求。

人体五脏精气的运动同样符合天地之气的这种运动趋势：心为阳居上，肾为阴居下，心火下温肾水，肾水上济于心火；肺为阳中之阴居上，肝为阴中之阳居下，肺气肃降于右，肝气升发于左；脾胃同居中焦，脾为太阴其气升，胃为阳明其气降，脾升胃降，是心肾、肝肺气机升降之枢纽。五脏气机的升降有序、协调不紊是生命活动正常进行的基本保障。

饮食物和水液代谢过程是人体生命活动的基本过程，中医学对这两个过程的阐发和描述也是通过脏腑气机的升降进行的。对于水液代谢过程，《素问·经脉别论》概括到："饮入于胃，游溢精气，上输于脾，脾气散精，上归于肺，通调水道，下输膀胱。水精四布，五经并行，合于四时五藏阴阳，揆度以为常也。"在这个代谢过程中，脾胃居中州，地之象；肺为华盖，天之象。脾胃受纳运化水液，将津液向上输送于肺，犹如自然界之地气上腾而为云；肺又通过其肃降作用将津液向下布散，输送至肾及膀胱，犹如自然界之天气下降而为雨；到达于肾及膀胱中的津液经肾的气化作用，其清中之清者复上归于肺，这一过程同样类似于地气之上腾于天；清中之浊者则由膀胱排出体外。

对于水谷精微的输布过程，《灵枢·决气》也做了形象描述："上焦开发，宣五谷味，熏肤，充身泽毛，若雾露之溉，是谓气。"此段形象地描述了水谷精微由心肺向周身布散的情形，以"雾露之溉"来形容这一过程，无疑是取象于自然现象的。

③体质特点与五方地势相应

中医学将地方区域按照东西南北中五方加以划分，并与五行相配属，认为五方之地势特点符合其五行属性。地势不同，气候各异，物产各具特色，这些因素决定着百姓的生活饮食习惯，进而决定人体体质及阴阳分布的特点。

《内经》详细论述了五方人各自的体质特征："故东方之域，天地之所始生也，鱼盐之地，海滨傍水，其民食鱼而嗜咸，……故其民皆黑色疏理，……西方者，金玉之域，沙石之处，天地之所收引也，其民陵居而多风，水土刚强，……其民华食而脂肥……北方者，天地所闭藏之域也，其地高陵居，风寒冰冽，其民乐野处而乳食……南方者，天地所长养，阳之所盛处也，其地下，水土弱，雾露之所聚也，其民嗜酸而食，故其民皆致理而赤色……中央者，其地平以湿，天地所以生万物也众，其民杂食而不劳。"（《素

问·异法方宜论》)

此外，经络内连脏腑、外络肢节，具有行血气而营阴阳，濡筋骨、利关节的功能，是人体组织结构的另一重要组成部分。十二经脉是经络系统的主干，从《内经》对于十二经脉的论述中可以看出，经脉也是同时具有时空双重意义的：“经脉十二者，以应十二月。十二月者，分为四时。”（《灵枢·五乱》）“余闻十二经脉，以应十二经水者，其五色各异，清浊不同。”（《灵枢·阴阳清浊》）十二经脉的时空特性是经络系统与天地自然相应的表现形式。

在天人相应论系统模式中，情志变化与五时、五方也存在着相应、互通的关系，事实上，情志的时空特性是脏腑气血时空特性的另一表现形式。《内经》首先将情志与自然界之季节、气候以及人体之五脏联系在一起：“天有四时五行，以生长收藏，以生寒暑燥湿风。人有五脏，化五气，以生喜怒悲忧恐。”（《素问·阴阳应象大论》）说明在天有四时气候、环境景物之变，在人则有脏腑气血盛衰、喜怒悲忧恐之应，人的情志随脏腑气血的盛衰变化亦具有时空特性。

2. 养生保健要顺四时阴阳之消长

在天人关系中，人能够主动适应天的规律、协调与天之间的关系，这是养生保健活动取效的根本原因。四时之气有消有长，人也当顺应这种消长规律，春养生、夏养长、秋养收、冬养藏，能够顺应阴阳四时者，即为得道：“故阴阳四时者，万物之终始也，死生之本也，逆之则灾害生，从之则苛疾不起，是谓得道。”（《素问·四气调神大论》）

3. 疾病与自然因素的相关性

早在《黄帝内经》中就对疾病的病因病机做了深入探讨，并进行了归纳和总结。它把一切致病因素统称为邪气，指出：“夫邪之生也，或生于阴，或生于阳。其生于阳者，得之风雨寒暑。其生于阴者，得之饮食居处，阴阳喜怒。”（《素问·调经论》）明确提出气候、情志、饮食、环境等一系列因素在一定条件下的病因意义。

病机方面，提出了病机十九条，并强调“审察病机，无失气宜。”（《素问·至真要大论》）确定了病机变化在疾病诊断和治疗中的重要意义。《黄帝内经》中关于疾病病因病机的认识中包含着对气候因素的高度重视，在病因中，它是导致疾病发生的主要原因；在十九条病机中，六淫病机占十二条，于此也可看出“天”在中医学疾病观中非同一般的地位。

4. 临床诊治与自然因素的联系性

人体生理活动、病理变化与自然界多种因素有着至为密切的联系，因此，医者在临床诊断疾病和治疗疾病过程中，对于这种密切的联系给予了充分考虑，从而使中医学的临床实践活动也具有浓厚的天人相应色彩。具体体现在色诊、脉诊、治疗原则及治疗手段方面。

(1) 色诊的意义

色泽是脏腑气血之外荣，望面色可以了解脏腑气血之盛衰及邪气所在。五脏外应五色，青为肝色，赤为心色，黄为脾色，白为肺色，黑为肾色，五色分见于五脏所旺之季节，以明润光泽、黄中略兼其色为常。《素问·脉要精微论》对正常之五色做了描述：“夫精明五色者，气之华也，赤欲如白裹朱，……白欲如鹅羽……青欲如苍璧之泽……黄欲如罗裹雄黄……黑欲如重漆色。”

五色明润光泽为善，即使有疾，预后也较好；若五色晦暗枯槁则为恶，预示着疾病的转归较差。《素问·五脏生成篇》描述了五色善恶的模型：青如翠羽，赤如鸡冠，黄如蟹腹，白如豕膏，黑如乌羽等都是主生之善色；青如草兹，赤如衃血，黄如枳实，白如枯骨，黑如炲等都是主死的恶色。

五色在诊断中的意义在于判断五脏疾病的部位及病情之顺逆吉凶。由于五色与五脏之间的通应关系，首先可以根据病人之面色判断病在何脏。如面色青为肝之病，面色萎黄为脾之病等。这种关系适用于病机较为单一的证候的诊断，病与色相应为正病正色，预后良。

（2）脉诊的意义

气血运行于脉中，随脉上下，周行全身。经脉气血盛衰随四时气候而变化，必然使脉象也发生相应的变动，从而使四时脉象各不相同：“春日浮，如鱼之游在波；夏日在肤，泛泛乎万物有余；秋日下肤，蛰虫将去；冬日在骨，蛰虫周密，君子居室。”（《素问·脉要精微论》

五脏分旺于五时，当旺之脏气血运行的状况在脉象上也有所反映：“春脉者肝也，东方木也，万物之所以始生也，故其气来，弱轻虚而滑，端直以长，故曰弦……夏脉者心也，南方火也，万物之所以盛长也，故其气来盛去衰，故曰钩……秋脉者肺也，西方金也，万物之所以收成也，故其气来，轻虚以浮，来急去散，故曰浮……冬脉者肾也，北方水也，万物之所以合藏也，故其气来沉以搏，故曰营。”（《素问·玉机真脏论》）

（3）治疗与自然因素的联系性

在疾病的治疗过程中，《黄帝内经》十分强调对自然因素的考虑和重视，认为治疗疾病当参天合地，察四时，审阴阳。将天人相应思想贯穿于治疗原则、治疗手段等各个方面。

3.2 五运六气学说是天人相应观的最高体现

中医五运六气学说是中医学术体系的重要组成部分，其中包含了天文、历法、气象、物候、医学等多学科的学术内涵，是天人相应观的最高体现，对疾病预测和临床治疗均具有非同寻常的指导意义，是中医药伟大宝库中的一颗光彩夺目、别具特色的珍宝。

五运六气是我国古代研究天体运行引起天时气候变化及其对生物、人体生理、病理、发病产生影响的学说，是中医基础理论的重要组成部分。

五运六气是中国古代的灾害预测之学。其预测原理是以天之五运与地之六气相结合，推测气候变化规律，以及气候变化对自然界的动植物生长发育、水旱风蝗螟灾害、人体疾病瘟疫等祥灾异情况。

3.2.1 《内经》独创的医用五运六气历法

五运六气一语，见于《素问·六元正纪大论》所言：“五运六气之应见”，又简称为“运气”，现也称为“运气学说”。其系统的理论首见于唐代医学理论家王冰在注《素问》时所补入的“七篇大论”。七篇大论对五运六气进行了深入广泛的论述，内容涉及天文、历法、气象、物候、病候及疾病的诊断和治疗。该学说因多学科知识彼此渗透，义理深奥，学者不易全面理解和掌握运用，以致却步不前。《内经》重视运气学说，曾多方提示："谨候气宜，无失病机"（《素问·至真要大论》），"必先岁气，勿伐天和"（《素问·五常政大论》），"不知年之所加，气之盛衰，虚实之所起，不可以为工矣"（《素问·六节藏象论》），说明了运气学说对于认识气候变化对人体生理病理的影响。

1．医学气象历法

《内经》运气七篇所建构的运气理论，首创医学气象历法，阐发六气致病，推演出气化学说和病机学说，系统论述了整体观的治疗原则，有力地促进了中医理论的发展。运用甲、乙、丙、丁、戊、己、庚、辛、壬、癸"十天干"和子、丑、寅、卯、辰、巳、午、未、申、酉、戌、亥"十二地支"组成六十个花甲子，是古代用来标记年月日时，将之划分为以60为律数的时间周期，这是中国人独一无二的发明。五运六气，源于日月五星等天体的相对运动。干支系统，源于古代观测日月五星等天体运动的记载符号。中医据此创立了医用五运六气历法，用之分析60年中日月星辰的运行，气候、物候、物种繁衍，预测人的体质变化和疾病流行的特点，并制定出不同年月的治疗原则。五运六气学说是以医用五运六气历法为内核。

2．五运六气学说的天文背景

刘济跃、李冰、田文等在"论五运六气对现代时间医学发展的指导作用"一文[1]中指出，五运六气学说由五运和六气组成。五运指宇宙天体特别是五大行星对地球大气所发生的周期性影响，六气就是风寒暑湿燥火，为五运在气象上的表现。

五运又分"主运"和"客运"。主运指地球每年气象物候及民病的常规或恒定的五行节律变化，为较恒定的日地节律。分木（角）、火（徵）、土（宫）、金（商）、水（羽）五步。每步约73日零5刻，每年从大寒开始第一步。客运指太阳系日月地及行星互相影响，致每年五步运季中气象物候及民病等特殊或异常节律变化，随木火土金水五大行星的相对运动，10年之内年年不同。其初步即为大运。

六气亦分为"主气"和"客气"。主气与主运意义基本相同，是指每年各季节气象、物候及民病的常规变化，故叫主气。每年分风、寒、暑、湿、君火、相火，六气即六步。每步约60日87. 5刻。亦从大寒之日开始。15天多一点为一个节气，四个节气为一步，六步为1年。客气同客运，主要指五大行星相对于地球运动引起各年气象、物候及民病的异常节律变化，亦分风、寒、暑、湿、燥、君火、相火六步（六气），12年1周期。五运六气揭示了日地月五大行星最少运气周期为60年、其中嵌套着5年、6年、10年、12年等多种调制周期，阐明了60甲子年中天度、气数、气象、物候及疾病的节律变化规律，反映了天地生的统一。

（1）以宣夜学说为宇宙理论

五运六气学说选择了宣夜说为宇宙理论，说明结构和演化，如《素问·天元纪大论》曰："太虚廖廓，肇基化元，万物资始，五运终天，布气真灵，总统坤元，九星悬朗，七曜周旋，曰阴曰阳，曰柔曰刚，幽显既位，寒暑弛张，生生化化，品物咸章。"《素问·五运行大论》又曰："天垂象、地成形、七曜纬虚，五行丽地。地者，所以载生成之形类也。虚者，所以列应天之精气也。形精之动，犹根本之与枝叶也，仰观其象，虽远可知也。"

（2）五运六气学说的天文历法体系

五运六气学说运用了三种坐标系观察天象，采用的是古今天文学常用的真地平坐标系，赤道坐标系和黄道坐标系，其特点是采用干支五行来标度真地平参考系，并通过与真地平参考系的映射关系来确定其他两种参考系的标度。

《素问·天元纪大论》曰：“天有五行御五位，以生寒暑燥湿风。”指出以地平五方之位为参照，考察天上五方星辰的周年运动以及自然界气象物候等相应变化。地之五方静而守位，故谓之“五位”，天之五方星辰周转不息，故谓之“五行”。并由此而化生出五气（风火湿燥寒）、五方（东南西北中）、五季（春、夏、长夏、秋、冬）、五味（酸苦甘辛咸）、五脏（肝心脾肺肾）、五体（筋脉肉皮骨）及五志（怒喜思忧恐），构成了五行学说体系。进一步以十二地支配合五行来标度地平方位，将地平圈以地支次序分为十二个方位，通过干支与阴阳五行相配，来表达在天体相对运动中，天地空间特性的变化。

①日地关系：五运六气学说中使用浑天仪观测太阳的位置变化，用圭表测量地面日影方位和长度变化，建立了准确日地阴阳盛衰。揭示了日地阴阳盛衰三个周期——日周期昼夜阴阳、年周期四时阴阳、周期的三阴三阳——地球自身运动和受天文因素影响引起的地面接受光辐射在年度平均状态下摆动的周期变化。一些学者研究证实五运六气学说中包含了太阳黑子的周期性活动。现代科学研究表明了太阳黑子的周期变化对地球气象、农业生产及瘟疫的流行（霍乱、鼠疫、白喉、流脑、伤寒及流感大流行等）均有着对应关系，并能导致心脑血管疾病的急性发作，甚至引起交通事故的增多。

②地月关系：研究表明五运六气已揭示朔望月与近点月共同影响日地关系而产生摆动的基本周期，指出从月亮运动中寻找干支运气规律。在《素问·天元纪大论》中的“天以六为节，地以五为制。周天气者，六期为一备；终地纪者、五岁为一周……五六相合而七百二十气，为一纪，凡三十岁；千四百四十气，凡六十岁，而为一周，不及太过，斯皆见矣。”指出天气变化，6 年为 1 周，地气变化 5 年为 1 周，二者会合周期为 30 年，60 年是完整周期。

③地星关系：五运六气学说非常重视五大行星对地球气象物候及民病的影响。如《素问·气交变大论》曰：“夫子之言岁候，其不及太过，而上应五星”，“岁木太过，风气流行，脾土受邪。民病飧泄食减，体重烦冤，肠鸣腹支满，上应岁星（木星）。甚则忽忽善怒，眩冒巅疾，化气不政，生气独治。云物飞动，草木不宁，甚至摇落，反胁痛而吐甚，冲阳绝者死不治，上应太白星（金星）”，“岁火太过……上应荧惑星（火星）……上应辰星（水星）”。《素问·六元正纪大论》曰：“太阳司天之政……水土合德，上应辰星，镇星（土星）”，“少阴司天之政……金火同德，上应荧惑、太白”，明确指出气象、物候及民病的五运六气节律变化与五大行星有对应关系。还有对五大行星运行轨迹、大小、远近及亮度的描述，如“留”与“守”、“去”与“来”、“曲”与“环”、“离”与“附”、“大”与“小”、“近”与“远”及“芒”的大小。指出五大行星离地球远与近是导致地球出现灾害变化的重要因素之一。

3.2.2 五运六气与气象医学

1．气象医学

气象医学，亦称医学气象学，属生物气象学学科的一个分支，它通过观察气象（天气、气候）和人体健康状况，来衡量分析研究气象因素与人体生理病理的关系，气候与发病率、死亡率之间的相关性，从而阐明气候对人体健康的影响及其规律。其目的是要避免对人体有害的气象条件，并利用对人体有利的气象条件，以增强体质，防病治病。近几年来，随着医疗气象预报研究工作的开展，或者说健康预报的进一步普及，气象医学也渐渐成为一门应用型学科。现代气象医学在观察、分析不同季节气候对多发病的发生频率和不同疾病发展过程的影响，疾病在不同气候地区的分布，各种气象因素与疾病的内在关系和气候对病原体及病原媒介生物生长、繁殖、传播的影响等方面积累了大量的资料，初步掌握了气候及气象因素对正常人体生理过程的影响和与人类疾病的关系。

在《黄帝内经·素问》的运气篇章中有大量气候、物候、病候的详细记述，把天时、民病、物化有机的揉合在一起，开气象医学之先河，运气学说是古代的气象医学。发掘、研究、正确评价“五运六气”学说对建立、发展现代气象医学无疑有重要的意义。

2. 从气象学角度探讨五运六气学说的科学性

王树芬在“从气象学角度探讨五运六气学说的科学性”一文[2]中说“气候运动规律的科学性对于运气学说能否成立就至关重要了。”并指出：

（1）运气学说反映了我国中原地区气候实况

气象，指发生在大气层中的各种物理过程和现象。研究这些过程、现象之本质和运动规律的科学称气象学。气象学按其研究内客又有许多分支，其中研究瞬时或短期天气变化的称天气学；研究长期气候变化的称气候学。运气所论，多数属气候学范畴，亦包括一定天气学内容。

气候，指某一地区多年间天气特征而言。黄河流域是我国古代文化摇篮之一。运气产生于古代，应是对古代中原地区气候的反映。

运气所论是否符合中原气候实况呢？已故气象专家竺可祯在“中国气流之运行”一文中指出：“中国为季风气候区域，冬季风向偏北，夏季风向偏南，季节更始，风向随之转易。”又说：“冬季之风发自极北，挟寒冷冰雪之气流与之俱来，远至粤南。夏季之风来自南海，与温暖潮湿之气流相携并进，故其来也，雨泽丰沛。”就是说，我国北方气候的基本特征是：冬寒夏热，降水集中于夏季，风向随季节变换。对于风，竺可祯还指出：“在中国北部，冬季各月平均风速较之全年平均为低，而最大风速乃在4月或5月间，有南风之季节。……此所以在五十年前傅烈旭（H. Fritsche）谓，东亚大陆冬季风之静止时间最多，而春季风之静止时间最少。”竺可祯对中国气候的论述为认识运气学说提供了科学依据。运气学说反映气候常态的“主气”、“主运”都把“风”安排在第一个气候节段中。《素问·六微旨大论》云：“显明之右，君火之位也；君火之右，退行一步，相火治之；复行一步，土气治之；复行一步，金气治之；复行一步，水气治之；复行一步，木气治之；复行一步，君火治之。”“一步”，是运气学中反映“气”的运动规律的时间节段，一年分六步，每步六十日八十七刻半。“显明”之位，指大阳从正东方卯位升起的时令，即春分。“君火”、“相火”分别表示温暖、炎热之气。就是说：春分至小满的六十日中，气候由温暖的君火所主宰；小满至大暑的六十日中，气侯由炎热的相火所主宰；大暑至秋分的六十日中，由湿热并重的土气所主宰；秋分至小雪，由清凉干燥的金气所主宰；小雪至大寒，由寒冷的水气所主宰；大寒至春分，由多风的木气所主宰，春分之后，重复出现上述变化。

主运是从“运”的角度反映正常气候，“运”将一年分为五段，每段七十三日零五刻。自大寒之日至春分后十三日为初运，其令风；春分后十三日至芒种后十日为二运，其令热；芒种后十日至处暑后七日为三运，其令湿；处暑后七日至立冬后四日为四运，其令燥；立冬后四日至大寒，为终运，其令寒。主运各运与主气相应各气起止时间不同，反映了气候变迁中的正常波动；气运重合阶段，恰与我国北方春温多风、夏热多雨、秋燥、冬寒的特征相符合，证明主气、主运的安排是有观测依据的。

运气对风向的描写，也反映出季风的特点。《素问·六元正纪大论》：“春气西行，夏气北行，秋气东行，冬气南行。”把四季风向与四方对应似有绝对之嫌，但其精神实质则是反映风向随季节而转易之特征。

运气对反常气候的描述很多，如发生之纪（木运太过之年），可有“振拉摧拔”之风灾；赫曦之纪（火运太过之年），可有“炎热沸腾”之酷暑；敦阜之纪（土运太过之年），可有“震惊飘骤崩溃”之水灾；坚成之纪（金运太过之年），可有“肃杀雕零”之春冻或早霜；流衍之纪（水运太过之年），可有“凝惨寒雰”、“冰雪霜雹”之灾害。尤其可贵是，运气还进一步指出了各种异常气候间的联系，如春寒导致夏季酷暑，炎暑导致秋季多冰雹早霜；夏季低温冷例将带来暴雨为灾等等。这些情况，气象学家认为“实际上是存在的”。

（2）运气概念的气象学实质

运气为了反映天气、气候的成因和运动规律，采用了一系列独特概念，这些概念都有着深刻的气象学意义。

①天气和地气

天气、地气指形成或存在于不同高度空间的大气。在高空形成的称天气，在近地面形成的称地气。《素问·至真要大论》：“本乎天者，天之气也；本乎地者，地之气也。”王冰注：“化生于天者为天气，化生于地者为地气。”这里的“气”，可以理解为现代气象学意义的“气团”或“天气系统”，因为它们都是指较大范围内存在的、影响气候或天气变化的气象因素。这些“气”在天空中相互作用是产生各种天气现象的原因；这些气团若在一段时间中影响某一地域，是该地域气候现象产生的直接原因。运气七篇讨论逐年气候常、变时，都是以天气、地气及其相互作用为依据的。

②主气和主运

主气、主运都是反映气候常态的，或者说是气候成因中稳定因素的概念。某一地域气侯的稳定因素，主要由该地所处地理位置（纬度、水陆分布等）所决定。运气学说也认识到这一点，故称主气为“地理之应六节气位”，意为地理位置决定的六气时间顺序。一个地区的地理位置不变，则其基本气候特征便不会改变。所以主气、主运年从大寒开始，依次出现风、温、湿、燥、寒顺序变化，成为考察气候异常与否的基线。

③客气与客运

客气、客运是反映气候成因中变动因素的概念。主气、主运表示的是气候的多年间平均状况，每年实际气候则因客气、客运的影响而年年不同。其中客气的作用是主要的。

客运因属近地面气候因素（地气系统），故对气候的长远变化影响较小。客气属天气，即高空气象因素，对气候变化的影响较为明显。运气学说认为，大气在天空循环往复地运动，每年上半年有一气主要影响我国，谓之“司天”，下半年由另一种性质相反、程度对等的气影响，谓之“在泉”。司天之气主要出现在小满至大暑（约5月21日至7月23日）之间，又能影响整个上半年气候形势；在泉之气主要出现于小雪至大寒之间（约11月23日至1月21日），并能影响下半年气候。这与现代气象学认为我国夏季受北太平洋副热带高压控制、冬季受西伯利亚冷高压控制有相似之处，这两个高压中心位置和强度的变化对我国东部、北部地区的寒暖、旱涝关系密切。

④中运

气与运，是运气学的两个基本概念。“气”除了时间节段的含义外，多数指天气而言，即高空天气系统；“运”除时间节段含义外，多指地气而言，即近地面气候因素。气有主、客之分；运则有主运、客运、中运三种。其中中运位置高于主、客运而低于主、客气，居气运之中，故称中运。中运和主客运一样，都是由地面生物、地表构造形成的，这从《素问·天元纪大论》中称运为“地之阴阳’、“地以五为制”、“终地纪者，五岁为一周”可得验证。主运为近地气候常态，客运为其年际变化。这一变化受其上层气候变化的影响，是以客运随中运而变。中运是天气、地气的中间因素（过渡地带），天气变化首先作用于中运，并通过中运影响客运；地气变化亦先影响中运，然后上传。《素问·六元正纪大论》云：“天气不足，地气随之，地气不足，天气从之，运居其中而常先也。”这种把气象因素按高度分成三组的思想是正确的。现代气象科学考察天气变化时，也是通过考虑5500m，3000m，1000m及距地面2 m处的温度、湿度、气压、风向等气象要素，进行综合分析，并通过一系列数学计算确定天气形势和天气过程的。运气虽无明确的尺度规定，但它提出用高（气）、中（中运）、低（运）三组气象因素叠加分析天气过程，其科学性还是不容忽视的。

3．对疾病发生、流行和防治的论述

运气学说论述气候运动的目的在于通过认识气候规律掌握疾病发生规律，以为诊病治疗的指南。正如《素问·至真要大论》所言：“故治病者，必明六化分治，五味五色所生，五脏所宜，乃可以言盈虚病生之绪。”所以运气七篇中，举凡医学内容，诸如六淫对五脏功能的影响，气运在脉象上的反应，六淫致病的临床表现，六淫致病的药治原则，六淫致病预防之法，五运郁发的治则，病机十九条，正治反治，药物气味厚薄，药物因时制宜，制方中的大小、奇偶、君臣佐使……，无不涉及，占据了七篇大论将近一半的篇幅。从以上分析中不难看出：运气谈天论地完全以是认识疾病、防治疾病为目的的。

4．五运六气适合的疆域问题

程彦杰、黄铁银、杨宝琴等在“五运六气产生与适合的疆域问题”一文[3]中认为：“五运六气的气候理论所适合的地区问题是一个重要议题。”并指出：

（1）中国自然地理气候特征

要分析论证一种气候理论，首先要明确它所对应的地理状况。让我们首先看看中国的自然情形。我国位于亚欧大陆东南部，东临太平洋，是一个多山的国家。地势总的趋势是西高东低，中间两条山岭带，形成三个阶梯式强烈的垂直地带性地形。黄河、长江便发源于第一阶梯，自西向东流入大海。这种地势使得夏季东南湿润的海洋气流深入内陆；冬季西北蒙古高原的冷空气在越过大兴安岭、太行山脉之后直接吹过东北、黄淮平原。所以东部界山大兴安岭—太行山—秦岭—青藏高原东缘，为夏季暖湿气流北上和冬季冷干气流南下的障碍，是我国暖湿与冷干气候的自然分界线。来自黑海、里海的西风气流在越过帕米尔高原和天山山脉之后，由于得不到水汽的补充，甘新地区常年降水稀少，风化强烈，空气干燥。印度洋的暖湿气流由于受到喜马拉雅山脉的阻隔不能深入内陆，多在云贵高原爬升带来降水。所以，控制我国气候的主要是两大气候中心，一个是蒙古高压，一个是太平洋副热带高压。特别是副高的进退，带来我国大部地区的季节性降水。由于青藏高原的辐散调节，加重了中东部地区的四季分明。总之，我国的自然条件是极其复杂的，气候上北起寒温带南至热带，冬季盛行偏北风，夏季盛行偏南风；四季分明，冬寒夏热，春暖秋凉；夏季多雨冬季干，东部湿润西北旱。

（2）从九州到九宫——五运六气的地理认识

对地理范围的认识，史载舜之时"肇十有二州，封十有二山，浚川"，后来"禹敷土，随山刊木，奠高山大川"，以山川定经界分为九州，分别是冀州、兖州、青州、徐州、扬州、荆州、豫州、梁州、雍州。从《山海经》五藏山经记载的水文地理名称上，可以看出这时的疆域认识，已经西到河西走廊及黄河上游的甘青地区（昆仑山、天山、弱水），北至河套地区、阴山及河北北部（燕山），南接江汉平原，即《禹贡》所谓"东渐于海，西被于流沙，朔南暨，声教讫于四海"。商周两大王朝一千多年时间，文化由融合走向发展，周穆王时巡狩足迹曾到西南地区，战国末期由于征战和扩张，疆域认识已非常广大，邹衍"大九州"说的盛行可见一斑。秦灭六国，设郡三十六，版图之大已南过南岭而达百越、交趾。但九州的观念一直没有大的改变。九州的区划是和九宫数联系在一起的，《素问·六元正纪大论》中的灾九宫数反映的就是九州范围的认识，可知五运六气作者地理范围的观念是以黄河中下游为主，结合《灵枢·经水》中湖水、汝水、漯水、淮水、江水等水系的记载，说明当时对长江中下游的两湖地区也有相当程度的认识。汉承秦天下，设十一州以统郡县，西域都护府的设立，疆域认识已经到甘新地区，加上张骞通西域的影响，可能会更加广泛。《内经》中对西域是缺乏认识的，这正与我们对五运六气成书汉武帝以前的推论相合。对地形的认识，《素问·五常政大论》认为"地不满东南"，以此解释我国东南部地区多雨潮湿。《内经》还认为"地有高下，气有温凉，高者气寒，下者气热"，"至高之地，冬气常在，至下之地，春气常在"（《素问·六元正纪大论》），说明已经认识到大气层垂直性温度差异，而且《素问·六元正纪大论》对"一州之气，生化寿夭不同"的气候现象，也用"高下之理，地势使然"的理论来解释。以现在的观点来说，是比较尊重客观实际的。

（3）六气变化——五运六气的气候描述

五运六气把一年的主要气候规律划分为六个时段，即厥阴风木—少阴君火—少阳相火—太阴湿土—阳明燥金—太阳寒水，以现在观点来看，对应着中国大陆风季—温暖季—温热季—湿热季—凉爽季—干冷季几段时期，正代表了中国大陆由于太阳直射点在南北回归线之间周期性的往返摆动所造成的海陆间热力梯度差异，副热带高压进退而形成的季节性温度、风向和降水变化过程。可以想见，七篇大论的作者如果生活在埃及、两河流域或者印度等自然气候环境下，就肯定不会创造出五运六气的理论。因为古埃及受地中海影响，常年盛行偏北风，季风不明显；两河流域的气候只有凉爽季、热季和河水泛滥三个时期；印度虽是季风国家，但由于纬度低，一年温差变化不大，也只分风、热、雨三季。生活在这样气候条件下，无论如何也不会产生“东方生风”、“南方生热”、“西方生燥”、“北方生寒”的见解。

所以，不同民族生活环境的不同，其生存智慧是不一样的。而最突出的影响因素可能是地理气候因素。五运六气正是古代中国大陆自然地理气候的一种反映性描述，是中国古代先民生存智慧的反映。因此，认为五运六气“广泛适用于全球”的观点是站不住脚的，而把五运六气适合的地区仅限于黄河中下游地区也比较局限。我们认为，作为南岭以北的中东部地区可能是比较合适的。

3.2.3 五运六气：中国古代的灾害预测学

孟庆云在“五运六气：中国古代的灾害预测学”一文[4]中指出：“五运六气是中国古代的灾害预测之学。其预测原理是以天之五运与地之六气相结合，推测气候变化规律，以及气候变化对自然界的动植物生长发育、水旱风蝗螟灾害、人体疾病瘟疫等祥灾异情况。”

1．五运六气的预测方法

灾害预测问题乃是世界性的科研难题。目前，预测灾害的方法主要有两种，一种是推理法，根据灾害的成因和对社会的影响，提出一定的理论模型表示灾害，之后由数值计算结果来推演灾害的发生。另一种是归纳法，即从有限数量的灾害实例中，归纳出一些经验性的规律，用于预测未来的灾害。例如“看云测报天气”就是归纳法的一个例子。目前归纳法是世界各国预报灾害的主要方法。从预测的功能而言，有常态预测和异态预测之分。常态预测是指对事物的常情、常见、常规、典型等的预测；异态预测是指对异常、异体、异议、特殊、例外等情况的预测。五运六气主要运用于常态预测。

五运六气总旨是定出相应的气象模式，在此模式中就可寻觅到寒、热（旱）、水湿、温病等灾变情况，以此预测。其总的推演格局概括起来分如下三步：①依天文知识确定历法的值年干支；②据天干、地支推算五运、六气和五运六气的制约关系；③根据各年运气特点分析可能造成的灾变，特别是对人体健康的影响，进而确定防治疾病的原则。七篇大论推出的预测体系有许多不完善之处，后世又有很多补充和发挥，如北宋·刘温舒又著《素问遗》补充了一些预测内容，时至今日也每每有人创立了新的推演方法等等，但仍不能称其为完善。这也正是各种预测方法的共性。

五运六气预测灾害的方法，可以归纳为两类，其一是根据某一年的资料进行预测，其理论依据是七篇大论；其二是根据某三年的资料进行预测，其理论依据是素问遗篇。

2．根据某一年的资料进行预测

（1）从运气学说分析季节气象与疾病发生的相关性

李建军、郭霞珍在“从运气学说分析冬季气象与疾病发生的相关性”一文[5]中指出：

①七篇大论中冬季气象与疾病发生

☆ 冬季在主运、主气气候正常情况下的发病主运与主气所主的时令季节、气象变化特征，以及气象变化与人体五脏关系、疾病的发生等大致相同。冬季是每年“立冬”至“大寒”前，气候最寒冷的季节，表现为寒冷的气象，此时人体阳气内藏，容易发生肾病与寒病。

☆ 冬季在岁运太过与不及之年的气象与发病

岁运对一年的气候都有影响，因而岁运的太过与不及所产生的风、寒、湿、燥、热等气象变化都可影响到冬季的气象，进而诱发不同的疾病。岁运太过之年，本气专胜流行，抑制所不胜之气，同时还会发生复气，在人体也会有相应的内脏发生脏气偏盛、受抑制等病理改变。在冬季，当水运太过之年，气象表现为“寒气流行”、“雨冰雪霜不时降”，容易发生寒邪致病和肾、心系统疾病；木运太过之年，气象若表现为“风气流行”，则容易发生风邪致病、肝气亢盛、脾土受邪的疾病；火运太过、土运太过和金运太过之年，在冬季的气象与发病也遵循此规律。由于岁运太过，本气专胜流行分别在各自季节气象表现显著，所以冬季在水运太过之年，或冬季有水寒的胜气与复气发生，则“寒气流行”、“雨冰雪霜不时降”的气象变化显著，并容易发生相关疾病；而在冬季，其他岁运太过之年相应的“风、热、湿、燥”流行太过的气象变化相对不够显著，同时疾病的发生相对较少或轻浅。

岁运不及之年，本气虚衰，所不胜之气流行，所胜之气变盛，同时还会出现复气，在人体会有与岁运相应的内脏之气因不足被抑而发病，所不胜之脏偏盛而病，复气偏盛而病等。在冬季，当水运不及之年，气象表现为“湿乃大行”，则容易发生脾肾失调、湿邪侵袭的疾病；木运不及之年，气象若表现为“燥乃大行、肃杀而甚”，则容易发生肝木不足、肺金乘之、肝脾不调的疾病；火运不及、土运不及和金运不及之年，在冬季的气象与发病也遵循此规律。由于岁运不及，本气、胜气、复气不足或偏盛的气象分别在各自季节表现显著，所以冬季在水运不及之年，“寒冷不甚，湿气盛”的气象变化显著，并容易导致相关疾病；而在冬季，其他岁运不及之年相应的“风、热、湿、燥”流行不足的气象变化相对不够显著，同时疾病的发生相对较少或轻浅。

☆ 冬季受客运以及五郁之发影响的气象与发病

不同年份客运不同，在冬季可以出现“风寒、温暖、湿寒、燥寒、严寒”的气象，相应的人体肝心脾肺肾功能受到影响，有可能发生相应脏腑的疾病。虽然客运有太、少的不同，但其气象变化较平和，作用于冬季的气象变化不够显著，故而疾病发生相对较少或轻浅。五郁之发的时数有三种情况：一是发于本气主时的季节，二是在其所不胜之气主时的节令所发，三是木郁之发，发无定时。故而，在冬季可以有水郁、木郁、火郁之发，冬季若见到水郁之发“阳气乃辟，阴气暴举，大寒乃至，川泽严凝，寒雾结为霜雪，甚则黄黑昏翳，流行气交，乃为霜杀”的气象，则容易发生肾系疾病；冬季若见到木郁之发“太虚埃昏，云物以扰，大风乃至”的气象，则容易发生肝系统疾病；冬季若见火郁之发“太虚肿翳，大明不彰，炎火行，大暑至”的气象，则容易发生心系统疾病。

☆ 冬季受客气影响的气象与发病

客气包括司天之气、在泉之气、左右四间气，其中在泉之气统管下半年的气候，因而在泉之气对冬季气象的影响较大，不同年份，在冬季可以出现“风寒、温暖、湿寒、燥寒、严寒”的气象，相应的人体肝心脾肺肾功能受到影响，有可能发生相应脏腑的疾病和外感六淫引起的疾病。相对而言，客气对气象的影响比客运大。冬季在泉之气淫胜时的气象可见到“风淫胜、热淫胜、湿淫胜、火淫胜、燥淫胜、寒淫胜”，容易发生肝脾、心肺、脾肾、肺肝、心肾等脏腑失调的疾病以及外感六淫的疾病。由于六气的胜、复之气无规律，所以在冬季可以出现六气胜、复之气的“风、热、火、湿、燥、寒”的气象，并容易发生相应脏腑生克关系失调的疾病和外感六淫引起的疾病。

②冬季不同气象条件下疾病发生的机理

运气学说主要运用“天人相应”和阴阳五行学说阐述和解释季节气象与疾病发生的机理。当季节气象表现为五运或六气的“风、热、湿、燥、寒”特点时，人体的五脏之气与其相通应而发生改变，气象变化异常时会引发人体五脏之气发生病理变化；单一的异常气象引发单一脏气功能失调，复合的异常气象引发多个脏气功能失调；由于某一脏之气功能太过或不及，又会因五行乘侮的关系而发生其他脏腑的病理改变。如水运太过，气象异常寒冷，人体肾脏容易发生病变，由于水克火，因而同时会产生心气被抑制的心系统疾病。此外，异常的“风、热、湿、燥、寒”的气象，还可作为外感六淫之邪侵袭人体而发病。

从七篇大论的分析可见，在冬季可出现多种多样的正常与异常气象，因异常气象的不同可以引发各系统的病变，但总以肾病、寒病、心肾同病、脾肾同病为多见。每年冬季的气象都会有所不同，即使是某几年冬季异常气象相似，所发生的疾病也不完全相同，一则因为气象的形成复杂，如冬季可出现“风气流行”的气象，而其形成的原因则可能有“木运太过、厥阴风木在泉之气淫胜、木郁之发在冬季、客运太角、六气中厥阴风木之气的胜、复之气发生在冬季”等；二则与运气学说对气象的描述较简单粗糙，这也给我们分析研究造成许多困难，.不能把“风、热、湿、燥、寒”等气象进行更细致的分析研究；三则因为引起疾病的发生因素很多，除了气象因素外，与人体的体质、正气的强弱、饮食起居、情志、地域、职业等诸多因素有关。

(2) 自然灾害干支分布与运气格局关系

王树芬在“从古代自然灾害史料中探讨运气格局的科学性”一文[6]中指出，中医五运六气学说中有大量气运加临、生克乘侮导致灾害发生的论述，因此通过自然灾害发生的研究应能对运气格局的科学性有所帮助。因此，利用国家自然科学基金资助项目《中国古代重大自然灾害和异常年表总集》所提供的数据，对奇寒、酷暑、暴雨久雨、大旱、风灾等六种特征明显的古代自然灾害所对应的干支分布做统计学处理，并以之与运气干支所代表的气候因素相比较，以观察运气格局的科学性。通过分析认为，自然灾害的发生在干支分布上有一定规律性，即某种自然灾害好发于某个或某几个干支，不好发生于某个或某几个干支。这种现象表明，天干地支似与气象因素风、寒、暑、湿等有某种内在联系，从而启示人们：运气学说中的“天干化运”、“地支化气”并非凭空编排，很可能是对更为古老、更为久远的自然灾害记录的总结分析中得出来的，值得进一步研究。

自然灾害的发生对纪年干支有一定的选择性，然而这种分布是否与运气格局相符合？笔者对此试做过较多研究，得出的结论是：年干（即岁运）的符合率要高些，而岁支因司天、在泉各半年，且有胜复淫郁等情况，因而符合率较难确定。就本文所涉及的几种自然灾害而言，气温偏低异常多见于“癸”年，与运气格局设定癸年为“火运不及”相符，《素问·气交变大论》云："岁火不及，寒乃大行"是也。降水偏少异常多见于"乙"年、"辛"年、"壬"年，其中乙年为"金运不及"，辛年为"水运不及"，壬年为"木运太过"，应该说也是比较接近的。《素问·气交变大论》指出："岁金不及，炎火乃行"；"岁木太过，风气流行"，炎火大行、风气太过，自然降水减少；只有辛年不符。《素问·气交变大论》云："岁水不及，湿乃大行"。降水偏多灾多发生于"癸"年、"壬"年，其中癸年符合，壬年不符。《素问·气交变大论》谓："岁水不及，湿乃大行"，湿气流行降水故多。水灾多发于"丙"年、"甲"年，丙年为不相符，甲年为相符，盖丙年为"岁水太过，寒气流行"，甲年为"岁土太过，雨湿流行"。风灾多发年为"癸"、为"己"、为"辛"，其中癸、辛两干须看司天在泉而定，惟己年为"土运不及"、"岁土不及、风乃大行"，属相符。惟"气温偏高异常"所多见之年干为"壬"、为"丁"，较难解释，壬年应为"岁木太过，风气流行"；"丁"为"岁木不及，燥乃大行"，运气学说中燥气属阴，其化为清、为凉，与气温偏高为不符。

从上述干支分布中还可以看出，历史上自然灾害多发生在阴干（癸、辛、乙、丁、己）上，这与运气学说规定阴干之年岁运不及，运不及易受胜己之运与己之所胜运气的相乘或反侮，因而易于发生灾变，自然灾害史料证明了这一点。因此可知，运气格局对于天干化运、地支化气的规定不会是凭空臆造的，很可能有着丰富的历史积淀和深奥的科学秘密，等待着后人去发掘。

（3）非典型肺炎流行的中医五运六气分析

余瑾、陈劼、刘亚敏、邓铁涛等在"非典型肺炎流行的中医五运六气分析和预防保健措施探讨"一文[7]中指出SARS流行的时空背景因素：

①SARS出现和流行的时空背景分析

时空环境的变化造成了特殊的病原存在和传播的外在环境以及适宜的宿主内在环境。内外环境互相联系转化，使SARS得以产生并迅速流行。

公元2003年，其年干支是癸未，《内经》运气七篇中《素问·六元正纪大论》说："癸未、癸丑岁：上太阴土，中少徵火运，下太阳水。寒化雨化胜复同，邪气化度也，灾九宫。"

解析：今年中运少徵是火运不及，太阴湿土司天、太阳寒水在泉之年。上半年运生气，小逆之年，火运不及，寒水之气来乘之，于是火兼水化，夏行冬令，夏天应热不热，气候反见寒冷。又太阴湿土司天，"阴凝于上"，故而多湿邪为病及湿土克火之病。

下半年气克运，又太阳寒水在泉，"寒积于下"。太阳寒水克乘中运不及之火，加之火子土之复气，所以气候寒雨偏多，故曰"寒化雨化胜复同，邪气化度也，灾九宫"。多寒邪为病及水克火之病。九宫乃言洛书后天八卦中所指南方。

全年气候变化以"寒"和"湿"为主，寒湿均为阴邪，其有余则阳气受抑制，"阳光不治，杀气乃行"。南方属火，因此气候阴郁寒雨偏多，各种病原微生物容易滋生。有关实验也表明，湿环境气压较低，空气不流通，有利于病原微生物的繁殖和传播，促进病毒复制程度提高。南方属火地，与火运不足相应，环境变化明显，而且南方人对火之不足更为敏感，因此非典流行从南方开始。

②人体内部功能低下

"天人相应"，环境火运不足，体现在人体内则机体兴奋功能不足。火不生土，脾胃之功能相对不足，表现为胃口不好，身体困重，疲劳乏力。外在寒湿环境更抑制人体阳气，阻滞气机。人体正气虚弱，免疫功能下降，或又值疲劳之际，或在易感区域，外邪更易乘虚而入，并内陷脏腑。有关实验表明，寒湿环境可以抑制人体免疫功能，脾阳不足湿证患者存在不同程度的水液代谢障碍和免疫功能低下，并有胃肠消化、吸收及运动功能减慢。

从发病过程观察，有机体免疫功能低下的表现，中医称之为"卫阳受损"，SARS发病时白细胞不升高，反而正常或下降，细胞免疫功能受到抑制；出现临床症状不久，肺部病变就已严重，表明机体正气不足，抗邪不力，病邪内陷；最后肺部微循环严重障碍，大量渗出物胶着、固化，肺泡不张，导致呼吸困难甚至窒息死亡，说明机体功能不足，气血流动乏力，缺氧和能量，导致呼吸功能急剧下降，如果不能及时解决，会导致死亡。

寒湿外侵，困阻阳气，火气郁久，暴复外发，因此发病时出现高热。表明初期机体免疫功能处于高度受抑制状态，而一旦发觉苏醒时，却过度表达出强烈的刺激性变态免疫反应，使肺部内环境急剧恶化，肺泡微循环和舒缩功能严重受影响，导致呼吸困难甚至窒息死亡。

3. 根据三年的资料进行预测

(1)"三年化疫"理论

《素问遗篇》的"三年化疫"理论，是根据三年的资料进行预测的有力工具，可惜一直未得到应有的重视。例如，在《素问遗篇》中，竟已明确指出：若三年前的庚辰年出现气候的不正常，癸未年将发生肺性疫病的大流行。兹将《内经》原文摘录于下：

"假令庚辰，刚柔失守，上位失守，下位无合，乙庚金运，故非相招。布天未退，中运胜来，上下相错，谓之失守，……如此则天运化易，三年变大疫。详其天数，差有微甚，微即微，三年至；甚即甚，三年至。……三年变病，名曰金疠。"（《素问遗篇·刺法论》）此段经文的大意为：假如庚辰年的运气之间的阴阳刚柔关系失调，乙（阴金）庚（阳金）之间不能呼应相招，上一年的布天之气（指己卯年的司天之气阳明燥金）未退位，中运的胜气（指火气，火克金）出现，这样上下气运的位置相错（表现为偏燥偏热），就叫做"失守"。天运的这种变化，三年后可以演发为大疫流行。详细推算其天数，有"微"和"甚"的差别，但不管微和甚，都是三年左右的时间。三年后变化产生的瘟疫，名叫"金病"——肺的传染病。

"假令庚辰阳年太过，如己卯天数有余者，虽交得庚辰年也，阳明犹尚治天，……即天阳明而地太阴也，故地不奉天也。……火胜热化，水复寒刑。此乙庚失守，其后三年化成金疫也，速至壬午，徐至癸未，金疫至也。……下乙未未得迁正者，即地甲午少阴未退位者，且乙庚不合德也，即下乙未干失刚，亦金运小虚也，有小胜或无复。后三年化疫，名曰金疫，其状如金疫也，治法如前。"（《素问遗篇·本病论》）此段经文的大意为：假若庚辰年的年运阳金太过，如果上一年己卯年的司天之气有余，虽然到了庚辰年，仍然是己卯年的司天之气"阳明燥金"在位主持（天气偏燥），形成天气阳明燥金而地气太阴湿土的不相配合的局面，因此是"地不奉天"了。因火胜而天气变得较热，并可出现寒水来复，刑克火气。天运的这种"乙庚失守"，此后三年可变化产生"金疫"。快到壬午年，慢到癸未年，“金疫”就来了。另一种情况是，下位乙未在泉之气未得迁正，即上一年（己卯年）的在泉之气甲午少阴君火未退位，亦属于“乙庚不合德”，即柔干乙未失去与刚干庚辰的配应，亦属于金运的“小虚”，可能会出现火气的小胜（下半年气温稍偏高），可能不会有寒水的刑复。后三年化生的流行性疾病，名叫“金病”，其症状和“金疫”差不多（都属呼吸道传染病），治法也如前面谈到的（治金疫的方法）。

上述两段经文告诉我们，疫病的发生，不但与当时的气候，而且与近三年的运气都有关系。

（2）“三年化疫”说与疫病预测

顾植山在“《内经》运气学说与疫病预测”一文[8]中指出，通过对历史上发生的一些大疫的分析，我们看到“三年化疫”的现象绝非偶然，其中蕴含的自然规律应加以高度重视。

例如，李东垣创立脾胃学说的背景是金元之交的壬辰大疫。据李东垣《内外伤辨》记载：“向者壬辰改元，京师戒严，迨三月下旬，受敌者凡半月，解围之后，都人之不受病者，万无一二，既病而死者，继踵而不绝。都门十有二所，每日各门所送，多者二千，少者不下一千，似此者几三月。”这显然是一次非常严重的瘟疫大流行。按照通常的观点，人们对疫病的认识随着时代不断进步，此前不久刘完素已创火热病机学说，李氏为何不加采用？李氏的脾胃学说后世治疫病时为何也少有提及，反而较多地被运用于内伤杂病方面而有“内伤法东垣”之说？可以想象的是，李氏见到的疫病是一种与脾胃关系密切的疫病，与平时常见者不同。用“三年化疫”的理论分析，李氏所述的“壬辰”年是1232年，向前推3年即1229己丑年，按《素问遗篇》“甲己失守，后三年化成土疫”之论，若1229年运气失常，至1232年应发“土疫”，正好与李氏的脾胃学说契合。

再看吴有性著《温疫论》的背景，《温疫论·原序》中说：“崇祯辛巳，疫气流行，山东、浙省、南北两直（引者注：北直指河北一带，南直指江苏一带）感者尤多，至五六月益甚，或至阖门传染。”《吴江县志》记载当地“一巷百余家，无一家仅免；一门数十口，无一口仅存”，可见当时疫情之严重。崇祯辛巳是1641年，往前推3年是1638戊寅年，据清·马印麟《五运六气瘟疫发源》记载，崇祯十二年戊寅，“天运失时，其年大旱”。运气学说“戊癸化火”，戊年刚柔失守，3年后易化成“火疫”。吴有性所见疫病，“时师误以伤寒法治之，未尝见其不殆也”，而“间有进黄连而得效者”，提示疫病特性偏于火热；虽吴氏书中不同意刘完素的火热病机说，但那是为了强调他的“戾气”致病观点，吴氏擅用大黄苦寒攻下，仍符合火疫治则。

杨栗山《伤寒温疫条辨》记载：“乾隆九年甲子，寒水大运，证多阴寒，治多温补。自兹已后，而阳火之证渐渐多矣。”乾隆九年是1744年，为什么发生的疫病“证多阴寒”？1744年往前推3年是1741辛酉年，若该年运气失常，3年变大疫，丙辛主化寒水，恰与杨氏所述相吻合。

以上件件史实，恐怕不是“巧合”所能解释。据此，我们对中医各家学说的产生原因及评价也要进行重新认识了。

（3）“三年化疫”说与SARS

顾植山在“运气学说对中医药辨治SARS的启示”一文[9]中指出：“运气学说是古人

探讨自然变化的周期性规律及其对疾病影响的一种理论，2003年发生的SARS比较清楚地显示了五运六气对疫病的影响。根据《素问遗篇》‘三年化疫’理论可以明确预见到2002~2003年间将发生‘金疫’——肺性疫病的大流行，预见的准确性已超出一般的想象；根据运气理论对2003年SARS的高峰与消退时间及下半年是否复发等也可作出正确判断，说明运气学说通过对几千年的实践及观察总结出来的规律，已能为预测疫病的发生和消退时间提供重要参考。运气学说对SARS病机证候的分析及治则也有重要参考意义。从运气的角度分析，庚辰年刚柔失守产生的‘燥’和‘热’是伏气，故初起即见内热肺燥征象，发病急暴；癸未年的升降失常及二之气的‘寒雨数至’造成的‘寒’和‘湿’则是时气，由疫毒时气引动伏气，燥、热郁于内，寒、湿淫于外，伏气和时气的交互作用，导致了SARS内燥外湿、内热外寒的病机证候特征。文章认为，若外感骤见极度乏力，多为伏燥伤肺所致，故SARS早期即出现极度乏力是伏燥伤肺的重要指征。SARS的发生使我们见识到了邪伏太阴肺的伏燥征象。对伏燥的治则前人缺少系统的论述，如何处理好润燥与化湿的矛盾，是问题的关键所在。最后，对2004年发生的SARS散发病例从运气角度作了分析，指出SARS病毒的传染力和生物学特性都会随着时间条件的改变而改变，必须结合运气理论因时因地制宜，做好对SARS和其它疫病的防治工作。”

①五运六气与2003年SARS的关系

☆　运气学说对2002~2003年发生肺性疫病的预见

《素问遗篇》中有“三年化疫”的理论按此理论，根据2000年的气象情况，即可明确预见到2002~2003年将发生“金疫”——肺性疫病的大流行！《素问遗篇·刺法论》说：“假令庚辰刚柔失守”，“三年变大疫”；《素问遗篇·本病论》中更具体指出：“假令庚辰阳年太过……虽交得庚辰年也，阳明犹尚治天……火胜热化，水复寒刑此乙庚失守，其后三年化成金疫也，速至壬午，徐至癸未，金疫至也。”这两段话的意思是：假若庚辰年的年运“刚柔失守”，表现为天气干燥，气温偏高，并出现寒水来复的变化，此后三年可化生大疫，化生的大疫名“金疫”。快到壬午年，慢到癸未年，“金疫”就来了。

2000年正好是经文提到的庚辰年，该年出现全国大面积干旱，年平均气温偏高，而11月份又出现月平均气温20年最低的现象，符合“庚辰刚柔失守”的运气特点。按“三年变大疫”之说，正好应该在2003年发生疫情。经文说：“三年化成金疫也，速至壬午，徐至癸未，金疫至也。”广东最早发现SARS在2002壬午年，北方大规模流行在2003癸未年，而且经文明言发生的是“金疫”——肺性疫病，预见的准确性已超出一般想象。

☆　运气学说对2003年疫病高峰和消退时间的论述

2003年是癸未年，《素问·六元正纪大论》说：“凡此太阴司天之政……二之气，大火正……其病温厉大行，远近咸若。”也就是说，疫病发生时间主要在“二之气”，即3月21日至5月21日左右。清代治疫名家余霖的《疫疹一得》更观察到：癸未年的疫病流行“自二月春分节（SARS大规模流行则始于2003年3月21日）起，至四月（农历）立夏终止”。2003年立夏在5月6日，该日报告SARS病例数出现明显回落；二之气结束在5月21日，SARS得到基本控制。北方SARS暴发的高峰周期与运气学说的论述基本一致。

虽然2002年11月广东就已出现SARS，但春节前后南北人群大量流动，那时还没有采取严格防范措施，而SARS并未传染到北方；3月份以后北方的自然气候条件适宜SARS了，疫情也就大面积蔓延，广东的SARS在二之气中段也出现较大反复，至立夏后与北方SARS同步消退，提示了时间因素的作用。

中国气象局国家气象中心的专家认为：虽然传染源本身对SARS传播起决定作用，而且政府卫生部门采取的一些人工干预措施也取得了效果，但研究表明，气象条件在SARS传播中的确起一定作用。至于什么样的气象条件有利于SARS传播，有的研究“提示SARS病毒可能在10℃～20℃时最活跃”，提出“10℃～20℃天气最危险”的观点，因而预测2003年“下半年SARS还将卷土重来”；世界卫生组织有关负责人2003年8月中旬考察广东时也表示，SARS疫病随时都可能重新暴发流行。而笔者根据运气学说在《疫病钩沉》一书中明确指出：“像上半年那样的大规模流行不会再出现。下半年与春季气温相近的是五之气时段，但2004年五之气的主客气均为阳明燥金，完全不具备外寒湿而内郁火的运气致疫条件。年末六之气主客气均为太阳寒水，气候会较冷，但单纯的寒水也不符合SARS流行的条件……明年甲申年，湿土主岁，少阳相火司天，一之气少阴君火加临，稍符合SARS滋生条件，《黄帝内经》讲到这一时段有可能‘温病乃起’，但未讲‘温疠大行’，也不主‘金疫’，故在我国再次暴发SARS疫病大规模流行的可能性亦微乎其微。”（编者按：此处今年指2003年，明年指2004年。）

以上意见已被后来的事实所证明，可见运气学说通过几千年对实践的观察总结出来的规律，已能为疫病的发生和消退时间提供有相当价值的预测参考。

☆　运气学说对SARS病机证候分析的意义

运气学说除可提示疫病发病的时间周期外，对疫病的病机及证候分析也具有重要指导意义。SARS病人的证候寒热错杂，燥湿相间，传变不按一般温病的卫气营血或三焦规律，使许多人在辨证时感到迷茫。病机分析有主温热者，也有认为属寒疫者；临床治疗有强调化湿者，也有主张润燥者，莫衷一是。从运气的角度分析，庚辰年刚柔失守产生的“燥”和“热”是伏气，因伏邪直中三阴，故初起即见内热肺燥征象，发病急暴；癸未年的升降失常及二之气的“寒雨数至”造成的“寒”和“湿”则是时气，由疫毒时气引动伏气，燥、热郁于内，寒、湿淫于外，伏气和时气交互作用，导致了SARS内燥外湿、内热外寒的病机证候特征。观SARS兼湿患者舌象，舌质多红，苔虽厚腻而又每见裂纹，即是内燥外湿相兼的表现。

《素问遗篇·本病论》讲丑未之年升天不前时“化成郁疠，乃化作伏热内烦，痹而生厥，甚则血溢。”这里的“痹”是阻塞不通，“厥”是气逆而喘，从运气的升降失常谈到肺痹，与SARS的证候亦颇相符。

SARS是新病种，无成法可循。清代著名温病学家薛雪说：“凡大疫之年，多有难识之症，医者绝无把握，方药杂投，夭枉不少，要得其总决，当就三年中司天在泉，推气候之相乖者在何处，再合本年之司天在泉求之，以此用药，虽不中，不远矣。”

冠状病毒虽为SARS的直接致病源，但从运气的观点看，疫毒必藉时气而入侵，得伏气而鸱张。何廉臣《重订广温热论》云：“医必识得伏气，方不至见病治病，能握机于病象之先。”大凡伏气皆病发于里，故早期便可见正虚阴伤。SARS早期即出现极度乏力，恰是伏燥伤肺的重要指征。笔者认为，若外感骤见极度乏力，多为伏燥伤肺所致。

一般将乏力归之热伤气津，但SARS病人多为青壮年，初见发热，又无大汗，若云热伤气津而见极度乏力，于理难通。刘完素《素问玄机原病式》归纳病机十九条谓：“诸气膹郁病痿，皆属肺金”，又云：“筋缓者，燥之甚也”。指出了外感急性乏力与肺燥的关系。喻嘉言《医门法律》讲得更明白：“病机之诸气郁，皆属于肺；诸痿喘呕，皆属于上，二条明指燥病言矣”；“肺气郁，痿喘呕咳，皆伤燥之剧病”；“惟肺燥甚，则肺叶痿而不用，肺气逆而喘鸣，食难过膈而呕出。三者皆燥证之极者也”；“诸气膹郁之属于肺者，属于肺之燥，非属于肺之湿也”。何廉臣《重订广温热论》云：“虚燥从伏邪伤阴，阴虚生火，火就燥而成，病势较实火证似缓实重，用药必贵于补。如发于太阴肺者……神多困倦……咽干喉燥，气喘咳逆，或干咳无痰，即有稀痰，亦黏着喉间，咯吐不爽，或痰中间有红丝红点……翻身则咳不休。”（2004年安徽宋姓患者发病后仅轻度咳嗽，但体位改变即咳剧，为明显的“翻身则咳”）所述与SARS亦颇相类。

明清医家论述伏气时，大多从寒邪伏于少阴立说。清末刘恒瑞《伏邪新书》虽已提到“伏燥”之名，但终因未有亲历，只能笼统言之，一笔带过。SARS的发生，使我们见识到了邪伏太阴肺的“伏燥”征象。

☆ 运气学说对SARS治疗的指导意义

综观国家中医药管理局和各地专家推荐的防治SARS方案，对SARS的热、毒、瘀、湿、虚诸端，考虑已颇周详，也有医家论及阴证寒疫问题，惟于伏气之燥多未注意，因而对肺燥这一重大病机的处理难中肯綮。

对“伏燥”的治则，前人缺少系统论述，更因SARS是内燥外湿，《重订广温热论》谓“燥又夹湿之际，最难调治”，故如何处理好润燥与化湿的矛盾，是问题的关键所在。晚清名医薛福辰认为，凡病内无伏气，病必不重；重病皆新邪引发伏邪者也。故SARS的燥热与湿寒相较，应以治燥热为重。伏燥伤津犹烈，故治疗时当步步顾护阴津。

2003年不少人在治疗SARS时都注意到化湿问题。但SARS之湿是时气，为兼邪，为害轻而易治，化湿时必须强调不能伤津，不宜多用香燥。石寿棠在《医原》中提出治肺燥时需注意的“五相反”：“燥邪用燥药，一相反也；肺喜清肃，而药用浊烈，二相反也；肺主下降，而药用升散，三相反也；燥邪属气……肺为清虚之脏……苦寒沉降，阴柔滞腻，气浊味厚，病未闭而药闭之，病已闭而药复闭之，四相反也；气分之邪未开，而津液又被下夺，五相反也”。故在用药方面，退热时的辛散发汗，攻毒时的苦寒重剂，补虚时的滋腻厚味，均在避忌之列。

《素问·至真要大论》云：“燥淫所胜，平以苦湿（温），佐以酸辛，以苦下之。”石寿棠《医原》认为：“苦当是微苦，如杏仁之类，取其通降；温当是温润，非温燥升散之类。”“辛中带润，自不伤津，而且辛润又能行水，燥夹湿者宜之”。

②对2004年SARS的运气分析

2004年4月22日，卫生部宣布北京发现1例SARS疑似。4月23日，卫生部公布安徽发现SARS确诊、疑似各1例；4月24日，北京SARS疑似病例确诊公布；4月25日，卫生部通报北京新增4例SARS疑似……面对突然出现的SARS疫情，笔者当时即按运气学说作出如下分析：

☆ 2004年运气无“三年化疫”的伏气影响，故一般说来不易出现暴发性大疫情。

春天受时气影响，《黄帝内经》云“温病乃起”，只是散在发生而已，不必担心会有大流行。

☆ 运气学说对2004年上半年气候特点的描述是“少阳司天之政，气化运行先天……风乃暴举，木偃沙飞，炎火乃流，阴行阳化，雨乃时应，火木同德。”实际气象与此相符且较强烈，按《黄帝内经》的论述：“岁半之前，少阳主之”，“少阳司天，火淫所胜，则温气流行，金政不平，民病头痛发热恶寒而疟……疮疡咳唾血，烦心胸中热，甚则鼽衄，病本于肺。”出现的SARS病例证情恰与运气理论相符，而与2003年有所不同。可据证候结合运气理论判断2004年散发SARS的六气病机，确立中医治则。

从笔者接触到的安徽患者宋某的情况来看，病情与2003年的差别主要表现在以下几个方面：1）出现寒战，据报道北京患者李某亦有寒战。病机十九条云：诸禁鼓栗，如丧神守，皆属于火。2003年太阴湿土司天，太阳寒水在泉，患者寒战少见；2004年少阳相火司天，厥阴风木在泉，患者出现寒战，与运气证候特征相符。宋某后来出现右下肢淋巴管炎，红肿硬痛，亦属于火。2）患者干咳、口唇干燥、神疲乏力，但干咳和呼吸窘迫症状均较轻微，乏力也一般，提示肺燥已不若2003年那么严重，对燥、热可从伏气转为时气看待。3）舌苔黄厚不腻，身酸痛一般，基本上无头痛，亦不感觉胸闷，无消化系统其它症状（宋某4月20号出现呕吐，一因当时并发败血症，高烧休克，如刘完素《素问玄机原病式》所说“呕涌溢……暴病暴死，皆属于火”；二是其母去世，与情绪有关），寒湿问题可不考虑。

综上所见，对2004年SARS散发病例的治疗，应在国家中医药管理局推荐的《中医诊疗指南》的基础上有所变通，例如湿象不明显时不必用白蔻、薏苡仁等化湿药，适当多用清热解毒药，扶正时考虑“火木同德”对肝的影响，可酌用调肝补肝之品等。报道中言及因2004年SARS症状不典型而造成早期未能及时发现，所谓的“不典型”是将2003年SARS的临床特征作为标准而言的。若能重视运气变化对疫病证候的影响，对可能出现的证候变化作出修正性预报，应该可以提高对该病的警惕。这次已知的9名SARS患者，受感染的地点均在北京。宋某3月25日发病时在安徽，29日才返北京，4月2日又回安徽淮南，先后在淮南矿二院和合肥安徽医科大学附属第一医院治疗，直至4月22日被怀疑SARS前，一直未采取隔离措施。在安徽与宋某及其母魏某有较密切接触者有一百余人，但未发现1例被传染者。广州市疾控中心曾检测了2000～2002年不明原因发热患者血清中SARS抗体的存在状况，发现在SARS暴发之前，不明原因发热患者中就已存在可与SARS冠状病毒发生免疫学反应的抗体，其阳性率为1.18%～4.94%，高于该中心检测的2003年正常人群中的阳性率（<1%），说明SARS冠状病毒在2002年11月首例SARS患者发病之前就已存在，只不过由于毒力和传染性不强而被人们所忽视，在一定条件下通过变异而出现后来的生物学特性。2003年6月以后，人类并没有把SARS病毒从自然界彻底消灭，而SARS的大规模自然感染已不再发生；2004年散在发生的SARS症状特点又有所不同，说明SARS病毒的传染力和生物学特性，都会随着时间条件的改变而改变。笔者期望古人从长期实践中总结出来的五运六气理论能为这一方面的研

究提供重要的启示和参考。

3.3　以天人相应为基础的时间医学

中医时间医学是在中医理论的指导下，研究人体与宇宙时空相应的自身生命活动的周期性及变化规律，从而指导人们养生、预防疾病，以及指导医生临床诊断、治疗疾病的一门科学。

3.3.1《内经》与时间医学

时间医学，亦称时间生物医学，自 20 世纪 50 年代逐步形成以来，日益受到重视。成书于两千多年前的《内经》载有大量有关时间医学的论述，其内容涉及生理、病理、诊断、治疗、养生等方面。近代医家恽铁樵曾说："《内经》之五脏，非血肉之脏，乃四时之脏，不明此理，则独处荆棘，《内经》无一语能通。"可见，时间医学是《内经》理论体系的重要组成部分，研究《内经》必须研究时间医学。

1. 天人相应是《内经》时间医学的基础

时间是物质运动的基本形式之一。人是自然界长期进化的产物，在漫长的进化过程中，必然受到时间因素的影响，表现出与自然界的周期变化存在着应答关系，即节律性。《内经》的作者很早就认识到这一点。《灵枢·岁露论》云："人与天地相参也，与日月相应也。"指出人处于天地（自然界）之中，与日月（时间）存在着同步节律变化。《素问·四气调神大论》曰："夫四时阴阳者，万物之根本也。"表明古人已经把四时阴阳当作支配万物（包括人类）的基本规律。可见，天人相应是《内经》时间医学的理论基础。

2. 《内经》的时间观

尽管时间为"百姓日用而不知"（《易传·系辞》），时间观念的推演却在科学发展史上有着特殊重要的地位。人类对时间理解的程度，往往标志着科学对自然探索的深度。有什么样的时间观，就有什么样的科学理论。古希腊的时间循环论，反映自然科学的萌生状态；牛顿的绝对时间观，表明科学已开始采用实验、分析的方法研究自然；爱因斯坦相对论的时间观，标志着科学研究又进入到重新综合的更高阶段。《黄帝内经》被奉为祖国医学的圭臬、医家之宗，其对时间的认识与感悟，影响着中医理论体系的构建和发展。

史新民在"《内经》的时间观与中医理论体系的构建"一文[10]中指出，我们说《内经》时间观具有循环论色彩，主要是由于标度时间的介入所致。对于时间，可以从两种不同的角度加以考察。其一是把时间看作延续性的、可感知的、能够通过运动来测量的一种度量及其结果，如一年、二个月、三天、八分钟等等，这就是测度时间。其二是把时间看成前后相继的一系列事件的序列，即将某段时间与某件事物相联系，甚至以事代时，这就是标度时间。如春生、夏长、秋收、冬藏，就是指标度时间。《墨子》提出"久，弥异时"，"久，合古今旦暮。"即时间是贯通过去、现在、未来的序列，可以测量，这被认为是中国历史上最早的测度时间概念。由于中国是个农业大国，按季节安排农事极为重要。因此，对测度时间的研究最终让位于对标度时间的应用。《内经》的时间观也变为标度时间为主："春三月，此谓发陈。天地俱生，万物以荣"，"夏三月，此谓蕃秀。天地气交，万物华实"，"秋三月，此谓容平。天气以急，地气以明"，"冬三月，此谓闭藏。水冰地坼，无扰乎阳"（《素问·四气调神大论》）。就一天言："以一日分为四时，朝则为春，日中为夏，日入为秋，夜半为冬"（《灵枢·顺气一日分为四时》）。更为重要的是，天干、地支也被《内经》赋予了五行的意义："甲乙之岁，土运统之；乙庚之岁，金运统之；丙辛之岁，水运统之；丁壬之岁，木运统之；戊癸之岁，火运统之"（《素问·天元纪大论》）。这样一来，年、月、日、时辰都与五行相联系，与一定的脏腑、一定的功能相对应，都有一个特殊的含义，不再仅仅是测得的一定长度的时间。如春三月，就测度时间言，是一年中的前三个月，而标度时间言，意味着生发、东方、木、风、肝等等。标度时间观对中医思维影响巨大，首先，它削弱了时间本身所蕴含的数学意识，使中医疏于定量地研究生命现象；其次，它掩盖了事物间的因果联系。例如，把春仅仅看作一年中的头三个月，我们很容易提出这样的问题：春与生发有何因果联系？就是说，春天为何会万物生发？但在标度时间体系内，春被定义为万物生发的季节，包含着生发之意，以上问题就难以提出。所以，标度时间观使中医理论具有非线性、复杂对应的特征。最后，标度时间观使《内经》对时间的认识具有循环论的色彩："五日谓之候，三候谓之气，六气谓之时，四时谓之岁，而各从其主治焉。五运相袭，而皆治之，终其之日，周而复始，时主气布，如环无端，候亦同法"（《素问·六节脏象论》）。总之，"终而复始，是谓天地之纪"（《灵枢·营气》）。

3. 阴阳五行说与时间医学思想

《素问·天元纪大论》说："夫五运阴阳者，天地之道也，万物之纲纪，变化之父母，生杀之本始，神明之府也，可不通乎？"五运即五行，五行阴阳作为天地之道，必然要遵循天道循环运行的规律，呈现出一定的时间节律。孙一奎《医旨绪余》云："天人一致之理，不外乎阴阳五行。"换言之，人与天地自然具有相同结构和统一的运动步调，即一致的时间节律。其相同的结构即阴阳五行，其统一的时间节律即宇宙阴阳二气的消长转化和五行生克制化过程中所表现出来的五行轮流当令。

一般认为，阴阳的本义源自于对日光的观察，而太阳的运行又是古人划分时间的最早标志。《易传·系辞上》说："阴阳之义配日月"，"一阴一阳之谓道"。阴阳概念的形成，从自然外物来说，首先取之天地、日月、阴晴、昼夜、寒暑这些与人类生存关系最密切的客观现象。由于天和日月的运动旋转，形成了昼夜、年周以及春夏秋冬二十四节气的递嬗。所以，古人认为阴阳二气的消长转化导致了气候和物候年复一年地发生周期性的变化，使自然界显示出一定的时间节奏，其基本的节拍即"一阴一阳"，也就是一明一暗，一寒一暑，一阴一晴，一动一静……。可见，"一阴一阳"之道本身就反映着、包含着宇宙的时间节律。故《素问·四气调神大论》说："夫四时阴阳者，万物之根本也。"《管子·四时》则云："阴阳者，天地之大理也；四时者，阴阳之大经也。"《管子·乘马》更明确地指出："春夏秋冬，阴阳之更移也；时之短长，阴阳之利用也；日夜之易，阴阳之变化也。"可见阴阳变化是宇宙有节律运动的最根本的原理与法则，阴阳运动的规律是客观的，万物的生长收藏均受阴阳的支配。即使古代用以标记时间次序的十天干和十二地支，人们也用阴阳二气的消长变化加以解释，认为十天干从甲到癸，形象地

表现了由于阴阳二气的作用，万物从发生、成长，经历壮盛、繁茂，到衰老、死亡而后更始的变化序列；十二地支从子到亥，描述了一年十二个月当中，阴阳二气的消长转化和万物生、长、化、收、藏的运演过程。因此，有学者指出："阴阳本是时间性范畴。"五行学说起源于五方说、五季说、五星说、五材说的综合，古人用五种具体的物质材料命名五星，借助五星运转可以划分时间；借助太阳的运转以划分方位，而对时间的认识又以空间来分割。可见在五行宇宙理论体系和五行系统模型中，时间因素占据着重要的地位，它以春夏秋冬的递嬗为动力和节律，描绘出一个循环不已的大系统，宇宙万物就在这个统一的大系统中生化不息。如《白虎通·五行》说："言行者，欲言为天行气之义也。"董仲舒《春秋繁露·五行相生》也指出："天地之气，合而为一，分为阴阳，判为四时，列为五行。行者，行也。其行不同，故谓之五行。"说明五行是对宇宙万物的五种功能行为的反映，其中蕴涵着时间节律的思想。正由于此，《内经》将五行与阴阳并提，认定："夫五运阴阳者，天地之道也。"（《素问·天元纪大论》）而在古人看来，"道"本身就意味着一定的时间序列，而时序又蕴涵着人们必须遵循的"道"。

总之，在阴阳五行的宇宙图式中，时间和空间构成基本框架，但时间结构统率空间结构，万事万物依据它们与四时十二月（昼夜与四时有同构的时间节律）相应的时间节律，安置在时空统一的宇宙间架之中。时间结构在宇宙系统中占主导地位，起决定作用，因此整体宇宙按照统一的步调，进行着和谐一致、周而复始的运动。阴阳五行作为《内经》的理论框架，其上述特点也规定和指导着《内经》理论的取向，使其着重把人视作生命功能状态和信息传导的流动过程，研究人体生命运动的时间节律。因而，在《内经》有关生理、病理、诊断、治疗、养生等各方面的内容中，都呈现出鲜明的时间性特征。

4. 节律性是《内经》时间医学的基本特征

时间医学的基本特征，主要表现在人体的生命活动与自然界具有同步节律。概括地说，《内经》时间医学主要表现为年节律、月节律、日节律等形式。

（1）年节律

年节律是人体对四季寒暑变化的一种节律性反映。《素问·六节藏象论》言："心者……通于夏气；肺者……通于秋气；肾者……通于冬气；肝者……通于春气；脾，胃，大肠，小肠，三焦，膀胱者……通于土气。"《素问·脉要精微论》载："春日浮，如鱼之游在波；夏日在肤，泛泛乎万物有余；秋日下肤，蛰虫将去；冬日在骨，蛰虫周密，君子居室。"分别说明了五脏及脉象与四季寒暑变化存在节律性反应。

（2）月节律

月节律是人体对月球朔望运动的一种反应。以女子月经而言，一月一行为月信，如海水有潮汐之象。潮汐与月的盈虚有关，而人体气血的盛衰也与月的盈虚有关。如《灵枢·岁露论》曰："故月满则海水西盛。人血气积……至其月郭空，则海水东盛，人气血虚。"《素问·八正神明论》亦有类似论述："月郭满，则血气实，肌肉坚；月郭空，则肌肉减，经络虚。"

（3）日节律

《素问·生气通天论》言："阳气者，一日而主外，平旦人气生，日中而阳气隆，日西而阳气已虚，气门乃闭。"说明人体阳气随昼夜推移而呈盛衰变化。《灵枢·营卫生会》则论述了人体阴阳气血随昼夜变化的规律：“日中而阳陇为重阳，夜半而阴陇为重阴……夜半为阴陇，夜半后而为阴衰，平旦阴尽而阳受气矣。日中为阳陇，日西而阳衰，日入阳尽而阴受气矣。夜半而大会，万民皆卧，命曰合阴。平旦阴尽而阳受气。如是无已，与天地同纪。”

5《内经》时间医学的运用

（1）说明疾病的病理变化

疾病的发生发展有一定的时间规律，熟悉这种规律，就能够把握疾病的变化情况。如《素问·咳论》明确提出：“五脏各以其时受病。”《素问·金匮真言论》则总结了四季发病的规律：“春善病鼽衄，仲夏善病胸胁，长夏善病洞泄寒中，秋善病风疟，冬善病痹厥。”《灵枢·顺气一日分为四时》则指出疾病具有“旦慧，昼安，夕加，夜甚”的变化规律。

（2）用于疾病的诊断

时间因素对于疾病的诊断同样具有重要意义。《素问·脉要精微论》云：“诊法常以平旦，阴气未动，阳气未散，饮食未进，经脉未盛，络脉调匀，气血未乱，故乃可诊有过之脉。”指出诊脉时间需在清晨内外环境相对稳定，病人气血未受干扰时进行。《素问·热论》曰：“先夏至日者为病温，后夏至日者为病暑。”以夏令前或后的发病时间作为诊断温病和暑病的根据。

（3）指导疾病的治疗

《素问·脏气法时论》云：“合人形以法四时五行而治。”指出治疗疾病要顺乎自然，择时治疗。《素问·刺疟论》载：“凡治疟先发，如食顷乃可以治，过之则失时也。”强调治疗要善于把握时机。《素问·热论》在论述伤寒按日传变后，指出“其未满三日者，可汗而已，其满三日者，可泄而已”。《素问·六元正纪大论》则提出：“用寒远寒，用凉远凉，用温远温，用热远热”的用药规律。

（4）判断疾病的预后

《素问·标本病传论》载：“心病……三日不已死，冬夜半，夏日中。肺病…十日不已死，冬日入，夏日出。肝病……三日不已死，冬日入，夏早食。脾病……十日不已死，冬人定，夏晏食，肾病……三日不已死，冬大晨，夏晏晡。胃病……六日不已死，冬夜半后，夏日。膀胱病…二日不已死，冬鸡鸣，夏下晡。”提出了根据时间来推断病人死亡规律。《素问·玉机真脏论》曰：“一日一夜五分之，此所以占死生之早暮也。”则是以五行配属昼夜各个阶段来预测危重病人死亡时间。

（5）指导养生

早在长沙马王堆汉墓出土的竹简就载有按时锻炼和食韭的养生方法。《内经》继承和发展适时养生理论，如《素问·四气调神大论》云：“四时阴阳者，万物之根本也，所以圣人春夏养阳，秋冬养阴，以从其根。”

3.3.2 五脏应时理论

“五脏应时”是《黄帝内经》认识脏腑生理的一个重要学说观点，这里的时指能反映阴阳升降、寒热温凉变化的四季，五脏指以心、肝、脾、肺、肾为中心的人体脏腑系统。“五脏应时”说中心是说人体内在的脏腑生理机能与外界时辰季节变化具有同步的相应性变化，其内容包括“肝应春”、“心应夏”、“脾应长夏”、“肺应秋”、“肾应冬”等。它是古人在“天人相应”思想指导下，通过长期的临床实践与理论思辩而形成的。在集中医基础理论之大成的经典《黄帝内经》中，相关论述不仅占有大量篇幅，也是贯穿全书的一条主线。它的结论是，人体为一个与自然息息相关的有机整体，时和藏相应。如《素问·宝命全形论》说：“人以天地之气生，四时之法成。”《素问·经脉别论》也说：“合于四时五藏阴阳，揆度以为常也。”千百年来中医界以此指导自己的临床实践和理论研究。刘晓燕、郭霞珍、刘燕池、马淑然、金光亮等作了大量研究，下面引用他们的一些研究成果。

1．中医五脏是人体生理调控模板[11]

从系统论角度对目前脏象本质研究进行分析与总结认为：其一，中医五脏主要是对人体整体“应时而变”调控机制的分类概括；其二，五脏实质是机体在“应时而变”调控过程中形成的功能性结构——生理调控摸板，它与 NEI 的关系是高层次与低层次、抽象化与具体化、调控软件与硬件的关系。

（1）五脏是对人体整体“应时而变”调控机制的分类概括

五脏除了解剖学脏器内涵、解剖系统结构与功能内涵外，更重要的是具有调控系统内涵，后者是五脏的本质内涵。

人体是一个具有高度自组织、自适应、自调节能力的复杂巨系统，其各子系统内部及其相互之间既相互联系又相互制约，维持着人体整体的稳态平衡。各种内外环境因素的改变都会导致机体各种“象”的变化。中医把各种生理性“象”的变化从总体上分为五类，分别根据与解剖五脏的密切相关性而命名。同时又对每一脏具体病理之“象”进行精气阴阳的划分。这些“象”的划分无不与机体整体调控机制密切相关。如在肾的生理之象中，肾主藏精，主调节人体生长发育和生殖，类似于神经内分泌系统在此方面功能的翻版；主水液代谢，也体现了内分泌系统的部分功能；肾主骨生髓通脑，则反映了肾对骨骼造血的内分泌及中枢神经系统具有调节作用等。病理之象主要有肾阳虚、肾阴虚、肾气虚、肾精不足，它们构成肾脏的病理内容，其实质不是对解剖肾器官病理变化的概括，而是对机体应时而变整体调控机制异常的概括。所谓肾精气阴阳失调，实质上只是对机体各种不同调控功能态异常的一类整体划分。

中医学不但把人体功能划分为五大调控系统，而且这五大调控系统存在着与自然变化同步相应的变化规律，如肝应春、心应夏、脾应长夏、肺应秋、肾应冬。而“五脏应时”即体现了神经内分泌系统在季节性变化中“应时而变”的宏观调节。我们的实验结果也表明，“肾应冬”伴随着神经内分泌系统某些指标的节律性改变，说明中医学肾脏的内涵包含着支配机体与“冬气通应”一类象变化的内在调控机制。

（2）五脏实质是机体在“应时而变”调控过程中形成的功能性结构

五脏涉及多系统、多器官功能，但是为什么这些不同系统、器官功能又能组合成一个整体上“应时而变”的调节系统呢？系统论为我们认识这种现象提供了方法论武器。

人类生命的本质就是自我更新、自我复制、自我调节，生命的结构就是这三种过程流的表现，这三种过程流之间以及每一过程流的各项活动内容、各个活动环节之间其相互作用的功能联系、前后相继的时间联系、同时并存的空间关系，分化、形成或表现为生命的各形态系统的结构，以及以各系统功能联系为主体的功能－时间－空间结构。这种功能性结构，经过长期进化形成并稳定下来，由于是反映各解剖系统之间的功能联系，所以不能从整体中分割出来，只能在概念中作为一个整体把握，它具有以下特点：①在机体调控过程中形成的不可见组织。贝塔朗非指出："我们开始懂得除了可见形态的组织，如同我们（用普通显微镜和电子显微镜）在宏观观察以外，还存在着由各种过程的相互作用而产生的以及保护其自身抵御干扰的另外的不可见的组织。"②组成功能性结构的要素是"非实体性要素"。系统论认为，构成系统的要素有实体性要素和非实体性要素，前者形成实体性结构，后者形成非实体性结构，这种非实体性要素就是具有非实物粒子属性的与各种实体性要素（神经递质、激素、细胞因子）等相伴随而存在的各种连续状态的物质——生物场。③功能性结构与形态结构的关系具有复杂性。一方面，它以形态结构为基础，具有模糊性、不确定性、交叉性。另一方面，功能性结构具有相对独立性，功能并不一定完全被动地受制于物质结构，长期稳定的功能变化产生适应性反应，功能结构甚至可以控制物质结构。这种能够调控形态结构的功能性结构又称为生理调控模板。

人体五脏就是机体在"应时而变"调控过程中形成的生理调控模板。

首先，五脏是一种无法用形态学方法揭示的"不可见组织"。五脏本质研究已经证明，五脏涉及到几乎全身各系统功能，但又不是各系统本身；与 NEI 密切相关，但又不能等同于 NEI。它在体内没有固定的形态结构与之对应，它只是作为一个只存在于整体的"功能集合"而存在着，只能从整体功能变化角度把握它，而无法从形态结构入手进行定位研究，因而是一种"不可见组织"。

其次，构成五脏的要素是非实体性要素。五脏的本质在于功能调控，而非解剖实体器官。如对于肾脏的内涵，中医用"肾气"、"肾阴"、"肾阳"、"肾为水脏"来界定，这些概念所描述的实质是机体内部各种信息传递和传导过程在某一时相点上的宏观状态。它与机体内部细胞信号传导过程及其所伴随的各种"场"的变化有着内在联系性和高度概括性，无法用实体要素观点完全解释清楚。从病理来看，构成肾脏病理内涵的要素是肾精气阴阳失调表现出的非实体性"气象"，而非"器象"。现代关于五脏证实质研究所遇到的困惑（各种生理生化指标的改变与各种证型的转换缺乏特异性关系）也证明了这一点。

再次，五脏以机体各系统器官为基础，具有不确定性、模糊性和交叉性。现代研究表明，全身各系统器官结构或功能改变，在一定条件下都会表现出中医某一脏生理、病理改变。如已证实，内科呼吸、消化、心血管、泌尿、血液、内分泌、神经系统等形态或机能改变，在一定的疾病阶段都有可能出现肾阳虚的表现，这说明肾脏调节是以全身各系统器官为基础的。但是，肾脏调节能力与这些系统器官所有功能和形态并不是一一对应关系，而一是具有不确定性，即肾所涉及的组织器官形态与功能，因不同病种或同一病种不同个体而异。二是具有模糊性，肾虚与他证、肾阴虚与肾阳虚在性腺轴上的内涵都笼统地描述为结构或功能的改变而无区别。三是具有交叉性，研究表明，心肝脾肾四脏在肾上腺皮质排泄尿 17－OHCS 功能上有交叉。

第四，五脏对 NEI 具有调节作用。现代研究表明，补肾药可以改善肾上腺皮质、甲状腺、性腺及胸腺功能和激素水平，使下丘脑－垂体－靶腺轴的形态结构得到改善或恢复，改善机体免疫功能，对某些激素受体起到调节作用，对细胞信号传导的第二信使cAMP、cGMP含量及比值均具有调节作用，对细胞第三信使c－jun、c－fosmRNA表达也有调节作用。现在一般的解释是“补肾药是通过这些系统器官和环节而起作用”，但是如果换一个角度来思考，为什么西医对于NEI功能失调缺乏特异性调节手段，而中医立足于五脏调控理论，通过对五脏中精气阴阳的调节却能使失调的NEI恢复到正常状态？这正说明，中医五脏的“功能性结构”确实可以调控NEI的生理及生化过程，也说明五脏是不同于NEI的一个高层次的调控系统。因此，五脏是机体在“应时而变”调控过程中形成的功能性结构，是人体生理调控模板。它与NEI的关系是高层次与低层次、抽象化与具体化、调控软件与硬件的关系，其调控模式与NEI的区别与联系见下图3·1。

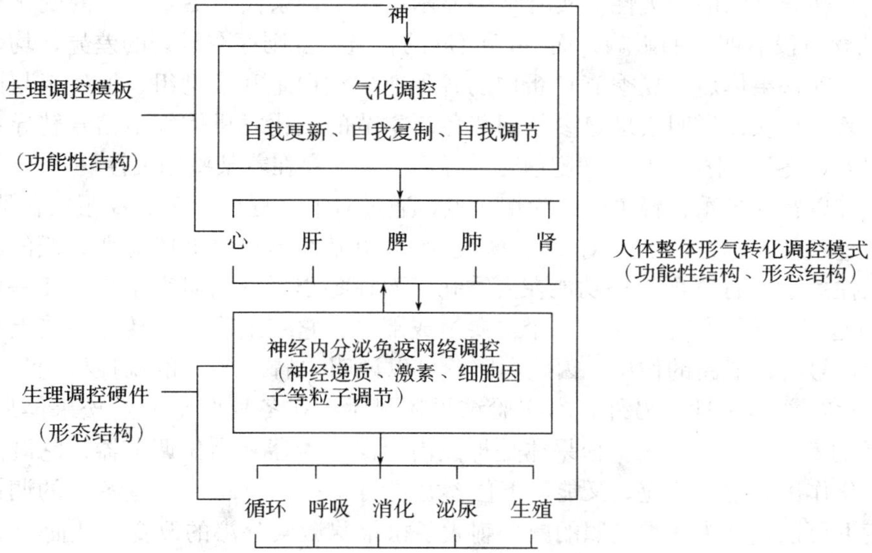

图3·1　人体五脏生理“调控模板”与NEI的区别与联系

2. “以时测脏”理论[12]

在总结前人和自身对中医脏象的理论和实验研究成果的基础上，提出了“以时测脏”，即指在中医“天人相应”观指导下，根据中医五脏与“时”（即天气、自然之气，时令、时辰等）相通应的特点，观察特定时相下机体的整体功能变化，从而推测归纳中医五脏实质的脏象研究思路。这种将“时”与“脏”相结合研究脏象实质的思路，为研究人体五脏功能实质开辟了一条值得探讨的途径。

3. 中医“肾应冬”研究

（1）“肾应冬”调控机制的分子生物学实验研究[13]

目的：“肾应冬”是中医基础“五脏应时”理论的一个部分。方法：采用大鼠松果体摘除模型，运用原位杂交技术，探讨了在冬至、夏至SD雄性大鼠睾丸c－fos和c－jun的mRNA的变化规律。结果：睾丸c－fos和c－jun的mRNA具有冬至表达强、表达量多，夏至表达弱、表达量少的特点和趋势。摘除松果体在冬至使睾丸c－fos和c－jun的mRNA明显减弱，而在夏至则使睾丸c－fos和c－jun的mRNA明显增强。结论：①“肾应冬”在生殖方面的调控机制可能是，通过对肾所藏的生殖之精的两种调控成分即促进生殖之精的物质和抑制生殖之精的物质而起作用。肾封藏的抑制生殖之精的物质和功能在冬季加强，而所储藏的促进生殖之精的物质和功能在冬至减弱，故在冬至，肾外泻生殖之精的功能减弱，生殖机能处于低潮。②“肾应冬”的调控机制是肾中精气随季节的变化以松果体为中介，通过影响睾丸的 c－fos 和 c－jun 的 mRNA 表达来调节季节性生殖活动。③中医“肾应冬”具有客观物质基础，中医“以时测脏”具有正确性和科学性。

（2）中医“肾应冬”调控机制与下丘脑 G 蛋白关系的研究[14]

“肾应冬”是五脏应时学说的一个组成部分。本文通过对雄性 SD 大鼠生理及摘除松果体条件下下丘脑 G 蛋白各亚型冬夏两至含量变化的研究，探讨了“肾应冬”调控机制与细胞信号转导之间的相关性。实验结果显示：在生理条件下冬夏季节的变化对下丘脑 Gs、Gi 的含量没有明显的影响，而 Gq 和 Go 的含量冬夏则存在显著的差异，均表现为夏高冬低。摘除松果体后冬夏季节 G 蛋白的各种亚型空白组和模型组、模型组与模型组之间均无显著差异从而说明松果腺参与调节冬夏季节的变化对机体细胞信号转导系统的影响，而“肾应冬”调控机制与细胞信号转导系统之间存在着某些相关性。

本研究以肾和冬季，肾主生殖为切入点，通过对冬至夏至下丘脑 G 蛋白含量的测定，发现在生理条件下季节的变化对 Gq、Go 会产生明显的影响，出现夏高冬低的趋势。这与我们以往关于“肾”的生精功能在夏季旺盛而在冬季降低的研究结果是相一致的。由于 G 蛋白是细胞跨膜信号转导的一个重要组成部分，它在细胞信号转导通路上有放大信号和调控信号转换通路的作用。因此本实验可以说明“肾应冬”的调控机制与细胞信号转导系统存在着相关性。另外，本实验结果还显示，在冬夏两至摘除松果体后，Gq 和 Go，含量的冬夏差异均消失。松果体是神经内分泌换能器和高位调节器，它既能对环境的光照变化作出敏感的反应，又能对下位器官进行调控。由此“肾应冬”的调控机制在某种程度上可以概括为冬季光照的减少刺激了松果腺激素分泌的改变，从而激活了 G 蛋白介导的细胞信号转导系统，在体内发生了一系列的生理适应性调控，从而使“肾”的封藏功能增强，生精功能降低，表现出生殖机能在冬季的减弱。本实验结果在证实了“肾应冬”的调节机制与细胞信号转导系统之间存在着相关性的同时，亦证实中医学的“五脏应时”学说具有其实验基础，从而为因时诊疗、因时养生的“天人相应”理论提供了科学的依据。

（3）中医“肾应冬”生理机制与褪黑素关系的实验研究

①中医“肾应冬”生理机制与褪黑素关系的实验研究[15]

“肾应冬”是中医“五脏应时”理论的一个组成部分。摘除松果体，探索 SD 大鼠松果体褪黑素（MT）、血清 MT 和下丘脑—垂体—睾丸轴 MT 冬夏变化规律。结果：松果体 MT 冬高夏低，血清 MT 和下丘脑—垂体—睾丸轴 MT 也存在冬高夏低趋势。松果体摘除组血清 MT 和下丘脑—垂体—睾丸轴 MT 明显降低。结论：1）松果体、血清、下丘脑—垂体—睾丸轴的 MT 存在明显的季节变化节律。2）中医“肾应冬”即肾所主的生殖功能在冬至减弱，在夏至增强的趋势与松果体、血清、下丘脑—垂体—睾丸轴 MT 的季节性变化对性腺轴功能的调节有关。3）中医“肾应冬”生理机制与松果体、血清、下丘脑—垂体—睾丸轴 MT 变化的相关性，是通过对光敏感的松果体 MT 介导的，肾应冬生理机制具有分子生物学基础。

②中医“肾应冬”调控机制与褪黑素受体关系的研究[16]

目的：通过观察性腺轴褪黑素受体的季节性变化，从而深入揭示“肾应冬”的调控机制。方法：采用放射性配基饱和法，检测雄性SD大鼠性腺轴褪黑素受体的最大结合量（Bmax）和解离常数（Kd值）的冬夏变化。结果：在正常生理条件下，下丘脑（$P<0.05$）和垂体（$P<0.05$）Bmax值均表现为冬高夏低。下丘脑（$P<0.05$）和垂体（$P<0.01$）Kd值均表现为冬高夏低。摘除松果腺后，冬季手术组下丘脑（$P<0.01$）、垂体（$P<0.01$）Bmax值都明显高于正常组，夏季手术组下丘脑（$P<0.01$）Bmax值明显高于正常组。冬、夏手术组下丘脑（$P<0.01$）、垂体（$P<0.01$）Kd值都明显高于相应的正常组。而睾丸的褪黑素受体的Bmax值和Kd值因含量极少而无法测出。结论：“肾应冬”调控机制与性腺轴褪黑素受体的季节性变化有关，松果腺在此过程中起了重要的高位调节作用。

（4）中医“肾应冬”的受体机制研究[17]

目的：通过观察睾丸卵泡刺激素（FSH）受体的季节性变化，揭示“肾应冬”的调控机制。方法：采用放射性配基饱和法，测定雄性SD大鼠睾丸FSH受体的最大结合量（Bmax）和解离常数（Kd值）的冬夏变化。结果：连续2年冬夏正常组SD大鼠睾丸FSH受体Bmax均呈现明显的夏高冬低，2001年$P<0.05$，2002年$P<0.01$；冬夏正常组SD大鼠睾丸FSH受体Kd值也呈现明显的夏高冬低，2001年$P<0.05$，2002年$P<0.01$。在松果腺摘除的情况下，手术组与正常组相比，冬至组睾丸FSH受体的Bmax（$P<0.01$）和Kd值（$P<0.01$）均显著升高。冬夏睾丸FSH受体原本存在的明显季节差异消失。结论：“肾应冬”调控机制与松果腺对生殖激素受体的季节性高位调节密切相关。

（5）“肾应冬”与性腺轴相关性的研究[18]

“肾应冬”是中医时脏阴阳相应、脏腑适应性调控理论的一个重要体现。文章探讨了在以摘除松果体为模型的雄性SD大鼠，冬至、夏至下丘脑、血浆中促性腺激素释放激素（GnRH）的变化规律。结果显示：冬夏两至生理组大鼠下丘脑和血浆中GnRH含量均呈现出夏高冬低的态势，而以血浆中更为明显（$P<0.05$）。摘除松果体后，大鼠下丘脑和血浆中GnRH含量均比相应的生理组高。结合本课题组以往的研究得出结论：①性腺轴是“肾应冬”的重要作用部位，两者有密切的相关性。②松果体是“肾应冬”与性腺轴间连接的纽带。

（6）“肾应冬”睾丸差异基因表达的实验研究[19]

目的：筛选出数个在冬夏季节变化中睾丸差异表达的基因片段。方法：采用DDRT－PCR方法检测睾丸标本总RNA。结果：①得到44条差异片段，测序10条片段，有7条与已知的基因有较高同源性。②发现了3个新基因，被基因库收录，收录号为CK743226，CK743227，CK743228。结论：①生理状态下，冬夏季节变化可以导致睾丸基因表达的变化。②松果腺对性腺的季节性调节是通过基因的差异表达而实现的。③经过Genebank检索所发现的3条新基因可能是动物自身应时而变调节的需要，也是动物自身进化的需要。④“肾应冬”具有物质基础，其调节机制涉及松果腺对睾丸差异基因表达的调节作用。

3.3.3 时间节律研究

1. 年节律研究

（1）1 607 例风湿病疼痛年节律

李梢在“1 607 例风湿病疼痛年节律的调查对照研究”一文[20]中指出，我们对 1601 例风湿病患者疼痛年节律的基本模式作了流行病学调查基础上的线型分析，发现其疼痛起病年节律呈余弦曲线变化，发作年节律呈 Lorentz 线型变化。在种类、地域、性别三者中，以不同种类风湿病疼痛的时间节律相对差异较大，反映出风湿病不同病理体质及其气候敏感程度、适应性等多种内、外源因素，在共性基础上也各有一定的特性，并程度不同地影响到各节律的特征值。①在起病年节律的余弦变动模式上，痛痹组振幅较强，与样本较大有关，也表明以寒邪外侵为主而起病的痛痹受相应季节的导引作用更明显。行痹组相位基本同步。着痹组与热痹组峰值相位均后移至初夏 6 月，且着痹组年节律曲线较平缓，热痹则以夏季为起病高峰，原因主要是 6 月为春、夏季节交替，风湿相合偏胜之际，故犯病多为着痹，春冬风寒湿合致着痹亦不少见。夏季湿热外袭、或素体阳盛、寒湿之邪复受时令影响而从热化则尤易变发热痹。4 组均以 8 ~ 9 月为起病低谷，秋季燥邪当令，风寒湿热作用均有所减轻而致病相对不明显应为原因之一。②发作年节律上痛痹、行痹、着痹 3 组均呈 Lorentz 线型基本同步变动，区别只在于着痹组夏季 6 月发作率波动偏高，可能与着痹病理特性以湿邪偏胜，其性黏滞缠绵、遇夏湿复起有关。热痹组除样本量不足以充分体现其节律的因素外，邪热偏胜，疼痛遇热辄加的特点，应是热痹疼痛夏季易作或加重，从而导致节律相位与另 3 组失同步，病理体质阴阳偏盛的主要原因。

地域性节律差异只表现在北部组较南部组夏季起病率相对较高。可能的原因：一是北方气候寒冷期较长，春夏秋三季相对短，概念上同以 6 ~ 8 月为夏，但此时北方气候较南方风寒偏重。二是南北气候、饮食生活习惯、环境因素等所造成的体质差异，致使对不同种类风湿病的易感性、气候适应性有所不同，进而此种地域差又可通过病理类别的节律差异间接表现。但是因患者调查表中南、北组病类构成比无明显差异，故后者可能为非主要因素。南、北地区起病年节律上一定的地域差并未带到发作年节律上，这提示起病之后，这种地域差可能被风湿病特异性病理节律所同化或弱化。本次调查因北方病例数较少，所以进一步认识还有待于扩大样本含量。

可以发现不同性别起病年节律上的差异，与两组间风湿病种类的构成比差异及相应的病类节律差异呈正相关效应。两性发作年节律相同步，也应有病类特性对发作年节律影响较弱的因素。因此男性阳偏胜、女性阴偏盛等体质差异可能导致彼此对各类风湿病的易感性有相对区别，然后性别因素的个性将被病类本身的节律特性所冲淡、取代。

就总体而言，风湿病种类不同在疼痛年节律上的差异是相对主要的，对起病年节律的影响又相对强于对发作年节律的影响，这与风寒湿三气及各自季节性倾向在风湿病起病时作用突出，起病后作用降低或消退的病理机转相符，与疼痛起病为单一月份，而好发或加重时间常延续 2 ~ 3 月的客观现象也有一定关联，并提示可能存在由形成到逐渐稳定，具有一定自律性征的风湿病特异性病理节律机制。

在疼痛年平均持续时间上，痛痹较长，与痛痹阴寒痹阻经络关节肌肉，气血凝滞，对寒冷变化尤为敏感且疼痛较剧有关；着痹较长，与湿邪阻络，其势胶着难愈，易继发痰癖，疼痛对风寒湿热均较敏感有关；北方较长，与其季节气候的寒冷期较南方为长有关；女性较长，可能与女性对疼痛刺激的耐受值较男性为低有关。同时，后二者的特性中也包含了病类的因素。

（2）388 例上消化道良性病出血时间

黄炳文、乐俊悦等在“从 388 例上消化道良性病出血时间看中医天人相应观的正确性”一文[21]中指出，1988 年至 1931 年，我们在对 4 827 例胃病患者诊治中，发现上消化道良性病出血者 388 例（胃溃疡 81 例、球部溃疡 128 例、急或慢性浅表胃炎 137 例、慢性萎缩性胃炎 6 例、球炎 25 例、食管炎 4 例、胃息肉 1 例、残胃炎 1 例、贲门口炎 1 例、球部息肉 1 例、贲门撕裂 4 例）。出血诊断标准以胃镜下能见活动性出血灶或黏膜下多量新鲜和陈旧性出血斑，最近病史有柏油便和（或）呕血史，或大便隐血阳性（排除外界因素）。在对 388 例上消化道良性病出血患者逐年按月分析过程中，我们发现其出血率与每年的某些农历节气有密切关联，详见下表 3・1。

从表中可以看出良性病出血在立春（二月）、清明（四月）、霜降（十月）三个节气前后的出血率，较另外 9 个月明显增高（$P<0.05$），而三个节气之间相比则没有显著性差异（$P>0.05$）。另外在这三个节气中良性病出血例数达 168 例，占良性病出血总数 388 例的 43.29%，比例较高。

上述情况表明节气与上消化道良性病变出血有一定关系，究其原因，与自然界气候变化、以及机体能否与之适应有关，与自然界气候改变引起人们情绪的变化也有关，以及该有关节气前后生活、人事对机体的影响，这种气候、情绪、社会活动改变引起发病的关系，中医学归之于“天人相应”范畴，历来认为“因不知合四时五行”，因不能“法于阴阳，和于术数”是患病的原因。

表 3・1　1988～1991 年 388 例上消化道良性病出血与某些农历节气的关系

	一	239	17	7.11
立春	二	220	37	16.82
	三	469	40	8.53
清明	四	508	78	15.36
立夏	五	505	36	7.13
夏至	六	383	24	6.11
	七	344	15	4.36
立秋	八	374	21	4.43
	九	429	35	8.16
霜降	十	342	53	15.50
立冬	十一	276	17	8.51
冬至	十二	303	15	4.95
合计		4502	388	

以气候论，上述立春、清明、霜降三个节气前后，都是寒暖变化较大的时候，前两个节气是处于从寒到热，后一个节气是处在从热到寒的过渡阶段，而且是在总趋势下的极不稳定的过渡，机体如不能顺应这种变化性，不能做到“虚邪贼风，避之有时”，则即使不罹外感，机体内部亦有寒则伤阳，热则伤阴之机，气血是“逢热则纵”、“逢寒则泣”，阳气伤则可导致不统，阴气伤可导致血热。二者均是动血之因。

从情绪看，立春至清明是阳初布于地之时，是万物“以荣”之时，人体摄生要求是“以使志生”，要“赏而勿罚”，“逆之则伤肝”，不论生发不足或生发太过，均可影响到肝气，不足则郁，太过则横逆，均可引起五志的变化。霜降是阳气收敛而藏之时，此时摄生要求是“使志安宁，以缓秋刑，收敛神气，使秋气平”，“逆秋气则太阴不收”而肝气来侮，此种受秋季气候影响而致的情绪上的微妙变化，表现为不足的是“悲秋”，表现为太过的是民谚（苏南地区）“吵秋嘴”。情绪变化对人体的影响是周知的，医疗心理学的兴起说明受到了重视，情绪对溃疡病的发作亦已普遍认识。

社会活动集中在此三个节气前后，立春大都在春节前后，清明是游春盛节，交游应酬频繁，饮食失节则胃伤，体力劳倦则脾伤，霜降节适值大收农忙，水稻收割已到“霜降一齐倒”。紧接是秋耕秋种，体力强度之大，消耗之多，加之无闲顾及饮食，往往简陋，而且栉风沐雨，脾胃之伤机自多。

以上三种情况，我们认为既是“天人相应”理论在上消化道良性病出血方面的具体内涵，也是上消化道良性病出血所以在立春、清明、霜降节气前后多发的原因，而且也是上消化道良性病出血的机制，可以证实“天人相应”理论在这方面的科学性。

2. 月节律研究

（1）脑梗塞发病与气象和时相的关系

刘洪兰、蒋凯、王淑珍、杨斌等在“脑梗塞发病与气象和时相的关系”一文[22]中指出，本文根据天人相应学说研究了1 182例脑梗塞发病与季节、气温、月廓盈亏的关系。发现冬春季发病高于夏秋季（$P<0.01$），与气温呈负相关；并与月廓盈亏有一定关系。参照月历逐日发病情况与月廓盈亏关系图看出，其发病犹如潮汐有一定周期变化。这一认识对脑梗塞的防治有重要的现实意义。为了研究顺应自然、预防脑梗塞发病的规律，根据天人相应学说，我们调查了脑梗塞患者1 182例。将每个患者的发病日期对照千年历确定其月历日期，统计并结合本地区气象资料和月廓盈亏规律绘图分析研究。

①一般资料：1 182例均为1989～1992年两院神经内科住院病人。男性717例，女性465例，男女之比为1.5∶1；年龄20～90岁，平均61.5岁。诊断标准参照1986年全国脑血管疾病诊断要点，经CT、脑脊液等检查确诊。

②脑梗塞发病与季节、气温的关系：1～12月逐月发病各是107、99、93、97、92、78、83、89、94、104、111、135例；春夏秋冬发病各为299、267、266、350例，冬春季共649例，夏秋季共533例，冬春季高于夏秋季（$P<0.01$）。

脑梗塞发病与气温呈负相关。气温最低的11、12、1月发病352例，气温最高的5、6、7月发病253例，两者差异显著（$P<0.01$）具体内容见图3·2。

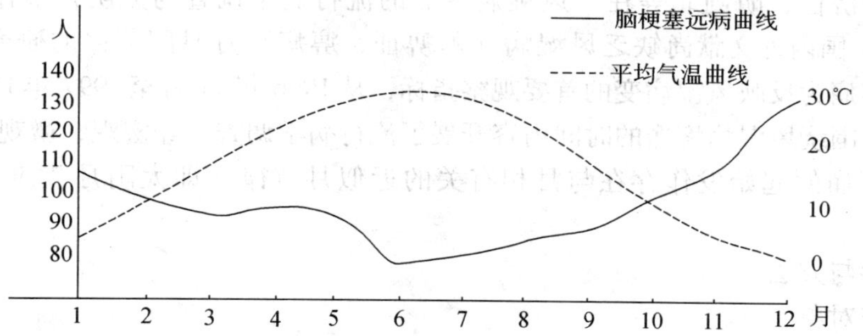

图3·2　脑梗塞发病与气温的关系

③脑梗塞发病与月廓盈亏的关系：按月历初一至三十逐日发病各是30、37、48、34、38、43、46、34、39、44、55、27、49、34、43、40、37、35、34、35、43、45、30、43、46、44、38、44、44、45例。对应月廓盈亏绘制成图3·3。由图看出，脑梗塞发病有潮汐样变化。在朔（初一）、上弦（初八）、下弦（二十三）日发病较少，望（十五）、晦（二十九或三十）日发病较多。在朔与上弦、上弦与望、望与下弦、下弦与晦日之间各有一个发病低潮。相邻的高、低潮间差异显著（P<0.01），高、低潮变化周期约3~4天。

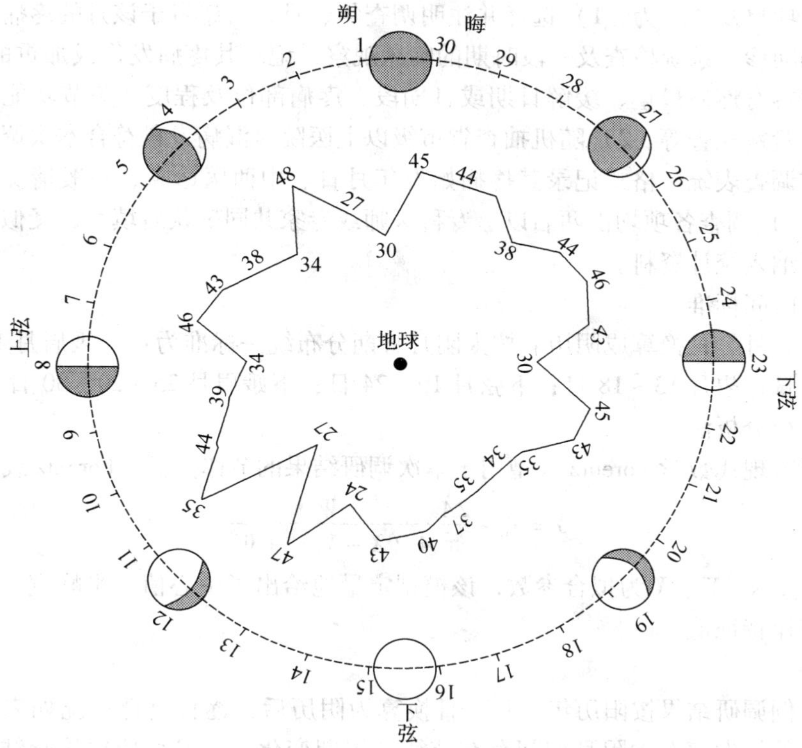

图3·3　脑梗塞发病与月廓盈亏的关系

（2）风湿病疼痛的太阴月节律

李梢、李济仁、胡剑北等在“风湿病疼痛的流行病学调查与太阴月节律分析”一文[23]中指出，国内外文献尚缺乏风湿病（即痹证、痹病）月时间节律的研究报道。为此，我们以疼痛为反映风湿病变的首要观察指标，从1996年11月至1997年11月，历春夏秋冬四季，围绕风湿病疼痛的时间内容开展了流行病学调查。经宏观、微观综合分析，发现风湿病疼痛的起始发作存在与月相有关的近似月节律（即太阴月节律，circalunar rhythm）。

① 材料与方法

☆ 调查对象

依据《中医病证诊断疗效标准》风湿痹、骨痹、尪痹、痛风标准确诊的中医风湿病患者共1 607例。详细记录月疼痛发作或加重起始日期者822例，病程为2月～38年，其中1～10年者占73.12%；年龄12～79岁，21～50岁为起病高发年龄段；男性279例，女性543例。822例受调查患者均符合：1）现（曾）有关节、肢体、肌肉等疼痛表现；2）疼痛由风湿疾患引起；3）疼痛程度>0度，疼痛累计时间>2周。患者常住地92.34%位于安徽省，其余位于江苏省和北京市。职业以农民、工人居多。

☆ 调查方法

邀请风湿病专科医师、副高职以上专家协助调查。事先以通讯培训方式统一病例纳入标准、诊断标准、时间标准、记录格式、调查要求。以患者调查表、病案调查表进行随机调查。项目及要求为：1）选择并注明调查年、月，对患者于该月的疼痛逐日变化情况进行详细问诊、系统检查及一段时期的临床观察，记录其疼痛发作或加重的起始日期。辅助调查内容有疼痛最重、缓解日期或日期段、疼痛部位及程度、关节功能状况、中西医诊断、实验室检查等。2）随机抽查省市级以上医院风湿病专科符合本次调查标准的住院病历，按调查表统一格式记录其疼痛始发年月日、中西医诊断、一般情况等，必要时走访患者。3）调查各项均由两名以上专科医师或专家共同确认后填写，疑似或不详者不予记录、不纳入统计资料。

☆ 月时间标准

阳历年、月、日换算成阴历后按太阴月日期分布统一标准为：上娥眉月1～6日；上弦月7～12日；望月13～18日；下弦月19～24日；下娥眉月25～29、30日。

☆ 节律分析法

首次引入现代数学Lorentz线型用于本次调研结果的节律分析。Lorentz线型为：

$$Y = Y_0 + \frac{2A}{\pi} \frac{W}{4\ (X - X_c)^2 + W^2}$$

其中Y_0、A、W、X为拟合参数，该模型定量地给出了中心值、半峰宽、峰峰高等参量，可为节律特征值。

②结果

对822例调研结果按阳历年、月、日换算为阴历后，逐日统计情况如表3·2所示。风湿病疼痛的始发率在太阴月期间存在节律性周期变化，始发率依次检验结果为：下娥眉月、上娥眉月>上弦月、下弦月（$P<0.01$）>望月（$P<0.05$），上、下娥眉月及上、

下弦月间则始发率无明显差异（P＞0.05）。其中 30 日的发作数因阴历小月仅 29 天，故较为特殊，尚不能确定其意义。

表 3·2　822 例风湿病疼痛起始发作的近似月节律

项目	峰日	次峰日	谷日	太阴月月相朔望周期				
				上娥眉月	上弦月	望月	下弦月	下娥眉月
阴历（日）	27	4	15	1～6	7～12	13～18	19～24	25～30
%	6.93	6.08	0.97	28.35	18.25△	8.76△	13.38	31.27

注：月相朔望周期内始发率依次比较△P＜0.05，△△P＜0.01

图 3·4 示 822 例风湿病疼痛的近似月节律曲线。节律趋势为望月阶段的中心部位（15 日）疼痛始发率最低，以该中心往两侧推移则疼痛始发率渐次增加，分别于下娥眉月的 27 日、上娥眉月的 4 日达到峰值。而在 27～29（30）日、4～1 日双侧的始发率又短期、短幅下降，提示风湿病疼痛的月节律周期较一个完整的月相朔望变化周期（29.530 6d）略短。

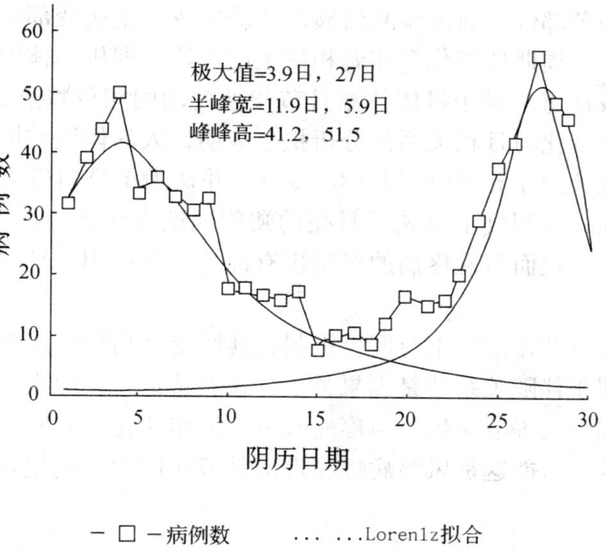

图 3·4　822 例风湿病疼痛的近似月节律曲线

③讨论

几乎所有种类的风湿病都可出现疼痛的症状及疼痛综合征的临床表现，在中医风湿病辨病系统中，疼痛是反映病证本质的主要现象之一，具备作为风湿病调查研究首要指标的多方面条件。本次调研分析发现，822 例风湿病疼痛的月（太阴月）起始发作日期存在呈 Lorentz 线型变动模式的近似月节律，并随之月相始生、渐盈、望、渐亏、空的朔弦望晦周期性变化，疼痛始发率也在各阶段同步呈现出极显著或显著性差异。

中医风湿病病理本质多属虚损兼挟实邪，以肝肾亏虚劳损为主，继发有瘀、痰等病理改变。《素问·八正神明论》、《灵枢·岁露论》提出了在月亮朔望运行影响下人体的气血生化规律是："月始生，则血气始精，卫气始行；月廓满，则血气实，肌肉坚；月廓空，则肌肉减，经络虚"，"月满……人血气积，月廓空……人气血虚"。上娥眉月、下娥眉月分别对应于"月始生"的初期、"月廓空"的后期而机体经脉血气明显衰减之际，风湿病以虚损为本的病理体质被生理性的亏虚进一步突出，病邪侵犯闭阻的病势加剧，以致疼痛起始发作表现频繁。望月"月满"前后疼痛始发率最低，则反映出两种趋势：一是风湿病以本虚为主致痛者，病理体质于望月时得到了生理性的补偿，疼痛现象因而减轻或缓解；二是疼痛起始之后，表现为望月阶段渐进性加重，可能是此时机体的气血充盈，对偏于虚损者可予助益，对部分阳盛邪实却易引起正邪交争增剧。这部分患者因血气日渐盛实，又可能导致"重阳"、"重阴"而情志日益躁急、郁结，触发或加重精神因素与躯体病痛之间的因果链，致使疼痛起始之后，反为逐日加剧而望月人血气积时更受其害。关于风湿病疼痛月最重时间的节律情况，留待以后调研分析得出。

以上内、外源因素的综合作用，是风湿病疼痛近似月节律形成、维持的重要条件。另外正常人体肾上腺皮质激素（皮质醇）的分泌及尿中排泄、免疫机能以及机体的痛阈等也具有相位特征类似的月节律变动，在疼痛月节律形成机制的某些环节上参予了作用。

同等条件下外界寒冷、潮湿等刺激（包括其变化速率）作用于风湿病患者对天气变化高度敏感的病变关节部位，则机体的痛阈以及诱发或加重病变部位疼痛表现的刺激总量还与机体基础体温的周期性变化存在着相位上的关联，即机体体温减低阶段，风湿病疼痛相对易于发作或加重。对于机体体温月节律性变动的相位特点目前虽无一致结论，但有学者对人体体温变化与月相关系的分析报告表明，人的体温与同一时间、同一地点的月相变化呈现出显著的正相关性（$P<0.01$），并认为望月前后人体夜间的机能状态要较平时为强。这在一定程度上反映了月亮的朔望周期变化通过影响机体的体温波动，对风湿病患者由天气变化而引发疼痛的机制也有部分导引作用，且节律特征上呈基本同步效应。

风湿病疼痛近似月节律的产生与调控机制、其所受月相朔弦望晦周期性变化的复杂作用以及两种节律属于伴随关系还是因果关系，还有待进一步深入的研究。因为月相盈亏、气血盛衰、体温变动等节律现象与疼痛轻重、休作变化并非同时得以显现，而有一定的延滞性和交错性，可能这是风湿病疼痛近似月节律周期与朔望月周期彼此不尽相等的原因。

3. 昼夜节律

（1）风湿病疼痛的昼夜节律

李梢在"1 143 例风湿病疼痛的昼夜节律研究"一文[24]中指出，为系统研究风湿病（即痹证、痹病）疼痛的昼夜变化规律，从而为风湿病诊断、治疗和科学研究提供有关科学依据及参考。我们于 1996 年 11 月 ~1997 年 11 月，邀请 50 余位调查人员，对风湿病疼痛的时间内容进行了流行病学调查，以调研结果为基础分析其昼夜节律模式，并对照比较不同种类、性别的节律异同。

①对象与方法

☆　调查对象

经确诊并分类诊断的中医风湿病患者。调查患者共 1 143 例，945 例患者常住地为安徽省，78例为江苏省，少数病例为北京、哈尔滨等省市。男性467例，年龄7～82岁，病程32天～47年；女性676例，年龄14～81岁，病程28天～45年。调查患者中行痹263例，痛痹513例，着痹304例，热痹63例。病程1～10年者占67.81%，起病高发年龄段为21～50岁。疼痛由风湿病引起、疼痛程度>0度、疼痛时间>2周者1 130例，占98.86%。

☆　调查方法

邀请有关地市风湿病专科医师、副高职及以上专家协助调查。事先以通讯培训方式统一病例纳入标准、诊断及分类诊断标准、时间标准、记录格式、调查要求。按患者调查表所列项目对确诊患者昼夜期间疼痛的常见变化、疼痛部位及程度、关节功能状况等逐一进行详细问诊、系统检查及一段时期的临床观察；调查各项均由2名以上专科医师或专家共同确认后填写，疑似者予以复查。复查不详者不予记录，不纳入统计资料。

☆　病例纳入、分类标准

中医风湿病病例纳入标准采用《中医病证诊断疗效标准》中风湿痹、骨痹、尪痹、痛风标准；分类标准采用《中医内科学》“痹证”分类标准。调查指标中疼痛程度、关节功能状况等参照文献设置。

☆　时间标准

昼夜00：00～24：00。昼、夜，上、下午，上、下半夜的划分按文献“太极生物钟模型”，以四季日照的动态变化制定标准。具体调查时以北京太极生物钟时间为主要参照标准：春、秋季的昼夜分界为06：00～18：00；夏季的昼夜分界为05：00～19：00；冬季的昼夜分界为07：00～17：00。上、下午，上、下半夜各取相应季节的昼、夜中值划分。

②结果

按病例数的比率对1 143例风湿病患者疼痛昼夜发作或加重情况的统计结果如表3·3。

表3·3　1 143例风湿病疼痛昼夜发作或加重情况

昼			夜			下午 上半夜	下半夜 上午	上半夜 上午	下半夜 下午	夜 下午	无明显 规律
上午	下午	昼	上半夜	下半夜	夜						
16.10	11.55	1.75	16.36	29.75	4.72	3.85	7.79	2.80	3.15	0.09	2.10
	27.65			46.11							

可见疼痛无昼夜变化（包括疼痛发作不明显、疼痛昼夜持续不减、疼痛昼夜发作不定）者仅占2.10%，而97.90%的病例，其疼痛发作或加重存在明显的昼夜周期性变动现象，说明风湿病疼痛的昼夜节律具有普遍性意义，并且也具有显著的时相特征，表现为疼痛在昼夜单一时段发作或加重者占总病例数的73.76%。

③讨论

本次调研结果与痹病疼痛“昼轻夜重”的传统认识，《灵枢·顺气一日分为四时》所提疾病旦彗昼安夕加夜甚节律基本相符，也为进一步研究昼夜十二时辰、24小时的疼痛变动节律提供了基础。对照分析表明，不同种类风湿病疼痛的昼夜节律存在一定的相位差异；不同性别间微小的节律差异与病类构成比差异、进而与病类节律的差异呈相关效应，说明性别因素对节律的直接影响不够明显。

风湿病疼痛昼夜节律的形成，应是内、外源性多种因素综合、协同作用的结果。节律的内源性因素有：1）机体生理功能昼夜变动规律的影响。阳气、卫气、人气等起到抗御病邪作用的物质及其有关物质代表如血中促肾上腺皮质激素和皮质醇浓度、环腺苷酸的尿浓度等均有昼渐盛、夜渐衰的规律性变动，从而对风湿性炎性病变及其疼痛的抑制功能存在昼夜差异；营卫昼夜循行存在表里出入之别，反映于机体体温亦有昼夜节律性变化，Hildebrandt G 研究发现，人在体温昼夜节律的上升时相（下半夜—清晨），血管收缩反应强烈而对寒冷刺激的敏感性增高，在体温下降的午后易引起血管扩张而对热刺激的敏感性增高，这种节律性特征易于被风湿病患者对气象因素高度敏感的病变关节等部位所感知与表现，并进而表现于遇热加重的、热痹疼痛昼夜节律的相对特异性；痛觉以及机体对疼痛的耐受性也存在昼夜节律性差异，健康人的痛觉峰值时约在 00：00～03：00 左右，谷值在 15：00 左右；此外机体活动期的血流量和局部血流量均较休息期增多，机体末梢血流量昼快夜慢，机体的免疫抑制作用具有明显的昼夜时间依从性等节律现象，与风湿病疼痛昼夜节律的形成也各有程度不同的相关性，但一些作用机制还未能深入阐明。2）病邪昼夜变动情况的影响。风湿病疼痛多由寒湿、湿热、痰瘀等病邪痹阻经络关节、气血不畅而致，病变多在阴分，病邪除邪热之外，多属阴邪。夜间由于肢体失去活动，气血不畅相对严重，加之夜间阴气渐加而隆盛，阴血用事，阴邪复得阴气之助，故邪气愈为痹阻，疼痛发作或加重因之频繁；白天肢体活动，且阳气渐盛于外，气血得以流畅，阴邪相对，暂时减弱，故疼痛昼轻。二级风湿病中，痛痹因阴寒偏胜，受昼夜阴阳流转变化的导引作用更为明显；行痹由于风邪偏胜而善行数变，着痹由于湿邪黏滞而胶着往复，因此疼痛昼夜节律性变动的振幅相对平缓；热痹以邪热为患、偏胜为特点，疼痛湿热辄加，这是热痹节律相位与另三组失同步的、病理体质阴阳偏盛方面的主要原因。3）可能存在睡眠—觉醒节律的内源性导引作用。

（2）石淋猝发肾绞痛的昼夜节律

吴天浪、李秦蓉在“386 例石淋猝发肾绞痛的时间与人体阴阳昼夜节律初探”一文[25]中指出，笔者在临床中发现，肾绞痛的发作与人体的昼夜节律有一定的关系。为此，笔者对石淋猝发肾绞痛患者的发病时间进行统计分析，探讨人体阴阳昼夜节律与石淋猝发肾绞痛发作时间的关系，以期对临床诊治有所帮助。

①临床资料

本资料共 368 例，均为我院 1995 年 1 月～1999 年 6 月的门诊及住院病人，其中男性 236 例，女性 132 例；年龄最大者 72 岁，最小者 14 岁；结石位于肾脏者 64 例，位于输尿管上段者 129 例，中段者 73 例，下段者 102 例；结石大小为 0.4 cm×0.2 cm～1.8 cm×0.8 cm；出现镜下血尿或肉眼血尿者 321 例。所有病例均以肾绞痛主诉前来就诊，经 B 超、X 线摄片确诊为尿路结石，中医诊断为石淋。

②调查方法

病历记录采用 24 小时制，统计时根据《内经》将 1 日分为十二时辰，每 2 小时为一个时辰。以午时前后各分为 1 组，将每组病人数进行分析并比较两组间病例的多少。再以《内经》有关阴阳消长的昼夜节律理论将 1 日分为 4 个时间组（即每 3 个时辰为 1 个组时间），平旦组（4：00～9：59）、日中组（10：00～15：59）、日西组（16：00～

21：59）、夜半组（22：00～次日3：59），将每组发病人数进行统计并比较4组间病例的多少。

③结果　结果见表3·4、表3·5。

表3·4　368例石淋患者午时前后猝发肾绞痛例数比较

午时前		午时后	
时辰	发病人数（%）	时辰	发病人数（%）
子	29（8.00）	午	16（4.35）
丑	12（3.27）	未	23（6.25）
寅	32（8.36）	申	36（9.78）
卯	46（12.5）	酉	19（5.16）
辰	56（15.22）	戌	19（5.16）
巳	53（14.40）	亥	27（7.34）
合计	228（61.96）	合计	140（38.04）

从表3·4可见，午时以前发病人数明显多于午时以后者（$P<0.05$），并且较集中于寅时至巳时。

表3·5　368例石淋猝发病肾绞痛时间分组比较

分　组	病例	（%）
平旦组	134	36.41
日中组	92	25.00
日西组	74	20.11
夜半组	68	18.48

由表3·5可以看出，发病人数最多的是平旦组，为134人，占36.41%，此后逐渐减少；夜半组发病人数最少，为68人，占18.48%，两组比较有统计学意义（$P<0.05$）。

④讨论

从本组资料分析可以看出，石淋猝发肾绞痛的时间有一定的昼夜节律。在一日十二时辰里，寅时至巳时发病人数最多。同样，在平旦、日中、日西及夜半4个时间分组中，平旦组发病人数最多，以后则逐渐减少，夜半组发病人数最少。这种昼夜节律的变化与人体阴阳昼夜节律有密切关系。《灵枢·营卫生会》指出："夜半为阴陇，夜半后而为阴衰，平旦阴尽而阳受气矣。日中而阳陇，日西而阳衰，日入阳尽而阴受气矣。"可见人体气血阴阳的运行存在着昼夜节律。夜半和日中分别为阴阳二气最盛之时，而平旦是阳气由衰而盛的转折点，日入为阴气由衰而盛的转折点。《素问·生气通天论》进一步指出："平旦人气升，日中而阳气隆，日西而阳气已虚，气门乃闭。"阳气由生发至隆盛的时间是平旦至日中。夜半是阴气旺盛的时间，阳气则入于脏而深藏，此时肾气强劲，未散未浮，深居于内，肾脏的疾病易于向愈，因而此时肾结石易于从肾脏中排出。平旦以后阳气逐渐向旺，推动结石经输尿管排出，从而引起剧烈的肾绞痛。故在这段时间里，猝发肾绞痛的人数最多。正如《伤寒论》所言："少阴病欲解时，从子至寅上"。随着阳气的由盛而衰，猝发肾绞痛的人数逐渐减少。石淋猝发肾绞痛与阴阳昼夜节律的相关关系，为临床择时治疗肾结石提供了一定的理论依据。

（3）针刺对昼夜节律的影响

刘旭光、宋开源、余曙光、刘雨星、魏焦禄等在"不同时辰针刺对金黄地鼠自发活动及体温昼夜节律的影响"一文[26]中指出，自发活动及体温昼夜节律是反映机体整体功能和代谢昼夜变化的重要标志节律。本研究观察了在实验光—暗周期导引下金黄地鼠自发活动及体温的昼夜变化，并在子、午、卯、酉 4 个不同时辰分别电针金黄地鼠"肾俞"穴，观察不同时辰针刺的不同效应。

①结果

☆　不同时辰针刺对金黄地鼠自发活动昼夜节律的影响

用单个余弦法程序分别对实验第 6 日、第 13 日的各组动物的自发活动数据进行分离、合并（每组 4 只动物，每只动物 288 个数据，故每组 1 152 个数据），然后进行昼夜节律性分析，得出相关节律参数，结果见表 3·6。

表 3·6　不同时辰针刺对金黄地鼠自发活动昼夜节律的影响（单位：次/5min）

时间		时间	n	观测次数	P	中值	振幅（95%CI）	峰相位（95%CI）（度）
子时组	对照	第 6	4	1 152	<0.01	13.97±1.88	24.37（21.04，27.70）	−331.95（−339.79，−324.09）
		13	4	1 152	<0.01	12.54±1.56	23.08（20.31，25.84）	−333.03（−339.90，−326.15）
	针刺	6	4	1 152	<0.01	12.24±1.90	23.25（19.88，26.61）	−331.17（−339.49，−322.85）
		13	4	1 152	<0.01	10.41±1.44	19.69（17.14，22.24）	−330.45（−337.89，−323.00）
午时组	对照	第 6	4	1 152	<0.01	13.09±1.78	24.01（21.85，27.17）	−332.21（−339.77，−314.66）
		13	4	1 152	<0.01	12.53±1.62	23.09（20.22，25.95）	−320.86（−327.99，−313.73）
	针刺	6	4	1 152	<0.01	12.37±1.64	23.08（20.16，25.99）	−332.19（−339.45，−324.93）
		13	4	1 152	<0.01	11.74±1.56	16.72（13.95，19.48）	−327.23（−335.74，−317.71）
卯时组	对照	第 6	4	1 152	<0.01	13.54±1.67	22.98（20.02，25.93）	−325.95（−333.34，−318.56）
		13	4	1 152	<0.01	12.74±1.55	22.05（19.30，24.79）	−321.26（−330.02，−314.44）
	针刺	6	4	1 152	<0.01	13.56±1.95	23.79（20.34，27.25）	−331.23（−339.58，−322.88）
		13	4	1 152	<0.01	13.21±1.81	21.50（18.30，24.71）	−352.08（−343.52，−0.65）
酉时组	对照	第 6	4	1 152	<0.01	13.39±1.67	21.73（18.76，24.70）	−330.68（−338.52，−322.83）
		13	4	1 152	<0.01	13.53±1.67	21.01（19.04，24.98）	−328.81（−336.56，−321.06）
	针刺	6	4	1 152	<0.01	13.54±1.80	22.45（19.26，25.65）	−346.64（−354.81，−338.47）
		13	4	1 152	<0.01	13.58±1.75	24.08（20.97，27.19）	−326.98（−334.40，−319.56）

注：（1）360 度 =24 小时，参考相位：00：00 =0 度；（2）各组自身前后比较，* $P<0.05$；表中 $P<0.01$ 说明昼夜有节律性；下表同。

表 3·6 结果表明，在实验光—暗周期导引下，金黄地鼠的自发活动（第 6 日）具有明显的昼夜节律性，节律峰相位平均为 −331 度（约在 22：00）。实验第 6 日各实验组组

间比较，节律参数差异无显著性意义（$P>0.05$）。各对照组第13日与第6日自身前后比较，节律参数无明显变化（$P>0.05$），说明在实验过程中固定动物的对照处理及动物本身可能存在的亚日节律对其自发活动节律无明显影响。各针刺组第13日与第6日自身前后比较显示，卯、酉时针刺对动物自发活动昼夜节律中值、振幅均无明显影响（$P>0.05$），但显著影响节律峰相位：卯时针刺使动物自发活动昼夜节律峰相位迟后20.85度（$P<0.05$），酉时针刺其节律峰相位超前19.66度（$P<0.05$）；午、子时针刺对节律峰相位无明显影响，但午时针刺对节律振幅有较大影响，使动物自发活动昼夜节律振幅显著下降（$P<0.05$），子时针刺使其节律中值、振幅均有一定的下降趋势，但差异无显著性意义（$P>0.05$）。

☆　不同时辰针刺对金黄地鼠体温昼夜节律的影响

用单个余弦法程序分别对各实验组动物第7日、第14日的体温数据进行昼夜节律性分析，得出针刺前、后各组动物的体温昼夜节律参数，分析不同时辰针刺对金黄地鼠体温昼夜节律的影响，结果见表3·7。

表3·7　不同时辰针刺对金黄地鼠体温昼夜节律的影响（单位：℃）

时间		时间	n	观测次数	P	中值	振幅（95% CI）	峰相位（95% CI）（度）
子时组	对照	第7	4	24	<0.01	36.51 ±0.06	0.36（0.26，0.48）	-335.82（-353.19，-318.44）
		14	4	24	<0.01	36.47 ±0.12	0.31（0.21，0.43）	-327.50（-350.10，-300.01）
	针刺	7	4	24	<0.01	36.58 ±0.15	0.35（0.17，0.54）	-340.89（-309.44，-12.35）
		14	4	24	<0.01	36.43 ±0.07	0.23（0.09，0.37）	-330.00（-292.29，-7.69）
午时组	对照	第7	4	24	<0.01	36.49 ±0.07	0.29（0.16，0.43）	-311.19（-338.04，-284.35）
		14	4	24	<0.01	36.45 ±0.12	0.33（0.22，0.44）	-311.44（-331.40，-291.49）
	针刺	7	4	24	<0.01	36.48 ±0.09	0.35（0.21，0.49）	-327.98（-351.79，-304.15）
		14	4	24	<0.01	36.61 ±0.13	0.22（0.12，0.33）	-333.19（-305.91，-0.49）
卯时组	对照	第7	4	24	<0.01	36.51 ±0.13	0.26（0.15，0.38）	-309.52（-335.62，-283.41）
		14	4	24	<0.01	36.43 ±0.10	0.22（0.08，0.36）	-321.25（-282.02，-0.47）
	针刺	7	4	24	<0.01	36.46 ±0.07	0.35（0.21，0.48）	-334.13（-357.48，-310.78）
		14	4	24	<0.01	36.39 ±0.17	0.38（0.24，0.51）	-357.79（-336.43，-19.16）
酉时组	对照	第7	4	24	<0.01	36.47 ±0.09	0.32（0.20，0.44）	-321.05（-343.01，-299.09）
		14	4	24	<0.01	36.51 ±0.08	0.35（0.25，0.46）	-317.78（-334.83，-300.73）
	针刺	7	4	24	<0.01	36.54 ±0.07	0.31（0.18，0.45）	-349.39（-323.59，-15.19）
		14	4	24	<0.01	36.49 ±0.12	0.33（0.19，0.46）	-310.07（-333.07，-286.33）

表3·7结果显示，在实验光—暗周期导引下，金黄地鼠体温（第7日）有明显的昼夜节律，其峰相位平均为-329度（约在22：00）。第7日各实验组组间比较，节律参数差异无显著意义（$P>0.05$）；各对照组第14日与第7日自身前后比较，节律参数无明显变化（$P>0.05$），说明在实验过程中固定动物的对照处理及动物本身可能存在的亚日节律对其体温节律无明显影响。各针刺组针刺前后比较（第14日与第7日比较）：卯时施刺使峰相位迟后23.66度，酉时施刺使峰相位超前39.32度，而各时辰针刺对动物体温昼夜节律的中值、振幅均无明显影响（$P>0.05$）。

②讨论

时间针灸是一种以气血流注理论为基础、以时辰因素为基本条件的针灸治疗方法，具有悠久的临床运用历史。运用现代时间生物学的节律分析技术研究不同时辰针灸的不同效应不仅有利于验证和探索针灸作用的时间规律，而且对于临床上选择合适的时机治疗疾病具有重要的指导意义。自发活动及体温昼夜节律是反映机体整体功能和代谢昼夜变化的重要标志节律，常作为时间生物学研究中不可取代的首选指标。大量研究结果表明，地球上几乎所有动物在昼夜之中的行为活动均可划分为明显不同的两个时相——活动相和静息相，这两个时相随环境的昼夜交替而呈现周期性的相互转换，这就是动物行为活动的昼夜节律——“休息—活动”昼夜节律（自发活动昼夜节律）。根据动物活动相、休息相与昼夜的相位关系可将其分为昼行性动物和夜行性动物两大类。这两类动物的行为活动和体温昼夜变动模式完全相反，昼行性动物在白天活动、夜间休息，体温峰值在白天，谷值在夜间；夜行性动物在夜间活动、白天休息，体温峰值在夜间，谷值在白天。在正常情况下，无论是昼行性动物还是夜行性动物，其体温节律与自发活动节律间均保持稳定的同相位关系，即体温峰值总是出现在活动期，体温谷值总是出现在休息期。

本实验结果显示，在光—暗周期导引下金黄地鼠的自发活动及体温具有明显的昼夜节律性变化，二者的峰相位均在22：00左右，与有关报道基本一致。不同时辰针刺对金黄地鼠自发活动及体温昼夜节律有不同影响，在接近光—暗转换期的卯、酉时针刺能显著影响昼夜节律的峰相位，但作用性质相反，即卯时（暗置末期）针刺使节律相位发生迟后性转移，在酉时（光照末期）针刺使节律相位发生超前性转移；而在接近光照或暗置中期的子、午时针刺对节律中值、振幅有一定影响，但移相作用不明显。本实验结果证明，在光—暗周期导引下，针刺对金黄地鼠自发活动及体温昼夜节律的调整作用具有明显的时间规律性，可以为临床运用针刺方法调整人体昼夜节律及治疗疾病提供一定的思路和参考。

3.4 “天人相应”全息论

3.4.1 《内经》全息思想及其应用

邱幸凡、张六通、王海燕等在“《内经》全息论思想及临床应用”一文[27]中指出，“全息”一词由匈牙利物理学家嘎伯提出，它源于物理学激光全息照相，全息的概念已被引入许多学科。中医学的全息论思想来源于《内经》。《内经》站在整体观的高度，自发、朴素而全面地探讨了人体生命的全息现象和规律，并将其思想应用于临床，有效地指导着临床实践。

1.《内经》的全息论思想

《内经》的全息论思想涉及人与自然、人与社会和人体内部三个方面，包括以下内容：

(1) 人是自然的全息元

所谓全息元，就是局部可以反映整体的信息，换言之，即局部是整体的缩影。人居天地之间、气交之中，因此人体生命活动乃自然界整体信息的反映。

①人与自然界阴阳五行之气全息相通

《素问·宝命全形论》指出："人以天地之气生，四时之法成。"天地阴阳五行之气无时无刻不与人体之气相通，从而使人体之气打上自然界的烙印。《素问·阴阳应象大论》说："天有四时五行，以生长收藏，以生寒暑燥湿风。"说明四时阴阳五行之气分别与人体五脏之气相通。如肝主生，为"阴中之少阳"，通于春气；"东方青色，入通于肝"。春气通于肝，肝便具有自然界少阳之气及五行中木的基本特性。

②人与自然界阴阳五行之气全息相应

姚止庵《素问经注节解》说："人得天地之气以为气，故常与四时生长收藏相应也。"以阴阳之气而言，"冬至四十五日，阳气微上，阴气微下；夏至四十五日，阴气微上，阳气微下"，从而人体脉象亦有"春夏脉浮大，秋冬脉沉小"的变化，反映了自然界阴阳之气对人体阴阳之气的影响。以五行之气而言，"春气在经脉，夏气在孙络，长夏气在肌肉，秋气在皮肤，冬气在骨髓中"，人体脏真之气，则春散于肝，夏散于心，长夏散于脾，秋散于肺，冬散于肾，分别与自然界五行之气相应；脉象亦有"春应中规，夏应中矩，秋应中衡，冬应中权"的变化。

《灵枢·岁露论》说："人与天地相参也，与日月相应也。"在长期生活实践中，人体逐步形成了与自然界阴阳五行之气全息相通相应的生命节律。因此，人体生命活动还能全息地反映自然界的时间周期，表现出如亚日节律、周日节律、周月节律、周年节律和超年节律等时间周期节律。

(2) 人是生物界的全息元

生物界中的动植物是人体营养物质的基本来源，所谓"五谷为养，五果为助，五畜为益，五菜为充"。长期的物质生活，使人与动植物结下了不解之缘，动植物之气味与人体五脏之气相通相应。人体五脏亦反映出动植物五色、五味及五行的基本特性。如《素问·金匮真言论》指出："东方青色，入通于肝"，"其味酸，其类草木，其畜鸡，其谷麦"，"其臭臊"；"南方赤色，入通于心"，"其味苦，其类火，其畜羊，其谷黍"，"其臭焦"；"中央黄色，入通于脾"，"其味甘，其类土，其畜牛，其谷稷"，"其臭香"；"西方色白，入通于肺"，"其味辛，其类金，其畜马，其谷稻"，"其臭腥"；"北方黑色，入通于肾"，"其味咸，其类水，其畜亥，其谷豆"，"其臭腐"。这是自然界动植物与人体五脏色味相通相应的基本归类。

(3) 人是社会的全息元

人与社会的全息关系，主要是通过政治、经济、道德、心理、信仰、民俗、饮食、劳逸等对人体的影响而反映出来的。

①身心状态是政治、经济、道德、心理的全息反映

《内经》将古代分为上古（远古）、中古、暮世（今时）三个历史阶段。《内经》认为：远古时代，人们群居群劳，私有观念尚未萌生，"内无眷慕之累，外无伸宦之形"，道德高尚，情志内伤少，故身体健壮，心情恬愉而少病。暮世之时则不然，诸侯分争，战乱频繁，百姓民不聊生，体弱心瘁多病；而王公大人"以酒为浆，以妄为常，以欲竭其精，以耗散其真"，"嗜欲无穷，忧患不止"，道德衰败，故体弱心疲而多病。

②体质疾病是地域、环境、饮食、民俗的全息反映

五方之人，因环境、饮食和民俗等的不同，而表现出体质强弱和疾病易感性的差异。《素问·异法方宜论》指出：东方临海，其民食鱼而嗜咸，“其民皆黑色疏理，其病皆为痈疡”；西方沙漠之地，“水土刚强”，其民肉食而肥胖，“其病生于内”；北方高寒地带，“其民乐野处而乳食，脏寒生满病”；南方气候炎热潮湿，“其地下，水土弱”，“其民嗜酸而食胕，故其民皆致理而赤色，其病挛痹”；中央地平而沃，物产丰富，“其民食杂而不劳，故其病多痿厥寒热”。说明五方之人的体质及疾病各具特点。

（4）脏腑组织是生命活动的全息元

整体生命活动的信息，可以从脏腑组织的局部反映出来。

①每一脏腑与整体生命活动全息相关

人体是一个有机的整体，脏腑是人体生命活动的中心，脏腑相连，其气相通，所以每脏均与整体生命活动全息相关。具体而言，五脏之气互渗互含，正如张介宾《景岳全书》所说：“五脏之气，无不相渗，故五脏之中皆有神气，皆有肺气，皆有胃气，皆有肝气，皆有肾气……各有互相倚伏之妙”。说明五脏之中每一脏还寓含其他各脏气的物质或功能。清代何梦瑶《医碥》指出：“五脏各具五行。”可见每脏又是一个更小的系统和全息元。由此说明，一脏之中，五脏之气存焉；五脏之中，一脏之气存焉。因此，一脏的功能能反映五脏整体功能的状态。

②每一组织、器官与整体生命活动全息相关

每一组织器官分属于相关脏腑，其与整体生命活动的联系，除了所主脏腑外，还分别与其他脏腑经络相连。也可以说，人身每一组织或器官均反映了整体生命活动的信息，即局部是整体的缩影。如面部有五脏六腑的分区，是因为“十二经脉三百六十五络，其血气皆上于面而走空窍”，“五脏之气阅于面”。再如目除了为肝窍外，还与五脏六腑均有联系。《灵枢·大惑论》说：“五脏六腑之精气，皆上注于目而为之精。精之窠为眼，骨之精为瞳子，筋之精为黑睛，血之精为络，其窠气之精为白眼，肌肉之精为约束，裹撷筋骨血气之精，而与脉并为系，上属于脑。”因此，目的功能及外象亦是脏腑功能的全息反映。

（5）经络俞穴是脏腑的全息元

①经络是脏腑的全息元

经络发自脏腑，十二经脉各有所属脏腑，或属脏络腑，或属腑络脏，因此经脉是所属脏腑的全息元，可全息反映所主脏腑及其他脏腑的生理病理信息。如《灵枢·经脉》说：“肺手太阴之脉，起于中焦，下络大肠，还循胃口，上膈属肺……其支者，从腕后直出次指内廉，出其端”。由于肺脉起于中焦，“肺朝百脉”，所以腕后寸口之脉既可反映肺的生理、病理状态，也可全息反映五脏六腑的生理、病理变化。同理，其他经脉亦应具有同样的作用。此外，每经的“是动病”、“所生病”便全息反映了本脏及相关脏腑的病变。

②俞穴是脏腑经络的全息元

俞穴源于经络，一般反映所属脏腑经络的生理、病理信息。如《灵枢·九针十二原》说：“十二原者，五脏之所以禀三百六十五节气味也。五脏有疾也，应出十二原，而原各

有所出，明知其原，睹其应，而知五脏之害矣。”十二原即十二经之原穴，如肺之原太渊，心之原大陵，肝之原太冲等等。张介宾注：“此十二原者，乃五脏之气所注，三百六十五节气味之所出也。”意即十二原穴是五脏精气向外输注于全身俞穴的要会之处，所以十二原是五脏之气的全息反映元。

2.《内经》全息论思想的临床应用

《内经》全息论是在整体观指导下形成的一个重要思想，它在临床上的应用主要体现在诊断和治疗两大方面。

（1）诊断疾病

四诊是中医诊断疾病的主要手段。《内经》将全息论思想运用于四诊中，创立了独特的切诊法和望诊法。

①全息切诊法（包括按尺肤法和诊脉法）

按尺肤，是指切按病人两臂肘关节以下至掌后横纹处的肌肤，以诊察脏腑和相关部位病证的一种全息切诊法。具体是将尺部皮肤分别归属于各个脏腑，从而诊候相关脏腑的病变。尺肤的脏腑分布正如《素问·脉要精微论》所说：“尺内两旁，则季胁也，尺外以候肾，少腹腰股膝胫足中事也。”说明尺肤是脏腑生理病理的全息反映。

切脉，《内经》有三部九候诊脉法、人迎寸口诊脉法、寸口诊脉法和脏腑经脉诊脉法四种。三部九候诊脉法，又称遍诊法，它将诊脉部位分为上、中、下三部和天、地、人三候。三部九候可以全息反映所诊断脏腑部位的生理和病理信息，从而诊断相关脏腑及组织器官的病变。人迎寸口诊脉法，是一种将人迎脉与寸口脉进行比较，来诊断人体阴阳之气的盛衰和与时气是否相应的方法，可反映人体阴阳之气与四时之气相应的全息观。寸口诊脉法，是以手太阴肺经寸口部位的脉象来诊察脏腑经络病变的方法，正是局部（经络）反映整体信息的全息论思想的体现。脏腑经脉诊脉法，是切按十二经脉的动脉处，以分别诊断各自脏腑、经脉病变的一种方法，亦是十二经的局部经脉反映十二经脉及相关脏腑生理病理信息思想的临床应用。

②全息望诊法（主要包括望面、望目和望舌三大部分）

望面色和官窍：《素问·脉要精微论》说：“夫精明五色者，气之华也。”《灵枢·师传》又说：“五脏之气阅于面。”望面色及官窍可诊断脏腑的病变。《灵枢·五色》将面分属“五脏六腑肢节之部”，然后以其各部变化来诊察其所属脏腑肢节的病变。如《灵枢·五阅五使》说：“故肺病者，喘息鼻胀（当作‘张’）；肝病者，眦青；脾病者，唇黄；心病，舌卷短，颧赤；肾病者，颧与颜黑。”

望目色和目征：《灵枢·邪客》说：“因视目之五色，以知五脏而决死生。”说明望目之五色能全息反映五脏的病理信息，因而可作为诊断的依据。如《灵枢·论疾诊尺》说：“目赤色者病在心，白在肺，青在肝，黄在脾，黑在肾。”此外，望目部病征，亦可诊断其所属脏腑的病变。

望舌质、舌苔：望舌有望舌质和舌苔之分。《内经》望舌的内容主要包括望舌面润燥、舌质情况、舌的动态变化和舌苔等方面，而将舌作为五脏六腑的信息元。后世对望舌始有明确的脏腑分部，而沿用至今，不断发展。

在望诊方面，后世在《内经》全息论思想的指导下，创立了鼻诊、耳诊、手诊、足诊等全息诊法。现代又研究出耳穴探测仪、舌诊仪等，大大丰富了《内经》的全息诊断方法和内容。

③全息辨证法

《内经》将人体生命活动划分为以五脏为中心的五大功能系统，每一病证的产生，首先责在本系统脏腑功能的失调。但由于脏腑相关，脏气互含，所以《内经》又认为，每一病证的产生还与五大功能系统的功能失调密切相关，区别只是主次、先后、轻重的不同而已。在此思想的指导下，《内经》在辨证中逐步形成了“五脏分证”的全息辨证法，即对每个病证均可辨为五脏六腑等多个证型。如：咳分为五脏咳、六腑咳、三焦咳，所谓“五脏六腑皆令人咳，非独肺也”。他如痰、痹、痛的辨证中，均运用了“五脏分证”的全息辨证法。

（2）治疗疾病

《内经》在药物和针刺疗法的运用上，体现了全息论思想。

①药物疗法

《内经》主张利用植物的五味、五色以治疗脏腑疾病。如《素问·脏气法时论》说：“肝苦急，急食甘以缓之”；“心苦缓，急食酸以收之”；“脾苦湿，急食苦以燥之”；“肺苦气上逆，急食苦以泄之”；“肾苦燥，急食辛以润之”。又说：“肝欲散，急食辛以散之，用辛补之，酸泻之”；“心欲耎，急食咸以耎之，用咸补之，甘泻之”；“脾欲缓，急食甘以缓之，用苦泻之，甘补之”；“肺欲收，急食酸以收之，用酸补之，辛泻之”；“肾欲坚，急食苦以坚之，用苦补之，咸泻之”。

此外，《素问·脏气法时论》、《灵枢·五味论》和《灵枢·五音五味》均有谷、肉、果、菜对五脏病所宜所忌的记载，反映了《内经》利用动植物五色、五味治疗人体五脏病的思想。

后世在《内经》全息治疗思想的指导下，创立了以脏补脏的治疗方法。据《中药大辞典》载：猪肝功用主治为“补肝，养血，明目”；《本草纲目》谓“人肝”；《圣惠方》用猪肝治肝脏虚弱，远视无力。猪肾功用主治为“治肾虚腰痛，身面水肿，遗精，盗汗，老人耳聋”；《日华子本草》谓猪肾能“补水脏，治肾虚”。他如以脑补脑，以髓补髓，以骨补骨，以筋补筋等，均属此类。

②针刺疗法

《内经》创立了经络理论，并运用俞穴来诊断、治疗疾病。在针刺方面，《内经》强调：第一，针刺浅深宜与四时之气全息相合。《灵枢·四时气》提出“四时之气，各有所在，灸刺之道，得气穴为定”的论点，认为针刺之法必须与自然界全息相合，深浅相宜。如“春取经脉分肉之间，甚者深取之，间者浅刺之。夏取盛经孙络，取分间绝皮肤。秋取经脑，邪在府，取之合。冬取井荣，必深以留之”，便与经气运行的浮沉浅深相一致。第二，针刺部位应与脏腑全息相应。一是以背腧穴治脏腑病。《灵枢·背腧》说：“愿闻五脏之脑，出于背者……肺腧在三焦之间，心腧在五焦之间……按其处，应在中而痛解，乃其腑也。”以背腧治脏腑病，其原则仍不外“气盛则泻之，虚则补之”。二是以十二原治脏腑病。《灵枢·九针十二原》还提出：“五脏有疾，当取之十二原。十二原者，五脏之所以察三百六十五节气味也。”以十二原穴治疗相应五脏六腑之病，亦说明十二原正是五脏六腑的全息元。《灵枢·邪气脏府病形》说："荥、输治外经，合治内府。"均是基于荥、输穴是外经的全息元，合穴是六腑的全息元思想来确立的针刺法则。

后世创立的头针、耳针、手针、足针、鼻针等疗法均是对《内经》全息针法的发挥和发展。

3.4.2 现代"全息区"

王雪苔在"微针系统诊疗法的回顾与展望"一文[28]中指出，微针系统诊疗法是以身体的特定局部同全身各部分存在着投影式关联为理论依据，在此特定局部进行检查或施治，用以诊断或治疗全身各部位病症的方法。这类诊疗方法形成之初，大多与针刺有密切关系，所以将其施术的特定局部统称做微针系统。

微针系统诊疗法大多数是在继承中医诊法、针灸疗法、推拿疗法的基础上发展而成的。

早在两千年前，《灵枢经》就详细记载了五脏六腑、头面胸腹、上肢下肢等在面部的投影部位，并且根据这些部位的色泽变化，诊断与其相关的脏腑、肢体的病症。13 世纪以来日趋成熟的舌诊，则根据舌部的不同部位与不同脏腑相关，进行望舌诊病。自 17 世纪初开始，有的痘疹专书和小儿推拿专书，又记载了五脏在耳廓的反映部位，开创了耳诊法。由此可见，古代中医早已认识到身体的某些局部同全身各部分有着投影或关联，并以这种理论指导诊断。至于在治疗方面，尽管古人也积累了针灸某些面部脸穴、舌部腑穴与耳廓脑穴的治病经验，但却未能同上述理论见解结合起来，因而只是分散的经验，尚未形成系统化的知识。

现代意义的微针系统诊疗法，最初出现于 20 世纪 50 年代，耳针疗法为其先导。其后，面针、鼻针、舌针、头皮针等疗法相继问世。现在微针系统诊疗法已发展为十余种，计有：耳穴诊疗法、头皮针疗法、眼针疗法、面针疗法、鼻针疗法、口针疗法、舌针疗法、脊针疗法、腹针疗法、手针疗法、掌骨侧全息诊疗法、掌纹诊法、腕踝针疗法、足针疗法、足底按摩疗法等。还有人提出过脐针疗法、臀针疗法、子宫针疗法，未能推行。至于颈针与唇针，仅是针刺颈部、唇部的个别穴位，并不表明颈部、唇部同全身存在投影式关联，因而不属于微针系统诊疗法范畴。

"微针系统"这个词组中的"针"字，是针刺之意，这是由微针系统治疗疾病大多采取针刺疗法的缘故。但是随着微针系统诊疗法的发展，治疗方法已不限于针刺，还有艾灸疗法、热熨疗法、贴压疗法、指压疗法、按摩疗法、低频声波疗法、电刺激疗法、磁疗法、激光照射疗法、穴位注射疗法、药物贴敷疗法等。何况微针系统不只用于治疗，而且用于诊断，可见"微针系统"这个词组已经同实际情况大相径庭。再者，"微针系统"的"微"字，本是针对"系统"二字而言，意即可供针刺的微小系统。有人误将"微针"当作一个词，而与《灵枢经》所说的"微针"（即小针）相混淆。由于上述原因，"微针系统"词组理应加以改换，用一个概念更准确的词组来代替。可供选用的新词组有三：一为"微针灸系统"，"针灸"二字比单一"针"字概念广泛，不只包括针刺疗法、艾灸疗法，还包括各种脸穴特种疗法；二为"微穴系统"，"穴"字更符合微针系统所使用的刺激与反应部位的特征，近年来人们逐渐将"耳针疗法"改为"耳穴诊疗法"就是实践证明；三为"全息区"，这是借鉴全息生物学的词汇，加一个"区"字，取代

“系统”二字，也很贴切。

3.4.3 从现代科学看“全息性”

1.“全息”的经典概念

“全息”这一概念其实是一个物理学名词术语，能同时记录反映三维空间的物体波的振幅、频率和相位3种信息，即所谓“全息”。通俗地说，“全息”一词来源于全息激光照相。当一张全息照片破碎时，可以观察到不同大小的碎片，不但大碎片可以破碎为小碎片，而且小碎片还可以破碎为更小的碎片。从这里可以看出，碎片的大小是相对的，在全息照片破碎之前，每一块碎片都是这张全息照片的一个局部，构成整体图像的一个部分。破碎后的每一块碎片，还可以在激光背景条件下，都呈现出完整的整体图像。

2. 全息生物学

全息生物学是由中国学者张颖清教授于80年代初创立的，他提出了生物体结构的三定律，从而揭示了生物体有着相同的物质排布规律。全息生物学的核心是全息胚学说，所谓全息胚（ECIWO；The embryo containing the information of the whole organism）的字面含义是含有整体信息的胚胎，即在一个生物体上，功能或结构与其周围和部分具有相对明显边界的相对独立部分。由于植物体细胞在植物全体上具有自主发育的能力，植物体一个全息胚上的各个部位，部分对应整体或其它全息胚上有各自的对应部位，这样就使得全息胚体现了植物整体的发育过程，体现了植物体不同部分之间的统一性，这种统一性体现在各种不同层次的相似性。

王瑞库在“全息胚学说对当前基因工程问题的解决策略——多基因获得与期望性状强化技术”一文[29]中指出：“全息胚学说是20世纪生命科学的一项重要发现，给出了新的生物认识观。全息生物学是一门新型的交叉学科，可以解决生物学、医学、农学前沿领域许多重要的疑难问题和理论问题，如癌的本质是什么？真核生物DNA重复序列的功能是什么？等等，实践上，在农学、医学、古生物学、园艺学中有重要应用。当前基因工程中如何获得多基因？基因如何转移？目标性状如何强化？全息生物学也给出答案，提出一种全新的技术方案，即可以在不了解基因排列顺序的情况下，得到期望性状基因组合，通过基因组扩增、遗传转化使期望性状得到强化，科学地解决了当前多基因转移中的问题，为生物性状改良开辟了一条崭新的途径。”

3. 全息是复杂系统的共同特征

全息在复杂性科学中也称之为自相似性。金吾伦、郭元林在“复杂性科学及其演变”一文[30]中指出：“到目前为止，圣塔菲研究所在复杂性科学研究方面所涉及的主要内容有：复杂适应系统，非适应系统（如元胞自动机），标度，自相似，复杂性的度量。”并认为：“根据理论的形式化和抽象程度，我们把第二阶段的复杂性科学分为两类，具体经验科学和形式科学”，“形式科学包括突变理论，混沌理论，分形理论和元胞自动机理论”。

现实世界中那些支离破碎的、极不规整的几何图形，叫做分形。传统几何学研究的光滑或至少分段光滑的图形，可以称为整形。分形有两个基本特征，一是粗糙性（不规则性），二是自相似性（整体与部分相似）。按照经典方法处理这类对象，就是选定一个适当的尺度，把小于这个尺度的一切曲折性不规则性忽略掉，化为分段光滑的规整图形。

同时也就消除了它们的自相似性。曼德勃罗创立的分形几何反其道而行之，把粗糙性和自扣似性当作这类对象的本质特征来对待。他用分形概念去描述这类图形的粗糙性和自相似性，用分维概念去刻划这类图形的不规则程度和复杂程度，形成一门新颖独特的数学分支。这里同样存在两种基本原则不同的处理方法：把分形约化为整形来处理是传统几何的方法论原则，把分形当作分形来处理是分形几何的方法论原则。

分形理论是几何学在 20 世纪下半叶的重要进展，也是当今非线性科学的一个主要组成部分。传统几何学研究规则光滑的空间结构。但它在自然界中经常遇到的不规则复杂的几何形体（如海岸线、裂纹、浮云、雪花、血管等）面前束手无策。研究表明，许多从表面上看来支离破碎、杂乱无章的不规则图形，如果在不同尺度下进行观察，可以发现其结构有自相似性，即所谓扩展对称性。这种其有扩展对称性的自相似几何结构称为分形。分形结构的一个重要几何特征是分形维数（简称分维）。分维可以是分数，也可以是整数，它是定量描写分形的一个重要参数。虽然分形在自然界广泛存在，分形思想在古代已有萌芽，但在 20 世纪中叶以前，人们对分形只有少量零散的研究。进入 60 年代以后，曼德尔布罗特通过理论分析、数值模拟和直接观察，系统深入地研究了分形几何及其应用，将自然界和社会中不同的复杂对象，如海岸线、河流分支、结晶、嗓声、湍流、生物体以至市场价格、股票行情等，都在新的几何框架中统一处理，取得了惊人的成就。分形结构表现出非线性、自相似性、随机性等特点，这反映分形与混沌之间的内在联系和一致性。在混沌中的奇怪吸引子及其吸引城的边界等都有分形结构和自相似性。分形是几何思想的深入发展。分形几何开创了 20 世纪数学的一个重要阶段，对非线性科学和其他科学技术作出了重大贡献。

实例分析：用分形几何的观点讨论全息胚的分形特征，利用计算机图形处理技术模拟植物全息胚的形态结构。

对于有主干或主茎的植物，以主干或主茎为横轴的叶在全植株的分布曲线反应了叶物质在全植株整体上的分布模式。因此，叶子上以主脉为横轴的叶物质分布曲线，应与全植株以主干或主茎为横轴的叶在全株上的分布曲线相似。由此可见，叶形如何，叶片大小或分裂与否，叶片顶端呈何形状等，均是叶在植株整体上的分布状况在叶子中的反映。因此叶脉的分叉，叶的开裂和枝轴的分枝之间有密切的全息对应关系。这种全息对应关系，使我们有可能依据植物不同层次的全息胚——叶片，叶片中的叶脉等，来再现植物体全貌。

用分形几何学研究问题时，人们常常把在形态结构、功能和信息等方面具有自相似性的研究对象或几何对象称为分形。所谓自相似性，其本质特征是局部与整体相似，也就是说适当地放大尺寸，则任何一个任意小的部分都可能和整体重合。

植物的形态直接与外部环境相作用，其全息胚的发育过程除了由自身基因决定之外，还受到许多复杂的环境因素的影响，但是植物全息胚的发育生长仍然遵循着自相似规律。由于植物全息胚形态的复杂性，其遵循的自相似规律亦不尽相同，尽管植物体在远离平衡的条件下，随着外界环境的改变而不断变化并能进行“自组织”，产生负熵，借助外界的能量流、质量流和信息流而维持一定的结构和外部形状，但仍然保持着结构和形状的自相似性。

下面是用计算机实现分形在植物形态模拟中的应用图形。

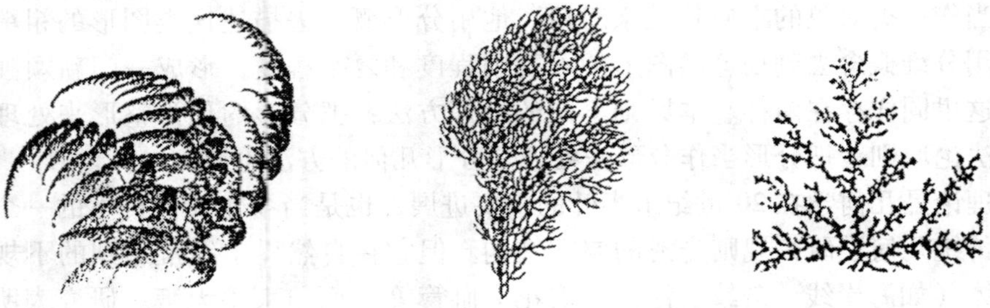

图1 厥类植物模拟图　　图2 藜科灌木模拟图　　图3 狸藻模拟图

图3·5 三幅计算机实现植物形态模拟图

4. 全息控制

以张嗣瀛院士为首的一批中国学者，经过二十多年的研究，在全息控制领域已经取得了许多结果，并归纳出一些规律，其中最重要一条是：对称相似结构可导致控制系统在多个方面对于多种问题的简化。

张嗣瀛院士在“复杂控制系统的对称性及相似性结构研究”一文[31]认为：“对于具有相似及对称结构的复杂控制系统的研究结果表明，对于一系列控制问题，诸如能控性、能观性、稳定性、镇定、非线性系统的线性化、最优控制、输出调节、鲁棒控制、分散控制等，由于这类结构可使问题的求解大为简化，亦即，控制系统可化简为一些结构简单、维数降低的子系统，然后通过这些子系统求解问题。”并指出：

（1）对称与相似的重要性

复杂性科学乃研究现实世界中的复杂现象，如生命起源、生物进化、金融股市、社会、管理、气象等系统的问题等。这些问题的研究或影响广泛，或意义深远。例如金融危机，可在短时期内波及全球；气象中的厄尔尼诺现象，可持续数年，引起巨大灾害。又如生命起源、生物进化包括遗传基因的形成等，将引发生物工程的兴起和革命，等等。复杂性问题的研究，由于对象复杂，涉及多方面、多门学科，用近代科学还原论的方法（分析每个单元）已不能奏效。需要以整体的观点，多学科交叉，多种途径相结合，大范围展开研究。我们考察生物、社会、管理等系统，它们是开放的复杂系统，要受外界环境的影响，它们又是生命系统、智能系统，有自适应环境变化的能力，能够自组织、自学习，不断演化，扬长汰劣，发展提高。在发展演化过程中，逐渐形成其结构，还不断改变其结构。这类系统的宏观结构形式，有明显特征：为不同层次的自相似结构（对称性也是一种相似）。例如一个国家，省、市等各层次组织结构，与中央相似。生物控制系统中的相似性在我国针灸医疗系统中早被发现并应用。人体经络的穴位分布是由不同层次的与总体（人体）相似的系统构成的，例如人耳，形如卧婴（胎儿），其上穴位分布与人体器官分布对应，脚底穴位分布也是如此，等等。

针灸系统是中华文明中的伟大发现，这种深层次的相似结构的揭示，是闪烁着中华民族的智慧和哲理的。当然，还可能有其他形式的结构。

仅就对称性、相似性而言，一个自然形成的控制系统，似由具有对称和相似结构的不同层次的子系统构成的。若这种结构的形式在某种意义下最优，那么，其优点何在？

具有哪些性质、功能？各层次间以何种形式具体构成以及作用机理如何？由功能不同的子系统所构成的大系统又有何种不同质的功能呢？……这些问题都远未清楚。

由生物、社会等系统的相似、对称结构出发提出课题，研究控制系统，这种观点国外似尚未见到，有我国自己的特色。

（2）复杂控制系统的对称与相似性结构

与工程系统相比，对生物、社会（管理）等系统开展研究，将要困难得多。这是由于：工程系统的控制问题，不论是工具、方法还是模型都有相当的基础。但生物、社会等系统，却很难建立确切描述其行为的模型以及找出或开发处理这类系统的有效途径、工具和方法。因此，在开展研究的初始阶段，可从现有的基础起步，先从工程系统入手。

对于这类工程系统，我和我的学生从 1987 年开始，已持续研究了十几年，使用了微分几何、图论、近代代数等方法，对线性、非线性各类系统的多种控制问题，进行了较广泛的研究。在国内外学报及重要国际学术会议发表论文近 200 篇，出版专著两部，主要结果如下。

①获得普遍性规律

最主要的是从较广泛的研究中，得到一种体现对称、相似结构与控制问题相互间内在联系的普遍性规律：即对称相似结构可导致控制系统在多个方面对于多种问题的一系列简化。对于非线性系统，对称结构可使系统分解化简为低维子系统，且不同的对称有不同分解化简。

通过低维子系统，可得到关于原系统能控、稳定、最优控制、干扰解耦、实现、状态空间结构等问题简化的控制规律。使非线性系统线性化、近似线性化问题简化。对于组合大系统，对称相似结构可使得到数目减少、维数降低、结构简单的修正子系统，并据此求解能控、稳定、镇定、输出调节、最优控制、分散控制、鲁棒控制等一系列问题，并得到简化的控制规律。提出一类更广泛的结构相同但参数不同的组合大系统，研究了可联结性、结构可控性、渐进合作性等定性问题，指出这些性质可由结构简单的系统决定。

②扩展研究

研究了一些新型的对称结构系统：商相似、可控相似、状态相似等。

③全息控制

提出全息相似、全息控制等概念。其本质是用具有整体系统的全部信息的低阶系统，来寻求对整体系统的控制规律。对非线性相似组合大系统，提出“结构全息控制器”的概念及其具体构造，即任一子系统的控制器的结构，含有其他子系统及总体系统控制器的全部结构信息，从而只须设计一个子系统的控制器。这样 $N \times n$ 维的问题化为 n 维，使问题大为简化。这又揭示了系统结构的相似性，导致控制器结构的相似性。

在以上的这些研究中，1994 年以前的部分成果，曾以“复杂控制系统对称性及相似性结构研究”为题，获 1995 国家教委科技进步一等奖。

这一方向的研究，还得到国家自然科学基金自 1987 年起连续六次批准立项支持，国家教委博士点基金连续四次立项支持。

（3）未来研究展望

从上面看到，对称、相似结构导致用降维简化的子系统对总体进行控制，对比针灸医疗系统，正是通过与总体相似的子系统来控制调节总体系统，两者规律吻合。这也是我们所希望看到的。

近年来出现“分形”（Fractal）理论，研究自然界的自相似几何图形，例如海岸线、云层的相似，结晶体（例如雪花）的复杂形状等。分形理论揭示，这些复杂外形，每一局部（子系统）都与总体相似，且图形的形成有其规律：是由简单图形按一定简单规则无限次重复构成的。亦即，图形虽然是复杂的，但内在的描述图形的本质信息却只是少量的。

反观具有相似结构的复杂控制系统，上述研究表明，也正是从相似结构特征（对称也是一种相似）提取出少量本质信息——简化的子系统的信息，得以描述复杂系统的控制过程，这又与分形的规律吻合。

此外，复杂控制系统由于其非线性和高维性，使得研究难度大。本方向可给出一种有效的研究途径，且降维简化又降低了求解难度，有重要实际意义。

工程系统的研究已经展开，已开展的研究尚有大量问题亟待继续深入和扩展。新问题又不断涌现，（如全息控制，已有了开端），且新问题还将更多涌现（如“协调控制”）。例如人的行走，须手足前后左右协调运动，体操运动的高难动作，则是更高级的协调，可以想象，协调控制与对称性结构密切相关。设计高性能的机器人，应伴随协调控制理论的建立和发展。

生物、社会等系统的研究尚待开发。相关学科之间若能有所交叉，必然是由于这些学科之间存在内在的联系。随着相关学科的发展，这些联系将愈益显示出来，从而开展交叉研究的可能性随之增大。例如分形理论的出现，就可能为研究这些系统（也包括工程系统）提供新的思想和方法。交叉研究又可使不同学科相互借鉴，其他系统的研究进展也可赋予工程系统设计以新观点。

看来，复杂控制系统的结构研究可能是一个有丰富内容及发展前景并具有我国特色的课题。

参考文献

[1] 刘济跃，李冰，田文. 论王运六气对现代时间医学发展的指导作用［J］. 山东中医药大学学报，1997，21（2）：93～98

[2] 王树芬. 从气象学角度探讨五运六气学说的科学性［J］. 安徽中医学院学报，1988，7（2）：6～9

[3] 程彦杰，黄铁银，杨宝琴. 五运六气产生与适合的疆域问题程［J］. 北京中医药大学学报，2000，23（1）：12～13

[4] 孟庆云. 五运六气：中国古代的灾害预测学［J］. 中国中医基础医学杂志，2005，11（2）：81～83

[5] 李建军，郭霞珍. 从运气学说分析冬季气象与疾病发生的相关性［J］. 中国中医基础医学杂志，2005，11（2）：86～87

[6] 王树芬. 从古代自然灾害史料中探讨运气格局的科学性［J］. 中国中医基础医学杂志，2006，12（6）：467～469

[7] 余瑾，陈勖，刘亚敏，邓铁涛. 非典型肺炎流行的中医五运六气分析和预防保健措施探讨［J］. 中

国中医基础医学杂志，2003，9（12）：4～6
[8] 顾植山.《内经》运气学说与疫病预测［J］. 中医药临床杂志，2004，16（1）：93～95
[9] 顾植山. 运气学说对中医药辨治SARS的启示［J］. 中华中医药杂志，2005，20（5）：261～264
[10] 史新民.《内经》的时间观与中医理论体系的构建［J］. 南京中医药大学学报（社会科学版），2003，4（1）：10～12
[11] 马淑然，刘燕池，郭霞珍，王燕，梁怡. 中医五脏是人体生理调控模板［J］. 中国中医基础医学杂志，2002，11（8）：1～3
[12] 郭霞珍，刘晓燕，马淑然."以时测脏"理论的分析和探讨［J］. 中医杂志，2006，47（2）：85～87
[13] 马淑然，郭霞珍，刘燕池，杨美娟，刘晓燕，徐砚通，卢全生，金光亮，苏晶."肾应冬"调控机制的分子生物学实验研究［J］. 中国中医基础医学杂志，2001，7（12）：16～20
[14] 刘晓燕，郭霞珍，刘燕池，马淑然. 中医"肾应冬"调控机制与下丘脑G蛋白关系的研究［J］. 中国医药学报. 2002，17（11）：660～662
[15] 马淑然，郭霞珍，刘燕池，刘晓燕，石琼，姜国华. 中医"肾应冬"生理机制与褪黑素关系的实验研究［J］. 北京中医药大学学报，2002，25（2）：19～21
[16] 刘晓燕，郭霞珍，刘燕池，马淑然. 中医"肾应冬"调控机制与褪黑素受体关系的研究［J］. 北京中医药大学学报，2007，30（1）：25～28
[17] 刘晓燕，郭霞珍，马淑然，刘燕池，贺师鹏. 中医"肾应冬"的受体机制研究［J］. 北京中医药大学学报，2006，29（5）：250～253
[18] 刘晓燕，郭霞珍，刘燕池，马淑然."肾应冬"与性腺轴相关性的研究［J］. 中国医药学报，2003（1）：522～524
[19] 马淑然，刘晓燕，郭霞珍，刘燕池，梁怡."肾应冬"睾丸差异基因表达的实验研究［J］. 北京中医药大学学报，2006，29（9）：610～616
[20] 李梢. 1607例风湿病疼痛年节律的调查对照研究［J］. 中医杂志，1998，39（7）：408～411
[21] 黄炳文、乐俊悦. 从388例上消化道良性病出血时间看中医天人相应观的正确性［J］. 光明中医杂志，1995，2：50～51
[22] 刘洪兰，蒋凯，王淑珍，杨斌. 脑梗塞发病与气象和时相的关系［J］. 中国中医急症，1995，4（1）：23～24
[23] 李梢，李济仁，胡剑北. 风湿病疼痛的流行病学调查与太阴月节律分析［J］. 北京中医药大学学报，1998，21（4）：53～55
[24] 李梢. 1143例风湿病疼痛的昼夜节律研究［J］. 中国中医基础医学杂志，1998，4（11）：40～42
[25] 吴天浪、李秦蓉. 386例石淋猝发肾绞痛的时间与人体阴阳昼夜节律初探［J］. 成都中医药大学学报，2000，23（1）：23～32
[26] 刘旭光，宋开源，余曙光，刘雨星，魏焦禄. 不同时辰针刺对金黄地鼠自发活动及体温昼夜节律的影响［J］. 中国针灸，2005，25（6）：417～419
[27] 邱幸凡，张六通，王海燕.《内经》全息论思想及临床应用［J］. 湖北中医杂志，2004，26（5）：3～6
[28] 王雪苔. 微针系统诊疗法的回顾与展望［J］. 中国针灸，1998，8：43～45
[29] 王瑞库. 全息胚学说对当前基因工程问题的解决策略——多基因获得与期望性状强化技术［J］. 中国工程科学，2006，8（5）：25～28
[30] 金吾伦，郭元林. 复杂性科学及其演变［J］. 复杂系统与复杂性科学，2004，1：1～5
[31] 张嗣瀛. 复杂控制系统的对称性及相似性结构研究［J］. 青岛大学学报，2001，16（4）：1～4

第4章　整体调控医学理论

根据中医学理论的特点，结合现代科学技术知识，我们把“整体调控医学理论”作为中医医学科学理论的重要组成部分。其内容包括整体调控理论、整体调控模式、调控体系、阴阳失调是病机的总纲、中药的整体调控功能与针灸的整体调控功能。

4.1　中医整体调控理论

4.1.1　阴平阳秘

中医学的生命观、健康观和疾病观的根本是“阴平阳秘”，《素问·生气通天论》说：“凡阴阳之要，阳密乃固，两者不和，若春无秋，若冬无夏，因而和之，是谓圣度。故阳强不能密，阴气乃绝，阴平阳秘，精神乃治；阴阳离决，精气乃绝。”

对于“阴平阳秘，精神乃治。”张介宾注：“平，即静也。秘，即固也。”阴精主内而静，故曰阴平；阳气主外而固表，故曰阳秘。阴平阳秘，即阴阳在保持各自功用和特性的情况下，通过相互作用所达到的整体协调状态。“阴平阳秘”是《内经》运用阴阳五行理论对人体生命统一规律的总结，是对生命活动中各种功能之间复杂关系及有机联系的概括。

祝世讷[1]认为，“阴平阳秘”作为人的健康态，在生命活动的不同方面和不同层次上，有些变量呈现出“平衡”。如水电平衡、酸碱平衡、血糖平衡、代谢平衡，以及其他一些物理的、化学的平衡等，可用“平衡”作具体描述。但是，这些指标的“平衡”不过是“阴平阳秘”的一些具体表现，其中的任何一项，或各项的相加和，并不就是“阴平阳秘”本身。人身阴阳和“阴平阳秘”不仅有量的内容，而且有质的内容，阴和阳的变化，分别都包含着量的变化和质的变化，其质的变化主要是指运化能力、运化机制，呈现为其质态。阴阳的虚实，可表现为量上的多少，而其内在本质是运化能力和机制的强弱与盛衰，即其质态的变化，中医更加注意和强調的是质的方面。“平”首先是指“阴”的运化能力和机制这种质态的最佳；“秘”首先是指“阳”的运化能力和机制这种质态的最佳；“阴平阳秘”是阴和阳的最佳质态的和合。再次，阴和阳之间的关系也不仅是量的，更重要的是质的，即由阴“藏精”的性质、功能与阳“化气”的性质、功能所形成和保持的阴阳之间特定的相互作用的能力和机制，主要是“互根”、“互生”、“互化”、“互用”，及由此而呈的“阴阳自和”。“阴平阳秘”，是“阴阳自和”的过程和结果，这是阴阳关系的质态的最佳。“阴平阳秘”作为人身的健康态，它不只是“稳定”，更重要的是“有序”，需要注意和强调阴阳各自内部及阴阳之间的有序化机制。阴和阳都是远离平衡的物质、能量、信息运化过程，“阴平”和“阳秘”分别是阴和阳这种运化过程的有序化、稳定化。“阴平阳秘”是阴阳之间物质、能量、信息交换与转化过程的有序化、稳定化，其形成和维持有特定的自组织机制，即阴阳之间互根、互生、互化、互用而“阴阳自和”。总之，“阴平阳秘”这种“稳态”的“有序”性质和“自组织”机制，是“平衡”概念根本无法描述和表达的，需要作出更深入的研究和揭示。

在西方医学中，法国生理学家伯尔纳首先提出了“内环境的稳定”概念，用以表述机体内环境在与外环境的交流中保持稳定的机制和特征。20世纪初，美国生理学家坎农第一次明确指出了“平衡”概念的局限性，提出了包括和强调调节机制的“内稳态”概念，这在生理学上是一个重要的进步。他在《躯体的智慧》（1932）一书中系统地阐述了“内稳态”概念，建立了内稳态学说，提出：“在物体内部保持恒定的状态可以叫做平衡（Equilibria）。这个词应用于相对简单的物理化学状态时，意思是表示在一个闭合系统中已知诸力处于平衡。保持生命体内大多数稳定状态的协调一致的生理学过程，对于生物来说。如此之复杂，如此之专门化——包括脑、神经、心脏、肺、肾、脾等器官都要协调一致地工作着——以致促使我提出表示这些状态的专门名称：稳态（Homeostasis）。这个词不是表示某种固定不变的事物，表示一种停滞状态。它表示这样一种情况——一种可变的而又保持相对恒定的情况。”坎农所注意和强调的不是“稳态”本身，而是其机制，这是“内稳态”概念与“平衡”概念的根本区别，也是深入到健康和疾病的内在本质的重要步骤。他从代谢和调节方面对保持内稳态的机制作了初步阐述。

“有序稳态”与“平衡”的区别不在于是否稳定，而在于是否有序；更重要的是，“有序稳态”是一种自组织机制和过程，它依靠在远离平衡的条件下耗散物质能量来建立和保持，是一种有生机的稳定。中医学有“阴阳自和”理论，它体现中医学对于人身的自组织特性和机制早有深刻的认识和有效的驾驭，“阴阳自和”是遵循阴阳学说对人身自组织规律的理论概括，是中医学关于人的自组织理论，反映着人身阴阳的深层规律。

“阴平阳秘”用以概括生命的最佳状态，乃是整体结果而言，是阴阳运动达到合和时的有序和稳定化，其形成和维持过程中，包含有阴阳之间的多重运动形式及相互作用。事物不断地变化，统称为“气化”。气机有运动变化，《素问·六微旨大论》说：“升降出入，无器不有。”《素问·生气通天论》指出：“生之本，本于阴阳。”说明生命运动本源于阴阳的矛盾运动。《内经》认为生命体与自然一样，也存在着清浊、升降、出入、动静、化气成形等多种对立属性的物质及运动形式。如《素问·阴阳应象大论》说：“清阳出上窍，浊阴出下窍；清阳发腠理，浊阴走五脏；清阳实四肢，浊阴归六腑。”阴阳有盛衰、消长、转化等运动。五行有生克、乘侮等运动变化。不管形式有多种多样，都强调要达到“阴平阳秘”。

4.1.2 中医的阴阳学说

阴阳学说是在气一元基础上建立起来的中国古代的对立统一理论，属于中国古代唯物主义和辩证法范畴。阴阳学说认为，世界是物质性的整体，宇宙间一切事物不仅其内部存在着阴阳对立统一，而且其发生、发展和变化都是阴阳二气对立统一的结果。

我国古代医学不可避免地受这些哲学思想的影响。《素问·生气通天论》指出：“自古通天者，生之本，本于阴阳。天地之间，六合之内，其气九州九窍、五脏、十二节，皆通乎天气。”《素问·阴阳应象大论》说：“阴阳者，天地之道，万物之纲纪，变化之父母，生杀之本始，神明之府也，治病必求于本。”“故积阳为天，积阴为地，阴静阳躁，阳生阴长，阳杀阴长。”又说“水为阴，火为阳。阳为气，阴为味。”这些都说明阴阳对立统一是宇宙间事物的发生、发展变化无不受这一规律制约。宇宙观生命的起源，以及人类的一切生命活动也受这对立统一法则支配。

中医学把阴阳学说应用于医学，形成了中医的阴阳学说，促进了中医理论体系的形成和发展。中医的阴阳学说是理解和掌握中医理论体系的一把钥匙。“明之阴阳，如惑之解，如醉之醒。”（《灵枢·病传》）“设能明彻阴阳，则医理虽玄，思过半矣。”（《景岳全书·传忠录》）中医学用阴阳学说阐明生命的起源，人体的生理功能、病理变化、疾病的诊断和防治的根本规律。阴阳学说贯穿于中医学的理、法、方、药，长期以来，一直有效地指导着实践。中医的阴阳学说大大发展了古代阴阳学说。

1. 阴阳学说的基本内容

阴阳学说的基本内容包括：阴阳对立制约、阴阳互根互用、阴阳交感与互藏、阴阳消长、阴阳转化、阴阳自和与平衡等几个方面。

（1）阴阳对立制约

阴阳对立制约，是指属性相反的阴阳双方在一个统一体之中的相互斗争、相互制约和相互排斥。正是由于阴阳之间的这种相互对立制约才维持了阴阳之间的动态平衡，因而促进了事物的发生发展和变化。

（2）阴阳互根互用

阴阳互根，是指一切事物或现象中相对立着的两个方面，具有相互依存，互为根本的关系。即阴和阳任何一方都不能脱离另一方独立存在，每一方都以相对的另一方的存在作为自己存在的前提条件。阴阳互用，是指阴阳双方具有相互资生、促进和助长的关系。如《素问·生气通天论》指出：“阴者，藏精而起亟也；阳者，卫外而为固也。”《素问·阴阳应象大论》说：“阴在内，阳之守也；阳在外，阴之使也。”其意思正如王冰注《素问·生气通天论》所说：“阳气根于阴，阴气根于阳，无阴则阳无以生，无阳则阴无以化。”

（3）阴阳交感与互藏

阴阳交感，是指阴阳二气在运动中相互感应而交合，亦即相互发生作用。阴阳交感是宇宙万物赖以生成和变化的根源。如《素问·天元纪大论》说：“动静相召，上下相临，阴阳相错，而变由生也。”

阴阳互藏，是指相互对立的阴阳双方的任一方都包含着另一方，即阴中有阳，阳中有阴。如《素问·天元纪大论》说：“天有阴阳，地亦有阴阳……故阳中有阴，阴中有阳。”

（4）阴阳消长

阴阳消长，是指对立互根的阴阳双方不是一成不变的，而是处于不断的增长和消减的变化中。

（5）阴阳转化

阴阳转化，是指事物的总体属性，在一定条件下可以向其相反的方向转化，即属阳的事物可以转化为属阴的事物，属阴的事物也可以转化为属阳的事物。

（6）阴阳自和

阴阳自和，是指阴阳双方自动维持和自动恢复其协调平衡状态的能力和趋势。在现存可考的中医文献中，最早论“阴阳自和”的是张仲景的《伤寒论》，有两条经文讲：“凡病，若发汗、若吐、若下，若亡血、亡津液，阴阳自和者，必自愈。”“问曰：病有不战、不汗出而解者何也？答曰：其脉自微，此以曾发汗，若吐、若下、若亡血，以内无津液，此阴阳自和，必自愈，故不战不汗出而解也。”主要是指治当汗、吐、下而用有过，损伤津血，机能不衰，阴阳会自和，病可自愈。仲景以来，关于“阴阳自和”的理论和实践，概言之包括三方面基本内容：一是人身存在着“阴阳自和”的机制，它是祛病向愈的内在根据和客观基础；二是治疗不论得宜与否，均应诊察和依靠“阴阳自和”，只要“阴阳自和”必能自愈；三是不要仅着眼于症状的纠正，而要以“阴阳自和”为枢机，调理阴阳促其“自和”，病必自愈。

祝世讷[2]认为，“阴阳自和”思想的核心不在“和”而在“自”。“以和为贵”是中国哲学的一个基本观点，讲求阴阳之间的和合、协和是阴阳学说的一个重要思想。但在“阴阳自和”这里，思想更深入了一个层次，即着重于揭示阴阳之间的“和”是怎样实现的？世界上有多种多样的“和”、“合”，其形成的机制有两种截然不同的情况：一种是主要靠外力的控制而组合成的，是“他和”；另一种是主要靠内在力量自我实现的，是“自和”。那么，阴阳之间的“和”是怎样实现的呢？“阴阳自和”观非常明确地强调了是靠阴阳的内在力量自我实现的，是“自和”，而不是靠外力支配的“他和”。中医学的“阴阳自和”论具有极高的科学价值。尽管它在理论上尚不完备，但它毕竟已经触及并有效地驾驭了人的自组织特性和规律，为研究人身自组织现象打开了一扇大门，由此前进，可全面揭示人的健康和疾病乃至整个生命活动过程的自组织特性和规律，这不仅会有力地促进中医学的现代发展，而且将对整个医学和现代科学作出重要贡献。

2. 阴阳学说在中医学中的应用

阴阳学说作为中医学理论体系的纲领和指导思想它贯穿脏象、经络、病因、病机、诊法、治则等各个方面兹分述如下：

（1）阴阳学说与人体的组织结构

阴阳学说在说明人体的组织结构时，认为人体是一个对立统一的有机整体，用阴阳属性可划分为相互对立的阴阳两个方面，同时可在阴和阳中再分为阴阳，总之，人体的部位、脏腑、气血津液、经络循行等，无不包含着阴阳所具有的相对属性。《素问·金匮真言论》云：“夫言人之阴阳，则外为阳，内为阴。言人身之阴阳，则背为阳，腹为阴。言人身脏腑中阴阳，则脏者为阴，腑者为阳。肝、心、脾、肺、肾五脏皆为阴，胆、胃、大肠、小肠、膀胱、三焦六腑皆为阳。”正如《素问·宝命全形论》云：“人生有形，不离阴阳。”

（2）阴阳学说与人体的生理功能

人体正常的生理功能，是机体阴阳两方面保持着对立统一平衡协调的结果。《素问·阴阳应象大论》云：“阴在内，阳之守也；阳在外，阴之使也”。“清阳出上窍，浊阴出下窍；清阳发腠理，浊阴走五脏；清阳实四肢，浊阴归六腑”。《素问·生气通天论》云：“阴者，藏精而起亟也，阳者，卫外而为固也”。正是由于五腑六腑之间的功能协调，才能得以维持脏腑的正常功能。《素问·调经论》云：“阴阳匀平，以充其形，九候若一，命曰平人。”即不病谓之平人，达到形神合一，形气统一，故《素问·生气通天论》

云："阴平阳秘，精神乃治，阴阳离决，精气乃绝。"

（3）阴阳学说与人体的病理变化

人体各种疾病的临床表现虽然复杂多变，但都可以用阴阳来加以概括说明，根据八纲辨证，即表、热、实证为阳，里、虚、寒证为阴。《素问·阴阳应象大论》云："阴胜则阳病，阳胜则阴病"。"阳胜则热，阴胜则寒"。"重寒则热，重热则寒"。《素问·调经论》云："阳虚则外寒，阴虚则内热；阳盛则外热，阴盛则内寒。"所以，阴阳的消长失调形成的偏胜偏衰，就会出现发生疾病的病理现象。

（4）阴阳学说与疾病的诊断和治疗

《素问·阴阳应象大论》云："善诊者，察色按脉，先别阴阳。"张景岳云："凡诊病施治，必须先审阴阳，乃为医之纲领，阴阳无谬，治焉有差，医道虽繁，而可以一言以蔽之者，曰阴阳而已。"治疗则针对阴阳盛衰之偏胜进行补偏救弊，使之归复于"阴平阳秘"。《素问·至真要大论》云："谨察阴阳所在而调之，以平为期。"指出了调和阴阳是治疗的总的原则。如阳热太盛而损阴液者（阳胜则阴病），可损其有余之阳，用"热者寒之"之法；如阴寒太盛而损阳气者（阴胜则阳病），可损其有余之阴，用"寒者热之"之法；反之，若因阴液不足，不能制阳而造成阳亢者；或因阳气不足，不能制阴而造成阴盛者，则必须补其不足的一面，这就是内经"阳病治阴，阴病治阳"，以及王冰所说："壮水之主，以制阳光；益火之源，以消阴翳"的理论。这些都是从调治阴阳着眼，使之恢复于"阴平阳秘"的治疗法则。

（5）阴阳与养生防病的关系

人与自然界密切相关，人体内在的阴阳，往往会受到自然界影响而起变化，因此要保持体内"阴平阳秘"，必须做到与自然界的阴阳变化相适应。《素问·上古天真论》提出的基本原则是："和于阴阳，调于四时"。

季钟朴在"略论中医生理学的指导思想"一文中说："现代生理学中的对立统一规律几乎在各个生理系统、器官水平、甚至细胞水平、分子水平都离不开对立统一平衡规律的作用。例如神经系统的兴奋作用和抑制作用的对立统一，交感神经和副交感神经的对立统一，乙酰胆碱和肾上腺素的对立统一，内分泌系统的雌激素和睾丸酮的对立统一，各种消化腺的分泌和抑制分泌，消化道的蠕动和抑制蠕动，肾脏的利尿和抗利尿，细尿管的分泌和重吸收，各种肌肉的收缩与舒张，体温（皮肤、肺等）调节的保温与散热，血液的凝固与抗凝，感觉系统的光亮与黑暗感觉，颜色感觉的红绿与黄蓝，痛与抗痛，营养系统的消化、吸收、排泄、新陈代谢，呼吸系统中气体交换，心血管系统中心缩和心舒，全身体液的各种因素的对立统一调节平衡，酸碱平衡，离子平衡，还有免疫系统的抗原与抗体等等。

"尽管对立统一、动态平衡的规律在生命活动中无所不在，可以说它是生命现象中的普遍规律，但现代生理学并没有像中医学那样把阴阳作为整个医学的总纲，并没有把阴阳对立统一学说作为生理学的指导思想。现代生理学家像 Claude Bernard 以及 Cannon 提出了稳态平衡（Homeostasis）的概念，它的根据机体适应外界时调整整个机体内各部分作用，以保持机体内环境恒定这个意义上提出来的。而不是作为生理学的普遍规律和指导思想这样高度提出的。所以说中医生理学与现代生理学既有它的共同之处，又各有它不同的特点。”[3]

4.1.3　“亢害承制”学说

《素问·六微旨大论》在论述地理之应六节气位时提出六气主位之下各有一气承之，并总结为“亢则害承乃制，制则生化，外列盛衰，害则败乱，生化大病”，即为“亢害承制”学说。此学说在《内经》中只是作为运气学说六气运动变化的理论来提出，后世医家则在理论与临床中将其广为拓展。

1．“亢害承制”与五行相克

“亢害承制”学说认为，六气运动变化中存在相互制约关系，具体言之，“相火之下，水气承之；水位之下，土气承之；土位之下，风气承之；风位之下，金气承之；金位之下，火气承之；君火之下，阴精承之”。六气正常的运动变化是天地万物正常生化的必要条件，若其中一气过亢，就会破坏整体六气运动变化的正常进行，威胁到天地之间正常的生化，即所谓“亢则害”、“害则败乱，生化大病”。承制的意义在于使每一气的活动都受到监控，一旦某一气过亢，则能够制约该气的那一气要起而制约之，使其不能亢而为害，从而保证整体六气运动变化的正常进行，使生化复常，即所谓“承乃制，制则生化，外列盛衰”。

六气各有其五行属性，其相互承制实际上遵循和反映的是五行相克的关系。举例言之，“相火之下，水气承之”属于水克火，“土位之下，风气承之”属于木克土。通过相互承制使五行中每一行都受到监督和制约，使其不至于亢而为害，正是五行相克赖以保证五行整体的正常运动变化的重要原则。由此，我们更进一步认为，“亢害承制”学说可以说明，固然五行的相生相克无时不有，每一行都同时受到来自其他行的生与克的作用，但就其中具体的一行而言，这种以维护整体为目的的相克作用在其未亢之时是不占优势的，仅仅起到防范监督的作用；而只有当其既亢之后，这种相克作用才获得优势，显现出来，制约该行。如王履所言：“其不亢，则随之而已，故虽承而不见；既亢，则克胜以平之，承斯见矣”。正是伴随每一行的发展而发生的生克力量对比的变化，保证了五行整体的协调发展。

2．“亢害承制”与阴阳相制

与五行相克类似，阴阳之间也存在着相互制约的关系。以类相推，烟建华等人认为[4]，要想维护阴阳整体的协调发展，也应当存在着“亢害承制”原则的阴阳相制，而且这种为了维护整体而使阴阳任何一方所受的制约作用也必然是防范于其未亢之前，而显现于其既亢之后。试就天地言之，夏至日阳气偏亢至极，而一阴生，后四十五日，阴气微上，阳气微下，是阴起而制亢阳也；冬至之日，阴气偏亢至极，而一阳生，后四十五日，阳气微上，阴气微下，是阳起而制亢阴也。就人的生理现象言之，体温的上升与下降作用构成了一对阴阳关系。当升温作用达到一定程度，体温超出人体正常水平，即阳将亢而为害之时，降温作用就启动，通过出汗、减少运动等方式使体温恢复正常，此可谓是承阳之阴起而制之；当降温作用达到一定程度，体温低于人体正常水平，即阴将亢而为害之时，升温作用就启动，通过关闭汗孔、颤栗等方式使体温恢复正常，此可谓是承阴之阳起而制之。水液的蓄积与排泄与此相类，当水液蓄积到一定程度，超出人体正常水平时，排泄作用就启动，人的渴感减弱、饮水减少、尿液稀释、尿量增加，从而使水液的量恢复正常；当水液排泄到一定程度，低于人体正常水平时，蓄积作用就启动，人的渴感增强、饮水增多、尿液浓缩、尿量减少，从而使水液的量恢复正常。

3．从复杂系统看“亢害承制”

系统思想就其最基本的涵义来说，是关于事物的体性、相互联系与演化发展的观念。作为整体存在的系统，其各组成部分之间充满了各种联系。系统要想存在并且不断地演化发展，必须保持其内部的相对稳定，以适应不断变化的外部环境。所谓稳定，并不是说各组成部分静止不变，相反，各组成部分都有其职能所司，都处于不断的运动变化之中。因系统必须具有自我调控能力，协调其各组成部分之间的关系，使之和谐有序地活动，从而保证系统的稳定。若某一部分偏胜，就会恃强凌弱，亢而为害，破坏系统的稳定，威胁到系统的整体。系统必须监控每一部分活动，于此种危险出现之时，制其偏胜，使系统内部出现新的稳定。这种调节机制，就是“亢害承制”。

从控制论的角度看，在这种机制中，由于作为受控部分的系统组成部分活动增加，通过反馈机制传递至为控制部分的系统后，触发的反应是控制部分经部分发出指令使受控部分的活动减弱，因此，“亢害承制”是一种典型的负反馈控制。与所有负反馈控制一样，它的作用是使系统保持稳定。这种调节机制的实现对系统有两个方面的要求，一是复杂性，二是开放性。系统必须有一定的复杂性，也就是组成系统的各部分之间充满了各种的联系，包括互相制约的关系，这也符合亨廷顿所说的“复杂性产生稳定性”的原则；开放的系统能够不断与环境进行物质、能量、信息的交换，这就意味着“承乃制”可以借助与外部环境的交流来实现。我们认为，这是在系统内部偏亢部分已取得力量对比上的优势时，承制力量还能抑制偏亢并且最终使系统实现新的稳定的重要条件。以人体生理现象为例，在升温作用使体温超出正常水平时，降温作用除了通过减少运动等方式减少内部热量的产生外，还可以通过出汗等方式使热量向环境中输出，从而实现人体系统内部热量的正常。

这里我们要说明的是，通过“亢害承制”进行的系统控制，其目的是实现稳定，而非平衡，或者说不是在具体时刻上的势均力敌，“亢害承制”决不能等同于平均主义。系统各组成部分的功能不同，运作的时间规律也不同。系统要想发展，必须打破平衡，使各组成部分有序地活动，依次实现其各自的发展壮大，从而推动整体不断达到更高水平。在系统稳定地从低水平向高水平发展的过程中，就某一具体时刻而言，是不存在各组成部分的完全平衡的。根据耗散结构论，最小熵原理决定了系统最终走向平衡态或者熵产生最小的态——即尽可能靠近平衡态的态。也就是说，平衡是系统的最终归宿，而一个具有生命力、处于发展演化之中的系统，是具有稳定性而又远离平衡态的。“亢害承制”的系统控制，要保障的是各组成部分活动和谐有序的内部稳定，而不是平均各方力量。系统评价其某一组成部分是否“亢”、是否需要启动承制的力量，关键是要看该组成部分的运动变化是否超出了系统整体赋予它的职能、时间规律等所规定的正常范围。在其规定范围内通过发展实现壮大是每一个组成部分的职责。一旦超越这个范围，壮大到“亢”——危害到系统的程度，承制的力量就必须启动以抑制之，从而保障系统的稳定。

4.1.4 神机与气立

1．概念

神机气立一词，最早见于《素问·五常政大论》曰："根于中者，命曰神机，神去则机息；根于外者，命曰气立，气止则化绝。"在中医概念体系中，这是仅次于阴阳的高层次概念，是中医学术体系的重要组成部分。神机与气立，实为概括生命生化运动及其内外环境整体联系的两个重要命题。

神机气立学说认为：生命现象的存在必然具有其相对的独立性与稳定性，而决定其独立性、稳定性的内在力量就是神机，即所谓："根于中者，命曰神机"。神机，将五脏、六腑、经络、精、气等所有生命活动的功能与物质，结合成一个有机的整体。并表现为在内的阴阳之气总体的升降运动，以及在外的精神意识活动（即人体生命活动的集中表现）。

然而，生命活动仅仅依靠神机的力量是无法长期存在的，它必须与外界进行物质及信息的交换，也就是说，只有外界的阴阳之气能够顺畅地出与入，带来能量与信息，带走废弃物，才能保证生命活动的正常存在。这外界的阴阳之气即是气立，所谓："根于外者，命曰气立。"

2. 关系

虽然神机与气立的表现形式不同，但其实质是统一的，即生命的气化运动，现代生物学称之谓"新陈代谢"，所以神、气立的关系至为密切。就生命存在的外环境来看，"气立"是生命能够维持的前提和条件，没有气立的出入，神机就无法正常地存在与延续；就生命的内环境而言，"神机"是主宰调控生命活动的机制所在，没有神机的升降，气立对于生命而言也失去了存在的价值，两者相辅相成。所以《素问·六微旨大论》曰："出入废则神机化灭，升降息则气立孤微。故非出入则无以生长壮老已，非升降则无以生长化收藏。"神机与气立这种密不可分的关系，正是对生命体与外在自然界息息相关的真实写照，也是对天人相应思想所作的深刻的理论概括。

3. 运动形式

神机与气立，是生命气化过程，以气机的升降出入为基础，其中"神机"以升降运动为主，"气立"主要表现为气机的出入。气的升降出入运动是产生气化过程，即神机、气立的基本运动形式。

气立即"因气而立"之意，其对于生命活动的影响，可分为有形与无形两个方面：

有形，主要是指水谷与大气的摄入，如《素问·六节藏象论》曰："天食人以五气，地食人以五味。五气入鼻，藏于心肺，上使五色修明，音声能彰。五味入口，藏于胃肠，味有所藏，以养五气，气和而津生，津液相成，神乃自成。"又如《灵枢·平人绝谷》曰："神者，水谷之精气也。"气立这种有形的作用，对一生命活动有着直接的影响。一旦发生障碍，轻者会影响生命体的活动，如《灵枢·五味论》曰："谷不入，半日则气衰，一日则气少矣。"重者则会产生疾病甚至可以导致死亡。如《素问·生气通天论》曰："失之则内闭九窍，外壅肌肉，卫气解散，此谓自伤，气之削也"等等。

无形，主要是指五运、六气、四时等变化。它们与体内的营卫、气血、真气等的运行变化、盛衰消长有着密切的关系。从一日晨昏的变化，到一年四季的更替，以至六十年一甲子，甚至更长的周期变化。都对生命活动的存在发生着不同程度的影响。它们的变化规律与强度一旦出现较大的扰动，常常会引起疾病的发生，甚至会导致生命的死亡，如《素问·五运行大论》曰："从其气则和，违其气则病，不当其位者病。迭移其位者病，失守其位者危，尺寸反者死，阴阳交者死。"

然而，这些"气立"的过程也离不开"神机"的气化，如外界的生命物质进入人体后，需要"神机"，即体内气化活动进行加工利用，这个过程离不开脾升胃降，肝升肺降，心火下达，肾水上腾等"高下相召"、"升降相因"的回旋运动。

4. 阴阳平衡状态的具体描述

中医学通过神机气立学说，对阴阳平衡状态作了具体的描述。简言之，这就是神机、气立自身，以及两者之间的协调与平衡。神机一经形成后，就具有一定的自调性与抗干扰性。其自身的协调，就是生命活动内在的阴阳平衡。神机将人体生命活动的全部物质与功能概括地分为：太阳、阳明、少阳、太阴、少阴、厥阴"阴阳之气各有多少"（《素问·天元纪大论》）的六个部分。由于该六者各自阴阳属性的差异，导致了以达到整体阴阳平衡为目的的运动。这种运动可归结为开、合、枢三种形式：太阳太阴为开，阳明厥阴为合，少阳少阴为枢。通过开合枢的运动，六者处于相互协调、相互制约的状态之中，由此实现了内在的阴阳平衡。

气立自身的协调，就是生命活动所必需的外在环境的阴阳平衡。气立将其概括为"风寒暑湿燥火"六气，与"木火土金水"五运。它们各自的更替有序，以及两者之间相互加临时，生克制化的和谐与平衡为生命活动的存在提供了保障，如《素问·天元纪大论》所说："寒暑燥湿风火，天之阴阳也，三阴三阳上奉之；木火土金水火，地之阴阳也，生长化收藏下应之。天以阳生阴长，地以阳杀阴藏。"《素问·五运行大论》曰："上下相遘，寒暑相临，气相得则和，不相得则病"等。与此相关的推演及论述，在与干支甲子格局结合后形成了"运气学说"。气立的平衡，是一种在合理幅度内有规律波动的平衡。即当气立在一个较小的幅度内波动时，一般不会扰乱神机的平衡，只有当气立出现较大的波动时，才会干扰或破坏神机的平衡。

4.2 中医整体调控模式

4.2.1 阴阳调控模式

在中国古代，阴阳之气的量化有两套系统，分别源于不同的天文宇宙观。其一是二阴二阳系统；其二是三阴三阳系统。

1. 二阴二阳系统

二阴二阳系统是《易》的四象：少阳（对应春季）、老阳（对应夏季）、少阴（对应秋季）、老阴（对应冬季），此四象不涉及五行，纯粹以太阳的运动为准，"天地变化，必由阴阳，阴阳之分，以日为纪。日冬夏至，则八风之序立，万物之性成，各有常职不得相朴"（《汉书·魏相传》）。即冬至、夏至测准了，四时八节的次序就确立了。《系辞》强调以日月之义阐释阴阳，"一阴一阳之为道"实指二部分，一是太阳的周日运动，即以昼夜现象为主的阴阳变化；二是太阳的周年运动，即以寒暑现象为主的阴阳变化。

阴阳对于系统来说，具有角色的概念，二者对于维持系统的正常发展扮演着不同的角色。但阴阳之间的转化，并不是角色的转换，而是指阴阳之气的转化，即将阴完成其角色的能力转化为阳完成其角色的能力。阴阳的转化关系是与气的概念直接相关的，阴阳转化即阴阳之气的转化，阳气表现为系统对外做功的能力，阴气表现为系统储藏的能力。

维纳在控制论的研究中，提出“负反馈”原理，对“内稳态”的机制有了更深刻的说明。他在《控制论或关于在动物和机器中控制和通讯的科学》（1948）一书中提出：“一定形式的反馈不仅是生理现象中常见的例子，而且它对生命的延续也是绝对必要的。……我们内部组织中必须是一个由恒温器、氢离子浓度自动控制器、调速器等等构成的系统，它相当于一个巨大的化学工厂。我们把这些总起来叫作内稳态机构。”

在太极图所表示的二阴二阳（四象）系统中，“负反馈”体现在阴阳两方相互转化机制上，它们之间存在一定的相互转化结构。在这个系统中，阳为其向阴的转化在结构和机制上准备了条件，这就是少阴，它是阳的组成部分，是促使阳向阴转化的内在条件和驱动；阴为其向阳的转化在结构和机制上准备了条件，这就是少阳，它是阴的组成部分，是促使阴向阳转化的内在条件和动机。少阴既然是阳的组成部分，那么它的强弱就与阳的强弱直接相关。当阳的力量增强时，少阴就会增强，从而促进阳向阴的转化。同样，少阳既然是阴的组成部分，那么它的强弱就与阴的强弱直接相关。当阴的力量增强时，少阳就会增强，从而促进阴向阳的转化。二阴二阳系统的这一负反馈机制，使它成为一种内稳态机构，我们称之为二阴二阳调控模式。

现代的研究越来越有力地证明，机体是由无数个不同层次的双向控制机制所组成的一个大体系，在这个大体系中，几乎每一种正常功能活动和生理物质的平衡都是一个或多个双向系统共同参与调节的结果。各类双向控制的机制归纳起来有两种：互馈和反馈。互馈如核酸合成过程中嘧啶与嘌呤的平衡，细胞中 DNA 与 RNA 合成正常与否，取决于上述两种物质量的是否相等。而嘌呤与嘧啶的相等在于前者形成后就自动抑制其合成酶类，同时激活后者的合成酶类，后者的合成同时激活前者的合成酶类、抑制自身的合成酶类，如此循环往复。又如，正常情况下，中枢神经对自身兴奋与抑制的两个过程具有良好双向调节功能，这是一种互馈机制。兴奋过程本身有助于遗忘过程的产生，而充分抑制又有助于兴奋过程的加强。从物质上讲，既有抑制性神经元，也有兴奋性神经元。

在正常情况下，机体总是不断地通过双向调节来维持正常功能，当机体处于较轻的病理状态时也能通过若干双向机制使机体功能恢复正常。即使病理变化过于严重以致丧失自稳功能时，机体在不同病理状态下对中药双向作用敏感性的变化。例如，人参对中枢神经有双向调节作用，人参含有中枢抑制与兴奋的两类成分，其中作用较明显者如抑制成分 Rb1，兴奋成分 Rg1。人参总皂甙，既能兴奋中枢又能抑制中枢。前者表现为当人在工作学习或动物处于活动状态时，人参能明显提高工作和学习效率，增加动物自发活动次数或“学习能力”；后者表现为当人或动物处于睡眠状态时，人参能延长睡眠时间，提高睡眠质量。人参对中枢的双向调节作用是中枢固有功能的加强。中枢神经系统在不同情况对人参两类成分的相反作用表现出一定的选择性。在处于学习和工作状态时，对 Rb1 等物质的敏感性降低，而对 Rg1 等物质的敏感性增高；反之处于睡眠状态时，则对 Rg1 的敏感性降低而对 Rb1 的敏感性增高。

细胞信息是靠信息分子传递的。信息分子分为神经递质、激素、细胞因子、气体信息分子等。它们在功能活动中表现的阴阳五行之特性也是普遍的。例如作为神经递质的乙酰胆碱和去甲肾上腺素，二者在神经功能活动中及相应的分泌机制中所表现的消长平衡，互根互用，对立统一的特征是很明显的。乙酰胆碱释放增多，常导致副交感神经兴奋，而表现为全身大多数器官功能活动减弱，同时引起去甲肾上腺素分泌减少，从而表现为阴。而去甲肾上腺素分泌增多时正好相反，故表现为阳性。正常情况下二者保持动态的阴平阳秘。

少阳、老阳、少阴、老阴虽也是一种阴阳的量的分别，但不如《内经》三阴三阳理论细致完备。

2. 三阴三阳系统

《素问·天元纪大论》说："阴阳之气各有多少，故曰三阴三阳也。"实际上，在阴阳学说的发展史上，三阴三阳的问题至关重要，它不仅是中国传统医学对中国哲学范畴的重大发展，而且是阴阳学说当中一个质的改变，即从对阴阳的定性研究，转而为对阴阳双方的具体的定位、定量标定，而阴阳的由三到一、由一到三又指明了疾病的传变方向，由此三阴三阳本身就具有定位、定量、定性、定向四种含义。因此研究中医理论中的三阴三阳问题对重新认识中医理论框架有重要意义。

在《素问·阴阳离合论》中，岐伯曰："太阳为开，阳明为阖，少阳为枢，太阴为开，厥阴为阖，少阴为枢。"所谓开，当指释放与吸收。阖，有关闭、和合之意，应指储存能量。枢，指开阖之间的一种变频与转换能力。所以开阖枢是一种高度有序的、和谐的自组织行为。

在二阴二阳系统中，虽然存在系统阴阳转化即负反馈的内部机制，但这种转化并没有与外界联系起来，是一个孤立的系统。而三阴三阳系统则将系统的阴阳转化与外界的因素相互关联起来，其关联方法，就是在原有的二阴二阳系统中引入阳明和厥阴。阳明是系统中能够接受环境中的能量使系统由阴向阳转化的部分，厥阴就是系统中能够接受环境中的能量使系统由阳向阴转化的部分。阳明和厥阴是系统的组成部分，是系统接受外界能量的门户。两者对系统的作用使系统的阴阳转化直接与外界因素联系起来，从而为建立基于阴阳系统的复杂系统准备了条件。三阴三阳系统的上述关系可以由下图简单地表示。

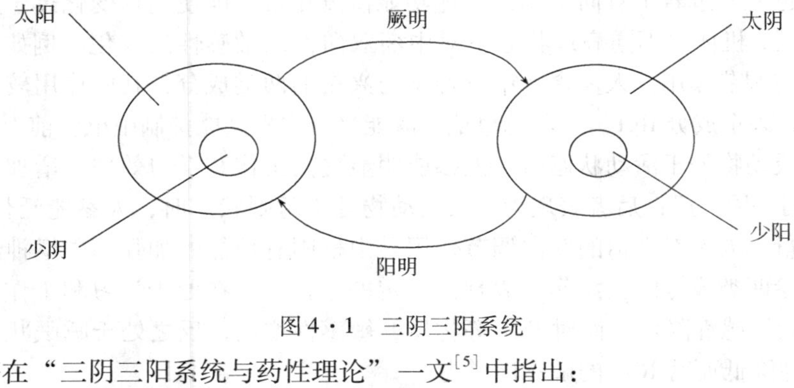

图4·1　三阴三阳系统

王耘等在"三阴三阳系统与药性理论"一文[5]中指出：

（1）利用上述模型以及三阴三阳固有的关系再来看藏象学说、经络学说、《伤寒论》

的六经辨证、君火相火论、乙癸同源论、五脏之脾胃论、金水相生论等众多学说，就可以看出，各学说都是依赖于同样的模型建立起来的，只不过不同的学说所强调的重点不同。利用这一模型来分析中医基础理论和各家学说，容易把握住中医的主线，而不会陷入中医文献的汪洋之中。

（2）三阴三阳模型不但能够在中医基础理论中发挥重要作用，而且在现代生命科学的研究中同样具有重要的作用。下面就蛋白质磷酸化系统与三阴三阳系统的关系进行讨论。蛋白质的磷酸化对于蛋白质正常功能的发挥具有重要意义，并且广泛存在于多种信号通路中。蛋白质磷酸化具有双向调节的特点，未磷酸化的蛋白质能够在蛋白磷酸化激酶的催化作用下发生磷酸化，磷酸化的蛋白质能够在蛋白磷酸酶的催化作用下发生去磷酸化。由蛋白磷酸化激酶和磷酸酶共同调节的蛋白质磷酸化系统的内部条件是蛋白质本身的磷酸化位点，磷酸化位点也存在磷酸化态和未磷酸化态两种状态。从蛋白质磷酸化系统各部分的作用来看，磷酸化的蛋白质是此系统中的活性状态，能够直接作用于其他生化反应，是此系统中直接作用于外界的因素，根据三阴三阳系统的定义，属于太阳；未磷酸化的蛋白虽然不能对其他生化反应产生影响，但却可以通过磷酸化转化为活性态，是活性的一种储备，从三阴三阳的定义上来看，为太阴；作为能够接受外界因素影响对磷酸化过程进行调节的蛋白质磷酸化激酶和磷酸酶则分别对应于三阴三阳系统中的阳明和厥阴；作为内部因素对蛋白质磷酸化状态具有决定性影响的磷酸化位点的磷酸化状态和未磷酸化状态则分别对应于三阴三阳系统中的少阴和少阳。虽然国外学者没有从阴阳的原理出发，但也已经得到类似的模型，利用其对生化反应系统进行模拟，为理解系统的动态特征和机制提供了单纯利用传统生化实验所不能得到的结果。

通过上述例子可以看出，三阴三阳系统能够在不同层次上表征不同系统的功能性特征，除了上面列出的例子以外，生物体的很多具有双向调节和动态平衡特征的适应性功能系统也都可以用这一模型来表示。不同层次上的系统都能够用三阴三阳系统来描述，说明了三阴三阳系统是生物系统本身在功能上所存在的自相似结构，对这种自相似结构的把握有利于从多层次上理解生物体的动态特征。三阴三阳系统的应用，为中医药理论与现代生命科学研究结果的融合提供了条件。

（3）在三阴三阳系统基础上，进一步阐述了传统中药药性理论的思维方式和方法，并将这种思维方式应用于中药组分和成分药性理论的建立，为解决目前组分配伍没有理论的问题提供了一条思路。此模型能够用于不同层次的微观系统建模，为在微观层次上应用中医药的思维方式提供了条件，为中医药研究中宏观与微观的结合奠定了基础。基于此模型所建立的中药药性理论的描述方式，不但能够与传统的中药药性理论一致，而且能够利用传统中药药性理论的思维方式建立能够容纳组分和成分的药性理论。

本文从复杂系统的角度提出了三阴三阳系统的建模方法，这为基于三阴三阳系统的建模提供了基本手段。在药性理论方面，本文只讨论了利用三阴三阳模型构建能够兼容饮片、组分、成分的药性理论的可能性，以及这种药性理论的基本形式，并没有对个别药物进行具体地研究。这也是在以后的工作中需要开展的研究内容。

即使如此，本文所提供方法的强大兼容能力，已经为中医药基础理论的现代化创新提供了一种新的思路，体现了中医药现代化过程中所必须坚持的“继承不泥古，创新不离宗”的基本思想。

4.2.2 五行调控模式

1. 五行学说

戴永生[6]认为，五行学说一源而三歧。即源于古代五行自然观后向三个方向发展。一是沿着儒家“治国”五行发展，用以解释社会伦理以维护统治者利益，是唯心的形而上学；二是沿着道家“治身”五行发展，含有朴素的辩证思想；三是中医五行继承了黄老之学，用以解释人体生理病理，指导疾病诊断与治疗，推动着中医学发展，属应用学科中的哲学思维方向。

五行，滥觞于五方观念。据甲骨文记载，殷人把商朝领域称为“中商”，而与东南西北四方并列，在胡厚宣《甲骨学商史论丛初集》中就有“东方曰析，凤（风）曰，南方曰爽，凤曰，西方曰，凤曰彝，□（北）□（方）曰□，□（凤）曰”记载。可以说五行的“五”，起源于古代先民对五方的崇拜；并结合察北斗、分季节，随着日地相对位置的改变，以及地面接受阳光不一和气流不同，宇宙万物也呈现不同的生化过程，这是最早用五方观察总括了时空和物质的统一运动。随后在《左传》“水火金木土谷谓之六府”的基础上，载有水火土金水“五材”说。从《国语·郑语》五行相杂“以成百物”的认识，透露出先民们欲从五材的相互关系中把握宇宙有形物质变化的总体意图，是为五行自然观。而先秦著作《尚书·洪范》正式命名五行：“一曰水，二曰火，三曰木，四曰金，五曰土”，说明了五行属性是“水曰润下，火曰炎上，木曰曲直，金曰从革，土曰稼穑”，并揭示了“五行之为物……其相生也，所以相继也；其相克也，所以相治也”的物质运动变化规律，这些为五行学说形成奠定了哲学基础。所以郭沫若说：“五行……本来都是从自然现象引出来的，它的原始观点，并非唯心的胡诌”。

《内经》吸收了道家“治身”的五行思想，扬弃了儒家“治国”五行，纳入了著名军事家孙武和逻辑思辩家墨翟的“五行无常胜，说在多”的观点，并将自然科学与医学经验熔铸一体，在《灵枢·阴阳廿五人》中提出了“天地之间，六合之内，不离于五，人亦应之”理论，进而以“五”为基教，根据五行生克制化关系阐释自然界与人体生命活动的同步变化规律。至此，五行逐步由朴素唯物的自然观发展成朴素思辩的方法论而引入中医学，形成中医特有的五行学说，表现在以下方面。

（1）确定了五行在运气学中类比属性

《素问·五常政大论》有五运平气是“木曰敷和，火曰升明，土曰备化，金曰审平，水曰静顺”。五运不及是“木曰委和，火曰伏明，土曰卑监，金曰从革，水曰涸流”。五运太过是“木曰发生，火曰赫曦，土曰敦阜，金曰坚成，水曰流行”，进而阐明自然气候对人体影响。

（2）五行推演绎络事物

这种演绎归纳见于《素问·阳阳应象大论》《素问·藏气法时论》《素问·宣明五气》《素问·血气形志论》《素问·八正神明论》等。一是五行直接演绎自然界的五音、五声、五方、五香、五季、五气、五味等，二是间接演绎人体的五脏、六腑、五官、形体、情志等。

（3）五行生克乘侮规律

其一，相生关系在《灵枢·五乱》中有“五行有序，四时有分”，四时五季依木火土金水相生，并结合人体相生记载于《素问·阴阳应象大论》“风生木，木生酸，酸生肝，肝生筋，筋生心……”。其二，相克关系见于《素问·宝命全形论》：“木得金而伐，火得水而灭，土得木而达，金得火而缺，水得土而绝，万物尽然，不可胜竭”。进一步联系人体，在《素问·五脏生成》指出：“心之合脉也……其主肾也；肺之合皮也……其主心也；肝之合筋也……其主肺也；脾之合肉也……其主肝也；肾之合骨也……其主脾也。”其三，五行无常胜，它在《素问·五脏生成》中有“制则生化，外列盛衰”和《素问·六微旨大论》有“亢则害，承乃制”的五脏制化规律记载。而《素问·五运行大论》的“气有余，则制己所胜而侮所不胜；其不及，则己所不胜侮而乘之，己所胜轻而侮之”，揭示了太过五行乘侮与不及五行乘侮的正反传变规律。

2．五行—五脏调节模型

张其成[7]认为，中医学五行—五脏模型不仅提供了一套生命功能状态模式，而且提供了一套治疗疾病的功能调节模式，五行—五脏模型采用五行相生相克原理，说明疾病在五脏之间的转移、传变过程以及疾病调治、康复的过程。该模型考虑到时间、空间、层次等因素，采用了多种调节方式，长期实践证明五行—五脏调节模型在临床上是有效的，因而也是有意义的。五行—五脏模型不是形态学模型，只是一种超形态、关系型的功能分类模型。五行—五脏调节模型的意义主要表现在不同的调节方式上，可归纳为：外在调节、内在调节、自组织调节；即时调节、后时调节、前时调节；一元调节、二元调节、多元调节。

例如，一元调节，就是在五脏功能失调时，只对本脏一个脏的功能进行调节，如心火亢盛则清心泻火，心阳虚则温补心阳，肝阳上亢则平肝潜阳等。一元调节是一种直接性调节。二元调节，就是在本脏失调时，通过对与之有关的另一脏的调节，而使本脏达到稳态平衡。如《知医必辨·论肝气》说：“心为肝之子，急则泻其子，一法也；肾为肝之母，虚则补其母，二法也；肺为气之主，肝气上逆，清金降肺以平之，三法也。”就心与肝而言，肝为母、心为子，如果肝气旺，则采用泻心火的办法，即“实则泻其子”；就肝与肾而言，肾为母、肝为子，如果肝阴虚，则可采用补肾水即滋水涵木法，也称为“虚则补其母”；就肝与肺言，肺金克肝木，如肝气上逆，可以用降肺水以制约上逆的肝气。这是一种间接的“隔一”的调节方式。多元调节，就是通过两个以上的脏的调节，而使受病之脏达到动态平衡。如《难经·七十五难》所谓的“东方实，西方虚，泻南方，补北方”，就是肝（东方木）、肺（西方金）、心（南方火）、肾（北方水）等脏的多元多向调节，肝盛肺虚，可通过泻心补肾而得以调节。肝木盛则泻心火，是二元调节“隔一”调节；肝木盛则补肾水，则是多元调节、“隔二”调节，因为补肾水则制心火，而制心火则平肝木；肺金虚则泻心火，是二元调节“隔一”调节，因为心火克肺金，泻心火以后则受克的肺金就转弱为强；肺金虚则补肾水，是多元的“隔二”调节，因为补了肾水则泻了心火，泻了心火则减轻了对肺金的克制，等于补了肺金；也可以是多元的“隔三”调节，因为补了肾水则泻了心火，泻了心火则平了肝木，平了肝木，则减轻了对肺气金的反克，也等于补了肺金；还可以是二元的“隔一”调节，因为肺金生肾水，补了肾水及则可以壮肺金母。总之，“隔二”、“隔三”的调节均属于多元调节。

3. 五行生克模式与基因

中医学是从人体整个情况中从整体联系的角度来认识人体疾病的。它把人体看成一个有精密的自动调节和控制的系统，用五行学说作为五个系统，把复杂的机体以心、肝、脾、肺、肾五大系统作为中心，认为这些系统之间的相互联系，互相调节控制，使人体内部并与外界环境保持动态平衡状态与稳定。具体地说，这五大系统之间有生我、我生、克我、我克四种关系，亦即四个不同系统，加上自身系统，因而构成了四种关系，五个方面。这种克中有生、生中有克的相反相成的观点，基本上反映了控制论中，反馈论中的输入与输出的相互作用。同时也说明了用五行来分类，有着动态信息分类的客观科学依据。由于五行代表的每个系统，既是控制系统，又是被控制对象，故其自动调节及其反常结果的原则即在于："亢则害，承乃制"，"制则生化，外烈盛衰，害则败乱，生化大病"，这种论述是极精辟的。这就是说，中医的五行理论是从人体的生理病理变化之间的关系中概括地抽象地代表其变化本质的单位。这犹如数学本身就是从具体的客观的千变万化的物质运动形态中抽出其中变化的本质而归纳为一个数学问题一样。这样，就我们"可以撇开各种具体的运动形态的特点，……对中医独特的生命与疾病模型结构的调节和控制机能作出种种深刻的科学结论。"事实上，这种系统的研究方法，已为现代科学研究的方法论与研究成果所证实为极其科学的。

例如，以前我们一直把五行关系理解为在一平面上的一闭环状循环结，生生克克，往复无穷，而实际上，这只是对于较低等的运动形式而言；对于像人体这样较复杂的生命运动，仍这样解释就很牵强。可以发现，如果将阴阳五行综合，并润之以若干个拷备，就是阴阳五行双环，这与大肠杆菌等低等生物的环状 DNA 结构很相似；将其环打开，并向两端延伸，就成为类似人类等高等生物 DNA 双链的螺旋状开放的立体结构，我们称之为阴阳五行双链模式。下面本文借用一些现代分子生物学理论，对阴阳五行双链结构作一简单的描述。

（1）双链中每一条单链内的五行关系

从分子生物学角度来说，双链结构中最基本的功能单位，即 DNA 中具有生物学效应的片段，是基因。基因有结构基因、启动子、增强子、终止子、顺式作用元件等等之分，而用我们的五行学说来看，基因之间的关系不外乎五类：对于某一基因来说，不外乎生我、我生、克我、我克及同行五种关系。如：对于某一结构基因来说，有促进其表达的启动子等，即生我；亦有抑制其表达的终止子等，即克我；同时它被激活后，亦必然有它所促进其表达的基因，即我生；也必然有它所抑制其表达的基因，即我克。同理，对于某一启动子、终止子等均有其生我、我生、克我、我克者。这种五行关系如：木→火→土→金→水→木每运行一周之后，就又会走到同行，看似又回到从前，其实同行而不同位，亦不同辈，这是在时间及空间上依次的程序性的表达。只有在前者表达的基础上，才会有后者的表达；后者的表达是前者的延续、发展，并不是重复。

（2）双链的相互关系

双链结构中二链一阴一阳，一主一从，相随相伴。一般情况下，每条链上的每一单位（设为本我）与对面链上最近的单位必是生我或我生；如果是克我或我克，就代表着双链局部的解链、分离，接着便是复制或转录；如果是同行，则表示该细胞中有完全相同的两套染色体，是细胞分裂的开始。

4．五脏网络调节学说

易杰等提出五脏网络调节学说[8]，认为在《周易》《黄帝内经》藏象学说中已初见倪端。五脏本质的研究，做了大量的工作，取得了较大的成绩。诸多医家根据理论探讨，实验数据及临床经验，提出了许多假说，进一步丰富了五脏网络调节思想。具有代表性的假说主要有以下五种：

（1）五脏层次论：它是依据五行的配属关系，即五行脏象说。五脏病传变规律和五脏层次的诊断标准以及临床实践的指导，均体现了五脏层次关系。

（2）五脏三胚层说：五脏形态学基础来源于三胚层组织，某脏即是对某胚层分化的某类组织的归纳。三胚层分化组织与中医五脏有着非常明确的对应关系。肝应外胚层；心应外胚层及中胚层；脾应中胚层、内胚层；肺应内胚层；肾脏应中胚层。

（3）五脏自控大系统：在五脏中，根据五脏间的关系，以络脉连接，由“气信息”传递调控，则任意两脏都可以组合成一个负反馈系统。在系统中每一脏既是“控制器”——控制其他脏；同时，也是“被控制对象”——被其他脏所控制。任意两脏相互调控形成负反馈系统。共 10 个负反馈系统，构成了一个五脏自控大系统。各层次系统中有“气信息”传递调控。

（4）“五藏”是人体功能子系统：根据实验研究和临床研究成果，提出“五藏”中每一“藏”都是一个涉及多器官、多系统的相对独立的“功能性单元”。中医脏象学说的每个脏腑，实际上都是以“综合功能”为基础，辅以某些解剖结构而组合成的“系统层次”。

（5）五脏是人体生理调控模板的论说：认为五脏是对人体整体“应时而变”调控机制的分类概括，五脏实质是机体在“应时而变”调控过程中形成的功能性结构。

以上观点，将中医思维和现代医学思想相结合阐述五脏及其相互关系，体现了整体、联系、动态的思想，也孕育了不同方式的网络联系。五脏层次论以五脏为中心，通过经络，联络形体、官窍，形成了纵横交错的网络。三胚层说是从发生学角度，由同胚层的共性探讨五脏之间的联系。虽与中医整体思想有一定距离，但也在一定程度上反映了五脏之间的网络联系。五脏自控大系统是从信息论、系统论的角度，探讨五脏之间的反馈机制，反映了中医的整体思想，但也是粗线条的阐述。五脏是人体功能子系统与五脏自控大系统，有着异曲同工之处。生理调控说融入了信息论、系统论和现代科学技术，为网络思想提供了现代科学依据。可见，利用现代科学技术探讨中医五脏本质，从不同角度体现了网络的思想。

五脏调控系统观是中医学直接以人身活体作为观察和研究对象，整个动态地研究其生理、病理过程。这种整体的非特异性的调节理论与现代医学 NEI 网络学说有着很多联系之处。中医五脏本质的现代研究充分证明了这一观点。如中医肝脏象本质与神经系统、神经—体液系统调节因素密切关系；中医肾脏调控理论所描述的“肾应冬”是 NEI 网络及细胞信号转导调控机制在冬季调控状态的整体反应。但二者又不完全一致。二者在形成背景和理论内涵上存在一定的差别。五脏网络调节理论与 NEI 网络理论极其相似。尽管二者之间存在一定差异，但以此为切入点加以研究，将会为中医五脏生理病理研究提供更为具体、精确的现代科学依据。同时，也可能为血液生成、水液代谢等生命活动本质提供新的依据和思路。

4.3 中医调控体系

4.3.1 中医经络调控系统

1. 中医经络学说

最早的经络描述见于长沙马王堆汉墓帛书，由于太简要而不便考证。作为建立系统而全面经络理论和针灸技法的原始经典非《内经》莫属，后世诸多经络针灸专著虽有发展，但都是以《内经》为根本基础和整体框架，而且是按照《内经》原文引用。

经络学说是中医基础理论的重要组成部分，它同阴阳学说、五行学说、藏象学说、气血津液学说等作为中医学术的核心理论，数千年来指导着中医理论的发展和临床辨证论治。

经络学说以十二正经为主体，包括奇经八脉、经筋经别、皮部等内容，经络内属于脏腑、外络于肢节，完成“行血气而营阴阳，濡筋骨，利关节”的生理功能，可“决死生，处百病，调虚实”，贯穿周身上下内外，使人体形成一个有机的整体，完成运行气血、协调阴阳、抗御外邪、反映病候等生理病理作用，因而“不可不通”。

2. 从复杂性科学角度看经络

近年来，关于复杂网络的研究正处于蓬勃发展的阶段。其研究者来自图论、统计物理学、计算机网络、生态学、社会学以及经济学等各个不同领域。网络可以用来描述人与人之间的社会关系，物种之间的捕食关系，词与词之间的语义联系，计算机之间的网络联接，网页之间的超链接，科研文章之间的引用关系，以及科学家之间的合作关系，甚至产品的生产与被生产关系。网络还可以作为现象的背景舞台，例如在社会关系网络上讨论舆论的传播，接触关系网络上讨论传染病的传播，计算机病毒在 Internet 网络或邮件网络上的传播，在引文网络上研究新思想的提出与传播，在科学家网络上研究科学家之间的相互影响等。网络与现象结合还可以用来讨论网络的稳定性等结构与功能关系，例如在食物链网络上讨论个别或部分物种灭绝对整体生态系统的影响，在不同的网络上讨论传染病传播的控制，在科学家网络中讨论某个领域中不同的科学家的影响力对网络演化的影响。此外，网络本身的演化过程也是一个有趣的问题，例如 Internet 网络的形成被认为是无限定原则的，但是它却展现了一些重要而普适的结构特征与稳定性，再比如，对于某一个学科内的引文网络与科学家网络的演化机制的研究，有可能给出促进科学发展的新的方案与模式。

统计物理与图论都是研究这种共性的有力工具。网络 $G=(V, E)$ 作为图论的概念是指由一个点集 $V(G)$ 和一个边集 $E(G)$ 组成的一个图，且 $E(G)$ 中的每条边 e_i 有 $V(G)$ 的一对点 (u, v) 与之对应。记顶点数为 $N=|V|$，边数为 $L=|E|$。如果任意 (u, v) 与 (v, u) 对应同一条边，则称为无向网络，否则为有向网络；如果任意 $|e_i|=1$，则称为无权网络，否则为加权网络。从统计物理学的角度来看，网络是一个包含了大量个体以及个体之间相互作用的系统，是把某种现象或某类关系抽象为个体

（顶点）以及个体之间相互作用（边）而形成的用来描述这一现象或关系的图。[9]

戴汝为院士在“复杂性问题研究综述：概念及研究方法”一文[10]中认为开放复杂巨系统的开放性与的复杂性的含义为：

（1）开放复杂巨系统的开放性的含义

主动适应和进化开放复杂巨系统的开放性有两重含义，下面分别说明。

①系统不可避免地会受外界的影响。物理中的相变系统即是一例，如铁磁体的磁性随外界温度的变化。

②主动适应和进化的含义。以经济系统为例。在某种程度上，经济系统可以和生命进化系统相类比。只是，经济系统中的个体具有一定的“预见性”，这种预见性来源于个体间的交互（如通过学习获取知识）。更重要的是，来源于个体和外部环境的交互（这方面最明显的例子就是股票市场）。由于个体的“预见性”，个体可以根据外部环境的变化，主动地、适应地改变自己的决策方法和行为，“子系统之间关系不仅复杂而且还随时间及情况有极大的易变性。对这种系统而言，个体的“预见性”或对外界的适应性和系统的开放性，使得系统的动力学行为具有一种“进化”的含义。Kauffman曾做过类似的工作以模拟两个物种进化的过程，但在其模型中，个体无法主动地适应地变更自己的行为，只能被动地适应外界的变化。

（2）开放复杂巨系统中“复杂”的含义

这个问题已被阐述得很清楚，一是子系统的种类繁多；二是系统的层次复杂；三是子系统之间相互联系与作用很强。

中医学认为经络是沟通机体各器官的联络和调节系统。经络理论认为，五脏六腑各有所属的经脉，这些经脉贯穿于脏腑之间、脏腑和体表之间。内而通过经脉的络属，形成脏和腑之间的表里关系；外而与四肢百骸、五官九窍、筋肉皮毛等建立各有所属的联系。由于经脉的周而复始的运行，使脏腑与体表经穴之间形成紧密联系。如《灵枢·海论》说：“夫十二经脉者，内属于脏府外络于肢节。”《针灸大成·卷四》：“经脉十二，络脉十五，外布一身，为血气之道路也”。按经络理论，人体的联络系统是由十二经脉，十五络脉，奇经八脉，十二皮部和头、胸、腹、胫之气街以及孙脉所组成的。这个联络系统可以理解为是一个遍布全身的网络系统，起着疏通气血，传递信息的作用。故内脏有疾，可以通过经络的途径而反应到体表，而体表受到刺激时，亦可以通过经络将其信息传导于相关的脏腑。

从复杂性科学角度看经络，经络是复杂网络。机体通过经络系统，可以根据外部环境的变化，主动地改变自己的决策方法和行为，以适应外界环境的变化。

从复杂性科学角度看，经络与血管（脉）网络、神经—内分泌—免疫网络（NEI）关系密切。下面我们从三个方面进行探讨：其一是从经络学说的起源考证；其二是从中医经典文献探讨；其三是现代科学实验研究。

3．从经络学说的起源考证

李瑞、谷世喆从经络学说的起源作了认真的考证后选文[11]认为：“经络是古代对‘脉’（血管系统）的认识结合临床针刺感传等诸多因素，在整体论思想的指导下形成的一个特殊的循行通路，它既不同于单纯的血管，也不只是循经感传的简单描述，而是在中医整体观的指导下，结合临床实践观察，并用阴阳五行理论分析综合后的一个理论体系。它基于具体的血管存在，又超越了血管的固定形态，经整体化联系、推理、演变及功能作用的综合而抽象出来的一个人体功能系统。它是与藏象理论密切相关的人体内外上下的联系途径。”

4．从中医经典文献探讨[12]

王佩、庄鼎从中医经典文献探讨作出如下结论：“中医经典文献对经络的结构与功能有精辟的论述和比较明确的记载。这些论述和记载，为我们今天探讨经络实质，提供了重要理论参考。”“纵观中医古典文献对经络的各种记载，可以概括为：‘经络是运行气血的通道’，是一个物质运输系统和功能调节系统。至于经络系统的物质基础是什么？季钟朴在其‘经络研究思路的探讨’一文中说：‘这个系统的物质基础究竟包括哪些内容？是否有新的尚未被发现的形态结构呢？他认为古人所见的是血管、神经（血脉、经脉），今人所见的也是神经、血管，没有见到别的，要想发现特殊的经络形态结构，迄今均告失败。但经络现代研究却发现了现代生理学所没有的新功能，即经穴脏腑相关。新功能的生理过程在什么基础上进行的呢？可能是新的，更可能是老的。’所谓‘气’、‘血’，它是维持机体正常生命活动的最根本的物质基础。而且是如环无端，周而复始地循行于经脉之中，以发挥包括血液循环，气体交换，消化吸收，体温调节，能量代谢，防御免疫，生殖排泄，神经调节和内分泌调节等全部生理功能。从这个意义上来理解经络，是把经络学说置于坚实的科学基础之上。”

5．现代科学实验研究

现代医学对生命规律的认识逐步由整体器官水平向细胞分子乃至基因水平深入。在不断发现新事物新现象的同时，越来越重视机体整合调控机制的探索。大量研究资料表明，机体各细胞、器官、系统的功能活动不仅依靠神经内分泌系统的调节，而且有赖于免疫系统的参与。神经内分泌免疫（NEI）三大系统在自身保持平衡协调的同时，完成对内环境稳态及循环、呼吸、消化、泌尿、造血、生殖等系统的调节整合。

张燕华提出“经络—神经内分泌免疫网络”的新概念[13]。大量的资料表明，经络系统与神经、内分泌、免疫网络的各个系统均有十分密切的联系。

（1）经络系统与神经系统的关系

现代研究表明经络与神经系统，特别是中枢神经、周围神经、植物神经均有联系，其中与中枢神经系统的关系尤为密切，而神经递质则起到了关键性的作用。经络与中枢神经的关系表现在经络感传与中枢神经的关系上。如针刺对中枢内源性阿片样物质（OLS）的作用；针刺对中枢5－羟色胺（5－HT）的作用；针刺对中枢环核苷酸的作用等。此外，经络与周围神经的关系，经络与植物神经的关系，经络与神经传导通路的关系，针刺与神经传入途径的关系，针刺与神经传出途径的关系等都体现了经络与中枢神经的关系十分密切。

（2）经络系统与内分泌系统的联系

经络与内分泌的联系主要表现在针刺影响内分泌激素的释放，其中神经系统在这一过程中起到了主导作用。经络与内分泌系统的关系从针刺对垂体β－END的作用、针刺对脑垂体后叶的影响、针刺对脑垂体—甲状腺系统的影响、针刺对脑垂体—性腺系统的影响、针刺对交感神经—肾上腺髓质系统的影响中可反映出来。这些影响是通过整个神经反射弧而产生，通过神经传入传出途径实现的。

（3）经络系统与免疫系统的联系

经络与免疫系统有直接关系的证据是与淋巴系统的联系。经络通过其腧穴与淋巴管的相互位置关系，使经络与免疫系统的联系在形态学上有了基础。此外，胸腺与针刺效应关系的研究也提供了经络系统与免疫系统密切相关的证据。机体免疫功能的调整也依赖于胸腺的功能完整，针刺可以延缓胸腺退化或萎缩；提高淋巴细胞转化率；诱使淋巴细胞产生干扰素；促进白细胞介素升高等等。机体的胸腺功能发生异常时，针刺的效应也受到影响。

（4）经络—神经内分泌免疫网络

长期的观察和研究证实，经络系统是一个与机体多系统紧密联系又有明显区别的独立的体系，除了有其独特的经络循行感传线路、腧穴定位及治疗作用外，还有特殊的结构和形态学基础。

☆　经络感传的独特性具有以下几个特性：①感传路线的独特性；②感传速度的独特性；③感传电位变化的特殊性；④感传低阻抗的特殊性；⑤感传与五官脏腑联系的特殊性；⑥针灸感传与疾病有密切关系。

☆　经络系统结构上的独特性：经络与机体的神经、血管、淋巴管均有密切的联系，但也存在一定差异，其中任何一种结构均不能完全取代经络，并对经络现象做出完整的解释。经络与现代医学神经、内分泌、免疫系统有密切关系，在结构、形态、功能上与神经—内分泌—免疫网络在更高一个层次上形成了一个新的网络。

经络系统与免疫系统相联系的经络－神经－内分泌－免疫网络是指由人体经络系统、神经系统、内分泌系统、免疫系统共同组成的一个网络状的结构和功能体系。在这个网络体系中，各子系统均有其独立的结构、通路和功能；同时各子系统又纵横交叉，形成新的更高层次的结构、通路和功能，且互相影响、相互作用，产生特定的信息和物质，并通过一定的传输形式到达一定的部位，发生特定的作用。在这一体系中，腧穴是信息的反应点和接收点，经络系统主要输送和传布信息；神经系统则是其输转信息的中心和枢纽；内分泌系统负有整合信息、交换物质的功能，而免疫系统则是针灸作用的效应组织、器官和信息反馈调节系统。这一网络是针灸对免疫产生作用的重要体系和具体途径，在针灸调节免疫的作用中有十分重要的作用。针灸作用经络腧穴，影响神经系统发生变化的同时，也引起了内分泌和免疫系统的一系列变化；而免疫与内分泌系统的变化，再反作用于神经系统，以及免疫系统再作用于内分泌系统，从而对机体的免疫功能产生综合、整体和反馈的调节作用，由此构成了一条经络－神经－内分泌－免疫调节网络、调节通道。

研究表明，针刺是对机体多个系统的多种功能同时产生影响的，因此，针刺效应不是通过影响机体某个系统或某种功能，而是一种综合、整体调节，具体地影响到经络－神经－内分泌－免疫网络而发挥免疫调节作用。

4.3.2　肾－神经－内分泌－免疫网络学说

以沈自尹院士为首在长时期科学研究的基础上，发现中医学肾/命门与 NEI 网络存在本质联系，其调控中心在下丘脑，并提出肾—神经—内分泌—免疫网络学说。并在此基础上，通过“以药测证”的科学实验研究，进一步提出肾虚证两大基因网络调控路线图谱。

1. 中医关于五脏之中谁主调控的理论

《内经》认为，人体机能活动的物质基础是精、气、血、津液等，而精、气、血、津液的生成和转化，又是脏腑生理活动的结果。脏象学说是中医生理学与病理学的集中体现，在整个中医理论体系中占有极其重要的地位。“藏居于内，形见于外，故曰脏象”。藏，是藏于体内的脏腑；象，是形见于外的生理病理现象。心、肝、脾、肺、肾五脏和小肠、胆、胃、大肠、膀胱、三焦六腑及脑、髓、骨、脉、胆、女子胞奇恒之腑各有专职，产生并维持机体的生命现象。这种脏腑名称虽与现代解剖医学的脏器名称相同，但其生理学与病理学意义则不能等同。暂且不论中医脏腑的实质是什么，如果站在现代医学角度，将五脏分成五大系统，那么五脏之中是否存在着象西医 NEI 网络那样的调控中心？回答应该是肯定的。如果没有则五脏之间盛不得抑，衰不得扶，怎能维持机体的动态平衡及与自然界的统一？各脏腑，组织，器官的功能活动不是孤立地各司其是，而是相互依赖，相互制约，以气血阴阳为共同物质相互传递信息，保持整体的协调和统一。问题是：五脏之中谁主调控？

自《素问·灵兰秘典论》与《灵枢·邪客》提出“心者，君主之官，神明出也”及“心者，五脏六腑之大主”的观点后，历代医家大多认为心是五脏调控中心。但是明代医家赵献可、张景岳则指出机体的调控中心不在心而在肾/命门。

命门之名，始见于《内经》，中医学命门义理转易始自《难经》，至明代命门学说形成。考《内经》“命门”凡三见，《灵枢·卫气》“太阳之本，在根以上五寸中，标在两络命门。命门者，目也。”《素问·阴阳离合论》“太阳根于至阴，结于命门，名曰阴中之阳。”《灵枢·根结》“太阳根于至阴，结于命门，命门者，目也。”

对命门进行全面论述的当推《难经》，《难经》不仅明确提出右肾命门观，而且有着比较系统的命门理论。《三十六难》云：“肾独有两者，何也？然，肾两者，非皆肾也，其左者为肾，右者为命门。命门者，诸精神之所舍，原气之所系也，男子以藏精，女子以系胞。”《三十九难》云：“左为肾，右为命门。命门者，诸精神之所舍，男子以藏精，女子以系胞，其气与肾通。”《八难》云：“所谓生气之原者，为十二经之根本也，谓肾间动气也。此五脏六腑之本，十二经脉之根，呼吸之门，三焦之原，一名守邪之神。”《难经》之论述指出了命门的位置、本质、功能，为命门学说奠定了基础。其中明确指出命门是精、气、神之根源，元精、元气、元神都藏于命门。不仅主司男女之生殖，而且是脏腑、经脉之根，是呼吸之原动力，是三焦元气之源泉，又是人体抗御外邪、预防外感疾病的根本。

此说影响最大，最为盛行，并成为后世的共识，代表医家是明代的孙一奎、赵献可、张介宾。孙一奎力主肾间动气命门说，以豆果萌芽时两瓣间所生根蒂内含的真气和坎中之阳即肾间动气，释命门原气为太极之本体，谓其“非水非火，乃造化之枢纽、阴阳之根蒂，即先天之太极，五行由此而生，脏腑以继而成”，既与《难经》命门功能合，又力辟左右肾命之弊，并开拓了命门学说的临床应用途径，确乎使命门学说来了一个质的飞跃。赵献可的《医贯》说："人身别有一主非心也。命门为真君真主，乃一身之太极无形可见，两肾之中是其安宅。命门为十二经为主，肾（指主水之肾）无此则无以作强而技巧不出矣，膀胱无此三焦之气不化而水道不行矣，脾胃无此则不能蒸腐水谷而五味不出矣，肝胆无此则将军无决断而谋虑不出矣，大小肠无此则变化不行而二便闭矣，肺无此则相傅不能而治节乱矣，心无此则神明昏而万事不能应矣，正所谓主不明则十二官危也。"在明确肾中命门调控十二官功能活动的主导地位后，赵献可进一步强调了命门之火的重要性：譬之元宵之鳌山走马灯，拜者舞者飞者走者，无一不具，其中间惟是火耳！火旺则动速，火微则动缓，火熄则寂然不动。余所以谆谆必欲明此论者，欲世之养生者治病者，以命门为君主而加意与火之一字。张景岳对肾/命门调控中心的认识更加全面。所著"三焦包络命门辨"、"大宝论"、"真阴论"、"命门余义"等详尽阐述了肾/命门水火对机体各脏腑的重要调节作用：命门之火谓元气，命门之水谓元精，五脏之本，本在命门；命门之水火即十二脏之化源，五脏之阴气非此不能滋，五脏之阳气非此不能发。非常清楚地阐明了五脏乃至全身阴阳受控于肾/命门阴阳的学说。针对肾/命门阴阳是元阴元阳宜补不宜泻的特点，张氏发展前人"壮水之主以制阳光，益火之源以消阴翳"的理论，提出著名的"善补阴者必于阳中求阴，善补阳者必于阴中求阳"观点，有极其重大理论与临床意义。他创制的左归饮（丸）与右归饮（丸）不仅在理论上发展了六味地黄丸与桂附八味丸，更重要的是在治疗上将肾/命门调节理论落实到实处，阙功甚伟。

2. 肾－神经－内分泌－免疫网络图

1997 年提出肾－神经－内分泌－免疫网络学说[14]，见下图 4·2。

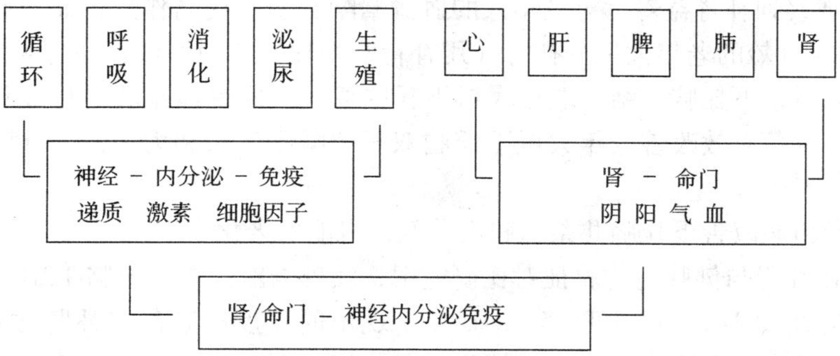

图 4·2　肾/命门－神经内分泌免疫网络示意图

3. 从实验角度科学论证肾/命门与 NEI 网络相关

（1）从脏腑辨证着手，由 3 个轴的功能紊乱推论，肾阳虚证发病环节在下丘脑[15]

50 年代从脏腑辨证思路着手对"证"的研究是通过"形见于外"，探求"藏居于内"的本质，就是设立统一辨证标准选择"形见于外"，符合肾阳虚证而无其他证夹杂的典型患者筛选"藏居于内"的反映内脏功能的特异性指标。结果发现肾阳虚患者普遍有尿 17 羟皮质类固醇含量（简称尿 17 羟）值低下的现象，经国内 7 个省市及日本高雄医院等研究单位的重复验证。从肾上腺皮质功能往上追溯，采用 60 年代能反应下丘脑－垂体－肾上腺皮轴这 3 个层次最先进的指标，在正常组、肾阴虚组、肾阳虚组做全套测定的对比研究，得出了肾阳虚证具有下丘脑－垂体－肾上腺皮质轴有不同环节（层次）、不同程度的功能紊乱。

70年代末，进一步增加了甲状腺与性腺轴功能的研究，并设立了同病异证组的对比，以避免疾病对指标的影响，同时将肾阳虚者与60岁以上的老年人作比较，结果发现肾阳虚者的这两个轴上亦都有不同环节、不同程度的隐潜性变化，而且和平均60岁的老年人甚为类似。

由此可以得出如下结论：①肾阳虚证具有多靶腺（3轴都累及）功能紊乱，两轴平行观察未见轴间相互影响证据，温补肾阳法治后各轴均有一定程度的恢复，故可推论肾阳虚证的主要发病环节为下丘脑（或更高中枢）的调节功能紊乱；②老年人组在两轴上的异常表现和肾阳虚组甚为类似，因此，肾阳虚证的外象又意味着下丘脑－垂体及其某个靶腺轴上有一定程度的未老先衰。《素问·上古天真论》中描述女子七、男子八为基数递进的生长、发育、衰老曲线是由肾精、肾气的充盈虚损所决定，衰老亦是生理性肾虚，从肾阳虚证到证明衰老是生理性肾虚证这一过程正是取中医理论之长。

（2）从方剂辨证着手，认为肾阳虚证涵盖着NEI网络，其调控中心在下丘脑

80年代中期起从方剂辨证思路着手，中医传统一向着重于从证效关系来判别辨证的正确与否，张仲景所制汤方都有相应的证，故伤寒论的辨证论治是“有是证用是方（汤）”，显示证的存在是由药物验证而成立，有治疗性验证之意，故而证的研究须用经典或确实行之有效的方药以检验证的客观指标能否得到纠正。

①补肾药可直接作用于下丘脑

☆　补肾药有效改善下丘脑双氢睾酮受体亲和力[16]

1986年观察到补肾益寿片对老年人的血清睾酮有明显提高作用，而用四君子汤则无作用。故将25月龄的老年大鼠分补肾（用补肾益寿片）与对照组，并与4月龄成年大鼠作比较，特取材于下丘脑，结果老年大鼠下丘脑双氢睾酮受体亲和力比成年大鼠明显下降，补肾益寿方药有效改善老年大鼠下丘脑双氢睾酮受体亲和力，说明补肾药可直接作用于下丘脑。

☆　补肾药能改善下丘脑儿茶酚胺类神经元机能的老化[17]

1990年在补肾与健脾药物验证对比研究中，发现老龄大鼠下丘脑TRH、LRH及下丘脑单胺类递质NE、DA、5－HT、5－HIAA出现不同程度的紊乱，补肾方药“寿而康”能有效改善老龄大鼠上述各项指标，健脾方药作用不明显，说明补肾药能改善下丘脑儿茶酚胺类神经元机能的老化，而健脾药则不明显。

☆　温补肾阳药对下丘脑的特异性调节作用[18]

1996年选用温补肾阳代表性药物附子的主要成分乌头碱对正常大鼠下丘脑CRH形态与功能的影响，结果表明乌头碱腹腔注射的3个不同剂量组使下丘脑室旁核与正中隆起的CRH含量呈依赖性增高、免疫组化显示室旁核与正中隆起的神经元、神经纤维染色增多增深，进一步证明了温补肾阳药对下丘脑的特异性调节作用。

②补肾药是调节下丘脑NEI网络HPAT轴的有效手段

☆　补肾药是调节HPAT轴的有效手段[19,20]

1995年在皮质酮大鼠（下丘脑－垂体－肾上腺－胸腺HPAT轴受抑模型，其实亦就是NEI网络受抑模型）观察温补肾阳的右归饮及命门合剂的调节作用，结果模型大鼠下

丘脑单胺类递质含量紊乱，HPAT 轴形态与功能以及细胞免疫功能全面受到抑制，温补肾阳两个方药均能有效改善上述指标，说明肾阳虚证与 NEI 网络有内在联系，补肾药是调节下丘脑 NEI 网络 HPAT 轴的有效手段。

☆　仙灵脾提高肾上腺皮质功能[21]

为了解单味仙灵脾在复方中的地位，曾以老年鼠模型和地塞米松造成 NEI 网络抑制模型，都采用寿而康复方（含仙灵脾）和单味仙灵脾灌胃 14 天后断头处死，取肾上腺细胞做体外培养，并测定 Cor - mosyn（人工合成 ACTH）刺激前后的培养液中皮质酮含量。在两种模型的实验中，可见寿而康复方和单味仙灵脾皆能显著提高皮质酮对 Cortros 的反应值，两者之间无统计学差异，提示了在温肾复方提高肾上腺皮质功能实验中仙灵脾的重要作用。

☆　EF 比 EPS 对 NEI 网络具有更广泛的作用[22]

以淫羊藿及其提取物总黄酮（ EF ）和多糖（EPS）在模拟“肾阳虚证”的皮质酮模型大鼠上，分别观察其对神经内分泌和免疫系统的作用。结果表明淫羊藿水煎剂对 HPA 轴和细胞免疫均有明显改善，EF 除对 HPA 轴有明显改善，对细胞免疫亦有一定程度的改善作用，而 EPS 对 HPA 轴并无任何作用，仅对细胞免疫有改善作用，由此提示 EF 比 EPS 对 NEI 网络具有更广泛的作用。

以上的这些科学实验支持肾与神经内分泌免疫网络存在本质联系的观点。因此，我们可以把神经内分泌免疫网络的相关内容融入中医学科学理论体系。

4．神经内分泌免疫网络

现代医学对生命规律的认识逐步由整体器官水平向细胞分子乃至基因水平深入。在不断发现新事物新现象的同时，越来越重视机体整合调控机制的探索。大量研究资料表明，机体各细胞、器官、系统的功能活动不仅依靠神经内分泌系统的调节，而且有赖于免疫系统的参与。神经内分泌免疫（NEI）三大系统在自身保持平衡协调的同时，完成对内环境稳态及循环、呼吸、消化、泌尿、造血、生殖等系统的调节整合。

多细胞生物的细胞间存在着信息传递系统。其形式大约有：①细胞与细胞直接的或介于基质的联系；②某一细胞产生的物质作用于近旁细胞的旁分泌调节（Paracrine control）及作用于自身的自身分泌调节（Autocrine control）；③信息传递物质通过血液运输到各靶细胞发挥作用的内分泌调节（Endocrine control）；④通过生物电及突触神经递质传递信息的神经调节（Neuron control）。神经细胞有很长的突起，其兴奋性膜的电流传递极其迅速，所以神经细胞以快速传递信息为特征。突触间的胺、氨基酸、肽等物质与神经系统产生的前列腺素、细胞因子、生长因子等都参与信息的传递。内分泌系统的信息传递物质是激素。其信息传递速度虽比神经系统慢，但以作用范围广泛为特征。激素的化学种类有肽、类固醇、胺、氨基酸。内分泌系统也能产生前列腺素、细胞因子、生长因子等。免疫系统也具有感觉功能，能给机体的各种组织传递信息。免疫系统最重要的信息物质是细胞因子。细胞因子不仅是免疫细胞增殖的重要物质，而且能向各脏器传递信息。此外，免疫细胞也能产生胺、氨基酸、肽、前列腺素、生长因子等。神经内分泌系统感受情绪、物理、化学等刺激产生相应病理生理反应的同时，通过递质、激素将信息传递到免疫系统；免疫系统的淋巴细胞似一“移动大脑”（ Mobile Brain ）巡游各处，感-

受各种刺激，特别是感受中枢不能感知的刺激（如细菌、病毒），在引起免疫应答的同时通过分泌细胞因子及免疫递质/激素将信息传递给神经内分泌系统。神经内分泌免疫三者之间除直接的神经联络和细胞间的直接接触外，其密切而复杂的信息联系主要通过彼此间的产物——递质、激素、细胞因子等而构成 NEI 功能性环路的作用基础是细胞膜受体及细胞内信息传递系统。神经、内分泌、免疫三类细胞都能产生递质、激素及细胞因子，并且都有这些物质的受体。膜受体是糖蛋白，在结构上有多种分类。①受体与离子通道直接结合，引起快速反应的神经递质受体如尼古丁受体，N－甲基－D－天门冬氨酸（NMDA）受体、r 氨基丁酸（GABA）受体等属之；②受体有 7 次贯穿于膜的结构，通过三磷酸鸟苷（GTP）的介导激活或抑制腺苷酸环化酶，激活磷脂酶 C 开合离子通道等而传递信息，多数递质及激素属此类型；③以胰岛素及细胞增殖因子受体为代表，细胞内有蛋白激酶，引起细胞内蛋白磷酸化；④受体有 1 次贯穿于膜的结构，由细胞内鸟苷酸环化酶引起 cGMP 的增加；⑤虽有 1 次贯穿于膜的受体结构，但细胞内没有蛋白激酶、白细胞介素 2（IL－2），IL－4，IL－5 等属之。目前有关 NEI 网络的膜受体和细胞内信息传递的研究发展很快。神经学科、内分泌学科、免疫学科等都从不同角度进行 NEI 网络研究，内容极其丰富，限于篇幅仅对下丘脑－垂体－靶腺－免疫之间的反馈联系略述如下。

（1）下丘脑－垂体－肾上腺皮质－胸腺轴（HPAT）

HPAT 轴的反馈调节由如下步骤组成：①肾上腺皮质分泌过高的皮质醇和皮质酮；②抑制下丘脑促肾上腺皮质激素释放激素（CRH）的分泌；③抑制垂体 AETH 的分泌；④继上述 3 项之后，使肾上腺支质激素降低，低水平的循环皮质激素刺激各种成熟淋巴细胞的活性，加速未成熟前淋巴细胞发育为效应淋巴细胞；⑤低水平糖皮质激素还能增加胸腺激素的分泌，胸腺激素能影响淋巴细胞的成熟；⑥高水平的胸腺激素通过对下丘脑和垂体的正反馈调节而升高肾上腺皮质的糖皮质激素刺激淋巴细胞和单核细胞分泌的 IL－1，糖皮质激素增高因子（GIF），IL－1 和 GIF 分别作用在下丘脑－垂体使 糖皮质激素升高。

（2）下丘脑－垂体－性腺－胸腺轴（HPGT）

HPGT 轴的反馈调节由如下步骤组成：①性腺分泌过高的性类固醇激素（雌二醇和睾酮）；②抑制下丘脑促性腺激素释放激素（GnRH）的分泌；③抑制垂体 LH 和 SH 的分泌；④上述 3 项之后，使性类固醇激素水平降低；⑤性类固醇激素的降低可能导致胸腺激素的升高，胸腺素直接刺激淋巴细胞功能，胸腺素增加下丘脑 GnRH 的分泌和增加垂体 LH、FSH 的分泌；⑥继而性腺分泌类固醇升高，再进入①进行调节循环。性类固醇激素也能通过类固醇受体直接影响淋巴细胞。虽然未成熟的淋巴细胞不具有这样的受体，但是研究表明在经过发育成熟后的淋巴细胞则具有类固醇受体。提示性类固醇激素影响未成熟的淋巴细胞发育为成熟的效应淋巴细胞。

（3）下丘脑－垂体－甲状腺－胸腺轴（HPTT）

HPTT 轴的反馈联系目前还不甚明确，特别是有关甲状腺素对免疫系统影响的报告甚少。TSH 促进免疫应答的作用已比较明确。离体实验证明，脾细胞在 TRH（促甲状腺素释放激素）作用下能产生 TSH 及出现 TSH mRNA（信使核糖核酸）的表达，这种作用可被 3－碘甲腺原氨酸（T_3）负反馈抑制。提示淋巴细胞不仅有 TRH 受体而且具有垂体样功能；TRH 能促进 T 辅助细胞的功能，这种效应为生长激素释放激素（GHRH）、AVP、CRH 等所不具备；TRH 能促进抗体应答，这一作用可被 TSH 抗体所阻断，说明 TRH 对免疫的作用可能通过 TSH。桥本病是典型的自身免疫疾病，给小鼠长期注射 r —IFN 可产生甲状腺内淋巴细胞浸润，抗甲状腺球蛋白抗体升高，血甲状腺激素降低等类似桥本病变及甲减；给小鼠短期注射 IL－1，血 T_3、甲状腺素（T_4），反 T_3（rT_3）等均下降，长期注射时血 T_3、T_4 下降而 TSH 升高，推测其作用部位可能在甲状腺水平。相信随着 NEI 网络的深入研究，HPTT 轴的反馈联系规律必将得到进一步阐明。

5．后话

《素问·灵兰秘典论》说："心者，君主之官，神明出也"；《灵枢·邪客》提出："心者，五脏六腑之大主也，精神之所舍也"；《素问·宣明五气论》说："心藏神"；《素问·六节藏象论》说："心者生之本，神之变（处）也"。心主神明，指的是主"精神意识思维"，而现代医学认为它属于神经高级中枢大脑皮质的功能。而中医学肾/命门与 NEI 网络存在本质联系，其调控中心在下丘脑的结论，我们认为并没有否定心主神明的论断。

4.3.3 肾－分子细胞调控网络

1．分子细胞生物学是中医科学的新基础

中医科学本质上仍属于生命科学，因此，中医科学要适应现代科学的发展大趋势，就必须要与现代生命科学交叉融合，挖掘分子细胞生物学与中医的内在联系，并在此基础上发展中医药理论的合理内核。

生命科学的研究范围广泛，其核心可归结为"遗传"与"发育"问题。前者涉及生物体的基因组成、基因结构、基因功能及基因表达所受到内外环境的调节和控制，其结果是基因在环境影响下实现对生物体"发育"的控制；后者则涉及生命的起源、生物体的形成、个体的生长、衰老和死亡等一系列过程，其结果是在个体发育的同时实现了对基因表达的调控。

正如生物学家威尔逊所指出的那样，细胞是一切生命活动结构与功能的基本单位，因此细胞不仅是细胞生物学研究的出发点与落脚点，也是生命科学的基本平台。事实上，自 20 世纪 90 年代以来，生命科学领域的核心问题都是在细胞这个平台上展开讨论的。

20 世纪的生命科学研究主流是分子生物学。1953 年生物学和物理学典型的结合，发现 DNA 双螺旋结构，以及 1985 年 Crick 提出遗传信息由 DNA 转录成 RNA，翻译为蛋白质的中心法则，这两项分子结构与功能认识上的重大贡献，奠定了分子生物学的基础，有力地促进了基因组学的研究，不仅仅局限于遗传学范围，而且涉及到了生命科学最本质的内容。

自 1990 年，启动人类基因组计划（HGP）以来，人类进入结构基因组时代。基因是控制生物遗传性状的基本单位，基因组则是指一个生命体遗传信息的总和，包括人类在内的绝大多数生命体的遗传信息载体就是脱氧核糖核酸 DNA 双螺旋分子。人类单倍体基因组序列含有 3.2×10^9 碱基对（Basepair，Bp）的 DNA 序列，包括约 3 万～4 万个基因，分布于 22 条常染色体和一对性染色体。人类基因组的信息决定了人类生育、生殖、生长、疾病、衰老、死亡等所有生命现象。致力于人类基因组 DNA 全长序列测定的人类基因组计划已经宣告提前完成。随着结构基因组学向染色体完成序列图的目标顺利进展，生命科学研究进入了以揭示基因组的功能及调控机制为目标的功能基因组时代，即后基因组时代。

人类基因组计划对医学的贡献，是通过“定位克隆”和“定位候选基因”策略发现了包括囊性纤维化、Huntington 舞蹈病、遗传性结肠癌、乳腺癌等大量的重要致病基因。当前已转向多基因疾病的研究。从生物大分子互相作用和网络调控的结构模式来研究和分析疾病基因的作用，是疾病基因组学研究的又一特点。即便是单基因疾病，基本的分子发病学原理也是由于疾病蛋白产物结构 - 功能的缺损或改变，阻碍或干扰了在特定生化通路中的生物大分子相互作用；而多基因疾病发生和发展更为复杂。

1997 年，提出的环境基因组计划（EGP），是基于绝大多数人类疾病是基因组信息与环境因子相互作用的结果，其目的是了解环境对人类疾病的影响和意义。

由以上可以看出对生命本质的研究由于逐步认识到整体性的重要性，现代生物学循着从脏器、组织、细胞，直到基因的方式，最终又趋向整体的综合性研究，注重系统内多因子相互作用组成的网络，即复杂性系统对研究的影响。所以，现代生物学逐渐发展了研究复杂生命现象的生命科学，即后基因组时代。功能基因组学与医学复杂性科学——中医学有许多共通之处。中医学的根本点是整体观和辨证论治。人类基因组学后基因组时代研究的方法学内容与中医学的整体观、辨证观有很多相似之处，国内外学者已经作出了许多研究。例如，中科院遗传所人类基因组中心主任、北京华大基因研究中心主任、国际人类基因组计划中国协调人杨焕明博士在“基因组学——中医药学现代化的一个切入点”一文[23]中，阐述了“基因病”说与中医药学的“内邪说”、“基因组学”与中医药学的“整体说”、“基因组多样性”与中医药学的个体“辨证说”的关系，并认为：“中医药学的现代化应该基于现代生命科学的基本原理与最新进展的准确理解与全面分析。现代生命科学的前沿——基因组学给中医药学现代化带来了新的启示和潜在机遇。基因组学很可能是我们中医药学现代化的一个切入点。”“中医药学的现代化，是我国生命科学界及包括中医药界在内的医学界的共同任务。我们应该建立有关的实验体系，以基因的表达为指标，以基因产物的功能修饰为主要研究方向。基因组学，或许是我们重新全面认识中医药学并使之现代化的一个突破口。”

对于中医调控体系而言，如何从基因组学中切入呢？关键在建立“实验体系”，这种实验必须是以基因组学技术为手段，并“以基因的表达为指标，以基因产物的功能修饰为主要研究方向”。从中医学的角度看，其中的“一个突破口”是“以药测证”。中医传统一向着重于从证效关系来判别辨证的正确与否，也就是以药物验“证”。我们要把中医传统临床的方法，推广为一种实验的科学方法，并称之为“以药测证”的方法。由于“证”是一种功能态，它的治疗在于“调节”其偏盛偏衰，对证的定位就着重在找到“调节失衡的发病部位”以及“方药的主要调节点”。这样不仅找到证的网络基础，也找到了相应的药（方）可以调节的网络。因此，我们把建立在基因组学基础上的“以药测证”实验方法定义为：以基因组学技术为手段，研究“证”的基因表达谱，研究用相对于“证”的药（方）作用后而引起基因表达谱的差异。

通过以药测证的实验，我们可以获取大量的数据。对这些数据的深入分析研究，则有可能找到证的调控中心及其所属众多分子网络，即同时找到了可以用相应药作用的“调控中心及其所属众多分子网络”。而这样的“调控中心及其所属众多分子网络”就可以归属于中医调控体系。如果在此基础上，结合相关的中医理论与生命科学（或现代医学）作进一步的深入研究工作，或许能概括出中医分子细胞调控理论。

例如，用补肾中药复方或淫羊藿及其提取物总黄酮（EF）能调节的分子网络皆可归于中医肾－分子细胞网络。而进一步的研究将是建立中医肾－分子细胞调控理论。

由于我们已经得出了肾与神经内分泌免疫网络存在本质联系的结论。因此，我们不仅可以把神经内分泌免疫网络的相关内容融入中医药学科学理论体系，而且要在肾－神经－内分泌－免疫网络学说指导下，利用现代生命科学与现代医学的相关知识，通过以药测证的科学实验而构建肾—分子细胞调控网络。

2．肾虚证下丘脑－垂体－肾上腺皮质－胸腺轴基因调控网络

沈自尹院士等在长时期科学研究的基础上提出肾虚证所具有特征性的有序的基因网络调控路线图谱。

（1）2005 年提出肾虚证所具有特征性的有序的基因网络调控路线图谱[24]（见下图 4·3）

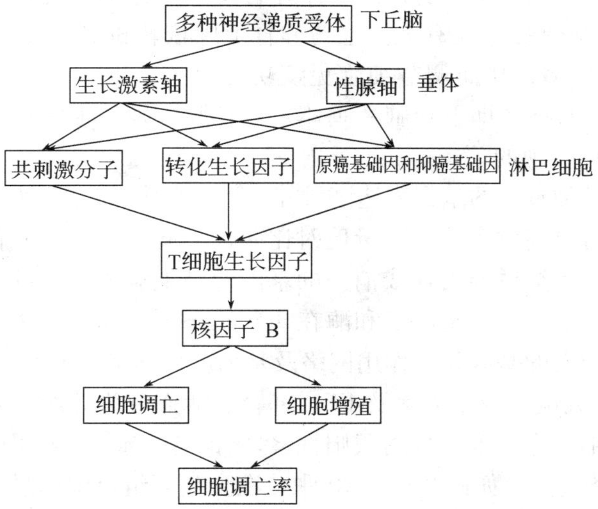

图 4·3　肾虚证下丘脑－垂体－肾上腺皮质－胸腺轴基因网络调控路线图谱

（2）从实验角度科学论证肾虚证下丘脑－垂体－肾上腺皮质－胸腺轴基因调控网络

①补肾药的作用途径

补肾药是先作用于神经内分泌系统，而后才影响于免疫系统，亦即是作用于神经内分泌免疫网络的下行通路。

“补肾和健脾对免疫系统不同作用方式的研究”一文[25]认为：“在肾本质的研究中，发现补肾与健脾两法在神经内分泌及免疫方面的作用各有所侧重，补肾法表现有更全面的调节作用，似是先作用于神经内分泌而后影响免疫系统，与 NEI 网络的调节有关，但

尚未证实。本研究设计了7天与14天的两大组实验，企图了解补肾药对免疫系统的作用是直接的，抑或间接的，以及与NEI网络系统的关系。结果表明，健脾的SJ组在7天实验中即表现为免疫系统受到明显的保护作用，而补肾的YG组直至14天实验中才显示对NEI系统的全面保护作用。从7天与14天的时间差，充分说明补肾是先作用于神经内分泌系统，而后才影响于免疫系统。这与临床所见相符，即一般补肾药要服用两个月左右才会有神经内分泌系统的明显改善。我们曾观察到CORT大鼠在体实验中，补肾药YG能明显提高淋巴细胞增殖反应，但在离体实验中，则无直接促进淋巴细胞增殖作用，这些都说明补肾药对免疫系统的作用是间接的。

“近来，神经内分泌免疫学的很多研究资料证实：糖皮质激素对HPAT轴的抑制可以被免疫细胞产生的细胞因子如白细胞介素（IL）及干扰素（IFN）等所激活而调整。因此，假设是补肾药先作用于免疫系统。通过促进T淋巴细胞、NK细胞，其所产生的IL，IFN等细胞因子，进而改善HPA轴功能，但本实验中SJ组的免疫系统无论7天或14天均得到保护，而神经内分泌系统却未有明显作用，足以否定此假设。Karalas报道促肾上腺皮质激素释放因子（CRF）除在下丘脑外，尚在外周免疫组织细胞内出现自分泌（Autocrine）或旁分泌（Paracrine）现象，以‘非肾上腺依赖’途径可以直接增强免疫效应。我们观察到受外源性皮质酮抑制的大鼠，其下丘脑CRF基因表达及HPAT轴（包括细胞免疫）处于功能低下状态，3类复方唯有补肾的YG可使CRF受抑状态得以恢复，故可能既与HPA轴肾上腺依赖途径有关，也与非肾上腺依赖机制，即提高CRF mRNA表达量，促使CRF分泌增多，从而调节细胞免疫功能有关。也可以说补肾药的作用是通过NEI网络学说的下行通路（即下丘脑－垂体及各靶腺分别产生的神经肽和激素等对免疫系统的调节作用）而实现的。”

“EF延缓HPAT轴衰老的基因表达谱研究”[26]一文认为：“基因芯片技术实质上就是一种杂交技术，它可以高效率、高通量地对比两种不同样品的杂交信号，从上万个基因中筛选出上百、上千个被诱导出现或消失的基因及被上调或下调的差异表达基因，可由此检测出神经递质、激素、细胞因子和酶在病理状态下引起的基因表达谱的改变，发现疾病、证候及药物激发的基因相互作用网络及基因调控网络。

“本研究以青年大鼠、老年大鼠及EF、补肾、活血分为5组，各组均取下丘脑、垂体、肾上腺、淋巴细胞为样本，采用假阳性<1%的Affymetrix公司的大鼠基因芯片，每张芯片点有8 784条基因，如此共投入20张，在全基因组范围内进行多组间、多层次的比较。

“在老年大鼠和青年大鼠之间的比较，可见老年大鼠在HPAT轴各层次上与生长、发育、衰老相关的基因如神经递质和神经肽，GH、促性腺激素以及淋巴细胞抗凋亡、促增殖、参与免疫效应信号通路分子均呈低表达（差异表达两倍以上），反映了老年大鼠HPAT，轴上的基因表达谱是以衰退的表现为主。

“在比较EF、补肾、活血对老年大鼠HPAT轴的作用，下丘脑可见三组药物都使多种神经递质上调，但对整个HPAT轴的下续作用结果有明显的不同。EF在下丘脑，除了有如此众多的Da D1R、DaD2R、alER、GABA－AR、G1uR、5－HT1 R神经递质受体，还有GH显著上调，已知GH是受这6种神经递质的调节，多种神经递质的共同释放可起

协同作用。以此为启动因素激发 GH 以及垂体肾上腺皮质轴上各种激素或因子的上调。在垂体，可见促性腺激素和性激素以及和 GH 相关 PRL R、IGFBP5 显著上调，SS 显著下调，在肾上腺也有性激素的显著上调。在淋巴细胞可见 NPY 显著上调，其功能可促进淋巴细胞的增殖与抗凋亡，而作为细胞增殖、细胞凋亡的上游因子，TGFβ 显著上调，可能由此诱导一系列免疫效应及调节因子上调，在下调促凋亡基因的同时，上调抗凋亡基因，在下调抗增殖 Rb 基因的同时上调促增殖基因。结合我们曾发现 EF 对皮质酮大鼠显著下调 T 淋巴细胞凋亡率的同时，下调促凋亡基因 FasL、TNF R1，上调抗凋亡基因 Bcl－2，并显著降低凋亡相关酶 Caspase-8、Caspase-3 的活性，从而重塑基因的平衡。这样就体现出 EF 之所以能延缓免疫衰老，在于其重建衰老免疫稳态的分子机制。

“Basedovsky 提出的 NEI 网络里，神经内分泌能调控免疫（下行通路模式），免疫亦能调控神经内分泌（上行通路模式），三者形成完整的双向调节网络，这个网络对维持机体防御功能和内环境稳定具有重要意义。从 EF 可在下丘脑激活众多神经递质和神经肽，而未见作为启动上行通路最重要的细胞因子，如 IL－1、IL－6、IFNr、TNFα 的出现，在淋巴系统却可见到神经肽 NPY 被激活，都说明 EF 是通过下行通路这一模式而激活免疫系统，其中众多神经递质的启动可能是关键基因。联系我们在补肾和健脾对免疫系统的不同作用方式的研究，结果显示补肾药是先作用于神经内分泌，而后才影响免疫系统，即作用于 NEI 网络的下行通路。”

②有关性早熟与衰老的调控网络

中医藏象学说认为，“肾”为人体最重要的脏器，称为“先天之本”，主生长发育衰老的全过程。性早熟和衰老都是机体在生长、发育及至衰老过程中发生的现象，中医历代对此的认识以《素问·上古天真论》中女子七、男子八为基数递进的生长、发育、衰老曲线与肾气盛衰相关联最具有代表性，也就是说这一过程中发生偏差的内因是“肾”在起主导作用。由这一理论引伸出来的治疗法则用以延缓性早熟与衰老（包括未老先衰）则是“补肾调节阴阳”。

☆　性早熟与衰老的发病部位

“从分子水平研究补肾法对性早熟与衰老的调控规律”一文[27]指出，由肾气盛衰主导的生长、发育、衰老过程中，主要涉及生长激素轴和性腺轴，性早熟和衰老（包括未老先衰）刚好处于相反的状态。性早熟患儿可见这两轴的提前启动，表现为阴虚火旺；而衰老时是这两轴的率先衰退，表现为阳气虚损。滋阴泻火药抑制了两轴的过于亢盛，温补肾阳药则提高了两轴的兴奋性，从而纠正了性早熟与衰老时的病理表现。而且在性早熟的治疗过程中所出现阴阳失衡的种种现象亦可用药性截然相反的滋阴泻火药与温肾填精药进行双相调节。在肾中阴阳趋于平衡的同时，性早熟的各项病理指标亦得以纠正。由此亦证明肾中阴阳的失衡是性早熟和衰老的重要病理基础。

从性早熟患儿及青春期大鼠的性腺轴上观察到下丘脑 GnRH 神经元功能活动亢进，LHRH 兴奋试验的反应呈功能亢进曲线，垂体 FSH、LH 与靶腺（卵巢）的 E_2 水平均显著升高。按照神经内分泌轴上激素分泌反馈调节的规律，若是周围靶腺功能亢进（如 E_2 或雄激素水平升高），必然反馈抑制上级腺体的分泌功能，性早熟患儿 GnRH、FSH、LH 和 E_2 都显著升高，符合发病部位不在周围，而在中枢。经滋阴泻火药治疗，通过抑制下丘脑兴奋性氨基酸递质的释放，促进抑制性氨基酸递质的释放，协同以抑制 GnRH 神经元的活动，使 GnRH 分泌减少，以此削弱 FSH、LH、E_2 的水平，更证明性早熟以及阴虚火旺的发病部位都在下丘脑或更高中枢。

从老年大鼠 HPAT 的基因表达谱上可以看到生长激素轴和性腺轴上，以下丘脑的神经递质、GnRH、GH 的基因低表达为主，未见靶腺激素如 E_2 或雄激素的上调或下调，经 EF 干预则呈现为启动 NEI 网络的下行通路，即两轴的基因全面上调，亦包括靶腺轴的雄激素基因，说明衰老以及阳气虚损的发病部位亦在下丘脑或更高中枢。

☆　性早熟调控网络

性早熟系一种生长发育的异常，表现为青春期特征提早出现，从中医的病机认为系小儿肾的阴阳失衡，出现肾阴虚而相火偏旺。我们通过对 75 例女性患儿的辨证，均有不同程度的阴虚火旺征象，其中 3/4 患儿阴虚火旺征象十分显著。采用下丘脑 - 垂体 - 卵巢（HPO）轴功能测定，发现患儿的血清 FSH、LH 及雌二醇（E_2）水平均较正常同年龄的青春期者显著升高，LHRH 兴奋试验的反应曲线呈现功能亢进的特征性变化。表明患儿的 HPO 轴提前启动，功能亢进。75 例患儿经平均 5 个月的滋阴泻火药治疗，阴虚火旺征象显著改善，伴随临床上第二性征的消退，其子宫及卵巢容积也显著缩小。

为研究性早熟的发病部位以及滋阴泻火药的作用机理，在青春期大鼠灌胃滋阴泻火药 25 天后，从内侧基底下丘脑的脑片孵育法可观察到给药组下丘脑 GnRH 的储备量显著减少，提示滋阴泻火药可抑制下丘脑 GnRH 的合成。从下丘脑内侧视前区的推挽灌流法不但观察到给药组 GnRH 脉冲释放的幅度和频率都明显减低，同时还有兴奋性氨基酸递质（门冬氨酸和谷氨酸）的释放明显减少而抑制性氨基酸递质（γ 氨基丁酸）及 β - 内啡肽的释放则明显增加。实验表明由这些具有对立功能神经递质的良性互动，从而抑制下丘脑 GnRH 神经元的功能活动，使 GnRH 的分泌减少。

我们在临床上观察到，用滋阴泻火药可缓解性早熟患儿 HPO 轴的功能亢进。当患儿到达青春期，改用温肾填精药则可使 HPO 轴的功能重新活跃，说明这两类中药对性早熟患儿的 HPO 轴功能具有双相调节作用，可起到调整其青春发育进程的作用。

进一步探讨两类中药对下丘脑 - 垂体促性腺机能的调节规律，结果显示滋阴泻火药可抑制兴奋性氨基酸递质的释放而促进抑制性氨基酸递质、神经肽 Y 和 β 内啡肽的释放，使下丘脑 GnRH 神经元的功能活动降低，GnRH 的基因表达下调，GnRH 的合成及分泌减少，从而明显抑制下丘脑 - 垂体的促性腺机能。而温肾填精药则可抑制神经肽 Y 的释放，使下丘脑 GnRH 神经元的功能活跃，GnRH 的基因表达上调，GnRH 的合成及分泌增加，从而明显促进下丘脑 - 垂体的促性腺机能。说明这两类补肾中药可通过对神经内分泌调节机制的双相作用，调整下丘脑 - 垂体 - 性腺轴的功能活动。

我们在临床上观察到，用滋阴泻火药可使性早熟患儿血清胰岛素样生长因子 1（IGF - 1）的水平下降，并明显抑制其成骨细胞过度亢进的功能活动，血清骨钙素（BGP）水平降低，使骨骼的线性生长减慢、成熟延缓，从而可防止骨骺的过早融合并改善其最终身高。而温肾填精药则可使患儿血清 IGF - 1 水平上升，并可使其成骨细胞的功能活动重新活跃，血清 BGP 水平升高。说明这两类补肾中药对成骨细胞的功能活动具有双相调节作用，可明显改善患儿的骨骼发育及最终升高。

在促进骨骼线性生长过程中，GH 起着关键的作用，GH 却受下丘脑 SS 的调控。为探讨两类中药对下丘脑 - 垂体促生长的调节规律，采用下丘脑及垂体原位杂交及免疫组化方法，结果显示滋阴泻火药可使 SS 基因表达、蛋白表达水平显著上调，GH 的基因表达、蛋白表达显著下调；温肾填精药的作用恰恰相反，可使 SS 基因表达、蛋白表达水平显著下调，GH 的基因表达、蛋白表达显著上调。说明这两类补肾中药可在转录水平双相调节下丘脑 SS 及垂体 GH 的基因表达。从性发育和骨骼发育两个方面来看，两类性质相反的中药对青春发育不同阶段中枢相关基因和蛋白质均有双相调节作用。

☆　衰老调控网络

按照《内经》肾主生长、发育和衰老的生理过程，衰老应"生理性肾虚"。现代医学认为，神经内分泌调节功能障碍和免疫衰老是衰老机制的两种重要学说。在神经内分泌免疫（NEI）网络，尤其是其中的下丘脑 - 垂体 - 肾上腺 - 胸腺（HPAT）轴更能体现神经内分泌和免疫系统密切的相互作用，构成网络。

"以药测证对肾虚证基因网络和信号转导的研究"一文[28]指出，自然界中存在的大量复杂系统都可以通过网络加以研究与描述，人体是一个复杂巨系统，自然也不例外。今天的生命科学正面临着一个新的转型期，既需要系统生物学的整体思想与方法，也离不开还原分析方法，故而迫切需要以生物分子所组成的网络的结构和功能来认识与阐明人体这一复杂巨系统生命活动的规律。网络是高度复杂非线性动力学系统，钱学森说过要看动力学就要造成干扰，才能看到变化，并从宏、微观中进行整合。

中医是用自然的系统概念考察人体的变化，一向着重于证效关系来判别辨证的正确性，也就是"以药测证"，这就提供了一个研究证的干预手段。我们以临床疗效为基础，从有效的多个补肾复方中筛选出最具效应的单味药——淫羊藿，又从淫羊藿不同成分中找到对 HPAT 轴的有效成分——EF，虽然它未必代表补肾的全方效应，但可针对病或证的某个方面（甚至是主要方面）作为药靶以发挥更为高效且专一的效应，而且可以用这高效的 EF 以药测证，在两种不同的机体状态（老年对照组与 EF 用药组）的比较中，深入细致地了解肾虚证微观内涵——基因网络与信号传导通路的动态变化，如 EF 会聚与整合共刺激分子、转化生长因子及多个原癌基因成为启动促增殖、抗凋亡的上游因子网络。还有 EF 在下调促凋亡基因的同时上调抗凋亡；在下调抗增殖基因的同时上调促增殖基因，使得这些对立的基因整合到向有利于增殖与凋亡平衡的一个方向进行。又如 EF 使 NIK/IKK/IκB/Rel/NFκB 信号传导通路中对立的 IκBα 与 NFκB 同时升高，既可维持 NFκB 适度升高，又保证 NFκB 呈强者态势发挥其分子调控网络中的枢纽作用。从而呈现肾虚证所具有特征性的有序的基因网络调控路线图谱。

3. 肾虚证两大基因网络调控路线图谱

沈自尹院士等在长时期科学研究的基础上提出肾虚证两大基因网络调控路线图谱。

（1）2006 年提出肾虚证两大基因网络调控路线图谱[29]（见下图 4 · 4）

（2）从实验角度科学论证肾虚证两大基因网络调控路线图谱

20 世纪中期的观点认为，生物体是由"物质和能量"所组成的，但现在的人们已逐渐认识到人体是一个复杂的巨系统，生物系统最重要的特点在于其各个部分之间的高度协调。在一个细胞中，在同一时刻有条不紊地进行着数千个代谢过程，细胞之间亦同时进行着各种协调与整合，如此才会最终形成各种脏器和系统井然有序的功能表现。显然，这些高度协调、密切相关的过程只有通过交换信息才能实现。固然，物质和能量仍是生物体的生存要素。在细胞中，核糖体拥有氨基酸组建模块以及 ATP 合成为 ADP 过程中释放的能量，但如果没有细胞核中 DNA 所携带的信息，同样无法合成具有功能的蛋白质。所以，信息在任何过程中都起着关键性的作用，物质和能量不过是附属物而已。生物体内的信息传递和整合是由细胞内外的受体和信号传导系统来完成的，不同的信号通路之间存在相互的联系和作用，形成动态的功能网络。

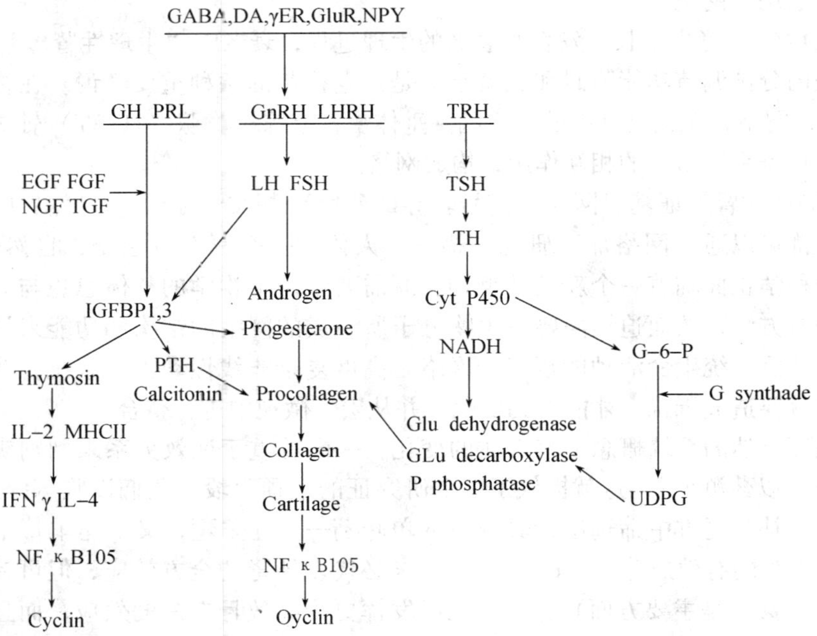

图 4 · 4 肾虚证两大基因网络调控路线图谱

“以药测证绘制肾虚证两大基因网络调控路线图谱”一文[30]指出，本研究的目的是研究肾虚证基因网络调控的路线和规律。其方法为选择青年组（4 月龄）、老年组（24 月龄）、淫羊藿总黄酮（Epimedium Flavonoids，EF）治疗组 SD 大鼠，取全面反映肾虚的 7 个组织下丘脑、垂体、肾上腺、淋巴细胞、骨骼、肝脏、肾脏，采用 Affymetrix 公司的大鼠全基因组芯片再次重复肾虚证基因表达谱差异研究。结果老年大鼠下丘脑、垂体、肾上腺（HPA 轴）显示神经递质 r 氨基丁酸（GABA），促性腺激素释放激素（GnRH），促甲状腺激素释放激素（TRH）与促甲状腺激素（TSH），生长激素释放激素受体（GH-RH），胰岛素样生长因子及结合蛋白（IGF，IGFBP）；淋巴细胞显示与细胞生长相关的生长因子相关蛋白（GFRP），与免疫调节相关的 IFNr、IL－4 、IL－6 等；骨骼显示甲状旁腺（PTH）、降钙素（calcitonin）与骨基质相关的前胶原、胶原、结缔组织生长因子等；肝脏显示氧化磷酸化相关的细胞色素 Cytochrome P450、NADH 脱氢酶，与蛋白质代谢相关的谷氨酸脱氢酶（Glutamate dehydrogenase），与糖代谢相关的葡萄糖－6－磷酸酶（G－6－Phosphatase）均为低表达。EF 作用后，可见老年大鼠 7 个标本低表达的基因几乎全部上调，此外还有大量与衰老机理相关的基因明显上调。包括 HPA 轴的神经递质如 GABA，激素如 GnRH，细胞周期相关基因如 Cy－clinB，免疫调节相关基因如 NF－KB105；淋巴细胞与生长调节相关的基因如 GFRP，免疫调节相关的基因如 IFNr；骨骼的甲状旁腺、降钙素、IGF、前胶原、胶原、GnRH，Progesterone 等；肝脏的大量代谢相关的基因如 Cytochrome P450 ，NADH 脱氢酶；肾脏的代谢相关基因及钠、氨通道等基因。我们的结论是，通过以药测证，发现肾虚证大鼠模型存在神经－内分泌－免疫以及神经－内分泌－骨代谢两大基因调控路线的紊乱，补肾能纠正该网络功能低下。

4.4　阴阳失调是病机的总纲

4.4.1　中医的病机

1．病机的总纲

西医《病理生理学》将疾病的概念概括如下："疾病是机体在内外环境中一定的致病因素作用下，因稳态（Homeostasis）破坏而发生的内环境紊乱和生命活动障碍。"机体内稳态或自稳态、内环境稳态，是19世纪 Claude Bernard 提出，20世纪 WB Cannon 加以发展的关于高等动物在外环境波动变化中保持内环境理化特性相对恒定的一个生理学概念。内稳态是由体内各种调节机制调控而维持的一种动态平衡，是机体从进化适应中获得的维持整个机体生存的基本条件。当今内稳态的概念已大大扩展，不仅可用于整体内环境理化特性，也可用于系统、器官、组织、细胞以至分子水平的动态平衡。

现代有关内稳态的资料表明，健康是机体这种或那种对立生命过程统一性的维持（动态平衡），疾病是这种统一性的破坏。例如恶性肿瘤是抑癌基因突变导致的癌基因与抑癌基因统一性的破坏；神经退行性疾病、心肌缺血再灌注等凋亡过度所致疾病以及肿瘤等凋亡不足所致疾病，是细胞凋亡与增殖统一性的破坏，包括 Bcl－2 与 BAX 基因统一性的破坏；哮喘是 T 淋巴细胞亚群 TH1 与 TH2 统一性的破坏；血管退行性病变是血管生成素 Ang－1 与 Ang－2 统一性的破坏；肿瘤转移是肿瘤细胞膜性基质金属蛋白酶与组织金属蛋白酶抑制剂（TIMP）统一性的破坏等等。侯灿认为这些充分显示中医阴阳学说的真理性和先进性。

病机即是疾病发生、发展、变化的机理。病机的总纲，是指能够涵盖各类疾病的病机变化，包括阴阳失调和邪正盛衰两方面。

阴阳协调平衡则人体无病。所谓"阴平阳秘，精神乃治。"而阴阳失调，是任何过程都必然存在的病理变化，故《素问·阴阳应象大论》说："善诊者，察色按脉，先别阴阳。"阴阳不可见，寒热见之，故寒热可以别阴阳属性。各类致病因素统名曰邪，因邪伤正，正邪交争以致邪正盛衰变化，则是从正邪交争的角度探讨疾病病机虚实变化的纲领。

2．阴阳与寒热

阴阳失调是机体阴阳之间协调平衡失常。阴阳失调是任何疾病发生发展过程中必然会出现的病理变化，同时又是机体病机变化之总括。阴阳失调的性质取决于阴阳双方在量上的优势即主导地位。阴阳双方在量的优势基本分四种情况："阳胜"、"阴胜"、"阳虚"、"阴虚"。它们与寒热的对应关系如下：

（1）阳胜则外热，出自《素问·阴阳应象大论》。“阳胜”亦即“阳盛”，它包含两方面的意义：其一是指外感之阳邪亢盛，其二是指机体阳气偏盛。由于阳证升，性热，故阳胜则病机以升散为主，并出现热象为特征，亦即“阳盛则外热”。

（2）阴胜则寒，出自《素问·阴阳应象大论》。阴主静，主降，性寒，故阴胜则产生寒性的病变，亦即“阴盛则内寒”。

（3）阳虚则外寒，出自《素问·调经论》。阳偏衰，即阳气虚，或称阳虚。阳气不足，温煦、推动能力减弱，可致脏腑功能衰弱，代谢活动减退，机体兴奋性低下。故阳气不足，是机体处于虚衰的病理状态，表现为虚寒性证候。

（4）阴虚发热，即《素问·调经论》所指的“阴虚则内热”。阴偏衰，即阴气虚，或称阴虚。机体的阴气不足，即处于阴偏衰的病理状态，此时，体内阴阳相互制约的关系失常，主要表现为阴气亏损，不能制约阳气，从而导致阳气相对偏亢的病机变化，出现“阴虚生内热”。

3．邪正与寒热

《素问·通评虚实论》说：“邪气盛则实，精气夺则虚。”虽然在疾病过程中，邪正关系是错综复杂的，但最基本的仍然是以邪实正虚分虚实，其它则是它们的高维组合。根据以上的论述，可把寒热分为实热、虚热、实寒与虚寒等四种最基本的类型。其中，阳胜则热即为实热，阴虚发热为虚热，阴胜则寒为实寒，阳虚则外寒为虚寒。

4．基本病机

主要是指气机失调和气化失常。气机即气的运动，而气的运动形式，可因气的种类与功能的不同而有所不同，但总的来说，可以简单地归纳为升、降、出、入四种基本形式。所谓升，是指自下而上的运行；降，是指气自上而下的运行；出，是指气由内向外的运行；入，是指气自外向内运行。气的升降出入运动是人体生命活动的根本，一旦停息就意味着生命的活动的终止。故《素问·六微旨大论》说：“出入废则神机化，升降息则气立孤危。故非出入，则无以生长壮老已，非升降，则无以生长化收藏。是以升降出入，无器不有。”

气化是指气的运动产生的各种变化。诸如体内精微物质的生化及输布，精微物质之间、精微物质与能量之间的相互转化，以及废物的排泄等等都属气化。实际上，气化就是体内物质新陈代谢的过程，是物质转化和能量转化的过程。《素问·阴阳应象大论》所说：“味归形，形归气；气归精，精归化；精食气，形食味；化生精，气生形……精化为气”等等，就是气化过程的简要概括。因此，气的升降出入运动维系了体内新陈代谢的协调稳定和生命过程的有序发展，气的运动及其气化过程的停止就味着生命活动的终结。

所以在疾病的发生、发展过程中，任何病机变化不论是产生于局部，还是发生于全身，都必引起气机运动的失调和气化活动的失常。从这一意义上讲，气机失调和气化失常是疾病的基本病机。

5．肾/命门是病机的调控中心

气分为阴阳二气，所谓气的运动即是阴阳之气的升降出入运动协调维持人体生命过程，所谓“阴阳失调”亦指阴阳二气的失调。

中医学认为，由于肾所藏的精主要是指禀受于父母的先天之精，由此精所生化的肾气也主要是先天之气，故肾气与元气的内涵类同。肾气分为肾阴、肾阳，肾阴即元阴或真阴，肾阳即元阳或真阳。元阴是一身阴气之源，五脏六腑之阴气，非此不能生；元阳是一身阳气之根，五脏六腑之阳气，非此不能发。

肾阴肾阳在人体内既相互对立、相互制约，又相互依存、相互为用，共同维持人体“阴平阳秘”的生理状态。由于肾阴、肾阳为人体真阴、真阳，并为各脏腑阴阳之根本，因此肾的阴阳失调，不仅出现肾脏本身的病证，而且也会影响其它阴阳，出现相应的病证。

以沈自尹院士为首的一批中国学者，经过长期的科学研究，得出如下结论：肾与神经内分泌免疫网络，或肾与下丘脑垂体淋巴细胞基因网络调控路线有本质的关系。故脏腑辨证中，由于阴气与阳气失调的脏腑证，以及由于阴气与阳气失调而引起的寒证或热证，一般都会不同程度的与上面两个网络相关，这也为现代研究所证实。梁月华在“从现代医学研究观点探讨脏腑辨证实质”一文[31]中认为：“从现代研究中证明，无论哪一脏腑其临床观察均证明有神经－内分泌的改变，只是变化的形式与程度不同。伴有阴亢、寒证的心阳虚、肺寒咳喘、脾胃虚寒、肾阳虚等病人，均有交感神经机能低下，肾上腺系统和甲状腺系统、代谢机能降低，免疫功能偏低或紊乱等共同的变化。属于阴虚、阳盛、热证等，如肾阴虚、肝阳上亢、心阴虚、肺热咳嗽等，均有交感神经亢进，肾上腺、甲状腺、代谢等机能提高。因此，交感神经－内分泌与免疫功能更多的是反映整体的阴阳、寒热、气血等平衡状态，这一点与阴阳、寒热本质的研究结果是一致的。”“在临床证的研究和药物的研究中证明，神经和内分泌与免疫功能平衡失调和各有关脏腑的特殊机能变化共同形成了脏腑辨证的本质。其中阳亢、热证、气盛时交感神经和内分泌系统机能增强；阴亢、阳虚、寒证者交感神经和多数内分泌系统机能减弱。当然，除了典型的证以外还有大量非典型的以及其它病因引起的脏腑证，如痰、湿等均比较复杂，而这方面的报道较少，有待于进一步讨论。免疫功能及血瘀证在脏腑辨证的共性与特性中如何评价均有待进一步研究。”

4.4.2　脏腑阴阳辨证是根本

1. 脏腑辨证是中医的基本辨证

从学术内涵来看，藏象学说（包括经络）是《内经》理论体系的核心，而贯穿于其余各学说之中。藏象学说的重点是研究人体的生理活动规律，它包括脏腑、经络、精气神等内容。生理活动的异常即发生病理变化，而疾病的发生是邪正相争、阴阳失调的结果，因此病机学说必须以藏象学说为基础，更不能脱离脏腑、经络、气血而独立存在。任何疾病都不会无缘无故的发生，一切疾病的发生、发展和恶变，都有其条件和背景。外因——风、寒、暑、湿、燥、火共为六淫，是疾病发生的条件；内因——喜、怒、忧、思、悲、恐、惊等内伤七情，扰乱、破坏、损害脏腑，使之五脏阴阳失调，这才是疾病的根本。梁月华认为：“脏腑辨证是中医的基本辨证之一，它是在八纲辨证基础上进一步深入到脏腑的辨证。”脏腑辨证的特点是，“各脏腑的辨证既有整体证也有各脏腑的证。其中阴阳、寒热、虚实、气血是反映整体平衡失衡的状态。同时各脏腑本身也有其特殊症状，如肺的咳嗽，肝的两胁串痛，脾胃的纳呆、腹胀，肾的腰酸、月经不调等。脏腑的症状与整体的平衡失调状态一致，例如整体偏热则有热喘、心火上炎、肝阳偏亢、肾阴虚等，治疗以清热滋阴为主。同样整体偏寒则形成寒喘、脾胃虚寒、肾阳虚等，治疗以温阳散寒药为主。因此，脏腑的辨证是辨别整体及脏腑的阴阳、寒热、虚实、气血等失衡的状态和脏腑本身的机能失调状态。”[31]

2．脏腑证的分类研究

（1）心证的现代研究

①心阴虚

患者交感神经系统机能亢进表现在：心率较快，血内多巴胺－β－羟化酶（DβH）活性偏高，尿儿茶酚胺（CAs）排出增多，血液胆碱脂酶活性偏低。同时，尿17羟皮质类固醇（17－OHCS）含量增多，这是肾上腺系统机能增强的表现。代谢增加，血内T_3含量多，血内雌二醇E_2增多，表明性腺机能也受影响，免疫功能、淋巴细胞转化率和E－玫瑰花环%均略偏低。[31]

②心气虚

许丽梅、赖仁奎在“心气虚证与神经内分泌免疫调节关系探析”一文[32]中指出，心气虚是临床常见证型之一，心气虚的临床表现为疲乏、气短、心悸。在临床冠心病患者中心气虚占相当大的比例。中医并无冠心病之称，但从医籍中对心悸、真心痛、胸痹等症的记载及描述来看，与现代医学中冠心病心绞痛、心肌梗塞极相似。心居上焦，主一身之阳气。心阳气鼓动周身血脉运行，永无休止，心阳虚则鼓动生化之机能减弱，血脉不得运行，浊阴不得温化，胸中必为阴寒所乘，由此而产生胸痹，即现代医学的冠心病。

心功能不全综合征（即充血性心力衰竭），在中医可归属于胸痹、心悸、怔忡、咳嗽、喘证、水肿、痰饮、积聚等病范畴。脏腑辨证中可将其视为心病的表现。多种心脏病严重阶段常发生充血性心力衰竭（CHF），根据CHF的临床表现，按中医理论则分属于心悸、咳喘、水肿、积聚等范畴，并常数病并存。研究表明：CHF的严重程度与心气虚的轻重一致，中医学认为其发病的机理为心气虚，渐至阳虚，日久及肾，以至心肾阳虚，阳虚水泛，瘀水内停，又因气为血之帅，气行则血行，气虚而致血瘀。

作为心主血脉的功能，业已达成基本共识的是，心气虚患者的左心室功能异常，但从中医理论及现代医学的研究看来，心不仅仅起到泵血的作用，还存在神经内分泌功能，而中医理论更指出心主神明，即心功能包括循环系统与高级神经活动。

☆　心气虚证与神经功能

心气虚证的表现如心悸失眠、疲乏、气短等与植物神经功能紊乱有关。

柳侃等[33]检测发现：①心气虚患者的呼吸差较正常人明显降低，提示心气虚患者迷走神经功能减退；②立卧差明显降低，提示心气虚者的交感神经功能减退；③心气虚者迅速直立后，其心率比对照组上升缓慢，上升不明显或下降不明显，均提示其交感神经和迷走神经敏感性和协调功能紊乱显著；④运动后心率复常时间明显延长。以上表明心气虚者心脏自我调节功能较对照组明显减退。

鲍军等[34]观察冠心病心气虚患者的血清多巴胺－β－羟化酶活性明显降低，推测与副交感神经功能偏亢有关。

张道亮等[35]为探讨心气虚，心阴虚证植物神经功能的变化、将55例辨证为心气虚、心阴虚心脏病患者分别测定心搏间距、卧立血压差、24h尿儿茶酚胺等指标，并与健康人进行比较。结果发现，心气虚患者心搏间距、平卧心率虽与健康人无明显的差异，但有79.9%的患者呼吸<15次/min，78.9%的患者30/15比值<1.03，与健康人组比较，差异有非常显著性意义。同时还有47.4%的患者立卧差<15次/min，立卧血压差也有增大的趋势；心阴虚患者30/15比值与健康人比较虽有差异，但比值明显>1.03；24h尿儿茶酚胺测定显示心气虚、心阴虚患者均明显高于健康人。故认为心阴虚、心气虚均有植物神经功能紊乱，其类型及程度与不同证型有关。

刘德山等[36]对10例心气虚证患者进行短潜时体感诱发电位检测。结果显示心气虚证组N20、P25波潜伏期、AV（N）13－P25峰间期及中枢传导时间［AV（N）13－N20峰间期］均明显延迟；N20波幅较对照组明显降低。这表明心气虚证患者存在明显的中枢神经机能障碍。

☆　心气虚证与内分泌功能

1）肾上腺素与去甲肾上腺素：CHF存在明显的血液动力学紊乱的同时，伴有神经内分泌机制异常。交感—肾上腺系统激活是CHF失代偿后的一个重要自稳机制。沈建平[37]等测定HF—心气虚证患者，去甲肾上腺素（NE）和肾上腺素（E）含量，与健康人比较无统计学意义（$P>0.05$），心阳虚证NE和E水平较健康人和心气虚证患者显著上升（$P<0.05$，$P<0.01$）。心功能不全较重者，心输出量降低和高水平NE、E、PRA、AngⅡ使周围小动脉收缩，周围组织处于低血供、低氧状态。这可能致使病人出现怕冷、肢冻等阳虚症候。故认为CHF心阳虚与NE和E密切相关，血浆NE和E升高，对CHF心气虚和心阳虚的辨别有一定意义。

廖家桢等[38]观察20例心气虚患者NE和E水平，发现尿NE和E含量高于正常人，而血胆碱酯酶活性则未见异常，提示心气虚患者以交感神经机能偏亢关系为主。

2）肾素—血管紧张素—醛固酮系统：从现代临床和动物实验中均可观察到，肾脏血流量减少，或血钠降低等都可刺激肾脏释放肾素，肾素可促进血管紧张素的生成，使血管收缩。血管紧张素Ⅱ（AngⅡ）又可使肾上腺皮质释放醛固酮增加，醛固酮可促进肾小管对钠的重吸收，有保钠保水的作用，使血容量增加。

周英等[39]采用放射免疫法测定了85例心血管病表现心气虚患者的血浆肾素活性（PRA），AngⅡ和醛固酮（ALD）浓度变化，并以30例健康人做对比研究，结果心气虚证组PRA、AngⅡ、ALD增高，增高的程度与虚证的类型有关。其规律：气阴两虚型>心阳虚型>心气虚型>心阴虚型。提示RAAS的测定结果可作为临床评定心虚证的依据。

吴齐雁等[40]检测心力衰竭（HF）—心气虚大鼠循环肾素－血管紧张素系统（RAS）及纤溶酶原激活物抑制剂（PAI－1）活性的变化，结果HF－心气虚大鼠术后出现左心功能不全，右室收缩压降低，舒张末压增高（$P<0.05$）。同时血浆PRA，Ang－Ⅱ水平及PAI－1活性增高（$P<0.05$），随着心功能的改善，血浆PRA，Ang－Ⅱ水平及PAI－1活性下降。提示HF—心气虚时，RAS激活对导致机体纤溶系统功能失调有重要作用，可以用以解释严重的心功能不全患者血液呈高凝状态，并且发生血栓栓塞疾病危险性增高的原因，可能为心气虚致心气虚血瘀的病理生理基础。

3）心房钠尿素：心房钠尿素（ANP），也称心钠素，或心房钠尿因子（ANF），是心脏产生和分泌的多肽类激素。ANP具有强大的排钠利尿，扩张血管和降血压，改善心率失常和调节心功能的作用。另外 ANP 能抑制急性心肌梗塞左室重塑，其机制可能与 ANP 抑制 EF1、AF 和醛固酮等有关，静脉注射 ANP 能显著地抑制急性心肌梗死后 1 个月时的左心室重塑。ANP 在调节心血管系统和内环境稳定等方面起着重要作用。现认为外周血中心钠素样免疫活性物质（irANP）含量的变化常预示着体内某些病理生理的改变，它对心功能的改变尤为敏感。

俞兵等[41]实验表明，西医心功能Ⅰ—Ⅳ级组的 irANP 含量呈递减现象，中医的心气虚重证，心气虚轻证，单纯心虚，非虚证各组的 irANP 与心功能Ⅰ—Ⅳ级相应，irANP 含量的递减在相应的中西医四组间无显著差异。irANP 与心室射心分数明显相关（$r = -0.87$）。提示 irANP 可作为心气虚患者的客观指标之一。无症状左心室功能减退患者中（$EF = 34\% \pm 4\%$），有 irANP 的明显升高心功能不全患者由于右肩压，肺动脉楔压，左室舒张期容积等升高，造成心房牵张而使其处于 ANP 高分泌状态，而 irANP 的循环水平与心功能不全程度直接相关。而心气虚患者有右房压和肺动脉楔压的升高，有心脏指数和 EP 的降压，且 EP 在心气虚兼阳虚，心气虚兼阴虚及非心气虚患者中呈递减现象，这些都提示心气虚患者有促进 ANP 分泌的因素存在，有与 irANP 负相关因素的降压。从而使心气虚的 irANP 含量明显高于其它组。

4）内皮及活性因子：内皮素是一个含 21T 氨基酸的肽类，是内皮素肽家族的主要异构形式，后者还包括 ET－2、ET－3、ET－4。其中 ET－1 参与正常心血管的动态平衡。内皮素是血管内皮细胞分泌迄今所知的缩血管活性肽，血管内皮受损伤，ET 分泌增多，冠心动脉舒缩平衡的调节破坏引起冠状动脉连续痉挛，降钙素基因（CGRP）相关肽是体内最强的舒血管活性肽，主要由支配心血管系统转入神经末梢所释放。CGRP 对 ET 的生物效应能产生抵抗作用[42]，而内皮细胞通过产生和释放血管反应性调解因子如舒张因子（EDRT）和 NO，在维持心血管系统稳态中起中心作用[43]。韩学杰等[44]认为血管内皮损伤后，血浆纤维蛋白质可附着于血管腔表面并转变为纤维蛋白，逐渐渗入到增殖的新生内膜中，破坏细胞正常结构，因此推测血管内皮细胞损伤是动脉硬化最初阶段，也是动脉闭塞症始动环节，并在冠心病、心绞痛的形成和发展中起重要的作用。陈建鸿等[44]的实验证明：CGRP 不影响血浆 ET 的基础释放，但能抑制病理条件下 ET 的大量释放，CGRP 并不存在冠心病中医证型的特异性。但是对心血管系统产生舒张血管，心肌的正肌肌力和变是作用的生物学效应，但是在夹有血瘀证时可能“瘀血作用”使之出现 CGRP 的内源保护作用受牵制出现以上的情况，原因不明，有待探索。

5）多指标联合检测：近来有学者对多项内分泌调节因子进行联合检测。黄惠勇等[45]对 90 例不同证型冠心病心绞痛患者血浆 ANP、β－内啡肽（β－EP）、ET、Ang－Ⅱ等调节肽指标进行临床检测，结果与 30 例正常人比较，均有统计学意义（$P < 0.05$，$P < 0.01$）。且舒血管作用的 ANP 和 β－EP 检测结果呈现心气虚证组 > 心脉瘀阻证组 > 正常人组 > 心阴虚证组，且实验观察组 3 组间两两比较，均有统计学意义（$P < 0.01$）。而缩血管作用的 ET、Ang－Ⅱ检测结果则呈现心阴虚证组 > 心脉瘀阻证组 > 正常人组 > 心气虚证组，且实验观察组 3 组间两两比较，均有统计学意义（$P < 0.01$）。提示 ANP、β－EP、ET、Ang－Ⅱ等调节肽是冠心病心绞痛临床辨证的主要物质基础之一，似可作为客观化辨证的特异性指标。

蒋梅先等[46]将112例充血性心力衰竭（CHF）按照中医辨证分为单纯心病（心气虚）组45例和心肾同病（心肾阳虚）组67例，观察比较两组患者的心功能及ANP、肾素（Ren）、Ang－Ⅱ等检测指标，以探讨CHF患者“心肾同病”病机与循环激素的相关性。结果显示心肾同病组的心功能分级和心衰评分显著高于心病组（$P<0.001$）；心病组ANP水平明显升高，心肾同病组ANP、RAS指标均明显升高，且后者与心病组比较有统计学意义（$P<0.001$）。提示ANP血浆浓度的上升是“心气虚证”的标志，RAS的激活标志着“心肾同病”病机，上述指标也可作为CHF病情判断及药物疗效评估的依据之一。但有严重心衰者血浆ANP水平却不升高，反而有所下降，可能与严重心衰时心肌能量代谢障碍，ANP合成，排泌受阻，以及同时有ANP分子降解酶（NEP）活性升高有关。

谢梦州等[47]检测心气虚Ⅰ组、心气虚Ⅱ组、气虚组、健康组小鼠心肌NO、ANF、CGRP和超微结构变化，结果显示心气虚Ⅱ组NO均数减少，与其他各组比较有统计学意义（$P<0.05$）。心气虚Ⅰ组与对照组差别无统计学意义（$P>0.05$）。心气虚Ⅱ组ANF均数增大，与心气虚Ⅰ组、气虚组和对照组比较有统计学意义（$P<0.01$）。心气虚Ⅰ组和气虚组均数与对照组比较无统计学意义（$P>0.05$）。

☆　心气虚证与免疫功能

中医认为“正气存内，邪不可干”，“邪之所凑，其气必虚。”因此，气的防御功能表现为免疫功能的强弱，国内许多研究表明中医虚证者共同存在免疫反应较低。廖家桢等[48]对冠心病辨证为心气虚、心气阴两虚的患者做淋巴细胞转化试验、E－玫瑰花环试验和淋巴细胞酸性a—奈—乙脂酸酶（ANAE）染色试验，并测定了血清中IgG、IgM和IgA含量；结果着两型患者的淋转、E—花环试验和ANAE染色阳性淋巴细胞百分率皆低于正常人，但此两组间无显著性的差异，而免疫球蛋白变化不明显。赵家琪等[49]重复了这一结论，并提出心气虚患者的淋转细胞中cGMP含量增高可能是细胞免疫功能低下的机理之一。

易字明等[50]观察到心气虚患者的淋转细胞转化率、E－花环形成和ANAE染色的测定均显示心气虚患者的细胞免疫功能降低；而反映体液免疫的三项免疫球蛋白中，IgM有增高趋势。以上表明心气虚亦存在免疫功能的低下。

☆　分析与讨论

从上述研究看，心气虚证在神经内分泌免疫调节的研究中有以下的进展：心气虚证患者存在迷走神经功能、交感神经功能减退，交感神经和迷走神经敏感性和协调功能紊乱，副交感神经功能偏亢，植物神经功能紊乱，中枢神经机能障碍，心脏自我调节功能减退。NE、E、PRA、Ang－Ⅱ、ALD、ANP、ET、降钙素基因相关肽含量增高。淋转、E—花环试验和ANAE染色阳性淋巴细胞百分率皆低于正常人，淋转细胞中cGMP含量增高，提示免疫功能低下。但跨系统的相互影响的研究还较少。

③心阳虚

交感神经系统机能低下，心率低，有的仅50次左右，DβH活性低，尿内17－OHCS排出少，代谢降低，免疫功能低下，血液黏度大。

（2）肝证的现代研究[31]

①肝气郁结

交感占优势的占47.2%，副交感占52.8%，说明植物神经紊乱，肝郁而副交感亢进者，血5-HT升高，基础代谢率低下，尿内17－OHCS排出量低，T_3含量低于正常组，基础代谢率低下。血浆CAMP/CGMP比值下降，血浆的比黏度和血沉增高，红细胞电泳时间延长，说明有血瘀证，免疫功能略低或不明显。

②肝阴虚及肝阳上亢

多为交感神经机能亢进，尿内CAs增多，VMA排出量多，P物质减少。红细胞内核苷酸含量增多，说明代谢功能增强，免疫功能略为降低，尿内17－OHCS排除量增多，三酸甘油脂多，微循环也有障碍，如毛细血管变细，管襻隐没，扭转，有血瘀症状，如果为肝炎或肝硬变则有肝功能的变化，如GPT、TTT的异常变化。

（3）脾证的现代研究[31]

①脾虚证

唾液分泌量多而清晰，唾液淀粉酶活性偏低，用酸刺激后淀粉酶的含量下降，胃蛋白酶减少，基础胃酸偏低，小肠内胰液的淀粉酶活性低，胃排空缓慢，也有脾虚证胃蠕动增加，排空加快者。小肠的吸收功能较差，表现在木糖醇排出量减少，同时副交感神经偏亢，如皮肽电偏低，CAs排出减少（E、NE、DA），DβH活性低，尿内VMA排出量低；基础代谢率低下经常在－10%左右，血内乳酸脱氢酶活性低，尿内17－OHCS排出量随病加重而减少；血糖偏低，血清内白蛋白减少，r球蛋白偏高；免疫功能一般均低下，细胞的免疫功能低，免疫球蛋白含量也低。

②胃阴虚及胃热证

表现为交感神经系统机能增强，尿儿茶酚胺增多，17－OHCS排出量也多，胃内温度高于正常人。

③脾阳虚

患者血压、白细胞、血小板均偏低，唾液淀粉酶活性高于正常人，而酸刺激反应降低，甲状腺功能低下，尿内17－OHCS排出量也低，尿VMA含量少，血清蛋白低，免疫功能低下。

（4）肺证的现代研究

①肺气虚

李泽庚、张杰根在“肺气虚证的神经内分泌免疫网络研究现状及探讨”一文[51]中指出，肺本质的研究是中医基础理论研究中的一个重要课题。一般对肺本质的研究多从肺气虚证入手，因为肺气虚是一组能够比较集中地反应“肺”的各种生理功能不足表现的综合症候群。经过20多年的研究表明，“肺”是以呼吸系统为主的多系统多功能的综合单位，它的功能与西医学中的呼吸系统、血液系统、神经内分泌系统、免疫系统的部分功能有着密切的联系。因此，肺气虚证与神经系统、内分泌系统及免疫系统功能均应有密切的联系。下文将对近年来肺气虚证与神经系统、内分泌系统及免疫系统关系的主要研究作一概述。

☆　肺气虚证与神经系统

肺气虚证机体存在植物神经功能紊乱，以副交感神经兴奋增强，交感神经兴奋降低为主。广西中医学院资料[52]表明，肺气虚证慢阻肺患者血中真性胆碱酯酶含量显著高于健康对照组。宋卫东[53]报道肺气虚证患者支气管灌洗液（BALF）中胆碱酯酶（Che）明显上升，而去甲肾上腺素（NE）下降，表明肺气虚证患者局部植物神经功能紊乱，提示局部以副交感神经兴奋占主导。但隐性肺证患者 BALF 中 Che 未见明显下降，而 Nc 明显上升，提示隐性肺证局部交感神经兴奋性增强，扩张支气管，以抵抗炎证反应及其他因素所引起的支气管狭窄。因此，在肺气虚证早期（隐性肺证）肺脏局部神经功能代偿性改变为主，晚期以失代偿（紊乱）为主。

☆　肺气虚证与内分泌系统

肺气虚证机体存在内分泌紊乱，林求诚[54]报告检测 8 例肺气虚证患者尿 17 - 羟、17 - 酮类固醇含量均值低于对照组；检测 40 例肺气虚证患者血清蛋白结合碘含量均值低于对照组；检测 16 例肺气虚证患者血清多巴胺 β 羟化酶含量均值低于对照组。汪慰寒等[55]报告 42 例心肺气虚患者（其中 11 例肺气虚）血浆心钠素含量较健康人显著降低。程氏等[56]对 30 例肺气虚证患者进行血浆纤维结合素（Fn）测定，并与 21 例正常对照组患者对比，结果发现正常对照组血浆 Fn 明显高于肺气虚组，差异有显著性意义；同时发现肺气虚时血浆 Fn 水平与 $PaCO_2$ 呈负相关，与 PaO_2 呈正相关。因此认为血浆 Fn 水平在一定程度上反映了肺气虚患者呼吸功能的代偿程度。李泽庚等[57]通过对 102 例肺气虚证患者红细胞超氧化物歧化酶（SOD）和血浆过氧化脂质（LPO）的检测，发现肺气虚证患者普遍存在 SOD 活力下降，LPO 含量升高，与正常组比较有显著性差异（$P < 0.05 \sim 0.01$），说明体内自由基代谢紊乱与肺气虚证严重程度密切相关。另外，通过对王元勋[58]报道肺气虚证患者血浆 6 - 酮 - 前列腺素 F1α（6 - keto - PGF1α）降低；血浆血栓烷 B_2（TXB_2）水平升高，并把这作为肺气虚证诊断的一个重要参考指标。宋卫东[59]报道肺气虚证患者血和 BALF 中：皮质醇（COR）较正常人明显下降，肺泡巨噬细胞（AM）中环磷酸腺苷（cAMP）和环磷酸鸟苷（cGMP）代谢紊乱，在内环境的各种因素的作用下，AM 中 cAMP 和 cGMP 明显升高，但 cGMP 升高更明显，而导致 cAMP 和 cGMP 比值降低，并且还发现 AM 中 cAMP 和 cGMP 代谢紊乱与局部 COR 有关，表明在病理情况下，局部内分泌对 AM 的第二信使有调节作用。李君等[60]实验研究发现肺气虚证模型大鼠的血浆 ET 含量大大高于健康大鼠。并且，随着肺气虚证的逐渐形成，大鼠血浆内皮素（ET）含量也呈一斜率上升。许涛等[61]采取动物实验和临床观察同步研究的方法，用放射免疫法分别测定肺气虚证病模组（烟熏法造模）大鼠、对照组大鼠的血浆心钠素（ANP）含量。研究结果发现肺气虚证大鼠血浆 ANP 高于正常大鼠血浆 ANP，提示血浆 ANP 含量可以作为肺气虚证的诊断及判断病情严重程度的参考指标之一。该研究结果为动物模型出现有血浆 ANP 显著升高，且与病变严重程度呈正相关。李泽庚[62]研究发现 96 例肺气虚患者血浆 TXB_2 水平升高，PGF1α 水平降低，T/P 比值增大至 12 ~ 21，二者平衡失调，且随着肺气虚程度的加重，有 TXB_2 增高，6 - keto - PGF1α 逐渐降低趋势，但在重度肺气虚时，6 - keto - PGF 有升高趋势。

☆　肺气虚证与免疫系统

现代研究发现肺气虚证存在免疫功能紊乱。王元勋等[63]研究结果显示炭粒廓清试验模型组循环免疫复合物（CIC）下降缓慢，嗜中性粒细胞噬菌率、淋转率、大吞噬率、红细胞 C3b 受体花环率、血清 IgG、SIgA 等均下降，表明不仅体液免疫功能低下，细胞免疫功能也受到影响。徐锡鸿等[64]的研究表明，血清 IgG 含量和 T 淋巴细胞转化率，肺气虚组大鼠和健康组比较均有非常显著性差异（$P<0.01$）。杨牧祥等[65]对“肺气虚证”SD 大鼠模型进行免疫功能测定表明：“肺气虚证”大鼠免疫功能低下，表现为血清免疫球蛋白 IgG、IgM 均明显低于对照组（$P<0.05$）。李平[66]观察了 40 例肺气虚证患者，发现肺气虚患者血清干扰素（IFN）明显低于正常人，说明了肺气虚证与 IFN 的降低有着内在的关系。徐锡鸿[64]研究发现 92 例肺气虚证患血清 IgA、IgG、IgM、唾液 SIgA、淋巴细胞亚群 CD4、CD8、CD4/CD8 等指标与健康组相比有明显的差异性，表现为免疫功能下降；这种免疫功能低下的现象，随着机体“正气”的逐渐虚弱（由肺气虚向其它/合并其它脏器虚证的发展）而显示出加重的趋势，从而在临床上表现为弱不禁风而极易患病。杨牧祥[67]通过对实验性“肺气虚证”大鼠肺部组织一氧化氮酶（NOS）表达特征的检测，发现其肺脏间质有较多的巨噬细胞呈密集阳性反应，说明在“肺气虚”状态下巨噬细胞免疫活性中一氧化氮（NO）具有重要介导作用。NO 合成增多，可作为“肺气”御邪的积极反应。方志斌[68]研究发现肺气肿肺气虚证大鼠检查显示肺组织有慢性支气管炎及肺气肿病变，血中细胞因子白介素 -6（IL -6）有升高趋势，白介素 -8（IL -8）、肿瘤坏死因子 α（TNFα）显著升高，可以作为肺气虚证的一个重要参考指标。肺气虚证有轻、中、重度之分，发展到中度就会出现肺气肿，而血中细胞因子 IL -6、IL -8、TNFα 升高与肺气肿的形成有关，可能是肺气虚证从轻度向中、重度发展的重要原因之一。虽然西医学中肺脏的概念与中医“肺”的概念不相同，但它包含在中医“肺”的范畴中。

肺气虚证与神经系统、内分泌系统及免疫系统均有密切的联系，主要表现为肺气虚时植物神经功能紊乱，内分泌失调及免疫系统功能低下。有研究表明，肺组织、支气管中存在大量的神经元、丰富的肺脏神经内分泌细胞和免疫细胞，它们在肺组织中主要呈弥散分布，相互之间在空间上紧密联系，加之许多相同的生物活性物质和受体在它们之间起信息传递作用，使得任一系统都处在另两系统和自身分泌物所形成的复杂的微环境之中。因此，在肺组织神经、内分泌、免疫三个系统之间有足够的机会相互作用，因此肺很有可能是通过调节神经内分泌免疫网络来发挥其功能的。目前神经内分泌免疫网络作为机体的调节整合系统备受国际、国内医学界的重视，中西医结合工作者已运用神经内分泌免疫网络理论来进行肾本质的研究，并取得了令人瞩目的成果，近来也有学者开始重视肝本质及脾本质与神经内分泌免疫网络调控的研究。

②支气管哮喘

患者有肺寒咳嗽的系列表现，同时有喘息；副交感神经系统机能增强，组织胺分泌增多，支气管平滑肌痉挛；垂体肾上腺系统机能降低，尿 17 - OHCS 含量低下。肺热咳嗽；交感神经机能亢进，尿 CAs 排出量增多，尿 17 - OHCS 增多，尿 5 - HT 减少。[31]

肾的现代研究见上面相关章节。

4.4.3 整体证研究

1. 整体的主证

a. 阴虚证：主要症状有手足心热、颧红、盗汗、口干、舌质红、脉细数等某几项。

b. 阳虚：形寒肢冷、喜热饮、面苍白、舌胖、有齿痕、便溏、脉沉迟。

c. 实热证：发热喜冷、口渴思饮、便干、尿短赤、舌红苔黄、脉弦数。

d. 虚热证：五心烦热或手足心热、面潮红、盗汗、舌质红、脉细数等。

e. 虚寒证：形寒肢冷、喜热饮、舌胖、有齿痕、便溏、尿清长、脉沉迟。

f. 气虚证：神疲乏力、动则加重、肌无力、自汗、便溏、舌淡、脉弱等。

2. 整体证现代研究

(1) cAMP、cGMP 拮抗性代谢调节与中医证候关系研究

张翠珍、王天芳在“cAMP、cGMP 拮抗性代谢调节与中医证候关系研究进展”一文中[69]指出，近年来许多资料表明，神经递质的传递、基因表达、激素调节、免疫反应以及细胞的增殖和分化均与 cAMP 和 cGMP 有关。cAMP、cGMP 是细胞功能的重要调节物质，在细胞代谢及多种生理效应的体现中具有关键的作用。并且两者可能各自促进不同的细胞过程，在更多的场合下，它们常常具有明显的拮抗性。在正常情况下，cAMP/cGMP 水平主要由各自的环化酶和磷酸二酯酶的活性控制维持动态平衡。一旦平衡失调，细胞功能也随之发生明显变化。cAMP、cGMP 这种拮抗性调节作用与阴阳学说理论中的阴阳之间的对立、消长有惊人的相似。多少年来，有关学者一直致力于对中医阴阳物质基础的研究，环核苷酸的发现及二者的相似之处对中医从微观角度认识病证提供了新思路。

几十年来，国内外学者对环核苷酸与中医阴阳的关系已有不少报道，但目前已较为明确的是关于环核苷酸 cAMP、cGMP 与具体的阴虚证、阳虚证的关系。国内邝安堃教授及夏宗勤等人通过多年研究 cAMP 和 cGMP 在不同疾病虚证患者中的变化规律，得出相同结论：凡中医辨证阳虚者，cAMP/cGMP 比值明显降低；而各类疾病辨证为阴虚者则表现为 cAMP 含量升高，伴以无明显降低的 cAMP/cGMP 比值。并且夏氏等认为，测定血浆 cAMP、cGMP 含量及其比值，可以作为帮助判断阴虚、阳虚的一个客观指标，从而可能对临床中病情较为复杂病例的辨证有一定参考价值。例如，急性心肌梗塞的辨证比较复杂，其发病初期既有心脾气虚、阳虚的症状，又往往同时有痰浊、瘀血等表现，有时还可出现热象。此时若仅根据病人当时的症状与舌象脉象，不易抓住疾病的主要矛盾。夏宗勤等人通过对急性心肌梗塞患者观察发现，发病初期血浆 cAMP/cGMP 明显降低甚至倒置（比值 <1），而根据当时的临床表现，却未能较明确地辨为阳虚，这也反映了中医病机虚实标本的复杂性。而环核苷酸 cAMP、cGMP 含量的测定为明确的辨证提供了可能。另外，夏氏等通过观察发现 cAMP、cGMP 的含量及比值变化还可作为阳虚与阴虚病人病情演变的指标。阳虚者好转时，cAMP 含量升高，cAMP/cGMP 比值增大，无好转或恶化时则相反；阴虚者好转时，cAMP 含量降低，无好转或恶化时升高。

证是机体在各种与疾病有关的因素（包括遗传因素与环境因素）影响下，整体平衡被打破后患病个体的一个总体反应状态，此状态主要涉及正气的不足、病邪的偏盛，以及病情的寒热。亦即证这个状态主要表现为寒热虚实等四个大的方面和气虚、血瘀反应状态，把握阴阳失调状况，根据药味的寒热温凉及具体的补泻功能，选择处方用药进行治疗，使异常的状态恢复正常或达到一个新的平衡。而环核苷酸 cAMP、cGMP 在疾病中的意义也在于它对生命机体具有广泛的生理效应，以及 cAMP、cGMP 相对浓度和适当比

值在信息表达和调控及对维持机体平衡的重要作用。不论疾病为何，都离不开机体神经、内分泌及免疫系统各器官和组织中的生化及生理变化，而这些变化都与组织和细胞中cAMP、cGMP含量及cAMP/cGMP比值变化有密切的关系。因此，环核苷酸cAMP、cGMP作为第二信使，是整体性调节机制影响细胞功能的中间枢纽。既可以维持神经－内分泌－免疫网络的平衡，又可以使被破坏的网络重新建立平衡，保证机体发挥正常的生理效应。可见，环核苷酸对机体的作用关键也在一个“调”字，正是这一个“调”字将环核苷酸与中医阴阳、中医证候联系起来。既然任何一种疾病的发生，都会有环核苷酸的含量及比值的变化，那么通过药物或其他手段改变环核苷酸的含量，影响机体已被打破的神经－内分泌－免疫网络系统，从而建立新的平衡，达到“阴平阳秘，精神乃治”的健康状态不是不可行的。

（2）寒热本质研究

梁月华在“寒热本质研究的进展”一文[70]中指出，寒热是八纲中重要的两个方面。根据阳盛则热，阴盛则寒，阳虚生寒，阴虚生热的理论，寒热的变化反映了阴阳的盛衰。临床辨别疾病的寒热对诊断、治疗、选方用药均很重要。早在《灵枢》中对寒证、热证即有分散的描述。《伤寒论》中277条、168条、370条和335条也分别叙述了寒证、热证、真寒假热、真热假寒等证象。以后署名华佗的《论五胜六腑虚实寒热生死逆顺之法》十一篇、唐代孙思邈著的《千金方》、宋代张元素的《医学启源》和《珍珠囊》等均论述了脏腑的寒证和热证。说明寒证、热证理论由来已久，运用现代科学方法研究和解释其形成机理，开始于本世纪。在早期侧重于八纲的理论阐述，随着科学技术的发展，中医的研究从临床观察上升为理论的研究，寒热本质研究也随之而发展。

寒热有两个含义：其一为病因，如六淫中的寒邪、热邪等；其二作为病证，即寒证、热证。寒热也有表里、虚实之分。本文侧重介绍虚寒、虚热及部分实热研究概况，为方便起见，以下统称之为寒证、热证。

国内对寒证、热证的静态研究：对已形成寒证、热证的病人或动物，研究其安静状态下系统的机能活动为静态研究。

①植物神经系统

根据中医理论，热证患者应具有发热、口干、口渴思饮、舌质红、舌苔黄、脉数、便干、尿短赤等部分或全部症状；寒证患者具有怕冷、畏寒喜暖、口不渴、脉沉迟、尿清长等症状。这些症状多与植物神经系统机能有直接或间接的联系。1979年北京医学院证明，热证患者心率快，口腔温度升高，呼吸快，唾液量减少，尿内儿茶酚胺排出量增多，说明交感神经—肾上腺系统机能活动增强；寒证患者口温偏低，心率缓慢，呼吸缓慢，血压偏低，故植物神经平衡指数为负值，尿内儿茶酚胺排出量减少，证明交感神经—肾上腺系统机能活动降低。1979年北京中医研究所证明，虚寒证患者皮肤电位减弱，这是交感神经活动减弱的表现。徐氏等报道，寒证患者口不渴，不思饮，多数为副交感神经敏感度增加，血压偏低，血浆总蛋白亦低；热证者交感神经敏感度上升，血压偏高。1984年叶氏证明，月经失调的热证患者交感神经机能偏亢；虚寒证者交感神经机能减弱或副交感亢进者占70%～80%。1986年谢氏报道，热证者尿内儿茶酚胺增多，寒证者减少，热证者尿内cAMP升高，寒证者cAMP/cGMP比值降低。

北京医科大学选用寒药及热药复方，喂大鼠 2 ~ 3 周，造成寒证和热证动物模型。寒证大鼠表现心率减慢，尿内儿茶酚胺减少；热证大鼠心率加快，饮水量增多，尿内儿茶酚胺排出量亦多。这些与临床患者的检查结果基本一致。

以上各家研究证明，寒证时交感神经系统机能减弱，副交感神经机能增强；热证时恰好相反。1985 年北京医科大学进一步证明，热证者血液、肾上腺及部分脑区中多巴胺 - β - 羟化酶活性增强；寒证者血液、肾上腺及全部脑区该酶活性降低。这些说明该酶的活性变化是直接改变或通过中枢改变交感神经系统机能的重要因素。

②代谢机能

寒证、热证患者代谢机能有很大变化。1962 年徐氏报道寒证患者基础代谢率偏低。1979 年解放军某医院提出，脾胃虚寒患者基础代谢率偏低者占 56. 2%。1963 年严氏报道，虚热证患者基础代谢率偏高占 30%。北京医科大学 1978 年证明，寒证鼠氧消耗量降低，热证鼠氧消耗量增多。

以上临床及实验均证明寒证时代谢机能低下，热证时代谢机能旺盛。

③肾上腺皮质功能

多数报道中均注意到寒证、热证与肾上腺皮质机能的关系。有虚寒表现的肾阳虚患者尿内 17 - 羟排出量减少。李氏、郭氏等观察到有虚寒表现的脾阳虚患者尿内 17 - 羟排出量降低。虚寒证的甲亢患者尿 17 - 羟也低下。北京医科大学 1979 年观察到寒证患者尿 17 - 羟只有 2. 38 ± 1. 81 毫克/24 小时、热证时为 11. 68 ± 9. 64 毫克/24 小时（正常人为 6. 20 ± 4. 57 毫 克/24 小时）。寒证大鼠尿内 17 - 羟也明显减少，热证大鼠则排出量增多。

以上结果说明，具有虚寒表现的患者无论涉及哪一脏腑，肾上腺皮质机能均有不同程度抑制，热证时有不同程度的增强。

④中枢神经系统机能

1962 年徐氏认为，寒证患者神经类型多为抑制型，热证患者偏于兴奋型。1982 年张氏提出脾胃虚寒者中枢抑制过程加强。北京医科大学从三个方面研究了中枢神经系统的机能变化：其一，用电针分别刺激寒证、热证大鼠两后肢相当于足三里部位后测痛阈，寒证组痛阈比对照组高一倍，同时脑内 5 - 羟色胺含量增多；热证组痛阈降低，脑内 5 - 羟色胺变化不大，而去甲肾上腺素、多巴胺含量增多。其二，寒证鼠惊厥阈值升高；热证组阈值降低。其三，注射 50 ~ 75 毫克/公斤巴比妥钠后引起大鼠感觉消失或两后肢麻痹，寒证组大鼠上述现象出现得快，恢复缓慢，热证组上述现象出现缓慢，恢复较快。

以上可以说明，机体处于寒证、热证状态时，神经系统、循环、生殖、内分泌等系统的功能均有改变，既有机能变化又有病理改变，因此寒热是个整体变化。

此外，寒、热证状态能干扰生殖系统机能。寒证时动情周期延长，热证时动情周期有调整或缩短的趋势。

4. 4. 4　证的分子调控基础

证是指在疾病的发生、发展过程中一组具有内在联系的、能够反映疾病过程在某一阶段的病理病机，是机体对致病因素作出反应的一种功能状态。证候研究一直是中医领域的研究热点，几十年来，国内外众多学者把中医证候现代化的研究作为中医研究的重要方向，力图通过该项研究揭示中医学的奥秘，使中医证候和辨证施治更加科学化、客观化。他们运用多种现代技术和方法，分别从生化、生理、超微结构、神经－内分泌－免疫网络方面来探讨证的实质，对中医证候进行了各种客观指标的研究，取得了一定的成果。然而，这些研究都只反映了部分已知基因表达产物（受体、酶、细胞因子以及肽类等）的改变，远未揭示证的实质。

功能基因组研究包括：基因组的多样性；基因组在转录和翻译水平上的表达及其调控机制；通过对进化不同阶段的生物体基因组序列的比较，发现基因组结构组成和功能调节的规律，并利用各种模式生物体的基因剔除和转基因技术来揭示基因的功能等，其中基因转录表达谱和蛋白质组学研究尤为热点。人类疾病都直接或间接与基因相关联。随着基因组学研究的不断深入，现代医学已经认识到许多疾病的产生是由多基因决定的(相关易感基因的多基因调控紊乱)，即是不同层次的基因群或基因网络的失衡。这种多基因论点体现着中医学的整体观念，也体现着中药复方的多靶点（包括基因的表达与调控）调节的优势。要想把握证候的实质，单凭从不同角度观察某一个或几个基因的多态性是远远不够的，不足以从全局分析和解释它的实质。而且基因的功能并不孤立，一个基因的上调或下调往往会影响上下游几个基因的表达状态，从而进一步引起更多相关基因的表达模式的改变，基因之间的这种复杂的相互作用组成了一张交错复杂的立体关系网。

中医学的各证候是机体不同的功能态，该功能态由一系列基因的表达所赋予，并被这一系列基因表达所标识，也即证候的研究可以落实在基因表达谱上。因此，这要求我们一方面针对所研究的证型构建它的基因差异表达谱，并深入研究所筛选出的基因，从功能基因组学的角度对其调控网络进行分析；另一方面从同一疾病不同证候和同一证候不同疾病的基因表达谱差异比较中，寻找证候的共同性和差异性，从而揭示证候的科学内涵，并为其客观化诊断提供依据和方法。

1. 证的基因表达谱研究

基因表达谱是从 mRNA 水平反映了细胞或组织特异性表型和表达模式，与临床上出现的症状和体征有着必然的内在联系。那么，运用大规模、高通量的基因表达检测技术，对大量的同一证型疾病状态下的各类组织和细胞的 mRNA 进行定量分析，编制基因表达谱，经过生物信息学和统计学的比较分析，就可以建立疾病证型特定的基因表达谱数据库和制备商业化证分型生物芯片。应用证分型生物芯片研究患者的基因表达谱，并与数据库中的已建立的证型特异基因表达谱进行生物信息学比较分析，就可以做出辨证分型诊断。这方面的研究工作目前尚未见报道，但开展这项研究工作对于中医基础理论的阐释是十分有益的，可以从一个新的视角系统、全面地深化人们对中医气血、阴阳、寒热、虚实等生理病理规律的认识。

目前已有不少学者在基因水平上对证的实质研究作了有益探索，其中从基因多态性角度探讨不同基因型在证候易感性方面的差异，是后基因组时代研究的热点内容。例如：

（1）李宜瑞等[71]检测广州市城镇学龄儿童多巴胺 D2 受体基因 TaqIA 多态性的结果，支持 A1 等位基因与本病的关系（$P=0.006520$）；并发现该基因与中医辨证的“肾虚肝亢”证候关系更为密切（$P=0.000122$），而“心脾不足”证候则与正常对照组间差异无显著性（$P=0.910952$），因而在基因水平上为 ADHD 的中医辨证提供了参考思路。

（2）杨斌等[72]应用PCR技术分别扩增90例Wilson病患者（进行中医辨证分型）和30名健康人ATP7B基因的第8外显子，其PCR产物行限制性内切酶Msp Ⅰ酶切分析，90例Wilson病患者有34例Arg778Leu/Gln点突变，Wilson病患者中医辨证分型属肝风内动者Arg778Leu/Gln点突变占20例，Arg778Leu/Gln点突变组患者的发病年龄迟于未见该点突变组的患者，Arg778Leu/Gln点突变可能与中医肝风内动证型相关。

（3）朱清静等在连续承担国家科委“六五”、“七五”、“八五”和“九五”重大医学攻关项目（中医防治慢性乙型肝炎及肝硬化的临床及实验研究）的过程中，对慢性乙型肝炎病程进展中证型转换的机制进行了初步探讨。据长期临床观察的结果表明，肝纤维化的发生发展与“瘀血阻络证”发生发展密切相关。

乙型肝炎病毒（HBV）为逃避免疫、药物等压力而发生基因变异是HBV反复或持续复制的重要原因之一，其基因变异的可能性随慢性乙型肝炎病程进展而呈上升趋势；肝纤维化是慢性肝炎向肝硬化、肝癌发展的重要病理阶段，慢性乙型肝炎患者大多存在不同程度的肝纤维化；但HBV基因变异与肝纤维化的发生发展是否存在某种联系，尚不清楚。我们应用聚合酶链反应——单链构象多肽性分析（PCR－SS－CP）银染技术检测HBV前C区基因变异和放射免疫法检测血清肝纤维化标志物检测103例HbeAg阴性而HBV－DNA阳性的慢性乙肝患者的血清，进行前C区基因变异与血清肝纤维化标志物水平的相关性分析。结果发现，HBV前C区基因变异与“瘀血阻络证”（肝纤维化呈进行性加重趋势）密切相关。此外，我们还发现，HBV基因突变与慢性肝病的虚实证转换密切相关。近年来，我们采用基因芯片技术同时观察HBV多个位点的突变与慢性乙型肝炎中医证型转换的相关机制，初步实验结果表明，1814、1896点突变与“瘀血阻络证”的发生发展密切相关；1762、1764点突变与“湿热中阻证”的发生发展密切相关；528、552点突变与“肝郁脾虚证”的发生发展密切相关。其他突变与中医证型的转换关系尚需进一步研究。[73]

近年来，生物芯片技术（基因芯片、蛋白质芯片）发展迅速，为开展这一研究工作提供了强有力的技术手段。基因表达谱芯片是目前应用得最广泛的生物芯片，是指将几千个基因特异的探针或其cDNA片段固定在一块基因芯片上，对来源于不同个体、不同组织、不同细胞周期、不同发育阶段、不同分化阶段、不同病变、不同刺激（包括不同诱导、不同治疗手段）下的细胞内的mRNA或逆转录产物cDNA进行检测从而大规模对这些基因表达的个体特异性、组织特异性、发育阶段特异性、分化阶段特异性、病变特异性、刺激特异性进行综合分析和判断。基因芯片技术为证的研究提供了一个很好的工具，利用基因芯片检测寒证的基因表达谱，使证诊断客观化、现代化成为可能。

（4）王米渠等[74]在“基因表达谱芯片与中医寒证的7类相关基因”一文中指出，基因芯片是当今生命科技最先进的方法，它可将成千上万个靶基因或寡核苷酸片段高密度地排列在玻璃等载体上，然后与标记了的待检样品进行杂交，通过芯片进行扫描，同时高通量平行地检测成千上万基因表达谱。我们引入基因芯片的方法，对典型寒证，而且用热药有明显疗效者，尝试用基因芯片，筛选出59条差异表达基因表达谱，涉及到7类基因，试作如下初步报道：

①临床资料

在成都附近的山区，先由当地医生推荐15例寒证病人，然后由中医诊断学教授逐一辨证论治，选择积分最高的5例为典型寒证病例作观察对象。病例选择参考国家寒证相关诊断标准和相关文献制定：恶风、恶寒、畏寒、喜暖、形寒、肢冷、背冷、倦卧、面色淡白、脉迟等44个症状为寒证诊断因子，每一因子以无、轻、中、重分别评分。患者男1例，女4例，年龄30～62岁，属寒痹2例，脾胃虚寒3例。由中医诊断学教授分别辨证处方，均以附子为君药，用汤剂治疗4周，同样以44个因子评分，其平均积分减少约1/2（具体过程与数据省略）。对此5例治疗前后分别采用外周血10ml，提取mRNA，并将治疗前后5例患者的mRNA分别混合，作基因芯片检测。

②结果

本文初步分析它涉及7类功能基因。

☆　与能量代谢相关的基因

与能量代谢相关的5条基因都为表达下调，如Genbank ID为NM－004888（泡细胞H＋ATP醉亚基），它的功能主要是运输ATP酶，可理解为寒证服了姜附等温热药后能量代谢增高，患者畏寒、喜暖等症状缓解，其高表达的基因即下调，而呈现为热药疗寒的作用。

☆　与糖代谢有关的基因

与糖代谢有关的2条基因也表现为下调，如L29008L（艾杜糖醇脱氢酶糖醇还原酶）。在NAD存在下，催化L—或D—艾杜糖醇氧化成L－或D—山梨醇，作用于葡萄糖醇生成果糖，也可作用于其他关系密切的糖醇类。

☆　与脂及酯类代谢相关的基因

该组基因2条均下调，如NM－002600（磷酸二酯酶4B）是催化寡核苷酸及多核苷酸中双重酯化的磷酸分子进行水解的酯类。

☆　与核酸代谢相关的基因

与核酸代谢相关的基因10条。核酸在生命活动中起着极其重要的作用，贮存和调控生物的遗传性信息，直接影响生物体的生物学含义，是分子水平生命活动的基础。在本实验中同核酸代谢相关的基因以下调为主，上调为辅。如AF069668（戊二醛素），它与谷胱甘肽配合在由核苷酸形成脱氧核苷酸过程中起作用。

☆　与蛋白质代谢有关的16条基因

除少数上调外，其余都表达下调，如下调基因L11284（细胞外信号调节性激酶激活因子）是受细胞外信号调节的蛋白激酶，具有丝氨酸、苏氨酸蛋白激酶活性以及在酪氨酸残基上催化自身磷酸化的活性。

☆　与免疫机制有关的15条基因

其中大部分为表达下调，少数为表达上调。如M59465（肿瘤坏死因子a诱导的蛋白），它通过影响内皮细胞功能，如促进或诱导与白细胞的作用，参与体内外肿痛细胞的杀伤，能使肿瘤产生缺血性坏死，并且有的可完全退化。

☆　与内分泌代谢有关的基因

与内分泌代谢有关的基因1条，176790（甲状腺结合蛋白），是调节冷热反应的促进剂，具有促进能量代谢的功能。其在寒证时为高表达基因，治疗后表达下降。可理解为寒证患者服温热药以后，提高了患者对寒冷环境的适应能力。

分子生物学是当今科学的带头学科，基因芯片技术又是分子生物学领域最先进的技术。它高密度地显微排阵，大批量的基因筛选和巨大的功能信息处理能力，为中医寒证的研究提供了一个强有力的武器。从本实验可见，我们用 2 035 条基因高通量地平行监测，得到 59 条差异表达基因，涉及到 7 类以上与寒证有关系均基因，显然充分利用基因芯片的微观整体优势。

（5）王米渠等[75]在“5 例寒证的宏观疗效及基因表达谱芯片分析研究”一文中指出，基因芯片技术为寒证的研究提供了一个很好的的工具，利用基因芯片检测寒证的基因表达谱，使寒证诊断客观化、现代化成为可能。我们对寒证的基因表达谱进行了初步研究，报告如下：

①对象与方法

☆　临床资料

诊断标准参考国家寒证相关诊断标准和相关文献制定：恶风、恶寒、畏寒、喜暖、形寒、肢冷、背冷、倦卧、面色淡白、面色㿠白、唇面色青、面红如妆、口淡不渴、口干饮热、口吐清水、喜食热物、疼痛、喜温喜按、呕吐清稀、肠鸣、痰白清稀、喷嚏、清涕、鼻塞、冷汗、恶寒、静而少言、小便清长、夜尿频多、大便稀溏、完谷不化、五更泻利、舌质淡白、舌质淡胖、苔白、苔灰润、苔黑润、苔滑、脉迟、脉紧、脉微细、脉散、脉细欲绝 44 个症状为寒证的诊断因子。每一因子编定轻、中、重评分操作细则（细则长，表从略），按无为 0 分、轻为 1 分、中为 2 分、重为 3 分，进行等级计分。治疗前、后各评分一次。

病例选择本次观察病例，事先请四川成都彭州新兴镇的中医师选择推荐寒证病人 17 例，由成都中医药大学中医诊断学教授严石林逐一辨证评分，选择寒证积分最多（每人总分 37 分以上）的 5 例为入选观察对象。5 例患者中，男性 1 例、女性 4 例。年龄 30 岁至 62 岁。中医辨证来看，属寒痹 2 例、脾胃虚寒 3 例。

治疗方法：由中医诊断学教授对个体辨证处方用药，寒痹者以附片为主药、脾胃虚寒者以干姜为主药，以仲景经方，酌病证加减配方 15 剂，每剂煎 3 次，每 2 天 1 剂，治疗 1 个月进行疗效统计。

治疗前、后各采外周血 10ml，备作基因芯片，以探索分子疗效。

②讨论

本研究中经热药治疗后表达明显的 59 条基因，有 43 条下调，不少是病理性基因；而上调的多为以正常代谢有关的生理性基因。提示了治疗前“寒证”病人的免疫力降低，生命活动减弱。治疗后病人“寒证”表现明显减轻，是不是可以认为经热药治疗后人体的“阳气”得到补充，生命活动增强，表现为“虚寒”的症状改善，生理性基因高表达。这些生理性基因可否认为是人体“阳气”相关基因，而“邪气”受到抑制表现为病理性基因表达降低。而那些病理性基因与“邪气”相关。如果对其分子机理进一步研究，则为我们揭示“寒证的本质”作了有益的尝试。

我们前次用 2 305 条基因芯片，筛选出针刺衰老鼠的 318 条差异表达基因，发现 D—半乳糖致衰老鼠模型 168 条差异表达基因，这次进一步从临床实验发现与寒证及其热药治疗的59条差异表达基因，并注意与宏观疗效进行联系研究，从探索微观寒证对热药在分子水平上的应答模式，找寻相关主效基因。但由于科研经费等原因，还不能大面积地作基因芯片，这5例还是合在一起作，仅仅是初步的尝试（下次将5例分别作、并分温针与热药的比较）。

热药疗寒有效病例的基因表达涉及广泛，包括生理、病理等方面，说明基因芯片高通量，广泛性的多基因检测的新方法，符合中医整体观念和辨证论治的特点。提示了从微观基因水平研究寒证的整体机理，并判定其分子疗效的可能性，有助于探索将中医临床诊疗水平深入于基因表达谱，为将来建立分子中医学探路。

2. 证的基因网络调控研究

沈自尹院士等提出"证"的新概念为"证是一种有机综合的功能态，由一个调控中心及其所属众多分子网络所构成，作为对外界反应与自我调节的基础"。

（1）"衰老——生理性肾虚证的HPAT轴分子网络调控研究"一文[76]指出，国内对于证本质的研究积累了大量奠基性的成果，中西医结合工作者结合时代的特征，将研究工作通过证的研究介入到生命科学的领域，这样就从"证明性研究"开始进入"创新发展研究"，而且使得分子水平上的所见与整体水平上的人，相互之间的距离不是越来越大，而是越来越小，宏观与微观的结合点将要落实在建立"证"的基因表达谱和以药测证的基因调控网络。中医药学与现代生命科学求得同步发展，定能加速实现中医药现代化。

人体生命活动是有机体在内外环境作用下，由多种因素相互作用而维持动态的相对平衡过程。人体是一个统一的整体，机体各个系统虽各有独特的生理功能，但是它们都受神经—内分泌系统的支配。现在已经证实神经内分泌系统与免疫系统之间存在双向信息传递机制，即免疫系统不仅受神经、内分泌系统的调控，而且还能调节神经、内分泌系统的某些功能，它们拥有一套共同的化学信息分子与受体，使这三个系统之间得以相互交通和调节，呈现多维立体网络状的联系。1977年Basedovsky首次提出体内存在神经内分泌免疫（NEI）网络的假说，已成为当前医学、生物学研究的前沿领域之一。

1984年Jerne因提出免疫网络学说而获得诺贝尔奖，该学说提出抗体分子具有双重性，既可特异性识别并结合外来抗原，它的可变功能区（V区）又成为独特型抗原，导致另一些淋巴细胞一系列互补的抗独特型抗体以级联方式不断产生，从而构成了免疫分子网络。过去认为单一效应的细胞却被证明无一例外都是多种功能的，而每种功能又可由多种细胞因子所介导，在不同因子之间还有相互协调或相互制约的效应，这也是免疫网络调节的基础。

近年生命科学最热门的3个领域是基因组研究、细胞凋亡、细胞信号传导。细胞凋亡是一种在基因调控下的细胞主动死亡过程，生物体经过几百万年的进化，才获得"凋亡"这个绝妙的体系，用以清除那些对机体无用或有害的细胞，有利于细胞数量的准确调控凋亡方式从启动到结束是一个严密完整的程序，其信息通路（启动相、效应相、清除相）涉及促凋亡和抗凋亡分子之间相互制约、相互促进达成的相对平衡，组成一个完整的细胞凋亡机制网络系统。

从涉及整体性的系统之间调节的神经内分泌免疫网络，到局部性系统内调节的免疫分子网络，都是得到公认的学说，当然在局部反应有数不清的小网络存在。其实机体就是由大大小小众多网络所构成并作为对外反应与自我调节的基础。

正常的人体结构是人类基因的一个有序的表达，疾病则是基因表达的失衡。对绝大多数疾病的治疗，都将从调控基因的功能着手，即从修饰或改变基因的表达与基因产物的功能着手，故而大、小网络的调控都立足于基因表达的调控。无论哪一种网络都存在着网络状或相互对立而制约的基因并通过对中枢的信号传导由负反馈的机制来完成调控作用。在实现对机体功能状态的调节过程中，涉及整体－组织器官－细胞－分子多层面的分子网络的综合作用。

中医学把人体看成一个整体，把病或证看成是整体协调受到了干扰，证是一种多基因参与的有序的功能态，所以证本身就是一种基因调控网络的表现。对于“证”的基因调控网络研究需要采取以基因芯片为手段，研制该证的基因表达谱，如果能采用有效的中药加以干预，既可通过纠正基因网络失衡，以“差异分析”而找到基因表达的差异谱；同时又是“以药测证”，动态地观察到与该证相关基因群遵循的活动规律，由此阐明证的本质。

在“肾本质”的研究上，进一步的研究利用26月龄老年大鼠模型和假阳性$<1\%$的Affymetrix公司的大鼠基因芯片，每张芯片点有8 784条基因，如此共投入20张。通过与青年大鼠的NEI网络的核心－下丘脑－垂体－肾上腺－胸腺轴（HPAT）轴基因表达谱比较，并分别比较EF（淫羊藿总黄酮）及补肾（右归饮）活血（桃红四物汤）复方对老年大鼠HPAT轴基因表达谱的影响，以阐明从调节HPAT轴途径延缓衰老并从基因表达谱的差异显示中，探究衰老——生理性肾虚证的分子网络调控模式。

老年大鼠和青年大鼠比较，可见老年大鼠在HPAT轴各层次上与生长、发育、衰老相关的基因均呈低表达（差异表达两倍以上），反映了老年大鼠HPAT轴上的基因表达谱是以衰退的表现为主。在比较EF、补肾、活血对老年大鼠HPAT轴的作用，以EF的作用最为显著，在下丘脑可见多达6种神经递质及其受体DaD1R、DaD2R、α1ER、GABA－AR、GluR、5－HTIR以及这6种神经递质调节的生长激素（GH）显著上调。在垂体可见促性腺释放激素（GnRH）和促性腺激素等，以及和GH相关的泌乳素（PRL）、胰岛素样生长因子结合蛋白－5（IGFBP－5）的显著上调。在肾上腺也有性激素的显著上调。在淋巴细胞可见具有作为细胞增殖、细胞凋亡的上游因子TGFβ显著上调，以致诱导一系列免疫效应及重要信号通路分子上调，在下调促凋亡基因的同时，上调抗凋亡基因；在下调抗增殖基因的同时，上调促增殖基因，从而重塑基因平衡，体现出EF之所以能延缓免疫衰老，在于其重建衰老免疫稳态的分子网络调控机制。

Basedovsky提出的NEI网络里，神经内分泌能调控免疫（下行通路模式），免疫亦能调控神经内分泌（上行通路模式），如此形成双向调节网络。1988年Meites提出衰老过程中NEI网络起重要作用，尤其与下丘脑的去甲肾上腺素（NE）和多巴胺（DA）活性下降有关，因为给予增加下丘脑NE和DA活性的药物可延缓或逆转衰老时性激素与生长激素以及蛋白质合成代谢的下降。从EF可在下丘脑激活众多神经递质受体和神经肽，而未见作为启动上行通路最重要的一些细胞因子的出现，说明EF是通过NEI网络的下行通路这一模式而激活免疫系统，其中众多神经递质的启动可能是关键基因。

Clark 提出由 GH、PRL、IGFs 这 3 个主要的合成代谢激素或因子扮演了整合人体的生长、保养、修复及免疫功能。本实验可见 EF 使得老年大鼠原已衰退的 GH、PRL、IGFs 显著上调，这意味着 EF 可促进老年大鼠的合成代谢，表现出可延缓代谢上的衰老。EF 在老年大鼠上所激活的 GnRH 是 NEI 网络中一种强有力的信息传递因子，除了刺激 FSH、LH 的释放加强性腺分泌性激素，还以淋巴细胞为靶器官提高免疫功能，还有 GH 除促进生长、发育加强人体的合成代谢以外，还是免疫增强类神经激素，亦都能促进淋巴系统功能，可见 EF 在 HPAT 轴上交叉综合的调节，集中落实在提高免疫功能，成为延缓免疫衰老的主要效应机制。

每个人体的任何组织，如头发、血，其 DNA 都一样，是同一个形态结构，基因表达谱则是测 RNA 转录水平与功能表达，mRNA 的表达又是受时、空间的限制。虽然全身各组织的 DNA 都一样，但不同组织只表达它相关的 RNA，不相关的 RNA 则保持沉默，这就是空间的限制；如某些组织具有昼夜节律变化，不同时间会有不同程度的表达，这就是时间的限制。“证”是反映着全身众多组织器官综合的状态，故而不宜仅采取人的血样为标本来建立某个证的基因表达谱，除非此证与血液系统密切相关，因为血样只反映与血液系统相关的基因表达，而必须以动物模型的多种能反映“证”并易于取材的组织为标本。我们在老年大鼠取 HPAT 轴的 4 个靶组织，就其结果每个组织在基因芯片上的反映，的确符合衰老期各自的基因表达特征。衰老（生理性肾虚证）是多器官、多组织的退行性改变，4 个靶组织样本未必能代表衰老和肾虚证的全面情况，但能阐明免疫衰老以及肾虚证的主要方面。

中医一向着重于证效关系来判别辨证的正确性，也就是“以药测证”。由 EF、右归饮、桃红四物汤 3 组药物在 HPAT 轴上基因表达谱的比较，活血药对 HPAT 轴无明显作用，右归饮虽有一定作用，但不如 EF 作用之全面系统并具有一定规律性。我们从有效的多个补肾复方中筛选出对 HPAT 轴最具效应的淫羊藿有效成分——EF，虽然它不能代表补肾的全方效应，但可针对病或证的某个方面（甚至是主要方面）作为药靶以发挥更为高效且专一的效应。

衰老时控制机体的整合功能明显减退，随着增龄性变化，NEI 网络出现进行性损伤，其中最早出现并明显受损当属下丘脑 - 垂体 - 生长激素轴和下丘脑 - 垂体 - 性腺轴，还有就是淋巴系统中掌管细胞凋亡和细胞增殖的基因。本实验不但证实了衰老时 HPAT 轴的这 3 个方面明显受损，而 EF 能广泛而有效地通过激活众多神经递质，按照 NEI 网络下行通路着重调节生长激素与性腺两个轴，最终重塑 T 淋巴细胞凋亡基因平衡，从而抑制了衰老时过度的 T 细胞凋亡。可见证是由若干个重要的分子网络所组成，衰老——生理性肾虚证具有特征性的分子调控网络谱。由此提出一个证的新概念：“证是一种有机综合的功能态，由一个调控中心及其所属众多分子网络所构成，作为对外界反应与自我调节的基础”。

从衰老的基因表达谱微观所见，联系肾虚的理论可从肾与命门学说发展上找到相对应的理解。肾与命门的关系早在《难经》中就有论述：“命门者，精神之所舍，原气之所系也，男子以藏精，女子以系胞，其气与肾通”。至明代更尊肾与命门为真君真主，居于心之上，为人之生命之门，五脏六腑之本，十二经脉之根，故为先天之本。命门又为水火之府，阴阳之宅，此水火即真阴真阳（可理解为肾阴肾阳），两者潜行于周身，如此肾或命门代表了人身生命活动的源泉与动力。由NEI网络领衔的肾虚证恰好是反映了统率全身的最大的网络，这样就不至于把肾或命门局限在某个脏器或某个腺体，而且宏观与微观取得了统一。

（2）“淫羊藿总黄酮（EF）对老龄大鼠Th1、Th2、Th3细胞的调节作用”一文[77]指出，衰老状态下，机体免疫功能下降，体内细胞因子发生数量改变，直接导致不同免疫细胞免疫监视能力下降，对抗原免疫攻击能力降低。广义的辅助T细胞1（Th1）、辅助T细胞2（Th2）及调节性T细胞中的“Th3”可以代表机体复杂的细胞因子网络，从整体上对机体的免疫状况进行评价。正常情况下，Th1、Th2、Th3可相互调节，保持动态平衡，有效调控免疫功能。免疫衰老状态下，Th2优势应答，Th1、Th2、Th3类细胞因子比例失衡，而这种失衡关系的转归可以有效判别药物对抗免疫衰老的疗效。有鉴于此，本研究观察延缓免疫衰老的有效中药成分——淫羊藿总黄酮（EF）对衰老状态下Th1、Th2、Th3各类细胞因子的调节作用，以冀进一步阐明EF对免疫衰老的调控机制。

CD4辅助性T细胞（T helper cells，Th）是免疫应答的“指挥官”，是一类关系到免疫应答全局的重要T细胞亚群，主要通过膜表面分子与所分泌的细胞因子与其它细胞交换信息，对免疫应答进行指挥和调控。Th可根据其活化后分泌细胞因子极化结果的不同而区分为Th1和Th2两种功能亚群。Th1型细胞主要促进T细胞活化、增殖，介导细胞免疫反应；Th2细胞主要介导体液免疫反应；Th2型细胞因子在免疫应答中限制Th1型细胞因子介导的保护性免疫引起的病理损伤；Th3属于调节性T细胞（Thr）亚型之一，不同于Th1和Th2，具有免疫抑制调节功能。如抑制与调节免疫效应细胞的增殖、分化和活性，抑制细胞因子产生等。目前，对Th3类细胞因子的成员除公认的TGFβ外，尚不确定。随着相关研究的进一步深入，对以上三种细胞因子的所属类别及细胞因子归属范围，必将有进一步的完善。本研究依据美国Supper Array芯片公司的分类提示将CD4 cell markers中部分非Th1、Th2的细胞因子暂归属于Th3一类。

在现有对Th细胞的比较研究中，对Th3的报道较少。对Th1、Th2的研究一般仅选用1~2个代表性指标，如以Th1细胞为IFN－γ、IL－2，Th2细胞为IL－4、IL－10，以Th1和Th2比值的是否平衡来估测Th1、Th2的偏移水平。但仅用这些代表性指标来的比例关系尚不能全面反应三类细胞因子在体内绝对水平的变化。因为体内细胞因子网络调节系统非常复杂，当免疫衰老发生时，机体的细胞因子网络和局部的细胞因子环境均会发生变化，Th1细胞还是Th2细胞优势的判别，取决于各类细胞因子的网络关系变化综合效应的结果。只测定一两种细胞因子，而推测整个过程或整个网络作用的结论很可会出现偏差。

本研究采用的美国Supper Array公司专业Th1、Th2、Th3 cDNA芯片，其中的基因覆盖了大量目前已知的Th1、Th2类细胞因子，并且对Th3类细胞因子的范围较早做了初步探索，其检测结果基本可以充分反映整个机体内部细胞因子免疫网络状况。本实验目的即是通过分别比较检测老龄大鼠体内Th1、Th2、Th3各类细胞因子的相对分泌量，来全面分析衰老状态下，大鼠淋巴细胞Th1、Th2、Th3各类细胞因子谱的表达概况，进一步研究EF有效调节免疫衰老的作用机制。

正常情况下，在特定体内环境，Th 细胞有产量上极化转换调控的可塑性，Th1 和 Th2 细胞通过细胞因子的交互作用，使免疫应答之间相互调节与制约，保持动态平衡，从而保证信号传导的正常发挥，维持机体免疫内环境稳定。Th3 可以抑制 Th1、Th2 过度活化，在校正 Th1/Th2 的失衡过程中起重要作用，Th1、Th2、Th3 各类细胞因子之间通过不同分泌量的变化互相调整，稳定在一定的限度内，共同维持正常体内免疫功能。这种 Th1、Th2、Th3 细胞分泌细胞因子在免疫调节中的重要网络作用及其可塑性，为从整体上宏观调控免疫衰的药物提供了评价体系。

随着衰老，每一种细胞因子不同分泌量的变化都对免疫衰老进程有不同影响，如 Th1 类细因子分泌减少，Th2 类细胞因子分泌增多，伴随着这种 Th1/Th2 的不平衡可显著刺激 Th3 呈高分泌状态，导致机体的抗免疫衰老机制受到严重干扰。

本研究结果也显示，衰老状态下（27 月龄大鼠），脾淋巴细胞过度凋亡，Th1、Th2、Th3 类细胞因子均比青年对照组显著增高，并呈 Th2、Th3 类细胞因子优势应答。说明本实验老年大鼠存在 Th1 细胞向 Th2 细胞极化偏移现象，Th3 对 Th1 过度抑制，没有充分发挥对 Th1 - Th2 间的比例失调的校正调节作用，提示：本组老龄大鼠的 Th1、Th2、Th3 类细胞因子之间的平衡网络失调，从而确证本实验免疫衰老模型的成立。

本研究用 EF 干预老年大鼠后，可以明显抑制淋巴细胞过度凋亡，降低 Th1、Th2、Th3 类细胞固子表达，使 Th1、Th2、Th3 类细胞恢复相对平衡状态。另外，本实验对核转录因子 KB（NF - κB）信号途径用 NFKB 抑制剂 PDTC 进行了阻断做对照（NF - κB 在调节机体免疫功能发挥枢纽作用，本研究前期结果已证实 EF 可通过激活 NF - κB 而实施免疫调控）。比较研究免疫功能强抑制后，EF 是否仍然能够调节 Th1、Th2、Th3 类细胞免疫网络的作用。结果发现 NF - κB 通路抑制后，Th1、Th2、Th3 类细胞因子间的平衡关系愈加率乱，表达趋势与 OM 近似，而 EF 的干预仍能不同程度下调 Th1、Th2、Th3 各组细胞因子表达，使其组内 Th1 - Th2 达到相对平衡，进一步佐证了 EF 可以校正 Th1、Th2、Th3 类细胞因子之间的极化偏移状态，重塑 Th1、Th2、Th3 细胞因子网络的良性平衡，从而有效调控免疫衰老。

4.5 中药的整体调控功能

中医学认为，疾病的发生主要是人体整体功能的失调，从整体上进行功能调节正是中医药治疗的优势所在。这已被几千年中医的医疗实践所证明，也必然经得起科学实验的考验。

《素问·至真要大论》云：“谨察阴阳所在而调之，以平为期。”指出了调和阴阳是治疗的总的原则。疾病的各种病理变化，均可用阴阳失调加以概括，故凡能纠正病理变化的许多治法，如寒热温清，虚实补泻，调和营卫、调整气血以及解表攻里，滋阴潜阳，壮火制水等法，都属调和阴阳法则的范围。中药的复方治疗是多层次、多系统的整体的调整作用。

4.5.1 寒凉和温热药的调控作用

梁月华对寒凉和温热药的调控作用作了大量的研究：

1．寒凉和温热药对大鼠脑、垂体和肾上腺内 5 – 羟色胺及去甲肾上腺素神经元和纤维的影响[78]

本研究结果表明：寒凉药使脑内 5 – HT 含量增加，NE 含量减少。而温热药使 NE 含量增加，5 – HT 含量减少。形态学改变与机能变化一致。

2．温补方药对虚寒证大鼠脑内单胺神经递质的调整作用[79]

据以往报道，虚寒证大鼠内分泌和交感神经系统的功能均处于低下的状态。实验证实中枢神经递质和内分泌激素在虚寒证的形成过程中起重要的调节作用。本实验拟对寒证形成过程中中枢单胺类神经递质的变化进行动态研究，并用附子干姜复方进行治疗，观察治疗过程中单胺递质的动态变化以及和寒证变化的相互关系。根据对比实验结果来看，虚寒证大鼠脑中 NE 和 DA 的含量降低，5 – HT 的含量升高。由于 NE 和 DA 属于兴奋性递质，5 – HT 属于抑制性递质，故机体处于功能低下状态。用温阳方药治疗后，它们呈相反方向变化，机体的功能恢复正常。已有人实验证实虚寒证大鼠 5 – HT 在呼吸、消化系统的分布和含量升高，NE 降低，该系统的功能处于抑制状态。用温热药治疗后，5 – HT 降低，NE 升高，该系统功能恢复。可见外周递质与中枢递质呈一致的变化。结合本实验结果分析，中药对虚寒证大鼠的治疗作用不是局部的刺激作用，而是通过对中枢神经递质的影响来调整外周器官的功能。它是一个整体的过程，把处于失调状态的机体调整到平衡状态。

3．温热药的治疗机理探讨[80]

本研究结果表明：温热性中药复方，通过不同部位、不同作用机制的综合效果来提高交感神经、内分泌系统机能和免疫功能的作用如细胞、器官的直接作用，对有关中枢的直接作用，在中枢产生兴奋性物质对机体的调整作用因此中药的复方治疗是多层次、多系统的整体的调整作用，这是特点也是优点。

4．温阳和补气药对虚寒证大鼠神经内分泌的影响[81]

本研究结果表明：虚寒证是个整体的机能低下的状态。温阳和补气药均能提高整体的（中枢到周缘）神经 – 内分泌系统的机能，促使恢复平衡，这是共性。但是补气药的作用迅速而强但不持久，温阳药作用略缓但持久。因此两药结合应用可以互补，发挥补气药的快速而强的启动作用以及温阳药的持久特性以加强治疗效果。

4.5.2 补肾药的调控功能

1963 年，我国著名内分泌学家邝安堃教授首次用外源性糖皮质激素研制肾上腺皮质功能抑制——肾阳虚动物模型获得成功，并证明这种动物模型的病理生理变化能被温补肾阳中药所纠正。

沈自尹院士等对补肾药的调控功能作了大量的研究：

1．补肾药是调节下丘脑、NEI 网络、HPAT 轴的有效手段

（1）右归饮对大鼠下丘脑 – 垂体 – 肾上腺—胸腺轴抑制模型的影响[82]

200% 右归饮灌胃（10g/kg 体重）可以有效保护 CORT 对 HPAT 轴的抑制。

（2）补肾益元法与化瘀散结法治疗前列腺肥大症的临床研究[83]

前列腺肥大症的发病机理现代医学至今尚未阐明，但内分泌失调致病的观点被较多国内外学者接受。McNeal曾推论本病结节样增生可能与一部分老年人松果体萎缩、激素分泌减少对前列腺生长的抑制作用减弱有关。治疗采用新型激素如环丙氯地孕酮类受重视，认为该药不仅能改善临床症状，增生的前列腺体积也能缩小。按中医观点，“肾司膀胱，主开合”，“七八肾气衰”，夜尿频，排尿不利诸症均与肾虚有关。对于老年内分泌失调与肾虚之间的关系，国内学者陈可冀、沈自尹等的研究已经证实，补肾益元药能改善老年人内分泌功能减退状况。

2．温补肾阳药对下丘脑有特异性调节作用

（1）乌头碱对大鼠下丘脑促肾上腺皮质激素释放激素含量的影响[84]

补肾可提高下丘脑－垂体－肾上腺－胸腺轴功能。但温肾药究竟通过何种途径促进下丘脑－垂体－肾上腺－胸腺（HPAT）轴？附子为温补肾阳的代表药物，本研究表明附子的有效成份乌头碱能促进正常大鼠下丘脑CRH的含量，提示温肾可以通过作用在下丘脑来提高HPA轴的功能。

（2）右归饮对皮质酮大鼠下丘脑单胺类递质含量以及体重饮食摄水的影响[85]

右归饮在改善皮质酮大鼠HPA轴抑制程度的同时，抑制其中枢单胺类递质的激活，保护下丘脑对饮食摄水的正常调节。

（3）补肾健脾活血三类复方对下丘脑－垂体－肾上腺－胸腺轴及CRF基因表达的影响[86]

本研究采用药物验证在三类复方对比中，证明唯有补肾药能提高下丘脑CRFmRNA表达量与HPAT轴功能，说明补肾的右归饮对皮质酮大鼠是直接作用于下丘脑，使受抑制的CRFmRNA表达水平在一定程度上得以恢复，从而调节了HPAT轴的受抑制状态。

（4）补肾、健脾、活血三类中药复方对脑室内注射白细胞介素21大鼠下丘脑单胺类神经递质变化的影响[87]

补肾中药能增强下丘脑去甲肾上腺素神经元的活动，未能观察到健脾、活血中药有类似的作用。

3．补肾能调节免疫功能

（1）补肾益寿胶囊的抗应激作用和对免疫功能影响的实验和临床研究[88]

补肾益寿胶囊对细胞免疫尤其是Ts功能有促进和调节作用，这对于增强老年人的防病能力是颇有益处的。

（2）仙灵脾减轻外源性糖皮质激素抑制神经内分泌免疫作用的临床与实验研究[89]

仙灵脾辛温无毒，《本草纲目》谓其“坚筋骨，益精气，补腰膝，强心力”。经研究表明此药作用广泛，活性较强，有神经内分泌免疫系统的调节作用。温补肾阳即温煦肾之元阳，能直接振奋命门之火。温补肾阳要药仙灵脾能有效改善上述各项指标，但不影响其抗炎这一主要正作用。提示仙灵脾具有保护外源性糖皮质激素抑制神经内分泌免疫的作用，值得临床推广应用。本研究结果表明外源性糖皮质激素在有效抗炎作用的同时通过负反馈机制抑HPAT轴：临床患者的血浆ACTH和皮质醇及淋巴细胞增殖反应明显下降；实验动物还表现为下丘脑单胺类递质被激活；垂体、肾上腺、胸腺重量减轻；室旁核 CRH 神经细胞与正中隆起神经纤维减少，垂体 ACTH 分泌细胞减少，肾上腺束状带与胸腺皮质萎缩；NKCC 活性及淋巴细胞产生 IL－2，y－IFN 水平降低等。

（3）补肾复方下调老年大鼠激活诱导的 T 细胞凋亡[90]

本研究结果表明补肾复方能降低激活诱导的老年大鼠 T 细胞凋亡，提示下调激活诱导 T 细胞凋亡可能是补肾延缓衰老的免疫学机制之一。

（4）补肾和健脾对免疫系统不同作用方式的研究[91]

本研究结果表明补肾药是先作用于神经内分泌系统，而后才影响于免疫系统，亦即是作用于神经内分泌免疫网络的下行通路。

（5）补肾法延缓免疫衰老的临床与实验研究[92]

本研究结果表明补肾法对老年人与老年大鼠 T 细胞 FasL 基因的转录具有负调控作用，这是补肾法下调老年人与老年大鼠 T 细胞过度凋亡的分子机理之一。

（6）补肾与健脾复方调节皮质酮鼠 T 细胞凋亡的对比研究[93]

本研究结果表明皮质酮鼠激活诱导的 T 细胞凋亡敏感性显著增高，两个补肾复方均可显著降低皮质酮鼠激活诱导的 T 细胞凋亡，而四君子汤对皮质酮鼠激活诱导的 T 细胞凋亡无显著的下调作用，提示下调激活诱导的 T 细胞凋亡可能是补肾法改善皮质酮鼠 T 淋巴细胞功能的重要机制之一。

（7）淋巴细胞基因表达谱揭示淫羊藿总黄酮重建衰老免疫稳态的分子机制[94]

本研究结果表明：①以促凋亡基因表达上调、抗凋亡基因表达下调为主要特征的表达模式是衰老免疫稳态失衡的重要基因背景。②淫羊藿总黄酮的作用规律在于逆转功能对立的促凋亡基因与抗凋亡基因。促增殖基因与抗增殖基因在衰老淋巴细胞中表达的异常，重塑基因表达的良性平衡，重建衰老免疫稳态。

（8）EF 延缓 HPAT 轴衰老的基因表达谱研究[95]

本研究结果表明：老年大鼠 HPAT 轴与生长、发育、衰老相关的基因表达以衰退的表现为主；EF 能上调神经递质受体的表达并通过 NEI 网络的下行通路激活神经内分泌和免疫系统；通过下调促凋亡、抗增殖基因，上调抗凋亡、促增殖基因的表达，重塑淋巴细基因表达的平衡，延缓免疫衰老。

4．温补肾阳从整体上调控基因功能

（1）补肾、活血复方对老年大鼠 T 细胞凋亡相关基因 Fas、FasL 转录的影响[96]

本研究结果表明：补肾复方对 T 细胞 FasL 基因的转录具有一定的负调控作用，这是补肾复方下调老年大鼠 T 细胞过度凋亡的分子机理之一。

（2）补肾、活血类复方对老年大鼠 T 细胞凋亡相关基因表达调控模式的比较研究[97]

本研究结果表明：两个补肾复方均可下调促凋亡基因 FasL 和 TNFR1 的转录，从而抑制老年大鼠过度的 T 细胞凋亡，是补肾法所特有的对老年 T 细胞凋亡相关基因的调控模式。

（3）淫羊藿总黄酮（EF）与补肾复方对皮质酮大鼠 T 细胞凋亡相关基因群调控的对比研究[98]

本研究结果表明：EF 与两个补肾复方都能够降低 T 细胞凋亡率，并对促凋亡及抗凋亡基因群进行适度地调控，而健脾方则不能。

（4）补肾及健脾复方对反质酮大鼠T细胞凋亡信号相关基因群调控模式的对比研究[99]

本研究结果表明：两个补肾复方下调促凋亡基因FasL，TNFRl的转录，上调抗凋亡基因Bcl－2，cIAPl，cIAP2的转录，并且降低caspase－8，caspase－3的活性，从而降低皮质酮大鼠过度的T细胞凋亡，是补肾法特有的对皮质酮大鼠T细胞凋亡相关基因群的调控模式，且初步表明补肾复方在调控T细胞凋亡方面具有协同干预促凋亡及抗凋亡因素的作用模式。

（5）EF调控老年大鼠淋巴细胞基因表达谱中凋亡相关信号分子表达的研究[100]

本研究结果表明：EF能上调老年大鼠淋巴细胞抗凋亡基因表达的同时，下调抗增殖基因的表达；上调促增殖基因表达的同时，下调抗增殖基因的表达，重塑基因表达良性平衡；还协同调节TCRPCD3、CD28、CTLA4、TGFB、IL22R等介导的信号传导通路，发挥抗凋亡效应。

5. 滋阴泻火药的调节作用

（1）滋阴泻火药粗提物对糖类皮质激素作用的影响[101]

滋阴泻火中药生地、知母、甘草对糖类皮质激素影响的实验，证明它们具有对皮质激素反馈抑制反应的拮抗作用，临床上对人的观察也得到类似结果。为探索上述中药中发挥作用的有效成份，本文在滋阴中药生地、知母、甘草汤剂对糖类皮质激素反馈抑制作用实验的基础上，选用大白兔作实验动物，进一步观察了生地、知母、甘草中提取的不同粗提物对皮质激素作用的影响，以探讨滋阴中药中起治疗作用的有效成份。实验结果显示，42只大白兔的平均血浆皮质酮浓度为10.48±0.28微克/100毫升，经地塞米松抑制后，明显降低至2.55±0.18微克/100毫升，$P<0.001$，抑制率为24.3%，证实利用傍晚服用地塞米松作皮质激素昼夜节律抑制试验，对下丘脑—脑垂体—肾上腺皮质系统具有明显的抑制作用。而当生地梓醇、知母总皂甙及甘草酸等部位与地塞米松同时应用时，血浆皮质酮浓度均有不同程度的升高，其中生地梓醇部位及知母总皂甙部位的作用尤为显著，血浆皮质酮的浓度分别达到9.99±0.55及9.33±0.65微克/100毫升（其升高的绝对值较地塞米松的抑制值分别上升7.44及6.78微克/100毫升），接近正常数值，保护率各为95.3%及89.0%，提示这些滋阴中药的粗提物对地塞米松的抑制作用具有较大的拮抗作用，从而表现出对下丘脑－脑垂体－肾上腺皮质系统有较明显的保护作用。此一结果与我们以往的实验所显示的单味知母汤剂对血浆皮质酮浓度的升高具有较好的效果相类似。由甘草中分离的甘草酸部位，升高血浆皮质酮的作用远不及生地梓醇部位及知母总皂甙部位，它与正常基数值相比，$P<0.001$，差异有非常显著意义，且保护率为50%多左右，表明甘草的粗提物拮抗地塞米松的抑制作用不够显著。

（2）滋阴泻火药对下丘脑GnRH的合成、分泌及其调节机制的影响[102]

滋阴泻火药延缓性早熟的机理。为研究性早熟的发病部位以及滋阴泻火药的作用机理，在青春期大鼠灌胃滋阴泻火药25天后，从内侧基底下丘脑的脑片孵育法可观察到给药组下丘脑GnRH的储备量显著减少，提示滋阴泻火药可抑制下丘脑GnRH的合成。从下丘脑内侧视前区的推挽灌流法不但观察到给药组GnRH脉冲释放的幅度和频率都明显减低，同时还有兴奋性氨基酸递质（门冬氨酸和谷氨酸）的释放明显减少而抑制性氨基酸递质（C氨基丁酸）及β_2内啡肽的释放则明显增加。实验表明由这些具有对立功能神经递质的良性互动，从而抑制下丘脑GnRH神经元的功能活动，使GnRH的分泌减少。

4.5.3　中医药在调节基因平衡上的优势

1．“中医药在调节基因平衡上的优势”一文[103]内容

细胞增殖与细胞凋亡在生物体内受基因的有序调控，形成动态平衡，是机体稳态的要素。正常细胞的过度增殖会形成肿瘤，过度凋亡则会走向衰老。这样肿瘤与衰老之间存在着既是统一又是矛盾的关系。处理好受基因调控的肿瘤和衰老两者之间的关系，就可以使人们既能长寿又不易患肿瘤。癌基因（原癌基因、促癌基因）的概念是20世纪70年代提出的，迄今已发现了100多个癌基因。进一步研究显示，癌基因最初也是正常细胞生长发育中不可缺少的功能性基因，只是由于发生了点突变、易位重组、基因扩增等某种形式的改变，扰乱了原先正常有序的功能，才成为对肿瘤发生发展有重要作用的基因。20世纪80年代又发现了对所有细胞（不一定是癌细胞）起负性调节作用的抑癌基因，到目前为止已发现了20多个。直到90年代才发现它们与正常细胞的分化、成熟和凋亡有关。

癌基因和抑癌基因是形成和调节肿瘤与衰老的关键所在，西方科学家都怀着极大的兴趣尝试利用基因技术人工干预这些基因，以达到对抗肿瘤和延长寿命的目的。p53是典型的抑癌基因，它的蛋白产物有两种形式：一种是野生型蛋白，诱导细胞凋亡，与细胞增殖的负调控相关；另一种是突变型蛋白，抑制细胞凋亡，与多种肿瘤的形成有关。这两种蛋白产物也是一对处于动态平衡的矛盾体。美国休斯顿贝勒医学院Donehower以病毒为载体在大鼠身上植入一种外源性基因，培育出一种p53基因异常活跃的大鼠模型。改造过的p53基因对于致命的肿瘤有明显的抵抗性，但是这种大鼠96周时即有半数死亡（正常大鼠平均寿命为118周），而且在中年时出现了许多与老化有关的特征。显然是受到干预的野生型p53高表达，抑制了突变型p53的功能，从而抑制了细胞增殖，加速了细胞凋亡，以致出现虽不生肿瘤却提早衰老这种不平衡的现象。西方科学家一直热衷于寻找“长寿基因”，并从生物体内分离出“长寿基因”，经复制后移植给其他生物体，希望能成倍地延长寿命，以圆长生不老的梦想。美国哈佛大学发现一个“衰老基因”称为daf－2基因，它负责控制类似胰岛素受体蛋白，会影响葡萄糖的代谢，几乎动物的每一个细胞都含有daf－2基因。科学家利用线虫进行实验，在线虫出生后就让daf－2基因失去作用，线虫的寿命能延长一倍，但不会再生育。加利福尼亚大学进一步的实验在线虫度过发育期至成年时破坏daf－2基因，这样就能做到在不影响其生育的前提下延长它们的寿命至原来的两倍。也有专家指出，在寻找有效而安全地延长生物寿命的证据时，生育只是其中的一个问题，但不是唯一的问题，说明用人工干预基因来延长寿命，并不能扫去基因治疗带来负面作用的阴影。

钱汝红等观察到在不同月龄组（幼龄、中龄、老龄）小鼠中p53基因的mRNA及其蛋白产物，野生型蛋白和突变型蛋白都随增龄而增多，这是符合机体衰老后细胞增殖能力下降、肿瘤形成机会加大这一客观规律的。实验同时观察到喂饲固真方的老龄组，其p53野生型蛋白与突变型蛋白都比老龄对照组明显降低，补肾药的调控作用既减少了肿瘤的发生，同时也降低了对细胞增殖的抑制，从而延缓衰老。

我们在用补肾复方延缓免疫衰老的研究中，观察到一个有趣的现象。30只22月龄大鼠随机分为对照组、补肾组（右归饮组），每组各15只大鼠。从22月龄开始灌胃，至25月龄时，老龄对照组因自发性肿瘤而死亡的有7只，占总数的47%，补肾组仅有2只因自发性肿瘤死亡，占总数的13%。实验还观察到，在老龄补肾组和老龄对照组T细胞凋亡百分率的比较中，老龄对照组呈过度的T细胞凋亡，而老龄补肾组过高的T细胞凋亡百分率明显降低了。而且，老龄补肾组是由促凋亡基因FasL、TNRF1的下调和抗凋亡基因Bcl－2的上调相互协同，从而明显降低了过高的T细胞凋亡百分率。说明补肾复方既能抑制老年自发性肿瘤，又能延缓免疫衰老。这一观察和钱汝红等的结果互为印证。

长寿和癌症是多基因调控的生命和疾病现象，它们由正反两种基因（促进长寿和抑制长寿、促发癌症和抑制癌症）共同作用和调控。从以上实例可以看出，中、西医在处理功能基因失去平衡时的观念和方法上的差异。

基因不可能单独发生作用，也不能单独产生生命。基因的活动涉及基因组中一群基因的协同作用、程序化表达，从而使生命活动有条不紊地进行。疾病或证候（包括肿瘤和衰老）也就是不同层次的基因群或基因网络的失衡，因此不能以某个基因的功能来代表整体的功能状态。基因群或基因网络在体内还存在互相对立又互相依赖的对子，好比中医所说的相生相克的状态，从而构成了基因调控的基础。

西方科学家所探索的基因治疗方法是遵循经典的单基因遗传病采用单基因植入进行治疗的思路，很少顾及单基因植入对绝大多数多基因失衡的情况会造成新的不平衡。因此，目前在实验室研究出的许多有关基因治疗的结果，能否应用在复杂的人体上都还是未知数。而中医学遵循整体观念，也就是说从人体整个系统去调节，以达到新的平衡。正如从以上例子中所看到的，中药是通过对功能对立的p53基因的野生型与突变型蛋白以及促凋亡基因与抗凋亡基因进行功能的修饰和协同性调节，以达到宏观的平衡。中医药对于疾病或证候的治疗是立足于调节基因的表达和基因产物的功能，这正是其优势所在。正如中科院人类基因组中心杨焕明指出的："对于疾病的治疗，不管在现在还是在将来，都将主要从基因的功能着手，即从修饰或改变基因的表达与基因产物的功能着手，而不是以改变与纠正基因的结构为主要手段"。

2．"补肾法调节肾阳虚证T细胞凋亡的规律——重塑基因平衡"一文[104]内容

在"肾"本质的研究中，我们最初得到肾阳虚证具有下丘脑—垂体—肾上腺皮质轴功能紊乱的结论。中医认为"肾"为先天之本，主生长、发育、衰老的过程，肾虚证的辨证标准如腰脊酸痛、腿软、耳鸣耳聋、齿落发脱、性功能减退等都是老年人生理机能衰退的表现。肾虚与衰老显然具有共同的外部证候。因此，在观察肾阳虚证的甲状腺与性腺（男）轴功能时，各增加了相应的老年人组，结果显示老年人组的甲状腺轴与性腺（男）轴功能的异常值与成年人的肾阳虚证甚为类似，说明肾虚证是未老先衰，而衰老就是生理性肾虚。

Basedovsky 1977年以大量的实验依据提出著名的神经内分泌免疫网络学说，使过去认为各司其职的神经、内分泌、免疫三个系统构成了一个完整的网络系统。为了便于实验取材，我们采用外源性皮质酮造成大鼠下丘脑—垂体—肾上腺—胸腺轴功能抑制模型以模拟"肾阳虚"（皮质酮大鼠）证型。观察到多个补肾复方与健脾、活血复方的对比

研究中，皮质酮大鼠受到抑制的神经内分泌免疫网络的各个层次和环节均得到明显的改善；在对相当于生理性肾虚证的老年大鼠模型采用补肾复方与活血复方的比较研究中，亦观察到神经内分泌免疫网络功能衰退的各个层次和环节均得到明显的改善，说明补肾复方对于肾虚和衰老所致的神经内泌免疫网络功能减退均具有明显的调节作用，同时皮质酮大鼠和老年大鼠都可以作为肾阳虚证的模型看待。

生物体依赖于多种调控手段来共同维持其内稳态，细胞凋亡就是其中之一，是通过遗传基因控制而实现的一种细胞的生理性、主动性的自杀性死亡方式。人体内每小时都有数百万个细胞在凋亡，而每个凋亡的细胞都有新生的细胞来取代，这样，组织与器官才能维持稳态。一旦某个器官或组织的细胞凋亡无论是过度或不足，就会出现失衡与病态。免疫功能的衰退是易患感染性疾病、癌症、自身免疫性疾病的主要原因。T 淋巴细胞是免疫系统的重要组成部分，T 细胞过早、过度凋亡是 T 细胞数量减少及功能低下的重要机制。细胞凋亡受到促凋亡和抗凋亡基因群所组成的各种信号传导途径的严密控制，因此不能从单一的基因或途径去考虑，而应全面考虑凋亡信号途径之间的网络联系，从基因群体之间的协同与拮抗上去研究中药如何进行调控的规律。

我们比较了两个补肾复方（右归饮与补肾益寿胶囊）与活血复方（桃红四物汤）对 4 组（老年对照组、右归饮组、补肾益寿胶囊组、桃红四物汤组）24 月龄老年大鼠及 5 月龄年轻对照组大鼠 T 细胞凋亡百分率、促凋亡基因（Fas，FasL，TNFR1，Bax）和抗凋亡基因（TNFR2，Bcl－2）的表达，以及凋亡级联反应中凋亡启动酶 caspase8、执行酶 caspase3 的活性等参数的影响。结果两个补肾复方均能有效降低老年大鼠 T 细胞的过度凋亡，下调促凋亡基因 FasL 及 TNFR1 的表达，抑制 caspase8、caspase3 的凋亡级联反应。

又比较了两个补肾复方（右归饮和补肾益寿胶囊）与健脾复方（四君子汤）对 4 组（模型组、右归饮组、补肾益寿胶囊、四君子汤组）皮质酮大鼠及正常对照组大鼠 T 细胞凋亡百分率、促凋亡基因（Fas，FasL，TNFRl，Bax）和抗凋亡基因（TNFR2，Bcl－2，cIAP1，cIAP2）的表达，以及 caspase8、caspase3 活性的影响。结果两个补肾复方均能有效降低皮质酮大鼠 T 细胞的过度凋亡，下调促凋亡基因 FasL 及 TNFR1 的表达，同时上调抗凋亡基因 Bcl－2、TNFR2、cIAPl、cIAP2 的表达，抑制 caspase8、caspase3 的凋亡级联反应。虽然健脾复方可以上调 Bcl－2 及 IAP2 的表达，但未能抑制 caspase8、caspase3 的活性，故并未影响 T 细胞凋亡。

进一步对 44 例老年人，采用补肾益寿胶囊和安慰剂胶囊随机分组，双盲对照，与年轻组 30 例比较 T 细胞凋亡率和相关促凋亡基因（Fas，FasL，TNFR1，Bax）及抗凋亡基因（Scl－2，TNFR2）的转录情况。结果两组老年人服药前 T 细胞凋亡百分率显著高于年轻组，而且所有促凋亡基因呈高表达，抗凋亡基因呈低表达，说明老年人 T 细胞呈过度凋亡，并受促凋亡基因与抗凋亡基因的协同调节。老年补肾组 T 细胞凋亡百分率比老年对照组明显降低，而且下调促凋亡基因 FasL，TNFRl 的表达，上调抗凋亡基因 Bcl－2 的表达。

归纳以上三项实验所见，无论反映肾阳虚证的皮质酮大鼠或老年大鼠、老年人，都表现有 T 细胞过度凋亡，并有上调的凋亡级联反应，而且促凋亡基因高表达，抗凋亡基因低表达。温补肾阳复方可以下调促凋亡基因、上调抗凋亡基因，同时下调凋亡级联反应；而对照的健脾、活血复方均无此作用。显示温补肾阳复方调节肾阳虚证T细胞凋亡是通过对于促凋亡、抗凋亡基因之间的协同与整合，重塑基因平衡。

基因是生物体内信息可遗传的主要储存单元，但绝不是全能的基本单元，只有细胞才具有全能性，因为基因不能单独发生作用，基因的活动是涉及基因组中一群基因形成大、小网络协同活动、程序化表达，从而使细胞能够处于稳态，使生命有条不紊地进行。基因群在体内存在着互相对立又互相依赖的对子，可相互制约又可相互转化，好比中医的阴阳五行中所讲的对立统一、相生相克的状况。在运用脏象学说进行辨证论治时多是着眼于调节对立双方的不平衡状态，而不是一味单方面地促进、压抑或取代。生物体内的生理、病理活动绝大多数是由多基因参与调控，因此，中医在这方面的认识更符合自然规律而具有治疗上的优势。补肾复方是通过调节多基因中促凋亡、抗凋亡基因对立的双方，通过协同与整合，重塑基因平衡，使得大、小网络调控总效应对中药的应答沿着一个方向进行。亦可看出中医药不是改变基因的结构，而是从修饰基因的功能着手，而且在调节基因失衡方面有一定的规律可循。

4.5.4 中药的双向调节作用

中药的双向调节作用是临床及实验研究工作中常见的一种现象，它已逐渐引起国内外学者的重视。中药的双向调节作用，是指某一中药既可使机体从亢进状态向正常转化，也可使机体从机能低下状态向正常转化，因机体所处的病理状态不同而产生截然相反的药理作用，最终使机体达到平衡状态。可以肯定地说，没有机体自身的双向调节机制，便没有中药的双向作用。换句话，中药既不能创造机体的双向调节功能，也不能消灭机体的双向调节功能。这就给今后的研究工作一个极其重要的启示，即中药的双向作用机制不外两种情况：一是分别作用于机体双向控制系统的两个对立面，二是直接作用于其中一方面，间接调节两个对立面拮抗关系。

张瑜、李康清在“论中药双向调节作用机理”一文[105]中指出，中药的双向调节作用体现在传统的中医药理论里，反映在丰富的临床经验中，同时也可以反映在复方和单味药的药理实验中。

中医药学认为，人体生命活动是机体在内外环境的作用下，由多种因素相互作用而维持的动态的相对平衡过程。人体的正常生理是脏腑经络相互配合，气血调和，阴平阳秘。发生疾病时，打破了表里寒热，虚实气血，阴阳升降等相互协调的平衡，出现了偏盛偏衰状态。用药的目的是多层次、多系统地对机体进行调节，损其偏盛，补其偏衰，调整阴阳，调理气血，恢复正常的生理平衡。

祖国医学认为三七、蒲黄可以活血化瘀，一方面可治疗咯血、便血、衄血、吐血等内外出血病症，另一方面可用于治疗血瘀证。药理实验表明，它们对凝血与纤溶过程具有双向调节作用，既能缩短凝血时间，促进出血停止，又能抑制血小板聚集，促进纤维蛋白溶解，兼具止血和活血的双重作用，收到了“止血而不留瘀”的药效，这是其它西药止血药所没有的。又如，枳实是理气的代表药，临床用于治疗胸腹痞满、胀而作痛、食少欲呕、便秘或腹泻等脾胃气滞证。药理实验表明，枳实对胃肠平滑肌呈双向调节作用，既可兴奋胃肠平滑肌，使其收缩增强，蠕动加快，又可降低胃肠平滑肌张力，使蠕动减慢，对抗乙酰胆碱、氯化钡所致的肠痉挛。枳实兴奋胃肠功能的作用可能是其治疗消化不良、便秘等胃肠功能低下的药理学依据；而抑制胃肠平滑肌运动的作用则可能是其治疗腹痛呕吐、泄泻等胃肠运动亢进症状的药理学基础，枳实可能正是通过对胃肠平滑肌的双向调节作用调整异常的胃肠功能，使其恢复正常状态。中药产生药理双向调节作用可能与以下因素有关。

1. 中药的多成分性

中药是个多成分的集合体，单味药是这样，复方更是这样。在这个集合体中可能含有药理作用方向一致的多个成分，也可能含有一定数量药理作用相互对立的化学成分。如大黄中既含有提高免疫功能的大黄多糖，又含有抑制免疫功能的大黄蒽醌类衍生物。人参中既含有兴奋中枢的人参皂苷Rg，也含有中枢抑制性成分Rb。当归既含有兴奋子宫平滑肌的当归水溶性成分，又含有松弛子宫平滑肌的当归挥发油。三七中不仅含有止血的有效成分三七氨酸，也含有抗血栓形成的成分三七皂苷。如果说一个单味药是一个多成分的复方，那么中药复方便是多个复方组成的更多成分的大复方，如辛温解表的代表方剂麻黄汤中，不仅含有兴奋中枢神经的成分麻黄碱，也含有中枢抑制成分桂皮醛；既含有扩张血管的成分桂皮油，又含有收缩血管的成分麻黄碱。这些药理作用相互对立的成分，在某一特定的条件下（如某一剂量、某一机体的状态等）相互作用的结果，可产生某一特定的药理作用，而在不同的条件下就会产生不同的结果。

2. 药物剂量

就单一成分而言，在一定剂量范围内，随着药物剂量的增加，其药理作用一般会增强。换言之，机体对药物反应的大小一般与药物的剂量成正比。然而各种不同的药物成分，其药理作用增强的幅度就可能不同。中药多成分集合体的共同作用结果就更加复杂。倘若是含药理作用方向一致的各种成分，一般其药理作用应随剂量的增加而增强。如果是药理作用方向相反的两种成分的组合，它们共同作用的结果，其总的药理作用的强弱就与这两种成分的阈剂量、组合时各自的剂量比值和各自随剂量增加而药效增强的幅度有关。在一定剂量范围内，可能随总剂量增加彼此作用互相抵消；也可能随总剂量增加某一方向的作用增强；还可能随总剂量增加某一方面的作用减弱。若中药多成分集合体中含有多个药理作用相似或相互对立成分，它们的总体药理效果就更加复杂多变。因此在中药中经常出现小剂量和大剂量药理作用相反的情况。如人参对中枢神经系统的影响，小剂量表现为兴奋，大剂量表现为抑制；厚朴小剂量对离体肠平滑肌起兴奋作用，而大剂量则起抑制作用。

3. 中药的炮制与制剂

中药经过炮制改变药性后，其所含成分会发生质和量的变化，因而药理作用也就会产生相应的改变。如蒲黄有止血化瘀之功。现代研究表明，在蒲黄的黄酮类成分中，有的黄酮成分具有止血活性，而有些黄酮成分反而具有抗血栓形成的作用，尤其蒲黄“纤溶酶”具有很强的纤维蛋白溶解作用。炒炭之后抗凝成分“纤溶酶”会减少或破坏，而止血活性则增强。故通常蒲黄生用可行血消瘀，炒炭后则用于治疗内部和外部出血疾患。在用于止血时以止血成分为主，活血成分仍有一定作用，防止止血作用过强，从而达到“止血而不留瘀”的效果。再如半夏，生熟作用截然相反。“生半夏，令人吐”，而炮制后入药，则具有降逆止呕之功效。现代研究表明，半夏含有催吐成分2，4－二羟基苯甲醛葡萄糖苷，亦含有镇吐成分半夏生物碱、甲硫氨酸等。炮制药用的目的是通过高温除去不耐高温的催吐成分，保留镇吐成分，使熟半夏产生明显的镇吐药效。此外，在制剂过程中，还可以产生减少某一种成分（或某类成分）的含量，相对增加另一种（或另一类）成分的含量，从而导致药效的相应变化。

4．药物配伍

整体观和辨证论治是中医的精华、特色所在。而中药与方剂的双向调节作用正是中医的整体观念和辨证施治的具体体现。中医在用药方面注意燮理阴阳、温清兼施、攻补并进、升降相因、刚柔相济、滑涩并用、相反相成等的配伍运用。这些配伍方法中均包含着对立统一、辩证的观点。从现代医药学角度考虑，单味中药的成分尚且是一个多成分的集合体系，在复方中，则更是多个集合体的叠加，使原本已经很复杂的体系更加复杂。故复方中药理作用相反的成分同时出现的机率就更多，如四君子汤中既含有兴奋胃肠平滑肌的水溶性成分，也含有抑制胃肠平滑肌运动的脂溶性成分，两类成分共同完成对小肠运动的双向调节作用，该作用是四君子汤治疗脾虚患者存在的胃肠功能紊乱的重要药理依据。在桂枝汤中，既含有升压成分 Fr. B，亦含有降压成分 Fr. A 和 Fr. E，它们一起共同完成对血压的双向调节。

5．机体的机能状态

如前所述，中药所含的拮抗性成分是产生双向调节作用的物质基础，而机体的机能状态则是中药产生双向调节的另一个重要条件。当作用相反的两种成分同时作用于机体时，机体的反应在一定程度上取决于当时的机能状态。如人参对多种原因引起的动物血糖增高有明显的降血糖作用，但对注射胰岛素引起的血糖降低又有回升效果；对高血压患者可降低血压，而对低血压或休克的患者又可使血压回升。刺五加对血糖双向调节作用，当人或动物处于低血糖状态时，刺五加能直接促进肝细胞的糖元分解和糖元异生或通过兴奋交感—肾上腺髓质功能而间接促进肝糖元分解和糖元异生，故能明显升高血糖。当机体处于高血糖状态时，刺五加又能促进肝糖元合成，直接提高组织细胞的代谢率，或增加胰岛素的分泌量，故使血糖降低。我们知道，机体本身就具有上述调节功能，而刺五加的作用在于加强这种调节。

桂枝汤是迄今为止双向调节作用最突出的复方，它既对发热动物有解热作用，又可升高低温动物的体温；既能使汗腺分泌受抑的动物汗液分泌增加，又可使汗腺分泌亢进的动物降低分泌水平；既能显著抑制亢进的肠蠕动，也能使受抑的肠蠕动活动增强；既能明显降低自发性高血压大鼠（SHR）的血压，也能明显升高低血压大鼠的血压，呈现出对机体多方面功能的双向调节作用。

机体的机能状态为什么会使机体对同一药物产生不同的反应，这是药理学界正在研讨的问题。20 世纪 50 年代 Wilder 氏就曾提出过原初值定律（law of initiate value）。该定律认为，当机体受到刺激（含药物）时，如果当时的机能状态处于兴奋时（即原初值兴奋性较高），则对兴奋性刺激的反应性较小，而对抑制性刺激的反应较强；反之，原初值兴奋水平较低时，则对抑制性刺激反应较弱，而对兴奋性刺激反应较强。由此可以推理，当同一药物中有药理作用相反的成分共存时，可因机体的机能状态不同而反应不同，产生出双向调节作用的效果。原初值定律与近年来提到的受体上调与下调有类似之处，用它可以解释一些问题，但这仅是一种推测，具体情况还有待实验证实。此外，是否还有其它机制也有待于进一步探讨。

6. 适应原样作用

许多中药及复方具有适应原样作用，可加强机体的适应性，增强机体对物理、化学、生物学等多种有害刺激的非特异性抵抗能力，使紊乱的机能恢复正常。药物的适应原样作用也称抗应激作用，它与前述的双向作用有所不同。一方面，产生抗应激作用的成分无需有两类作用相反的拮抗成分；另一方面，所针对的病因是非特异性刺激，所产生的作用也不一定都是双向调节。若中药中含有一个或数个可提高机体抗应激能力成分，就能使机体对非特异性有害刺激的抵抗力增强，即可产生抗应激作用。这种抗应激作用所产生的效果有时是双向的，与双向调节作用类似，但有时就很难是双向的。如人参有抗寒冷和抗高温作用，有些和双向调节作用类似；同时人参还有抗疲劳、抗缺氧、抗辐射等抗应激作用，就很难说这些适应原样作用是双向调节作用。由此可以看出，抗应激作用不等于双向调节作用，但两者的有些表现是一致的。抗应激作用可否作为双向调节的一种机制尚有待探讨。中医药学认为生命活动是一种动态平衡的过程，自然环境、社会因素、心理状态以及人体各组织器官的功能状况等异常变化，均可引起机体平衡的相对失调，出现各种临床表现。运用中药治病的过程就是从整体上调整和维持机体的动态平衡，使之恢复正常的过程。从中药的双向调节作用探讨中药对机体的动态调整作用是一个较好的切入口。另一方面，中药的双向调节作用研究亦能较好地反映中药多种有效成分对人体多环节、多层次、多靶点的整合调节的特色。所以加强对中药双向调节的研究，不仅可加深对中药作用的认识，促进中医药的发展；同时有助于现代科学对人体调节功能的深入了解，为新药的研发开辟新的领域。

4.6　针灸的整体调控功能

《灵枢·本藏篇》提出："经脉者，所以行血气而营阴阳，濡筋骨，利关节者也。"认为经络是沟通内外表里，贯通脏腑，运送气血，网罗全身的一个系统，经络有"传递信息"的作用。《灵枢·经脉篇》中指出："经脉者，所以决死生，处百病，调虚实，不可不通。"即经脉通畅时，它可使虚实平衡，预防疾病，人体亦就健康长寿。

当我们诊断某些疾病时，发现与脏腑疾病相关的穴位处有压痛、结节、丘疹等，这是经络将体内疾病反映到了体表。根据"经络－神经－内分泌－免疫网络"模型，针灸是对机体多个系统的多种功能同时产生影响的，因此，针灸效应不是通过影响机体某个系统或某种功能，而是一种综合、整体调节，具体地影响到经络－神经－内分泌－免疫网络而发挥免疫调节作用，同时又将治疗信息传递到具体脏腑或病灶，从而使疾病得到缓解或痊愈。

4.6.1　针刺的整体调控功能

孙锦平等人对针刺足三里作了较系统的研究：

1. 概况[106]

（1）目的

①探讨针刺足三里穴对正常雄性大鼠下丘脑11种神经内分泌激素、肽类和受体在mRNA水平的影响及其时效关系。筛选出有影响的指标进行深入的研究。

②对针刺足三里穴后不同时间段下丘脑的神经活性肽在mRNA水平、蛋白水平进行半定量研究，以明确RT—PCR结果的可信性。并在此基础上，探讨针刺在分子水平和蛋白水平影响的一致性。

③观察针刺信息在信号传导水平的影响及其时效关系，探讨针刺对机体保护作用的机制。

④研究针刺大鼠足三里穴对冷应激性溃疡的保护作用，及其作用机制。

（2）材料和方法

①应用RT－PCR的方法，观察针刺对下丘脑的催产素、加压素、P物质、前阿黑皮素原、白介素—1β、促性腺激素释放激素、雌激素受体（α、β型）、雄激素受体、促甲状腺激素释放激素、促皮质激素释放激素在mRNA水平表达的影响，及其在针刺后不同时间表达的时效关系。

②采用Southern－blot杂交和免疫组化的方法，研究针刺足三里穴对大鼠下丘脑的神经活性肽（催产素、加压素、P物质、前阿黑皮素原）在不同时间段上mRNA水平表达和蛋白水平表达的影响。

③采用Western－blot杂交的方法，观察针刺足三里穴后不同时间对大鼠下丘脑信号传导通路中P38MAPK在蛋白水平表达的影响。

④）采用RT－PCR，溃疡指数的计算、HE染色和放射免疫分析法，研究针刺大鼠足三里穴对应激性溃疡中下丘脑与应激有关的信息物质（NOS，ET－1）在mRNA水平的表达、血清皮质醇含量及胃组织的形态学影响。

（3）结果

①针刺对11种下丘脑观察指标在mRNA水平的影响结果

☆　对催产素的影响：针刺后2h，针刺穴位旁开点组表达明显升高（$P<0.001$）；针刺后4h，针刺穴位旁开点组的表达仍有升高趋势（$P<0.05$）；针刺后6h，8h恢复（$P>0.05$）。

☆　对加压素的影响：针刺后2，4，6，8h，针刺穴位组的表达较针刺穴位旁开点组、束缚组、对照组相比均受抑制，有明显统计学差异（$P<0.01$）。

☆　对前阿黑皮素原的影响：针刺后2h，针刺穴位组的表达受抑制（$P<0.001$）；针刺后4h，针刺穴位组的表达开始增高（$P<0.05$）；针刺后6h，针刺穴位组表达仍明显增高（$P<0.01$）；针刺后8h，针刺对前阿黑皮素原表达的影响消失（$P>0.05$）。

☆　对P物质的影响：针刺后2h，4h，针刺穴位旁开点组的表达增高；针刺后6h，针刺穴位组的表达开始增高（$P<0.05$）；至针刺后8h，穴位组的表达仍有继续增高的趋势（$P<0.01$）。

☆　对雌激素a受体表达的影响：针刺后2h，针刺穴位组的ER a的表达开始增高（$P<0.05$）；至针刺后4h，其表达继续增加（$P<0.01$）；针刺后6h，8h，表达恢复（$P>0.05$）。

☆　对促性腺激素释放激素的影响：针刺后2h，针刺穴位组GnRH的表达受到明显抑制（$P<0.01$）；针刺后4h，针刺穴位组表达开始升高（$P<0.01$）；针刺后6h，影响消失（$P>0.05$）；针刺后8h，针刺穴位点GnRH表达仍有所增高（$P<0.05$）。

②对催产素、加压素、P物质和前阿黑皮素原半定量结果显示与RT－PCR所得结果相同，验证了RT－PCR结果的可信性。

蛋白水平的表达结果证明：1）催产素：针刺穴位旁开点组的表达增高（$P<0.01$），表达范围相对比较广泛，不但有大细胞神经元，还有较多的小细胞神经元表达，还可见已经分泌出细胞外的激素，主要表达部位在胞浆。2）加压素：针刺穴位组的表达明显受到抑制（$P<0.01$），小细胞神经元表达为主，也有少量大细胞神经元表达，表达部位主要位于胞浆。3）P物质：针刺足三里穴位组的表达明显增高（$P<0.01$），针刺穴位旁开点组与束缚组相比，亦有显著差异。SP的表达以大细胞神经元为主，表达部位主要在胞浆。4）β－内啡肽：结果可见针刺穴位组的表达明显增高（$P<0.01$）。主要在大细胞神经元中表达，表达部位在胞浆。

③针刺足三里穴能够对下丘脑内磷酸化P38MAPK产生下调作用，这种调节作用可以持续到刺激后4h。

④针刺足三里穴可以明显减少冷应激溃疡的溃疡指数；下丘脑NOS 1不参与冷应激溃疡病理过程，针刺足三里穴可以在生理范围内上调下丘脑的NOS 1的表达过程；下丘脑NOS2，NOS3。参与了冷应激溃疡病理过程，针刺足三里穴可以下调其表达，但对NOS3下调作用较小；ET－1也参与了冷应激溃疡病理过程，针刺可以抑制其表达；肾上腺中NOS1和NOS3在应激过程中表达增高，针刺只能抑制NOS 1的表达；NOS2和ET－1在肾上腺中不参与应激过程。

（4）结论

①针刺大鼠足三里穴对下丘脑信息物质（OT，AVP，SP，POMC，GnRH，IL－1β）及受体（Era）在mRNA水平的表达产生影响，且针刺对上述物质影响的时效关系具有一定的规律性。

②针刺大鼠足三里穴对下丘脑信息物质（OT，AVP，SP，POMC）在mRNA水平和蛋白水平表达的影响一致。

③针刺可以影响与细胞凋亡有关的P38MAPK表达，并对P38MAPK的表达起到了抑制作用，这可能是针刺对机体具有保护作用的机制之一。

④针刺可以通过上调下丘脑内对机体具有保护作用NOS 1的表达，抑制对机体产生伤害作用的NOS2，NOS3，ET－1的表达，从而实现对应激性溃疡的保护作用。

2．电针大鼠足三里穴对脑干P物质基因表达的影响[107]

临床发现针刺足阳明经对胃肠道疾病有良好疗效，并对胃肠活动具有双向调节作用，但其机理尚未完全阐明。脑肠肽同时存在于脑与胃肠系统，针刺同时影响中枢及周围脑肠肽的变化，共同参与对胃肠功能的影响，通过针刺对其调节作用的研究，将有利于探索足三里穴与胃肠功能相互联系的通路和物质基础。

本文采用分子生物学技术对生理状态下针刺足三里穴后不同时限的大鼠和未受任何刺激大鼠的脑干P物质（substance P，SP）基因表达进行比较研究，旨在探讨针刺－穴位－脑肠肽在针刺治疗胃肠疾病中的调控作用及可能的机理。

电针不同穴位对脑肠肽的影响具有特异的选择性，影响最明显的为足三里穴，其次为上巨虚穴，而下巨虚无明显影响，这与中医“足三里为足阳明胃经之合穴”是一致的。另外还发现，针刺足阳明经头面、躯干、下肢不同节段的四白、天枢、梁门、足三里、上巨虚等穴对人胃窦面积、胃幽门压力、动物胃排空率均有一定影响，而针刺其旁开对照点作用不明显，为经脉对相关脏腑特异性调控作用提供了一定实验依据。SP是最早发现的脑肠肽之一，它由11个氨基酸组成，对胃肠道纵肌和环肌有双重收缩效应，具有促进胃肠平滑肌收缩作用。邵雷用B超观察胃蠕动波动态变化，发现针刺足三里胃蠕动波频率、波幅均增强，而原有蠕动亢进者呈抑制效应。有实验显示，这种作用是通过某些脑肠肽释放实现的。常小荣等在功能性消化不良的患者中观察到，针刺足三里穴具有调整胃肠激素，改善胃运动功能的作用，进而使其临床症状得以不同程度的减轻。在胃肠系统，已经观察到SP可有效刺激胃肠道平滑肌，并引起收缩。这种作用不被阿托品、六甲胺、烟碱、可卡因、抗组织胺剂或5－羟色胺拮抗剂所阻断，可以认为SP系直接作用于平滑肌纤维。本研究表明，针刺足三里穴可使脑干中SP合成增多，但又不象针刺非经穴点“过度”升高，从而运到对胃肠道免疫的调节，实现对胃肠道疾病及功能的调整作用。

SP在针刺镇痛的研究中很多。目前广泛认为，SP对于痛觉信息的传递可能有双重作用：一方面SP是第一级伤害性传入神经纤维末梢释放的兴奋性神经递质，另一方面，在中枢神经系统的较高级部位，它又有明显的镇痛作用，这种镇痛作用可为吗啡受体阻断剂纳洛酮所翻转。有人在循经感传的研究中发现，电针刺激可使同经线上的人中和禾髎穴区的SP免疫反应阳性神经纤维发生明显的改变，人中、禾髎穴区内SP大量释放，但非同经线上的承浆穴区的SP能神经内SP的释放未见明显变化。本试验中，电针后2h时，电针足三里穴与非经非穴点同样使SP的基因表达增加，表明SP作为参与痛觉反应神经肽，在电针初期对疼痛刺激反应性升高；在针刺后的6h，针刺足三里穴组SP的基因表达相对稳定，而非经非穴组则持续升高，这种“适度”提高SP表达的作用可能也参与了足三里的镇痛作用，同时电针穴位起作用也是有时间的变化的。崔仁麟报道，大鼠在针刺镇痛时，下丘脑SP明显减少，脑干和腰髓SP增高，这与我们的实验结果相一致。在针刺大鼠足三里穴后SP在脑干的基因表达增加，结合其促进胃肠运动的作用，考虑SP在刺激足三里穴影响胃肠功能的中枢与周围联系通路中起作用，并通过神经反射或神经－体液的综合性调节活动来实现它对机体内有关组织器官机能与代谢活动的调整。

3. 电针对束缚应激大鼠下丘脑神经元活化的调节作用[108]

严重的持续应激可导致机体功能紊乱，并诱发和加重疾病的发生。下丘脑作为内分泌调控和植物神经中枢在此过程中具有重要意义。针刺“足三里”穴能够降低应激引起的GC、ACTH水平的升高，但是应激后下丘脑神经元的活化程度如何，针刺“足三里”穴对神经元的活化有无调节作用并不清楚。本研究采用束缚应激模型，以标志神经元活化的c－fos蛋白作为检测指标，观察了应激后下丘脑神经元的活化，以及针刺足三里穴对下丘脑神经元活化的调节作用和调节的时效性。

（1）束缚应激对下丘脑c－fos蛋白的影响

Western印迹杂交结果显示应激后下丘脑内c－fos蛋白表达明显增加，与对照组相比差别具有显著性意义（P<0.01）。应激解除后0h、1h、3h，c-fos蛋白的表达仍然保持较高的水平（P<0.05），见下图4·5。

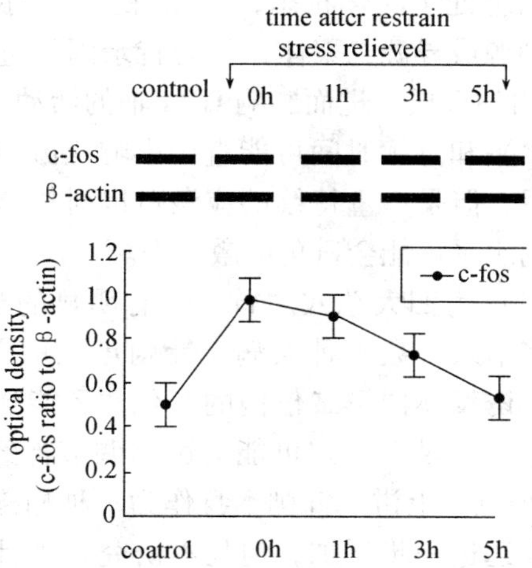

图4·5　应激对下丘脑c-fos蛋白的影响

（2）针刺足三里穴对应激引起的下丘脑c-fos蛋白的调节作用

结果显示，针刺足三里穴能够调节应激引起的下丘脑内c-fos蛋白的变化，针刺足三里穴并不导致下丘脑c-fos蛋白的进一步增加，而是产生下调作用，针刺结束后的各个时间点（0h、1h、3h）下丘脑内c-fos蛋白均比应激组显著下降（P<0.05），见下图4·6。

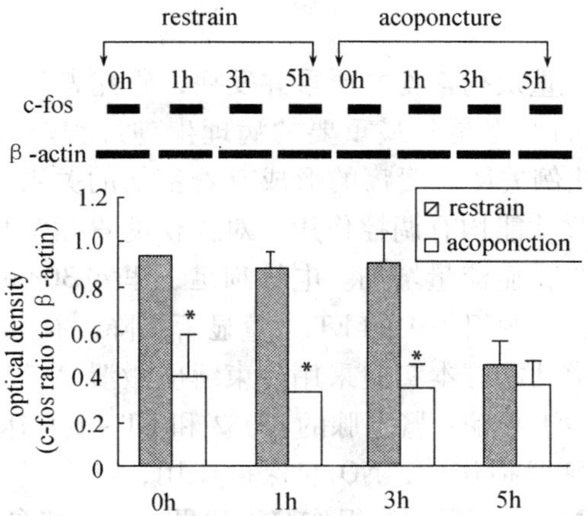

图4·6　针刺对应激引起的下丘脑c-fos蛋白的调节作用

下丘脑不仅是内分泌调控中枢，还是植物神经中枢。神经内分泌反应是应激的重要过程，它与下丘脑神经元的活动密切相关。c-fos蛋白的表达被广泛认为是神经元活动的标志。免疫组织化学研究发现，不同的躯体、心理应激（如冷应激、束缚应激）均可促使下丘脑内c-fos、c-jun蛋白的表达，c-fos染色的阳性细胞主要分布于下丘脑室旁核内。本研究利用Western印迹法对下丘脑背侧区c-fos的表达进行了定量分析，发现束缚应激后3h，下丘脑内c－fos蛋白的表达就明显增加，而且这种表达在应激解除后3h仍保持较高的水平，这些结果提示束缚应激能使下丘脑室旁核细胞内的即刻基因信息系统快速激活，使下丘脑神经细胞处于活化状态，并保持一段较长的时间。表达增加的c－fos、c－jun蛋白通过形成同源或异源二聚体，作为转录因子进一步调控其他基因（包括CRH基因）的表达和靶蛋白的合成，进而影响HPA轴的活动和血浆ACTH、GC的水平。因此下丘脑c－fos蛋白的水平和持续时间可能直接影响应激的程度和时间，适当的应激能够对机体产生有利的作用，但是严重持续的应激可以对机体产生损伤作用，因此调节下丘脑c－fos蛋白于适当的水平可能会避免应激损伤。

中医学实践表明，足三里为四大总穴之首，具有明显的整体调节作用，主治消化、呼吸、循环、泌尿、神经多个系统数十种疾病。针刺足三里穴不仅能够调节胃肠功能，防治应激性胃溃疡的发生，诱发体内第二信使的变化，还能降低应激引起的GC、ACTH水平的升高。这些研究提示针刺足三里穴可能会影响调节神经内分泌反应的下丘脑c－fos蛋白的表达水平。从某种意义上讲，针刺本身作为一种痛疼刺激，应该加重应激的程度，使下丘脑c－fos蛋白表达进一步增加，但是本研究发现针刺足三里不但没使c－fos蛋白水平增加，反而降低，这就提示针刺对HPA轴亢进活动的下调作用可能是通过下调下丘脑内c－fos蛋白的表达而实现的，而且这种调节作用与足三里穴位的特殊调节作用有关，与针刺的局部疼痛无关。本研究还显示针刺足三里对下丘脑c－fos蛋白的调节作用可以持续到针刺结束后3小时，这进一步提示针刺穴位所产生的作用并不局限于刺激的即时，还可持续一段较长的时间。这可能是针刺足三里产生远隔效应和时间延迟效应的中枢机制，从而为针刺防治应激性疾病提供了中枢理论依据。

4．冷应激溃疡大鼠下丘脑和肾上腺一氧化氮合成酶2与内皮素－1表达及针刺保护机制的研究[109]

应激性溃疡是临床危重疾病常见的严重并发症，研究表明，胃黏膜血流量（GMBF）的减少和胃平滑肌运动的增强是其最重要的病理生理过程。目前研究证实，一氧化氮（NO）/内皮素（ET）比例失衡与溃疡的形成有着密切的关系。近年来发现，针刺对胃肠运动、分泌及消化吸收功能均有调控作用，对损伤的胃黏膜具有保护作用，电针足三里可以使应激大鼠的胃黏膜血流量增加。电针狗足三里穴30min后，胃黏膜血流量较针刺前明显升高，血浆及胃黏膜组织中的ET含量显著下降。有人推测ET可以通过作用于中枢神经系统调节胃肠道功能。本实验采用冷束缚应激溃疡模型研究针刺足三里对溃疡的保护作用，以及针刺对下丘脑、肾上腺的NOS2和ET－1表达的影响。

许多实验表明，胃黏膜损伤中，NO起保护作用，其含量常下降，而ET起损伤作用，其含量增加。但是NO具有保护和损伤双重效果，它也能参与胃黏膜损伤过程。NO/ET的比例平衡对于维持胃黏膜血流量很重要，当黏膜受损，ET升高时，为了维持胃黏膜血流量，NO也升高。由于胃黏膜损伤机制复杂，这种NO升高极有可能造成对胃黏膜的损伤，故NO和ET可能均增加，共同参与胃黏膜的损伤作用。本实验的研究结果表明，针刺对冷应激溃疡具有良好的预防作用，能够使溃疡指数明显下降，下丘脑的NOS2与ET－1的表达在冷应激时明显增高。这与既往的文献关于胃组织局部NOS2和ET表达的报道基本一致。说明在中枢神经系统内也存在着和外周相互平行的上述两种物质的表达，而没有组织学差异。我实验室的前期实验结果已经证明，下丘脑 NOS1 主要参与生理性反应过程，NOS2 和 NOS3 主要参与应激的病理过程，其中以 NOS2 表达增高尤其明显。针刺足三里穴可以显著抑制由应激引起的下丘脑 NOS2 和 ET－1 表达的增高，推测该种影响作用可以减弱上述物质对胃黏膜血流量减少的影响和缓冲胃肠道平滑肌的过度收缩运动，从而对应激性溃疡起到了良好的预防作用。但是，下丘脑通过何种途径来影响到周围的胃黏膜尚不清楚，有待于进一步的研究证实。

5. 针刺对去卵巢大鼠脑内胆碱乙酰转移酶基因表达的影响[110]

雌激素对中枢神经系统具有保护作用，老年妇女性腺萎缩和中枢神经系统功能减退可能有一定的关系。近年来，针灸对神经内分泌系统的调整及其抗衰老作用已引起了人们的关注。在临床上，针灸对治疗老年妇女认知功能障碍有一定的疗效，但其作用机制不十分清楚。有研究报道，针刺可维持衰老时脑内乙酰胆碱的含量，并调节胆碱能系统的功能活动，改善学习记忆功能。脑内乙酰胆碱的含量取决于胆碱乙酰转移酶（ChAT）和胆碱酯酶。ChAT 决定乙酰胆碱的生成量，胆碱酯酶决定乙酰胆碱降解量。有研究表明，针刺可使老化小鼠胆碱酯酶的活性降低，海马及纹状体内乙酰胆碱含量增加。但关于针刺在雌激素减少的情况下对 ChAT 的调节作用未见报道。有研究表明，针刺“足三里”穴有抗衰老作用。为此，本实验采用去卵巢大鼠动物模型，造成体内雌激素降低，观察针刺“足三里”穴后去卵巢大鼠体内雌激素的变化及对脑内 ChAT 生成的影响，探讨雌激素对脑内胆碱能系统的影响及针刺对其的调节作用，旨为临床针灸治疗脑衰提供实验依据。

研究性激素对脑高级功能的影响，可为阐明衰老机制提供有用的资料。本实验采用的去卵巢大鼠动物模型，已被广泛应用于观察体内雌激素减少对机体功能活动影响的实验中。动物在去除卵巢后，血中雌激素水平明显降低，表明体内的雌激素主要来源于卵巢的分泌，其它部位产生的雌激素仅能维持在一个较低的水平。雌激素对中枢神经系统具有保护作用，并能影响学习和记忆过程。乙酰胆碱是和学习、记忆有关的重要神经递质，海马的胆碱能神经元活动与学习、记忆也有密切关系。本实验观察到，在去卵巢大鼠体内雌激素减少的同时，脑内催化乙酰胆碱合成的酶——胆碱乙酰转移酶（ChAT）在 mRNA 水平上的生成明显减少，海马中 ChAT mRNA 阳性神经元的面积、数目及光密度减少，说明体内雌激素减少影响脑内 ChAT mRNA 生成，而海马的 ChAT mRNA 生成减少，将导致乙酰胆碱合成受到影响。本研究提示，老年妇女认知功能减退可能与卵巢萎缩、体内雌激素生成减少，使脑内 ChAT 在 mRNA 水平上表达下降以及由此导致的乙酰胆碱生成减少有关。

研究针刺对衰老过程中神经内分泌的调节作用，可为临床上采用针灸方法延缓衰老、治疗脑功能衰退提供依据。本实验发现，电针刺激去卵巢大鼠“足三里”穴后，脑内 ChAT mRNA 表达较去卵巢未针刺组明显增加。针刺调节 ChAT 生成的机制可能与多种因素有关，本实验中针刺可使去卵巢大鼠血中雌激素水平在一定程度上升高，脑组织 ChAT mRNA 的表达随之增加，提示针刺可通过调节内分泌功能（雌激素的水平）影响 ChAT 的生成。胆碱能神经元是雌激素作用的靶细胞，雌激素可通过基因调节机制控制细胞内蛋白质及酶蛋白的表达；通过非基因组机制影响细胞内神经营养因子和其他神经递质的功能。至于针刺使去卵巢大鼠体内雌激素增加的原因，已有报道证实，针刺对正常大鼠血中雌激素无明显影响，但能使去卵巢大鼠肾上腺皮质内侧区的活动增强，甾体激素的合成增加，同时脑、脂肪等组织的芳香化酶活性增强，促进雄激素转变为雌激素。本实验结果提示，脑内 ChAT 基因表达与体内雌激素水平有密切关系；卵巢切除后，针刺“足三里”穴能在基因水平上调节脑内 ChAT 的生成可能是针刺增强乙酰胆碱含量、改善老年妇女学习记忆功能的机制之一。

6. 针刺足三里穴的脑功能成像及动物实验研究[111]

足三里穴属足阳明胃经，是四大主穴之首。针刺足三里穴具有治疗胃肠疾病和强身健体作用。但有关针灸治病的作用机理，尚不十分清楚。本文采用脑功能成像方法研究针刺足三里穴的脑功能变化情况，通过动物实验研究针刺足三里穴脑功能变化区的生物学基础，从分子水平阐明针刺足三里穴的中枢整合机制。

脑功能成像结果显示针刺足三里穴可导致下丘脑、脑干的葡萄糖代谢、血流量增加。神经病理已证实上述脑区受损（出血、缺血、炎症等）可以引起消化道应激性溃疡和出血。针刺足三里穴上述脑功能区的变化为针刺足三里穴治疗胃肠疾病找到了可视性的实验依据。针刺足三里穴颞叶的葡萄糖代谢和血流量增加，这与针刺足三里穴改善睡眠，调节情绪有关。动物实验的分子生物学结果，说明了针刺引起下丘脑一些肽类和与内分泌有关的神经激素分泌是有其穴位特异性的。针刺旁开点的刺激引起一些与疼痛有关的物质（SP 、POMC 和 Oxytocin）的快速、短暂释放。针刺足三里穴可引起激素、肽类调质的缓慢释放，Vasopnessn 和 CRH 的表达受抑制说明针刺可以部分的抑制这种疼痛应激反应。针刺足三里穴 IL－1β 的表达增高，说明足三里穴提高免疫功能也有其中枢依据。针刺后的 Era 和 GnRH 的表达变化提示我们足三里穴对中枢性激素也有影响。实验进一步证明足三里穴具有镇痛、强身健体、调节内分泌、调节免疫力的功能。我们综合上述实验结果和既往有关针刺足三里穴镇痛作用的中枢机制研究，在大量文献调研的基础上，将足三里镇痛、调节植物神经的中枢作用机制绘制成一幅模式图（见下图 4·7），旨在说明针刺足三里作用的中枢网络机制。

4.6.2 艾灸的整体调控功能

1. 施征等研究灸对溃疡性结肠炎结肠黏膜 IL－8 ICAM－1 及其 mRNA 表达的影响[112]

溃疡性结肠炎（Ulcerative Colitis，UC），是一种非特异性的炎性肠病，一般从直肠开始逆行蔓延呈连续性弥漫性病变，以腹痛、腹泻、黏液脓血便为临床主要表现，迁延不愈，反复发作，属于中医学“久泻”、“久痢”等范畴。笔者在既往的研究中，采用隔药灸治疗溃疡性结肠炎取得良好的临床疗效。为了进一步研究艾灸对溃疡性结肠炎的作用机制，本研究对 UC 患者结肠组织的白介素－8（Inter leukin－8，IL－8）、细胞间黏附分子－1（Inter－cellular adhesion molecule－1，ICAM－1）及其 mRNA 表达进行了观察。

溃疡性结肠炎的发病机理尚不清楚，一般认为其发病常涉及遗传、免疫、环境等因素，其中免疫反应异常是其发病的重要机制之一。溃疡性结肠炎患者结肠黏膜常常伴有活动性炎症，而中性粒细胞从微循环迁移到组织是溃疡性结肠炎组织炎症发生的关键环节。IL－8 是一个 8KD、含 72 个氨基酸的多肽，对中性粒细胞具有高度选择性。可由离

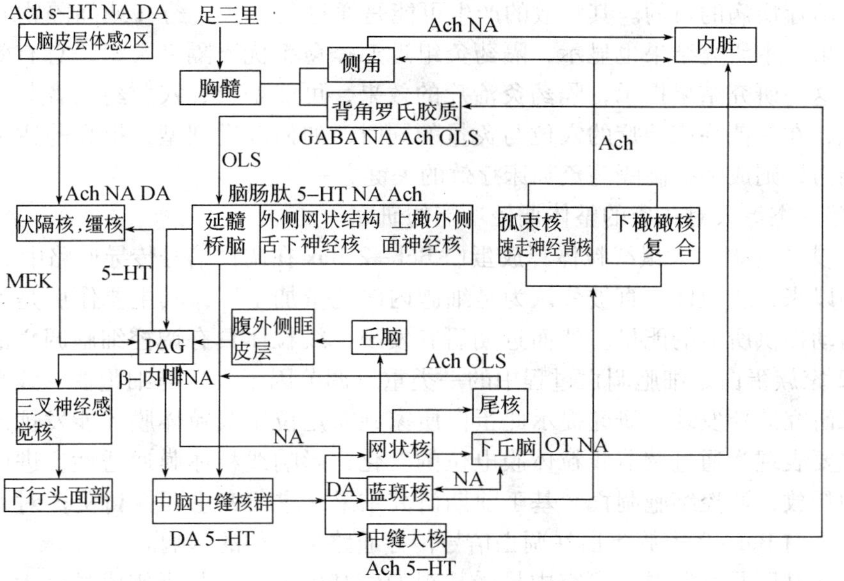

图 4·7　针刺足三里穴中枢作用网络机制模式图

体的内皮细胞、成纤维细胞、肺泡巨噬细胞和白细胞产生。IL－8 作为一种信息分子，它所作用的靶细胞即为各种免疫活性细胞，尤其是炎症过程中心环节的中性粒细胞。IL－8 有激活与趋化中性粒细胞及淋巴细胞的作用。ICAM－1 则是细胞黏附的物质基础，也是引起中性粒细胞、淋巴细胞向局部组织浸润过程中的关键一环，其表达受局部 IL－1，6，8 等细胞因子及 PAF 等脂类炎性递质的调节。生理状态下，内皮细胞、淋巴细胞、上皮细胞都可产生少量的 ICAM－1，在炎性细胞因子作用下，内皮活化，这一蛋白质受体的表达明显上调。它可以通过介导中性粒细胞和单核细胞在内皮细胞上的滚动（Rolling）和黏附，在炎症的发生、发展中起着重要作用。

国内外研究表明，UC 患者结肠黏膜组织、血清 IL－8 及其 mRNA 的表达增强，且其含量与病情的严重程度呈正相关。IL－8 作为炎症趋化因子与单核细胞趋化蛋白（MCP）和巨噬细胞炎症蛋白（MIP）协同参与 UC 结肠黏膜的炎症和局部损伤。正常肠组织 ICAM－1 通常呈低水平表达于血管内皮细胞、肠黏膜固有层和淋巴结中的巨噬细胞；在 UC 肠组织中 ICAM－1 表达明显增加且与组织病变严重程度密切相关，抗 ICAM－1 抗体能有效减轻 UC 的炎症程度。本研究显示，UC 患者结肠黏膜 IL－8、ICAM－1 的表达增强，提示 IL－8、ICAM－1 与溃疡性结肠炎的发生、发展相关。艾灸治疗能够降低 IL－8、I－CAM－1 及其基因表达，其对 UC 的作用机理可能是通过抑制 IL－8mRNA 的表达，减少了 IL－8 的产生，从而减少或抑制 ICAM－1mRNA 的转录，下调了 ICAM－1 蛋白分子的合成，达到消除炎症之目的。

隔物灸疗法是艾灸疗法的一种，是以某些特定的间隔物作间隔灸，借灸火的温和热力对身体局部多个穴位进行持续刺激，起到温通经络、扶正祛邪、调和气血等多种作用，从而达到治疗疾病的目的。其疗效的产生可能是通过灸、穴、药（或间隔物）三者协同作用的结果。本研究结果也显示，隔药灸组近期痊愈率优于隔麸灸组，总有效率无显著性差异。这一研究结果提示，隔药灸治疗的效果，可能是灸、穴、药三者共同作用的结果，因此，在规范临床治疗的穴位与灸量的同时，如何改进剂型，提高药饼中药物的透皮吸收能力，则成为提高隔药灸临床疗效的关键之一。

2．孙国杰等人对艾灸的整体调控功能的研究

（1）艾灸对老年大鼠线粒体释放蛋白 Bcl－2 Bax 在凋亡信号传导通路中的影响[113]

长期以来，线粒体一直被公认为是细胞内的能量加工厂，其主要作用是为细胞的各种生命活动提供所需的能量。然而近期研究发现，线粒体具有调控细胞凋亡的作用。其中 Bcl－2 家族蛋白是细胞凋亡过程中的一类重要调节因子，它与细胞器－线粒体的关系是近年来研究的新发现。研究提示此蛋白质家族需定位于线粒体膜才能发挥调节凋亡的作用，主要表现为通过调节线粒体膜电位的变化，影响线粒体膜通透性，进而改变线粒体蛋白的释放，调控细胞凋亡。基于前期研究结果，本研究主要探讨艾灸对老年大鼠线粒体释放蛋白 Bcl－2 家族蛋白在凋亡信号传导通路中作用的影响。

Bcl－2 基因是细胞凋亡研究中最受重视的癌基因之一，其家族成员庞大，包括抑制凋亡蛋白 Bcl－2、Bcl－XL、Mcl－1、Bfl－1、A1 等和促凋亡蛋白 Bax、Bcl－Xs、Bid、Bad、Bak、Bik、Bim 等。许多 Bcl－2 家族成员蛋白位于线粒体外膜上，Wolter 等发现 Bcl－2、Bcl－xl 定位于线粒体外膜，而 Bax 则散布于基质中。Bcl－2 基因直接影响线粒体膜功能，阻止细胞凋亡一切早期征象发生的机制在于：抑制 PT 孔开放；直接或间接阻止 cytoc 释放；Bcl－2 借助 BH4 区激活 Raf－1 蛋白与线粒体外膜上靶蛋白结合，导致促凋亡蛋白磷酸化；促进 Ca^{2+} 外流，维持 $\Delta\Psi mt$ 稳定。在凋亡发生过程中，Bax 很快以 5～6 级螺旋状插入线粒体外膜，使脂质双分子层失稳，形成允许细胞色素 C 通过的孔道，使 cytoc 等促凋亡物质从线粒体内外膜之间释放，发挥促凋亡作用。由此可见，Bcl－2 家族中促凋亡和抑凋亡成员的相对表达水平直接影响线粒体的膜功能，并能综合多种促凋亡信号并决定细胞的生存和死亡。本实验结果发现，在老年鼠海马 Bcl－2 虽有少许表达，但 Bax 的表达量明显增加，致使 Bcl－2/Bax 表达的比率与青年鼠比较有明显差异（$P<0.01$），并与流式细胞仪测定的细胞凋亡率相一致。提示老年组 Bcl－2 的表达增加可能是一种应激性的上调，只有 Bcl－2/Bax 表达的比率才是影响神经细胞存活/死亡的指标之一。

百会属督脉，位居头之巅顶，“脑为元神之府”，“人之记性，皆在脑中”。肾俞乃肾之精气输注于腰部的腧穴，肾藏精、生髓，为先天之本，且其经脉入络脑，与督脉互通，共主一身阳气。艾灸百会、肾俞共奏通督醒脑、益肾生髓、温经通络、扶阳固本之功。本研究通过 8 个疗程的艾灸治疗，老年艾灸组 Bcl－2 表达显著增强，Bax 表达减弱，两者的表达比率与青年组及老年组比较均有显著性差异（$P<0.01$）。提示艾灸疗法能有效阻止促凋亡蛋白的增多，促进抗凋亡蛋白的功能，抑制细胞凋亡的发生，进而延缓神经元的老化。

（2）艾灸对老年鼠乙酰胆碱含量及胆碱酯酶活性影响的研究[114]

长期以来，人们认为老年性记忆衰退以及老年性痴呆症病人的记忆功能缺损主要与

脑内胆碱能系统功能减退有密切关系。了解在衰老过程中中枢胆碱能系统的变化，对了解脑细胞的衰老过程以及Alzheimer症病人认知功能减退的机制，都具有重要意义。本研究利用HPLC分析技术所获得的实验结果进一步阐明老龄大鼠认知功能缺损的机制。

乙酰胆碱（Ach）是中枢胆碱能神经系统重要的神经递质，它由胆碱乙酰转移酶（ChAT）合成，胆碱酯酶（AchE）分解，通过Ach受体发挥生物学效应，ChAT和AchE共同维持着Ach的动态平衡。若ChAT和AchE活性异常，就会引起Ach代谢失调，导致中枢胆碱能神经系统的生化改变，是中枢神经系统衰老的重要因素之一。生物体进入老年后，神经细胞Ach受体数目下降，亲和力降低，老龄动物为保证正常的胆碱能生物学效应，只有依靠提高体内的Ach的含量来补偿，而升高ChAT活性和降低AchE活性又是提高体内Ach水平的唯一途径。中枢胆碱能系统与认知功能有关，而老年性记忆功能减退总伴有中枢胆碱能系统的损伤。尽管胆碱能系统的衰退并不能完全解释老龄大鼠所有的脑细胞的退变性表现，但前期实验结果表明，老龄大鼠确实存在明显的胆碱能系统的退变，而这种退变与某些行为缺损有密切的相关性。

百会属督脉，位居头之巅顶，“脑为元神之府”，“人之记性，皆在脑中”；肾俞乃肾之精气输注于腰部的腧穴，肾藏精、生髓，为先天之本，且其经脉入络脑，与督脉互通，共主一身阳气。艾灸百会、肾俞共奏通督醒脑、益肾生髓、温经通络、扶阳固本之功。从实验结果来看，艾灸对老年大鼠的信息获取能力和信息贮存能力有明显的改善作用，能提高老年大鼠海马ChAT活性，从而提高脑组织内Ach活性，达到改善学习记忆的目的，说明艾灸对中枢胆碱能损害具有修复作用。且发现艾灸对老年大鼠ChAT、AchE活性及Ach含量的影响是双重作用的，即升高ChAT，降低AchE，从而使Ach水平提高或维持在一相对恒定的水平上，以保证老年大鼠正常的胆碱能神经生理功能。这种调节作用是以增龄引起的中枢胆碱能神经的生理生化改变为其物质基础的。

3．敖有光等人对艾灸的整体调控功能的研究[115]

目的：探讨艾灸调控大鼠HCC癌前病变细胞凋亡的机制。方法：74只SD大鼠随机分为空白组、模型组、艾灸组，以二乙基亚硝胺（DEN）诱导建立HCC模型。艾灸治疗选用“足三里”麦粒灸，3壮/穴，0. 5 mg/壮，1次/日，连续16星期，观测体重、肝、胸腺重量的变化；肝脏组织形态学变化以及γ－GT、GST酶学指标变化；采用免疫组化等检测方法观察相关凋亡基因C－myc、N－ras、突变型p53变化趋势及对细胞周期调控基因cyclinD1、cdk4、p16等的影响。结果：艾灸能较明显降低γ－GT和GST在血中的活性；能较为明显减少相关凋亡基因C－myc、N－ras、突变型p53的蛋白表达；能较为明显抑制相关细胞周期调控基因cyclinD1、cdk4过度表达和细胞周期调控基因p16的突变。结论：艾灸可能对减缓HCC癌前病变的形成有一定作用，其作用机制可能与调控部分凋亡基因有关。

4．吴俊梅等人对艾灸的整体调控功能的研究[116]

选用39KDa的钩端螺旋体外膜蛋白（OmpL39）免疫豚鼠并施予艾灸，研究艾灸对伤害性刺激所致延髓中枢原癌基因c－fos表达的影响。结果表明：灸加OmpL39、单用OmpL39和单纯艾灸均能使豚鼠体内出血程度减轻，抑制内部伤害所致c－fos表达的中枢积累，且灸加OmpL39组作用最强，单用OmpL39组次之，单纯艾灸组再次之。提示艾灸通过扶助正气，减轻了钩体在体内造成的病理伤害和伤害性刺激的传入，从而使原癌基因 c－fos 在中枢的表达减少，促进了 OmpL39 的免疫保护力。由于 c－fos 表达从某种程度上标志伤害性刺激的强度，可推知艾灸通过信号传递通路和递质、细胞因子的分泌调控，实现神经与免疫系统功能的相互促进，一方面使豚鼠内部病理伤害减轻，另一方面大大提高了其机体免疫功能，从而使 OmpL39 的免疫保护力表现出增强的效果，最终达到增加生存率和提高动物生存质量的目的。

参考文献

[1] 祝世讷．再论阴平阳秘不等于阴阳平衡［J］．山东中医学院学报，1996，20（2）：74～78

[2] 祝世讷．“阴阳自和”是人身阴阳的深层规律［J］．山东中医学院学报，1996，20（3）：147～151

[3] 季钟朴．十论中医生理学与中西医相结合［M］．北京：中国医药科技出版社，1989

[4] 邵雷，烟建华．“亢害承制”学说之我见［J］．中医杂志，2006，47（11）：808～810

[5] 王耘，张燕玲，郭亦然，刘颖，乔延江，王永炎．三阴三阳系统与药性理论［J］．北京中医药大学学报，2006，29（2）：77～82

[6] 戴永生．五行源流探析（1）［J］．辽宁中医学院学报，2002，4（2）：139～140

[7] 张其成．五脏调节模型的意义与不足［J］．北京中医药大学学报，2003，26（4）：3～7

[8] 易杰，黄启福，吴志奎．略论中医五脏网络调节思想［J］．中医药学刊，2005（3）：1397～1398

[9] 吴金闪，狄增如．从统计物理学看复杂网络研究［J］．物理学进展，2004，24（1）：18～25

[10] 戴汝为，沙飞．复杂性问题研究综述：概念及研究方法［J］．自然杂志，17（2）：73～77

[11] 李瑞，谷世喆．从经络学说的起源考证经络之实质［J］．中国针灸，1998，10：619～621

[12] 王佩，庄鼎．从中医经典文献探讨经络实质［J］．北京针灸骨伤学院学报，3，39～43

[13] 张燕华．经络—神经—内分泌—免疫网络［J］．华西医学，1998，13（3）：316～317

[14] 蔡定芳，沈自尹．中西医结合神经内分泌免疫网络研究的思考［J］．中国中西医结合杂志，1997，17（7）：442～445

[15] 沈自尹．肾的研究（续集）．上海：上海科学技术出版社，1990，232～239

[16] 王文健，沈自尹，张新民，等．补肾法对老年男性下丘脑—垂体—性腺轴作用的临床和实验研究［J］．中医杂志，1986，27（4）：32～36

[17] 张新民，沈自尹，王文健，等．补肾对神经内分泌老化调节作用［J］．中医杂志，1991，32（11）：43～46

[18] 蔡定芳，沈自尹，陈晓红，等．乌头碱对大鼠下丘脑促肾上腺皮质激素释放激素含量的影响［J］．中国中西医结合杂志，1996，16（9）：544～548

[19] 蔡定芳，沈自尹，张玲娟，等．右归饮对皮质酮大鼠下丘脑—垂体—肾上腺—胸腺轴的影响［J］．中国免疫学杂志，1994，10（4）：236～239.

[20] 蔡定芳，沈自尹，张玲娟，等．命门合剂对大鼠神经内分泌免疫网络的影响［J］．中国中西医结合杂志，1995，15（3）：159～162

[21] 沈自尹，王文健，张新民，等．补肾法改善老年肾上腺皮质功能的临床与实验研究［J］．中国中西医结合杂志，1989，9（9）：518

[22] 沈自尹，张玲娟，蔡定芳，等．淫羊藿总黄酮和多糖对大鼠垂体－肾上腺－免疫网络作用的研究［J］．中国中西医结合杂志（基础理论研究特辑），1998，18（6）：238

[23] 杨焕明．基因组学—中医药现代化的一个切入点［J］．中国中医药报，1999，4：26

[24] 沈自尹. 以药测证对肾虚证基因网络和信号转导的研究［J］. 中国中西医结合杂志，2005，25（12）：1128～1131
[25] 沈自尹，蔡定芳，张玲娟，等. 补肾和健脾对免疫系统不同作用方式的研究［J］. 中国中西医结合杂志，1997，17（6）：351～353
[26] 沈自尹，陈瑜，黄建华，等. EF 延缓 HPAT 轴衰老的基因表达谱研究［J］. 中国免疫学杂志，2004，20（1）：59～62
[27] 沈自尹，蔡德培. 从分子水平研究补肾法对性早熟与衰老的调控规律［J］. 中国中西医结合杂志，2005，25（6）：549～551
[28] 沈自尹. 以药测证对肾虚证基因网络和信号转导的研究［J］. 中国中西医结合杂志，2005，25（12）：1128～1131
[29] 沈自尹，陈瑜，黄建华，刘小雨，张新民，陈伟华. 以药测证绘制肾虚证两大基因网络调控路线图谱［J］. 中国中西医结合杂志，2006，26（6）：524
[30] 沈自尹，陈瑜，黄建华，刘小雨，张新民，陈伟华. 以药测证绘制肾虚证两大基因网络调控路线图谱［J］. 中国中西医结合杂志，2006，26（6）：521～525
[31] 梁月华. 从现代医学研究观点探讨脏腑辨证实质［J］. 中国中医基础医学杂志，1999，5（1）：8～10
[32] 许丽梅，赖仁奎. 心气虚证与神经内分泌免疫调节关系探析［J］. 中华中医药学刊，2007，25（1）：146～149
[33] 柳侃. 老年心气虚患者心搏间距变化和运动后心率负常时间检测的临床意义［J］. 辽宁中医杂志，1989，16（6）：19
[34] 鲍军. 冠心病中医分型与某些客观指标联系的探索［J］. 浙江医科大学学报，1980，9（1）：31
[35] 张道亮，张晓星，屈松柏，等. 心脏病患者心阴虚、心气虚证植物神经功能的研究［J］. 中国中西医结合杂志，1995，15（10）：586～588
[36] 刘德山，张继东，王杰. 心气虚证患者中枢神经机能的研究［J］. 实用中医药杂志，1995，11（4）：25
[37] 沈建平，王德春，祝光礼，等. CHF 患者心气虚和心阳虚与血浆 NE 和 E 的关系［J］. 辽宁中医杂志，1997，24（7）：296
[38] 廖家桢. 心脏功能与心气虚证的内在联系［J］. 天津中医，1985，（2）：33
[39] 周英，谭国民，俞彬. 心虚证患者血浆肾素、血管紧张素Ⅱ和醛固酮变化的观察［J］. 贵州医药，1996，20（5）：260～261
[40] 吴齐雁，胡小苹，李得新，等. 心气虚证大鼠循环肾素、血管紧张素系统激活与血浆纤溶酶原激活物抑制剂活性变化的实验研究［J］. 中国中西医结合杂志，2001，21（5）：367～369
[41] 俞兵. 心虚证患者 ANP 水平的初步观察及临床意义探讨［J］. 中西医结合杂志，1989，9（9）：526～528
[42] 陈建鸿，杜建. 冠心病中医辨证与内皮素关系的临床研究［J］. 中医杂志，1998，39：108～112
[43] 俞梦越，吴维力. 内皮功能不全与冠心病［J］. 心血管病学进展，2002，23（4）：193～198
[44] 韩学杰，沈绍功. 探讨血管内皮损伤致冠心病心绞痛的发生机理［J］. 中国中医基础医学杂志，2001，7（4）：23～25
[45] 黄惠勇，朱文锋，李冰星. 调节肽与冠心病心绞痛患者中医辨证的关系［J］. 中国中西医结合杂志，1996，16（8）：474～476
[46] 蒋梅先，彭鹏，唐静芬. "心肾同病"等病机与充血性心力衰竭循环激素的关系［J］. 上海中医药大学学报，2000，14（1）：27～29

[47] 谢梦州，李绍芝，朱文锋，等. 心气虚证小鼠心肌 NO、ANF、CGRP 和超微结构变化的实验研究 [J]. 中国中医药科技，2001，8（2）：69～70
[48] 廖家桢. 冠心病患者免疫功能与中医辩证关系初探 [J]. 中国中西医结合杂志，1982，2（4）：206
[49] 赵家琪. 心气虚患者的细胞免疫功能及补益中药对淋转细胞作用的初步研究 [J]. 辽宁中医杂志，1982，9（12）：47
[50] 易字明. 冠心病气虚型与血瘀型部分试验指标分析 [J]. 中国中西医结合杂志，1995，15（3）：188
[51] 李泽庚，张杰根. 肺气虚证的神经内分泌免疫网络研究现状及探讨 [J]. 中医药学刊，2005，23（9）：1602～1604
[52] 广西中医学院中医理论研究室. 肺气虚证的实质研究 [J]. 广西中医药，1981，（4）：33
[53] 宋卫东，赵江云，刘中本. 肺气虚证局部神经功能紊乱对肺泡巨噬细胞的影响 [J]. 中国中医基础医学杂志，1997，3（2）：31～33
[54] 林求诚. 慢阻肺中医辨证的诊断学意义 [J]. 北京中医学院学报，1984，（5）：21～23
[55] 汪慰寒. 心钠素在心肺气虚诊断中的意义 [J]. 中西医结合杂志，1988，8（6）：521～523
[56] 程惠娟，胡海燕，乐红. 肺气虚患者血浆纤维素结合蛋白及血气分析的初步观察 [J]. 甘肃中医学院学报，1995，12（1）：13～14
[57] 李泽庚，韩明向，王元勋. 肺气虚证与自由基代谢初探——附 102 例资料 [J]. 辽宁中医杂志，1995，22（5）：207～209
[58] 王元勋，袁静，张敏华，等. 肺气虚证的实验研究——血液流变学及血浆 TXB2、6－keto－PGF1α 水平的临床观察 [J]. 甘肃中医学院学报，1994，44（1）：52～54
[59] 赵江云，宋卫东，刘中本，等. 肺气虚证局部内分泌功能紊乱对肺泡巨噬细胞影响 [J]. 中国中医基础医学杂志，1996，2（2）：16～18
[60] 李君，徐锡鸿，戴关海，等. 肺气虚证大鼠模型内皮素含量变化的实验研究 [J]. 辽宁中医杂志，2000，27（5）：237
[61] 许涛，胡海燕，王元勋. 心钠素在肺气虚证诊断中的意义 [J]. 甘肃中医学院学报，2000，17（4）：6～7
[62] 李泽庚，张念志，韩明向，等. 96 例肺气虚患者血浆血栓素、前列环素水平观察 [J]. 中国中医药信息杂志，2004，11（9）：797～799
[63] 王元勋，张敏华，产美英. 肺气虚证的实验研究——免疫功能状态研究Ⅰ [J]. 甘肃中医学院学报，1993，（3）：52～54
[64] 徐锡鸿，孔繁智，虞小霞，等. 大鼠肺气虚“证”模型的建立 [J]. 中医杂志，1994，35（4）：230～232
[65] 杨牧祥，李澎涛，方朝义，等. 实验性 SD 大鼠“肺气虚证”血液流变学改变和免疫功能状态研究 [J]. 河北中医，1996，18（5）：42～43
[66] 李平，阎怀士. 40 例肺气虚证患者干扰素活性观察 [J]. 安徽中医学院学报，1991，10（1）：43～44
[67] 杨牧祥，李澎涛，方朝义，等. 对“肺气虚证”大鼠肺组织及支气管 NOS 的检测 [J]. 中医杂志，1999，40（2）：107
[68] 方志斌，蔡圣荣，黄开泉，等. 肺气肿肺气虚证大鼠血气分析、血中细胞因子及肺组织病理学的改变 [J]. 安徽中医学院学报，2003，22（6）：34～37
[69] 翠珍，王天芳. cAMP、cGMP 拮抗性代谢调节与中医证候关系研究进展 [J]. 北京中医药大学学

报，1999，22（6）：51～53
[70] 梁月华. 寒热本质研究的进展［J］. 中医杂志. 1988，2：63～65
[71] 李宜瑞，陈晓刚，李迎敏，等. 不同证候的注意缺陷多动障碍患儿多巴胺 D2 受体基因携带情况检测［J］. 广州中医药大学学报，1999，16（1）：17～20
[72] 杨斌，胡纪源，洪名范，等. 中国人 Wilson 病 ATP7B 基因 Arg778Leu/Gln 点突变与中医证型的相关性研究［J］. 中国中西医结合杂志，2002，22（4）：280～282
[73] 朱清静，杨 玲，盛国光，李瀚，王伯祥. 慢性乙型肝炎病毒前 C 区基因突变与中医证型的关系［J］. 中国中西医结合脾胃杂志，1999，7（2）：87～88
[74] 王米渠，冯韧，严石林，王刚，等. 基因表达谱芯片与中医寒证的 7 类相关基因［J］. 中医杂志，2003，44（4）：288～289
[75] 王米渠，冯韧，严石林，王刚，等. 5 例寒证的宏观疗效及基因表达谱芯片分析研究［J］. 浙江中医学院学报，2003，27（6）：60～63
[76] 沈自尹. 衰老——生理性肾虚证的 HPAT 轴分子网络调控研究［J］. 中国中西医结合杂志 2004，24（9）：841～843.
[77] 刘小雨　沈自尹　王 琦　陈伟华. 淫羊藿总黄酮（EF）对老龄大鼠 Th1、Th2、Th3 细胞的调节作用［J］. 中国免疫学杂志，2005，21：842～845
[78] 李良，刘国贞，梁月华. 寒凉和温热药对大鼠脑垂体和肾上腺内 5－羟色胺及去甲肾上腺素神经元和纤维的影响［J］. 中国中药杂志，1999，24（6）：360～362
[79] 宋辉，梁月华. 温补方药对虚寒证大鼠脑内单胺神经递质的调整作用［J］. 北京医科大学学报，1995，27（4）：302
[80] 梁月华. 温热药的治疗机理探讨［J］. 中国中西医结合杂志，1998，18（5）：305～306
[81] 宋辉，梁月华. 温阳和补气药对虚寒证大鼠神经内分泌的影响［J］. 中国中药杂志，1997，22（3）：182～184
[82] 蔡定芳，小岛晓，沈自尹. 右归饮对大鼠下丘脑—垂体—肾上腺—胸腺轴抑制模型的影响［J］. 中国免疫学杂志，1994，10（4）：236－239
[83] 谢嘉文，沈自尹，王文健，吴克永. 补肾益元法与化瘀散结法治疗前列腺肥大症的临床研究［J］. 中国中西医结合杂志，1994，14（9）：519～521
[84] 蔡定芳，沈自尹，陈晓红，等. 乌头碱对大鼠下丘脑促肾上腺皮质激素释放激素含量的影响［J］. 中国中西医结合杂志，1996，16（9）：544～546
[85] 蔡定芳，沈自尹，张玲娟，等. 右归饮对皮质酮大鼠下丘脑单胺类递质含量以及体重饮食摄水的影响［J］. 中国中西医结合杂志，1995，15（12）：728～731
[86] 钟历勇，沈自尹，蔡定芳，等. 补肾健脾活血三类复方对下丘脑—垂体—肾上腺—胸腺轴及 CRF 基因表达的影响［J］. 中国中西医结合杂志，1997，17（1）：39～41
[87] 段元丽，张新民，沈自尹，等. 补肾、健脾、活血三类中药复方对脑室内注射白细胞介素－1 大鼠下丘脑单胺类神经递质变化的影响［J］. 中国中西医结合杂志，1999，19（3）：164～166
[88] 吴周强，陈淑冰，胡国让，等. 补肾益寿胶囊的抗应激作用和对免疫功能影响的实验和临床研究［J］. 中药药理与临床，1997，13（3）：41～45
[89] 蔡定芳，沈时谋，陈晓红. 仙灵脾减轻外源性糖皮质激素抑制神经内分泌免疫作用的临床与实验研究［J］. 中国中西医结合杂志，1998，18（1）：4～7
[90] 郑振，沈自尹，黄辉. 补肾复方下调老年大鼠激活诱导的 T 细胞凋亡［J］. 上海医科大学学报，2000，27（1）：35～38
[91] 沈自尹，蔡定芳，张玲娟. 补肾和健脾对免疫系统不同作用方式的研究［J］. 中国中西医结合杂

志，1997，17（6）：351～353

[92] 沈自尹，郑振，郭为民. 补肾法延缓免疫衰老的临床与实验研究［J］. 中国中西医结合杂志，2002，22（3）：178～181

[93] 陈瑜，沈自尹，陈伟华. 补肾与健脾复方调节皮质酮鼠T细胞凋亡的对比研究［J］. 中国中西医结合杂志，2002，22（6）：444～446

[94] 陈瑜，沈自尹，陈伟华. 淋巴细胞基因表达谱揭示淫羊藿总黄酮重建衰老免疫稳态的分子机制［J］. 中国中西医结合杂志，2004，24（1）：59～62

[95] 沈自尹，陈瑜，黄建华，胡作为. EF延缓HPAT轴衰老的基因表达谱研究［J］. 中国免疫学杂志，2004，20：59～62

[96] 郑振，沈自尹，郑仲承，等. 补肾、活血复方对老年大鼠T细胞凋亡相关基因Fas，FasL转录的影响［J］. 中国中西医结合杂志，2000，20（11）：839～841

[97] 郭为民，沈自尹，陈瑜. 补肾、活血类复方对老年大鼠T细胞凋亡相关基因表达调控模式的比较研究［J］. 中国中西医结合杂志，2002，22（3）：203～206

[98] 沈自尹，陈瑜. 淫羊霍总黄酮与补肾复方对皮质酮大鼠T细胞凋亡相关基因群调控的对比研究［J］. 中国免疫学杂志，2002，18：187～190

[99] 陈瑜，沈自尹，陈伟华. 补肾及健脾复方对皮质酮大鼠T细胞凋亡信号相关基因群调控模式的对比研究［J］. 中西医结合学报，2004，2（5）：346～349

[100] 沈自尹，黄建华. EF调控老年大鼠淋巴细胞基因表达谱中凋亡相关信号分子表达的研究［J］. 中国免疫学杂志，2005，21：175～178

[101] 陈锐群，郑境娟，查良伦，等. 滋阴泻火药粗提物对糖类皮质激素作用的影响［J］. 上海中医药杂志，1984，7：46～47

[102] 蔡德培，陈伯英，庄振杰. 滋阴泻火药对下丘脑GnRH的合成、分泌及其调节机制的影响［J］. 中国中西医结合杂志2001，21（8）：595～598.

[103] 沈自尹. 中医药在调节基因平衡上的优势［J］. 中西医结合学报，2003，1（1）：3～4

[104] 沈自尹. 补肾法调节肾阳虚证T细胞凋亡的规律——重塑基因平衡［J］. 中西医结合学报，2004，2（5）：321～322

[105] 张瑜，李康清. 论中药双向调节作用机理［J］. 河南中医学院学报，2003，18（109）：15～17

[106] 孙锦平. 针刺足三里穴对正常及应激性溃疡大鼠神经内分泌影响的研究. 博士学位论文，2004：1～3

[107] 田庆华，孙锦平，尹岭，等. 电针大鼠足三里穴对脑干P物质基因表达的影响［J］. 中国康复理论与实践，2003，9（11）：652～653

[108] 万顺伦，孙锦平，李召峰. 电针对束缚应激大鼠下丘脑神经元活化的调节作用［J］. 中国行为医学科学，2005，14（2）：162～163

[109] 裴海涛，孙锦平. 冷应激溃疡大鼠下丘脑和肾上腺一氧化氮合成酶2与内皮素1表达及针刺保护机制的研究［J］. 中国康复理论与实践，2005，1（11）：18～20

[110] 田淑君，尹岭，孙锦平，等. 针刺对去卵巢大鼠脑内胆碱乙酰转移酶基因表达的影响［J］. 生理学报，2004，56（4）：498～502

[111] 孙锦平，尹岭，金香兰. 针刺足三里穴的脑功能成像及动物实验研究［J］. 中国基础科学. 科学前沿，2003：39～41

[112] 施征，张卫，等. 艾灸对溃疡性结肠炎结肠黏膜IL－8 ICAM—1及其mRNA表达的影响［J］. 中医药学刊，2004，22（6）：1011～1013

[113] 杜艳军，孙国杰，康玉屏. 艾灸对老年大鼠线粒体释放蛋白Bcl－2 Bax在凋亡信号传导通路中

的影响［J］. 中医药学刊，2006，24（9）：1679～1680

［114］杜艳军，田青，宋杰. 艾灸对老年鼠乙酰胆碱含量及胆碱酯酶活性影响的研究［J］. 湖北中医杂志，2007，29（1）：3～4

［115］敖有光，刘东霞，杨运宽. 艾灸对 HCC 癌前病变大鼠细胞周期调控基因 cyclinD 1，cdk4 影响的实验研究［J］. 内蒙古中医药，2007，1：46～49

［116］吴俊梅，魏东焰，黄迪君，等. 艾灸对钩端螺旋体感染豚鼠延髓中 c－fos 表达的影响［J］. 成都中医药大学学报，1999，22（2）：37～40

第5章　藏象科学性研究

在中医理论体系中，藏象学说是其核心内容。中医藏象学说的建构经历了创生、从实体到功能态的演化以及藏象学说整体系统观念的最后确立三个阶段。解剖学方法是医学研究中最古老而又最基本的方法，历来为西方医学所重视。对中医而言，解剖方法是藏象学说创生的始基，但藏象学说的形成最终与取象比类法有关。《内经》的藏象，是现象、意象、法象三者的综合，脏腑的解剖所见是现象，形见于外可阅的功能是意象，由援物比类而论述的是法象。近几十年来，对于中医藏象的研究，大量吸取了现代科学技术的新成果，在思维、方法、理论、临床等各个层面上展开了空前规模的研究工作，成绩辉煌，使得中医藏象研究实际上已经跨入了新时期的现代化进程，孕育着新的理论突破和思路、方法的创新，本章正是上述成果的总结。

5.1　中医“肾”科学性研究

从现代医学理论的眼光看，中医学对“肾”的生理功能主要概括为两个方面：一是解剖学意义上的肾脏的功能，即“肾者水脏，主津液”，明确指出维持体内津液代谢平衡是肾脏的主要功能之一，这与现代医学中肾脏在泌尿系统的重要功能是一致的；二是功能意义上的“肾”，具有“藏精、主生长、发育与生殖”等功能，即包括了生殖系统、神经－内分泌－免疫网络等方面的综合功能。中医学中“肾主骨”理论均可从肾这两方面的生理功能找到其与骨代谢调节有关的现代内涵。

5.1.1　肾者水脏主津液

《内经》认为肾主持津液的代谢，如《素问·逆调论》说：“肾者水脏，主津液，主卧与喘也。”《素问·水热穴论》说：“少阴何以主肾，肾何以主水？岐伯对曰：肾者至阴也，至阴者盛水也，肺者太阴也，少阴者冬脉也，故其本在肾，其末在肺，皆积水也。帝曰：肾何以能聚水而生病？岐伯曰：肾者胃之关也，关门不利，故聚水而从其类也。……肾者牝藏也，地气上者属于肾，而生水液也，故曰至阴。”《灵枢·本输》说：“肾合膀胱，膀胱者，津液之府也。”它们强调指出了肾对津液代谢的主导作用。

现代医学认为，肾脏是人体主要排泄器官，通过排泄代谢废物来调节水、电解质和酸碱平衡，以维持机体内环境的稳定。其次，肾脏又是内分泌器官，可分泌肾素、红细胞生成素、1，25－（OH）$_2$D$_3$、激肽和前列腺素，并能灭活甲状旁腺激素和促胃泌素。肾素还与机体的代谢活动密切相关，如氨的生成和葡萄糖异生等。

1．中医肾脏与现代医学肾脏的关系

从现代医学理论的眼光看，中医学“肾”的重要生理功能之一是解剖学意义上的肾脏的功能，即“肾者水脏，主津液”，明确指出维持体内津液代谢平衡是肾脏的主要功能之一，这与现代医学中肾脏在泌尿系统的重要功能是一致的。

李如辉认为："肾主水液之论出自《内经》的解剖生理学观察。"并在"肾脏生理功能的发生学诠解"一文[1]中指出"'肾主水'和现代医学肾器官有着相同的内涵则是实证的结论，这又意味着什么？答案只能是：'肾主水'功能与现代医学肾器官一样，均是基于实体性脏器（解剖脏器）的认识。"

2. 临床与实验研究

（1）肾虚与肾病综合征临床研究

原发性肾病综合征（PNS）是以大量蛋白尿、低蛋白血症、水肿及高脂血症为特征的一组临床综合征。PNS为临床多发病，疑难病。目前国内外多首选免疫抑制剂治疗本病。西药虽有一定疗效，但长期使用激素及细胞毒药物等免疫抑制剂有较多副作用。而且根据PNS的不同病理类型，其中系膜毛细血管性肾炎、膜性肾病及局灶性节段性肾小球硬化者对激素不敏感，易成为难治性肾病综合征。PNS迁延不愈，最终导致肾功能衰竭。

近年来许多学者运用中医药治疗PNS的研究已取得了一些成果，证实中医方药对PNS既有明显治疗作用，又可减轻激素不良反应和减少疾病的复发。

曾莉等在"洪钦国教授治疗肾病综合征经验介绍"一文[2]中指出，洪教授认为，肾病综合征之浮肿，属本虚标实证，以脾肾阳虚为本，水湿泛滥为标。肾主水之气化，肾阳亏虚，气化失司，则水液排泄障碍而成水肿。水为阴邪，湿盛阳微，二者互为因果，互相促进，肿愈盛则阳更虚，阳虚愈重则肿更难消，致病情严重，故治疗肾病综合征水肿重点以温阳利水。洪教授主张温阳利水并举，虽然力缓但疗效稳定，起效虽不如西药快，但胜在疗效持久，消肿后一般不会复发。常选用附子与生姜，附子与白芍配伍，可增强利尿作用，白芍还可制约附子温燥之性。此法常应用于疾病早期，浮肿明显尚未使用激素或激素温热作用尚未显现，即使患者微有口干、苔微黄，此亦为肾阳虚不能蒸腾阴津上升之故，不可轻易转清热利湿之法。温阳利水常以代表方真武汤加减。处方：熟附子、车前草各15g，生姜10g，白术12g，白芍、茯苓、怀牛膝各18g，泽泻、丹参各10g，桂枝6g。

吕勇等在"金匮肾气丸对肾病综合征脾肾阳虚证患者激素撤减的疗效"一文[3]中指出，糖皮质激素治疗NS（肾病综合征）已是一个成熟的治疗方法，但在激素的撤减过程中，由于病人个体差异及撤减速度的快慢，往往容易导致病情的反复。从中医辨证来看，病人往往表现为脾肾阳虚的证候，金匮肾气丸是中医温补肾阳的代表药，肾阳为诸阳之本，温补肾阳亦达到温运脾阳之功效。从本临床观察看，治疗组从临床证候的改善，到尿蛋白定量的减少，均优于对照组（$P<0.05$）。外源性激素减量的过程是使肾皮质逐渐恢复分泌生理量糖皮质激素的过程，从本观察来看，治疗后治疗组的尿17－OH和血皮质醇浓度均较对照组为高，而尿17－OH、血皮质醇是反映肾上腺皮质功能状态的主要指标。从本临床观察来看，金匮肾气丸能提高体内的尿17－OH、血皮质醇水平，从而促进肾上腺皮质功能的恢复。金匮肾气丸由六味地黄丸加肉桂、制附子组成，现代药理研究结果提示，附子能提高小鼠的体液免疫功能；肉桂能明显抑制地塞米松阳虚小鼠的胸腺萎缩，并对肾上腺皮质功能有保护作用，表现为明显的助阳作用，还具有促进血液循环和利尿作用；作为本方主药的熟地黄对垂体－肾上腺皮质功能有一定的影响，能对抗连

续服用地塞米松所致的兔血浆皮质酮浓度下降和防止肾上腺皮质萎缩，减轻糖皮质激素对兔垂体－肾上腺皮质系统功能和形态的影响，同时具有调节免疫功能的作用；茯苓、泽泻、丹皮、山药、山茱萸经现代药理研究证实均有一定的免疫调节作用。从上所述，可以推断金匮肾气丸有调节免疫、增强肾皮质功能的作用，其在NS患者激素撤减过程中的应用值得推广，但机制尚有待进一步探讨。

（2）肾虚慢性肾功能衰竭的临床研究

慢性肾功能衰竭（Chronic Renal Failure，CRF）是因各种原因造成的慢性肾实质损害，导致毒素不能排出体外，水、盐、酸碱失衡、代谢紊乱等肾功能失常及机体各系统受累，进而危及生命的综合征。据国际肾脏病协会统计，本病自然人群年发病率约为0.01%～0.02%，发达国家发病率可接近0.1%，并呈现逐年上升趋势，它对人类健康构成严重威胁。

各种肾脏病变如持续进展，均可造成CRF。其病因大致可分为三类：①局部病变：疾病主要侵犯肾脏，且以肾脏为主要表现。如各种慢性肾小球肾炎、慢性间质性肾炎（包括慢性肾盂肾炎）、肾结核、肾结石、遗传性肾炎、多囊肾、肾动脉狭窄、肾小管性酸中毒等。其中以慢性肾小球肾炎最为多见，约占55%；其次为慢性肾盂肾炎，约占21%。②下泌尿系梗阻：如前列腺肥大、前列腺肿瘤、尿道狭窄、尿道结石、神经原性膀胱功能障碍等，主要表现为膀胱功能失调，容易继发感染，反复感染而引起肾功能衰竭。③全身性疾病与中毒：如长期高血压、恶性高血压、心力衰竭、糖尿病、痛风、淀粉样变、结节性动脉炎、系统性红斑狼疮、过敏性紫癜、骨髓瘤、巨球蛋白血症、肝硬化、镇痛药、抗瘀药、抗肿瘤药、氨基甙类抗生素及重金属（铅、锡等）中毒等，常可影响肾脏导致肾功能衰竭。

慢性肾功能衰竭是由多种慢性疾病造成的肾单位严重毁损，引起肾脏排泄、分泌及调节功能的减退，水与电解质的紊乱，以及在普通饮食下出现氮质血症的一种综合征。由于该病病程长，治疗困难，死亡率高，给社会和家庭带来极大的痛苦和经济负担。目前西医保守疗法效果不理想，透析疗法和肾移植虽能延长患者生命，但昂贵的治疗费用常令许多患者和家属难以接受。中医药治疗CRF历史悠久，手段丰富，简便易行，疗效确切，费用低廉，副作用小，为广大患者容易接受。

徐丽梅等在“健肾颗粒配合辨证施治治疗慢性肾功能衰竭的临床研究”一文[4]中指出，中医学认为慢性肾功能衰竭属“虚劳”、“关格”、“腰痛”、“水肿”等范畴。根据临床资料及我们的研究表明，在慢性肾功能衰竭的早中期，临床多表现气短乏力，腰膝酸软，夜尿频多，手足心热，纳差恶心，兼见面浮肢肿，尿中泡沫、有异味，口中不和，脉细弱或弦细，舌淡苔薄白或白腻。辨证多属脾肾气阴两虚或脾肾气虚，兼夹湿浊。多呈气阴两虚，瘀血湿毒、浊邪贯穿始终的病理机制。中医认为肾为先天之本，肾虚为慢性肾功能衰竭的发病之根本，同时脾为后天之本，脾气亏虚影响及肾，肾气更虚，气虚无以运血，血行不畅导致气滞血瘀，肾之脉络瘀阻，肾虚气化无力，脾虚水湿无运，导致湿浊内停，湿浊日久生热、生毒，毒气内扰，湿热伤阴，导致虚热内生，从而出现以上的临床症状；病至后期脾肾衰败，上下不通，气血化生无源，则“关格”、“水肿”、“虚劳”纷致危及生命。因而，笔者认为早期在治疗上紧紧把握肾虚、脾虚为本，湿毒浊邪为标，肾络瘀阻是病变的转归。治疗上双补脾肾，益气养阴，以恢复脾肾功能为主，同时固护肾阴，故方中选用黄芪、白术、茯苓、生地、山茱萸、山药；对于标证以解毒泻浊治之，选用蒲公英、萆薢、石韦；用莪术、红花、川芎等化瘀通络；用当归养血活血。方中突出重用黄芪，其目的有三：一是黄芪配当归具有益气养血的功效，黄芪配生地、山萸肉、山药益气养阴固护肾气肾阴，配白术、茯苓健运脾胃从而标本兼顾，提高血色素，增加血中蛋白，改善全身功能状态；二是黄芪配莪术、红花、川芎使气行则血行，血行则瘀消，肾络通畅，治本为主；三是黄芪配萆薢、石韦强化利水渗湿、泻浊排毒之功效。总览全方，补而不滞，泻而不伤正，通而不伤血，利而不伤阴，治本为主，标本兼顾，最终修复早期损伤的肾脏，改善肾功能，同时全面改善全身的功能状态，从而提高患者的生活质量，阻断或延缓肾衰竭的进程。

CRF 一旦进入终末期惟有透析和肾移植是其最佳治疗方案，而两者费用极其昂贵，致使众多的患者失去了治疗时机，增加了死亡率。如能在早期阻断或延缓肾衰竭进程的发展，将对该病的防治具有巨大的实际意义。基于早期治疗的思想，我们在以往治疗 CRF 有效方的基础上，以早中期 CRF 患者为治疗对象，同时为适宜于各类患者，改进了中药剂型为无糖颗粒，为更好顺应患者的依从性，两组病人均在应用健肾颗粒的同时辨证施用中药汤药，并固定专人进行辨证施治以避免用药的不统一。经过临床观察，治疗组总有效率明显优于对照组（$P<0.05$），尤其是对于临床症状的改善明显优于对照组（$P<0.01$），能极大地减轻气短乏力、腰膝酸软、纳差恶心、面浮肢肿等主要临床症状，大大地改善生活质量。两组治疗后血色素均有提高，但以治疗组提高明显（$P<0.01$）。从临床症状的改善、血色素的提高上表明该药能很好地提高患者的生活质量。尤其是治疗组在降低血肌酐、尿素氮方面疗效明显优于对照组（$P<0.05$），治疗组血中 β2－mg 及 24h 尿蛋白下降也较对照组明显（P 均 <0.05），均表明健肾颗粒具有较好改善肾功能的作用。有资料显示 ET、IL－8 在慢性肾功能衰竭的发生发展中具有一定的作用，本项研究提示，虽然两组患者在治疗后 ET、IL－8 均较治疗前有降低，但使用健肾颗粒组降低明显优于对照组（$P<0.05$），说明该药具有一定的调节细胞因子的作用，这与我们以往的研究相吻合。

本项研究表明中医中药在防治早期 CRF 具有很大的潜力。

王少华等在“肾衰胶囊延缓慢性肾功能衰竭的临床与实验研究”一文[5]中指出，CRF 的病位在脾肾。一般的原发性肾小球疾病所致应为先病在肾，由肾及脾，继发性的可先病在脾，也可脾肾同病，但病本在肾。随着疾病的进展，到了后期，肾元衰败，浊毒内蕴，影响五脏。

病初肾不摄水，症见溲溺反多，夜间尤甚，常伴面色萎黄，眼睑苍白，倦怠疲乏，头晕耳鸣，腰酸膝软和（或）畏寒肢冷，水肿不明显。此阶段相当于代偿期和部分失代偿期；如被忽视或治疗不当而至病情发展，出现肾不化水，尿液日趋减少，甚至尿闭，伴面浮肢肿，甚或腹胀，纳呆、泛恶、呼吸带有尿臭，此阶段肾气虚，肾阳虚，脾肾阳虚，同时有浊毒内蕴的表现。可包含失代偿期、衰竭期、少部分表现轻的无合并症的尿毒症期；再发展，病变涉及它脏，犯胃呕吐频作，出现下关上格症。入血伤络则出血，攻心则心动悸，嗜睡，喃喃自语，躁动，谵妄，甚则昏迷。射肺则喘息，难以平卧，侮肝动风则抽搐。多为尿毒症期，并有合并症。此期正不胜邪，阴阳俱衰，日趋严重，最后出现内闭外脱，阴竭阳亡危候。上述演变反映了病情轻、中、重过程。

CRF 临床演变规律：CRF 临床统计脾肾气虚，脾肾阳虚，共占 49.33%，病位在脾肾，以肾为本；舌苔腻，黄腻占 70.67%，说明有浊毒内蕴，无毒则病难以成。正虚为本，邪实为标，由虚致实。正虚遵循：气虚→血虚→阳虚→阴虚→阴阳气血俱虚的规律演变。

肾衰胶囊的药物组成：人参、白术、茯苓、菟丝子、熟地、淫羊藿、黄连、大黄、草果仁、半夏、桃仁、红花、丹参、甘草等药组成。经研究证明：肾衰胶囊具有明显改善 CRF 患者临床症状和体征，改善肾功能，调节脂质代谢紊乱，降低尿蛋白，缓解贫血状态，纠正 Ca、P 代谢紊乱作用。临床应用显效率 52.22%，有效率 86.67%，明显优于尿毒清对照组（$P<0.05$），两组直线回归方程斜率 b 值比较结论同前。肾衰胶囊作用机理：动物实验证实此方可抑制腺嘌呤大鼠肾小球系膜细胞及其基质增生，改善其病理状态；减轻肾小管－间质损害；清除体内毒素；调节细胞因子，降低患者 ET－1 水平，升高 NO，调节肾小球血液动力学，抑制肾小球高滤过；降低血浆 TNF－α，抑制免疫炎症反应；降低 $TGF-\beta_1$ 的肾内表达，减轻 ECM 沉积；抑制细胞凋亡，调控 Fas/Bcl－2 相关基因，原位末端标记法检测结果，对 CRF 大鼠肾小管细胞凋亡有明显的抑制作用，免疫组化方法检测对 Fas 表达有抑制作用，对 Bcl－2 表达有提高作用。Fas 基因的阳性表达率与细胞凋亡成正相关，Bcl－2 与细胞凋亡成负相关，可认为通过抑制 Fas，提高 Bcl－2 来抑制细胞凋亡。

5.1.2 肾藏精主生殖

中医理论认为，“藏精”是肾的主要生理功能之一。精是构成人体和维持生命活动的基本物质，精的产生、收藏和输布与肾的关系最为密切，所以《内经》说：“夫精者，身之本”。

《素问·六节藏象论篇》曰：“肾者主蛰，封藏之本，精之处也。”《灵枢·本神》篇曰：“肾藏精”。《素问·上古天真论篇》则明确指出狭义概念的精是指生殖之精，是繁衍后代形成新一代生命的物质基础，又称为先天之精。“肾主生殖”是中医藏象学说对人体生殖生理的认识：肾精充足、肾气旺盛，生殖功能正常；反之，肾精不足、肾气亏虚，生殖功能异常。依据“肾主生殖”理论，临床中生殖功能障碍所致的不孕症、不育症多从补养肾精肾气入手调理。

肾中精气对人体的生命活动极为重要，不仅产生天癸延续生命，促进生长生育，完成生、长、壮、老、已的生命过程，而且通过气化作用，滋润五脏六腑、四肢百骸。肾中所藏之精，对生长发育具有极其重要的生理效应。如《素问·金匮真言论》说：夫精者，生之本也。精气可以互化，故肾精也称“肾中精气”，它可化生元气，元气则是生命活动的“原动力”。肾中精气主要司掌人的生长、发育。

1. 肾主生殖的中医理论探讨与补肾法防治肾虚生殖障碍的机理研究

罗颂平等在“肾主生殖的中医理论探讨与补肾法防治肾虚生殖障碍的机理研究”一文[6]中指出，本文主要对“肾主生殖”的理论进行探讨，并对补肾方药“助孕3号方”防治肾虚生殖障碍的作用与机理进行研究。

（1）肾主生殖理论的临床应用

①补肾调经

在妇科领域，近30年研究较多，影响较大的是以补肾调经的治法。根据肾藏精，为封藏之本的理论，肾虚封藏失职，则可致月经过多、崩漏、闭经等月经病，其中，又以功能失调性子宫出血（功血）导致的月经过多和崩漏对妇女的心身健康影响较大。70年代，建立了全国功血研究协作组，进行大规模、多中心的临床研究。根据肾阳虚、肾阴虚和血热的证候特点，拟定了温肾固摄与滋阴清热的协定处方。姜春华《肾的研究》专著中认为功血的病机主要是伤肾，多由肾阴虚而阴损及阳，导致阴阳俱虚。罗元恺认为崩漏的病机主要为肾虚，其中以肾阴不足为多见。乃拟二稔汤以补气摄血；滋阴固气汤以滋养肝肾，固气益血，固本澄源；补肾调经汤以固摄冲任，调整周期。

崩漏、闭经均属月经周期的严重紊乱，虽其症状迥异，但均存在排卵障碍。而恢复月经周期的重点则在于促排卵。排卵障碍的病机有肾虚、肝郁、痰湿、血瘀等，肾虚是较常见的证候类型。中医药促排卵的临床研究，包括辨证与辨病结合的治法、中药周期疗法、针刺促排卵等，而补肾填精则是重要的环节。罗元恺自拟促排卵汤剂，以温肾助阳为主。蔡小荪亦主张以补肾为主，肾阴虚者以龟甲、枸杞、麦冬等滋阴；肾阳虚则以附子、肉桂等温阳。李超荆、俞瑾等认为无反应性卵巢综合征、高胰岛素高雄激素血症所致的排卵障碍多表现为阴虚内热，应以滋肾阴清虚热为治。中药周期疗法发端于60年代，乃根据月经周期中阴阳气血的生理变化节律，结合西医对卵巢周期的认识，在卵泡期-排卵期-黄体期序贯治疗，以顺应人体节律，提高临床疗效。中药周期治疗主要采取经后滋肾养血，经间期佐以温肾或活血，排卵后平补阴阳或活血调经的治法。各家在具体运用时有不同的特色，但补肾法均属主要治法。

②补肾助孕

不孕症的证候复杂，而排卵障碍也是其常见因素，对于促排卵和改善黄体功能的中医治疗，补肾是重要的治法之一。尤其是中年妇女卵巢储备能力减退，甚至卵巢早衰所致的排卵障碍，目前西医尚无切实有效的治疗方法，通过中医的滋肾补肾法以填精固本，调理天癸与冲任，在提高卵巢储备能力，调经促排卵方面有一定的作用，对治疗高龄不孕患者有较好的应用前景。

现代辅助生育技术通过人工授精、体外受精、配子或胚胎移植等手段为许多不孕夫妇解决了孕育难题。然而，子宫内膜容受性、卵细胞质量与胚胎质量均直接影响临床妊娠率与妊娠成功率。通过滋肾补肾，有助于提高卵细胞与胚胎的质量，改善子宫内膜的容受性，从而提高妊娠率。

部分不孕症是由于免疫因素所致。如抗精子抗体（ASAb）、抗磷脂抗体等。现代药理研究发现，滋肾养阴、活血祛瘀类中药具有消除自身/同种抗体的作用。因此，滋肾活血法亦广泛应用于免疫性不孕的治疗。

③补肾安胎

补肾也是安胎的主要治法。对本院485名先兆流产病人的中医证候分析表明，肾虚占47.8%，脾肾两虚占35.7%，从而说明肾虚和脾虚是自然流产的主要证候。中医的补肾安胎法颇具特色与优势，主要针对胎漏、胎动不安和滑胎的防治，临床疗效显著。罗元恺教授创制的滋肾育胎丸在二期临床试验阶段治疗先兆流产、习惯性流产124例，有效率为94.35%；在北京、上海进行三期临床试验，北京8家医院治疗231例，有效率91.89%；上海4家中医院治疗118例，有效率88.98%；上海4家西医院治疗120例，有效率90.8%。近年来，我们用滋肾育胎丸的优化组方助孕3号方治疗先兆流产113例，有效100例，有效率88.50%。临床研究表明，补肾中药复方可改善妊娠期黄体功能，提高孕激素与HCG水平。对于妊娠免疫调节失衡也具有调整作用。

此外，近年对妇女围绝经期问题的研究较多。中老年妇女出现的更年期综合征、骨质疏松等症状，采用补肾为主的治法，已取得确切的临床疗效。俞瑾、李大金等的临床研究表明，经补肾复方治疗后患者的E_2水平显著上升，FSH与LH有所下降，外周血淋巴细胞经PHA诱生的IL-2活性显著增加，CD3+，CD4+和CD4+/CD8+细胞比例明显提高，接近正常水平。患者潮热、心烦等症状减轻或缓解。

（2）肾主生殖理论的实验论证

对于肾主生殖的实验研究，在近20年间大量见诸报道。研究方法众多，包括建立肾虚动物模型，观察模型动物生殖功能的变化，以及补肾方药对肾虚证候及其性腺轴的作用。亦有学者建立各种类型的生殖障碍动物模型，并以补肾方药对模型进行药物反证。

近40多年来，对于补肾方药的作用机理研究，主要针对其神经内分泌调节与免疫调节作用。俞瑾建立高雄激素无排卵模型，用补肾化痰法可提高FSH水平，调节LH/FSH和TIE比值，诱发排卵。王学美对老龄雄性大鼠性腺轴的研究发现，五子衍宗丸可使其下丘脑去甲肾上腺素（NE）含量提高，5-羟色胺（5-HT）和多巴胺（DA）比值下降，血浆睾酮含量增加，精子数量与活动度提高。李震用金匮肾气丸治疗以“劳倦过度、房劳不节”造模的肾虚雄性大鼠，使动物体重增加，胸腺与睾丸增重，睾丸乳酸脱氢酶（LDH）总活性及其同工酶（LDH-X）相对活性增加。肾气丸对羟基脲造模的肾虚雌性大鼠的排卵抑制、FSH与E_2下降也有复健作用。补肾活血复方对抗精子免疫性大鼠模型具有抑制抗精子抗体生成和消除抗体的作用。

近10年，对补肾法的研究已深入到神经-内分泌、免疫网络调节和蛋白质、基因表达等领域。步世忠等研究提示，补肾复方“更年健”对老年雌性大鼠下丘脑ER的mRNA表达有上调作用，同时能降低下丘脑P物质水平，提高β-内啡肽的含量。孙斐等研究高雄激素高胰岛素的无排卵大鼠CASR模型，该模型具有低促性腺激素（FSH，LH水平低下）、无排卵、高代谢、肥胖等特征，采用中药天癸方治疗后，垂体FSH与LH上升，瘦素（Leptin）下降，能量平衡失调性肥胖有所改善，排卵功能恢复。说明补肾方药在调整内分泌的同时，对能量代谢也有一定的调节作用。

建立肾虚—黄体抑制病证结合流产模型，以寿胎丸、助孕3号方等补肾方药进行治疗，能提高血清孕激素水平和子宫蜕膜孕激素受体（PR）的基因表达，降低流产率。说明补肾安胎的主要作用环节可能在受体水平。

综上所述，肾主生殖的理论源自中医理论中的藏象学说，经过历代医家的探讨，尤其是当代中医与中西医结合学者的研究与发展，已形成新的理论观点，并广泛指导临床与基础研究，取得丰硕的成果。然而，肾主生殖的内涵及其调节机制是一个广阔的研究领域，尚有许多未知的内容，有待进一步探讨。

本研究的结果证明，中医药治疗不仅能成功地安胎，而且经过安胎出生的儿童在体格和智力发育方面的总体指标与正常妊娠分娩的儿童比较并没有显著性差异，且在体格及智力发育的某些方面或某些能区初步显示出更好的结果。从而证明以中医药防治自然流产是安全的。本研究具有临床价值与积极的社会意义。

（3）补肾法防治肾虚生殖障碍的实验研究

肾主生殖的理论基于中医藏象学说。肾在生殖调节中起主导作用。肾气旺盛、肾精充沛乃月经与孕育之基础，即生殖健康之本。肾虚则可导致各种类型的生殖障碍，包括排卵障碍、孕育障碍，而胎元不健或胎元不固，也常因来源于父母的先天生殖之精异常。

本研究从临床实际出发，针对肾虚生殖障碍的两个重要环节：排卵障碍和环境内分泌干扰物所致的胚胎异常，分别建立动物模型，采用临床上疗效显著的补肾方药“助孕3号方”，研究其对肾虚生殖障碍模型的疗效及其作用机制，从神经内分泌调节、免疫调节、胚胎保护等方面阐明补肾中药复方的作用，为临床推广应用提供依据。

①“助孕3号方”的组方思路与功效

“助孕3号方”是广州中医药大学第一附属医院的院内制剂。从1991年开始在医院使用，批准文号：（95）穗卫医制（省）A－093。该处方是在著名中医妇科专家罗元恺教授指导下拟订，由菟丝子、桑寄生、续断、黄芪、党参、女贞子等8味中药组成。功效补肾固冲，健脾益气。主治肾虚和脾肾两虚，常用于胎漏、胎动不安和滑胎，亦应用于肾虚不孕。

“助孕3号方”的组方思路是以平补肾气为主，佐以健脾益气，顾护先天与后天，从而达到固摄冲任，助孕安胎之目的。

该方在临床上主要应用于防治先兆流产与反复自然流产。先后观察了对113例肾虚和脾肾两虚型胎漏、胎动不安和滑胎的治疗效果，有效100例，有效率88．5%。临床研究表明，“助孕3号方”具有提高妊娠期孕激素与β－HCG水平，提高封闭效应，纠正TH1/TH2细胞因子的病理性偏移等作用。

从1997年以来，对“助孕3号方”的药理作用机理进行了系列的实验研究：以羟基脲和孕激素受体抑制剂米非司酮（RU486）建立肾虚和黄体抑制病证结合动物流产模型，从妊娠第1天开始灌服“助孕3号方”浓缩液，以寿胎丸作中药对照，黄体酮作西药对照，并设肾虚模型、黄体抑制模型、肾虚黄体抑制模型3组空白对照，以及正常妊娠对照。观察“助孕3号方”对妊娠期大鼠肾虚黄体抑制病证结合模型的整体调节作用，对血清雌激素（E_2），P水平和子宫蜕膜雌激素受体（ER），PR的影响。卵巢和子宫的病理形态学改变。结果表明：“助孕3号方”能改善肾虚证候，维持妊娠大鼠孕激素分泌，并使子宫蜕膜PR阳性率增加，提示该药在激素及激素受体水平促进黄体功能。寿胎丸和黄体酮具有类似作用。

在后续的研究中，对“助孕3号方”进行拆方，以比较其补肾部分、健脾部分与全方作用的差异。同法建立肾虚黄体抑制模型，分别给予全方、补肾组方、健脾组方水提物，通过用原位杂交法检测妊娠大鼠子宫蜕膜PR mRNA。该实验进一步证实：“助孕3号方”能增强黄体功能，提高孕酮含量：增加PR mRNA表达，进而提高PR含量。而补肾部分也有一致的作用，单纯健脾部分则无此作用。说明补肾中药在治疗黄体功能不全性方面起主导作用。

其后，再比较了“助孕3号方”中补肾组方和菟丝子单味对肾虚黄体抑制模型的作用。以RT－PCR法检测子宫蜕膜PR mRNA，发现补肾组方、菟丝子单味和黄体酮均可上调PR mRNA的表达，提高血清孕酮水平，降低流产率。其作用补肾组方＞菟丝子＞黄体酮，两补肾组方与黄体酮组件较，差异有显著性（$P<0.05$）。

根据前期的临床与实验研究，已证实“助孕3号方”具有补肾安胎的功效。其作用主要是促进妊娠期黄体功能，提高孕酮与β－HCG水平，上调子宫蜕膜PR的表达。并能上调TH2细胞因子，使妊娠期TH1/TH2细胞因子的平衡向TH2移动，有利于早期妊娠的维持。

按照中医“异病同治”的原则，对于不孕症之肾虚证候，同样采取补肾法治疗。在临床上，“助孕3号方”亦常常应用于肾虚不孕，尤其是排卵障碍、黄体功能不全者，可取得调经、助孕、安胎的三重疗效。但对该方在调经与助孕方面的作用机理，尚未有深入的研究。

②补肾方药“助孕3号方”防治肾虚排卵障碍的作用机理

本实验以羟基脲建立肾虚排卵抑制模型。造模后，模型组（A）大鼠血清β－EP水平显著低于正常对照组（E），并伴有皮质醇水平显著降低，卵巢、子宫重量及其脏体比亦显著下降，卵巢组织FSH－R和子宫内膜ER均呈低表达，卵巢组织中次级卵泡和成熟卵泡显著减少，子宫内膜菲薄，上皮细胞呈低柱状，部分柱状上皮细胞缺失。模型动物有倦怠、拱背、体毛蓬松、活动迟钝等肾虚的全身表现。

B，C，D组在建立肾虚排卵抑制模型的基础上给予“助孕3号方”水提浓缩剂，分别设为高、中、低剂量，D6－10每天灌胃给药。施加中药后，实验组的主要指标有显著改善，说明补肾中药通过神经—内分泌调节，影响激素分泌和激素受体表达，有效拮抗羟基脉所致的排卵抑制，并改善肾虚证候。

☆　补肾方药对中枢神经系统肽类激素的影响

下丘脑—垂体轴系神经内分泌系统的整合中枢。下丘脑合成与释放多种肽类，包括内啡肽（Endorphin）和脑啡肽（Enkephalins），内啡肽的分泌神经元在弓状核与正中隆突部位分布密度最高。内啡肽中的β－EP是目前研究较多的一种肽类物质。β－EP对下丘脑促性腺激素释放激素（GnRH）和垂体促性腺激素（GTH）的分泌均有抑制作用，使GnRH的脉冲频率减少，幅度降低。β－EP的分泌受到多种因素影响，在生理状态下，受卵巢激素的影响，β－EP水平在黄体期高于卵泡期；妊娠期高于非妊娠期；而在围绝经期的β－EP水平则低于育龄期。近年的研究表明，下丘脑β－EP神经元上有ER分布，β－EP的分泌受到雌激素的反馈调节。在老年和老年前期，卵巢功能衰退，内源性雌激素分泌减少，GnRH，FSH，LH水平显著上升，β－EP和5－HT水平明显下降。使用补肾方药后，虽然血清E_2水平未有显著上升，但下丘脑、垂体ERmRNA的表达增加，β－EP水平上升。小剂量雌激素也有类似的作用。

本实验在造模后的D10，A，D组β－EP水平显著低于B，C，E组（$P<0.05$，$P<0.01$），说明羟基脲肾虚模型可引起β－EP抑制。而助孕3号高、中剂量组（B．C）的β－EP水平与正常对照组（E）比较，差异无显著性（$P>0.05$）。但低剂量组（D）的

β－EP 水平与 A 组比较差异无显著性。说明补肾方药中、高剂量对于被羟基脲抑制的 β－EP 分泌有一定的促进作用。

☆　补肾方药对性腺轴内分泌功能的影响

下丘脑－垂体－性腺轴的调节是一个复杂的过程。女性的卵巢周期受下丘脑 GnRH 和垂体 GTH 的调控，卵巢分泌的性激素又对下丘脑—垂体有反馈调节作用。中枢神经系统的神经递质和神经肽对性腺轴也有调控作用。此外，还受到松果体激素的调节，甲状腺、肾上腺和胰腺的内分泌激素也可以对性腺轴的调节产生影响。

排卵障碍可以是性腺轴不同环节调节紊乱的结果。临床常见的排卵障碍包括：①卵巢早衰，因雌激素水平低下，不能对垂体产生负反馈调节，导致高促性腺激素血症；②垂体功能低下（希恩综合征），由于垂体急性缺血、坏死而致垂体促性腺激素低下，性腺功能减退，可伴有甲状腺和肾上腺功能减退；③下丘脑功能失调，通常由于精神因素所致，GnRH 分泌失常，引起垂体 FSH、LH 均低落，或低 FSH、高 LH；④高 PRL 血症，由于下丘脑对垂体 PRL 分泌调节异常，或垂体肿瘤、空蝶鞍、药物、创伤等因素导致垂体 PRL 分泌过多，从而反馈促进下丘脑多巴胺的分泌，后者则抑制 GnRH 的分泌，使垂体 FSH、LH 水平下降，导致排卵障碍或黄体功能不全；⑤多囊卵巢综合征（PCOS），是一种发病多因性、临床表现多态性的内分泌疾患，以促性腺激素比率失常，雄激素过多，胰岛素抵抗为特征，与下丘脑—垂体—卵巢轴调节异常、高胰岛素血症和胰岛素抵抗、肾上腺功能异常等机制相关。

对于排卵抑制动物模型的研究，虽已有一些文献报道，但模型种类不多。目前研究报道较多者，主要是俞氏建立的雄激素致不孕大鼠模型（Androgen－sterilizedrat，ASR）。该模型具有高雄激素、高胰岛素、肥胖、无排卵等特征。研究者先后以滋肾阴药（生地黄、山茱萸、女贞子、山药、泽泻、茯苓、知母）、天癸方（生地黄、桃仁、仙灵脾、补骨脂、女贞子等）为施加因素，观察中药复方促排卵作用与机理。结果提示滋肾阴药能降低胰岛素和雄激素水平，促卵泡生长，并促进排卵；天癸方能使瘦素（leptin）水平下降，FSH 与 LH 水平升高至正常。排卵功能恢复。

本实验以 DNA 合成抑制剂羟基脲建立的肾虚排卵抑制模型，表现为低 FSH、LH 类似下丘脑功能失调性排卵障碍。这是临床上较常见的类型。施加补肾中药后，高、中剂量组（B，C）在 D10 的血清 FSH 水平显著上升（$P<0.05$），但 LH 水平未见上升，呈下降趋势。卵巢的 FSH 受体（FSH－R）的免疫组化检测提示 B 组与 E 组染色最强，两组比较，差异无显著性（$P>0.05$），A 组的 FSH－R 阳性率低，染色强度较弱，与 B 组、E 组比较，差异有显著性（$P<0.05$），A 组与 C 组、D 组比较，差异无显著性（$P>0.05$）；B 组与 C 组、D 组比较，差异有显著性（$P<0.05$）。说明羟基脲肾虚模型对卵巢 FSH－R 的表达有显著的抑制作用，而高剂量“助孕 3 号方”使卵巢 FSH－R 的表达显著增加，但中、低剂量的作用则不显著。

中药高、中、低剂量组的血清 E_2 水平未见明显变化，但子宫内膜 ER 检测则提示 B、C、D 组的 ER 阳性率高，染色强度较强，与 A 组比较，均有非常显著性差异（$P<0.01$）；E 组与 A 组比较亦有显著性差异（$P<0.05$）。B，C，D，E 组间两两比较，差异均无显著性（$P>0.05$）。说明羟基脲模型子宫内膜的 ER 表达受到抑制，而补肾方药

"助孕3号方"可显著提高子宫内膜的ER表达，从而提高雌激素的效应。但未呈现显著的量效关系。

☆ 补肾方药对卵泡发育与子宫内膜的影响

卵泡的发育、成熟和子宫内膜的增殖、分泌主要受性腺轴的调控。垂体分泌的FSH促进卵泡发育，并在少量LH的协同作用下，使卵泡逐渐发育乃至成熟，卵泡产生雌激素，使子宫内膜发生增殖。大量雌激素对下丘脑产生正反馈作用，促使垂体释放大量LH，从而使成熟卵泡排卵。

张氏等报道滋肾阴药使ASR模型大鼠卵巢增大并发生排卵。孙氏仁报道天癸方能使ASR模型动物阴道细胞呈周期性变化，排卵功能恢复。但未报道卵泡发育及排卵的具体数据。

在前一阶段的研究中，曾以"助孕3号方"的君药菟丝子提取物对大鼠卵泡进行体外培养，结果表明，菟丝子提取物能提高卵泡的卵裂率。熟附子也有类似的作用。提示补肾药物对卵泡的发育、成熟有促进作用。

本实验的羟基脲肾虚模型（A组）的卵巢组织切片上以原始卵泡和初级生长卵泡为主，次级生长卵泡与成熟卵泡的比例减少。而中药高剂量组（B）卵巢的成熟卵泡较多，与A组比较，差异有显著性（$P<0.05$）；但A，B，C，D组卵巢的次级生长卵泡仍明显少于正常对照组（E），$P<0.05$。提示"助孕3号方"高剂量对卵泡发育有较显著的促进作用，而中、低剂量的作用则不显著。

从子宫内膜的形态观察，A组子宫内膜较薄，上皮细胞呈低柱状，甚至有部分柱状上皮细胞缺失现象。中药高、中剂量组（B，C）的子宫内膜处于增生晚期或分泌期，上皮细胞呈高柱状，有的腺体较多，出现含糖原的小泡。个别有子宫内膜增生过长现象。与A组比较，内膜明显增厚。中药低剂量组（D）的子宫内膜较薄，呈线状，上皮细胞呈低柱状。结合各组动物子宫内膜ER的表达情况，说明补肾方药"助孕3号方"可通过上调ER的表达，增强激素的效应，从而改善子宫内膜的增殖与分泌功能。这种作用以高、中剂量组较为显著。

综上所述，补肾方药"助孕3号方"通过对神经—内分泌功能的调节，能逆转羟基脲肾虚模型的排卵抑制，通过对激素受体的调控，增强激素的效应，促进卵泡发育与成熟。并在某些指标上表现出量效关系。

2. 多囊卵巢综合征研究

孙永生等在"卵巢II号对多囊卵巢大鼠垂体、肾上腺及卵巢作用的实验研究"一文[2]中指出，因此，我们认为多囊卵巢综合征主要由于肾气－天癸－冲任轴（相当于下丘脑－垂体－卵巢轴）的相互调节失约，肾、肝、脾功能失调，痰湿瘀血阻滞胞脉所致。本病为本虚标实证，肾虚为本，气滞、血瘀、痰湿为标，而且两者互为因果。涉及的脏腑主要是肾、肝、脾，病位在冲任。根据上述病因病机制定其治疗原则，宜补肾疏肝、活血化痰，卵巢II号正是按此治则研制的有效方剂。

（1）卵巢II号的组成及功效

卵巢II号是由巴戟天、菟丝子、香附、夏枯草、水蛭、当归、苍术、半夏等12味中药组成。该方是导师根据多囊卵巢综合征的病因病机结合多年治疗该病的经验而制定的，临床应用取得了非常满意的疗效。

（2）卵巢 II 号对垂体形态学的影响

本实验通过特殊染色观察垂体嗜碱性细胞之促性腺激素细胞。光镜见模型对照组较正常对照组促性腺激素细胞略有增多，卵巢 II 号高、低剂量组和西药对照组与正常组的细胞数量无明显差别。透射电镜观察见模型对照组促性腺激素细胞质内粗面内质网明显增多，分泌颗粒增多，有的颗粒排入细胞间，溶酶体膜和颗粒界膜溶合。从中可以看出，LH 的分泌旺盛可能与细胞数量关系不大，而与细胞本身的功能有关。卵巢 II 号高、低剂量组促性腺激素细胞恢复正常结构，细胞核旁细胞器丰富，粗面内质网减少，上述模型对照组变化消失。提示腺垂体细胞形态学上的异常可能与垂体分泌促性腺激素有一定联系，而卵巢 II 号对此具有调整作用。

（3）卵巢 II 号对肾上腺形态学的影响

PCOS 一个主要基本病理学变化，是体内雄激素生成过多，女性体内雄激素主要有 A，T，DHEA，DHEA－S 及 DHT。A 和 T 绝大部分来源于卵巢和肾上腺，DHEA 和 DHEA－S 几乎都来源于肾上腺，DHT 则是 T 经局部皮肤中的 5a—还原酶作用转化而来。近来研究表明 50% PCOS 患者同时伴有肾上腺分泌雄激素的增多，明显的表现是血清 DHEA，DHEA－S 水平升高，Azziz 等研究发现这种增高与肾上腺网状带增生或 P4soc17a 活性增强有关。肾上腺皮质的腺细胞，由外向内为球状带、束状带和网状带，肾上腺雄激素主要在网状带合成。光镜见模型对照组网状带较正常对照组明显增宽，毛细血管丰富，且不规则伸入束状带内，而卵巢 II 号使增宽的网状带恢复正常。透射电镜见模型对照组网状带细胞胞质内脂滴明显增多，部分脂滴通过质膜排出细胞外，线粒体絮状变，基质密度增大，可见嗜碱颗粒。而灌服卵巢 II 号高、低剂量后，可见胞质内有大的不规则溶酶体，少量脂滴，并可见到凋亡早期的细胞，线粒体和滑面内质网丰富。本实验提示肾上腺网状带功能的变化与形态有一定的联系，而卵巢 II 号能够使网状带恢复正常，抑制肾上腺网状带细胞产生雄激素，也可能是通过下丘脑－垂体－肾上腺（H－P－A）轴的调节而起作用。

（4）卵巢 II 号对卵巢形态学的影响

PCOS 是一种卵泡发育障碍性疾病，其主要的病理组织改变集中在卵巢，卵巢体积增大，白膜增厚，间质增生变硬，皮质内存在多个处于发育和闭锁时期的小卵泡，卵巢呈现多囊状改变，无成熟卵泡及排卵。光镜结果提示多囊卵巢大鼠卵泡内合成雌激素的颗粒细胞层次减少，而合成雄激素的卵泡内膜细胞明显增生，间质细胞也有增生，这些均与 PCOS 卵巢病理形态学相一致，亦说明多囊卵巢大鼠的高雄激素主要来源于卵巢。

线粒体嵴的排列形式反映了生物的种间差异和细胞性质的差别。线粒体嵴的排列形式主要有两种，一种是板层状嵴，高等动物绝大部分细胞的线粒体嵴为板层状，板层的方向一般与线粒体的长轴垂直，也有的与长轴平行；另一种是小管状嵴，原生动物和一些比较低等动物的线粒体嵴为小管状，在人类这种类型的线粒体嵴可见于分泌固醇类激素的细胞，如肾上腺皮质细胞、黄体细胞等。有些细胞的线粒体两型都有，而以一种为主。嵴的数目与细胞的氧化代谢率成正比，嵴的形状也因细胞的生理状态不同而存在着差异。

透射电镜见多囊卵巢颗粒细胞有大量的粗面内质网，核糖体较多，线粒体嵴为板层状，部分线粒体肿胀、絮状变，高尔基复合体发育良好，可见凋亡的颗粒，这些特征不支持甾体激素合成活跃。而卵泡内膜细胞见大量脂滴、滑面内质网及管状线粒体，这些结构符合甾体激素合成活跃的特征，是过多雄激素的主要来源。卵巢II号可以使多囊卵巢大鼠的卵巢颗粒细胞层增厚，细胞器接近正常；使卵泡膜细胞层变薄，并促使卵泡膜细胞凋亡；使黄体组织数量明显增多。其可能通过对颗粒细胞和卵泡膜细胞的作用，降低多囊卵巢大鼠雄激素水平，促使卵巢排卵。

（5）卵巢II号对血清 LH、FSH、T、E_2 的影响

LH 的异常升高是 PCOS 患者垂体功能失调的重要特征，亦是患者生殖功能障碍的根本原因。LH 促使卵巢卵泡内膜细胞、间质细胞合成过多雄激素，并抑制 SHBG 的合成，游离的雄激素增多，使卵泡发育缓慢或停滞，甚至闭锁。过多的雄激素转化为雌酮后，使循环雌酮水平升高，又刺激垂体 LH 对 GnRH 的敏感性增高，使 LH 分泌更加增多，形成了 PCOS 病理生理的恶性循环。即使有周期性卵泡发育，但卵泡期过高的 LH 诱导卵母细过早成熟，排卵时已是“老龄卵”，受精能力低下或受精后着床困难，表现为正常行经但不孕或极早期的流产。排卵前必须有血 LH 峰，此峰有一定的时间阈值和浓度阈值。P-COS 患者卵泡期 LH 水平较高，可能诱导未成熟卵泡过早黄素化，或不足以诱导排卵，而出现黄素化未破裂卵泡综合征（LUFS）。FSH 相对不足的后果也引起卵泡发育中止。已知适量的雄激素可提高颗粒细胞芳香化酶活性及雌激素的产生。反之过高浓度的雄激素转化为不能芳香化的双氢睾酮，而且抑制 FSH 诱导的芳香化酶活性及颗粒细胞 LH 受体生成，抑制优势卵泡的发育，促进卵泡的闭锁。本实验模型对照组血清 LH，T 升高和 FSH、E_2 降低与人 PCOS 非常相似，实验结果表明卵巢II号高、低剂量组血清 LH，T 明显降低（$P<0.01$），血清 FSH 明显升高（$P<0.01$，$P<0.05$）血清 E_2 水平卵巢II号高剂量组升高明显（$P<0.05$），而卵巢II号低剂量组 E_2 有所升高（$P>0.05$）。卵巢II号对血清激素的影响可能是通过对 H－P－O 轴、H－P－A 轴以及卵巢局部的调节而起作用的。

（6）卵巢II号对卵巢 Bcl－2、Bcl－2 mRNA 表达的影响

采用免疫组化方法检测卵巢凋亡调节蛋白 Bcl－2，采用原位杂交技术检测 Bcl－2 mRNA 表达。随着基因工程 DNA 重组技术的诞生，核酸原位分子杂交技术得以大力发展，并在生物化学、分子生物学和细胞生物学等领域得到广泛应用，同样在病理学中也得到广泛应用，发展了原位分子杂交技术。原位杂交组组化学（In situ hybridization histochemistry，ISH）是将重组核酸分子杂交技术与组织细胞化学及免疫组织化学技术结合起来，在组织细胞原位显示某种特定基因，如 mRNA 及其产物（特异蛋白质）的表达、定位、半定量及其变化规律的一种新兴技术。它吸取了一般分子杂交技术特异性强和灵敏度高的优点，兼备组织细胞化学染色的可见性，特异性地研究组织细胞内特定基因和 mRNA 的表达，进行定位和定量检测。

Bcl－2 基因家族是许多生理或病理性细胞凋亡的关键性调节因素。目前认为细胞凋亡的发生是由凋亡抑制基因（Bcl－2）与凋亡诱发基因（Bax）之间的比率所决定的。在所有被检测组织中均有 Bcl－2 基因家族的表达，特别是在子宫和性腺中 Bcl－2mRNA 水

平最高。免疫组化及共聚焦显微镜、激光扫描显微镜和电子显微镜观察发现，Bcl－2 蛋白位于核模、粗面内质网和线粒体膜上。近来研究表明，在卵泡发育过程中，颗粒细胞的增殖、分化起着重要的作用，颗粒细胞大量凋亡将会影响卵泡的正常发育成熟过程。无论是正常还是某些病理状态下的卵巢发育障碍都有颗粒细胞凋亡的参与。卵泡成熟障碍与高雄激素血症关系密切，雄激素促进卵泡颗粒细胞凋亡，抑制卵泡成熟发育。Yeh 等亦提出在 PCOS 的发病机理中，可能存在不正常的凋亡调控，其依据为：①卵泡凋亡的增加加剧了卵泡的闭锁；②卵子凋亡的增加加剧排卵率的下降；③卵泡颗粒细胞凋亡的增加，使雄激素不能向雌激素转化，可能加剧高雄激素血症的形成；④卵泡膜细胞的凋亡减弱导致多囊卵巢的形成。推测这种相关凋亡基因的不正常表达是由于过高的雄激素在局部的作用所致，某些新基因的表达促使过强的凋亡蛋白的表达致使卵泡闭锁加强，过多的生长因子及其受体的表达使多囊卵巢形成。本实验结果表明，卵巢 II 号高剂量组的颗粒细胞 Bcl－2，Bcl－2 mRNA 表达水平较模型对照组明显提高（$P<0.05$），提示卵巢 II 号高剂量组可以通过提高 Bcl－2 的表达抑制多囊卵巢大鼠颗粒细胞的凋亡。

（7）卵巢 II 号对卵巢 Bax、Bax mRNA 表达的影响

Bax 由 192 个氨基酸组成，基因产物蛋白分子量 21KD，21% 的氨基酸与 Bcl－2 同源，且集中在 C 端的保守区 BH1 和 BH2，生物学作用是拮抗 Bcl－2，促进细胞凋亡。研究表明 Bax 与 Bcl－2 在体内是通过形成二聚体而发挥作用的。Bcl－2 表达高时与 Bax 形成异二聚体，抑制细胞凋亡；Bax 表达高时，则自身形成同源二聚体，促进细胞凋亡发生。核糖核酸（RNA）包括信使核糖核酸（mRNA）、转运核糖核酸（tRNA）及核蛋白体核糖核酸（rRNA），各种 RNA 的形成过程亦即转录过程。新形成的 RNA 离开细胞核，其中 mRNA 传递信息，tRNA 搬运氨基酸，它们和 rRNA 共同作用，在细胞浆内合成各种蛋白质和酶，亦即翻译过程。本实验结果表明卵巢 II 号高、低剂量组的颗粒细胞 Bax 表达水平较模型对照组明显下降（$P<0.01$），卵巢 II 号高、低剂量组颗粒细胞 Bax mRNA 表达水平亦较模型对照组明显下降（$P<0.01$，$P<0.05$）。提示卵巢 II 号使多囊卵巢大鼠卵巢颗粒细 Bax 含量从基因的转录水平直至翻译水平均降低，说明其通过抑制 Bax，Bax mRNA 表达而抑制颗粒细胞的凋亡。

（8）卵巢 II 号对卵巢 Fas、Fas mRNA 表达的影响

Fas 基因产物也称作 APO－1/CD95，45KDa，属于 TNF 和 NGF 受体家族中一种跨膜蛋白，它与其自然配体 31KDa 的 II 型跨膜蛋白相结合所产生的信号，能够诱发各种淋巴胞和癌细胞发生凋亡。已经证明利用 RT－PCR 技术发现人颗粒细胞和黄体细胞均存在着 Fas 抗原 mRNA，应用 Fas 抗原的单克隆抗体诱发这两种细胞凋亡发生。卵泡的募集、选择、优势化等是一严格的“程控”过程，卵泡闭锁的本质很可能是细胞凋亡。已发现大鼠、兔、狒狒卵泡的闭锁与细胞凋亡有关，其机制可能与调控细胞凋亡相关基因 Bcl－2，Fas，p53，WT－1 等之间的相互作用有关。Hakuno 使用免疫组化方法在小鼠闭锁卵泡颗粒细胞中检测到 Fas 抗原，无论是健康或闭锁卵泡中的卵母细胞上均有 Fas 抗原配体的存在，卵母细胞具有诱导表达 Fas 抗原的颗粒细胞凋亡的能力，从而证明了表达 Fas 配体的细胞促使表达 Fas 抗原的细胞发生凋亡。本实验结果表明卵巢 II 号高剂量组的颗粒细胞 Fas，FasmRNA 表达水平较模型对照组明显下降（$P<0.01$），卵巢 II 号低剂量组 Fas mR-

NA 表达水平亦较模型对照组下降（P<0.05），提示卵巢Ⅱ号使多囊卵巢大鼠颗粒细胞 Fas 含量从基因的转录水平直至翻译水平均降低，说明其可以通过抑制 Fas，Fas mRNA 的表达而抑制颗粒细胞的凋亡。

（9）卵巢Ⅱ号对卵巢 IGF-1R，IGF-1mRNA 表达的影响

除下丘脑—垂体—卵巢轴对卵巢周期性节律及激素的产生发挥调节作用外，卵巢局部的多因子调节系统或网络，以自分泌、旁分泌的形式参与调节周期性优势卵泡的形成、排卵及性激素的合成，并通过对促性腺激素（Gn）受体量的调控，影响其对卵巢的作用。胰岛素样生长因子（IGF）被认为是卵巢局部诸多自分泌、旁分泌系统中较为重要的生长因子之一，包括 IGF-1，IGF-2 及其受体和 IGF 结合蛋白（IGFBP），以自分泌、旁分泌方式参与卵泡发育、优势卵泡选定、排卵及维持黄体功能等，而且卵巢内 IGF-1 是通过和 IGF-1 R 结合而发挥作用。国内外均有文献报道，尽管卵巢可以合成 IGF-1，但卵巢局部的 IGF-1 主要来自血循环而非局部产生。Iwashita 等发现 PCOS 患者总血清 IGF-1 浓度和游离 IGF-1 血清浓度均高于正常对照组，并与血清 LH 浓度和 LH/FSH 比值呈轻度正相关。

PCOS 患者垂体对外源性 GnRH 的敏感性增强，LH 释放频率及振幅增加，并发现脑垂体有 INS 及 IGF 受体，INS 及 IGF-1 可增强垂体 LH 释放。卵泡液中的 IGF 系统浓度在一定程度上反映了卵泡组成细胞的 IGF 系统自分泌和旁分泌能力。Iwashita 等发现 P-COS 患者的卵泡液中游离 IGF-1 浓度显著高于正常对照组的同体积卵泡的卵泡液。P-COS 患者卵巢组织的颗粒细胞及间质细胞，存在 IGF-1 分泌过高及其受体的过度表达，IGF-Ⅰ的分泌与雄激素的分泌呈正相关，并与 LH 有相加作用。肾上腺皮质细胞有 IGF-1 mRNA、IGF-2 mRNA 及其肽的表达，网状带有 IGF-1 受体，肾上腺皮质细胞局部生成的 IGF-1，IGF-2 可提高肾上腺皮质对 ACTH 反应的敏感性。高浓度的 IGF-1 在增加与卵巢 IGF-1 受体结合的同时，可对肾上腺雄激素合成起促进作用。Qin 等报道，IGF 系统刺激 P_{450c}17amRNA 在卵巢和肾上腺的表达，从而促进雄激素的合成。

PCOS 的发病机理提示，临床治疗应以局部因子治疗从属于对性腺轴调节的治疗。如对 PCOS 患者，自然要考虑降低 LH，抗雄激素、促排卵等治疗。针对 PCOS 患者血清及局部 IGF-1 水平增高，特别是非肥胖患者，国外有报道用抗 IGF-1 制剂 Octreotide 治疗，降低血 IGF-1 水平而达到降低雄激素水平，亦有应用基因工程制造抗 IGF-1 药物。对因治疗相关的内分泌疾病，有可能成为 PCOS 治疗的新方向。

本实验结果表明卵巢Ⅱ号高剂量组的卵泡膜细胞 IGF-1R，IGF-1 mRNA 表达水平较模型对照组明显下降（P<0.05），卵巢Ⅱ号低剂量组的卵泡膜细胞 IGF-1 R，IGF 1-mRNA 表达水平亦有所下降（P>0.05）。提示卵巢Ⅱ号通过抑制卵泡膜细胞 IGF-1R 表达和 IGF-1 mRNA 转录水平，降低 IGF-1 在卵巢局部的作用，从而抑制卵泡膜细胞雄激素的产生。卵巢Ⅱ号具有抗 IGF-1 作用，此作用是否下调肾上腺 IGF-1 R，IGF-1 mRNA 而抑制肾上腺雄激素的产生，尚待进一步研究。

3. 围绝经期综合征

围绝经期综合征（CS）是妇科常见病、多发病，是一种不受种族、地域和经济状况限制的世界性疾病。围绝经期综合征是一组影响到 2/3 处于围绝经期女性的临床症候群。

而近来的调查更显示，围绝经期范围可以从 35 岁到 65 岁不等，由于涉及人群广，前后时间跨度大，发病率不断上升，而防治手段相对有限，一直是社会及医学界关注的健康热点。传统的病因发病学观点认为，围绝经期综合症的发生是由于卵巢衰竭，雌激素和孕激素分泌下降，循环雌激素水平下降，因而导致负反馈抑制消失，下丘脑垂体性生殖中枢功能紊乱，过度分泌促性腺激素（GnRH）、卵泡刺激素 FSH、黄体生成素 LH 等，因而影响到下丘脑血管运动中枢和体温调节中枢功能紊乱，出现一系列的血管舒缩症候群，以及失眠、情绪失调等一系列精神心理症状。近来大量的研究资料表明，卵巢衰竭导致下丘脑垂体性腺轴功能衰竭。对于下丘脑垂体为中心的多种内分泌调控中枢均产生了影响，导致其功能失调。如果这种失调状态长期得不到纠正，会对多个系统的代谢过程造成严重的影响，并一可产生慢性的严重的疾病，如骨质疏松症，冠心病，痴呆症，糖尿病，肥胖症等。

秦佳佳等在“坤宁安浓缩水蜜丸对围绝经期大鼠卵巢颗粒细胞凋亡影响的研究”一文[8]中指出，导师王秀霞教授认为本病的主要病机是“肾虚肝郁，瘀浊内生”。既与目前一致公认的主要病机在于“责之肝肾”的观点一致，又有所完善充实。在此思想指导下的经验方坤宁安疗效卓著。

导师认为，肾虚是导致本病发生的基础。《素问・上古天真论》曰“女子……七七任脉虚，太冲脉衰少，天癸竭，地道不通”，一般认为，妇女在绝经前后，机体随着肾气由盛渐衰，天癸渐少直至衰竭，精血日趋不足，冲任二脉也随之衰少，生殖功能下降，月经由稀少不规则以至停止来潮，终至绝经。这本是一个正常过渡的渐进性生理过程，因此约半数妇女可通过脏腑间的协调，顺利渡过此期。但部分妇女在此生理转折时期，受内外环境的影响，如素体阴阳有所偏盛或偏衰，或家庭、社会等环境改变，易导致阴阳失调而发病。所以，围绝经期肾气虚衰乃是导致本病发生的基础。

坤宁安，该方具有补肾疏肝、健脾安神、调和营卫、祛瘀化浊之功效，紧紧抓住了该病肾虚肝郁、瘀浊互阻的主要病机。全方以经方桂枝加龙骨牡蛎汤化裁而来，由桂枝、白芍、龙骨、牡蛎、柴胡、当归等药物组成。导师认为人近七七之年，肾气渐衰，天癸将绝是正常的生理过渡期，本病临床症状出现的主要原因却是肝郁所致。故导师组方中着重以平肝疏肝为主，兼顾补肾健脾、安神解郁、调和营卫。

（1）坤宁安对下丘脑－垂体－卵巢轴的影响

围绝经期是中年步入老年的过渡期，国内外学者一致认为，延缓衰老的工作应从老年前期开始，应特别重视这一阶段的保健，以期收到事半功倍的效果。故研究坤宁安对围绝经期生殖内分泌的影响是很有意义的。

正常的生殖内分泌功能的协调有赖于下丘脑、垂体、性腺三者之间的平衡，任何部位结构与功能的改变都会导致彼此平衡失调。以前在性腺轴的研究中，对 GnRH 的研究较少，GnRH 在生殖功能调节中具有举足轻重的作用。

GnRH 由下丘脑合成后通过垂体门脉到达垂体。GnRH 经正中隆起及丘脑下部—垂体门脉循环，输送至垂体前叶以调节促性腺激素的释放，甚至可能调节其合成与储存。分泌 GnRH 的细胞结构，主要分布在丘脑下部的前内侧区和视交叉上区，超生理量持续给予 GnRH，则能抑制促性腺激素和卵巢雌激素的分泌，甚至抑制排卵。

Long（1921年）等最先证实在垂体内含有能激活性腺功能的物质，命名为促性腺激素。以后又明确是两种不同生物效应和理化性质的物质即FSH，LH，其分子量分别为34000和28000，均为水溶性糖蛋白，由a，β两条肽链组成。FSH，LH又具有调节卵巢的功能：① FSH有刺激卵泡生长发育的功能，促进有FSH受体的卵巢颗粒细胞增生和卵泡分泌。卵泡发育成熟必须有FSH，但又需在LH及雌激素参与协同下方能完成。②随着卵泡的逐渐发育，卵泡分泌雌激素，FSH还有激活芳香化酶的作用，使雄烯二酮转化为雌酮（E_1），睾丸酮转化为雌二醇（E_2）。③当LH出现陡直峰值，FSH也形成较低峰值后，成熟卵泡排卵。④排卵后黄体形成与维持需要有LH，并能使黄体合成，分泌孕激素。可见LH与孕激素的生物合成有直接关系。

促性腺激素的分泌调节包括：①中枢神经系统及脑内神经介质，通过丘脑下部释放GnRH，促使垂体前叶释放FSH及LH。②大脑皮质对垂体的影响，是通过丘脑下部实现的。③靶组织卵巢分泌的雌、孕激素，通过长短反馈环行，正负反馈调节，以维持其正常功能。故丘脑下部，垂体前叶，卵巢之间总相互调节和相互制约，以保持相对稳定的良好内在环境。

在围绝经期，尤其是逼近绝经时，GnRH释放振幅增大，GnRH脉冲分泌的频率不变，约每1～2小时1次，垂体对GnRH反应功能增加，在绝经后继续升高，FSH升高较LH明显，绝经后2～3年，FSH，LH达最高水平，至老年期下降，卵巢中由于原始卵泡几乎耗尽，雌激素分泌亦渐减少，卵巢间质虽然分泌雄激素，但由于卵巢内缺乏芳香化酶，不能在卵巢内转化为雌激素。此外，肾上腺也可间接分泌少量雌激素，故围绝经期妇女体内仅有较低水平雌激素。大多数认为雌激素分泌不足，对下丘脑、垂体不能进行有效负反馈，致使下丘脑GnRH、垂体FSH、LH增加。也有研究表明，围绝经期妇女月经停止之前，雌激素水平尚未明显下降，FSH也有升高，FSH上升不完全是雌激素的负反馈解除所致。可能与卵巢分泌的抑制素（Inhibin）有关，Inhibin可能比雌激素更敏感，同样也有认为GnRH升高，是由于雌激素及Inhibin的下降解除抑制，代谢清除率尚未改变。

本课题的研究结果表明，模型组大鼠空腹血雌激素（E_2）水平降低，与青年对照组比较有极显著性差异（$P<0.01$）。且模型组大鼠空腹血清FSH水平升高，与青年对照组比较有极显著性差异（$P<0.01$）。围绝经期，卵巢功能衰退，雌、孕激素合成与分泌下降，从而导致雌、孕激素负反馈的减弱，引起垂体促卵泡激素（FSH），促黄体生成素（LH）分泌增加。本实验结果与之相符，初步证实，本课题所选用的造模方法，其所模拟的性激素环境符合围绝经期综合征的性激素状况。实验结果显示，坤宁安治疗后能明显升高血清E_2水平、降低血清FSH水平。表明该药能通过提高围绝经期模型大鼠体内E_2水平，增强对FSH，LH的负反馈，从而调整下丘脑—垂体—卵巢轴的功能失调。这可能是坤宁安治疗围绝经期综合征的机理之一。实验证实，坤宁安可以提高围绝经期综合征患者激素内环境的稳定能力。坤宁安提高E_2水平，主要是通过提高卵巢功能，延缓卵巢衰老，改善卵巢分泌E_2和将T转化为E_2的功能实现的，而不是通过增加外周组织中雄激素的转化实现的。

这一观点我们也通过模型组大鼠卵巢颗粒细胞的形态学观察和颗粒细胞凋亡的实验

结果所证实。

（2）坤宁安对围绝经期大鼠一氧化氮的影响

一氧化氮（NO）也称内源性舒张因子（EDRF），是一种具有多种生物学潜能的局部调节分子。NO广泛存在于机体多种组织和细胞中，由NO合成酶（NOS）催化L—精氨酸和分子氧而产生的小分子自由基气体。NO可以被看作一种重要的细胞间和细胞内信息、分子，在多系统中有不同生理和病理作用。已有报道，在灵长类卵泡壁细胞，颗粒细胞和黄体细胞内有NOS存在。在其他组织中NO的合成受细胞因子调节，并影响卵巢分泌，因而提示在人和非人灵长类的卵巢类固醇激素合成和排卵中，NO具有局部调节作用。也有人发现在卵泡期$\frac{NO^{2-}}{NO^{3-}}$比值上升，与E_2水平有明显的正相关。在黄体期，随血清E_2水平下降，血清$\frac{NO^{2-}}{NO^{3-}}$也下降，提示在正常月经周期中的E_2的分泌可能对循环中的$\frac{NO^{2-}}{NO^{3-}}$有调节作用。另外，雌激素可通过影响内源性NO，即内皮细胞来源的血管舒张因子，直接调节血管内皮及平滑肌功能，阻止粥样硬化的形成。本课题的研究结果表明，围绝经期大鼠空腹血清NO水平明显降低，与青年对照组比较有极显著性差异（$P<0.01$），经过坤宁安高剂量组治疗后，NO水平升高，与模型组比较有极显著差异（$P<0.01$），坤宁安低剂量和西药对照组治疗4周后，NO水平亦提高，与模型组大鼠比较有显著性差异（$P<0.05$），提示坤宁安能够提高体内NO水平，作为局部调节因子，NO可促进卵巢分泌雌激素的功能，从而改善围绝经期综合征各种症状。另一方面坤宁安可提高体内雌激素水平（临床研究已证实）而提高体内NO水平。NO与雌激素二者相互促进，良性循环，可能也是坤宁安能提高围绝经期大鼠体内E_2的机理之一。虽然雌激素影响体内NO含量的机理尚不清楚，但近年来的研究表明，雌激素可通过受体介导系统增加内皮细胞NO合成酶的表达，促进NO合成，雌激素也可直接作用于血管平滑肌细胞上的雌激素受体，激活平滑肌细胞而产生NO。因此，雌激素可通过内皮依赖性及非内皮依赖性两种机理促进NO释放。最近也有报道，通过动物实验证明，在下丘脑、垂体和卵巢上均有大量NOS阳性细胞，NO既可影响下丘脑—垂体—卵巢轴激素的分泌，而NO的产生又可被这些激素调节。可以推测，NO参与了整个轴系的平衡调节，构成一个完整的NO—激素相互调节机制，该机制可以和其他反馈机制一起共同控制整个下丘脑—垂体—卵巢轴的正常活动。目前虽已证实两者之间能够互相影响，但NO能否通过NO—激素机制而使激素的分泌达到恒态等问题都不甚明了，有待于今后进一步探讨。

（3）坤宁安对围绝经期大鼠自由基的影响

自由基是指能独立存在的含有一个或一个以上不配对电子的任何原子或原子团，若自由基中不配对电子位于氧即称氧自由基。人体中最常见的自由基为超氧阴离子自由基$\cdot O_2^-$，羟自由基$\cdot H_o^-$等。自由基一旦形成，机体由于适应环境和各种保护效应形成一个完整的抗氧化防御系统对其进行清除，在哺乳类动物，抗氧化剂主要是超氧化物歧化酶（SOD）。自由基清除剂使自由基的产生及清除处于平衡状态。自由基增多对人体的危害是多方面的，如对DNA和RNA的结构及功能的影响，对蛋白质和氨基酸的氧化和交联，对多糖高分子的氧化降解，使脂类形成脂质过氧化物（MDA）等，从而影响正常代谢，促进衰老和诱发疾病。许多资料表明，围绝经期综合征的发生与自由基关系密切，认为围绝经期妇女随着卵巢功能的衰退、性激素、促性腺水平紊乱，导致脂质过氧化作用增强，自由基清除酶活性下降。本课题的研究结果再一次证实模型组大鼠空腹血清MDA水平明显提高，血清SOD水平明显下降，与青年对照组比较均有极显著性差异（$P<0.01$），说明模型组大鼠清除自由基能力和抗氧化能力下降。经坤宁安高、低剂量组和利维爱组治疗4周后，MDA水平升高，SOD水平降低，且坤宁安作用优于西药对照组，说明坤宁安具有提高机体SOD等酶的活性，从而提高机体清除或抑制MDA对机体的损害作用。

自由基学说是目前公认的重要的衰老学说之一。体内MDA和SOD水平可以作为研究衰老的一个重要指标。本课题的研究结果还提示，坤宁安通过提高体内SOD，降低MDA水平来达到延缓衰老的目的。

（4）坤宁安对围绝经期大鼠卵巢颗粒细胞凋亡的影响

本课题的研究结果显示，青年大鼠光镜监测卵巢皮质内有较多的各级生长卵泡、成熟卵泡及黄体，闭锁卵泡很少。模型组大鼠生长卵泡较少，但闭锁卵泡较多。原位末端标记法检测，在闭锁的卵泡中颗粒细胞呈强阳性表达，说明卵泡闭锁与颗粒细胞凋亡有关，与文献报导一致。10例模型组大鼠均有不同程度的卵泡颗粒细胞凋亡阳性表达。结合模型组大鼠血清E_2下降，说明E_2水平下降是由于颗粒细胞大量凋亡，是雌激素分泌减少造成的。

坤宁安高、低剂量组和西药对照组三组卵泡颗粒细胞凋亡阳性表达与模型组比较均有极显著性差异（$P<0.01$），说明坤宁安具有预防和延缓颗粒细胞凋亡而达到延缓卵泡闭锁，使卵泡向发育成熟方面发展以获取更多卵泡，达到颗粒细胞分泌雌激素增多的目的。中药对照组原位末端标记结果与模型组比较均无显著性差异（$P>0.05$）。说明中药对照组没有预防和延缓颗粒细胞凋亡的作用。

（5）坤宁安对卵泡颗粒细胞凋亡相关因子Bcl－2、Bax、Fas、Caspase－3蛋白及Bcl－2mRNA、BaxmRNA表达的影响

本课题的研究结果表明，在闭锁卵泡颗粒细胞中未见Bcl－2、Bcl－2mRNA基因表达，而Bax，BaxmRNA基因表达呈强阳性，青年对照组10只大鼠中有8只大鼠卵泡颗粒细胞可见Bcl－2蛋白呈不同程度的阳性表达，有2只大鼠卵泡颗粒细胞有少量Bax蛋白表达，且颜色较浅，说明未闭锁卵泡内的颗粒细胞也有Bcl－2、Bax蛋白表达，并以Bcl－2蛋白表达更明显。而在模型组9只大鼠中只有3只大鼠卵泡颗粒细胞Bcl－2蛋白呈弱阳性表达，但这9只大鼠卵泡颗粒细胞中均有Bax蛋白表达，且颜色较深，二者与青年对照组比较均有极显著性差异（$P<0.01$），说明围绝经期大鼠卵泡颗粒细胞凋亡的发生与Bcl－2和Bax蛋白表达密切相关，同时表明Bcl－2和Bax基因是生理或病理性凋亡的关键性调节因素，即Bcl－2为细胞凋亡的抑制基因，而Bax为细胞凋亡的诱发基因。

本课题的研究结果还表明，坤宁安高、低剂量组和西药对照组的Bax蛋白阳性表达结果与模型组比较有极显著性差异（$P<0.01$）说明坤宁安和利维爱均能够促进Bcl－2基因抑制卵巢颗粒细胞凋亡，并具有抑制Bax基因诱导卵巢颗粒细胞凋亡的作用。而中

药对照组无此作用。Fas 为促凋亡基因，本实验研究结果显示坤宁安高、低剂量组及西药对照组均有较少量的 Fas 蛋白阳性表达，且染色较浅，与围绝经期大鼠卵泡颗粒细胞的 Fas 蛋白阳性表达有显著性差异（$P<0.05$）。

Fas 蛋白的阳性表达与 Bcl－2 蛋白在各组中的表达结果正好相反。证实 Bcl－2 蛋白的表达可抑制 Fas 蛋白的表达，从而抑制其促凋亡作用。本实验结果显示，Caspase－3 蛋白在青年对照组表达少量，且颜色较浅，在模型组表达较强，且颜色较深，坤宁安高、低剂量组和西药对照组均有不同例数的染色程度相对较弱的 Caspase－3 蛋白阳性表达，可以推测坤宁安可能是在凋亡的较早阶段即可开始起效。通过阻断 Caspase－3 的级联裂解而发挥作用。资料报道，多数 Bcl－2 家族成员都有疏水的尾部，它们可以锚定在线粒体外膜、内质网或核膜上，间接作用于半肽天冬酶。本实验中，Bcl－2 和 Caspase－3 在各组中的阳性表达结果呈反比，可能揭示了两者相互抑制作用。

4．补肾疏肝法治疗慢性盆腔炎

盆腔炎（Pelvic Inflammatory Disease，PID）指女性上生殖道及其周围组织的炎症，主要包括子宫内膜炎（Endometritis），输卵管炎（Salpingitis），输卵管卵巢脓肿（Tubo－ovarian Abscess，TOA），盆腔腹膜炎（Peritonitis）。炎症可局限于一个部位，也可同时累及几个部位，最常见的是输卵管炎、输卵管卵巢炎。盆腔炎有急性和慢性两类。急性盆腔炎发展可引起弥漫性腹膜炎、败血症、感染性休克，严重者可危及生命。慢性盆腔炎（Chronic Pelvic Inflammatory Disease，CPID）常为急性盆腔炎未能彻底治疗，或患者体质较差病程迁延所致，但也可无急性盆腔炎病史，如沙眼衣原体感染所致输卵管炎。

慢性盆腔炎（Chronic Pelvic Inflammatory Disease，CPID）往往由于 RTis 病情迁延扩散而引起，是妇科临床的常见病、多发病，难于治愈，反复发作，主要表现为慢性盆腔疼痛、带下异常，伴随一系列情感和心理问题，并常导致多种并发症，如不孕、月经失调、异位妊娠、盆腔静脉瘀血症等，严重影响妇女的身心健康、生活质量，给家庭和社会造成很大负担。CPID 还影响妇女机体免疫力，病原体常乘虚而入，造成炎症的急性发作。某些病毒感染，不仅威胁妇女本身健康而且还会遗传子代，病原体可以通过胎盘，引起宫内感染，分娩过程产道感染，以及通过生后哺乳等环节，感染胎儿及新生儿，造成流产、早产、先天发育畸形、智力低下等严重后果。因而为了保证妇女健康及子代质量，对防治包括 CPID 在内的生殖系统感染应予高度重视。一些专家和学者称 CPID 是本世纪对妇女健康的新挑战。

在治疗方面，临床医生面临的仍然是一个棘手的难题。抗生素治疗 CPID 效果不好，中药治疗疗程较长，若采用汤剂，患者难以坚持服用。而现时市场上供应的中成药多为清热解毒药组方，较适合急性或亚急性盆腔炎，不适于 CPID 患者长期服用。

王佳楣等在“补肾疏肝法治疗慢性盆腔炎的理论和临床研究”一文[9]中指出：“导师肖承悰教授从事妇科临床近40年，治疗 CPID 独到体会，她以中医理论和妇女独特的生理病理特点为基础，通过临床实践，审证求因，认为肾虚肝郁是 CPID 的主要病因病机，在此理论指导下拟定补肾疏肝法治疗本病，并精心组方制成颗粒冲剂，临床疗效显著，患者服用方便……从该方药对 CPID 患者免疫、血流动力学、性激素及自由基相关指标的影响来看，其治疗 CPID 临床有效的作用机制可能在于三个方面：①提高宫颈局部免疫防御能力；②减轻机体免疫损伤；③改善血流动力学变化。从而促进炎症吸收、减轻纤维组织增生、减少炎症复发机会，达到治疗 CPID 的目的。”

5. 补肾活血法治疗子宫内膜异位症黄素化未破裂卵泡综合征

子宫内膜异位症（Endometriosis，EMS）和黄素化未破裂卵泡综合征（Luteinized Unruptured Follicle Syndrome LUFS），是与不孕密切相关的妇科疑难病。LUFS 常见于正常月经周期的不孕妇女，发病率在正常生育妇女中为 9% ~55%，不育妇女中为 6% ~83%，EMS 患者中为 33% ~83%。由于 EMS 不孕症中，LUFS（简称内异症 LUFS）的发病率高、疗效差，因此有关该病的发病机制和治疗的研究是当前备受关注的课题之一。

对于该病的治疗，现代医学主要是药物促排卵、体外受精、胚胎移植等以助孕，但效果还不够理想，且导致 LUFS 的反复发生。因此医学界将注视的目光集中在中医中药上，寄希望于中医中药来攻克这一世界性的疑难病症。

具春花等在“补肾活血法治疗子宫内膜异位症黄素化未破裂卵泡综合征的临床研究”一文[10]中指出：“内异症 LUFS 神经 - 内分泌 - 免疫功能失调的病机在中医范畴常表现为肾虚血瘀，补肾活血治疗本病取得了良好的临床疗效。本文拟从神经 - 内分泌 - 免疫功能的变化来探讨补肾活血法治疗内异症 LUFS 的作用机理。”

现代中医从整体观念和辨证论治出发，认为本病以肾虚为本，与肝郁脾虚、冲任气血失调密切相关，其核心为肾虚血瘀。

肾主生殖，肾对生殖功能的调整是通过肾 - 天癸 - 冲任一胞宫这条轴进行，此轴同现代医学之下丘脑 - 垂体 - 卵巢 - 子宫轴是一致的。在生理上肾为先天之本，元气之根，藏天癸，主藏精；肝藏血，主疏泄而司血海；冲任起于胞宫，隶属于肝肾，为血海、阴脉之海；而气为血之帅，血为气之母，气血是冲任经脉维持胞宫正常生理活动的基本物质。肾气盛天癸至，任通冲盛，月事以时下，气血调畅，阴阳合，方有子。

若先天缺陷或因经期产后、堕胎小产、手术不当等因素，使离经之血逆流入盆腔而致瘀血留滞冲任胞宫。而离经之血中的内膜组织又在卵巢激素周期性的作用下发生增殖、分泌、脱落、出血，进一步加重血瘀的状况。又因七情所伤、气血瘀滞，或气虚血瘀或感受寒热之邪，血为寒凝热灼，凝结成瘀。以致冲任失调，胞脉胞络不能发挥正常的生理功能，影响卵泡的正常发育；或卵泡虽能正常发育，但不能破裂，卵子释放不出而发生本病。

本研究按照随机—对照的原则对补肾活血法治疗子宫内膜异位症黄素化未破裂卵泡综合征进行详细、系统的临床研究，并从调节神经 - 内分泌 - 免疫功能的角度来探讨内异促排卵汤治疗内异症 LUFS 的作用机理。

经过研究，我们认为补肾活血法通过调节神经 - 内分泌 - 免疫网络而发挥作用。一方面，使 EmAb 转阴、CAlas 下降；并调节免疫系统淋巴细胞产生的细胞因子使其趋于生理浓度（如使围排卵期血清 VEGF 升高、EGF 降低），而作用于神经内分泌系统，使围排卵期 FSH、LH、E_2 升高达到峰值，并降低 PRL 水平。另一方面，调节神经内分泌系统以自分泌和旁分泌的形式合成并释放多种细胞介质（如 VEGF、EGF 使其达到生理状态），以调节局部的生殖内分泌功能，从而发挥诱导新生血管生成，促使卵泡周期微血管生成，改善子宫及卵巢血流灌注、改善子宫内膜容受性，使卵泡有机会得到更多的血液 FSH 和

LH的作用而进一步发育和成熟，并顺利排出而提高妊娠率。因此，中药补肾活血法对内异症LUFS患者的神经－内分泌－免疫系统有很好的调节作用，是治疗内异症LUFS的有效途径之一。

6. 补肾调冲方对大鼠卵巢颗粒细胞增殖与分泌及其相关基因表达的影响

夏天等在“补肾调冲方对大鼠卵巢颗粒细胞增殖与分泌及其相关基因表达的影响”一文[11]中指出：“补肾调冲方是导师韩冰教授根据中医理论及多年的临床实践所创立的，具有滋补肝肾、平衡阴阳、疏达肝气、调理冲任气血等功能，适用于肾虚、冲任失调所致的一系列卵巢功能失调性疾患的方药。本研究即以补肾调冲方作为干预手段，以体外培养的大鼠卵巢颗粒细胞作为研究对象，运用直接给药法及血清药理学两种方法观察补肾调冲方对卵巢颗粒细胞增殖与甾体激素分泌功能的影响，并进一步研究中药对卵泡刺激素受体（FSHR）、类固醇激素合成急性调节蛋白（StAR）、类胰岛素样生长因子－1（IGF－1）等基因表达的影响，从而在卵巢一级水平探讨补肾调冲方调节卵巢功能的分子生物学机制，为补肾调冲方在临床上的推广应用提供理论依据。”并认为：“补肾调冲方可通过不同作用机制调节不同状态下卵巢颗粒细胞的增殖与甾体激素分泌功能：①在无FSH作用的条件下，补肾调冲方可直接促进颗粒细胞内IGF－1 mRNA的表达，使细胞内cAMP的含量以及cAMP依赖性的StAR mRNA表达增加，从而调节颗粒细胞功能；②在FSH作用条件下，补肾调冲方可增强FSH诱导FSHR生成的作用，使FSH对卵巢颗粒细胞的作用增强，从而协同FCH进一步促进IGF－1 mRNA的表达以及cAMP的生成，而IGF－1的生成又可增强颗粒细胞对FSH的反应性从而进一步提高颗粒细胞的增殖分泌功能。推测在机体内，补肾调冲方可能通过以上两种作用机制同时起作用，既可增强FSH对卵巢的作用以及卵巢对FSH的反应性，同时又可改善卵巢局部自分泌、旁分泌系统作用，从而达到调节卵巢功能的目的。”

本课题是在“肾主生殖”、“冲任学说”等中医理论的基础上而确立的。中医学认为肾为先天之本，元气之根，既藏先天之精，又藏后天之精，为生殖发育之源。肾气主宰着天癸的至竭、冲任的通盛以及月经的行止，故肾是月经与胎孕的根本。冲任二脉受肾气的调控，又可以反过来影响肾的功能，与肾共同主持女性的生殖机能，调节性腺轴的功能。

现代医家通过理论与实验研究提出肾与卵巢功能之间有密切关系。李超荆与马宝璋认为，肾对生殖功能的调节是通过肾－天癸－冲任－胞宫轴而进行的，这与现代医学中的“下丘脑－垂体－卵巢－子宫轴”的功能相似，调节肾的阴阳能调节雌激素水平和改善卵巢功能而促进排卵。吴忠廉、李广文等认为肾与排卵功能及受孕有直接关系，排卵功能障碍患者，都有不同程度的肾虚表现。廖耳玲对无排卵月经不调患者进行观察，发现肾虚者尿中E_2水平较低，且LH－RH垂体兴奋试验多数呈低差反应，提示肾虚患者生殖轴内分泌存在不同程度的功能异常，并且指出肾虚寒证多为交感神经系统功能不足，影响下丘脑—垂体功能，抑制卵泡生长，影响卵巢的排卵功能。周英等用羟基脲造成肾虚大鼠模型，发现大鼠卵巢明显萎缩，动情周期不规则或消失，子宫腺体数目、卵巢次级和成熟卵泡数目减少，血清FSH、E_2浓度、受孕率降低。而金匮肾气汤能改善卵泡发育过程的病理状态，使卵泡数量和质量、子宫腺体数目以及生育能力提高，并促使降低的血清 FSH、E_2 升高，说明补肾中药能调节性腺轴功能。

本研究通过离体实验方法，观察到补肾调冲方对体外培养的大鼠卵巢颗粒细胞，可明显促进其增殖与甾体激素分泌的功能，结合我们以往补肾调冲方的临床研究及整体动物实验结果，证实补肾调冲方具有促卵泡发育、排卵、甾体激素分泌的功能，从而为“肾主生殖”、“冲任学说”等中医理论提供了新的客观指标和理论依据。

7．补肾健脾，调肝活血法对卵巢早衰及颗粒细胞凋亡的影响

史云等在“补肾健脾，调肝活血法对卵巢早衰及颗粒细胞凋亡的影响”一文[12]中指出：“卵巢功能早衰（Premature Ovarian Failure，POF）系多种病因所致的卵巢功能衰竭，发生于青春发育后至40岁以前的妇女，以闭经为主要临床表现，并伴有血清雌二醇水平下降和促性腺激素水平上升，其发病率占全部妇女的1%～3%。由于本病治疗困难，并可导致不孕及一系列绝经后的症状，严重地影响了广大妇女的健康。导师张玉珍教授认为本病的发生主要的病因病机为肾脾亏虚，肝郁血瘀。以补肾健脾，调肝活血为原则，采用‘加减归肾丸’治疗卵巢早衰有着良好的疗效。本研究通过临床观察及实验研究，从细胞凋亡的角度探讨加减归肾丸治疗卵巢早衰的机理。”

结论：

（1）具有补肾健脾，调肝活血作用的加减归肾丸能够明显改善卵巢早衰患者烘热汗出、阴道干涩、烦躁易怒、腰膝酸软、失眠、心悸、胸闷、盗汗等一系列围绝经前后的不适症状，从而提高患者的生活质量。

（2）具有补肾健脾，调肝活血作用的加减归肾丸能够能够改善卵巢患者血清内分泌水平，使患者血清中的 FSH 下降，E_2 水平上升。

（3）采用彩色多普勒超声观察卵巢早衰患者卵巢血流的变化，结果发现 POF 患者双侧卵巢血流较正常人稀少，甚或无血流，或血流呈星点状分布。而卵巢血流丰富的患者，通过采用补肾健脾、疏肝养血活血的加减归肾丸治疗后，其疗效明显优于卵巢血流稀少者。

（4）经补肾健脾，调肝活血作用的加减归肾丸治疗后，患者治疗前后总积分明显下降，30例患者中痊愈6例，显效7例，有效13例，无效4例，总有效率为86．67%，其中有3例不孕症患者妊娠。从而说明，补肾健脾，调肝活血法对于本病的治疗有着确切的疗效，

（5）具有补肾健脾，调肝活血作用的加减归肾丸含药血清能够刺激大鼠颗粒细胞分泌 E_2，P。

（6）具有补肾健脾，调肝活血作用的加减归肾丸含药血清能够降低颗粒细胞的凋亡率，促进凋亡抑制基因 Bcl－2 蛋白的表达，进而抑制颗粒细胞的凋亡。

8．补肾益气方对正常早孕期人滋养层细胞生长与凋亡特性的调节

王海燕等在“补肾益气方对正常早孕期人滋养层细胞生长与凋亡特性的调节”一文[13]中指出，自然流产是最常见的妊娠并发症，大约15%～25%的临床可见妊娠以自然流产终止，严重危害女性身心健康。根据中医“肾主生殖”的理论，我们运用补肾益气方治疗自然流产数千例，保胎疗效确切。

本实验用血清药理学方法探讨补肾益气方对正常早孕期人滋养层细胞生长与凋亡特

性的调节。

（1）补肾益气方参与妊娠期生殖－内分泌－免疫网络调节

根据“肾主生殖”，“藏生殖之精，又藏水谷之精气”，“肾为先天之本，脾为后天之本，生化之源，以滋养育胎”理论，我院采用补肾益气治则治疗自然流产数千例，保胎疗效确切，曾用该方制成冲剂治疗流产，保胎成功率达88%左右，为研究补肾益气方的作用机理，我们进行了大量的临床和实验研究。临床研究发现中药保胎患者外周血封闭抗体包括抗CD3－BE、抗CD4－BE、抗CD8－BE明显高于治疗前，血PRL，β－hCG，E_2，P水平进行性增高，随访新生儿出生体重、小儿智力发育情况，单纯中药治疗与西药治疗相比，无明显差异，表明此方是治疗流产行之有效的良方。为深入揭示补肾益气方治疗的作用机理，给SD孕鼠注射溴隐亭诱发流产，建立流产模型，用补肾益气方后，孕鼠血PRL，P等激素水平升高，蜕膜孕酮受体、催乳素受体水平上调，Th 1／Th2平衡向Th2偏移，表明补肾中药通过宏观调控生殖内分泌免疫网络起到维持妊娠的作用。细胞滋养层细胞是形成胎盘绒毛的干细胞，反复自然流产等不明原因的妊娠失败表现有早孕期滋养层细胞增殖及侵袭能力下降，凋亡细胞增多。中药保胎方具有多靶效应，因此我们推测补肾益气方可能直接调节细胞滋养层细胞的分化及功能。

（2）补肾益气方提高正常早孕期人滋养层细胞生长能力

将早孕期人滋养层细胞分离后与补肾益气方含药血清同时培养，扫描电镜观察到滋养层细胞表面的微绒毛非常丰富，并且随着含药血清浓度增加、培养时间延长，这种变化更加明显。如前所述，微绒毛与滋养层细胞的吸收功能和物质转运功能密切相关，而且与合体化形成有关。虽然细胞滋养层细胞融合发生在细胞质膜的平滑区，但如同其它细胞类型提示的一样，不能排除微绒毛在细胞滋养层细胞融合过程中的作用，有研究发现cAMP与细胞融合和微绒毛形成相关。含药血清的这种作用提示补肾益气方可能影响细胞滋养层细胞的分化能力，促进合体化，合体滋养层细胞的形成使细胞对凋亡的敏感性减弱，更重要的是其能分泌对妊娠具有关键作用的hCG－β和hPL等激素类物质，有利于胎盘结构的建立和功能的发挥。

MTT分析了不同浓度含药血清对滋养层细胞活力的影响，发现含药血清培养的细胞在490nm处的光吸收值明显高于空白对照组，并呈剂量依赖性，提示补肾益气方增强正常早孕期人滋养层细胞生长能力。流式细胞仪检测DNA倍体，分析不同血药浓度作用后细胞处在各种细胞周期的比例，发现含药血清培养细胞后，处于S期的细胞明显增多，阻滞在G2－M期细胞减少，处于亚二倍体阶段的细胞明显下降，表明补肾中药可诱导细胞处于DNA合成期及有丝分裂期，促进细胞增殖，降低细胞凋亡的发生率，含药血清能降低生长中的细胞滋养层细胞凋亡率的机制还不清楚，可能有以下几种：①诱导细胞滋养层细胞向合体滋养层细胞分化，致使膜/核比下降，导致TNF－a．FasL受体接触率下降；②诱导信号传导效率下降包括FLICE抑制因子上调；③诱导细胞滋养细胞表达保护性细胞因子和生长因子如EGF、IGF、FGF等水平增加，这些已经被证实可保护滋养细胞不凋亡；④诱导Bcl－2家族表达水平升高。

（3）补肾中药提高正常早孕期人EVCT侵袭能力

EVCT增殖性强，并具有较强的侵袭力，可穿透合体滋养层，侵入到母体子宫内膜，使胚泡的植入更加深入和广泛。胎盘床标本免疫组化研究显示与子宫肌层接触的一些绒毛尖端细胞从基底膜分离，聚集成非极化的多层柱，迅速侵入子宫。这些 EVCT 迁移入蜕膜，侵袭入螺旋动脉，在动脉腔内停止迁移。与肿瘤侵袭不同，这种滋养层细胞侵袭被精确调控，只限于内膜及相关动脉，也只限于早期妊娠。本实验用 Transwell 分析了补肾益气方作用后细胞侵袭力的变化，结果表明中药组穿过 8μm 微孔滤膜的细胞明显多于对照组，且有明显的剂量依赖关系，提示补肾中药具有提高 EVCT 侵袭力的功能，有利于胚胎的着床。

人细胞滋养层细胞是胎盘发育的关键细胞，既参与向子宫的种植，又支持胚胎的生长。补肾益气方不但能宏观调节生殖—内分泌—免疫网络的平衡，而且能直接作用于正常早孕期人细胞滋养层细胞，对其生长、运动、迁移能力起良性的调节作用，因此在临床上具有良好的应用前景。

（4）结论

①利用不同的分离方法可有效、经济地获得具有不同分化功能的早孕期人细胞 滋养层细胞，无论是具有侵袭功能的 EVCT，还是支持胚胎生长的 VCT，都在胎盘结构的建立和功能的发挥过程中起着关键的作用。

②补肾益气方调节早孕期人滋养层细胞的分化能力，可能促进细胞融合，利于 hCG－β 合成。

③补肾益气方提高滋养层细胞活力，抑制 DNA 亚二倍体峰形成，增加 S 期细胞数目，促进早孕期人滋养层细胞生长。

④补肾益气方增强 EVCT 的侵袭活性，利于胚胎着床。

◇ 补肾益气方对正常早孕期人滋养层细胞凋亡特性的调节：

凋亡即程序性细胞死亡，是机体清除多余或老化细胞的主要方式，其主要特征是细胞膜出疤、细胞固缩、核浓缩、裂解等。细胞凋亡参与胚胎发生与成熟器官内环境稳定，据报道，凋亡调控内膜分化、卵泡闭锁蜕膜退化等生理过程。胎盘和其它复杂器官一样，功能的维持和组织结构的发育依赖细胞增殖、分化和死亡。胎盘分化依赖绒毛细胞滋养层细胞的不断融合，合体融合与细胞滋养层细胞的凋亡有直接密切的关系，滋养层细胞早期凋亡启动后磷脂酰丝氨酸外翻，给合体融合提供了吞噬信号，因此凋亡是维持胎盘形态发生和内环境稳定的关键因素，滋养层细胞凋亡主要由 TNF－α 和 IFN－γ 诱导，生理浓度的 TNF－α 和 IFN－γ 诱导的凋亡对胎盘发生是有意义的。然而，凋亡机制发生紊乱时，诱发疾病发生。研究表玥，低数量的凋亡细胞有利于妊娠，当凋亡细胞过多时引起病理妊娠。一方面凋亡细胞过多时，滋养层过度缺失，胎盘功能损伤；另一方面，凋亡小体不能被有效清除。凋亡小体被及时清除是内环境稳定的一个关键步骤，不但影响免疫反应，而且影响周围细胞增殖和分化。巨噬细胞是清除凋亡碎片及凋亡小体的主要效应细胞，巨噬细胞生成细胞因子的种类受其吞噬细胞的过程影响。当少量滋养层细胞发生凋亡时，巨噬细胞在吞噬凋亡细胞的过程中主要分泌抗炎性细胞因子，抑制免疫反应，诱导免疫耐受。相反，当滋养层细胞凋亡发生过多，巨噬细胞不能有效清除凋亡小体，使得促炎性细胞因子 TNF－α 和 IFN－γ 分泌增加，两者反过来通过进一步诱导滋养层细胞凋亡影响巨噬细胞活性和功能。另外，凋亡细胞不能被有效清除时发生继发性坏死，细胞膜破裂，细胞毒性内容物释放，影响周围滋养层细胞的活力。由此可见，妊娠过程中保持适量凋亡滋养层细胞是维持正常妊娠的关键过程。流产患者母胎界面 TNF－α 和 IFN－γ 生成明显增多，其直接效应是协同诱导滋养层细胞凋亡，导致胚胎毒活性，如能消弱两者诱导的过度凋亡将有有利于妊娠维持。前期实验提示补肾益气方促进滋养层细胞生长，对滋养层细胞凋亡可能具有抑制作用，但能否抑制 TNF－α 和 IFN－γ 过度生成诱导的凋亡值得进一步研究。

（1）补肾益气方对 TNF－α/IFN－γ 诱导的人滋养层细胞凋亡的调节作用

早孕期母胎界面细胞因子的生成和效应对于滋养层细胞生长、分化和侵袭至关重要。正常妊娠同时表达促炎性细胞因子和抗炎性细胞因子，但以 Th2 类细胞因子 IL－6，IL－10 等生成占主导。Th 1 类细胞因子过度表达对妊娠有害，给小鼠注射 TNF－ α 和 IFN－γ 引起流产发生，其直接机制是对胚胎产生细胞毒效应，抑制滋养层细胞生长，协同诱导滋养层细胞凋亡。如前所述，过度凋亡细胞生成不利于妊娠维持，消弱 TNF－α 和 IFN－γ 生成造成的过多凋亡细胞不但能诱导巨噬细胞分泌抗炎性细胞因子，而且能使滋养层细胞生长进入良性循环，有利于妊娠。本实验用 TNF－α 和 IFN－γ 联合诱导滋养层细胞凋亡，探讨补肾益气方含药血清对这种凋亡的调节作用。

①补肾益气方拮抗 T/I 协同诱导的滋养层细胞凋亡

实验第一部分证实补肾益气方对正常早孕期人细胞滋养层细胞的生长具有良性调节作用，但对 TNF－ α 和 IFN－ r 联合诱导的滋养层细胞凋亡是否具有抑制作用尚不明确。本实验将分离出的滋养层细胞培养在含有不同浓度含药血清的培养基中，加入一定浓度的 TNF－α 和 IFN－γ，继续培养 24 或 48h，发现这种培养使得凋亡发生率明显降低，TUNEL 染色阳性细胞数明显低于单纯 TNF－α 和 IFN－γ 培养的细胞，流式细胞仪检测的 DNA 亚二倍体峰也明显下降，同时伴随 caspase－3 酶活性降低，而 MTT 则显示细胞在 490nm 波长的吸光度值明显上升，提示补肾益气方抑制了 TNF－α 和 IFN－γ 联合诱导的滋养层细胞凋亡发生率，并解除了 TNF－α 和 IFN－γ 对滋养层细胞增殖活性的抑制。

补肾益气方对 TNF－α 和 IFN－γ 联合诱导的滋养层细胞凋亡发生的抑制作用对于维持正常妊娠具有重要意义。研究表明，凋亡细胞死亡还不是最终的结局，凋亡小体被及时清除是组织内环境稳定的一个关键步骤，凋亡小体的清除是一个主动过程，不但影响免疫反应，而且影响周围细胞增殖和分化，巨噬细胞是清除凋亡碎片及凋亡小体的主要效应细胞。最近报道显示巨噬细胞结合、消化凋亡细胞抑制免疫活性和抗炎反应。单核细胞与凋亡淋巴细胞共培养时 TNF－α 分泌受到抑制，TGF－β 和 IL－10 生成增加，在体实验也证实消化凋亡细胞的巨噬细胞分泌 TGF－β。母胎界面存在大量白细胞，巨噬细胞是主要细胞类型，占蜕膜细胞的 20%～30%，积聚在种植位点或附近，原来认为它是对侵袭性滋养层细胞产生的一种免疫反应，事实可能并非如此。蜕膜巨噬细胞合成和分泌细胞因子、生长因子，调控局部细胞和组织之间的相互作用，这种调控受凋亡细胞吸收的程度调节，巨噬细胞生成的细胞因子类型依赖于它的活化状态。在正常妊娠期间，巨噬细胞吸收凋亡细胞后，活化巨噬细胞分泌促炎性细胞因子如 TNF－α 和 IFN－γ 的活性被抑制，而抗炎性细胞因子和免疫抑制因子如 IL－4、IL－6、IL－I0、TGF－β 等被大量释放，起到保护滋养层细胞生存的效应和免疫耐受功能。当凋亡过程失调时，过多凋亡细胞生成，凋亡小体增多不能被有效清除，诱导巨噬细胞细胞因子表达模式发生变化，使得微环境促炎性细胞因子即TNF-α和IFN-γ表达增加，反过来使滋养层细胞对Fas介导凋亡的敏感性升高，对母体免疫系统的敏感性发生变化。离体研究用巨噬细胞和低数目的凋亡滋养层细胞共培养，取其上清培养滋养层细胞，滋养层细胞表达活性XIAP（X-linked inhibitor of apoptosis proteins，X连锁的凋亡抑制蛋白），而caspase-3无活性。然而，当巨噬细胞和高水平凋亡的滋养层细胞共培养后，取其上清再培养滋养层细胞时，XIAP无活性，caspase-3活性增加，提示过多的凋亡小体刺激巨噬细胞产生促凋亡因素。另一方面，因效应性清除失败使得凋亡细胞发生继发性坏死，细胞内毒性内容物释放，直接影响滋养层细胞活力。

流产时TNF-α和IFN-γ表达水平增加，诱导滋养层细胞过多的凋亡发生，当凋亡细胞不能被有效清除时，一方面凋亡细胞继发性坏死，内容物释放影响滋养层细胞活力，另一方面使得巨噬细胞产生促凋亡因素，表达高水平的促炎性细胞因子，抗炎性细胞因子生成被抑制，反过来又进一步促进凋亡发生，这个恶性循环使得正常妊娠不能维持，导致自然流产，补肾益气方不但能够在体降低TNF-α和IFN-γ水平，而且抑制TNF-α和IFN-γ诱导的凋亡，使得巨噬细胞活性改变，促进抗炎性细胞因子生成，进入到良性循环过程中，有利于正常妊娠维持，但补肾益气方的抗凋亡机理尚不明确，值得进一步研究。

②结论

TNF-α和IFN-γ协同诱导早孕期人滋养层细胞凋亡，抑制滋养层细胞活力。过量凋亡细胞生成使得巨噬细胞细胞释放Th2类细胞因子增加，影响免疫反应，并进一步加重凋亡发生，危害妊娠；补肾益气方含药血清显著降低TNF-α和TGF-β诱导的滋养层细胞凋亡发生率，抑制caspase-3酶活性，促进滋养层细胞生长。少量凋亡细胞生成使得凋亡小体被有效清除，巨噬细胞释放抗炎性细胞因子TGF-β、IL-4、IL-6和IL-10等，有利于免疫耐受建立，并减轻凋亡发生，使细胞生长进入良性循环当中，胚胎发育有了一个有利的局部环境，有利于妊娠维持。

（2）TNF-α、IFN-γ和补肾益气方对Fas/FasL系统的调节作用

Fas/FasL系统是控制滋养层细胞凋亡的主要通路。胎盘绒毛滋养层细胞和绒毛外滋养层细胞均表达Fas和FasL，Fas/FasL系统诱导的凋亡在母体对胚胎的免疫耐受过程中有重要作用，胎盘滋养层细胞表达FasL，可阻止带有Fas受体的活性免疫细胞向胚胎移行，基因敲除FasL的孕小鼠胎盘蜕膜—绒毛交界处观察到广泛的白细胞浸润、组织坏死及吸收。因此，目前已公认FasL介导的母体免疫活性细胞凋亡是维持母胎免疫优势的重要机制之一。但令人产生疑问的是一种细胞同时表达死亡受体和配体，是否会产生自杀行为？

CD95L是一个同源三聚体，每个三聚体分子结合三个Fas分子，一旦与三聚体的配体相结合，Fas通过胞内段的DD募集胞质中的Fas相关死亡结构域（Fas-associated death domain，FADD）。FADD氨基端含有一个死亡效应结构域（Death Effector Domain，DED），此DED和caspase-8原域中的DED相互作用，把caspase-8募集到Fas区域，Fas，FADD和caspase-8形成了死亡诱导信号复合体（Death-inducing signaling complex，

DISC），caspase－8 酶原自我剪切活化成活性 caspase－8。活化的 caspase－8 可激活下游的 caspase－3，caspase－6 和 caspase－7，剪切胞浆和核底物，降解染色质 DNA。最近研究发现，过表达 Bcl－2 的 Jurkat T 细胞被 Fas 刺激后细胞凋亡水平降低，caspase－3 表达和活性均下降，认为 Fas 受体刺激时 caspase－8 被激活，后者激活 caspase－3，活化的 caspase－3 极易和 XIAP 结合，活性被 XIAP 抑制，caspase－8 同时也促进 bid 从胞浆转位至线粒体外膜，刺激细胞色素 c 和 Smac 释放，Smac 将 XIAP 从活化 caspase－3 处清除，促进 caspase－3 活性。Bcl－2 能够抑制 Smac 释放，提高 XIAP 水平，因此抑制 caspase－3 活性，从而抑制细胞死亡，因此可以推测 Bcl－2 和 XIAP 蛋白在保护滋养层细胞凋亡机制中发挥重要作用。TNF－α、IFN－γ 和补肾益气方对滋养层细胞凋亡的诱导作用不同，是否是因为三者对 Fas/FasL 系统的调节作用不同？本部分从滋养层细胞对 Fas 介导凋亡的抵御机制角度探讨 TNF－α、IFN－γ 和含药血清对滋养层细胞凋亡不同的作用机制。

①补肾益气方对 Fas 死亡通路诱导凋亡的调节

Fas 和 FasL 是 TNF 受体家族成员，大量组织表达 Fas 如胸腺、肝脏、心脏、肾脏等。FasL 是活化 T 细胞和 NK 细胞表达的一个诱导蛋白，参与强烈免疫环境活化 T 细胞的程序性清除，免疫组化发现滋养层细胞也表达 FasL，能够诱导表达 Fas 的免疫细胞凋亡，阻止蜕膜的免疫细胞进入绒毛，目前已公认 FasL 通过 ACDD 通路限制淋巴细胞增殖是确立胎盘免疫优势的一个重要机制。但有趣的是胎盘绒毛也发现 Fas 表达，而且离体研究显示发现在正常情况下 Fas 抗体和 FasL 表达细胞都不能诱导滋养层细胞凋亡，但 Thl 类细胞因子作用后的滋养层细胞对 Fas 介导的凋亡易感。本实验用抗 Fas 抗体激活 Fas 通路，也发现未处理组细胞活力没有受到影响，当加入 TNF－α 和 IFN－γ 时，细胞活力明显下降，caspase－3 酶被激活，而且用 FasL 抗体阻断 Fas 通路时，TNF－α 和 IFN－γ 诱导细胞凋亡的能力下降，提示 TNF－α 和 IFN－γ 激活了 Fas 通路。含药血清组不但未发现细胞凋亡发生，而且发现细胞增殖活性上升，提示正常滋养层细胞对 Fas 诱导的凋亡具有抵制作用，TNF－α 和 IFN－γ 增加细胞对 Fas 诱导凋亡的敏感性，含药血清不但抵制 Fas 通路的激活，还能提高滋养层细胞的生长活力，机理还有待进一步阐明。

②补肾益气方对 Fas/FasLmRNA 及蛋白表达的影响

Fas 抗体和 FasL 表达细胞都不能诱导正常细胞滋养层细胞凋亡，补肾益气方也抑制 Fas 通路激活，而 TNF－α 刺激 Fas 诱导的细胞滋养层细胞凋亡，IFN－γ 对这种作用具有协同作用。这些反应差异是否取决于 Fas/FasL 的浓度？用 RT－PCR 和 western blot 方法分别检测了不同处理因素作用后 Fas 和 FasLmRNA 和蛋白表达，结果表明，正常处理组 Fas 水平比较低，TNF－α 和 IFN－γ 能升高 Fas 的表达水平，提示 TNF－α 和 IFN－γ 诱导高水平的凋亡似乎与提高 Fas 浓度有关。然而，令人费解的是含药血清作用后 Fas 水平明显上升，有研究也发现滋养层细胞抵制 Fas 通路激活的凋亡可能不是因为低水平的 Fas 表达，因为 Fas 介导的凋亡似乎在低至中浓度表达时就有效。最近文献报道抑制 caspase-8 活性能使 Fas 信号通路失活。FLICE 抑制剂即 FLIP 结合 FADD，阻止 FLICE 与 FADD 结合，因此防止死亡信号复合物的结合。FLIP 在激活 T 细胞上一过性表达，当细胞对 Fas 介导的凋亡易感时消失。胎盘组成性表达 FLIP，因此可能是介导胎盘滋养层细胞 Fas 抑制的候选分子。然而，FADD 和 caspase-8 是 TNFRp55 和 Fas 的共同通路，FLIP 阻滞 TNF

和 Fas 介导的凋亡。但研究发现细胞滋养层细胞对 Fas 刺激的凋亡被阻滞，对 TNFRp55 刺激的凋亡无效，因此可能尚有其他机制参与了滋养层细胞对 Fas 通路的抑制，补肾益气方可能干预了死亡受体通路的其他信号。研究同时发现，含药血清明显上调 FasL 水平，呈剂量依赖关系，TNF－α 和 IFN－γ 对 FasL 表达无明显影响，含药血清的这种作用使得滋养层细胞加强了对母体的免疫屏障作用，促进母胎免疫耐受，有利于妊娠。

③补肾益气方对 Bcl－2 和 XIAP 的调节意义

胎盘绒毛早期凋亡的特征性改变对— STB 形成具有重要意义。磷脂酰丝氨酸外翻是一个活性过程，是细胞—细胞识别的信号，被描述为凋亡细胞“eat－me”信号，以至于能被吞噬细胞识别，提供合体融合的信号，因此 caspases 对增殖干细胞早期凋亡级联的启动是合体化融合所必需的。但早期凋亡特征的出现并不意味着凋亡发生，此时尚处于可逆阶段，研究发现滋养层细胞特异表达 Bcl－2 家族的抑制成员（Bcl－2 和 mcl－1），协同阻止滋养层细胞离开凋亡级联进展，过表达 Bcl－2 的 Jurkat 淋巴细胞能够抑制 Fas 刺激的细胞凋亡，机制是 XIAP 被上调。

IAP 是唯一一个既能阻止死亡受体通路，又能阻止线粒体通路的凋亡抑制因子，至今已发现有 8 个 IAP，但 XIAP 似乎是作用最强的。XIAP 能与 caspase－3 结合，抑制其活性。Bcl－2 阻止 IAP 拮抗剂 Smac 释放，通过 XIAP 间接抑制 p20/p12caspase－3 活性，阻止细胞死亡。过表达 Bcl－2 对 TRAIL 诱导的凋亡也很重要，虽缺乏 Apaf－1，但表达高水平 XIAP。研究发现绒毛表达 XIAP，最近研究证实 XIAP 是滋养层细胞抵制 Fas 介导凋亡的主要抑制剂。本实验发现 TNF－α 和 IFN－γ 作用后 Bcl－2 和 XIAP 表达水平明显降低，HO 等也显示 TNF－ α 和 IFN－ Y 刺激细胞滋养层细胞凋亡时，Bcl－2 蛋白表达水平低，因此 Bcl－2 可能阻滞细胞滋养层细胞凋亡，含药血清能诱导 Bcl－2 表达，同时发现 XIAP 水平增加，提示含药血清上调 Bcl－2 水平后，后者抑制 IAP 拮抗剂 Smac 释放，提高 XIAP 水平，XIAP 是 p201p12caspase－3 的强抑制剂，能够阻止凋亡发生。

④结论

TNF－α 和 IFN－γ 作用后细胞对 Fas 介导的凋亡敏感，caspase－3 酶活性升高，FasL 阻滞后凋亡发生率下降，提示 TNF－α 和 IFN－γ 诱导的凋亡与 Fas 通路有关；补肾益气方作用后细胞对 Fas 介导的凋亡抑制，但补肾益气方上调 Fas 和 FasLmRNA 和蛋白表达；含药血清对 Bcl－2 和 XIAP 蛋白表达水平的上调提示补肾益气方拮抗细胞凋亡不是通过调节 Fas 和 FasL 表达，而是通过提高凋亡抑制蛋白 Bcl－2 水平，从而增强 XIAP 表达，降低 caspase－3 酶活性，抑制细胞死亡。补肾益气方对 FasL 表达水平的上调有利于维持母胎免疫耐受。

5.1.3 肾主骨生髓，脑为髓之海

《灵枢·本神篇》指出“肾藏精”，《素问·上古天真论篇》指出“肾者主水，受五脏六腑之精而藏之，故五脏盛，乃能泻”。《素问·阴阳应象大论篇》指出“肾生骨髓”。《灵枢·经脉篇》指出“人始生，先成精，精成而后脑髓生。”明确了肾藏精，肾主骨生髓，脑为髓之海。

1. 肾与骨代谢关系的现代理论

中医认为人体骨骼的生长发育衰老与肾的关系密切，早在《内经》时期，已有了对

“肾主骨”、“肾合骨”、“肾应骨”等理论较为完备的论述。近年来随着中西医理论及临床结合研究的不断发展，中医的“肾主骨”理论和补肾法治疗骨代谢相关疾病的方法也得到了更深入的认识。随着现代医学的发展，这一宏观领域的学说已基本从微观的物质水平上得到初步证实。越来越多的研究表明，肾脏本身即是一个复杂的内分泌器官，直接分泌或参与合成某些激素，在肾脏内部可找到相应的场所及酶类来实现这种功能。

现代医学发展的今天，对骨代谢调控的机制有了较为清晰的认识，其中包括了肾脏本身和除肾脏之外的组织器官作用，并从骨骼组织的局部微环境和各种调节因子间细胞分子水平上揭示了其在体内复杂的调控关系。在人的一生中，骨代谢随着年龄在不停地变化，而骨骼的外部形态和内部结构及骨量也在体内发生微妙的变化。人出生后骨量逐渐增加，至30~40岁达到一生中最高数值（峰值骨量），此后随着年龄增长，肾功能下降，骨细胞渐渐减少，骨强度下降。这与中医理论与肾精盛衰以及肾主骨的关系十分吻合。[14]

归纳起来肾与骨联系的物质基础大致有四个方面：①钙的吸收和代谢。骨的吸收和沉积是受维生素D的影响，而肾小管上皮细胞内有两套酶系统，一为1－羟化酶系统，它可把维生素D变成具有强烈活性的1，25－二羟维生素D，没有此物人体就不能吸收钙、磷。另一套为24－羟化酶系统，它又起着消化维生素D活性的作用，在形成新骨上有较强作用。这两种作用只有在肾脏中才能进行。②人体的生长发育靠垂体分泌的生长素支配，但生长素必须经过肾脏（或肝脏）处理后变成生长间素，生长间素才能沉积胶原和硫酸软骨素，而后二者又是骨和软骨生长发育的必要物质。③肾对钙、磷代谢起着主宰作用。被肾激活的维生素D能使肠管吸收钙、磷，肾小管在甲状旁腺作用下有保钙排磷作用，故肾能调节血钙、血磷的浓度。④中医学的肾包括甲状腺、甲状旁腺、性腺等生理功能，他们分泌的激素也可以直接促进钙的沉积，促进骨基质的增多或成骨细胞的活跃、干骺的愈合等等。

2. 从肾论治骨质疏松症现代研究态势

韩丽萍等在“从肾论治骨质疏松症研究态势分析”一文[15]中指出，骨质疏松症是一种常见的老年骨代谢性疾病，是威胁中老年人身体健康的主要疾病之一。其发病率高，已跃居世界常见病、多发病的第七位。随着人口老龄化日趋明显，骨质疏松症及其并发症已经成为严重的医学和社会问题。由于骨质疏松的病因病理复杂，各种西药又均有不可避免的副作用，现代医学仍缺乏理想的治疗方药。近年来，运用中医辨证论治思想，整体调整机体状态，对本病进行研究探索，取得了一定的成果，从肾论治骨质疏松症，已被中西医学者普遍接受。

（1）中、西医对骨质疏松症认识的相关性

现代医学认为，骨质疏松症是多因素疾病，以骨矿物质和骨基质随年龄增长比例减少，骨组织显微结构退化，腰背酸疼无力，骨脆性增加而易骨折为特征。本病分原发和继发两种类型，原发性又分Ⅰ型、Ⅱ型。Ⅰ型主要是绝经后骨质疏松症，由于雌激素缺乏，而使骨代谢呈负平衡，骨吸收相对增强而引起；Ⅱ型主要是老年性骨质疏松症，因为人体老化伴随的钙调节激素紊乱，骨形成功能降低。继发性骨质疏松症以肾上腺皮质激素和糖尿病所致者为多。本病中年渐病，老年成疾，伴随增龄发病率逐渐增高，说明衰老导致骨代谢失常是其基本病因。

中医认为，“肾藏精，主生殖”，肾精的盛衰对人体的生、长、壮、老、已起决定作用，肾虚是人体衰老的主要原因。“肾者，精之处也，其充在骨”，说明肾藏精生髓养骨，肾虚可通过多个途径影响骨代谢。一方面，肾虚引起内分泌功能紊乱。下丘脑－垂体－性腺、甲状腺、肾上腺三个靶腺体功能紊乱，免疫力低下，参与骨代谢的局部调节因子功能失常。另一方面，肾虚造成体内微量元素的变化，血清锌的含量降低，影响人体生长发育，进而影响骨骼及全身组织的结构和功能。除此之外，肾虚对骨质疏松症相关基因的表达、调控也有不良影响。青壮年时期，肾精充盛，则骨髓化源充足，骨骼得以充分滋养而致密坚固有力；到中老年以后，肾精渐亏，生髓渐少，或他脏患病日久及肾，骨骼因缺乏骨髓的濡养而不能维持正常的结构和功能，出现腰背酸痛无力，脆弱易折而导致骨质疏松症的发生。对女性来说，肾中精气是女性卵巢功能盛衰的主要物质基础，肾之精气充盛，则卵巢功能旺盛，骨骼强健，反之，则卵巢功能衰竭，骨质疏松。因此认为，肾虚是骨质疏松症的病机关键，从肾论治骨质疏松症是中医治疗本病的基本原则。实验和临床研究多以补肾益精，强腰壮骨为主，兼以活血、理气、化痰、健脾、养肝等法，选药兼顾中医理论与现代中药研究新成果，药物多选仙灵脾、杜仲、补骨脂、骨碎补、菟丝子、川断、枸杞、鹿角胶、龟版、肉苁蓉、蛇床子、黄芪、三七、葛根等。

（2）从肾论治骨质疏松症现代研究态势

①补肾中药对骨矿含量和骨密度的影响

郭素华等人选择40～69岁的受试者2 068例进行了骨密度测试，研究发现，按同年龄、同性别比较，肾虚证骨密度明显低于正常值和无肾虚证受试者，也区别于肺虚证和脾虚证受试者。赵氏通过3 581例1～88岁各年龄段健康者的骨矿含量，发现健康者骨矿含量随年龄增长变化的规律恰与中医肾主骨理论所阐述的“男八女七”为基数的骨骼生长、发育、成熟、衰老的过程基本一致。赵氏还认为，肾虚者的骨矿含量明显低于健康者，主要是由于肾虚者“肾”的功能逐渐衰退引起了机体钙、磷代谢异常，致使骨量丢失。因而认为，“肾”强弱与骨矿含量密切相关，骨矿含量是人体健康的重要标志，骨钙是肾主骨的物质基础。梁立等人以肾虚症状积分及骨密度测量作为疗效判断指标，自拟补肾中药治疗骨质疏松症，肾虚症状改善，骨密度亦有所升高。

②补肾中药对内分泌和调节骨代谢因子的影响

骨质疏松大鼠体内雌激素、1，25（OH）$_2D_3$ 水平较低，补肾方药应用后，二者水平得到回升，骨质疏松明显改善。其机理可能是通过纠正对肠道钙结合蛋白基因转录的抑制作用，增加了核糖核酸水平和肠道钙的吸收。补肾中药密骨液和青娥丸不仅能刺激衍化成骨细胞，产生较多的骨基质，还能抑制破骨细胞的骨吸收活动，而使模型鼠的骨再建活动恢复平衡。庄氏等人以血清 E_2、IL－6为指标观察中药骨康对去势大鼠骨吸收与骨形成的影响，发现其可防止大鼠的骨吸收，这可能与其提高体内 E_2 含量有关，进而使IL－6分泌减少，从而抑制骨吸收。补骨脂汤和骨松宝均能降低老年性骨质疏松症患者IL－6及TNF的病理性增高，适度提高IGF－Ⅱ值，提示其对IL－6、TNF、IGF－Ⅱ的良化作用是其影响骨代谢，治疗骨质疏松症的主要作用机制之一。鞠氏等人以IL－1及IL－6为指标，对比观察了补肾阴和补肾阳方剂防治骨质疏松症的作用，结论为两种补肾方均能下调 IL－1 及 IL－6 水平，而以补肾阳方降低更明显。费氏将补肾中药用于继发性骨质疏松症模型大鼠，结果发现，补肾中药能在承重骨 BMD 等方面，在一定程度上缓解由肾上腺皮质激素诱发的骨质疏松症。沈培芝等研究补肾方防治地塞米松致雄性大鼠骨质疏松症的疗效，结果显示，预防组、治疗组的全身骨密度、股骨抗弯强度以及血清中骨钙素、甲状旁腺素、睾丸酮、雌二醇等项指标均较地塞米松组有不同程度的良性改变，说明补肾方药可有效地防治地塞米松诱导的雄性大鼠骨质疏松症。

③补肾中药对骨骼结构形态的影响

激素性骨质疏松模型组标本大多为吸收相、退变相及死亡的骨细胞，中药强骨宝组标本中的成骨相和吸收相的骨细胞数量基本处于平衡状态。王氏发现益髓胶囊可提高维甲酸导致骨质疏松大鼠股骨密度、骨小梁宽度及骨小梁面积密度。陈氏观察到中药增骨丸能明显提高去势大鼠腰椎骨的骨量和生物力学参数，提高其抗压生物力学性能。中药坚骨颗粒能抑制骨质吸收，维持骨密度，增加骨的韧性，从而提高动物骨骼抵抗外力冲击的能力。以淫羊藿为主药的中药对体外培养的成骨细胞增殖有明显的促进作用。

④补肾中药对骨质疏松相关基因的影响

肾为先天之本，人体生长发育之根，肾气与基因一样，在人体生长发育、疾病衰老过程中起主导作用。研究发现补肾益精中药可以减少老年小鼠 DNA 损伤程度，提高其损伤修复能力，改善其 DNA 结构的增龄变化。说明中医肾可能与遗传物质 DNA 有密切关系。补肾法可以通过调控某些影响骨形成及骨吸收的局部细胞生长因子及细胞凋亡基因（如 TGF－β1、Fas），而促进骨细胞骨形成活性的。又如补肾方药可对 I 型胶原基因、基质金属蛋白酶－9（MMP－9）、转化生长因子（TGF）、雌激素受体（ER）、小肠黏膜维生素受体（VDR）、股四头肌中肌球蛋白重链基因（MHC－I）、骨黏连蛋白（ON）等多个基因 mRNA 的表达产生良性影响。安氏等人通过对中国绝经后女性雌激素受体基因多态性与绝经后骨质疏松症中医辨证分型关系的研究发现，雌激素受体基因 RFLPs 与中医辨证分型肾阳虚证、肾阴虚证和阴阳俱虚证有关。

5.1.4 脑为髓之海

1. 肾精与神经干细胞关系

通过比较肾精与神经干细胞的概念和特征，二者之间有许多相似之处。具体表现在以下几个方面：①神经干细胞揭示了细胞增殖、分化、生物发育机制等基本的生命规律，而肾精对生命个体的生长、发育、繁殖过程亦起着十分重要的作用，二者对细胞生命过程的调控非常相似，只是中西医学各自理论的阐述有所不同，研究的角度也有微观与宏观的差异。②神经干细胞可实现跨胚层分化，能分化为造血系统的各系细胞，对造血功能有着一定的影响，而肾藏精，精生血，肾精亦可借其生髓生血的功能与神经干细胞联系起来。③神经干细胞具有自我复制或更新的能力，从而保证子代细胞仍然保持干细胞的属性。神经干细胞的自我复制或更新可以看作是肾主生殖功能在细胞水平上的体现，而肾主生殖是通过肾精实现的。④中医学认为脑髓是由肾精化生而成的，肾精是脑髓形成的物质基础。唐容川曰："盖髓者，肾精所生，精足则髓作"。肾精充足则脑髓充盈，人体便精力旺盛，智慧灵活；肾精不足脑髓空虚，导致记忆力、智力低下。神经干细胞具有多向分化的潜能，可分化为中枢神经系统内神经元、星形胶质细胞、少突胶质细胞三种主要神经细胞，而这些细胞正是脑髓的主要组成部分，由此可以看出，肾精和神经干细胞的作用有许多共同之处。⑤肾为先天之本，主蛰藏，不仅“受五六腑之精而藏之”，而且蛰藏着受之于父母的先天之精，肾精是生命的原动力，与胚胎干细胞关系密切。而胚胎干细胞是神经干细胞的来源之一。从以上5个方面的比较不难看出，中医学中的肾精与神经干细胞之间有着非常密切的关系，二者对人体的作用十分相近，肾精生髓充脑的作用可能是通过神经干细胞这一环节实现的。有学者甚至明确地提出神经干细胞属于先天之精，是先天之精在细胞层次的存在形式。

2. 中药诱导脑成体神经干细胞的增殖分化

高唱等在“左归丸对体外培养新生大鼠海马神经干细胞增殖分化的影响”一文[16]中指出，左归丸（zcw）具有滋补肾阴功效。在体实验表明用左旋单钠谷氨酸（Monosodiumglutamate，MSG）模拟肾阴虚证模型存在神经干细胞增殖分化和神经细胞凋亡异常，左归丸可显著增加MSG大鼠神经干细胞增殖分化能力，减少MSG大鼠神经细胞凋亡。

但左旋单钠谷氨酸和左归丸是如何影响神经细胞凋亡，有何信号通路参与，目前尚不清楚。本实验从神经干细胞及分化的神经细胞凋亡探讨左归丸神经保护的信号机制。

神经干细胞具有自我更新和多分化潜能。小鼠抗大鼠的巢蛋白（Nestin）的表达始于神经胚形成时，当神经细胞的迁移基本完成后，它的表达量开始下降，并随神经细胞分化的完成而停止表达。因此，Nestin是早期神经上皮细胞的标志，已被广泛应用于神经干细胞的鉴定。由于BrdU是胸苷的替代品，在细胞分裂前DNA的合成期，它可作为底物，参与DNA的合成。目前国外也通常采用BrdU标记NSC，并采用BrdU和其它神经细胞特异标记物合用，利用免疫双标的方法鉴定内源性NSC分化的子细胞。本实验采用NF200、NeuroD、GFAP、Oli分别标记成熟神经元、幼稚神经元、星形胶质细胞和少突胶质细胞，并采用BrdU+Nestin双标的方法检定NSC。本实验从新生大鼠海马中分离出神经干细胞，并在含有bFGF的Neurobasal培养基中培养和传代。这些细胞能形成克隆球并呈现悬浮生长，其胞体内有Nestin的表达，细胞核能检测出BrdU（它能渗入到处于分裂增殖的细胞胞核DNA内）。本实验还采用了单细胞克隆的方法证明单个细胞能够分裂增殖成为克隆。同时，笔者使用免疫单标和双标染色证明了克隆细胞具有分化为幼稚神经元、成熟神经元、星形胶质细胞和少突胶质细胞的能力，即多分化潜能。因此，本实验中分离的细胞群具有自我更新能力和多分化潜能，具备了神经干细胞的基本属性，是中枢神经系统的干细胞。

左归丸具有滋阴补肾功效。在体实验表明左旋单钠谷氨酸模拟肾阴虚证大鼠神经干细胞增殖和分化与正常组有明显差异。左旋单钠谷氨酸模型大鼠BrdU阳性细胞数以及BrdU + NF200，BrdU + NeuroD阳性细胞数较正常对照组明显减少，MSG可抑制大鼠神经干细胞增殖分化能力。本实验发现左归丸可显著增加BrdU，BrdU+Nestin，BrdU+NeuroD，BrdU+NF200，BrdU+GFAP，BrdU+Oli阳性细胞百分率，尤其是BrdU+Nestin阳性细胞比率；MSG显著抑制BrdU，BrdU+Nestin，BrdU+NeuroD，BrdU+NF200，BrdU+GFAP，BrdU+Oli阳性细胞百分率，特别是BrdU+Nestin阳性细胞比率，进一步证实左旋单钠谷氨酸可抑制NSC增殖和分化，尤其对NSC增殖的影响更明显，左归丸可部分拮抗MSG对NSC增殖分化的抑制。但左归丸是如何影响NSC的增殖分化，又是如何影响细胞周期的变化，对 NSC 增殖分化相关基因有何影响，有哪些信号通路参与 MSG 和左归丸对 NSC 增殖分化的作用机制，这些问题需进一步深入研究。

高唱等在“Akt 信号通路在左归丸对体外培养新生大鼠海马神经干细胞凋亡中的作用”一文[17]中指出：“中医基础理论认为肾生髓，脑为髓海。左归丸（zcw）具有滋补肾阴功效。那么，左归丸是否具有神经保护作用？我们先前的实验表明用左旋单钠谷氨酸（Monosodiumglutamate，MSG）模拟肾阴虚证模型存在神经干细胞增殖分化和神经细胞凋亡异常，左归丸可显著增加 MSG 大鼠神经干细胞增殖分化能力，减少 MSG 大鼠神经细胞凋亡。但左旋单钠谷氨酸和左归丸是如何影响神经细胞凋亡，有何信号通路参与，目前尚不清楚。本实验从神经干细胞及分化的神经细胞凋亡探讨左归丸神经保护的信号机制。”

左归丸具有滋阴补肾功效。我们的在体实验表明，左旋单钠谷氨酸模拟肾阴虚证大鼠神经干细胞增殖和分化与正常组有明显差异。左旋单钠谷氨酸模型大鼠 BrdU 阳性细胞数以及 BrdU + NF200，BrdU + NeuroD 阳性细胞数较正常对照组明显减少，提示 MSG 可抑制大鼠神经干细胞增殖分化能力。本实验发现左旋单钠谷氨酸可促进 NSC 及分化的子细胞凋亡。MSG 可降低磷酸化 Akt（Ser473）、磷酸化 Akt（Thr308）表达水平，影响总 Akt 及其磷酸化水平；MSG 还可上调磷酸化 GSK－3β（Sei9），磷酸化 FKHR（Ser256）和 PTEN 水平表达，从而促进细胞凋亡。而左归丸可部分抑制 MSG 效应，其机制可能与上调磷酸化 Akt（Sera. 73），磷酸化 Akt（Thr308）表达水平，增加总 Akt 及其磷酸化水平的表达，抑制磷酸化 GSK－3β（Sei9）、磷酸化 FKHR（Ser256）和 PTEN 表达有关。由于左归丸是一种复方，左归丸中是何种有效成分影响 PTEN，Akt，FKHR 和 GSK－3β 的表达水平，是一种或几种有效成分单独或协同作用的结果，目前尚不清楚。由于单一的药理有效成分较难同时作用于多个磷酸化位点，推测左归丸的神经保护作用可能是多个有效成分的综合效应的结果，但这些问题须进一步深入研究。

3. 中医药促进骨髓间质细胞分化为神经细胞研究

中医学认为“肾主骨，生髓”，“骨者，髓之府”（《素问·脉要精微论》），“髓者，骨之充也”（《素问·解精微论篇》），又说“诸髓者，皆属于脑”（《素问·五脏生成篇》）。可见骨髓、脑髓皆为肾精化生，并且骨髓可以营养脑髓，脑为诸髓汇集之处。补肾益精中药不仅有生髓壮骨作用，对骨髓纤维化、骨质疏松有确定疗效，而且能益智健脑，这些是无庸置疑的。基于上述研究基础，我们设想补肾药物是否能促进骨髓间质细胞横向分化为神经细胞。如果存在这种作用，则提示在脑的发生形成中肾精起了关键性作用。

（1）补肾法诱导间充质干细胞向神经方向分化

张进等在“补肾法诱导间充质干细胞向神经方向分化研究”一文[18]中指出：“龟版可体外诱导间充质干细胞转分化为神经干细胞，但还没有被诱导为神经元样细胞与星形胶质细胞。”

肾藏精，精生髓，脑为髓之海。根据干细胞具先天之精属性理论及精生髓通脑理论，我们认为，来自骨髓的 MSC 与中枢神经系统的 NSC 同属先天之精，它们能相互转分化，而且 MSC 可能更是参与了中枢神经系统内的正常细胞更新。补肾填精法可能会对这种

MSC 向 NSC 的转分化起促进作用。在本实验中，我们依据前期实验基础，即龟版有可能促进脑缺血后神经干细胞的增殖，选择了滋阴潜阳益肾壮骨中药龟版，研究龟版水煎液能否在体外诱导骨髓中的 MSC 转分化为脑髓中的 NSC 及其分化后的神经组织，为临床运用补肾法调控骨髓 MSC 治疗各种中枢神经系统损伤疾病如中风、脑损伤等提供初步实验研究基础。

（2）地黄多糖诱导骨髓间充质干细胞分化为神经样细胞

蔡光先等在“地黄多糖诱导骨髓间充质干细胞分化为神经样细胞的效应”一文[19]中指出：“地黄多糖具有诱导骨髓间充质干细胞分化为神经样细胞的作用，其机制需探讨。”

骨髓间充质干细胞是中胚层发育的早期细胞，它除支持并调节造血细胞的造血功能外，还具有强大的增殖能力和多向分化潜能，在实验条件控制下能分化为造血细胞及其他来源的多种组织细胞。在神经细胞分化方面，骨髓间充质干细胞通过大脑皮质到达脑干，分化为少突胶质细胞和星形胶质细胞。Kopen 等把骨髓间充质干细胞注射入新生鼠的侧脑室后，发现部分细胞通过前脑、小脑、纹状体、海马的分子层并表达胶质纤维酸性蛋白。骨髓间充质干细胞也能迁移到海马嗅觉小岛、嗅球、小脑内颗粒层等神经元分布丰富的部位，在中脑的网状结构发现骨髓间充质干细胞表达神经元中间丝蛋白。这些结果认为骨髓间充质干细胞能够分化为神经细胞，并与胚胎神经发生、神经干细胞成熟、迁移方式一致。体外试验研究方面，Sanchez－Ramos 等体外诱导骨髓间充质干细胞 7～14d 后转化为神经细胞，而且发现将标记的骨髓间充质干细胞与胎鼠中脑、纹状体细胞共同培养能提高神经细胞转化率。以上研究证实了骨髓中存在的骨髓间充质干细胞在适当条件下完全可以分化为神经细胞。

地黄多糖是熟地黄重要的药理活性成分之一，本实验观察了其诱导骨髓间充质干细胞分化为神经样细胞的作用。作者的预实验表明细胞外基质能够促进细胞的贴壁、增殖和分化，所以用明胶处理过夜的培养皿培养细胞。诱导 30min 后镜下观察即可见神经样细胞出现，并逐渐增多，24h 完全融合并拉成网状，免疫组化显示分化细胞表达神经元特异性标志神经丝蛋白、星形胶质细胞特异性标志胶质纤维酸性蛋白。而 β－巯基乙醇诱导的神经细胞 3 h 后即有萎缩脱落的，镜下观察及免疫组化均显示较多的细胞碎片，说明死亡细胞较多，这与 β－巯基乙醇的毒性有关。

（3）当归诱导骨髓间充质干细胞分化为神经元样细胞

刘金保等在“当归诱导骨髓间充质干细胞分化为神经元样细胞”一文[20]中指出，本研究体外采用当归诱导 MSC 3 h 后，大部分 MSC 可转变为神经元样细胞，并有轴突和树突出现，多个神经元之间可形成网络。Nestin 是一种中间丝蛋白，它是神经干细胞特异性标志物。本研究结果显示，当归诱导 3 h 后的神经元 Nestin 表达阳性，证明该细胞具有部分神经干细胞特性。神经元标志物 NSE 也为阳性，而对照组呈阴性，证明该细胞不仅形态学发生改变，而且在分子水平上也发生了改变。GFAP 标志物呈阴性，证明该神经元样细胞不是胶质细胞。当归还能降低老化小鼠脑内过氧化脂质水平和单胺氧化酶的活性，具有清除羟自由基，超氧阴离子的作用，对脑老化和老年性痴呆有一定的保护作用，当归诱导神经细胞转化的原理也许与其抗氧化作用有关，确切机制尚有待于进一步探讨。

5.1.5 肾主耳理论

1.《内经》的肾主耳理论

《内经》中有关肾与脑和耳的论述，在生理方面：《素问·阴阳应象大论》在归纳五窍与五脏的关系时指出："肾主耳，……在窍为耳。"《灵枢·五阅五使》说："耳者，肾之官"。肾为封藏之官，受五脏六腑之精而成之。其精气上通于耳而为听，对耳的功能起着重要的作用。故《灵枢·脉度》说："肾气通于耳，肾和则能闻五音矣。"

在病理方面，肾精能化生骨髓，髓充于骨而汇于脑，故脑为髓海。髓海也为肾所主，耳窍内通于脑，髓海泌渗精气以荣耳窍，对耳的听觉功能和平衡功能有重要影响；故《灵枢·海论》说："脑为髓之海，髓海有余，则轻劲多力，自过其度，髓海不足，则脑转耳鸣，胫酸眩冒，目无所见，懈怠安卧。"肾精亏损，髓海不足，耳窍失于荣养，则有平衡感觉障碍，自觉天旋地转，自身动荡不安及耳鸣、耳聋、呕吐等一系列症状。

在辨证方面，肾脏的病理变化可影响于耳窍。观察耳的病症，可判别脏腑病变，如《灵枢·师传》说："肾者主为外，使之远听，视其好恶，以知其性。"《灵枢·本脏》"高耳者肾高，耳后陷者肾下，耳坚者肾坚，耳薄不坚者肾脆。"由此可见古人观察耳部病证来判断肾脏病变的重要意义。

在治疗方面，对于肾病耳聋的治疗，《灵枢·海论》提出的原则是："审守其输，而调其虚实，无犯其害"。在具体治疗中，则要着重从肾施治。如《素问·刺热》："热病先身重骨痛，耳聋好瞑，刺足少阴。"

综上所述，《内经》中肾主耳论最主要最基本的观点就是耳的功能是受肾控制的，肾的病理变化能引起耳的功能障碍。这些观点对后世医家的临床实践和理论探索奠定了重要的基础。

2. 现代对肾与耳关系的研究

肾主耳论发展至今天，已经成为中医基本理论中的一个重要组成部分。它不但在耳鸣耳聋的辨证论治中起着重要的指导作用，而且在中医临床各科疾病中的辨证论治中（如内科眩晕病、外科骨疡病等）也起着重要的指导作用。在中医学的各科教科书中，几乎都把耳鸣耳聋当作肾虚辨证的重要指标。这说明该理论的重要性，因而需要我们认真研究。

国内外不少学者对肾与耳的关系已作了不少的研究。首先人们发现晚期肾功能不全者常出现耳聋症状。作肾透析和肾移植治疗的病人常有听力损失，临床和动物实验均证实：耳毒性抗菌素对肾脏有毒性作用，而抑制肾功能的利尿剂也可引起耳蜗损伤。有人在实验动物中比较卡那霉素对肾、耳、肝、脑等器官的毒性作用，发现该药对肾和耳蜗具有共同的特异性作用。现代医学发现，肾脏和内耳中的一些细胞在生理功能、形态结构和酶的含量与分布方面都有相似的特性。有人通过动物实验证明醛固酮对内耳功能具有促进作用。由于肾脏远曲小管和亨利氏袢升支中细胞的功能亦受醛固酮的控制，所以认为醛固酮是联系肾与耳的一种重要组成物质。

从上述资料我们可以看到，无论从基础理论研究，或是从临床实践观察，都发现肾脏确实存在着某些与内耳相似或相同的特性，两者具有某些客观上的联系，而且这种联系有一定的物质基础。这说明中医学上的肾耳关系理论有其科学性内涵，而不象某些人所想象的那样荒诞。另一方面，现代医学的这些发现，只说明泌尿系统的肾脏与耳的关系。中医脏腑学说中的肾，既是解剖学上的肾脏，又是藏精、生髓、主骨、主水以及藏志等多种功能的集合体。因此，对于中医肾主耳理论，还有待于进一步研究。

3. 中医“肾”与耳相关

(1) 肾虚对听力影响的临床及实验研究

卢标清等在“肾虚对听力影响的临床及实验研究”一文[21]中指出：“听觉障碍是临床上常见的症状，其中相当一部分病人治疗甚为困难（如感音神经性耳聋），给人们的生活和上作带来极大的不便。因此，关于听觉的生理及病理研究，一直是耳科研究的重大课题之一。西医对于听觉生理及病理的研究侧重于耳局部以及外界的致聋因素（如噪声、耳毒性药物等），而对于全身其他系统在维持正常听觉方面如何发挥作用以及机体内环境的失调如何影响听觉，则研究较少。中医的特点在于整体观，无论是在听觉生理还是在听力障碍问题上更注重机体内因以及整体因素的作用，中医治疗也大多通过整体调节作用来实现的。早在《内经》就已提出：肾开窍于耳，肾气通于耳，肾气实则耳聪，肾气虚则耳聋。它阐述了肾与耳的关系，说明肾的虚实与听力的关系非常密切。我们以现代测听技术为主要研究手段，从听力学、耳蜗细胞形态学角度来探讨肾虚对耳蜗的功能和形态学的影响，揭示肾虚在听力学方面的特异性表现，为临床肾虚证辨证提供客观的听力学依据，从而指导临床对肾虚所致耳聋的治疗，为‘肾主耳’、‘肾虚耳聋’等中医理论注入新的实质内容，同时为从整体观出发研究听觉生理病理提供新思路，具有重要的理论和实际意义。”

随着医学科学的不断发展，科学工作者运用现代先进测听仪器，依据中医肾与耳关系的理论，从不同的侧面，围绕肾与耳以及肾虚与听力之间的关系进行了大量的研究，随着研究的不断深入，甚至有学者提出“中医听力学”这一名词。在临床研究方面，早在80年代，孙爱华等通过对动物肾虚证与内耳铁含量及含铁酶变化的实验研究，结果发现肾虚、缺铁与听力下降关系十分密切。在此理论基础上，王东方等通过观察120例感觉神经性耳聋患者的铁生化指标，结果肾虚组患者的铁生化指标下降，与正常健康人比较有显著性差异，推测缺铁可能是肾虚耳聋的发病因素之一，缺铁导致耳蜗含铁酶活性降低，致使耳蜗听功能下降。而徐泳等通过对32例肾衰病人进行中医辨证，听力检查及血清微量元素测定，结果提示肾虚、微量元素铁锌与听力损害之间存在着密切的内在联系。以上说明肾虚导致听力下降的物质基础可能与微量元素铁、锌等有关。临床测听方面，杨歌明等通过对156例不同的肾脏疾病患者作了听力检查，认为听力下降与肾虚、肾功能有密切的关系。梁绍鸿通过对66例（132耳）肾虚患者进行纯音听力测试，发现50%肾虚患者都有明显的听力下降，63.6%的肾虚者有高频（8KHz）听力损失，从主诉来看，则87.8%的肾虚者有耳聋或/和耳鸣，肾虚病人都有耳蜗或蜗后病变的存在。在慢性肾病患者听力损害及血液流变学与肾虚的关系的研究中，有学者通过分析，认为肾虚、血流变学及听力损害之间有非常密切的联系。在实验研究方面，应用血浆尿素氮、血浆肌酐、脑干电位、肾组织病理和耳蜗铺片等方法，观察庆大霉素引起的豚鼠肾功能与听功能的损害，以及肾小管和耳蜗毛细胞的病理改变，结果显示肾毒性先于耳毒性，在出现耳毒性、耳蜗的听功能和形态学损害时，动物表现为中医肾阳虚症候，而应用补肾药金匮肾气丸后动物听力明显改善。张美莉等在补肾防治耳聋的实验研究中，应用滋补肾阴之六味地黄丸加味，观察其对豚鼠庆大霉素中毒性耳聋的预防作用，通过耳廓反射阈、耳蜗生物电组织形态等指标测定，显示补肾方——六味地黄汤加味能明显减轻庆大霉素耳毒性作用，从而改善动物的听力损害，认为其作用途径可能是通过促进中医“肾”的功能间接增加内耳对耳毒性抗生素的抵抗力，直接促进了内耳组织能量代谢、蛋白质合成以及对外来有害物质的分解、消化、排泄等一系列代谢过程。另外，施建蓉等用醋酸氢化可的松造成肾阳虚动物模型后，给予速尿，再予温补肾阳药——右归丸，结果表明温补肾阳药能增强肾阳虚动物的听功能，减轻耳毒性抗生素对耳的损害作用。林文森用补肾聪耳片治疗肾虚型感音神经性耳聋，总有效率为 71.9%，动物实验显示：补肾聪耳片能保护动物耳蜗不受氨基糖甙类抗生素的耳毒性损害，能提高内耳耳膜 SOD 和降低 LPO 含量变化，从而达到保护听力的目的。

以上临床和实验研究成果表明：①肾虚与耳听功能下降之间可能存在着联系的物质基础；②肾虚状态下发生听力障碍的几率大大增加；③补肾中药能有效改善耳蜗的听功能障碍，对内耳有明显的保护作用等。由此可知，肾虚导致听力下降有着客观的依据，肾虚与耳听功能障碍有着密切的联系。

（2）肾病听力损害及血脂水平与肾虚证关系

俞军等在“肾病听力损害及血脂水平与肾虚证关系探讨”一文[22]中指出：“对 73 例慢性肾病患者进行听力及血脂测定，发现患者高频听力损害发生率为 68.5%，平均听力损失 35.1 ±6.1dB，而有肾虚证表现的 55 例患者中，高频听力损害发生率为 83.6%，明显高于无肾虚证者。有肾虚证表现患者血脂水平也明显高于无肾虚证者及健康人。在肾虚、血脂水平及听力损害之间有着非常密切的内在联系。”

（3）补肾中药与耳

①补肾可以聪耳临床研究

刁刃等在“中医‘肾’与耳的相关——现代医学的证据”一文[23]中指出，补肾可以聪耳临床研究表明，肾阴虚与肾阳虚病人尿中糖皮质激素的排出量发生改变。肾虚病人听力多有下降，补肾可以聪耳。许多动物实验进一步证明了肾与耳的关系。应用传统滋阴补肾代表方（六味地黄汤），能增强肾的功能，减轻卡那霉素对动物听功能的损害作用。实验结果表明服六味地黄汤豚鼠接受一定剂量卡那霉素后，听力及内耳生物电（微音电位及听神经电位）下降程度均比对照组轻。酸性磷酸酶（ACP）是溶酶体中重要酶系之一，其活性越高反映组织细胞损害程度越大。服中药组动物 ACP 活性明显低于对照组。在细胞超微结构方面，服中药组动物线粒体变化程度、光面内质网及质膜下内质网扩张范围及程度都比对照组轻，其结果表明补肾药能部分减轻卡那霉素对动物听觉功能的损害作用，其作用机理可能为通过补肾药对机体全身性的作用而增强内耳对耳毒性药物的抵抗能力或直接促进内耳细胞功能活动所致。此外，在豚鼠的实验中还证明六味地黄汤不仅对卡那霉素而且也能减轻庆大霉素的致聋作用。

在中医理论实验研究中，对动物使用大剂量氢化可的松后，造成肾阳虚动物模型（体重减轻、活动减少、机体反应性降低、便稀、脱毛、畏寒和生长停滞等现象，这是由于氢化可的松具有促进蛋白质和脂肪大量分解，降低糖的利用及抑制免疫功能等作用）。

对肾阳虚模型的豚鼠，给予速尿（耳毒性利尿剂）后，其内耳生物电下降幅度和毛细胞与血管纹细胞中SDH的活性被抑制的程度均大大超过正常鼠。如在动物接受氢化可的松同时，给予温补肾阳药——右归丸，则速尿引起的内耳生物电下降幅度和SDH被抑制程度均大为减弱。表明右归丸能增强肾阳虚动物的听觉功能，减轻耳毒性药物对耳的损害作用。

以上可见，传统滋阴补肾的六味地黄汤和温补肾阳药——右归丸的动物实验，充分说明补肾治聋的科学性。临床上也有不少补肾治聋的报道，如有作者认为病人出现肾的泌尿功能异常时，常伴有耳鸣、耳聋，服中药后，泌尿功能改善，耳鸣、耳聋亦随之减轻或消失。嘱病人多食猪肾，以形补形，常有疗效。有对肾虚型耳聋38例，采用中西医结合、补肾活血疗法，7例显效，好转18例。有对小儿药物性耳聋30例，采用中西医结合、补肾活血通窍疗法，结果63.3%患儿听力受到保护；动物实验证实该方药能预防氨基糖甙类抗生素对内耳毛细胞的损害，保护动物的听力。

②对补肾中药作用的评价

王培源等在“肾虚与感音神经性耳聋关系的临床与实验研究”一文[24]中指出，本实验中所使用的六味地黄汤是按《小儿药证直诀》中“六味地黄丸”原方药物及剂量，按中医传统方法水煎浓缩成每毫升含生药1克的水煎剂。而肾气汤则是按《金匮要略》中“肾气丸”原方药物及剂量，按中医传统方法水煎浓缩成每毫升含生药1克的水煎剂。给豚鼠每次灌胃的剂量为5毫升。

六味地黄汤的作用为滋补肾阴。在实验中我们发现，六味地黄汤可部分改善豚鼠肾阴虚的状态，部分保护其听觉系统。实验一中，滋肾组虽然在实验前10天，PR阈值提高幅度不大，前后比较这种改变无显著性差异（$P>0.05$）。但处死当天测试时，PR阈值已有显著性的升高（$P<0.05$）。另外，ABR阈值、内耳毛细胞形态的改变亦支持这一测试结果。实验二中，滋肾组动物与其它组动物一样都是在第8天出现PR闻值的明显升高（$P<0.05$），但提高幅度要明显小于模型加KM组和温肾组动物。到实验结束时，滋肾组与单纯KM组的各项指标相比较，始终未出现显著性的差异（$P>0.05$）。以上这些结果提示，虽然六味地黄汤可以明显地改善豚鼠的肾阴虚状态，保护豚鼠的听觉系统，但这种改善和保护作用并不完全。分析可能存在两方面的原因：一方面，六味地黄汤的作用只是反证造模的成功与否，其如果要完全拮抗豚鼠的肾阴虚状态下的各种病理变化，则可能存在着一种量效关系，即多少剂量的六味地黄汤才可以拮抗由多少剂量糖皮质激素造成的动物肾阴虚的状态。要优化这种量效关系尚需进一步研究。但本实验使用六味地黄汤已经达到了目的，证明了造模的成功。另一方面，六味地黄汤对豚鼠肾阴虚病理变化的拮抗，从而保护听功能的前提是动物确实为中医的肾阴虚证候，虽然实验结果已证实了造模的成功，但是很难排除在处死前，部分动物已有从阴虚向阳虚转化的趋势。所以关于糖皮质激素造成肾阴虚动物模型的时间界定还需做反复大量的研究。

肾气汤的作用为补肾助阳，此方是在六味地黄汤的基础加少量的附子、桂枝而组成，其意“不在补火，而在微微生火，即生肾气也。”配伍特点为：补阳与补阴配伍，阴阳并补，而以补阳为主。所以在豚鼠肾阴虚状态时，使用肾气汤的豚鼠并没有出现整体状态及功能的恶化，这可能是主要原因，只能证明肾气汤不能拮抗肾阴虚这一状态下的病理改变。并且，从实验一的结果中，我们尚可以发现，肾气汤亦可能存在着对内耳毛细胞有一定保护作用的趋向，不过经统计学处理，这种趋向与模型组比较起来不存在显著性的差异（$P>0.05$）。

本课题的临床部分研究结果显示：以补肾为主的启窍治聋丸，对于部分SND患者有一定的治疗效果（总有效率为45.2%）。我们认为，从药物的反证方面来说（前有论述），这可能说明有相当一部分SND患者存在着不同程度的肾虚的病理变化，这也说明了肾虚与SND的关系，肾虚的患者可能容易发生SND。另外，虽然启窍治聋丸对部分SND患者有一定的疗效，但是仍然存在着很多无效的病人。辨证论治是中医的精华，证型不同无疑也是影响疗效的因素之一，无效病例很可能与方证不合有极大的关系。虽然，启窍治聋丸是以治疗肾虚为主的SND，但是临床上却有许多SND的病人除了耳聋等症状外，别无它症可辨，即使是在治疗有效的SND的病例中，真正符合肾虚。典型表现的病人也不甚多，这也是本研究为什么没有按证型来进行统计疗效的原因之一。那么，这部分治疗有效但却无症可辨的SND病例是否应该归于非肾虚的一类呢？我们认为也不尽然。因为如果按照中医传统意义上的辨证方法来进行辨证则有相当的困难，而且主观随意性较强，对于同一病例，不同的医生可能存在着不同的辨证。所以今后若能结合现代的客观检测手段找出SND辨证的客观指标，对于提高中医药治疗SND的效果将会具有极为重要的意义，这也将是我们以后研究所要努力的方向之一。

总之，本课题的临床及实验部分均证实，补肾中药对于SND这一西医治疗不甚理想（某些早期病变除外）的疾病有一定的治疗效果。但是，需要强调的是补肾虽然是根本，不过仍要进行辨证论治。对于SND，肾虚可能是在这种疾病中起决定作用的基本矛盾，其尚存在着其它方面的矛盾（比如肝郁、血瘀等），而且随着病情的发展这些矛盾也会发生转化。所以，在缺少明显的全身症状或几乎无症可辨的情况下，认清疾病的本质（基本矛盾）显得尤为重要。所以说，辨证论治是中医学的基本特点之一，是中医学的精华，也是中医认识疾病和治疗疾病的基本原则，是中医学对疾病的一种特殊的研究和处理方法。从本研究中，我们也可以认识到辨证论治的重要性，只有通过对治疗对象各方面的资料进行全面分析，综合考虑，才能精确辨证，并找出适当的方药，进行有效治疗。并且针对疾病发展过程中不同质的矛盾使用不同的方法去解决。这也是辨证论治的精神实质。

③中药骨碎补对卡那霉素耳毒性预防效果的实验研究

张桂茹等在“中药骨碎补对卡那霉素耳毒性预防效果的实验研究”一文[25]中指出，本研究通过对实验及对照组动物脑干听觉诱发电位（ABR）Ⅲ波潜伏期、阈值的比较，全耳蜗铺片毛细胞损伤计数统计及对毛细胞超微结构的扫描和透射电枕的观察证明，中药骨碎补对卡那霉素的耳毒性有一定的预防作用。另外从肾脏的石蜡切片观察到，卡那霉素对肾脏也有损害，耳毒性与肾损害程度呈正相关，并认为骨碎补的解毒机理可能是通过对肾脏的保护作用实现的。

5.2　中医“脾”科学性研究

祖国医学认为，脾“主运化，主统血，主肌肉四肢”，为“气血生化之源”、“后天之本”。《难经集注》：“脾者，裨也，……裨助胃气，主化水谷也”。胃的腐熟水谷，小肠的化物，及水谷精微的上输于脾，全赖脾气的裨助。研究结果表明，中医脾是一个结构和功能的综合性概念，它不仅包括现代解剖学所指的脾，而且也指现代解剖学所指的胰、淋巴等。脾是以消化系统为主的多系统的功能综合单位，涉及到机体多系统、多器官。脾与生命科学中许多基本问题密切相关，其功能不仅涵盖了现代医学的整个消化系统，而且与神经、内分泌、血液、循环、免疫、运动等系统生理功能密切相关。

5.2.1 中医脾的分子细胞生物学基础

1. 脾与线粒体相关的研究概况

线粒体是细胞中最重要的细胞器之一，也最早发现。因为它大多在光镜分辨率的范围之中，从而很早就已经受到普遍的注意，作了多方面的研究。自从20世纪30年代发明了电镜之后，线粒体被归于膜相结构的细胞器中。随着新技术的应用，经综合研究已经测得其组成，对线粒体的复杂结构已有了全面了解。

既往的研究及相关资料显示：从生理上看，脾主运化不仅仅是指食物在消化道的消化吸收，更重要的是指食物在线粒体内的氧化磷酸化过程。将其与中医的脾主肌肉，主四肢，主统血，脾开窍于口，其华在唇的论点相联系，将有助于解释脾与五脏相关的学说；从病理上认识，脾虚证通常会出现细胞线粒体数目减少，线粒体肿胀，基质变淡，嵴断裂，膜缺损等变化。并且线粒体的质与量的改变与脾胃气虚的症状及病情轻重密切相关；从诊断、治疗上来认识，进行线粒体观察有助于脾胃气虚的诊断及对脾胃气虚程度作出判断；健脾方药可在有效改善线粒体结构与功能的同时使得脾气强健，运化正常。因此，把线粒体作为“脾”的重要组成部分，既能较确切地解释中医“脾”的机能，又能使“脾”的生理机能解释建立在客观实在的物质形态学基础上。

为了进一步探讨脾主运化与线粒体的关系，宋雅芳等在国家自然科学基金资助下，运用耗气破气加饥饱失常方法，建立大鼠长期脾虚模型，观察大鼠心、肝、胃、骨骼肌细胞线粒体含量和超微结构的变化，研究表明：脾虚模型大鼠心肌、肝、胃黏膜和骨骼肌细胞线粒体含量明显减少，线粒体形状异常（肿胀，缩小），结构紊乱（嵴断裂，嵴突消失，膜破裂），基质改变（变淡）或成空泡样变。健脾药物四君子汤具有提高细胞线粒体数量，修复线粒体损伤作用。通过观察四君子汤对脾虚大鼠线粒体细胞色素氧化酶的影响，结果表明：脾虚大鼠存在mtDNA编码COX亚基损伤，细胞色素和细胞色素氧化酶降低。四君子汤具有修复脾虚所致mtDNA编码COX亚基损伤，提高细胞色素cyta，cytb，cytc，$cytc_1$ 含量和细胞色素氧化酶的作用。

此外，许多学者也对脾与线粒体的关系进行了深入的研究。如尹光耀等研究了脾虚证胃病胃黏膜亚微结构，发现线粒体退变，线粒体内Zn、Cu和DNA含量下降是脾虚证的共性。彭成等探讨了四君子颗粒对脾虚动物胃肠细胞保护作用的机理。结果表明，四君子颗粒能升高食醋致脾虚大鼠的胃肠中性黏液，促进肠上皮细胞更新，提高胃肠细胞线粒体琥珀酸脱氢酶和胃肠细胞膜 Na^+-K^+-ATP 酶活性，提示健脾与改善细胞线粒体结构与功能密切相关。尹光耀等还观察了胃康复冲剂（健脾药为主）对胃黏膜上皮细胞核、线粒体Zn、Cu和DNA含量的影响，结果显示4组脾虚证胃黏膜细胞线粒体Zn、Cu水平均较健康对照组低（$P<0.05\sim0.01$）。提示该药是通过改善胃黏膜上皮细胞核与线

粒体的Zn、Cu、DNA含量和体内其他生物活性物质的水平，以维护机体内环境适应性调节机制实现的。刘劲等研究显示：番泻叶泻下法、劳倦过度法和番泻叶泻下加劳倦过度法研制的脾虚小鼠十二指肠和骨骼肌线粒体会出现超微结构改变，如体肿胀，嵴减少，膜破损，基质溢出，并且脾阳虚的损害较脾气虚为重。邓伟民等应用细胞形态立体计量学对脾虚患者胃黏膜主、壁细胞线粒体进行研究，脾虚患者胃黏膜主、壁细胞线粒体在治疗前正常人对比体密度减少，经健脾治疗后，线粒体数目增加，恢复至正常人水平，进一步说明脾虚证候的产生与改善可以从线粒体数目中反映出来。冯起国等研究从分子生物学水平上阐述艾灸改善脾虚状态的作用机制可能与提高细胞膜功能蛋白Na^+-K^+-ATP酶的活性有关，从而为“脾主肌肉四肢”的理论提供科学的实验依据，进一步充实脏象学说，为临床治疗脾虚神经肌肉类疾病提供了新的思路和方法。战丽彬等实验显示：滋补脾阴方药能显著提高脑线粒体膜抗氧化酶SOD、GSH－PX活性，改善线粒体膜Na^+-K^+-ATP酶、$Ca^{2+}-Mg^{2+}-$ATP酶活性，其作用机理可能与保护老龄大鼠脑线粒体膜脂质过氧化损伤、改善脑细胞能量代谢障碍等有关。尹德辉等研究表明：脾阴虚衰老机体细胞mtDNA缺失及线粒体呼吸链酶复合体活力发生异常改变，滋补脾阴方药对脾阴虚衰老时机体mtDNA、呼吸链酶复合体活力有调控作用。提示mtDNA的氧化损伤可能是脾阴虚衰老的物质基础之一。

周俊亮等在“脾主运化与细胞线粒体细胞色素氧化酶相关性理论的临床与实验研究”一文[26]中指出：“本研究探讨了脾主运化与线粒体细胞色素氧化酶的相关性，在刘友章教授的国家自然科学基金课题的思路指导下，采用随机、对照、多指标、综合研究分析，得出了较为客观的实验数据及分析结果，深化了刘友章教授所提出的脾—线粒体相关学说。研究结果显示：脾主运化与线粒体细胞色素氧化酶具有相关性。通过本研究，利用脾虚证作为桥梁，从亚细胞层面，较确切地阐明了脾主运化的实质内涵，明确了脾主运化与线粒体、细胞色素氧化酶之间的密切关系，并将脾主运化与脾主肌肉等脾的其它功能联系起来，为临床从脾论治痰病提供重要依据，具有一定的学术价值与实际应用价值。”

2．脾虚与端粒的关系

尹德辉等在“端粒与脾虚证内在关系与外延的研究”一文[27]中指出：“端粒是真核细胞内染色体末端的蛋白质－DNA结构，在保护染色体的完整性和维持细胞的复制能力方面起着重要作用，随着连续的细胞分裂，端粒逐步缩短，细胞老化死亡。端粒酶是能够延长端粒的一种特殊反转录酶，端粒长度和端粒酶活性的变化与细胞衰老密切相关。细胞衰老时，人体均可表现中医脾虚证的症状，健脾方可延缓衰老，端粒与中医脾虚证之间很可能有一定的相关性。”

衰老与癌症都可以表现有脾虚证，并当其出现脾虚证时，均可用健脾益气药物治疗而取得满意的疗效，从而可以推知，脾虚证必有其共同的物质基础。近年来，人们研究发现脾虚时人体组织和结构都有明显的改变，章梅等用四君子汤灌服脾虚小鼠，发现通过其健脾益气作用，不仅可以改善DNA合成的减少，还可以极大地提高其脾细胞合成DNA的能力。张克纯研究抗衰延寿方对老年鼠肝DNA碱变性增色效应的影响，发现抗衰延寿方能减少鼠肝DNA的损伤，维持DNA正常的有序结构；还可改善小鼠肝DNA溶解度和热增色效应老化性改变，增加老年大鼠肝细胞核双链DNA解旋剩余率，DNA单链断裂点及非组蛋白含量呈现好转趋势。孟志强等发现健脾益气方对肿瘤的抑制作用与端粒酶活性的调节以及凋亡有关。脾虚状态下，自由基损伤增强，破坏染色体DNA，也可以影响端粒的长度及端粒酶的活性，说明脾虚证、自由基与端粒之间有一定的相关性。

随着全球老龄化的日趋加重，衰老研究倍受重视，端粒在其中扮演着重要的角色，中医健脾方药通过长期的临床实践，证明对延缓衰老有良好效果。通过对端粒与中医脾虚证二者之间关系的研究，或许能在分子生物学（基因）水平上揭示脾的本质，为中医脏象理论的研究开辟一条新路。

结论：

（1）在脾气虚证、脾阴虚证、脾阳虚证中存在着明显的自由基损伤和体内抗氧化酶活性的降低，且在脾虚三证中表现有明显的程度差异。从而证明在脾病的发展过程中，脾气虚证是脾病发展的较轻浅阶段，而脾阳虚证则是脾病发展的最重阶段。脾气虚为脾的功能失调的最基本也是最常见的病理变化。脾虚证MDA，SOD，GSH－Px，T AOC的变化与中医有关脾气虚、脾阳虚和脾阴虚的病机认识是一致的。

（2）脾气虚、脾阴虚、脾阳虚证状态下体内DNA受到自由基攻击，发生不同程度的氧化损伤。并从一个侧面证明了在脾病的发展过程中，脾气虚证是脾病发展的较轻浅阶段，而脾阴虚、脾阳虚证则较脾气虚为重。

（3）脾气虚证、脾阴虚证、脾阳虚证状态下端粒发生缩短现象。端粒长度变化与脾虚状态之间有着密切的关系。

3．脾虚与细胞信息传递

（1）脾虚证大鼠肝、脾、肾PKC活性和亚型变化及补益脾胃方药调节作用的实验研究

易杰在“脾虚证（脾气虚证、脾阳虚证、脾阴虚证）大鼠肝、脾、肾PKC活性和亚型变化及补益脾胃方药调节作用的实验研究”一文[28]中指出：“脾与细胞信息传递在生命活动中的作用有着密切联系。生理情况下，二者在人体生命活动中均起着重要作用；病理情况下，二者均可引起基本生命现象的异常，导致各种疾病的发生。基于这样的思想，本项研究在既往研究基础上，进一步深入研究脾虚证细胞信号传导及其补脾方药的调节作用。具体完成了不同类型脾虚证不同组织蛋白激酶C活性和亚型变化及补脾方药调控作用的研究。旨在揭示脾虚的病理实质，以及脾的生理功能与细胞信息传递的内在联系。”

近40年，脾虚证的研究已经作了大量的工作，取得了一定成果，研究深度已经深入到分子水平，研究范围涉及消化、血液循环、神经内分泌、微量元素、血液流变学、生化、免疫、酶学、自由基、生物膜、信息传递、细胞凋亡以及分子生物学等系统和学科，从整体、器官、细胞和分子水平探讨了脾虚证的病理实质以及补脾方药的作用机理。研究结果表明，中医脾是一个结构和功能的综合性概念，它不仅包括现代解剖学所指的脾，而且也指现代解剖学所指的胰、淋巴等。脾是以消化系统为主的多系统的功能综合单位，涉及到机体多系统、多器官。因此，脾虚时可以出现多脏器的功能改变，导致许多疾病的发生。

一切生命现象，都是机体内细胞对胞外信息的传导，并最终在胞内产生特定效应的一系列复杂的信号传导和调控的过程。细胞信息传递和调控是研究生命现象的基础。细胞信号传递异常，会导致细胞功能的异常，引起许多疾病的发生。

迄今为止，国内学者对脾虚证进行了多学科的研究。本室在国内首次完成了脾虚证与膜脂质、膜蛋白、膜通透性及超微结构的系统研究，揭示出不同证型脾虚证与生物膜改变的相关程度，并为抗衰老和抗肿瘤提供了理论基础和有效方药。脾虚证与细胞信息传递关系的研究，目前主要集中在蛋白酪氨酸激酶（ PTK ）、蛋白激酶 C，cAMP 及其与免疫相关性的研究方面。关崇芬等研究发现脾虚小鼠淋巴细胞浆中及质膜上的蛋白酪氨酸激酶活性显著低于正常。刘春明等发现脾阳虚证大鼠肝、脾组织中 PKC 活性下降。宋萍等发现利血平脾虚证小鼠脾细胞在辅酶 A 刺激下的单细胞钙动员能力明显下降，群体钙动员能力也有下降的趋势，提示脾虚证 T 细胞发育增殖率下降与其细胞信息传递功能减低具有一定相关性。

尽管脾虚证与细胞信息传递相关性的研究已有近十年的历史，但是，多数是从总体上对脾虚证进行研究，尚未对脾虚证中的脾气虚证、脾阳虚证和脾阴虚证进行系统深入的研究。关于脾虚证（脾气虚证、脾阳虚证、脾阴虚证）时 PKC 活性和亚型变化及相应补脾方药调节作用的研究，国内外尚未见报道。以脾实质的研究为切入点，探讨五脏的本质，具有重要的学术价值和应用价值。

脏象学说及其应用研究是我们学科的长期稳定的研究方向，以五脏系统与生物膜关系为主要研究内容。本项研究是在既往研究基础上，进一步深入研究脾虚证细胞信号传导及其补脾方药调节作用，为阐明五脏的本质，五脏之间的关系提供新的客观依据，为抗衰老和抗肿瘤以及疾病的异病同治、同病异治提供新的理论依据和有效方药。

结论：

①脾虚时，脾、肝、肾组织 PKC 活性发生一系列改变，可能在脾虚证的发病机理中有某种作用。

②PKC 活性的变化可能与脾气虚证、脾阳虚证和脾阴虚证不同病理变化的形成有关。

③脾阳虚脾、肝、肾 PKC 亚型的变化，与其活性变化基本一致，可能与脾阳虚证的病理机制有关。

④健脾益气、温运脾阳、滋补脾阴方药对 PKC 活性及其亚型有明显影响，可能是其作用机理的一部分。

⑤健脾益气、温运脾阳、滋补脾阴方药对 PKC 活性及亚型的影响，可能与免疫调节机制和离子转运有关。

（2）脾虚证大鼠心、肺、空肠组织 PKC 和心、肝、脑组织 MAPK 活性变化及补益脾胃方药作用机制的实验研究

崔家鹏等在“脾虚证大鼠心、肺、空肠组织 PKC 和心、肝、脑组织 MAPK 活性变化及补益脾胃方药作用机制的实验研究”一文[29]中指出，本项研究在已往研究的基础上，通过对脾虚动物心、肝、脾、肺、肾等主要脏器组织及空肠、脑组织蛋白激酶 C（ PKC）及分裂原激活的蛋白激酶（ MAPK）活性变化的研究，探讨脾虚状态下细胞信号传导的规律，进一步揭示脾虚的病理实质和健脾方药的作用机制，从而为脾实质的研究提供客

观依据。

结论：

①脾虚证状态下，大鼠心脏组织的 PKC 活性与 MAPK 活性均发生变化，且两者有一定的联系，提示脾虚状态下心脏组织的 PKC 和 MAPK 参与的信号传导通路，以及两条通路之间的“对话”作用，可能是脾虚证病理变化发生的机制之一。

②补脾气、温脾阳、滋脾阴方药对脾虚大鼠心脏组织 PKC 活性与 MAPK 活性均有影响，且两种影响有一定的关系，提示对心脏组织的 PKC 和 MAPK 参与的信号传导通路的干预，以及对两条通路之间的“对话”作用的干预，可能是健脾方药作用机制之一。

（3）脾虚证 Ca^{2+}/CaM 信号系统的实验研究

修宗昌等在“脾虚证 Ca^{2+}/CaM 信号系统的实验研究”一文[30]中指出：“本实验以饥饱失常加苦降破气法塑造大鼠脾虚模型，首次通过观察空肠平滑肌细胞内游离 Ca^{2+} 含量（$[Ca^{2+}]_i$）和 CaM（钙调素）活性的变化，寻求脾失健运，化源亏乏，与空肠平滑肌细胞 Ca^{2+}/CaM 信号系统的内在联系，进而从胃肠动力学角度，对脾虚失运机制作出一个分子生物学水平的诠释，也为阐明四君子汤作用机理提供实验资料。”

结论：

①饥饱失常加苦降破气法，目前是塑造脾虚动物模型较理想的方法之一。

②“脾主运化”与空肠平滑肌细胞内 Ca^{2+} · CaM 信号系统密切相关，Ca^{2+} · CaM 信号系统的异常变化，是“脾虚失运”的分子生物学基础之一。

③脾虚时空肠运动异常（加快），吸收功能发生障碍。

④四君子汤可以改善脾虚证的临床症候，其健脾益气功效可能是通过降低空肠平滑肌细胞内 $[Ca^{2+}]_i$ 及 CaM 活性，抑制空肠过度蠕动，进而促进胃肠消化、吸收来实现的。

4．脾虚与衰老

（1）补益脾胃法对脾虚老龄大鼠超微结构变化的影响

刘景峰等在“补益脾胃法对脾虚老龄大鼠红细胞膜结构和 ATP 酶活性及海马超微结构变化的影响”一文[31]中指出，脾胃乃后天之本，气血生化之源，气机升降之枢，在人生命活动中占有重要地位。脾胃虚弱则会引起气血生化无源而衰退、先天失于后天滋养而受损，以及气机升降失常等变化，是衰老发生的重要原因。补益脾胃也是延缓衰老的重要法则。

结论：

①脾胃乃后天之本，气血生化之源，气机升降之枢。脾胃虚弱则会引起气血生化无源而衰退、先天失于后天滋养而受损，以及气机升降失常等变化，是衰老发生的重要原因。补益脾胃是延缓衰老的重要法则。

②脾胃虚弱，可以加快衰老发生进程，脾虚衰老发生的部分机制可能是：第一，破坏了机体过氧化损伤与抗氧化系统之间的平衡，加重了自由基损伤；第二，使细胞膜结构发生变化，影啊了膜的流动性及膜蛋白的功能；第三，使膜 ATP 酶活性降低，Na^+、K^+、Ca^{2+} 等离子的转运发生障碍，影响了跨膜信号的传递；第四，促进细胞凋亡，加快衰老发生。

③补益脾胃法可以通过调节以上环节的病理变化，减轻生物膜结构的损伤与功能的变化，进而起到延缓衰老的发生的作用。

（2）补益脾胃法对脾虚老龄大鼠海马神经元PKC活性与Bcl－2和Bax蛋白表达及超微结构的影响

王淑娟等在“补益脾胃法对脾虚老龄大鼠海马神经元PKC活性与Bcl－2和Bax蛋白表达及超微结构的影响”一文[32]中指出，抗衰老研究在我国具有悠久的历史，属于中医药学的优势领域。本项研究，根据中医学关于衰老的脏腑衰竭说，人以水谷为本，脾胃为水谷之海，气血生化之源，后天之本，故脾胃为养生之本立论，在李德新教授领导的课题组既往研究成果的基础上，观察了补益脾胃法（包括健脾益气法、温运脾阳法、滋补脾阴法）对脾虚老龄大鼠海马神经元PKC活性与Bcl－2和Bax蛋白表达及超微结构的影响。

根据中医学的病因发病学理论，本项研究采用饮食不节、疲劳过度和药物损伤等综合因素，成功地建立了脾气虚、脾阳虚和脾阴虚三种证候老龄大鼠模型，分别应用导师李德新教授拟定的健脾益气、温运脾阳和滋补脾阴方药灌胃治疗两个月，以改良的Takai法检测其海马组织的PKC活性，以免疫印迹法（Western－blotting）检测其海马组织中PKCα、β_1、Y亚型的表达，以免疫组织化学SABC法检测了脾阳虚证大鼠海马组织Bcl－2和Bax蛋白的表达，并用透射电镜观察了脾阴虚证大鼠海马超微结构。

结果表明：

①补益脾胃方药具有调控脾虚老龄大鼠海马神经元蛋白激酶C活性的作用。脾虚老龄大鼠海马神经元PKC活性的变化：1）海马神经元细胞膜PKC活性：与青年正常对照组相比，老龄大鼠及青年各模型组大鼠海马神经元细胞膜PKC活性不同程度升高，但老龄各模型组之间无显著性差异，青年各模型组间有显著性差异，以脾阳虚证组升高最为明显。老龄各模型组海马神经元细胞膜PKC活性升高幅度较青年组小。2）海马神经元细胞浆PKC活性：与正常对照组相比，各模型组海马神经元细胞浆PKC活性明显降低，脾气虚证与脾阳虚证、脾阴虚证模型组之间有显著性差异，老龄组大鼠海马神经元细胞浆PKC活性明显高于青年组；老龄各模型组海马神经元细胞浆PKC活性下降幅度较青年组大。

补益脾胃方药可以降低各脾虚治疗组大鼠海马神经元细胞膜PKC的活性，其中对脾气虚证大鼠治疗效果最为明显。老龄组与青年组之间有显著性差异，老龄组海马神经元细胞膜PKC活性明显高于青年组。但年龄因素对治疗效果无影响。

补益脾胃方药可以提高各脾虚治疗组大鼠海马神经元细胞浆PKC活性，老龄组与青年组之间有显著性差异，老龄组海马神经元细胞浆PKC活性明显高于青年组，但年龄因素对治疗效果无影响。说明在调控海马神经元PKC活性方面，补益脾胃方药对老龄大鼠的疗效与青年组一致。

②补益脾胃方药具有调控脾虚老龄大鼠海马神经元蛋白激酶C亚型表达的作用。在所检测的PKCα、β_1、Y三个亚型中，大鼠海马神经元细胞膜与细胞浆均以α亚型表达最明显，但各证候模型大鼠、治疗大鼠与正常大鼠之间无明显差异。

各组PKCβ_1、Y亚型的变化与PKC活性的变化基本一致，老龄及青年各证候脾虚模型大鼠海马神经元细胞膜 PKCβ_1、Y 亚型表达均增强，老龄及青年补益脾胃方药治疗大鼠 β_1、Y 亚型表达减弱。

老龄及青年各证候脾虚模型大鼠海马神经元细胞浆 PKCβ_1、Y 亚型表达减弱，而补益脾胃方药治疗大鼠 β_1 亚型表达增强；Y 亚型除脾阴虚治疗老龄大鼠与模型大鼠比较无显著性差异外，脾气虚、脾阳虚治疗老龄大鼠 Y 亚型表达增强。但青年各模型大鼠与治疗大鼠之间无明显差异。

③温补脾阳方药具有调节脾阳虚大鼠海马神经元 Bcl－2 及 Bax 基因蛋白表达的作用

与青年正常组大鼠比较，老龄大鼠海马神经元 Bcl－2 蛋白表达减弱，Bax 蛋白的表达明显增强；老龄脾阳虚模型组大鼠表现更为明显，几乎未检测到 Bcl－2 蛋白的阳性表达。

青年脾阳虚模型大鼠海马神经元 Bcl－2 蛋白表达减弱，而 Bax 蛋白表达明显增强，与青年正常对照组比较有明显差异。

青年脾阳虚治疗组大鼠海马神经元 Bcl－2 蛋白表达增强，Bax 蛋白表达明显减弱；与正常对照组比较，无明显性差异。老龄脾阳虚治疗组大鼠海马神经元 Bcl－2 蛋白表达有所增强，Bax 蛋白表达减弱，但无统计学意义。

④滋补脾阴方药具有改善脾阴虚证大鼠海马超微结构的作用。老龄脾阴虚证大鼠海马神经细胞有典型的细胞凋亡特征，一些细胞核浓缩呈斑点状荧光，有些在核周边呈环状或颗粒状荧光浓聚，细胞膜呈泡状改变。老龄脾阴虚治疗组大鼠变化不明显。

青年脾阴虚证大鼠海马神经元胞体内细胞器形态不规则，线粒体出现肿胀变形，嵴断裂和空泡样改变；细胞核出现核膜内褶断裂；个别细胞还可见到内含条纹状结构的溶酶体。青年脾阴虚治疗组大鼠虽可见到核膜内褶及线粒体肿胀现象，但程度较模型组明显减轻。

本项研究结果提示：补益脾胃方药可以有效地调控脾虚老龄大鼠海马神经元细胞蛋白激酶 C 活性及 β_1、Y 亚型的变化，调节衰老基因 Bcl－2 及 Bax 蛋白的表达水平，改善海马神经元超微结构。其在调控脾虚老龄大鼠海马神经元细胞 PKC 活性方面，与青年组之间无显著性差异；在调控衰老基因表达及改善海马神经元超微结构方面，补益脾胃法对青年组脾虚大鼠的治疗效果明显优于老龄组。

其作用机理可能是：其一，调控蛋白激酶的活性变化，调节细胞信号传导机制；其二，通过调节长寿基因蛋白的表达，减缓细胞凋亡的进程，改善海马组织超微结构。

5．脾虚与神经、内分泌及免疫的关系

（1）实验性“脾虚证”大鼠脑内单胺递质的变化及其择时治疗效应

周奇志等在“实验性‘脾虚证’大鼠脑内单胺递质的变化及其择时治疗效应”一文[33]中指出：“采用饥饿、酒醋及大黄等综合方法塑造‘脾虚证’大鼠模型，并经四君子汤在辰、戌两时辰治疗，观察大鼠脑内单胺递质的昼夜节律变化，以便从时间生物学的角度，探讨‘脾虚证’的时间病理学特征以及药物择时治疗的不同效应。结果显示，与对照组比较，造模组大鼠脑内单胺类递质总体水平下降（$P<0.05$）、单胺递质节律中值也明显降低（$P<0.01$ 或 $P<0.05$），且振幅降低、峰相位偏离正常，5－羟醋酸吲哚节律消失。经四君子汤在辰、戌两时辰治疗后，大鼠脑内单胺递质（多巴胺除外）总体水

平较造模组明显提高（$P<0.01$ 或 $P<0.05$），其节律中值也显著上升（$P<0.01$ 或 $P<0.05$）。其中，辰时治疗组为部分单胺递质振幅升高，而戌时治疗组各单胺递质振幅均升高，峰相位也较辰时治疗组更接近对照组，其5-羟醋酸吲哚节律已基本恢复至正常。提示：造模组‘脾虚证’大鼠脑内单胺递质总体水平低下，昼夜节律消失。予以四君子汤可使大鼠‘脾虚证’大鼠模型复健，从择时治疗结果看，戌时比辰时治疗效果好。”

（2）健脾益气对神经内分泌免疫网络影响的实验研究

陈晓红等在“健脾益气对神经内分泌免疫网络影响的实验研究健脾益气对神经内分泌免疫网络影响的实验研究”一文[34]中指出：“为了观察健脾益气对神经内分泌免疫网络的调节作用，本实验用皮质酮（10mg/kg）造成大鼠下丘脑-垂体-肾上腺-胸腺（HPAT）轴抑制模型，观察健脾益气代表名方四君子汤（SJ）对HPAT轴的影响。结果表明皮质酮大鼠下丘脑单胺类递质的含量明显增高，血浆ACTH、CORT含量明显降低，体内与体外淋巴细胞增殖反应明显受抑，自然杀伤细胞活性下降，淋巴细胞诱生的IL-2和γ-IFN水平明显降低。200%四君子汤灌胃（10g/kg）能有效改善神经和免疫功能，而对内分泌系统作用不明显。桃红四物汤（TH）对皮质酮大鼠HPAT轴无影响。”

（3）健脾益气中药对慢性应激大鼠HPA轴作用的实验研究

梁尚华等在“健脾益气中药对慢性应激大鼠HPA轴作用的实验研究”一文[35]中指出：“目的：观察健脾益气之中药复方四君子汤对慢性应激大鼠下丘脑-垂体-肾上腺轴（HPA轴）的影响。方法：设正常组、模型1组、模型2组、四君子汤组，除正常组外其余各组大鼠用电刺激法制备慢性应激动物模型，观察行为学指标的变化，测定血浆皮质酮（CORT）、下丘脑促肾上腺皮质激素释放激素（CRH）和血浆促肾上腺皮质激素（ACTH）含量，同时检测大鼠下丘脑CRH mRNA和垂体ACTH mRNA含量变化。结果：四君子汤能改善大鼠行为表现，降低大鼠血浆ACTH、下丘脑CRH、血浆CORT的含量，控制下丘脑CRH mRNA和垂体ACTH mRNA的过量表达。结论：健脾益气中药复方可有效调整慢性应激大鼠HPA轴的异常。”

（4）脾虚证与下丘脑-垂体-甲状腺-胸腺（NPTT）轴功能的关系

李刚等在“脾虚证与下丘脑-垂体-甲状腺-胸腺（NPTT）轴功能的关系”一文[36]中指出，本实验以放射免疫分析法、免疫放射分析法、高效液相色谱—电化学检侧等方法，对脾虚大鼠下丘脑-垂体-甲状腺-胸腺轴功能变化进行了研究，得出如下结论：

①脾虚时下丘脑-垂体-甲状腺-胸腺轴的合成分泌和调控功能紊乱，致机体免疫功能低下，这可能是脾虚证的重要病机或病因。

☆　脾虚大鼠胸腺细胞IL-2活性极显著降低，是机体免疫力下降的重要原因之一。

☆　脾虚大鼠血清甲状腺素T_3、T_4水平极显著下降，胸腺细胞T_3受体的含量极显著减少，直接影响甲状腺素免疫调节作用，是机体免疫力下降的重要原因之一。

☆　脾虚大鼠下丘脑细胞上T_3受体的含量极显著减少，下丘脑自身合成TRH的量减少，均直接影响垂体TSH合成，致甲状腺对TSH反应的敏感性下降，下丘脑-垂体轴进而呈现出对甲状腺激素反馈的应答能力下降，该轴功能的减退间接影响了甲状腺素免疫调节作用；而且甲状腺合成和分泌T_3、T_4能力下降，上述复合因素也是机体免疫力下降的原因之一。

☆ 脾虚大鼠皮质NE水平的极显著下降和各脑区L－EK含量的极显著增高可能同样是下丘脑TRH和垂体TSH含量下降原因之一，进而影响了下丘脑－垂体轴对甲状腺激素反馈的应答能力，这说明了脾虚时下丘脑－垂体－甲状腺轴功能的减退与神经递质和神经肽功能紊乱有关。

②四君子汤的健脾益气功能与下丘脑－垂体－甲状腺－胸腺轴合成分泌和调节功能有密切关系。四君子汤治疗后，大鼠的脾虚症状有明显改善，降低的血清甲状腺素，下丘脑、胸腺细胞T；受体水平，下丘脑TRH，垂体TSH水平，皮质NE水平有明显升高，并使明显增高的各脑区L－EK含量降低，与正常组相比无显著性差异。

脾虚证与下丘脑－垂体－甲状腺－胸腺轴关系的研究证实：下丘脑－垂体－甲状腺－胸腺轴功能紊乱直接参与脾虚证的形成，四君子汤可通过健脾益气作用调节该轴功能，改善脾虚症状。

5.2.2 脾主运化

脾主运化是脾的最主要的功能之一。其运化功能一方面将水谷精微输送到各脏腑组织中去，以发挥滋润濡养的作用；另一方面将代谢后的水液通过其运输作用不断排出体外，从而维持人体水液代谢的相对平衡。脾主运化，应包括消化、吸收、输布及气化四个方面的功能。所以由某些原因影响了脾的消化，吸收水谷精微的功能时，就会引起少食、腹胀便溏等病症。如果影响了脾的输布水谷精微的功能，就会因津液失运而酿湿生痰、生饮、水肿等病变。在病理情况下，即脾虚失运时，可以表现出来某一方面的功能失常。如该患由于脾主运化的输布这一功能的作用，将水谷精微输布于四肢，故周身未见生痰、生湿、水肿之症，故可视为脾主运化的其中输布功能尚属正常。但水谷精微被输布到周身各处，却未有被利用、未转化的能量，即所谓气化不利，西医学称之为代谢低下，因而发生倦怠、乏力、嗜睡诸症；输布到周身各处的水谷精微未被“气化”，却蓄积起来，遂发生肥胖，体重增加之征。

因此，运用现代医学的方法和技术阐明脾主运化的理论内涵，以了解脾主运化的细胞生物学实质，具有重要的意义。

1. 脾虚失运与胃肠动力障碍

（1）脾虚证胃动力障碍的ICC特征

黄穗平在“脾虚证胃动力障碍的ICC特征及健脾中药干预研究”一文[37]中指出：“本研究以胃运动起搏细胞ICC为切入点，探讨脾虚证胃动力障碍的发病机制。首先，进行临床研究，以脾虚证慢性胃炎胃动力障碍患者为研究对象，应用多功能胃肠动力测定仪等仪器，观察给予香砂六君子汤以益气健脾治疗前后，慢性胃炎脾虚证患者胃动力的变化以及临床表现的改善情况；然后，进行动物实验，以脾虚证Wistar大鼠模型为研究对象，应用功能检测、免疫组织化学、分子生物学等方法，观察给予香砂六君子汤干预前后，脾虚型大鼠的胃动力变化、胃起搏区ICC的数量、形态特征、ICC细胞标志物c－kit基因表达变化。”其结论为：“①脾虚证慢性胃炎患者存在胃排空运动障碍。②胃肌电活动减弱是脾虚证慢性胃炎患者胃排空运动障碍的电生理基础。③健脾理气药方香砂六君子汤可以明显改善脾虚证慢性胃炎患者的消化不良症状和脾虚证候，其机理与改善胃排空运动障碍、胃电生理活动有关。④脾虚证大鼠动物模型胃肌层的ICC形态、数量与功能有异常，健脾理气药方香砂六君子汤可改善这些异常。”

(2) 脾气虚证与胃肠动力紊乱

刘凯等在“实验性脾气虚证大鼠胃肠动力紊乱及香砂六君子汤治疗的信号传导机制”一文[38]中指出：“本实验从器官、组织和细胞等不同的层次，系统研究了脾气虚大鼠模型的胃肠动力障碍，确定了香砂六君子汤对脾虚胃肠动力障碍的治疗作用，揭示了香砂六君子汤的某些作用机理。”

本实验从器官、组织和细胞等不同的层次，系统研究了脾气虚大鼠模型的胃肠动力障碍，确定了香砂六君子汤对脾虚胃肠动力障碍的治疗作用，揭示了香砂六君子汤的某些作用机理：

①实验性脾气虚证大鼠胃肠动力紊乱表现及香砂六君子汤的治疗作用

本实验显示，脾虚大鼠胃排空延迟，小肠推进性蠕动亢进，反映出脾虚时胃肠运动失协调。香砂六君子汤被证实有明显的疗效。而且，实验结果表明香砂六君子汤对脾气虚胃肠运动功能的调节表现出既可兴奋胃肠道运动功能，又可抑制过亢的胃肠运动，对胃肠有双向调节作用。胃电慢波决定胃蠕动波传导的速度和方向以及决定蠕动的节律，而胃电快波决定胃运动的强度。决定胃肠运动频率的快波发放不仅以慢波为基础，还受局部胃肠神经系统的调控。我们的实验发现脾气虚大鼠胃窦的胃电异常表现为慢波振幅和快波频率的降低。提示在脾虚状态下，胃电基本节律尚保持相对稳定，但所作的“有用功”下降，引起的胃运动减弱，胃排空障碍。而香砂六君子汤可通过调节电慢波振幅和快波发放频率来提高脾虚大鼠的胃排空率。

我们的实验结果表明，即使在脾气虚状态下，胃体起搏区对胃动素较胃窦也有较高的敏感性，但与对照组比较，脾气虚组的敏感性明显下降，这可能是其胃运动减弱的原因之一；胃体起搏区敏感性高于胃窦区，表明脾气虚状态下，机体尚保持相对平衡。

作为兴奋性胃肠肽的MTL和抑制性胃肠肽的VIP，都对胃平滑肌细胞的收缩或舒张有直接作用。实验结果表明，在相同浓度的胃动素作用下，脾气虚证大鼠离体胃窦平滑肌细胞的收缩强度低于对照组。提示脾气虚可致平滑肌细胞对MTL反应敏感性下降，这一趋势在组织和细胞水平都是一致的；与自然恢复组相比，香砂六君子汤能显著提高MTL反应敏感性，使之基本恢复正常。与单纯胃动素作用下脾气虚组收缩强度相比，相同浓度的VIP预先孵育后，胃动素作用下的脾气虚组收缩强度下降程度明显低于对照组，提示脾气虚可致VIP对MTL引起的肌细胞收缩的抑制作用下降，即VIP舒张功能下降，脾气虚使胃窦平滑肌细胞对VIP的反应敏感性也下降。同样，与自然恢复组相比，香砂六君子汤能显著提高VIP反应敏感性，使之基本恢复正常。这提示脾气虚胃肠动力障碍，在离体组织和细胞水平都有体现，其本质不能简单地局限于“信号分子异常（如胃肠肽水平）”这一初始环节。香砂六君子汤对脾气虚胃肠动力障碍的调节，可能通过调节胃电异常、胃体起搏区（ICC区）和胃窦对胃肠肽反应敏感性的异常，来改善脾气虚胃肠动力障碍。

②胃肠肽信号分子的信号传导障碍

在整个机体完整的信息系统中，胃肠肽作为大分子化学信号分子，无疑在胃肠运动中起到了重要的作用。在不同环节的信号传导异常，都会造成不同程度的胃肠运动障碍。胃肠肽的紊乱与胃肠运动障碍关系密切，二者互为因果关系。

近年来国内对脾虚证进行了多方面的研究，但对脾虚证出现的胃肠功能紊乱与胃肠肽的调节上多集中于外周循环或单个部位的研究。本实验从下丘脑、胃、空肠和结肠进行了多层次的观察，表明脾气虚时存在多部位的胃肠激素异常，可能与其胃肠运动紊乱有一定的关系。

在下丘脑、胃、空肠和结肠各层次，与对照组相比，脾气虚组 MTL，VIP 含量均呈明显降低（结肠 MTL 差别无显著性），变化呈现一致性。这与脾气虚证各种激素或递质合成能力下降的“虚”证表现相吻合。但兴奋性激素 MTL 和抑制性激素 VIP 含量在胃肠道各部位均下降，与论文一观察到的“脾气虚证时胃运动减弱，而肠运动亢进的失协调”相矛盾。其原因可能有以下几个方面：

☆　仔细观察可以发现脾气虚组 MTL、VIP 各部位降低程度是有差别的，尤其是胃和空肠：在胃窦部，兴奋性递质的减少量超过了抑制性递质的减少；在空肠，抑制性递质的减少量超过了兴奋性递质的减少。

☆　从信号传导角度看，胃肠肽对胃肠运动调节是一个极其复杂的网络系统，不仅如此，网络同层面的不同节点、不同层面之间还存在着大量的“交互性反馈（Cross－talking)”。脾气虚发病过程中除上述两种胃肠肽分泌发生改变外，其他因素（包括除 MTL、VIP 以外的其他为常态和神经体液因素）可能也有相应改变。致使对胃、肠作用的总效应是使胃运动减慢，肠运动亢进。

☆　在胃肠道同一部位，不同的胃肠肽对该部位调节的作用差异和重要性不同。因此，对该部位起主要作用胃肠肽的变化程度显得更为重要。

☆　胃肠道不同部位对相同的信号分子可能有不同的反应差异。这样，相同或相近的信号分子浓度变化在不同部位可能引起不同的结果。

含 NOS 的非肾上腺能非胆碱能（NANC）神经元末梢释放 NO 是一种抑制性神经递质，脾虚大鼠 NOS 染色增多，说明 NO 抑制作用增强。一方面，可以抑制胃运动，另一方面可降低大鼠环行肌运动频率，使结肠节段性运动频率降低，粪便在结肠内的往返运动于单位时间内发生次数减少，结肠内停留时间缩短，容易造成溏便。实验中脾气虚大鼠 NO 增高，VIP 则降低，提示在脾虚状态下，机体内稳态仍保持相对平衡。胃肠肽 hTL，VIP 和 nNOS 的改变，可能与脾气虚胃肠动力紊乱有关，但两者之间、各因素之间，孰因孰果，尚待进一步研究。可以肯定的是，香砂六君子汤对大鼠实验性脾气虚证胃肠肽分泌异常和 nNOS 的异常改变，有明显的调理作用，并呈多位点的双向调节。

③胃肠肽平滑肌细胞受体（信号接收系统）的信号传导障碍

本实验证实两种 VIP 受体在胃肠道不同部位的分布有明显差异。在胃窦部，仅有 VIPR2 表达；在空肠和降结肠，VIPR1 和 VIPR2 均有表达，但 VIPR1mRNA 含量均明显高于 VIPR2。在相同的信号分子作用下，不同的受体亚型可能会导致不同的信号传导通路，最终产生不同的生物学效应。这可能是脾气虚证时表现出的胃运动减弱，肠运动增强的“矛盾”现象的原因之一。在胃窦部，脾气虚组 VIPR2 mRNA 含量降低；在空肠和降结肠，脾气虚组 VIPR1，VIPR2 mRNA 含量也低于对照组，表明脾虚证时，胃肠道平滑肌细胞在受体水平也存在异常，各部位VIP受体mRNA含量均呈下降趋势。香砂六君子汤能明显纠正VIP受体mRNA水平的异常，自然恢复组则恢复不明显。

④钙离子为代表的平滑肌细胞内信号传导障碍。

细胞内游离钙离子浓度［Ca^{2+}］$_i$是决定平滑肌细胞收缩或舒张的重要因素。平滑肌细胞内存在着复杂的多层次的钙调控体系，使［Ca^{2+}］$_i$在静息时维持稳定，刺激后产生变化。细胞内游离Ca^{2+}作为重要的“第二信使”参与细胞调节，其微小的变化即可导致平滑肌功能的明显变化。

通过对平滑肌细胞［Ca^{2+}］$_i$的变化的观测，我们可以发现，胃动素作用于平滑肌细胞膜，通过受体活化性钙通道，引起［Ca^{2+}］$_i$浓度升高，造成平滑肌细胞收缩。大鼠胃窦平滑肌加入MTL后可诱发［Ca^{2+}］$_i$的迅速升高，在30s左右达到峰值，这与以往研究证实的平滑肌细胞与胃动素反应，在30s左右达到峰值基本符合。脾气虚组［Ca^{2+}］$_i$升高到峰值的时间虽然与对照组相似，但最大峰值明显低于对照组；治疗组［Ca^{2+}］$_i$与自然恢复组升高速率差别不大，但达到的最大峰值明显高于自然恢复组。表明在同一MTL反应浓度下，脾气虚组胃窦平滑肌细胞释放游离钙离子的强度约低于对照组，收缩反应差。VIP对胃窦平滑肌细胞收缩有直接的抑制作用。VIP预孵的脾气虚组平滑肌细胞，MTL作用下［Ca^{2+}］$_i$浓度升高达到的峰值明显下降了1.91%，但低于对照组的23.32%。这说明脾气虚组与VIP的作用强度下降，抑制释放游离钙离子的能力下降，这与论文一在细胞水平表现出的收缩和舒张功能下降相符合。治疗组能明显改善这一异常。

香砂六君子汤能同时提高脾虚模型对MTL和VIP的反应，使［Ca^{2+}］$_i$的释放达到一个正常水平。

胞内钙信号传导，除了Ca^{2+}浓度变化，还有Ca^{2+}敏感性调节和钙信号复杂的时空多样性，所有的这些，都需要进一步的研究。但可以肯定的是，脾气虚证病程长、机体衰弱，造成其胃肠动力调节中的信号传导障碍呈多环节、多层面；中药整体性治，呈双向多层次调节，其有效性是有一定的理论基础和客观依据的。另外，基因敲除、转基因技术的应用，更实现了真正特异性阻断某一类型钙离子通道，并建立相应的动物模型。膜片箝技术的发展，也为研究脾气虚对胃肠道平滑肌各型钙通道和其它离子通道活性的影响、中药的治疗原理提供了可靠的手段。为将来明确不同病生理情况下平滑肌细胞Ca^{2+}动态平衡紊乱的真正环节打下了基础。

2. 脾虚证与胃泌素相关

(1) 补脾方药对脾虚大鼠壁细胞胃泌素受体及受体后信号传导调控研究

李燕舞等在“补脾方药对脾虚大鼠壁细胞胃泌素受体及受体后信号传导调控研究”一文[39]中指出，脾虚证与胃泌素关系密切，脾虚大鼠胃黏膜及壁细胞胃泌素受体结合容量显著降低，不少调理脾胃方药对胃泌素及胃泌素受体有显著的调节作用，脾虚证很可能是胃泌素受体相关性疾病。胃肠激素受体及受体后信号传导与调控是在分子水平对复杂机体中单个细胞内及细胞间相互交流信号的研究，是当今生命科学研究的前沿课题，业已证实，本次实验研究应用放射配基结合法与跨膜信息转导机理研究新技术，系统研究脾虚大鼠壁细胞胃泌素受体表达方式与磷脂酰肌醇通路信号传导规律变化以及益气健脾方药党参、白术、补中益气汤的调控作用，对于探讨脾虚证与胃泌素受体的关系，阐明脾虚证病理机转规律及健脾方药药理作用均有重要意义。

临床研究表明，脾虚证在胃黏膜疾病患者中占相当比重。以益气健脾法则指导下应用健脾方药对脾虚证进行治疗，疗效较为确切。党参、白术、补中益气汤均是典型的健脾方药。已往研究表明：大黄脾虚模型大鼠对消炎痛、应激因素引起的胃黏膜损伤指数明显高于正常对照组，胃黏膜多种细胞形态与分泌功能异常，而四君子汤、补中益气汤等对其有复健作用。提示临床采用益气健脾方药治疗脾虚患者的胃肠道疾病与其加强胃肠黏膜本身的防御功能有关。

随着现代生物化学及分子生物学技术的发展，胃肠激素受体及受体后信息传递研究引起人们广泛兴趣。诸多研究表明胃泌素与脾虚证关系密切，胃泌素作为一种胃肠激素不仅有刺激胃酸分泌作用，更主要的有对胃黏膜的营养生长作用。胃泌素受体是壁细胞的一种重要受体，是典型的G蛋白偶联受体，胃泌素必须作用于胃泌素受体，经过一系列的信息传递最终引起生理病理效应。我们的课题正是在此思路指导下，从分子受体水平探讨脾虚证胃黏膜病理机制及补脾方药对其治疗的分子药理机制。本次实验结果表明：

①大黄脾虚模型大鼠壁细胞电镜下观察：细胞膜、细胞核、线粒体均无明显改变，个别存在线粒体的肿胀。但可见特征性结构分泌小管和分泌囊泡的变化，主要为脾虚模型分泌小管扩张，微绒毛增长，分泌囊泡减少，而正常组以囊泡结构为主。提示可能存在一种脾虚状态下壁细胞分泌功能的代偿；壁细胞也可能存在对攻击因素的高敏感性。而经补脾方药党参、白术、补中益气汤治疗后，壁细胞超微结构趋于静息状态。

②通过放射配基结合实验测定胃泌素受体结合位点数发现：脾虚组动物壁细胞上胃泌素受体结合的位点数明显低于正常组，而健脾方药对其有上调作用。说明在脾虚状态下壁细胞形态未见明显改变时而细胞膜受体已经表现出变化，这是导致细胞信息传递功能改变的基础。但前期实验发现胃泌素受体结合数下降的同时表现为受体亲和力的增高，提示胃泌素受体在脾虚状态下同样存在一种功能上的代偿。由此推测：脾虚证可能与胃泌素受体低表达相关，补脾方药调节胃泌素受体可能是其发挥益气健脾作用的机制之一。

③大黄脾虚模型大鼠壁细胞内 IP_3 含量、$[Ca^{2+}]_i$、CaM、Ca^{2+}/CaM－PKII 较正常组有异常变化，细胞内 IP_3 含量降低：细胞内 $[Ca^{2+}]_i$ 静息状态下及胃泌素刺激后低于正常，而经胃泌素刺激后 $[Ca^{2+}]_i$ 增高幅度明显高于正常，表明其对刺激的反应性增强；脾虚组大鼠细胞内 CaM，Ca^{2+}/CaM－PKII 活性明显高于正常，表明受体后信号物质活性增高，效应增强。而补脾方药对以上指标均有调节作用。

以上实验结果可推测：脾虚证可能与胃泌素受体低表达及受体后信号物质 IP_3 生成量减少相关，脾虚状态下胃黏膜壁细胞可能存在某种代偿机制，胃黏膜的易损性可能增强，对攻击因子的敏感性增高。而健脾方药可以调节这些"脾虚"症状，阐释了临床中应用补脾方药治疗胃黏膜损伤疾病脾虚证的机制可能是增强胃泌素受体表达，加强胃黏膜本身的防御能力。

另外，此次实验所采用的大黄脾虚模型可能因造模方法和造模时间，属于较轻微的脾虚状态，壁细胞结构未能表现出以往资料所报道的以线粒体为主的病理变化，胃黏膜也未见明显损伤，同时壁细胞的功能也显示出一种代偿状态。但根据事物发展规律，代偿之后必定会出现失代偿，设想如果加重脾虚状态模型有可能会出现结构及功能的进一步改变。

总之，本次实验从细胞受体、信号分子水平进一步探讨了脾虚证的病理过程以及补脾方药作用的药理机制。为临床治疗脾虚证提供了新的思路与途径，也为从中药组分中筛选非肽类胃泌素受体拮抗剂作了初步奠基。若将此研究与临床常见胃黏膜疾病联系起来深入研究，将会对中医药理论和临床实践的发展产生深远的影响。

（2）脾虚大鼠壁细胞胃泌素受体及黄芪的调控作用研究

聂克等在“脾虚大鼠壁细胞胃泌素受体及黄芪的调控作用研究”一文[40]中指出，系统研究脾虚状态下壁细胞胃泌素受体表达、磷脂酸肌醇代谢、胞内信使钙离子水平的规律性变化，以及补益脾气要药黄芪对其调控作用，在分子水平上揭示脾虚证的病理机制与调理脾胃方药药理的分子机制，不仅有助于脾本质的现代阐释，架起传统的脾胃学说与现代胃肠肽类激素这个新兴边沿学科之间的桥梁，对于中医临床实践也会有重要指导意义。

我们的研究初步表明，大黄脾虚模型大鼠胃壁细胞胃泌素受体结合位点数明显一下调，静息状态下胞浆第二信使游离钙离子浓度（$[Ca^{2+}]_i$）明显低于正常水平，胃泌素刺激下 $[Ca^{2+}]_i$ 升高幅度明显低于正常组和黄芪治疗组。中药黄芪善于补上益中，为补益脾气之要药，临床广泛用于脾气虚弱等证的治疗，功效卓著。脾虚模型大鼠经黄芪注射液治疗后，在脾虚一般症状得到改善的同时，壁细胞胃泌素受体结合位点数显著回升并明显高于模型组；静息状态下 $[Ca^{2+}]_i$ 有一定回升；胃泌素刺激下 $[Ca^{2+}]_i$ 有明显回升并明显高于模型组，而且升高幅度恢复至正常水平。

综合文献资料和我们的研究结果，我们推测壁细胞胃泌素受体可能参与了脾虚证的病理过程，脾虚证很可能是一种胃泌素受体相关性疾病；调节壁细胞胃泌素受体及胞内第二信使水平，可能是黄芪发挥益气健脾作用的细胞水平的新机制。如果我们的假说成立，通过进一步的临床和实验研究，有可能通过受体调节开辟一个治疗脾胃病证的新途径，同时为从中药中开发非肽类受体激动剂和拮抗剂提供了新的思路。这对于中医药理论的发展和指导临床实践，以及中药的现代化都将产生深远影响。

（3）黄芪总苷对脾虚大鼠胃壁细胞功能及形态影响的研究

黄可儿等在“黄芪总苷对脾虚大鼠胃壁细胞功能及形态影响的研究”一文[41]中指出，胃肠激素受体和受体后信号传递与调控的研究是当今生命科学研究的前沿。结合现代医学理论和实验技术开展脾虚证的基础理论研究和健脾益气中药对脾虚证调控的分子药理学研究是我们研究所30多年来坚持不移的研究方向。前期的工作已经证实脾虚证和胃泌素（Gastrin，GAS）存在密切的内在联系，脾虚时壁细胞在胃泌素受体（Gastrin Receptor，GR）和受体后信号传导通路上表现为功能低下的病理状态；补中益气汤、黄芪注射液对脾虚时胃壁细胞在GR和受体后信号传导通路上功能低下的病理状态具有复健作用，黄芪在此中发挥了重要的作用。

中药物质基础和作用原理的结合研究是新时期中药现代化研究的关键内容之一。在明确复方药理作用的基础上，开展物质基础和作用机理的结合研究具有重要的理论意义。由于黄芪药材的有效组分黄芪总苷（Astragalosides，AST）和黄芪注射液在其他方面有相似的药理作用，由此推测AST对脾虚证信号传导通路功能低下的病理状态也可能具有调节作用。同时，由于功能的改变往往伴随着形态学的变化，因此，本研究的目的是选择 AST 作为黄芪健脾益气作用的代表性物质基础，探讨 AST 对脾虚证胃壁细胞功能和形态的影响。

采用分子生物学受体功能分析手段，在细胞、分子水平上建立药效指标体系，可从多层次、多环节、多靶点研究有效部位或成分的药理作用，明确细胞的效应靶点。而采用功能研究和形态学研究相结合、整体研究和离体研究相结合的实验方法，能够比较客观地评价药物的作用。按照以上研究思路，本研究应用放射配基受体结合法和跨膜信息传导的研究方法、经典的形态学研究方法和整体药效学研究方法，探讨 AST 对脾虚证大鼠胃壁细胞功能（受体后信号传导通路的相关环节：GR 结合位点数、胞内游离钙离子浓度 $[Ca^{2+}]_i$、胞内钙调素 Ca^{2+}/CaM 活性、胃酸分泌功能）及胃黏膜细胞形态（胃黏膜上皮细胞、壁细胞、主细胞）影响的作用。

本实验研究采用分子生物学受体功能分析方法和药效学方法，结合形态学研究，从多环节客观评价 AST 对脾虚模型壁细胞的药理作用。总结以上研究结果：①AST 对脾虚大鼠壁细胞 GR 和受体后信号传导通路上的功能失调有调节作用。对大黄脾虚大鼠胃壁细胞 GR 结合位点数下降、壁细胞静息状态下 $[Ca^{2+}]_i$ 下降及 GAS 刺激后 $[Ca^{2+}]_i$ 下降，AST 有明显上调作用；对壁细胞内 Ca^{2+}/CaM 活性升高，AST 能够降低其活性。说明 AST 对壁细胞偏离正常态的功能低下及功能亢进有调节作用，并呈现剂量依赖关系。②AST 对脾虚大鼠组织和细胞形态学的病理改变有多层次的保护作用。脾虚大鼠胃、肠黏膜出现明显的病理改变，胃黏膜屏障的完整性受到破坏，胃上皮细胞、主细胞、壁细胞的形态、超微结构发生了显著的病理改变，AST 预防性给药和治疗给药，都能够改善组织形态学的变化、保护胃黏膜屏障、扭转脾虚大鼠壁细胞、主细胞超微结构的病变。③AST 具有调节整体胃酸分泌的作用，能够抑制脾虚大鼠亢进的基础胃酸分泌，提高其对 GAS 刺激的敏感性。

我们的研究结果提示：脾虚大鼠胃壁细胞在 GR 和受体后信号传导通路上表现为功能低下的病理状态，同时脾虚证有明确的病理基础，病变广泛存在于胃黏膜表面、细胞、以及细胞的超微结构；脾虚大鼠的基础胃酸分泌亢进，但是对 GAS 刺激的敏感性降低。AST 作为黄芪的主要有效组分，在调节细胞信号传导功能的同时，具有保护胃黏膜屏障、维持组织结构完整性，调节整体胃酸分泌的重要作用。这一结果对科学阐明黄芪的健脾益气功能，对于慢性消化性疾病（如胃黏膜破坏性、炎症性疾病）等有组织结构破坏病理进程的疾病的预防和治疗，启发我们进一步开发 AST 成为胃黏膜保护剂，具有的理论意义和实用价值。

（4）运脾法改善厌食动物模型胃肠动力及胃肠吸收细胞超微结构的机理研究

万力生等在“运脾法改善厌食动物模型胃肠动力及胃肠吸收细胞超微结构的机理研究”一文[42]中指出，小儿厌食症是近年来儿科临床的常见病之一，其病因和病理生理改变成为研究焦点，胃肠动力减弱是其重要原因之一。我们在江育仁教授提出的“脾健不在补贵在运”理论指导下，以运脾法为主，通过实验研究，探讨运脾法改善厌食症模型胃肠动力及胃肠吸收细胞超微结构的作用机理。

本研究在运脾法治疗小儿厌食症临床研究的基础上，模拟主要病因和症状建立小儿厌食症动物模型，用免疫组化方法测定了该模型胃窦、小肠和结肠中胃泌素、P物质、血管活性肠肽、生长抑素、一氧化氮、5-羟色胺等胃肠激素的变化，揭示了小儿厌食症胃肠激素异常与胃肠动力异常的相关性。采用透射电镜观察了小儿厌食动物模型胃窦黏膜上皮细胞、胃底腺壁细胞和主细胞的超微结构病理改变，小肠黏膜上皮细胞的微绒毛、内质网及细胞连接的病理改变，证实了胃肠吸收细胞超微结构的病变是小儿厌食症的病理结果。

本研究结果表明，运脾法治疗小儿厌食症的疗效机理主要表现在以下几个方面：①调节厌食症模型胃肠激素的紊乱状态；②促进厌食症模型胃肠动力；③促进厌食症模型小肠的吸收功能；④恢复厌食症模型的胃肠吸收细胞超微结构。

3．益气健脾中药对胃肠道作用研究

（1）四君子汤对胃肠道作用的药理研究

叶富强等在“四君子汤对胃肠道作用的药理研究”一文[43]中指出：“总结四君子汤对胃肠道作用的药理研究进展，四君子汤具有促进消化吸收，调节胃肠活动和胃肠激素、抗胃肠黏膜损伤、改善肠道黏膜免疫功能的药理作用。”

四君子汤现代药理研究最早始于20世纪60年代初期，而大量的药理研究则在20世纪80年代后，主要围绕该方的主治和功能，并结合脾虚证本质的研究，从多方位、多角度进行了大量药理研究工作，发现该方具有较为广泛的药理活性，主要集中表现在调节胃肠运动，促进消化吸收功能和免疫调节、促进代谢方面，其它如抗肿瘤、抗溃疡、促进微循环等也有报道。本文主要总结四君子汤胃肠道药理研究方面的进展。

①促进消化吸收

四君子汤是健脾益气的基本方剂，脾气虚证是以消化系统为中心的多系统、多器官功能障碍证候群，即以消化、运动、吸收功能障碍为主。小肠是吸收营养物质的主要场所，小肠吸收上皮细胞微绒毛能增加肠道与食物的接触面积，利于营养物质的吸收。彭成等研究发现四君子汤对胃液量、胃酸pH值无影响，但能明显增加胃主细胞内酶元颗粒的含量，提高胃蛋白酶消化毛细玻管内凝固蛋白的长度，通过促进胃蛋白酶原的合成，提高胃蛋白酶的活性，从而提高消化能力。通过制作脾虚动物模型，发现四君子汤能升高脾虚大鼠血清D-木糖，增加脾虚大鼠小肠上皮细胞微绒毛，从而增强小肠对营养物质的吸收功能。胃肠运动在食物消化吸收中起着重要作用，四君子汤对正常小鼠胃肠推进无明显影响，但对脾虚小鼠的胃肠推进却有促进作用，有利于食物消化吸收。用小承气汤合并半量饮食造成小鼠小肠糖吸收功能低下，体重下降，自主活动能力减弱，用四君子汤治疗后各项指标均有明显改善，提示四君子汤具有纠正胃肠功能紊乱的作用。

②调节胃肠活动

食物的运送、研磨，以及与消化液混合均需要胃肠运动来完成，胃肠运动对消化吸收功能有非常重要的作用。四君子汤对胃肠运动的药理研究方法主要有离体肠管试验和肠道推进运动试验。四君子汤水提物对家兔离体肠管自发活动主要表现为抑制作用，能拮抗乙酰胆碱、组胺和氯化钡引起的离体小肠强直性收缩，能解除肾上腺素对离体肠管的抑制作用。比较乙醇提取物和水提取物对离体肠管的作用，药理作用趋势是一致的，乙醇提取物药理作用强度较强，乙醇或水提后再经正丁醇萃取，萃取物药理作用更强。

水煎液经不同溶剂萃取，氯仿、乙酸乙酯和正丁醇提取部位对家兔离体肠管运动均呈不同程度的抑制作用。张曼等报道四君子汤水煎剂经化学提取得到的A、B成分对大鼠离体胃运动有双向调节作用，B成分能抑制乙酰胆碱引起的兴奋作用，且呈现量效关系，A成分可使正常大鼠胃内压力升高，先用阿托品负荷后再给予A成分，则升压作用消失。水煎液的不同溶剂萃取物对大鼠胃肠活动均表现抑制作用，但不同萃取物对胃和十二指肠的作用强度不同，水煎液对胃的抑制作用较强，对十二指肠的作用则很弱，水煎液经正丁醇萃取后的水相部位对十二指肠活动有明显的抑制作用。乙酸乙酯萃取物中进一步分离，可得到作用相反的成分EA2和EA3，EA2成分对胃活动无影响，但对十二指肠有明显的兴奋作用，EA3则对胃、十二指肠均表现抑制作用。

四君子汤煎剂对大鼠和小鼠小肠推进运动无明显作用，但对新斯的明和利血平引起的小鼠小肠推进亢进有抑制作用，用阿托品后再给予四君子汤，则对小肠推进的抑制作用减弱。番泻叶可引起小鼠小肠推进运动亢进，引起泄泻，四君子汤水煎液用正丁醇萃取物可抑制番泻叶所致的泄泻。用食醋法制成脾虚模型，脾虚动物的胃肠缺乏动力，胃肠蠕动减弱，四君子汤可增强脾虚小鼠的胃肠蠕动。胃肠运动过快或过慢均不利于食物的消化吸收，运动过快，食物在肠道内的停留时间过短，运动过慢，缺乏动力，不利于食物的运送、研磨和与消化液混合从而影响吸收。四君子汤通过对胃肠运动的双向调节作用而达到治疗胃肠运动紊乱引起的疾病。

③对胃肠激素的影响

胃动素的主要功能是影响胃肠道的运动功能。在消化间期胃动素呈周期性释放，引起胃和小肠产生IMCⅢ相，并诱发胃强烈收缩和小肠明显的分节运动。这种运动呈周期性产生，并与IMC速度相同地向远端小肠传播，其生理意义可能是对胃肠腔的内容物起着一种清扫作用。前列腺素E_2（PGE_2）对肠道平滑肌有很强的收缩作用，可使肠蠕动加快、促进肠内容物向前推进，并且能抑制肠腔中水和电解质的吸收，刺激肠液分泌，粪便在大肠中停留时间过短，大便溏稀且次数增多。胃泌素的主要生理作用是刺激胃酸分泌，使胃液增多，刺激胃酶和胰酶分泌，胃泌素分泌减少，引起胃酸和胃蛋白酶的分泌下降，导致消化机能障碍。大鼠肌肉注射利血平造成脾虚模型，引起血浆胃泌素和胃动素含量减少，小肠胃动素含量减少，大肠中PGE_2含量增加，四君子汤可提高脾虚模型大鼠的血浆和小肠胃动素含量，增强胃肠蠕动，同时又降低大肠中增高的PGE_2水平，抑制亢进的大肠运动，如此上下协调，促进食物在肠道的消化吸收。宋开源等研究发现四君子汤辰时治疗能显著提高“脾虚证”大鼠血清胃泌素水平，恢复其节律性，戌时治疗能够提高“脾虚证”大鼠血清胃泌素总体水平，但对其节律性的恢复作用不明显。

④抗胃肠黏膜损伤的作用

胃肠细胞和细胞连接的完整性是抗胃肠黏膜损伤的关键所在，胃肠细胞的更新、胃肠细胞的能量代谢、胃肠黏膜血流量、自由基清除等是胃肠细胞保护机制的主要环节。易崇勤等也观察到脾虚大鼠胃黏膜细胞形态受损，以壁细胞明显，同时其碳酸酯酶（CA）、琥珀酸脱氢酶（SDH）和Na^+-K^+-ATP酶的活性降低，经四君子汤治疗后上述各项指标均有明显改善并接近对照组。彭成等的研究观察到四君子汤有增加脾虚动物胃肠细胞表面黏液糖蛋白的趋势，有增强胃肠黏膜屏障的作用，促进肠上皮细胞的更新，明显提高细胞SDH和空肠细胞膜$Na^+ - K^+ -$ATP酶的活性，为维持黏膜的完整性和提高空肠吸收上皮细胞吸收营养物质提供了前提条件。保持胃肠黏膜细胞的完整性，必须供给足够的氧和营养物质，而氧和营养物质的供给必须依靠胃肠血液循环来完成。四君子汤能明显提高胃黏膜血流量，扩张脾虚动物肠系膜微动脉，增加毛细血管开放数，为胃肠细胞保护提供可靠的物质运送渠道。LPO是体内细胞膜性结构中的脂质遭受氧自由基损伤的氧化产物，反应氧自由基损伤的程度；SOD是抗氧化物质，能清除超氧阴离子，保护细胞免受损伤，测定血清LPO的含量和SOD的活性，间接反应胃肠细胞的损伤程度和清除自由基的能力。四君子汤能明显降低脾虚动物血清LPO的含量，提高SOD的活性。因此四君子汤通过影响胃肠细胞和细胞生存环境达到抗胃肠细胞损伤的作用。

胃肠上皮细胞的快速增殖是维持胃肠黏膜上皮细胞完整性和产生黏液及碳酸氢根离子的前提条件。研究表明四君子汤能明显升高食醋脾虚动物肠上皮细胞有丝分裂指数，促进肠上皮细胞更新，促进脾虚动物肠上皮细胞微绒毛生长。另外，利用5－溴脱氧尿嘧啶（BrdU）掺入S期细胞新合成的DNA链内来标记细胞，检测细胞的增殖动力学。结果发现，脾虚大鼠胃肠道黏膜细胞的增殖能力处于受抑制状态，明显弱于正常组和四君子汤治疗组大鼠。自然恢复组大鼠胃肠道黏膜细胞的增殖能力虽有一定程度的改善，但明显不如四君子汤治疗组的细胞增殖活跃，改善黏膜细胞增殖能力是四君子汤抗胃肠黏膜损伤的机制之一。

⑤对肠道黏膜免疫的影响

黏膜免疫系统是机体免疫系统的重要组成部分，它在机体防御功能方面发挥着独特的作用，近年来日益受到重视。在肠道黏膜免疫系统中，Peyer's结和黏膜相关的淋巴细胞等黏膜相关淋巴组织直接参与了肠道抗原的识别呈递和免疫效应，它们的功能和状态直接地反映了肠道黏膜免疫系统的功能和状态。浆细胞是已活化的B细胞，它能分泌IgA并以sIgA的形式进入肠腔中与肠腔内的病菌结合，使其不能黏附到肠黏膜上，从而阻止其移位，或直接中和其毒性。T淋巴细胞可以发挥细胞毒作用以保护肠隐窝干细胞分化出的新生上皮细胞，使其顺利完成向肠绒毛顶部迁移过程，从而维持肠上皮的完整性，同时它也向B细胞、浆细胞传递活化信息。$CD3^+$和IgA^+细胞分别反映T细胞和浆细胞的情况，利用环磷酰胺造模引起小鼠小肠Peyer's结数、T细胞数和浆细胞的变化，研究表明口服四君子汤复方总多糖能增加肠黏膜Peyer's结数、Peyer's结内细胞数量、$CD3^+$和IgA^+细胞数量也均有一定程度上升，表明四君子汤复方总多糖经口服给药具有一定程度改善肠黏膜免疫功能的作用。另外，细胞凋亡特异性染色表明给予四君子汤后绒毛和Peyer's结细胞凋亡均有一定程度的减轻，其中包括上皮细胞和各种淋巴细胞，提示四君子汤复方总多糖对肠黏膜免疫的作用可能与其对抗肠黏膜细胞的细胞凋亡有关。

综上所述，四君子汤具有促进消化吸收、调节胃肠运动、抗胃肠黏膜损伤、增强肠道黏膜免疫和调节胃肠激素的作用。这些药理作用为四君子汤临床治疗胃肠道疾病如功能性消化不良、慢性腹泻、慢性胃炎、消化性溃疡等提供了科学依据。

（2）补气类中药对大鼠离体胃平滑肌条的作用

郑天珍等在“补气类中药对大鼠离体胃平滑肌条的作用”一文[44]中指出：“目的：选用黄芪、党参、白术、太子参、甘草、白扁豆和黄精7味常用补气类中药水煎剂，观察对大鼠离体胃不同部位平滑肌条的作用。方法：制备大鼠离体胃各部位的平滑肌条，放置在灌流肌槽中，用生理记录仪同时记录肌条的收缩活动。结果：7味中药均增加大鼠胃底纵、环行肌条的张力。党参、甘草、白术、黄精可增加胃体纵行肌的张力，其余补气类中药对胃体、胃窦肌条的收缩波平均振幅及幽门环行肌运动指数呈现不同的影响。结论：7种补气类中药可直接影响大鼠离体胃平滑肌条的作用，对胃头区的肌条呈兴奋效应，而对其他部位呈现兴奋和抑制2种不同的作用。”

（3）益气健脾中药小肠隐窝干细胞分子药理研究

张子理等在“益气健脾中药小肠隐窝干细胞分子药理研究”一文[45]中指出，黏膜损伤是十二指肠炎、Crohn病、溃疡性结肠炎等肠道疾病的主要病理改变。脾气虚弱证是这些疾病中较常见的证型之一。益气健脾是中医治疗脾气虚弱证的根本法则，党参、黄芪、白术、甘草是常用的益气健脾中药，由其组成的方剂如四君子汤和补中益气汤等在临床上治疗慢性胃炎、消化性溃疡、克隆氏病和慢性结肠炎等胃肠道疾病具有较明确的疗效。药理学研究也证实，它们对各种原因引起的胃肠黏膜损伤具有防治作用。

目前有关益气健脾方药胃肠黏膜修复的细胞分子生物学机理及其作用的物质基础还未阐明，现有的文献多为益气健脾中药对胃黏膜和结肠黏膜保护的研究方面，而对小肠黏膜作用的研究目前尚为空白。我们认为益气健脾方药小肠黏膜修复作用可能与其影响小肠隐窝细胞增殖、分化和移行的调控有关。隐窝细胞是位于小肠腺体隐窝区内的原位定向干细胞，具有未分化特性和增殖潜能，在黏膜损伤的情况下，隐窝细胞加速增殖，并转变成为分化细胞，快速移行到上皮表面，覆盖损伤黏膜，以维持小肠黏膜的完整性。小肠隐窝细胞增殖、分化和移行在黏膜修复过程中起着关键作用，其调节机制非常复杂，已知鸟氨酸脱羧酶（ODC）及其催化产物多胺参与了多种肽类物质如胃肠激素、原癌基因、生长因子相关基因和细胞因子等的表达，从而促进隐窝细胞增殖、分化和移行，在小肠黏膜修复过程中发挥重要作用。

小肠隐窝细胞株（IEC－6）是Quaroni等从大鼠小肠隐窝细胞分离出来并经体外培养传代而建立的。在组织学和免疫学方面与增殖性隐窝细胞无明显差别，具有未分化特性，在合适条件下，能分化为成熟的肠细胞。IEC－6的建立对于研究小肠上皮细胞及肠黏膜的生理、病理和药物作用等具有重要意义，为研究细胞增殖和移行提供了合适的体外模型。自建株以来被国外学者广泛运用于小肠黏膜修复的细胞和分子机理的研究。

根据以上研究背景，我们提出如下工作假说：益气健脾类中药黏膜修复作用的可能机制是通过影响小肠隐窝细胞ODC基因转录、ODC蛋白表达和ODC活性，进而影响细胞内多胺的生物合成，促进隐窝细胞的增殖、分化和移行而实现的。围绕这一假设，本项目选择IEC－6作为实验对象，以益气健脾代表药物党参、黄芪、白术、甘草的有效组对IEC－6细胞增殖、分化和移行，以及对细胞内ODC和多胺的作用为指标进行活性追踪，确定单味药的有效部位和有效成分，并在明确有效成分的基础上进行适当的化学配伍，观察其对对小肠黏膜修复的关键细胞酶即ODC基因转录、蛋白表达和活性，以及对多胺合成的影响，归纳出益气健脾中药中与小肠黏膜修复相关的的主要有效组分及其组合规律，明确其作用特点和物质基础，阐明益气健脾中药对肠黏膜修复作用的分子生物学机制，同时为益气健脾药物治疗疾病提供现代药理学依据，对“益气健脾”的科学内涵有所认识。因此，本课题具有明显的临床价值和深远的科学意义。

本项目从美国 ATCC 公司引进 IEC－6 细胞株，以细胞增殖活力为观察指标，通过不同接种密度和培养时间，确定出适宜于中药药理筛选的最佳条件。应用 DFMO 作为 ODC 的抑制剂，胃泌素作为 ODC 的刺激剂，观察 IEC－6 的增殖、分化、移行，ODC 酶活性及多胺含量等，建立了灵敏和稳定的 IEC－细胞实验技术方法，并应用于中药药理活性评价，是首创性工作。通过实验得出以下结论：

①实验结果提示，益气健脾中药作用于小肠隐窝干细胞靶点，通过鸟氨酸脱羧酶和多胺机制引起小肠隐窝细胞增殖、分化和移行，从而促进小肠黏膜修复，是其“益气健脾”作用机理之一。

②益气健脾中药不同的组分对细胞的药理作用方向和强度有所不同，本研究初步阐明了益气健脾中药促进小肠隐窝干细胞增殖、分化和移行的作用物质基础。

③部分益气健脾中药有效组分进行药对配伍后，可对 IEC－6 细胞的增殖、分化或移行起协同作用，初步揭示益气健脾方剂中“药对”配伍的物质基础及其生物学机理。

4. 补脾法对脾虚证大鼠^{59}Fe代谢和转铁蛋白受体 mRNA 表达影响的实验研究

王进等在“补脾法对脾虚证大鼠^{59}Fe代谢的药代动力学变化的影响”一文[46]中指出：“目的：通过建立脾虚证大鼠模型，从药代动力学方面运用放射性示踪技术动态观察脾虚证大鼠以及运用补脾法后对铁吸收和/或转运代谢过程的影响的实验，研究脾主运化/脾失健运与铁代谢的关系，探讨脾主运化生物学意义，揭示脾主运化、脾为后天之本等重要中医理论的科学内涵，并为脾的功能和/或脾虚证本质研究提供实验依据。方法：雄性 SD 大鼠40只，随机分为正常组、正常补脾组、脾虚组、脾虚补脾组4组，按运动模型规范化的要求造模后，4组一次性灌服$^{59}FeCl_3$水悬液0.2ml/220g/只，同时依照人和鼠体重换算，正常补脾组、脾虚补脾组两组即时灌服1：1四君子汤药液1.5ml±，其它两组用1.5ml±生理盐水灌胃，日1次。分别在0.5h、1h、1.5h、3h、6h、12h、24h大鼠尾部取血0.2ml，用γ放射免疫计数器测量其放射性^{59}Fe计数，观测放射性铁经大鼠胃肠道进入全身循环系统的药代动力学变化。结果：实验研究4组对$^{59}FeCl_3$经大鼠胃、大、小肠消化吸收进入全身循环系统的药代动力学变化，主要比较在脾虚状态下和在补脾状态下对$^{59}FeCl_3$的吸收存在明显差别，补脾法促进了大鼠对$^{59}FeCl_3$的吸收。结论：脾虚证大鼠降低了$^{59}FeCl_3$的生物利用度，不能有效促进精微物质吸收，补脾法提高了大鼠铁的生物利用度，促进了$^{59}FeCl_3$的吸收。显示脾虚降低了大鼠铁的生物利用度，或是降低了生物利用程度，或是降低了生物利用速度，这和脾失健运，不能有效促进精微物质吸收或转运密切相关；而补脾法在很大程度上改善了这种状态，通过调理脾而调节机体物质转运系统的功能，提高了大鼠铁的生物利用度，促进了铁的吸收。”

5. 脾主运化水液与胃黏膜水通道蛋白相关

梅武轩等在“脾主运化水液与胃黏膜水通道蛋白3、4表达的相关性研究”一文[47]中指出，近30多年来，关于脾本质的研究，证型上多从脾虚证入手，功能上多集中在脾主运化水谷的研究，取得了令人瞩目的成绩。但也有不足之处，其中重要的就是对于脾胃实证的研究不足、对于“脾主运化水液”的研究不足。这些都使得对脾本质的认识受到一定制约。

中医理论认为，脾主运化，主运化水液，为津液代谢之枢纽，它对维持人体水液代谢的平衡起着重要作用：通过“胃的游溢”、“脾的化生”把水谷中的水液化为津液和营血，以营养全身；通过“脾气散精”能将津液“以灌四旁”、“上输布于肺”，通过“胃的降浊”功能，将多余的水液下输大肠。

近10年来研究表明，水在细胞内外的转输与水通道蛋白有关。水通道蛋白（Aquaporins AQPs）是生物膜上特异性转运水的整合蛋白质，是水通过细胞内外的主要方式，其作用是参与调节水平衡，也是维持体内水代谢平衡的分子学基础；若水通道蛋白表达异常，必然导致体内水平衡的紊乱。同样，如果中医理论的“肺失通调，脾失运化，肾失气化”，也可影响津液的生成、输布、排泄，破坏津液的代谢平衡，从而形成伤津、脱液等津液不足的病理变化，或形成内生水、湿、痰、饮等水液停滞积聚的病理变化。这提示我们，水通道蛋白与水代谢密切相关，与中医理论的肺、脾、肾等脏相关。

脾主运化一方面将水谷化为精微以营养全身，另一方面把水谷精微中的水分化为精、血等生理性液体输布全身，并将多余的水液化生为汗、尿，转输至肺、肾排出体外。“脾主运化”的功能健旺，可防止体内水液不正常的停滞，维持体内津液平衡；如果脾（胃）虚弱，不能运化水湿，易产生水肿、泄泻等病证；感受外湿，饮食不当，情志失调，致脾失运化，湿浊内生，或从阳化，或从阴化，或蕴久化热，产生寒湿因脾、脾胃湿热证，表现为身重乏力、大便溏泄、大便不爽或有黏液、口渴不饮、舌苔黄腻或白腻；或热病伤阴，或胃热火郁，灼伤胃阴，或久服香燥，耗伤胃阴，胃失濡养，表现为胃痛隐隐，口燥咽干，舌红少津，脉细数。

因此，通过津液代谢和水平衡这一中心环节，“脾主运化水液”和AQPs必然存在着某种联系：水通道蛋白的正常表达可能是脾主运化水液的分子生物学基础；若水通道蛋白表达异常，脾主运化水液可能出现异常，成为脾虚湿困、寒湿困脾、脾胃湿热、胃阴不足等病证的发生机制之一。

本课题以水通道蛋白为切入点，选用与水液代谢有关的证型与症状、体征，探讨它们之间的相关性，来研究生理机制和分子生物学基础，“脾主运化水液”的发生机制，揭示“脾主运化水液”的进一步补充“脾主运化”的研究。

结论：

在本实验中，采用了荧光定量PCR技术等方法，研究了脾主运化水液与慢性胃炎胃黏膜AQP3、AQP4之间的关系，得出如下结论：

①慢性胃炎中医证型不同，胃黏膜AQP3、AQP4基因表达不同，胃黏膜AQP3、AQP4可能成为脾虚湿困、寒湿困脾、脾胃湿热、胃阴不足等病证的发生机制之一。

②脾胃湿热组、脾虚湿困组、寒湿困脾组AQP3、AQP4基因表达水平均高于正常对照组和胃阴不足组，提示AQP3、AQP4与中医的“水湿、津液”有某种内在的联系，胃黏膜AQP3、AQP4的过高或过低表达是机体对水液代谢全身调节的局部表现。

③脾胃湿热组、脾虚湿困组、寒湿困脾组三组间AQP3、AQP4基因表达没有差异，提示AQP3、AQP4主要与水湿有关，没有脾胃寒热虚实证候的特异性。

④脾胃湿热程度不同，胃黏膜AQP3、AQP4基因表达不同。脾胃湿热中度组、重度组AQP3、AQP4基因表达水平均高于正常对照组和脾胃湿热轻度组，脾胃湿热程度与胃

黏膜AQP3、AQP4基因表达相关，提示AQP3、AQP4与中医的“湿热”有某种内在的联系，而湿热的产生与与脾主运化水液失常有关。

⑤脾主运化水液失常所导致的症状、体征与胃黏膜AQP3、AQP4基因表达相关，提示脾主运化水液与胃黏膜AQP3、AQP4相关。

5.2.3 脾主肌肉

中医理论有脾主肌肉的论述，如《素问·五脏生成篇》“脾之合肉也”。《灵枢·本神篇》进一步阐明：“脾气虚则四肢不用”。《素问·痿论篇》“脾主身之肌肉”。

1. 脾主肌肉的超微结构研究

（1）脾主肌肉的超微结构研究

柳和培等在“脾主肌肉的超微结构研究”一文[48]中指出：“运用电子显微学和超微结构定量计测技术探讨了中医脾主肌肉的超微结构基础。对骨骼肌和心肌单位视野的线粒体数进行了计测和分析。研究结果表明脾气虚证大白鼠结构正常的线粒体数显著减少，而结构异常的线粒体数显著增加。这些改变提示降低了肌肉中的能量供给。四君子汤（健脾中药）治疗后的数据与正常大白鼠无显著差异，认为线粒体的结构改变是脾主肌肉的超微结构基础之一。”

（2）脾气虚证平滑肌线粒体图像分析研究

柳和培等在“脾气虚证平滑肌线粒体图像分析研究”一文[49]中指出，对脾气盛证大白鼠十二指肠平滑肌的超微结构观察发现线粒体的结构有肿胀等变化，线粒体数也呈显著减少。本文对各个组的线粒体超微结钩作进一步图像分析。

研究结果的数据显示，脾气虚证组十二指肠平滑肌线粒体电镜图像的面积、周长、长度和宽度与正常组的相比较，均显著增大（（$P<0.001$），线粒体的体积和表面积也显著增大（$P<0.001$），加味四君子汤组的这些参数与脾气虚证组相比较均明显缩小（$P<0.001$）。与正常组的相比较均无显著差异（$P>0.1\sim P>0.9$），与自然恢复组相比较差异显著（$P<0.001$）；线粒体电镜二维图像的长度与宽度之比的各组间的比较均无显著差异（$P>0.2\sim P>0.9$）。超微结构图像分析技术为多组间进行相互比较的研究提供了有统计学意义的定量数据。

（3）脾气虚证大白鼠肌肉线粒体图像分析比较研究

柳和培等在“脾气虚证大白鼠肌肉线粒体图像分析比较研究”一文[50]中指出：“电子显微术和超微结构定量计测应用于中医基础理论研究，对股四头肌单位视野的线粒体数进行了测定和分析，结果显示脾气虚证大白鼠结构正常的线粒体数显著减少，而结构异常的线粒体数显著增加。健脾中药四君子汤治疗后的数据与正常大白鼠无显著差异。本文是运用超微结构图像分析技术对股四头肌和膈肌的线粒体进行图像分析比较研究。”

研究结果显示，股四头肌与膈肌相比较，脾气虚证组线粒体面积、周长、长度/宽度以及体积和表面积的$t=3.86\sim4.79$，$P<0.001$，有显著性差异；宽度的$t=1.16$，$P>0.2$，无显著差异。正常组、加味四君子汤组以及自然恢复组的各个参数的$t=0.20\sim1.72$，$P>0.05\sim0.8$，均无显著差异。比较研究的结果说明正常大白鼠的股四头肌与膈肌的线粒体各个参数无显著差异，这是对这两种肌肉进行比较研究的基础。当脾气虚证时线粒体增大肿胀，但两种肌肉肿胀的程度不同，股四头肌比膈肌肿胀更为严重。提示股四头肌线粒体比膈肌线粒体对脾气虚证更为敏感，可能与两种肌肉能量消耗不同有关。这为脾虚证候多态性研究提供了可比较研究的科学数据。

2. 健脾理气方药与能量代谢的关系

杨维益等在“健脾理气方药与能量代谢的关系”一文[51]中指出：“根据中医脾主肌肉，肝主疏泄、主筋，为罢极之本的理论，观察了健脾理气方药对运动大鼠的肌糖原、肝糖原含量以及人红细胞中2，3 -DPG含量、肝细胞能荷值的影响，同时设肾气丸为对照组。结果证实健脾理气方药具有比肾气丸更好的增强细胞能量代谢的作用。”

肌糖原是肌肉氧化供能的重要来源，当肌肉剧烈收缩时，糖酵解的速度加快，大量消耗肌糖原和产生乳酸。乳酸经血液运到肝脏，可再合成肝糖原和葡萄糖，以补充糖代谢的不足，提高能量代谢的效率。本实验发现，当大鼠进行中等强度的运动时，健脾理气中药在不增加动物体重的前提下，具有提高肌糖原与肝糖原含量的作用，从而为肌肉的收缩提供了更为丰富的能量来源。

肌肉运动所需能量的直接来源是肌肉细胞中线粒体氧化磷酸化反应所生成的ATP。当暴发性运动耗能时，可通过磷酸肌酸激酶和腺苷酸激酶共同调节，以增加ATP的生成，其中腺苷酸激酶可促使ADP转为ATP以供肌肉所急需的能量。本实验观察到健脾理气中药具有增加细胞能荷作用，即促进腺苷酸激酶的活性。这种现象对满足肌肉细胞短时间大量耗能起到有益的代偿性调节。

如上所述，肌肉的能量主要是通过需氧代谢产生的ATP，氧的供给又依赖于血液中红细胞输氧功能的强弱，而红细胞的输氧功能除受O_2，CO_2分压和pH的调节外，更重要的是受红细胞中2，3 -DPG含量的调节作用。该化合物为糖酵解的中间产物，可促进带氧血红蛋白释放氧，以满足组织细胞需氧代谢的需求。健脾理气中药通过增加红细胞中2，3-DPG的含量以促进氧的释放，有利于肌肉运动时能量的供给，也为说明健脾理气中药的作用机理提供了实验依据。

本实验从中等强度动力性运动大鼠的肌糖原、肝糖原含量、大鼠肝细胞能荷值及人红细胞中2，3-DPG含量的变化角度对健脾理气中药的作用进行了探讨，证实健脾理气中药不但有增强肌肉与肝细胞能量代谢的作用，且功效优于目前常用的单纯补肾中药。

3. 脾虚证——胰腺外分泌及肌肉功能的研究

杨维益等在“脾虚证的研究——胰腺外分泌及肌肉功能的研究”一文[52]中指出：“研究以脾主运化、主肌肉的中医理论为基础，从胰腺外分泌的消化功能和骨骼肌的能量代谢入手，通过营养物质的消化、吸收、能量的转换、利用等多个生物代谢环节，探讨中医脾气虚证形成的机理，并结合中药治疗效果，探讨了健脾药物的作用机制。”

研究采用对脾主运化和脾主肌肉的功能进行同步观察的方法，观察了拟脾气虚证大鼠动物模型及临床脾气虚证病人的胰腺外分泌功能和骨骼肌的能量代谢功能状态。主要研究内容及研究结果为：

①根据中医学理论，采用饥饱失常和水中负重跑的双因素塑造拟脾气虚证大鼠模型。首次应用的大鼠踏转笼内水中负重跑步法，可使大鼠主动奔跑达到运动性疲劳。

②对拟脾气虚证大鼠和脾气虚证病人的血清淀粉酶、胰淀粉酶同工酶、胰脂肪酶的测定表明，在脾气虚状态下，血清淀粉酶、胰淀粉酶同工酶、胰脂肪酶的活性下降，其

中血清淀粉酶活性的下降是因胰淀粉酶同工酶活性的下降引起，而与唾液淀粉酶无关。利用脾气虚证量化诊断标准，对不同程度脾气虚证病人的胰淀粉酶同工酶进行测定，发现其活性的下降程度和脾气虚的轻重程度呈正相关。血清淀粉酶同工酶测定在脾气虚证研究中的运用，可替代复杂的胰液取样来了解胰腺的外分泌功能，为临床脾气虚证的实验诊断提供了一个较血清淀粉酶和唾液淀粉酶更为直接、准确的了解胰腺外分泌功能的指标。

③在脾主肌肉的机理研究中，重点从糖酵解和磷酸原供能系统的角度对脾气虚证时的能量代谢进行了探讨。动物实验证实，糖酵解的能源物质肌糖原、肝糖原及血糖的含量下降，是拟脾气虚证动物模型运动能力降低的重要因素。对乳酸脱氢酶及其同工酶和血乳酸含量的研究表明：脾气虚证时，乳酸脱氢酶（LDH）的活性下降，其中以富含于骨骼肌的LDHS下降明显，血乳酸的含量增高，标志着脾气虚证时，骨骼肌利用糖酵解的能力下降和乳酸循环出现异常。

④药理药效学研究表明，所用的健脾复方“健脾强力口服液”具有增加肝细胞匀浆的细胞能荷值和提高红细胞中2，3-DPG含量的作用，阐释了健脾药物促进能量代谢的部分药效学机制。针对体育运动界在提高运动能力时更重视使用补肾药物的现状，在动物实验时设立了补肾药物对照组。结果表明，在本研究塑造的拟脾气虚证动物模型中，健脾复方的药效优于补肾药物。

本项研究对脾虚证时胰腺外分泌及肌肉功能进行了较系统的研究，为阐明脾主运化、脾主肌肉的中医脏象理论提供现代科学依据。

4．脾虚证肌肉病理研究

周俊亮等在“脾主运化与细胞线粒体细胞色素氧化酶相关性理论的临床与实验研究”一文[26]中指出：

（1）肌肉活检与神经肌肉疾病关系的讨论

肌肉活检现已成为肌肉疾病主要的病理诊断技术之一。赵亚明等认为肌活检是确诊强直性肌营养不良的重要方法。两例病人的肌活检均以核内移，形成核链、核袋现象，肌纤维大小不一为主要病理改变，无明显的肌纤维坏死、再生，无炎性细胞浸润。该病的确诊关键是尽早行肌电图检查，以发现亚临床的肌强直症状，进一步行肌活检可明确诊断。焉传祝等认为特发性炎性肌病的肌肉活检病理类型对判断预后具有重要的参考价值。刘英等认为在诊断脊髓性肌萎缩症时，当肌活检为肌性损害，反复多次的肌电图的结果更可靠；当肌电图结果不明确时，肌活检结果为确定诊断的最可靠依据。李淑贤认为肌肉活检对于诊断多发性肌炎具有重要意义。张平等认为，肌活检可作为运动神经元病（MND）诊断和鉴别诊断的重要辅助检查手段。在本实验中，对16例神经肌肉疾病患者进行了肌肉活检，可见不同肌肉疾病，具有不同的改变，其中，4例符合肌营养不良改变，2例符合多发性肌炎改变，10例符合神经性肌萎缩改变，与临床诊断基本一致。说明了肌肉活检是神经肌肉疾病的诊断及鉴别诊断的重要检查手段。提示我们在今后的临床工作中，要加强对肌肉活检的重视，大力开展肌肉活检在临床的应用。

（2）肌肉活检结果与痿病证型及中医证候关系的探讨

到目前尚未有进行肌肉活检对肌肉病理组化及超微结构的改变与中医痿病证型二者

关系进行研究的报告。从本实验的研究结果看，二者有相关性。笔者认为，二者之间具有密切联系，即痿病病人肌肉活检结果，多有病理改变，而且，痿病脾虚证型患者肌肉超微结构及病理改变较非脾虚证型患者的改变明显。在今后的研究中，需要加强这方面的研究。笔者相信这样的研究可以提高中医诊治痿病的水平，推动中医痿病的研究。

（3）肌肉活检结果与细胞色素氧化酶关系的探讨

细胞色素氧化酶是线粒体进行氧化磷酸化的一个重要酶，它直接以氧分子为受体进行电子传递，是线粒体完成生物氧化的最后步骤。细胞色素氧化酶镶嵌在线粒体内膜和嵴上，是线粒体结构的组成部分，是线粒体的标志酶。已往报导：缺氧，特别是急性缺氧导致的心肌损害，首先表现在线粒体上，主要有线粒体嵴断裂，线粒体肿胀，空泡化以至完全破坏。真炳彼等研究认为，在缺氧下，没有表现损伤的线粒体，细胞色素氧化酶亦明显减弱，说明酶活性改变出现在电镜下可见的结构改变之前。由于细胞色素氧化酶是以氧为电子受体的，缺氧时，没有足够的氧为受体接受电子，使细胞色素氧化酶不能把电子及时传递出去，本身处于还原状态，所以活性下降。迟月明等研究发现光镜观察可见心肌细胞内呈现大量清晰的细胞色素氧化酶活性产物，为黑褐色颗粒，多为圆形或椭圆形，颗粒分布与心肌线粒体部位一致。在心肌纵切面沿细胞长轴成行排列，在心肌横切面，酶活性产物多呈散在分布，布满全切片。电镜下观察证实光镜下见到的细胞色素氧化酶活性产物颗粒是心肌线粒体，酶活性产物均匀分布在线粒体嵴膜和内膜上。何晓顺等研究光镜下，大鼠肝细胞超微结构的变化，发现大鼠热缺血30min以后，开始出现肝细胞轻度水肿，空泡变性，并随热缺血时间的延长而加重，未见明显坏死。电镜下可见，线粒体肿胀尤为明显。组织化学染色显示，细胞色素氧化酶在热缺血60min后发生明显的酶活性降低。从上可以看出，电镜下细胞电镜下超微结构的改变与细胞色素氧化酶有密切联系。在实验一中，我们研究发现，脾虚证型与线粒体关系密切，脾虚大鼠组织线粒体的含量低于正常大鼠，对脾虚模型大鼠应用健脾中药治疗，可以明显改善其脾虚症候，而且可以升高组织线粒体的含量。由此可见，线粒体与脾是紧密联系的。在实验二中，我们研究发现，脾虚证型与细胞色素氧化酶具有密切联系，应用健脾中药治疗脾虚模型大鼠，以加强脾之运化功能，结果可以明显改善其脾虚症候，对细胞色素的含量，及细胞色素氧化酶的含量及活性，也有明显影响。而且，脾虚组及自然复健组大鼠细胞线粒体DNACOXIA，COX II和COXIII亚基基因损伤，从而说明了脾与细胞色素氧化酶有密切联系。而在实验三中，我们发现脾虚证型与骨骼肌电镜下超微结构的改变及光镜下的病理改变具有相关性，结合我们刚才的理论研究，我们认为，三者之间即脾虚证型、骨骼肌电镜下超微结构的改变及光镜下的病理改变、细胞色素氧化酶三者具有密切联系。

5. 重症肌无力与脾

（1）邓铁涛教授治疗重症肌无力之经验总结

张世平等在“邓铁涛教授治疗重症肌无力之经验总结”一文[53]中指出，邓铁涛教授从50年代起就开始应用脾胃学说指导对重症肌无力的治疗，几十年来积累了丰富的临床经验，经历了一个继承、发展和提高的过程，逐渐形成了自己的观点。邓老认为：重症肌无力之病机主要为脾胃虚损，且与五脏相关。辨证论治主张从补脾入手，执简驭繁，遣方用药则重用黄芪，独具特点；并经常强调要树立患者信心，坚持久治，重症肌无力是可以治愈的。

（2）重症肌无力脾虚证唾液淀粉酶活性及D—木糖排泄率分析

李顺民等在“重症肌无力脾虚证唾液淀粉酶活性及D—木糖排泄率分析”一文[54]中指出，重症肌无力病在肌肉，症在无力。中医认为“脾主肌肉”，“脾病而四肢不用”，故重症肌无力与脾的关系最为密切。邓铁涛教授从大补脾气入手，研制出治疗重症肌无力的中成药强肌健力胶囊，收到了十分满意的临床疗效。为了探讨重症肌无力脾虚证的病理基础和强肌健力胶囊的健脾作用，我们对31例重症肌无力患者唾液淀粉酶活性和D—木糖排泄率作了同步观察。

讨论：

①重症肌无力与脾虚

《素问·痿论》说：“脾主身之肌肉”，《素问·阴阳应象大论》说“脾生肉”。脾主运化，可将水谷精微输送到全身肌肉中去，使之发达丰满，强壮有力。故《素问集注·五脏生成篇》说“脾主运化水谷之精，以生养肌肉，故生肉”，人体的四肢同样需要脾气输送营养，才能轻劲有力。《医学入门》说：“脾气壮，则能消磨水谷以营养四肢”。彭用光《体仁汇编》指出：“四肢为脾之外候”。

四肢肌肉依靠脾气长养，脾病则四肢肌肉不用。《素问·太阴阳明篇》说：“脾病不能为胃行其津液，四肢不得禀水谷气，气日以衰，脉道不利，筋骨肌肉，皆无气以生，故不用焉”。这说明脾失健运可引起四肢肌肉无力症。另一方面，肌肉病后同样可以导致脾病。《素问·刺要论》说：“肉伤则内动脾”，《素问·血气形志篇》说：“病生于肉”。这些论述都说明了脾与肌肉密切相关。

脾气虚现代研究表明，脾虚患者的握力和耐力明显低于正常，经健脾方药治疗以后，随着脾虚症状的改善，握力和耐力都得到恢复，说明脾虚患者肌肉收缩能力比正常人差。重症肌无力是一种肌肉疾病，中医认为“脾主肌肉”，脾气健运，肌肉强壮，脾虚不运，肌肉痿软。大量的临床证候分析、辨证分型调查和补脾疗效验证，都说明了重症肌无力本在脾虚，脾失健运是其病理学基础。

西医认为重症肌无力是一种神经肌肉接头传递功能发生障碍的自身免疫性受体病，靶位置在突触后膜。中医认为它是一种水谷精微输布发生障碍的慢性虚损性疾病，主要脏器在脾。前者从微观分析，后者从宏观着眼，但“传递障碍”与‘输布障碍”似乎有某种共识。脾主运化，输布水谷精微，故脾气健运是解决重症肌无力“传递和输布障碍”的关键环节，补脾健运是治疗该病的根本大法。

②强肌健力胶囊的健脾作用

强肌健力胶囊是治疗重症肌无力的中成药，它是根据邓铁涛教授治疗该病的有效经验方强肌健力饮加工而成的。方中主要药物有黄芪、党参、白术、当归、柴胡、五爪龙、甘草等，组方类似补中益气汤，但方中黄芪用量较大，其次是党参、白术、五爪龙，大补脾气，健脾益损。该方对患者由脾虚所致之四肢乏力、纳差便溏等症状有明显治疗效果。如患者服用抗胆碱酯酶药物出现慢性大便溏，一般口服本胶囊数天即可收效。唾液淀粉Eire活性负荷试验和D—木糖排泄试验是国家药政局认定的诊断脾气虚和评定其疗效的参考指标。我们的临床观察表明，脾虚型重症肌无力酸刺激前后唾液淀粉酶活性比值和D—木糖排泄率明显低于正常。用强肌健力胶囊治疗以后，随着脾虚证候的改善，上述指标也明显好转，表明该药有明显的健脾益气作用。重症肌无力主要病机是脾胃虚损，运化失常，强肌健力胶囊能改善脾虚这一基本病理过程，故能收到满意的临床疗效。

另外，我们的观察还表明，6 例非脾虚组患者的唾液淀粉酶活性酸刺激前也高于正常，酸刺激后也有相应下降，前后比值也低于正常，提示重症肌无力除脾虚证以外的其它各型也存在着潜在性脾虚，这一假设符合该病本在脾虚的基本病理变化。由于本组病例太少，其确切意义有待进一步研究。

（3）从脾胃论治重症肌无力

徐升等在“从脾胃论治重症肌无力”一文[55]中指出，重症肌无力是一种神经肌肉接头传递功能障碍的自身免疫性疾病，以受累肌肉极易疲劳、经休息后可部分恢复为特征，全身均可受累，以眼肌最常见，呼吸肌受累则出现肌无力危象，可危及生命。脾胃学说是中医学在长期临床实践基础上发展起来的理论，是脏腑学说的重要组成部分。根据重症肌无力的临床特征以及对“脾为气血生化之源”、“脾主肌肉”理论的认识，以“脾胃虚损，五脏相关”为指导，从脾胃论治重症肌无力临床疗效显著。

6．健脾补糖对过度训练脾虚大鼠骨骼肌 GLUT4 和相关信号传导的影响

衣雪洁在“健脾补糖对过度训练脾虚大鼠骨骼肌 GLUT4 和相关信号传导的影响”一文[56]中指出，不同的运动项目其运动疲劳的机制不同，中西医对运动疲劳的机制做出了各自的解释，西医认为长时间大负荷耐力运动引起的过度疲劳与肌糖原的恢复关系密切。而中医则认为“劳倦过度则脾病”。为此各自采用的恢复手段也截然不同，西医以补糖为主加快机体的恢复，而中医则采用健脾的方法改善脾胃的功能。两种方法各有优缺点。我们将两者有机的结合起来通过健脾补糖改善胃肠功能，提高能源物质的储备，增强骨骼肌的供能能力。

通过该项研究我们将从胃肠功能、骨骼肌的糖和自由基代谢以及骨骼肌的信号传导系统 4 个方面验证“长时间大负荷的耐力训练导致脾虚”的假说。并将着重探讨健脾补糖对过度训练脾虚大鼠骨骼肌 MAPK 信号传导系统中的 p38、ERK 和 p13 转导通路中 PKB 的影响，同时进一步探讨其与糖代谢和自由基代谢的关系。这将为验证“脾主肌肉”和“劳倦过度则脾病”的中医理论提供实验依据，也为寻找中西医结合加快运动疲劳的恢复手段提供新的思路。

结论：

①过度训练脾虚引起的肌糖原大量消耗，一方面降低了血糖和胰岛素水平，对 p13 信号传导系统的 PKb 刺激减弱，使骨骼肌 GLUT4 在转录水平上被抑制，造成骨骼肌葡萄糖的转运能力下降，减少了肌糖原的储备，抑制了糖代谢。另一方面，自由基代谢的加强激活了 MAPK 系统，使 p38 和 ERK1/2 的活性增加，但对骨骼肌的葡萄糖转运和糖代谢调节被低血糖和胰岛素所抑制。

②健脾有效地改善了胃肠的功能，使血糖升高，增加了对 p13 信号传导系统的刺激，导致 PKb 的活性增加，加之抗氧化能力的提高，自由基生成减少，对 MAPK 系统的刺激减弱，导致 p38 和 ERK1/2 的活性回落，对糖代谢的调节作用加强。上调了骨骼肌

GLUT4的含量，加快了其对葡萄糖的转运，改善了肌糖原的储备。

③补糖的作用通过升高血糖作用信号传导系统，其作用效果相对复杂，有利有弊，综合作用效果不明显。

④健脾补糖从改善胃肠功能、增加能源物质的摄入、提高抗氧化能力等多靶点作用于骨骼肌信号传导系统的不同途径，使骨骼肌对葡萄糖的转运速度与合成速度均加快，在末次运动后24h就使肌糖原达到了明显的超量恢复状态。

5.2.4　脾统血

1．“脾主统血”的机理探讨

纪立金在“‘脾主统血’的机理探讨”一文[57]中指出，脾主统血理论的提出与确立，是脾藏生理的重大发现，脾藏的这一功能，从认识到实践得到历代医家的验证与认同，本文从脾气与统血、生血与统血、气机与统血3个方面，对脾主统血的机理作了深入系统的探讨。

脏之于血，则主血者在心，藏血者在肝，而统血者则在脾。统即统摄、控制之意。统摄血液，就是统管、控制血在脉内正常运行，既防止血液逸出脉外，又防止血液在脉内瘀滞，是人体正常的生理状态。如《血证论》说：“人身之生，总是以气统血”。而人体这一“统血”的正常功能活动，由脾所司。

脾主统血之概念，在《内经》、《难经》并没有明确提出，但脾能统血在《内经》、《难经》已有蕴义。如《素问·示从容论》的一个病例分析：“于此有人，四肢解堕，喘咳血泄，……是脾气之外绝，去胃外归阳明也”，首先揭示了血泄与脾气外绝有关。《灵枢·百病始生》说：“卒然多食饮则肠满，起居不节，用力过度，则络脉伤。阳络伤则血外溢，血外溢则衄血；阴络伤则血内溢，血内溢则后血”。饮食伤与用力过度皆伤脾，此蕴含着脾伤与络脉伤的关系。《难经·四十二》提出脾“主裹血，温五脏”，裹有包裹、裹撷之义，认为脾具有包裹血液勿使外逸的功能，由是血循常轨，运行于经脉之中以温养五脏，可见《难经》所言的脾“主裹血，温五脏”与后世所言的脾主统血含义相似。东汉张仲景以黄土汤、小建中汤等治疗衄血、下血，已有血证脾治的临床实践。

最早明确提出“脾统血”者，据考证，可能是明代医家薛立斋，他在《薛氏医案》中说：“心主血，肝藏血，亦能统摄于脾”。嗣后，武之望在《济阴纲目》中亦指出：“大抵血生于脾土，故脾统血”。

脾主统血理论的提出与确立，是脾藏理论的重大发现，在这一理论指导下，相应提出由于脾虚失摄这一病机所产生血证证候的辨证论治方法。尽管各医家述说不同，如：“中气亏损，不能收摄”、“胃气虚不能摄血”、“气虚不能约制”、“中宫乏镇”、“气不统血”、“脾虚不能摄血”等，但实质所论也就是“脾不统血证”。这也反证了“脾主统血”的理论，故有“诸血皆统于脾”、“故血证有脾虚当补脾以统其血”、“故治血者，必治脾为主”、“可知治血者，必以脾为主，乃为有要”之高论。

人体统血功能，由脾所主，从认识到实践已得到历代医家的验证与认同。问题是脾是怎样统摄血液的？这一深层上的机制，历代医家未能全面系统地回答与论述，因此有必要深入探讨。

2．补脾生血研究

脾主运化，主统血，脾气运动特点主升，其性喜燥恶湿，为气血生化之源、后天之本。临床上，各系统脾虚疾病可采用补脾法治疗。目前，脾虚证的研究已经作了大量的工作，取得了一定的成果，研究深度已经深入到细胞分子水平，但元素铁代谢与脾主运化的关系的研究尚不多见，尤其是人体和动物在脾虚状态下对铁吸收代谢的影响和转铁蛋白受体表达的影响未见报道。

元素铁是人体结构和功能必不可少金属离子之一，其生理作用：①合成血红蛋白，是红细胞的主要成分；②合成肌红蛋白；③构成人体必需的酶，如各种细胞色素酶、过氧化氢酶、过氧化物酶、琥珀酸氢酶及黄嘌呤氧化酶等参与各种细胞代谢的最后氧化阶段及二磷酸腺苷的生成，是细胞代谢不可缺少的物质；④与能量代谢密切相关，尤其在心、肝、肾等器官的细胞线粒体蓄积的铁特别多。机体组织缺铁可引发一系列的相应的病证，临床上主要见于缺铁性贫血，症多见面黄肌瘦，少气无力，食欲不振等，即多见有脾虚证。元素铁是脾运化水谷、化生气血、营养全身的重要物质之一，脾主运化过程包含着对铁的吸收、转运分布和利用等过程。当人体脾健胃和时，既可以从摄入的食物中充分吸收所需的铁等营养物质，生成气血，并使之有效运用于机体生理活动；同时在铁的转运、充分利用过程中起着重要作用。从理论上讲，当脾胃虚弱时，人体对铁等营养物质的吸收、转运分布、气血的生成以及其他生理活动就会出现不同程度的障碍。因此，采用具有健脾功效的中药，恢复脾主运化的功能，促进铁的吸收和利用，以治其本。

王进等在“补脾法对脾虚证大鼠^{59}Fe 代谢和转铁蛋白受体 mRNA 表达影响的实验研究”一文[58]中指出：“本课题着力于：①运用放射性示踪技术，从药代动力学、药效动力学二方面动态研究补脾法对脾虚证大鼠铁代谢的影响和运用 RNA 斑点杂交技术研究补脾法对脾虚证大鼠转铁蛋白受体 mRNA 表达的影响，探讨脾失运化与铁代谢的关系，为补脾生血等重要中医理论提供实验依据。②实验研究脾虚证大鼠对铁的吸收、转运分布等代谢和转铁蛋白受体 mRNA 表达的影响，以探讨脾气不足与元素铁代谢失调的相关性；以及补脾法对大鼠铁的吸收、转运分布等代谢的影响和对铁蛋白受体 mRNA 表达的调节作用，以探讨脾主运化与铁代谢的关系，从而揭示脾主运化、脾为后天之本等重要中医理论的科学内涵。”

结论与讨论：

从实验 I 到实验 V 层层深入，实验研究补脾法对脾虚证大鼠^{59}Fe 代谢和转铁蛋白受体 mRNA 表达的影响。

实验 I 比较研究正常组（A)、正常补脾组（A + ）、脾虚组（B)、脾虚补脾组（ B + ）等对$^{59}FeCl_3$ 经大鼠胃及小肠受纳、消化吸收进入全身循环系统的药代动力学变化，显示脾虚降低了大鼠铁的生物利用度（BA），或是降低了生物利用程度（EBA)，或是降低了生物利用速度（RBA ），这和脾失健运，不能有效促进精微物质吸收或转运密切相关；而补脾法在很大程度上改善了这种状态，提高了大鼠铁的生物利用度（BA ），促进了铁的吸收。

实验 II 比较研究正常组（人）、正常补脾组（A + ）、脾虚组（B)、脾虚补脾组（ B + ）等对经大鼠胃、大小肠受纳、消化吸收进入全身循环系统的^{59}Fe 向大鼠体内脾、肾、肝、小肠、胃器官组织转运、分布的药代动力学变化，发现在脾虚状态下，^{59}Fe 剂经全身循环系统（血液）向器官组织转运代谢过程减弱而使放射性^{59}Fe滞留于血液；而补脾促进了^{59}Fe剂在大鼠器官组织内的转运，尤其是向脾脏本身的集中，显示四君子汤直接补脾，通过调理脾而调节机体物质转运系统的功能。

实验III通过对大鼠器官组织细胞内的放射性^{59}Fe含量变化的测定，显示在补脾状态下大鼠器官组织细胞内外铁的转运效率或利用效力较之在脾虚状态下大鼠细胞内外铁的转运效率或利用效力有明显差异，补脾法促进了存在于大鼠器官组织间液的放射性^{59}Fe与细胞内的放射性^{59}Fe的交换并最终趋向平衡，即补脾法激活了机体物质铁的转运系统，从而促进了铁在机体内的转运。因此中医学脾“主管”了药（食）物铁等在体内的命运（PK/ PD），脾之运化主管药（食）物的转运分布和排泄（PK/ PD）。当然，脾失健运就会出现特征性的PK/ PD——病理生理状态下的PK/ PD。所以，“脾主/失运化”与PK/ PD的生理生化意义、病理生理机制及其定性、定量表现形式密切相关。由于元素铁是脾运化水谷、化生气血、营养全身的重要物质之一，因此脾主运化时，既可以从摄入的食物中充分吸收所需的铁等营养物质，生成气血，并主导机体各脏腑组织物质铁的入出，使之有效运用于机体生理活动；当脾胃虚弱时，脾失健运，人体对铁等营养物质的吸收、输布、气血的生成以及与之相联系的其他生理活动就会出现不同程度的障碍。

实验IV和实验V比较研究正常组（A）、正常补脾组（A+）、脾虚组（B）、脾虚补脾组（B+）等大鼠器官组织细胞TfR表达数、TfRmRNA基因表达情况，并进一步探讨PD，结果脾虚下向调节巨噬细胞TfRmRNA基因表达，使脾巨噬细胞TfR阳性表达数减少，TfRmRNA表达图谱面积小、密度小；补脾法上向调节巨噬细胞TfRmRNA基因表达，使脾巨噬细胞TfR阳性表达数增加，TfRmRNA表达图谱面积大、密度大，能有效纠正脾虚状态下转铁蛋白—转铁蛋白受体系统转运功能，从而促进器官组织细胞有效摄取和利用物质铁（PD），完成新陈代谢。

综上所述，补脾法促进了脾虚证大鼠^{59}Fe的代谢和增强了转铁蛋白受体mRNA表达，具体体现在能上向调节机体内在的物质转运系统（如本实验研究所涉及的物质铁的转运系统——转铁蛋白—转铁蛋白受体系统）的功能。

5.2.5　五脏藏神说与脾藏意主思

关于精神活动与脏腑的关系，《内经》明确提出了两种理论，即心主神明说和五脏藏神说，由于受传统文化相关观念的影响，“心主神明”理论在中医学发展过程中不断地受到进一步强化，以至目前的中医教科书等均过度强调“心”对精神活动的主宰，“心主神明”理论，几乎变成了中医学精神神志学说的唯一主导。但我们认为，在五行学说规范了中医学理论之后，“五脏藏神”与“心主神明”理论具有同等重要的地位，同时，在五脏皆藏神的理论体系之中，由于脾胃位居中焦，性属至阴，对五脏气机具有重要的中轴转枢作用。因此，五脏皆藏神实际上是以脾胃为中心的，即“脾胃转枢是五脏藏神的关键”。这体现在自《内经》始，历代医家对精神神志性疾病的治疗对脾胃的重视不仅高于其它脏腑，甚至超过对“心”的重视。近几年现代医学提出的“肠脑”的概念，亦说明“脾胃转枢是五脏藏神的关键”这一理论具有深刻的现代生物学内涵，证实、探讨、凸现这一理论，不仅是中医学神志理论发展的需要，而且是生命科学发展的需要。[50]

1．脾胃转枢对五脏藏神的调节

王洪图等在“脾胃转枢对五脏藏神调节的研究述评”一文[59]中指出，精神意识思维情感等活动，中医学统称为神或神志，它是人体生命中最为复杂的部分，在《黄帝内经》所确立的中医理论体系中，关于神与五脏的关系，也有不同的理论，“五脏藏神”便是其中之一，它不仅独具特色，尤其具有重要的理论与应用价值。通过研究我们认为：在五脏皆藏神的整体协调关系中，脾胃起着枢轴或曰关键的作用，从而对“藏神”整体影响巨大。现将初步研究的内容，报告如下：

（1）《内经》及历代医家的临床应用

《内经》及历代医家治疗神志性疾病，多数将调理脾胃作为主要的治疗方法，应是对“五脏藏神，脾胃是枢轴”理论的应用。如《灵枢·癫狂》对狂证的治疗，依证候不同而选取不同的经脉治疗，然而无论何证却均选有脾、胃、大肠三经的穴位，体现着治疗癫狂注重脾胃的特点；又如《内经》不仅有“胃不和则卧不安”之论，更以调理脾胃的半夏秫米汤治疗失眠，而成为治疗失眠证诸法之宗。清·黄元御《四圣心源·精神》将培养脾胃之气作为治疗一切神志病的基本方法，谓：“阴升阳降，权在中气，中气衰败，升降失职，金木废其收藏，木火郁其生长，此精神所以分离而病作也。培养中气，降肺胃以助金水之收藏，升肝脾以益木火之生长，则精秘而神安矣。”在《名医类案》、《续名医类案》、《柳选四家医案》三部医案中，精神神志病医案共176例，涉及的病变包括癫狂、不寐、痫、怔忡、嗜卧、鬼疰等，除去未用药的39例，余137例，其治疗以上各病所用方法，属调脾胃的70例，占50%，加上涉及调脾胃的13例，共83例，约占60%；说明其60%的病例是通过调理脾胃而获效。另外据我们统计的《名医类案》、《续名医类案》、《二续名医类案》、《全国名中医医案》四部医案中有关精神神志病治疗的用药规律，结果显示：治疗惊悸怔忡、抑郁呆滞、不寐、嗜睡等神志疾病，归脾胃系统的药物显著多于归五脏其他系统的药物。可见，脾胃作为调控神志活动的主要脏腑，对中医临床起着不可忽略的重要作用。

（2）西医学相关研究

目前某些西医学研究资料亦显示，属于中医脾胃范畴的胃肠道与精神活动之间，确实存在着某种程度的关联性，如临床报道，50%～60%的功能性消化不良及肠易激综合征患者，伴有焦虑、抑郁、恐惧等症状，而使用抗抑郁、强迫等治疗精神疾患的药物，对胃肠道疾病亦有很好的治疗效果。传统理论认为，胃肠疾病与精神活动的这种密切关联，是源自中枢神经系统对胃肠道的影响和控制的。事实上，最新的研究资料显示，大脑对胃肠道的控制，仅限于消化道的两端，即胃以上及直肠以下的消化道，而在小肠和结肠，胃肠神经的活动是独立于中枢神经之外自主进行的。并且，胃肠道含有大量的神经细胞，其总数量与大脑相近，从胃肠道到大脑的神经束比大脑到胃肠道的神经束还要多，胃肠道不断地将它接受的信息传到大脑。同时，某些通常认为病变部位在大脑的精神神经性疾病，如阿尔采默氏症（Alzheimer’s），在大脑细胞外出现的淀粉样变及神经纤维缠结的病理变化，亦会出现在胃肠道；而在巴金森氏症（Parkinson’s）中，雷维小体（Lewy）同时出现在大脑和肠道。美国神经生物学家Gershon MD将肠神经系统（ENS）称为人体的第二大脑（Second brain），认为ENS的功能不仅独立主持着胃肠的功能活动，而且与某些精神疾病如抑郁症、恐惧症的发生密切相关。这些均与中医学脾胃主神志的理论存在着一定的契合。作为胃肠道与精神神志活动密切关联的物质基础，从目前的研究状况来看，胃肠肽是一种极为重要的物质。肽类物质的发现源于 30 年代，迄今已发现 60 余种，肽类物质最典型的特点是在中枢神经系统和外周组织中呈双重分布，其在中枢神经系统起着一种递质或调质的作用，与生命体的多种精神神经活动如记忆、感情、疼痛感受、睡眠等密切相关，并参与惊恐、焦虑等情绪活动，在外周则起着一种激素样作用，对多种脏器的功能均有调节作用。在外周组织中，虽然肽类在心脏、气管、输精管、肝脏、胃肠之中广泛存在，但以胃肠道神经肽的含量最大，种类最多，因此，神经肽亦有称之为脑肠肽者。如按在胃肠道的含量排序，脑肠肽由多到少依次为血管活性肠肽（VIP）、强啡肽、胆囊收缩素（CCK）、降钙素基因相关肽（CGRP）、神经肽 Y（NPY）、生长抑素（SS）、P 物质、胃泌素等。由于神经肽在胃肠组织与中枢呈双重分布，因此，它应是研究脾胃与脑神关系现代科学内涵的切入点。

（3）脾胃转枢对五脏藏神调节的实验研究

从中医理论而言，任何一种神志病都不只简单地涉及一个脏，而往往影响多脏。为了验证脾胃在五脏藏神中具有“枢轴”的重要作用，我们在临床经验基础上，首先选用草果知母汤加减作为调理脾胃复方，结合西医学研究方法，观察分析了该方对某些相关疾病的影响。该调理脾胃复方源于《温病条辨·下焦篇》，方中以草果和知母为治病的主要成分（君药），该书自注云：“草果温太阴独胜之寒，知母泻阳明独胜之热”，说明该方以调理脾胃阴阳寒热作用为主，可以应用于本项研究。调理脾胃复方的组成，作者曾有报道，此不赘述。

①调理脾胃复方对癫痫动物模型抗痫作用的基础药理研究

癫痫属于中医学中的神志病。我们通过抗惊厥作用、行为观察、急性毒性反应等实验观察到，调理脾胃复方不仅具有肯定的抗痫作用，其抗痫疗效与苯巴比妥相似，对癫痫大发作疗效优于小发作，并与氯硝西泮有协同对抗癫痫小发作的作用。而且该方能加快正常小鼠学习速度、提高学习记忆成绩，对癫痫易感大鼠发作导致的记忆获得障碍、重现障碍有明显的翻转作用。表明调理脾胃复方有一定的益智作用，这种益智作用与其抗痫性无相关关系。该复方无明显毒副作用。

②调理脾胃复方对癫痫动物模型神经肽类递质的影响研究

采用放免法检测到，PTZ 点燃大鼠脑内 L－ENK、B－EP、SS 含量显著高于正常对照组，DYNA1－13、SP、AVP 含量降低，调理脾胃复方可降低 PTZ 点燃大鼠脑内具有兴奋作用的 L－ENK、B－EP、SS 含量，并使 DYNA1－13、SP、AVP 含量升高。采用原位杂交和膜上印迹杂交结合图像分析法检测到，调理脾胃复方对 PTZ 点燃大鼠脑内 SS 及神经肽前体 PCCK、PENK 基因表达有显著调节作用，表现为具有抑制作用的 PCCKmRNA 表达增加；具有兴奋作用的 SSmRNA、PENKmRNA 表达明显减少。

③调理脾胃复方对癫痫动物模型氨基酸类递质的影响研究

采用氨基酸自动分析仪检测到，PTZ 点燃大鼠脑内氨基酸类神经递质 GABA、Gly、Tau、Glu、Asp、Ser、Thr、Ala 含量明显降低，调理脾胃复方可提高海马中 GABA、Gly，Glu、Asp、Ser、Ala 含量。采用原位杂交法检测到，调理脾胃复方对 PTZ 点燃大鼠脑内

NMDA 受体的基因表达有显著调节作用。

④调理脾胃复方对癫痫动物模型信使类物质的影响研究

采用高效液相色谱分析法及放免法检测到，PTZ 点燃大鼠脑内环核甘酸 cAMP、cGMP、单胺类神经递质 5－HT、DA、NE 含量显著高于正常对照组，调理脾胃复方可影响 PTZ 点燃大鼠脑内信使系统，使 cAMP、cGMP 有下降趋势，单胺类神经递质 5－HT、DA、NE 显著降低。采用原位杂交、免疫组化结合图像分析法检测到，PTZ 点燃大鼠脑 C－fos、C－JunmRNA 和 fos、Jun 蛋白表达均显著增加，调理脾胃复方可使 C－fos、C－JunmRNA 和 fos、Jun 蛋白表达显著降低。

⑤调理脾胃复方对癫痫动物模型免疫功能的影响研究

采用比色分析法、同位素^{3}H 掺入法及光镜下细胞形态学观察法检测到，调理脾胃复方可增强癫痫动物模型腹腔巨噬细胞（MΦ）吞噬能力，提高白细胞介素－2 的生物学活性，使 T 淋巴细胞对刀豆蛋白 A 的增殖能力增强，但不影响体液免疫功能。对癫痫发作导致的大鼠红细胞 C3b 受体花环率及红细胞免疫复合物花环率的降低，有明显的翻转作用。

⑥以调理脾胃复方化裁的化呆醒神汤对血管性痴呆动物模型的影响研究

行为学研究表明，化呆醒神汤可改善血管性痴呆动物模型学习记忆能力、缩短动物模型游泳时间、延长逃避潜伏期、减少错误次数。光镜、电镜观察表明，化呆醒神汤可明显减轻血管性痴呆动物模型海马 CA1 区神经元的损伤，增加海马区 CA1、额叶皮质内 AchE 阳性纤维数量。放免法和高效液相色谱分析法检测到，化呆醒神汤对血管性痴呆动物模型海马、皮层内 AVP、SS、NE 含量及皮层 DA 含量有明显上调作用；还可显著降低该模型大脑皮层耗氧量，提高皮层内 SOD 活力，并减少海马、皮层 MDA 含量。

调理脾胃复方对癫痫、血管性痴呆动物模型影响的实验研究表明，调理脾胃法有显著抗痫作用，并有益智功能。表明调理脾胃可通过降低大脑皮层耗氧量，调整动物模型中枢氨基酸类递质、神经肽类递质、信使物质含量及相关基因表达，以及对免疫功能的调节等途径，调节影响中枢神经系统活动。提示脾胃与中枢神经系统活动之间存在着密切的内在联系，其机制有待于进一步深入探讨。

2. 现代医学胃肠与神经精神相关

（1）肠神经系统脑肠肽

周吕在“第五讲肠神经系统脑肠肽”一文[60]中指出，最近 15 年的一个重要发现是：许多胃肠肽在中枢神经系统存在，而原先存在于中枢神经系统中的肽也在胃肠道中发现，这些肽被称为脑肠肽。目前发现，脑内与胃肠道双重分布的脑肠肽已达 60 种以上。晚近应用免疫细胞化学方法进一步发现，胃肠壁内的肠神经系统（Enteric Nervous System，ENS）的神经元也能合成和释放许多种脑肠肽，打破了多年来一直认为乙酰胆碱（ACh）和去甲肾上腺素（NA）是肠神经系统主要递质的概念，使 ENS 肽类也加入脑肠肽行列。这样，胃肠系统、中枢神经系统、肠神经系统三个系统的脑肠肽作为神经肽，或神经内分泌，或神经旁分泌物质，调控着胃肠运动、分泌、吸收等复杂功能。

（2）精神障碍与胃肠疾病关系

袁浩龙在“精神障碍与胃肠疾病关系的研究进展”一文[61]中指出，本文复习近年来

研究精神疾病与胃肠病之间关系的一些文献资料。就功能性、器质性胃肠疾病与精神障碍；疾病体验、疾病行为与结局；中枢神经系统与胃肠系统的中介机制及心理社会治疗等方面作一介绍。

①中枢神经系统、精神障碍与功能性胃肠障碍的关系

目前一致认为，功能性胃肠（GI）障碍由脑—肠神经管原肠系统（Brain - gutneuro-enteric Systems）调节紊乱所致。与健康受试者相比，这些病人对各种应激源包括气胀、食物、各种激素及生理和心理应激的运动反应性增加。而患功能性食管、胃十二指肠和肠障碍病人在对气胀和其他可能刺激所致的肠感觉和疼痛反应阈值降低也已见报道。但此阈值降低可被中枢神经系统（CNS）输入信号修正。晚近，Fukudo 发现易激惹肠综合征（IBS）病人在精神应激和胆碱能兴奋状态下的肠（结肠蠕动过强）和脑（EEG 功率谱改变）反应性较正常对照者增强。由神经递质释放或受体敏感性改变介导的 CNS 肠功能调节异常可解释以上结果。此外，创伤性心理社会体验如躯体和性虐待（Abuse）史或现时的精神痛苦也是造成运动反应性和敏感性增强，并致疼痛加重、生活质量下降及疾病行为增多的一个重要原因。

使用 DSM - Ⅲ - R 诊断标准和定式精神障碍晤谈表所作的一些研究证实，IBS 病人中的精神障碍患病率（93% ~94%）明显高于炎性肠病（IBD）对照者（21%）。在胃肠症状出现之前，43% ~82% 的 IBS 病人有精神障碍的诊断（抑郁症和焦虑障碍占多数）。晚近，研究者们对惊恐障碍与 IBS 的关系特别关注。有高达 44% 的惊恐障碍病人出现明显胃肠症状（较非焦虑对照者高出 4 倍以上），约 25% 的惊恐障碍病人也符合 IBS 诊断标准。在符合 IBS 诊断标准病人中，所出现的胃肠症状与惊恐障碍相吻合。治疗惊恐障碍有时可使胃肠症状迅速并完全缓解。这两种障碍可能与处于蓝斑（LC）〔与调节恐惧和警醒（Arousal）（包括惊恐障碍）的肠神经系统（ENS）密切相关的去甲肾上腺素能神经核〕水平的自主神经功能紊乱有关。在同时出现 IBS 和惊恐病人中，惊恐状态与 IBS 有相互导致恶化的可能性。Walker 等综述 18 571 例定式精神障碍晤谈资料，发现有一项胃肠症状的受试者，其重性抑郁、惊恐障碍或广场恐怖症的终身患病率明显高于无胃肠症状者。而有多项胃肠症状主诉（可疑 IBS）的受试者，患精神障碍的可能性更大。另外，在有 DSM - Ⅲ - R 重性抑郁和广泛焦虑障碍诊断病人组中的 IBS 患病率也显著高于对照组。

②精神障碍与器质性胃肠障碍的关系

虽然临床医生认为心理社会因素与功能性胃肠障碍的临床特征关系密切，但有足够证据表明，这些因素也是器质性胃肠障碍临床表现的重要成份之一。

☆　炎性肠病与精神障碍的同病研究

由于方法学上的困难，使具有心理社会特征的炎性肠病（IBD）病人中的精神障碍诊断率高低不一。但从这些研究，我们可以得出以下三个结论：第一，IBD 病人中的精神障碍诊断率和心理痛苦水平略高于正常对照者和其他慢性病者。IBD 病人的精神病诊断率明显低于 IBS 病人。最常见的诊断是重性抑郁症、广泛性焦虑障碍、惊恐障碍及非特异性心境、焦虑或躯体化障碍。第二，克隆氏病（CD）病人的心理痛苦水平高于溃疡性结肠炎（UC）病人。第三，心理障碍程度与疾病严重度直接相关。对此可用 CD 病人

的心理障碍程度越高，其疾病活动次数和并发症就越多的结果解释。研究显示，心理社会应激与症状的发生和恶化有关。Duffy 等报告，在重大生活事件后 6 个月胃肠道症状（如腹泻和腹痛）危险性将升高 2 倍。但因方法学缺陷，对生活应激和其他心理社会因素是否一定能引起疾病活动度增加尚未完全明了。

☆　消化性溃疡与精神病的同病研究

在消化性溃疡病人，使用 DSM－Ⅲ－R 诊断标准所作的精神障碍调查研究结果不一，心理因素与溃疡病关系的证据不足。目前尚未发现急性应激或某个单一生活事件与溃疡病有关，但它们可引起胃酸分泌增加。溃疡病人存在慢性应激或困境（持续 6 个月以上）状况的比例约为正常对照者的 2 倍，提示长时间的应激可能与溃疡形成有关。经历重大和慢性应激的日本战犯，其十二指肠溃疡患病率为 25%，而非战犯对照者仅为 11%；在第二次世界大战德国轰炸伦敦期间，发生溃疡穿孔的人数大量增加。此外，军事飞行员（长期处于紧张状态）的消化性疡溃患病率也明显高于其他军事人员。Tennant 认为，心理生理性激活（Arousal）可增加胃酸和胃蛋白酶分泌。晚近，在溃疡病发生中研究胃幽门螺旋菌的作用表明，心理社会因素更可能与症状的临床表现或病人对疾病的适应有关。应激性事件通过影响宿主的免疫反应而能增加感染的易患性。

☆　脑—肠关系

动物研究支持应激与黏膜形态学改变和胃肠病之间的关系。极度应激状态可使鼠发生急性胃糜烂（应激性溃疡），而剥夺动物社会环境及采用遗传、外科或药物手段破坏下丘脑－垂体－免疫轴，也能提高动物对炎性肠病的易患性。在 IBD，心理社会应激源破坏免疫－下丘脑－垂体轴的结果，可使人体对应激、生理功能及疾病易患性的内稳态调节发生紊乱，从而影响疾病的活动度。CNS 与胃肠道之间的关系不仅见于 IBS 和 IBD，还可见于消化性疡溃。动物实验显示，将小剂量促甲状腺素释放激素（TRH）注入下丘脑和脑干神经核，通过影响迷走神经而使胃分泌和蠕动增强。TRH 与其他局限性肽类之间的相互关系，似乎对胃十二指肠溃疡的发生起着某种调节作用。而胃生理性变化与溃疡的发生是由心境改变和抑郁所致的观点，可被抑郁症病人 CNS 中的 TRH 水平升高发现所进一步证实。

③疾病体验、疾病行为与结局

在年幼时关注疾病（强化疾病行为）可导致成年后的疾病行为和就诊次数增加。疾病一旦被确定，疾病行为就由社会文化标准、家庭态度、个人人格、应付方式、以往的心理创伤（如虐待史）、日常烦恼、早先的疾病体验及能动因素来决定。病人的个人体验和传播疾病的能力（即症状报告的严重程度、传播的方式及障碍的临床效应）不同，其疾病行为也有所不同。寻求卫生保健的 IBS 病人较不寻求卫生保健的非病人更容易展示异常的疾病行为。胃肠病个体能出现使疾病行为永久保留和干扰适应疾病满意程度的各种心理社会反应（如抑郁、能动性降低、疾病行为增加、依赖亲属和经济补助以及对家庭和工作的责任心下降）。而这些心理社会反应可影响几种健康结局如症状严重程度、精神痛苦水平和生活质量、就诊次数及发生医源性并发症的危险性。

☆　受虐待史与胃肠障碍的关系

心理创伤体验（如受虐待）史与精神障碍同病（如精神创伤后应激障碍、抑郁症、躯体化障碍、药物滥用及分离障碍）增加有关。这些体险也可影响老年时期的疼痛知和疾病行为。Drossman 等调查了胃肠门诊女病人的受躯体或性虐待史与健康状况之间的关系，发现有受虐待史的病人，有较严重的腹痛、较频繁的骨盆疼痛、较多的非腹部症状（如头痛、疲乏）和外科就诊史。对此尽管尚未有明确的机制可解释，但 Cervero 推测，来自损伤或炎症的长期内脏刺激能激发以往未反应的静止内脏伤害感受器（Visceralnociceptors）的活性，并与其他感觉传入通路一道增加输入 CNS 的末梢冲动，从而导致持久疼痛。因此，在儿童时代的阴道或肛门创伤性刺激，可使内脏伤害感受器的感觉阈值降低，结果引起感受疼痛的肠正常调节活动敏感性增强。而这一受强化的敏感性能一直延续至老年。

☆　寻求卫生保健对精神障碍患病率的影响

不论诊断如何，受虐待史和其他心理社会因素导致寻求卫生保健增加的结果之一，是使在临床范围内的精神障碍同病状况有选择性地聚集。例如，Katon 等报告 767 例频繁就诊的病人中，重性抑郁症、心境不良（Dysthymia）、广泛性焦虑障碍及躯体化障碍的患病率明显高于一般人群。自我选择（Self - selection）假说由对 IBS 人群的研究获得支持。因为那些不寻求卫生保健的 IBS 病人在心理学上更类似于健康受试者；而频繁就诊的 IBS 病人，其焦虑、抑郁及躯体化症状评分和心境或焦虑障碍患病率均显著高于不寻求医疗的 IBS 个体（IBS 非病人）。尽管心理社会因素本身不是 IBS 的一个组成部分，但这些因素与生理性肠障碍可发生相互作用，以致影响个体对疾病的体验和行为包括是否寻求卫生保健的能力。

④CNS 与 GI 系统之间的中介机制

☆　健康受试者中的观察

健康受试者在心情烦躁或精神痛苦时常报告有腹部不适或肠功能紊乱，可能由应激性刺激或强烈情绪反应而使肠血管活性、分泌、蠕动及疼痛知觉发生障碍所致。Tom 和 Monica 研究了 2 例胃瘘病人，发现不同的情绪类型所引起的胃功能改变也有差别。胃充血及蠕动和分泌增加与发怒、紧张或攻击行为有关，而胃黏膜苍白及蠕动和分泌下降则与恐惧或抑郁有关。压力研究显示，复杂的认知操作或情绪唤醒也能影响食管或结肠收缩幅度。

虽然以上观察提示的是一种单向关系，但肠功能紊乱对脑部的情绪中枢如 LC 也有相互影响作用。由于 LC 接受来自膀胱、肠和胃的传入冲动，故这些器官中的任一种发生障碍均可增加 LC 的神经元点燃。此外，心理社会因素也能影响有关器官的生理功能。例如，在一项胃食管反流研究中，急性心理应激可使疼痛、自主神经激活和焦虑加重，而胃酸反流程度（pH 探针检查）则无明显改变。鉴于疼痛加重与由应激诱导的症状知觉改变有关，而与胃食管反流增加无关，故心理和环境应激源影响肠功能和感觉阈值，是通过一种相互整合的方式进行的。

☆　精神免疫观察

环境因素可影响免疫功能及对各种疾病包括胃肠障碍的易患性。在体外，各种应激源均能使体液免疫和细胞免疫机制发生变化。对有丝分裂原（Mitogens）和抗原的反应性下降、淋巴细胞介导的细胞毒性降低、延迟性过敏反应低下、皮肤移植排斥和移植物对宿主的反应性下降及抗体反应受抑都可见于应激性体验如居丧、离婚或学生实验性应激之后。受到较大心理压力的医学生，其干扰素明显下降，上呼吸道感染率增高。对39例接受鼻内接种病毒的健康受试者所作的研究表明，心理应激与呼吸道感染率呈剂量—效应关系（$P<0.005$）。双向、交互（Reciprocating）通道可把脑内认知和情绪中枢与神经内分泌轴、肠神经系统（ENS）及免疫系统连接起来。而来自较高中枢的神经连接则能使影响GI感觉、蠕动和分泌的外在刺激（视、嗅等）与内在感受（情绪或思维）信息发生相互联系。此外，亲内脏作用（如伤害感受）也能反过来影响中枢的疼痛知觉、情绪和行为。对于这些解剖学上的相互连接均由脑—肠神经递质包括血管活性肠肽（VIP）、TRH、5-羟色胺（5-HT）和其协同物（Congeners）、P物质、CGRP、CCK及脑啡肽参与。这些神经递质尽管没有特殊作用位点，但它们在所局限的部位上能加快对胃肠道、内分泌和免疫功能以及人类行为不同反应信息的传递。例如，作用在脑和肠不同部位的5-HT受体与各种障碍包括功能性胃肠道障碍、酒中毒及心理障碍均有关。

（3）抗抑郁药治疗功能性胃肠病的临床研究

傅敏等在“抗抑郁药治疗功能性胃肠病的临床研究”一文[62]中指出：“探讨精神情绪因素与功能性胃肠病（FGID）的关系及抗抑郁药对其的疗效。方法：对62例FGID患者进行心理卫生自评表（SCL-90）评分，其结果与我国常模标准分比较。然后按其消化道临床症状严重程度评分并随机分成二组，一组给予抗抑郁药5-羟色胺再摄取抑制剂（SSRI）帕罗西汀（赛乐特）或氟西汀（百忧解），均为20mg/d，疗程8周后再重新予SCL-90量表评分和消化道临床症状严重程度评分。另一组服用安慰剂相对照。结果：FGID患者SCL-90总分和各因子分显著高于我国常模标准分（$P<0.05\sim0.001$），其中焦虑和抑郁因子分最高。抗抑郁药治疗后，其SCL-90总分和各因子分较前显著性下降（$P<0.05\sim0.001$），且对改善消化道临床症状效果显著优于安慰剂组（$P<0.001$）。结论：FGID患者存在精神情绪障碍，其中焦虑和抑郁情绪障碍尤为突出。抗抑郁药物在改善FGID患者精神情绪障碍的同时对改善其消化道症状有确切的疗效。”

3．脾虚与学习记忆功能

（1）益气健脾、益气健脾祛痰化瘀法对脑老化小鼠学习记忆功能及神经递质受体表达的影响

詹向红等在“益气健脾、益气健脾祛痰化瘀法对脑老化小鼠学习记忆功能及神经递质受体表达的影响”一文[63]中指出：“目的：观察益气健脾、益气健脾祛痰化瘀法对D-半乳糖（D-gal）所致脑老化小鼠学习记忆功能及神经递质受体表达的影响。方法：采用D-gal复制衰老及脑老化小鼠模型。以Morris水迷宫测试小鼠学习记忆功能；免疫组化技术与病理图文分析系统相结合检测烟碱型乙酰胆碱受体（Nicotinic Acetylcholine Receptor NAChR）和谷氨酸N-甲基-D-门冬氨酸受体（N-methyl-D-aspartatereceptor，NMDAR）表达水平。结果：两法均能明显改善脑老化小鼠的学习记忆能力，提高NAChR和NMDAR1的表达水平，益气健脾祛痰化瘀法对NAChR在大脑皮质的表达优于益气健脾法；对NMDAR1的表达两法无明显差异，单纯益气健脾法呈现较好趋势。结论：提高NAChR和NMDAR1表达水平可能是两法改善脑老化小鼠学习记忆功能的部分机制，两法在不同的环节和靶点上各有优势。”

（2）脾虚与脑内神经肽及其基因表达的研究

胡雪琴等在“脾藏神理论探讨——脾虚模型脑内神经肽及其基因表达的研究”一文[64]中指出：“从五脏藏神的理论出发，探讨脾胃与神志之间的密切联系。通过检测脾虚模型大鼠 AVP、OT、NPY 肽的含量和基因表达的变化，以期揭示脾虚对大鼠学习记忆影响的机制，深化脾胃与神志的理论和实验研究，进而为中医临床从脾论治神志疾病提供实验依据。”

现代研究表明，神经肽在胃肠组织与中枢呈双重分布，因此，它应是研究脾胃与神志关系现代科学内涵的切入点。以往对脾虚证和神经肽的研究主要集中在胃肠疾病方面的研究，而对脾虚证和神经肽有关学习记忆的研究较少。

众所周知，AVP（精氨酸加压素）除具有激素多方面的生理功能，如心血管功能的调节，参与体温调节，维持昼夜节律等作用外，还是学习和记忆的调节器，并能有理智地加工信息，巩固记忆和形成条件反射等。有人认为，AVP 对记忆的效应可能是由外周作用介导的，它通过对外周血压、心率等的调节，影响与记忆有关的行为反应。有的研究则证明它在中枢的作用可能和儿茶酚胺能系统有关。AVP 是一种多功能激素，对脑缺血后学习记忆障碍的影响究竟是单一作用，还是综合效应，尚待进一步研究。关于 OT（催产素）与学习记忆的报告比 AVP 少的多，但这个神经肽也通过中枢机制影响记忆过程。OT 可促进逃避反射的消退，增强退行性遗忘。因此人们把 OT 看作是一种具有遗忘作用的神经肽。研究证实 NPY（神经肽 Y）在记忆的调控过程中也起着重要作用，能够明显促进记忆的巩固和再现，并改善由于乙酰胆碱拮抗剂东莨菪碱或蛋白质合成抑制剂茴香毒素所致的遗忘症，而应用 NPY 抗体注射到海马部位阻断 NPY 的作用则产生遗忘现象。

本课题是基于脾藏神理论，从脾虚对神志影响的角度出发，采用免疫组化、原位杂交、及计算机图像处理分析技术，检测与学习记忆相关的神经肽 AVP、OT、NPY 指标，旨在从分子水平揭示脾虚对学习记忆影响的机制，探讨脾胃与神志活动的神经生理联系，为中医临床从脾论治神志疾病，提供理论及实验依据。

①脾虚大鼠海马、下丘脑、皮层中 AVP、OT、NPY 含量的变化

本实验一将采用 SABC 免疫组化的方法，检测海马 CA1 区、下丘脑腹侧核、前额叶皮层中 AVP、OT、NPY 的含量变化，以期阐述脾虚和学习记忆相关的神经生理学联系。

结论：

1）本实验采用耗气破气、饮食失节、游泳力竭的方法建立脾虚模型，造模后大鼠出现泄泻，神态萎靡，闭目无神，反应迟钝，体重减轻，消瘦，造模后期严重的出现脱肛、扎堆、畏寒、毛色枯槁、脱毛等现象，符合脾虚诊断标准，可以说脾虚造模成功。

2）脾虚模型组大鼠海马 CA1 区、下丘脑腹侧核、前额叶皮层的 AVP 和 NP 的免疫阳性反应物减少，说明参与合成的细胞数降低。OT 的免疫阳性反应物在下丘脑腹侧核、前额叶皮层增多，说明在下丘脑和皮层参与合成 OT 的细胞数增多。因此可以推测脾虚大鼠学习记忆能力的下降已有神经生理的形态学改变。

3）治疗组用归脾汤预防性治疗脾虚，对 AVP、NPY 肽的合成和表达具有促进作用，说明归脾汤对这两种神经肽的功能具有上调作用，而对 OT 的合成和表达具有抑制作用，

说明归脾汤对 OT 这种神经肽的功能具有下调作用，从而说明归脾汤有健脾益智的作用。

②脾虚大鼠下丘脑、海马、皮层中 AVP、NPYmRNA 表达的变化

通过实验一免疫组化的方法检测了 AVP、NPY 含量的变化，实验二将采用原位杂交的方法，进一步检测 AVP、NPY 这两种神经肽的基因表达，以期从分子水平来揭示脾虚与学习记忆的神经生理病理联系。

结论：

1）脾虚模型组大鼠海马 CA1 区、下丘脑腹侧核及前额叶皮层的 AVP 和 NPY 的 mRNA 表达减少，说明脾虚模型脑内神经肽 AVP、NPY 基因表达减少，并且这种趋势与免疫组化的结果一致，提示脾虚模型学习能力下降与脑内神经肽 AVP、NPY 基因表达密切相关。

2）归脾汤治疗组 AVPmRNA、NPYmRNA 的表达与模型组相比明显增加，说明脾汤对脾虚模型 AVP、NPY 的基因表达有上调作用。柴胡疏肝散组和天王补心丹组在海马 CA1 区的 AVPmRNA、NPYmRNA 表达略降低，但在下丘脑腹侧核及前额叶皮层的 AVPmRNA、NPYmRNA 表达明显增加，说明柴胡疏肝散和天王补心丹对这两种神经肽的合成也有调整作用，其机理有待研究。

3）“脾藏神”的部位大致体现在额叶皮层和下丘脑。

4．醒脾开郁方治疗抑郁症的临床及机制研究

郭静等在“醒脾开郁方治疗抑郁症的临床及机制研究”一文[65]中指出，抑郁症（Depression）指的是情感障碍，是一组以心境低落为主要特征的临床症状群，发病率有逐年增长的趋势，又因其具有高复发率、高自杀率等特点而日益引起医学界的广泛关注，西药抗抑郁治疗取得了显著进展，特别以近 20 年最为迅速，而中医药在此领域的研究相对滞后，因此急需加大研究力度。

本研究通过对文献的梳理归纳，明确了“郁”的概念渊源，总结出历代医家治疗抑郁症的理论及经验规律，认为抑郁症的病因病机主要为气郁湿阻，情志抑郁则中焦脾胃气机不畅，影响其受纳运化、升清降浊功能，痰湿内生，蒙蔽神机而使神气衰退，脾胃运化失职则水谷精微化生无源而见神气不足，精神失养，临床表现为抑郁状态。提出了芳香化湿，醒脾开郁的治疗思路，方药以不换金正气散加减。

为了验证醒脾开郁方的有效性，并进一步探讨其有效机制，利用孤养与慢性轻度不可预见性刺激相结合的方法制作抑郁模型，从开野实验（Open Field）、动物强迫游泳实验等行为学角度观察其抗抑郁的作用。并应用高效液相色谱—电化学检测器观察了抑郁模型大鼠海马及皮层单胺类递质和其代谢产物的变化。结果显示：醒脾开郁方能显著缩短动物强迫游泳不动时间（$P<0.05$）；Open Field 实验证明醒脾开郁方可明显改善动物的消极行为（$P<0.01$）。应用高效液相色谱—电化学检测器测定抑郁模型大鼠海马及皮层单胺类递质和其代谢产物的变化，结果显示模型大鼠海马及皮层 5 - HT、海马 DA 含量明显降低（$P<0.05$），DA 的代谢产物 DOPAC、HVA 明显升高（$P<0.05$），并且模型组海马 5 - HIAA/5 - HT、DOPAC/DA 及皮层 5 - HIAA/5 - HT 明显升高（$P<0.05$），皮层 5 - HT/NE 低于正常组（$P<0.05$），醒脾开郁方可升高海马和皮层的 5 - HT 水平，降低海马 DOPAC、HVA，并可降低海马 DOPAC/DA，5 - HIAA/5 - HT 和皮层的 5 -

HIAA/5-HT 比值。由此推论醒脾开郁方通过降低海马和皮层 5-HT 及 DA 的代谢，相对升高海马 5-HT、DA 及皮层 5-HT 含量而发挥抗抑郁作用。

抑郁症属于中医“郁病”范畴，临床表现多具有气郁湿阻的证候，本研究以氟西汀为对照组，研究醒脾开郁方治疗抑郁症的临床有效性，通过对 40 例患者的临床研究结果显示：①据 HAMD 量表评定标准，治疗组治愈率和有效率分别为 35% 和 75%。对照组治愈率和有效率分别为 40% 和 65%，两组治愈率和有效率均无明显差别（$P>0.05$）；根据中医证候疗效标准，治疗组治愈率 15%，有效率 80%，对照组治愈率 5%，有效率 55%，两组疗效无明显差别（$P>0.05$）。②症状评价：HAMD 量表总评分与治疗前比较，治疗组与对照组均具有统计学意义（$P<0.001$），两组间比较，无显著差异（$P>0.05$）。HAMD 总评分改善差值两组间比较，无统计学意义（$P>0.05$）。HAMD 因子与治疗前比较，治疗组与对照组的焦虑/躯体化因子及阻滞因子均有统计学意义（$P<0.05$），治疗组对睡眠因子和体重因子亦有显著改善（$P<0.05$），对照组对体重因子和睡眠障碍因子均无明显改善（$P>0.05$）。中医证候总评分与治疗前比较，治疗组与对照组均具有统计学意义（$P<0.001$）。③显效时间比较：疗后第 1 周治疗组 HAMD 总分、焦虑/躯体化因子、睡眠障碍因子、阻滞因子及中医证候量表评分较疗前比较差异均有统计学意义（$P<0.05$），对照组则在疗后 6 周与疗前有显著差异。治疗 1 周时治疗组的 HAMD 减分率大于 30%，对照组至 6 周时减分率大于 30%，认为治疗组治疗抑郁的显效时间在服药 1 周后，明显早于西药对照组。

综合以上资料，可以得出以下结论：气郁湿阻为抑郁症的发病基础，实验及临床证明以芳香化湿、行气调中为治则，采用醒脾开郁方治疗抑郁症疗效确切，其可能机制为通过调整中枢单胺类神经递质的代谢，而达到抗抑郁作用。临床观察表明醒脾开郁方与氟西汀在改善情感障碍方面疗效无明显差别，显效时间较西药明显提前，具有一定的优势。

5.3　中医“心”科学性研究

《内经》所言心脏外观色赤，形有大小坚脆之分，位有高下端正偏倾之别。五行之性属火，为阳中之太阳。心主血脉与心主神明是中医心理论的核心。从现代医学观点看，中医是把循环系统与高级神经活动合起来都属于心，“心”概念具有歧义性，“心”的功能远不只是解剖学所指心脏的功能，而是与之有密切联系的系统功能的综合概念，包括推动血液循环的心脏功能，调节心血管活动的神经和体液因素以及大脑高级神经系统等一系列功能活动。心为五脏六腑之大主，心主神明，是对精神-神经-内分泌-免疫—靶组织这个机体最重要调控网络的整体概括，是中医学整体观念、五脏相关重要体现。

5.3.1　《内经》“心主血脉”与“心主神明”主要内容

1. 心主血脉

“心之合脉，其荣色也，其主肾也。”（《素问·五藏生成篇》）

“诸血者皆属于心。”（《素问·灵兰秘典论》）

“脉者，血之府也。”（《素问·脉要精微论》）

“脏真通于心，心藏血脉之气也。”（《素问·平人气象论》）

“夫平心脉来，累累如连珠，如循琅，曰心平，病心脉来，喘喘连属，其中微曲，曰心病。”（《素问·平人气象论》）

“夏脉者心也，南方火也，万物之盛长也，故其气来盛去衰，故曰钩。”（《素问·玉机真藏论》）

“食气入胃，浊气归心，淫精于脉。”（《素问·经脉别论》）

“心主身之血脉。”（《素问·痿论》）

2. 心主神明

“心者，君主之官，神明出焉。”（《素问·灵兰秘典论》）

“故主明则下安，以此养生则寿，殁世不殆，以为天下则大昌。主不明，则十二官危，使道闭塞而不通，形乃大伤，以此养生则殃，以为天下，其宗大危，戒之戒之。”（《素问·灵兰秘典论》）

“耳不闻，目明心开而志先，慧然独语，口弗能言，俱视独见，视若昏照然独明，若风吹云，故曰神。”（《素问·八正神明论》）

“心藏神，肺藏气，肝藏血，脾藏肉，肾藏志，而此成形。”（《素问·调经论》）

“心者，五脏六腑之大主，精神之所舍也。”（《灵枢·邪客》）

“心者，生之本，神之变也。”（《素问·六节藏象论》）

“心藏神，脉舍神。”（《灵枢·本神》）

“所以任物者谓之心。”（《灵枢·本神》）

“黄帝曰：何者为神？岐伯曰：血气已和，荣卫已通，五脏已成，神气舍心，魂魄毕具，乃成为人。”（《灵枢·天年》）

5.3.2 中医“心病”与西医心血管的内在联系

1. 心气虚证与心脏的内在联系的临床观察

屈松柏等[66]观察22例心脏病心气虚证心衰者15例，占68.2%，其中Ⅰ度心衰者3例，Ⅱ度心衰者10例，Ⅲ度心衰者2例。林谦等[67]观察分析344例心气虚证大部分为心血管病，有51例非心血管病，占14.82%。有204例兼有血瘀证，为最常见的标证。107例兼有湿浊证，51例兼有阴虚证，49例兼有肺气虚证，20例兼有脾气虚证，18例兼有肾气虚证。63例心气虚证兼有水邪证者，全部为心血管病。王金荣[68]等临床研究的心虚证339例，诊断为：冠心病164例，高血压病132例，心肌梗死15例，心律失常116例，慢性支气管炎129例，肺气肿60例，肺心病36例，糖尿病36例，脑梗死29例，胆囊炎胆石症36例，慢性胃炎31例，其他疾病20种272例。

黄碧群等[69]的31例心气虚证，现代医学诊断为冠心病21例，高血压病2例，心肌病2例，病毒性心肌炎3例，心律失常3例。用心脏切面超声和M型超声心动图测定下列指标：①左房内径（LA）增加，其平均值为29.06±4.29 mm，40例正常人的平均值为27.70±1.79 mm。②左室内径（LV）明显增加为50.94±8.26 mm（$P<0.01$），正常人为46.03±3.48 mm。③左室后壁厚度（LVEW）明显增加为10.29±2.02 mm（$P<0.05$），正常人为9.22±0.95 mm。④室间隔厚度（IVS）明显增加为10.23±2.04 mm，正常人为9.18±0.98 mm。⑤主动脉内径（AO）增加，其平均值为28.42±3.34 mm，正

常人的平均值为 27.48 ±2.5 mm。⑥二尖瓣 E 点至室间隔距离（EPSS）增加，其平均值为 9.94 ±7.78 mm，正常人的平均值为 7.38 ±1.31 mm。⑦左室收缩末期内径（ESD）明显增加，其平均值为 35.55 ±10.92 mm，正常人的平均值为 30.45 ±4.67 mm。⑧左室舒张末期内径（EDD）非常明显增加，其平均值为 51.81 ±8.43 mm，正常人的平均值为 46.55 ±4.67 mm。⑨左室舒张末期容积（EDV）明显增加，其平均值为 139.23 ±70.54 ml，正常人的平均值为 105.10 ±39.11 ml。⑩左室收缩末期容积（ESV）明显增加，其平均值为 53.90 ±44.63 ml，正常人的平均值为 33.65 ±16.46 ml。⑪左室收缩排出平均速率（MSER）增加，其平均值为 289.48 ±151.94ml/s，正常人的平均值为 203.63 ±141.09 ml/s。此组心气虚证的 LV、LVEW、IVS、ESD、EDD、EDV 及 ESV 的数值与正常人比较有显著性差异，它们的上升可作为心气虚证的诊断依据。这是因为心气久虚，泵力不足，左心室代偿性肥厚、扩大，左室内径、左室后壁厚度、室间隔厚度及左室舒张末期内径、容积均显著增加，以满足体内血供的需要。

柳文仪[70]对 30 例心气虚证的老年人进行超声心动图检查，年龄均在 60 岁以上，左心室内径均小于 5.6 cm，测定下列指标：①每搏心输出量（SV）非常明显下降，其平均值为 40.22 ±5.8 ml/搏，其他虚证（脾、肺、肾虚）者的平均值为 67.13 ±7.78 ml/搏。②每分钟输出量（CO）也非常明显下降，其平均值为 4.73 ±0.95 L/min，其他虚证者的平均值为 3.11 ±0.58 L/min。③射血指数（CL）也明显下降，其平均值为 1.80 ±0.45 L/min · m^2，其他虚证者的平均值为 2.98 ±0.52 L/min · m^2。④射血分数（EF）也非常明显下降，其平均值为 0.51 ±0.09%，其他虚证者的平均值为 0.58 ±0.08%。⑤左室小轴缩短百分率（△D%）也非常明显下降，其平均值为 26.61 ±5.46%，其他虚证者的平均值为 30.4 ±5.68%。左心室排血量偏低，可作为心气虚证的诊断以及与其他虚证鉴别诊断的依据。

廖家桢等对 32 例冠心病心气虚证患者进行心电图、M－型超声心动图检查，有不同程度的左心室功能不全。而冠心病脾气虚证、肾气虚证患者的左心室功能基本正常。测定下列指标：①32 例冠心病心气虚证患者的左室舒张末期内径（EDD）稍增加，其平均值为 50.5 ±1.0 mm，30 例正常人的平均值为 47.8 ±0.46 mm。②左室收缩末期内径（ESD）也稍增加，其平均值为 38.0 ±1.3 mm，正常人的平均值为 28.0 ±0.58 mm。③每搏心输出量（SV）明显下降，其平均值为 57.90 ±3.17 ml，正常人的平均值为 86.32 ±2.17 ml。④每分钟输出量（CO）明显下降，其平均值为 3.89 ±0.20 L/min，正常人的平均值为 5.20 ±0.17 L/min。⑤左室小轴缩短百分率（△D%）缩小，其平均值为 25.20 ±1.60%，正常人的平均值为 40.70 ±0.84%。⑥射血分数（EF）明显下降，其平均值为 48.55 ±2.56%，正常人的平均值为 78.78 ±0.92%。心气虚证的心功能非常明显下降，其下降的程度可作为心气虚证诊断的定量指标。同时，也不难与脾气虚证、肾气虚证做出鉴别诊断，因为冠心病脾气虚证、肾气虚证的心功能在正常范围之内。

李绍芝等[71]的 44 例心气虚证患者，现代医学诊断为冠心病 30 例，高血压病 9 例，肺心病 5 例，用超声心动图观察下列指标：①二尖瓣振幅（CEH）明显减小，其平均值为 17.47 ±3.03 mm，30 例正常人的平均值为 22.00 ±3.19 mm。②每搏心输出量（SV）明显下降，其平均值为 67.89 ±6.93 ml，正常人的平均值为 84.22 ±5.79 ml。③左室后壁平均收缩速度（MPWVS）明显减慢，其平均值为31.95±5.28 ml/s，正常人的平均值为42.63±6.01 ml/s。④左室后壁平均舒张速度（MVWVD）明显减慢，其平均值为34.80±5.88 ml/s，正常人的平均值为58.27±7.91 ml/s。⑤室壁增厚率（△T%）明显下降，其平均值为23.82±5.00%，正常人的平均值为35.51±6.81%。⑥二尖瓣E点至室间隔距离（EPSS）明显上升，其平均值为8.64±2.87 mm，正常人的平均值为3.00±1.28 mm。⑦EF斜率（MVV）明显下降，其平均值为86.07±8.14 mm/s，正常人的平均值为116.43±14.20 mm/s。⑧快速充盈期左室后壁运动总幅度（R）明显减小，其平均值为4.42±1.01 mm，正常人的平均值为22.00±3.19 mm。⑨快速充盈期左室后壁运动总幅度/左室后壁运动总幅度（R/PWE）明显下降，其平均值为0.70±0.08，正常人的平均值为0.81±0.07。前5项反映左室收缩功能，后4项反映左室舒张功能。

俞兵等[72]的胸片观察指出心气虚证患者心衰表现者较非心气虚证患者多见，表现为心脏扩大，肺静脉扩张。而上肺静脉扩张是心气虚证的早期表现，心脏扩大是心衰的表现，为心阳虚证的一个诊断依据。心衰的X线表现是每一个从事X线诊断的医师都非常熟悉的。也就是说有心衰的X线表现者，均可以作出心气虚证的诊断。

静脉“弹丸式”注射放射性示踪剂后，示踪剂通过心脏，随心脏舒缩变化，用核听诊器从体外测得的心室放射性计数亦随之出现升高和下降的变化，描成曲线。贾宝善[73]等用的示踪剂为113m铟（In），根据心室放射性计数变化曲线，观察射血分数（EF）、心舒张功能的高峰充盈率（PFR）和高峰充盈时间（TPFR）。正常EF值大于50%。14例冠心病心气虚轻证患者的EF轻度下降，其平均值为52.92±6%，15例正常值平均为57.53±8%，30例心气虚重证患者的EF明显下降，其平均值为34.13±7%。心气虚患者的PFR明显下降，轻证患者和重证患者的平均值分别为3.2±0.5及3.1±0.8左室舒张末期容积/s，正常人的平均值为4.4±0.9左室舒张末期容积/s。心气虚患者的TPFR明显延长，轻证患者和重证患者的平均值分别为189±31及193±68ms，正常人的平均值为4.4±0.9 ms。上述资料说明核听诊器的心功能检测方法，PFR和TPFR值比STI的测定能更敏感地反映左室功能。

樊良卿等[75]采用肌电图的方法研究了心气虚患者的心脏收缩时间间期（STI），发现冠心病心气虚患者的电机械收缩时间（QS_2）延长，左室排血时间（LVET）缩短，排血前时间（PEP）延长，PEP/LVET比值升高，认为心气虚与左室功能密切相关。他们以表示左室功能最敏感可靠的PEP/LVET为例，取正常值上限0.37为界限，凡PEP/LVET>0.37，为左心功能异常. 结果冠心病各型患者PEP/LVET的异常率，心气虚组为94.7%；气阴两虚组为91.7%，心阴虚、肾气虚组均无一例异常，其他疾病具有脾气虚无一例异常。任树生等[76]观测了95例不同中医辨证分型患者的左心室收缩时间间期，认为心功能障碍，心搏出量减少，组织绝对或相对灌注不足是产生心气虚证的病理基础。李绍芝等[77]采用M型超声心动观测了心气虚证病人左心室功能，通过对心气虚病人和正常人、心阴虚、心脉痹阻病人左心舒缩功能观察，发现在左室收缩功能方面，心气虚组>心脉痹阻组，而心阴虚组无收缩功能受损；在舒张功能方面，心气虚>心脉痹阻>心阴虚组，而且不同病种的心气虚证左心室的舒缩功能的各项指标的差别无显著性差异。提示血液动力学的不同改变是形成三种病位在心证候的内在本质之一。王硕仁等[78]观察了冠心病心气虚证与左心室功能和心肌缺血三者的相关性，认为冠心病心气虚证与非心气虚证比较，左室舒张和收缩功能部分检测指标有显著性差异，左室舒张功能的评价对心、气虚证的诊断有高敏感，左室收缩功能则有高特异性。杨振平等[79]采用单笔心电图机测试左心室收缩时相的方法，观察了 38 例心血虚患者静息及负荷刺激后两种状态下左心功能变化情况。结果表明心气虚患者存在着明显的左心功能不全，而心血虚患者则有潜在的左心功能不全。程伟等[80]运用微机心机械图对 64 例心气虚患者的心功能进行观察，证实心气虚患者与正常人比较，其左室舒张和收缩功能降低。上海医科大学华山医院运用心肌图、同位素方法对 61 例心肌梗塞心气虚患者的心功能特点进行观察，证实心气虚患者与正常人比较，其左室舒张和收缩功能降低。上海中医学院研究者将 49 例冠心病患者分为心气虚、气阴两虚、心阳虚三组，测定其阻抗图，结果心气虚患者心脏指数（CI）明显降低，阳气虚组还出现射血时间指数（PEPI ）和 ICT 的延长。周英等[81]又采用超声心动图对心气虚患者的左心舒缩功能进行研究，发现心气虚组病人存在着全部舒缩功能进行研究，发现心气虚组病人存在着全部舒缩功能的异常，且程度最重；心脉痹阻病人存在部分舒缩功能的异常，且程度轻于心气虚组病人；心阴虚病人无收缩功能指标的异常，仅部分存在舒张功能指标的异常，且程度最轻。以上研究结果表明，心虚证患者的心脏舒张及收缩功能均有不同程度异常，以心气虚、心阳虚证最为明显，心功能的变化是心虚证的重要内容之一。董文芳等[82]发现 PEP/LVET 值心阳虚证明显大于心气虚证。杨振平等[83]对 20 例心阳虚患者研究发现，QU 上升、QU/LVET 上升与正常组、心气虚组、心阴虚组比较，其变化均有显著性意义，并且 QU/LEVT 比值依次为心阳虚 > 心气虚 > 心阴虚 > 心血虚，因此心肌收缩功能损害程度也依次减轻。周宜轩等[84]对 14 例心阳虚心血管病的研究亦表明：存在心脏舒缩功能明显减退，并与气阴两虚、心气虚、心阴虚比较，A、A/E、Ai、AilEi、IRT 升高及 E、Ei、DC 减低，依次为气阴两虚 > 心阳虚 > 心气虚 > 心阴虚。

2. 心气虚程度与 C 波波幅 HI，CI 分别有较好的相关性

王延等在“心气虚证血液动力学的逐步回归分析”一文[85]中指出，运用电子计算机对随机抽取的 120 例受检者（包括心气虚和心气不虚者）的血液动力学指标进行多元逐步回归分析，同时亦作了一元和二元分析，试图从另一个方面为“心气虚”辨证提供初步的定性及定量分析的客观指标。

本文进行的多元逐步回归分析所建立的偏回归方程引入了 7 个自变量。这 7 个自变量与心气虚程度明显相关（$R = 0.79$，$P < 0.01$）。但进一步对其中 6 个自变量的二元分析表明，心气虚程度与 C 波波幅 HI，CI 分别有较好的相关性，并有显著意义（$P < 0.01$，$P < 0.001$），按心气虚程度分组的方差分析亦有类似的结果。

C 波、HI、CI 主要反映心脏收缩功能，而 Q 波、IRT 是反映心室舒张功能和心室顺应性的指标，多元分析所建立的方程提示其对心气虚程度有显著作用。由此可见，单纯依靠单因素分析法，往往会因某些指标无显著意义而忽略它的诊断价值。多元分析则能较好地反映事物的全貌，定量地揭示其中的内在联系，较单因素分析更为准确全面。

3. 心气虚是充血性心力衰竭（CHF）最基本的病理变化的实验研究

杨华升等在“温阳化饮、益气活血法防治充血性心力衰竭的实验研究”一文[86]中指

出，CHF 不是一个独立的疾病，是各种病因所致心脏病的终末阶段。它是一个非常复杂的症候群所涉及的系统、器官之广和过程的复杂性，是任何其它的症候群都不可比拟的。心力衰竭是各种心脏疾病的终末阶段，心肌已经耗尽其代偿能力，因此很难治疗，应及早预防和纠正可控性易患因素。心力衰竭是指心脏不能维持与身体需要相适应的有效循环。

CHF 的病机主要体现在虚、瘀、饮三个方面，先贤分立心水病、心痹病、心气虚证，然三者实是 CHF 不可分割的三方面。CHF 之虚虽涉及心肺脾肾四脏，但其中心气虚是最基本的病理变化，在心气虚的基础上病变涉及肺脾肾三脏。至于心阴虚、心阳虚之变，个人认为心阴虚似与临床大量使用利尿剂及血管扩张剂有关，心气虚进一步发展多变为心阳虚，大量临床及实验研究证明心气（阳）虚是 CHF 的基本病理。至于瘀与饮，实乃瘀从气虚来，饮从阳虚生，又加重了心脏的负荷，形成一恶性循环，因此也可澄清中医学不同分型中的主次关系。同时也应认识到 CHF 可发自各种不同病变的心脏疾病，在临床上辨证分型虽不受病种的限制，但却存在着一定的内在联系。一般心阳不足、心血瘀阻多见于冠心病与高血压性心脏病；气阴两虚、胸阳闭阻多见于风心病；肺肾两虚、痰浊壅肺型多见于肺心病，这对中医辨证是一种有临床意义的分型依据。总之，CHF 的基本病机以阳气虚衰为本，瘀血、痰饮为标，是由阳气虚衰，瘀血痰饮互结构成的本虚标实证。

徐强等在“充血性心力衰竭‘心气虚’证研究”一文[87]中指出，本文目的是进行充血性心力衰竭（CHF）人群中医证候调查，并在此基础上研究 CHF 大鼠模型的“心气虚”证候特性，揭示其现代生物学基础，并试图找到一种以特定的疾病动物模型为平台对中医证候的生物学基础进行研究的新方法。

临床研究结果显示，全部 CHF 患者中，符合“心气虚”诊断标准的有 103 例，占全部病例的 83.1%，其余患者多以阳虚、血瘀和水停等证候表现为主，但所占比例相对较少。对心气虚组与非心气虚组患者证候差别的研究显示，心气虚组患者平均病程短于非心气虚组（$P<0.05$），其中病程超过 5 年的病例，心气虚组占 12.6%，而非心气虚组高达 47.6%。心气虚组患者平均心功能级别优于非心气虚组（$P<0.01$），Lee 氏疾病分级积分和生活质量评价也稍优于非心气虚组，但无显著性差异（$P>0.05$）。提示非心气虚组的患者平均发病时间更长，心衰程度比心气虚患者严重。“心气虚”证候贯穿于 CHF 的整个病理过程，但随着病情的不断加重，出现气损及阳的情况，血瘀和水停的症状成为主要表现，因此心气虚不再是最主要的矛盾，可能是重要的原因之一。

对 CHF 患者的超声心动检查结果显示，心气虚组与非心气虚组患者心脏收缩功能均下降，但 LVDd，LVDs，SV，CO，EF，FS% 等指标组间比较均无显著性差异（$P>0.05$），但非心气虚组 E/A 值高于心气虚组（$P<0.05$），心气虚组患者存在更为严重的左室舒张功能不全。对神经内分泌指标的观察结果显示，心气虚和非心气虚的 CHF 患者血浆 ET 和 EDLS 水平存在显著差异。

本实验在对临床 CHF 患者“心气虚”的证候学研究基础上，以经典的 CHF 模型为研究平台，并选用两种不同的补益心气类中药方剂对模型进行干预，对心功能和神经内分泌指标进行观察，结合对离体心脏的药效学研究结果，寻找可能与“心气虚”证高度相关的微观化指标。初步得出以下结论：

（1）CI－IF动物模型具有典型的中医“心气虚”证候表现，“心气虚”证与CHF其他证型之间的相互演变，与心衰的程度轻重、病程长短有关。

（2）心脏左室功能，特别是舒张功能严重下降，以及血浆ET和EDLS水平的严重异常，应用补益心气类中药方剂有效，和“心气虚”证的出现密切相关，可以作为CHF心气虚证的诊断因素之一。

（3）通过对CHF大鼠模型的“心气虚”证候的研究表明，以经典的疾病模型为研究平台，对中医证候进行研究的方法是有科学依据和切实可行的的一种方法。

根据本实验结果，可以初步得出以下结论：CHF具有比较突出的中医“心气虚”的表现，心脏左室功能尤其是舒张功能严重下降，以及血浆ET和EDLS水平的异常变化，和“心气虚”证的出现有一定的内在联系。因此，CHF时左室舒张功能严重下降，以及血浆ET和EDLS水平严重异常，可以作为CHF“心气虚”的证候诊断因素之一，对丰富和规范传统的辨证标准有一定的参考价值。同时表明以经典的疾病模型为平台，对中医证候的生物学基础进行研究，是证候研究中的一种思路和方法，且有利于病证结合的研究。

4．功能基因群调控慢性充血性心力衰竭气虚证的机制研究

陈金星等在“功能基因群调控慢性充血性心力衰竭气虚证的机制研究”一文[88]中指出，充血性心力衰竭CHF发病率高 死亡率高，其病机不明，治疗棘手。

将传统中医整体观与现代医学理论，功能基因组学的理论与技术，生物信息学相结合，采用心梗后心衰模型，以卡托普利为阳性对照，以不同剂量配伍的活血益气方药对模型进行干预，以基因表达谱芯片技术为手段，结合功能学、形态学、免疫组织化学等方法，探讨心衰基因序列－结构－功能的复杂相关性，揭示心衰的左心室重构功能基因表达调控规律，阐明中药方剂配伍的药理机制。

（1）心衰心气虚证左心室重构功能、基因表达调控规律

以基因芯片分析软件，用聚类分析法，结合生物信息学理论与技术，分析心衰基因表达谱的结果显示：受体、信号转导的基因表达极度降低，引起：①代谢类（尤其是能量代谢）、离子与通道类、抑制凋亡（Bcl－2）基因表达随之下调，同时心肌胚胎基因再表达，收缩舒张类基因下调。②部分细胞调节蛋白类（尤其是激活心肌间质纤维化的基因，如FN、TIMP）、DNA合成、修复和重组类基因 、原癌基因和抑癌类基因 、促进早期凋亡的基因、细胞周期蛋白类基因表达明显上调。③表达下调最低的为磷酸甘油酸变位酶，参与信号转导、氧化磷酸化和能量代谢过程，下调近10－folds 。④表达上调最高的为纤溶酶，激活心肌间质纤维化系统，如FN、TIMP ，其上调近25－folds 。基因表达调控紊乱的结果是心肌细胞肥大、坏死或凋亡，心肌纤维化的左室重构发生，最后导致心脏功能降低。

（2）不同剂量配伍的活血益气药方剂对心衰模型治疗的药理作用

按方中活血药占全方总量的百分比分为活血益气组（HXYQ，75%）、气血组（QXZ，50%）、益气活血组（YQHX，25%），结果显示：以 HXYQ 组疗效最好。HXYQ 通过大量活血药佐以适量益气药改善模型的能量代谢障碍，抑制纤维化，阻止左室重构，改善心衰心脏的功能和症状。

5. 冠心病心气虚证与心室舒张收缩功能的相关性研究

张凌岚等在“冠心病心气虚证与心室舒张收缩功能的相关性研究”一文[89]中指出，本课题从微观指标的角度，探讨了冠心病心气虚患者与心室舒张收缩功能的相关性。选择 CHD 患者 84 例研究对象，心气虚证 30 例，痰浊证 27 例，血瘀证 27 例。30 例正常人作为对照。本研究采用美国惠普 HP4500 彩色多普勒超声心动图仪，利用仪器内部计算机自动设置，进行实时录象和拍照，观察冠心病心气虚患者的左心室舒张收缩功能，测量左房内径（LA），室间隔厚度（IVS），二尖瓣血流频谱中的舒张早期血流峰值速度 E 峰值（cm/s），舒张晚期血流峰值速度 A 峰值（cm/s），并计算 E/A 比值；以及 E 峰的减速率（DEC）cm/s. E 峰减速时间（DT），等容舒张时间（IVRT），左室的射血分数（EF)%。

初步得出如下认识：

（1）再次说明了通过惠普 HP4500 彩色多普勒超声心动图仪来观察冠心病心气虚患者与心室舒张收缩功能相关性的方法是可行的。

（2）E 峰、A 峰、E/A 值、E 峰减速度率（DEC）、E 峰减速度时间（DT）、等容舒张时间（IVRT）等指标与冠心病心气虚证存在着一定的相关性，这些指标似可作为诊断冠心病心气虚证的客观指标。

6. 冠心病心气虚证临床微观研究

廖家祯等在“冠心病心气虚证临床微观辨证初探”一文[90]中指出，本文以中医气血相关理论为指导，初步研究了冠心病心气虚证的微观辨证。结果提示：心功能检查时心气虚证的辨证具有一定的定位、定性、定量的意义，从血液流变性的改变及血浆 TXB_2、6 – Keto – FGFlα 含量的改变，认为气虚可以导致血瘀，cAMP/cGMP 比值对鉴别气虚与阴虚具有一定意义，细胞免疫功能低下可能是虚证的共同特点，淋转等可以作为虚证的共同指标，2，3 – DPG 增高可能是心气虚证指标之一；心气虚者 24 小时尿 17 – 羟，17 – 酮类固醇排出量正常、交感神经功能偏亢，此与肾阳虚者尿 17 – 羟、17 – 酮类固醇排量明显减低和脾气虚者以迷走神经功能偏亢有所不同。

近十年来，我们以冠心病者为研究对象，以中医气血相关理论为指导，应用现代科学方法，在临床对心气虚证的微观辨证进行了初步研究，介绍如下。

（1）病例选择

按 WHO 颁布的诊断标准，属冠心病心绞痛、陈旧性心肌梗塞、急性心肌梗塞者。又据舌、脉、症的表现，中医辨证为心气虚心血瘀阻或心气阴两虚、阴虚为主兼有心血瘀阻者。

（2）研究结果

①左心室功能的变化

心主血脉，心气虚定将影响心脏的泵血功能。为此，我们先后应用心脏收缩时相（Systolic Time Interva－1s，STI）及M－型超声心动图等无创性心功能检查方法，观察了心气虚与心功能的关系，并以冠心病中医辨证属脾气虚、肾气虚者为对照，其主要结果见表5·1、5·2。

表5·1　冠心病心绞痛心气虚、脾气虚、肾气虚患者心肌图的比较（M±SE）

组别	HR	Q－S	MST	LVET	PEP	ICT	PEP/LVET	LVET/ICT	IRP	RFT	SFT	SFT/RFT	aH%
心气虚	69.26 ±1.93	397.85 ±5.64	338.91 ±6.73	278.81 ±45.22	118.90 ±3.34	59.83 ±3.34	0.43 ±0.02	5.06 ±0.60	129.16 ±4.91	79.79 ±5.51	279.18 ±25.56	3.63 ±0.41	13.82 ±4.58
脾气虚	64.38 ±3.83	402.20 ±7.87	344.77 ±6.78	300.44 ±6.23	101.75 ±4.13	44.81 ±4.05 △	0.34 ±0.02 △	5.06 ±0.09	137.12 ±12.66 △	85.97 ±9.54	221.33 ±56.41	2.86 ±0.90	10.38 ±1.22
肾气虚	62.37 ±2.56	396.71 ±10.23	304.67 ±8.55	294.50 ±7.36	102.21 ±5.50 △△	45.95 ±4.86 △△	0.35 ±0.02 △△	7.05 ±0.95 △△	177.80 ±34.68	—— ——	—— ——	—— ——	16.83 ±7.64
正常人	71.07 ±0.67	382.11 ±1.72	332.58 ±1.60	285.35 ±1.34	96.75 ±0.89	47.39 ±0.78	0.34 ±0.003	6.07 ±0.13	115.39 ±1.77	74.03 ±1.43	249.95 ±9.07	3.50 ±0.14	7.37 ±0.32

$P<0.05$　△　心气虚：脾气虚　△△　心气虚：肾气虚

表5·2 M一型超声心动图测定心气虚者左室功能变化（M±SE）

	Dd（mm）	Ds（mm）	SV（ml）	CO（L/min）	AD（%）	EF（%）
正常人组（30例）	47.8±0.46	28.0±0.58	86.32±2.17	40.70±0.84	78.78±0.92	
心气虚组（32例）	50.5±1.0	38.0±1.3	57.90±3.17△	3.89±0.20△	25.20±1.60△	46.55±2.56△

△与正常人组相比 $P<0.01$

从表可见，冠心病心气虚者有不同程度的左心功能不全，与正常组相比有明显的差异；而辨证属脾气虚和肾气虚的冠心病者的左心功能则在正常范围之内。说明心功能检查对冠心病心气虚证的辨证具有一定的定位、定性和定量意义。这已经在国内不少兄弟单位重复，并得到证实。

②血液流变学指标的变化

气帅血运行，气虚可以导致血瘀，这是中医气血相关理论的重要内容。我们采用上海医科大学生物物理教研组所介绍的方法，观察了心气虚者血液流变性的变化，结果表明，心气虚组和心气阴两虚组的男女患者，血液流变性的有关指标均有不同程度的升高，特别是全血黏度和血浆黏度与正常组相比，均有显著的差异（$P<0.05\sim0.01$）。红细胞电泳时间显著减慢、细胞压积显著增高（$P<0.05\sim0.01$）。心气虚组与心气阴虚组之间无显著的差异（$P>0.05$）。上述结果说明，中医理论认为气虚可致瘀是正确的。

③血浆 PGI_2 及 TXA_2 含量的变化

血小板的功能异常与血瘀的发生、发展密切相关。现已发现，血小板内合成的血栓

素 A_2（TXA_2）具有很强的促血小板聚集及收缩血管的作用，而由血管内皮细胞合成的前列环素（PGl_2）的作用恰与 TXA_2 相反，具有很强的抑制血小板聚集和扩张血管的作用。为此，我们设想气虚导致血瘀可能与体内 PGI_2/TXA_2 之间的平衡失调有关，于是我们应用放免法测定了冠心病心气虚者血浆 TXB_2（为 TXA_2 的稳定代谢产物）和 6 - Keto - FGFlα（为 PGI_2 的稳定代谢产物）含量的变化，结果是：TXB_2 含量为 260.28 士 164.4p8/ml，明显高于正常值 79.18 ±5.48pg/ml；6 - Keto - FGFlα 含量为 33.45 ±22.5pg/m1，明显低于正常值108pg/ml。

④血小板、淋巴细胞内环核苷酸含量的变化

国内邝安堃教授的研究结果提示：血浆内环核苷酸含量的变化与阳虚（气虚）、阴虚的变化有一定的关系，阳虚或气虚者 cANIP/cGMP 比值低于正常，而阴虚者变化不大。我们则进一步用放免法测定了心气虚或心阴虚者血小板内 cAMP 及 cGMP 的含量，淋巴细胞内 cAMP 的含量，结果：心气虚者血小板内 cAMP 含量是 15.5 ±1.2（$PM/10^9$ 血小板，下同），低于正常值 19.8 ±2.8，而心阴虚者为 19.8 ±2.8，高于心气虚者，与正常相同，心气虚者血小板内 cGMP 含量为 3.6 ±0.5（$PM/10^9$ 血小板），高于正常的 2.2 ±0.3 及心阴虚者的 2.7 ±0.6。心气虚者血小板的 cAMP/cGMP 比值为 4.3，明显低于正常的 9.0（$P<0.01$）和心阴虚者的 7.3（$P<0.05$），而心阴虚者血小板 cAMP/cGMP 比值与正常相比无明显差异（$P>0.05$）。上述结果与邝安堃所观察的变化规律相一致。

淋巴细胞内 cAMP 含量的变化也与上述结果相一致。

⑤免疫功能的变化

中医理论为“正气内存，邪不可干”，“邪之所凑，其气必虚”，为此，我们以常用检测人体非特异性免疫功能的指标，观察了心气虚者体液免疫和细胞免疫功能的改变。结果提示，淋转、E—花环形成及 ANAE 这三种不同的方法得出了一致的结果，即心气虚与心气阴两虚者细胞免疫功能皆明显低于正常（$P<0.01$），而心气虚与心气阴虚之间相比则无明显的差异。而反映体液免疫的三项免疫球蛋白，则 TgM 有增高的趋势，IgA 有降低的趋势，其实际意义如何尚难确定（具体数据略）。

⑥血浆核酸含量的变化

中医理论认为“精气夺则虚”。后天之精气主要由水谷精微之气所化生。心主阳气，可温煦脾胃，助运化。可以设想，心气虚将影响到物质和能量代谢。我们以测定血浆内核酸含量的变化，以间接反映心气虚者蛋白质代谢的变化。结果提示，心气虚者蛋白质的合成功能有一定的障碍。

⑦24 小时尿 17 - 羟、17 - 酮类固醇排出量的变化

据上海华山医院沈自尹教授报道，肾阳虚者 24 小时尿 17 - 羟、17 - 酮皮质类固醇排出量明显低于正常。但心气虚者尿 17 - 羟、I7 - 酮的排量有什么变化，未见报道。为此，我们进行了初步的观察。结果提示，心气虚和心气阴两虚组的肾上腺皮质激素的代谢产物 17 - 羟、17 - 酮皮质类固醇的排出量与正常组相比，不仅不减少，反有增多的趋势，但经统计学处理没有显著差异（$P>0.05$）。说明心气虚和肾阳虚者有所不同，设想这项指标可能有助于心气虚和肾阳虚的鉴别。

⑧24 小时尿肾上腺素、去甲肾上腺素含量及血胆碱酯酶活性的变化

据北京、广州等研究脾气虚的单位报道，脾气虚者迷走神经功能偏亢进。而心气虚者植物神经功能状态如何，未见报道。为此，我们以尿肾上腺素、去甲肾上腺素含量的变化来反映交感神经的功能变化，以血胆碱酯酶活性的变化来反映迷走神经功能的变化，结果提示，心气虚的植物神经功能的变化以交感神经功能亢进为主，这是与脾气虚者的不同之处。为此，设想这项指标可能有助于心气虚与脾气虚的鉴别。

⑨血红蛋白2，3－DPG含量的变化

气帅血运行的功能，除推动血液循环外，我们设想尚与氧气的输送和代谢有关。2，3－二磷酸甘油酸（2，3－DPG）是红细胞糖酵解支路（2，3－DPG支路）的产物，是调节血红蛋白氧饱和度最重要而持久的因素。2，3－DPG能和脱氧血红蛋白1：1的分子比值结合，稳定脱氧血红蛋白的结构，降低血红蛋白对氧的亲和力，使氧离曲线右移，即红细胞中2，3－DPG的浓度越高，血液流经组织时释放的氧量也越多。我们应用SIGMA厂生产的测定药箱，测定了心气虚者血红蛋白2，3－DPG含量的变化，结果表明心气虚者2，3－DPG含量明显高于正常，提示2，3－DPG增高可能是心气虚的辨证指标之一。

（3）讨论

中医经过数千年的发展，有其独特的理论体系，在中医理论指导下的辨证论治又是中医的特色。然而，由于历史条件所限，中医对人体生理、病理的认识着眼于宏观。今天，我们掌握了现代科学知识和方法，已完全有条件和可能使中医的辨证从宏观向微观发展，这是历史的必然。将宏观辨证与微观辨证紧密结合，必将促进中医学术的发展，提高辨证水平和临床疗效，丰富现代医学的内容。

要使微观辨证的指标具有实用价值并具中医特色，需要经过长期、广泛的实践，使之逐步做到定位、定性和定量。譬如心气虚证的微观辨证指标应该能确定是心这个部位，而不是其他的脏腑；能确定是虚而不是实，能区别是气虚，而不是其他虚证。当然，现代科学的指标都是能做到定量或半定量的，没有定量的概念就难以进行精确的比较分析。要达到上述目的，显然不是少数一、二项指标所能完成的，可能需要多项目、多层次的指标才能达到。

我们研究的是中医的微观辨证，自然得从中医理论出发，应用现代科学知识和方法，首先逐步阐明中医理论的现代科学内涵，在此基础上进一步发展医学理论，使之提高到新的水平。本项研究就是本着这种认识，就冠心病的心气虚证的微观辨证进行了一些初步的临床探索。首先是以中医的理论为指导，弄清“心主血脉，主阳气”、“气为血帅”、“气虚血瘀”，“精气夺则虚，邪气盛则实”等中医基本理论的现代科学的内涵是什么？与心气虚证的关系是什么？我们的研究结果初步说明，心气虚时心气不足，帅血运行无力，从而呈现出左心功能不全，左心排量减少。而同是西医的冠心病，但中医辨证属肾气虚、脾气虚者则心功能基本正常。这一方面说明心主血脉，帅血运行之气主要是心气，另一方面又初步说明心功能检查对心气虚的辨证具有一定的定位、定量和定性的意义。血液流变性、血小板功能等项检查指标则对气虚致瘀的辨证有一定的参考意义。目前所采用有关细胞免疫的指标可以反映虚证的共性，因而对虚证的辨证具有一定的定性、定量意义，但不具有定位的意义，也就是不能区别是何脏之虚。据国内的不少报道，各脏之虚皆可以出现细胞免疫低下的现象，因此，目前所采用的淋转、E—玫瑰花环试验等指标时辨证的定位不具有特异性。而 IgG，IgM，IgA 等项反映体液免疫的指标的特异更差，因此，对虚证在体液免疫方面的变化有待更敏感和特异的指标的采用。血浆或细胞内（如淋巴细胞、血小板等）环核苷酸含量变化对鉴别气虚（阳虚）与阴虚可能有一定的意义，气虚或阳虚者 cAMP/cGMP 比值往往低于正常。此外，寻找一些和他脏之虚鉴别具有特异性的指标也是十分重要。我们认为，最简便的方法就是将已报道的初步认为对某脏之虚的辨证具有一定特异性的指标进行交叉验证。譬如我们采用的 24 小时尿 17－羟、17－酮类固醇排量、尿儿茶酚胺含量的测定等项指标就是从肾阳虚、脾气虚的研究指标拿来在心气虚证中进行交叉验证，这样可以更广泛地验证这些指标的敏感性和特异性如何。譬如，有报告认为雌二醇和睾酮（E_2/T）的比值增高是反映肾虚的一个指标，但另一报告则认为肾气虚和心气虚者 E_2/T 比值皆增高，于是 E_2/T 比值增高的意义如何就有待更多的交叉验证。当然，本文所得的各项结果也仅仅是初步的，同样十分必要继续进行更多病例、病种的验证及交叉验证，这样才能逐步完善和具有实用价值。我们发展微观辨证不是要抛去中医传统的辨证，而是中医传统辨证在新时代的发展。

7．瘀血痹阻心脉是急性心肌梗塞发生的重要病理基础

张云松等在“心冠通Ⅰ号对急性心肌梗塞冠脉再通后心肌活性和心功能的影响”一文[91]中指出，冠心病是目前人类死亡的主要疾病之一，其发病率在发达国家非常高，近年来在我国也呈逐步上升趋势，尽管过去几十年在诊断和治疗方面取得了显著的进展，但急性心肌梗塞仍然是人类面临的主要健康问题之一。急性心肌梗塞发病是由于斑块破裂，继之血栓形成，血管急性闭塞而引起的。

急性心肌梗塞相当于中医的“真心痛”、“厥心痛”、“胸痹”等病证。尊师总结从医 40 余年的临床体会，结合历代医家的治疗经验，认为无论患者处于冠心病心肌梗塞病程的急性期、亚急性期，还是慢性期，考虑到“心主血脉”，经有云：胸痹心痛者“脉不通”等因素，可以看出瘀血阻脉之病理贯穿于本病的全过程，并在本病的发生和发展过程中占有主导地位，故临床辨证论治中应该始终勿忘本病总与“心脉痹阻”的病机相关，治法总宜活血行气、通脉止痛为要。活血则血瘀得除，心脉得通，通则不痛；气行则血行，气滞则血凝，故在使用活血祛瘀药物时，常需配合行气药，以加强行血散瘀的作用。此外，尚需提及的是，无论急性心肌梗塞的阶段如何，即使临床中血瘀的证候不是非常明显，在辨证之时，对病程短者，应考虑其伴有瘀痹心脉的一面；对病程长者，则应顾及其伴有血脉涩滞的一面，临证时均可考虑酌加适量具有活血行气作用的中药以通利心脉。

结语：

（1）本文依据邵念方教授对急性心肌梗塞发病机理的深刻理解和诠释，提出瘀血痹阻心脉是心肌梗塞发生的主要病机，活血通脉、理气止痛法是治疗急性心肌梗塞的基本大法之一。

（2）实验研究采用 SD 大鼠制造急性心肌梗塞冠脉再通模型，观察活血通脉、理气止痛法的经验代表方心冠通Ⅰ号心肌保护剂对心肌梗塞大鼠的治疗作用。结果表明心冠通Ⅰ号中药能够减轻心肌缺血、抑制心肌细胞凋亡、减少心肌梗死面积并改善左心室功能。

（3）临床研究对心冠通Ⅰ号心肌保护剂治疗急性心肌梗塞患者进行了系统观察。结果表明心冠通Ⅰ号中药结合冠脉再通术能够显著改善患者的临床症征，降低血脂水平，减轻心肌缺血，恢复心肌节段运动，挽救存活心肌，提高心肌存活性，改善心功能，改善患者的生存质量和预后。

（4）上述研究证明，邵念方教授以实现提高心肌活性、改善心功能为目标，以改善症状、减轻和逆转心脏器官损害、提高患者生活质量和预后为目的研制的经验方心冠通Ⅰ号，在临床中结合应用冠脉再通术，能够多方位、多层次、整体化地综合治疗急性心肌梗塞。

（5）本研究深化了对急性心肌梗塞病因病机的认识，丰富了中医药防治心肌梗塞冠脉再通后心肌活性和心功能降低的内容。总之，心冠通Ⅰ号作为一种心肌保护药物，能够有效地防治冠脉再通后的缺血再灌注损伤、提高心肌存活性、减少心肌梗死范围及改善心功能，其临床意义及临床应用值得进一步深入研究。

8. 冠心病心阳虚证大鼠模型与血小板功能及形态变化相关性研究

张明雪等在“冠心病心阳虚证大鼠模型与血小板功能及形态变化相关性研究”一文[92]中指出，血小板功能异常及形态变化在冠心病、心肌缺血、动脉粥样硬化的发生、进展、转归中具有重要作用。冠状动脉内血栓主要由血小板组成，其不仅可以减少冠状动脉内血流或造成缺血，而且对缺血后梗塞范围的扩展及预后有着不可忽视的作用。其中高脂血症和血小板活性的增加是引起动脉粥样硬化的两个主要危险因素。近年来研究表明，血小板功能状态及形态变化与冠心病形成、进展及预后有密切的关系，这对于揭示冠心病产生的物质基础、内在规律及采取相应治疗措施等方面，具有较重要的参考价值和指导意义。

本课题运用先进的物理诊察方法（彩色多谱勒、心电图电脑软件检侧）和放免、生化、光、电镜等现代检测技术，分析验证实验性冠心病心阳虚证大鼠模型的成功建立，并从细胞及分子水平观察血小板的形态及功能变化，以了解血小板激活前及活化状态与冠心病心阳虚证病情进展转归的相关性，进而为揭示心阳虚证的证候实质，提供较为准确的客观指标。

结论：

（1）成功地建立了实验性冠心病心阳虚证大鼠模型，并通过先进的物理诊察手段、生化学检查方法和观察光镜下心肌组织形态学改变，证明该模型近似于临床冠心病。

（2）实验性冠心病心阳虚证大鼠模型，各项造模指标的多元回归分析表明：实验性冠心病心阳虚证大鼠模型血小板指标与心阳虚程度呈正相关，符合血小板变化是影响冠心病发生、发展重要因素的发病机理。说明血小板的功能变化是可以作为冠心病心阳虚证的客观指标。

（3）实验性冠心病心阳虚证大鼠模型，由于造模损伤血管内皮细胞，血小板被激活，AA代谢失衡，表现为血清VWF浓度升高、TXA_2含量增多及PGI_2含量减少。

（4）实验性冠心病心阳虚证大鼠模型的血小板处于高活化状态，表现为血小板聚集率升高、血小板膜糖蛋白GPⅡb/Ⅲa分子数和α颗粒膜蛋白GMP－140含量增多。

（5）实验性冠心病心阳虚证大鼠模型的血小板处于激活状态时，膜运动明显增剧，血小板功能亢进，表现为电镜下血小板糖萼增厚、膜互相融合、释放内容物、细胞之间界限不清。血小板体积增大，易于变形，伸出伪足。

（6）温心胶囊逆转实验性冠心病心阳虚证大鼠模型血小板功能及形态变化是通过其温心助阳、化痰行瘀作用实现的。其物质基础和综合机制是保护内皮细胞，调节血小板膜蛋白水平，阻止血小板形态学病理改变，修复其超微结构。

（7）温心胶囊药效学综合疗效聚类分析表明：正常组、模型组、温心胶囊治疗组能够各自自成一类，由此可以说明实验性冠心病心阳虚证大鼠模型的造模损伤结果独具特异性和温心胶囊的有效性。

（8）温心胶囊通过温心助阳、强心活血作用，减轻实验性冠心病心阳虚证大鼠模型的造模损伤，其作用机理是增强心肌收缩力，改善泵功能，降低心肌缺血损伤程度，抑制冠脉血流量下降，恢复受损伤的心肌组织，并能调节体温恒定。这为本模型的成功建立提供了重要的反证依据。

9. 温阳益心活血化痰法对实验性心肌缺血大鼠的作用机理研究

龚其森等在“温阳益心活血化痰法对实验性心肌缺血大鼠的作用机理研究”一文[93]中指出，本课题是在导师多年临床实践和大量临床病例观察的基础上，提出冠心病的发生多为心阳不足，痰瘀阻滞所致的本虚标实之证，应用温阳益心活血化痰法治疗取得很好效果而确立的。实验遵循冠心病的发病规律，高脂饮食喂养大鼠形成高血脂后建立心肌缺血模型，观察了温阳益心活血化痰法对血脂、血液流变学、内皮功能等的影响以及对动脉粥样硬化形成的防治、心肌缺血损伤的保护作用。揭示了温阳益心活血化痰法防治冠心病的作用机理，为预防和治疗冠心病提供了科学实验依据。研究结果如下：

（1）采用高脂饮食喂养大鼠形成高脂血症后建立心肌缺血模型的复合性模型，使之更符合冠心病的发病机制和中医冠心病痰瘀证型的特点。

（2）温阳益心活血化痰法通过降低总胆固醇（TC）、甘油三脂（TG）、低密度脂蛋白胆固醇（LDL－C），升高高密度脂蛋白胆固醇（HDL－C），能有效的治疗高血脂，从而防治动脉粥样硬化的发生和发展。

（3）温阳益心活血化痰法可以显著降低全血黏度、血浆黏度、红细胞压积、红细胞聚集，升高红细胞变形指数，改善血液流变学，从而减轻心脏负荷，增加心输出量，改善微循环，有效地防治心肌组织缺血缺氧，防止动脉粥样硬化及血栓的形成。

（4）温阳益心活血化痰法显著降低血浆 ET－1 含量，调节 TXA_2/PGI_2 代谢平衡，保护内皮功能，抑制血栓形成。

（5）温阳益心活血化痰法通过抑制心肌和主动脉组织 TNF－a 及 TNF－a mRNA，MMP－9 和主动脉组织 ICAM－1，VCAM－1 高表达，从而有效抑制炎症反应。

（6）温阳益心活血化痰法能够有效防治实验性冠心病大鼠心肌缺血，主要通过扩张冠状动脉，增加冠脉血流；降低血液黏度；抑制细胞因子 TNF－a 的炎性表达，来改善心肌缺血和防预动脉粥样硬化的发生。

（7）温阳益心活血化痰法对实验性冠心病心肌缺血大鼠内皮及内皮功能的保护和改善，是通过调节 ET－1、TXA_2/PGI_2 代谢，抑制黏附分子表达，降低黏附功能；调节血脂和脂蛋白代谢，改善内皮通透性来实现的。

（8）临床和实验证明温阳益心活血化痰法是防治冠心病的有效方法，其作用机制是多层次、多环节、多靶点，充分体现了中医药综合调节的特点。

10. 温阳益心活血化痰法对冠心病大鼠纤溶系统的影响

尹晶等在“温阳益心活血化痰法对冠心病大鼠纤溶系统的影响”一文[94]中指出，本课题采用高脂饮食和垂体后叶素腹腔注射的方法，复制了冠心病模型，并从血脂、血液流变学、纤溶系统等方面进行系统的观察，探讨了温阳益心活血化痰法防治冠心病的作用机理，研究结论如下：

（1）温阳益心活血化痰法通过降低血清中总胆固醇、甘油三酯、低密度脂蛋白的含量，升高血清中高密度脂蛋白的含量，对血脂的代谢失衡具有良性的调节作用。

（2）温阳益心活血化痰法通过降低反映血液黏度的全血黏度、血浆黏度的指数，改善反映红细胞流动性和变形性的聚集指数、变形指数、压积指数，从而使心脏的负荷降低，心输出量增加，微循环改善，抑制了心肌的缺血缺氧。

（3）温阳益心活血化痰法能够保护心脏的超微结构，改善心肌缺血的病理状态，抑制动脉斑块形成。

（4）温阳益心活血化痰法能够降低血浆中 PAI－1 的含量，抑制其在心肌、主动脉组织中蛋白及基因表达；升高 t－PA 在血浆中的含量，促进其在心肌、主动脉组织中蛋白表达。提示该法对向有利于机体双向调节 PAI－1，t－PA 的方面优于其他治法，具有增强纤溶系统活性的作用。

（5）温阳益心活血化痰法是防治冠心病的有效方法。其作用是通过调节血脂代谢，改善血液流变学，增强纤溶系统活性，从而抑制纤维蛋白沉积和抗血栓形成来实现的。

11. 参麦注射液改善急性心肌梗死大鼠心功能、左室重构作用及其机制的研究

陈彦静等在“参麦注射液改善急性心肌梗死大鼠心功能、左室重构作用及其机制的研究”一文[95]中指出，自 1935 年 Ternnat 和 Wiggers 描述了冠状动脉结扎后局部心肌运动发生改变以来，人们对急性心肌缺血和心肌梗死后的病理生理变化有了进一步认识。至 70 年代，医学界开始使用术语“心室重构”，用以指代这种复杂的变化。传统的观念认为，心梗后的心力衰竭是心室功能的异常。近年来深入的病理生理学和治疗学研究使人们认识到，心力衰竭并非只是由于某种生化缺陷所致的泵功能低下，根本原因是心室结构的改变。从 20 世纪 90 年代以后，已逐渐明确心肌重构是心衰发生、发展的分子细胞学基础。因此，心室重构才是心力衰竭的特征，能全面地影响心室的功能状态及生存预后，是心力衰竭患者患病率和死亡率的决定因素。故此，近年来抑制心室重构、改善心室功能的研究逐渐成为国内外心血管疾病研究的重点和热点之一。

心肌重塑的特征是：心肌细胞肥大、心肌细胞凋亡和心肌细胞外基质的变化。其中，心肌细胞凋亡或坏死以及与调节收缩功能有关的病理性心肌细胞肥大，在心室重构的发生、发展过程中的地位尤为重要。心肌细胞凋亡在心肌重塑中的作用愈来愈受到重视，很可能是使心衰从“代偿”向“失代偿”转折的关键因素。目前，新的治疗目标（Targetedtherapy）是改变心室结构的变化，即抗重构（Anti－remodeling）效应。对急心肌梗死后心肌细胞肥大和凋亡的深入研究，并探讨两者在重构中的作用，将是一项很有意义的研究工作。

实验研究和临床实验均已表明，经过药物干预，心室重构的过程是可以缓解的。中医药对心血管疾病的诊疗有其独到的理论与方法，中药作用时的多角度、多靶点、易耐受、副作用少等优点为越来越多的医学界人士所看好。

急性心肌梗死属于中医胸痹心痛（包括真心痛）的范畴。胸痹心痛的主要病机为心脉痹阻，其病位在心，病理变化表现为本虚标实。参麦注射液源自古方生脉散，由人参和麦冬两味药组成。具有益气复脉、养阴生津的功效，临床上广泛用于治疗心脑血管疾病。

参麦注射液具有扩张冠状动脉，增加冠脉血流量，改善心肌缺血，降低血黏度，促进损伤的 DNA 合成，减轻缺血组织损伤，恢复细胞活性，以及增强心肌功能等作用。这不仅为众多临床与基础研究所证实，也为本实验探讨其改善心室重构作用奠定了坚实的基础。

本研究运用多种现代实验手段，分别从整体 - 细胞 - 蛋白质 - 基因等不同水平观察了参脉注射液对心肌梗死后心功能和心室重构的影响，并探讨参麦注射液对参与心室重构病理过程的心肌细胞肥大和凋亡两大重要因素的干预作用。

实验分为两部分整体实验研究：参麦注射液改善急性心肌梗死大鼠心功能、左室重构的作用；离体实验研究：探讨参麦注射液对心肌细胞肥大和凋亡的干预作用。

◇第一部分：参麦注射液改善急性心肌梗死大鼠心功能、左室重构作用

（1）方法

健康雄性 10 ~ 12 周龄 SD 大鼠 76 只，结扎大鼠左冠状动脉前降支（LAD）建立大鼠心肌梗死后心肌重构模型，随机分为：①MI 1 week 组：心肌梗死（MI）后 1 周模型组。②SM 1 week 组：心肌梗死（MI）术后参麦注射液治疗 1 周组。③MI 2 weeks 组：心肌梗死（MI）术后 2 周模型组。④SM 2 weeks 组：心肌梗死（MI）术后参麦注射液治疗 2 周组；另设 SH 1 week 组：假手术 1 周组、SH 2 weeks 组，假手术 2 周组。各组给药时间皆自造模当日开始，参麦注射液给药量是依据人正常用量的 5 倍量确定的。每日腹腔注射 1 次，连续给药至取材时为止。模型组和 Sham 组大鼠腹腔注射等量的生理盐水。

采用多导生理记录仪测量、分析心功能参数：平均动脉压（MAP）、左室收缩压（LVSP）、左室舒张末压（LVEDP）、左室内压最大上升速率（+ dp/dtmax）和下降速率（- dp/dtmax），以反映左室收缩与舒张功能。留取血液和心肌标本分别作相应的处理，测定心脏心脏总重量（HW）、左室截面直径，并计算心室重量指数（VWI：HW /体重）；放免法测定血浆及心肌组织中 Ang Ⅱ 和 ANP 含量；HE 染色、Masson 染色，观察组织结构的变化，透射电镜观察超微结构改变。

（2）结果

①左冠状动脉结扎致心肌梗死后，LVSP、+ dp/dtmax 和 - dp/dtmax 降低，LVEDP 升高，参麦注射液可明显改善上述指标的变化，表明参麦注射液可改善急性心肌梗死后受损的左心室收缩和舒张功能。

②参麦注射液治疗后，梗死区心肌细胞变性程度减轻，肌原纤维排列较模型组规则，闰盘较整齐，线粒体虽仍有肿胀、轻度嵴断裂甚至空泡化，但较相应时间点模型组明显减轻。心肌细胞核染色质结构接近正常；肌浆网轻度扩张，肌丝排列规则、整齐，无明

显坏死；间质水肿不明显；胶原增生减少，可见少量炎细胞。

③与假手术组相比，左冠状动脉结扎致心肌梗死后两周心脏湿重、心室重量指数和左室截面直径显著性增加，参麦注射液可明显改善上述指标的变化。模型组一周时虽有增加，但无统计学意义；MI后梗死区和非梗死区胶原含量随时间增加。

④参麦注射液可明显降低急性心肌梗死后血浆和心肌组织中的AngⅡ和ANP含量，尤以降低循环中的ANP最显著。

◇第二部分：探讨参麦注射液对心肌细胞肥大和凋亡的干预作用

（1）参麦注射液对心肌细胞肥大的抑制作用

①方法

乳鼠心肌细胞原代培养，AngⅡ致心肌细胞肥大。Bradford法测定心肌细胞蛋白质含量，图像分析测定心肌细胞表面积，PCR检测心肌细胞β-MHC和ANPmRNA表达。

②结果

参麦注射液可以明显抑制心肌细胞面积和蛋白质含量明显增加其作用，PCR结果显示，AngⅡ作用24小时后，心肌细胞ANP、β-MHCmRNA表达量即显著增加，参脉注射液使ANP和β-MHC mRNA表达降低但仍高于对照组。

（2）参麦注射液对培养心肌细胞凋亡的影响

①方法

乳鼠心肌细胞原代培养，AngⅡ诱导培养心肌细胞凋亡。MTT法观察参麦注射液对培养心肌细胞活力的影响；荧光染色、DNALddder、流式细胞仪检测细胞凋亡及心肌细胞线粒体膜电位，激光共聚焦显微镜检测Fluo-3荧光探针标记测定的钙离子荧光强度，免疫组化染色检测细胞内Bcl-2/Bax、Caspase-3蛋白的表达。

②结果

AngⅡ（10-7mol/L）孵育48h后心肌细胞凋亡明显多于对照组；参麦注射液（0.5g/L、1.0g/L）显著提高心肌细胞活力；降低AngⅡ诱导的心肌细胞凋亡率；并且使AngⅡ所导致的心肌细胞内钙超载及线粒体损伤明显减轻；改善细胞形态学异常变化、增加细胞内DNA、RNA含量；AngⅡ组Bax蛋白表达明显高于正常对照组，Bcl-2/Bax之值低于正常对照组。参脉注射液组心肌细胞中Bax蛋白表达明显少于AngⅡ组，Bcl-2蛋白表达和Bcl-2/Bax之值明显高于AngⅡ组。显示出参麦注射液保护心肌细胞功能与结构免遭损伤等作用。

结论：

通过对整体实验和离体实验研究所得结果进行综合分析，得出以下结论：参脉注射液可以明显改善急性心肌梗死后心功能，减轻心梗后心室重构，保护因缺血而受损的心肌；调节心梗后的自分泌和旁分泌，抑制心肌胶原的沉积。参麦注射液具有抑制心肌细胞肥大、降低心肌细胞凋亡率的作用。我们认为，参麦注射液通过影响凋亡和肥大两个重要途径，从基因-蛋白质-细胞-整体干预心梗后心室重构的病理过程，全面地影响心室的功能状态。

12. 益气养阴、活血化瘀方对实验性病毒性扩张型心肌病小鼠心肌组织肿瘤坏死因子-α的影响安静等在“益气养阴、活血化瘀方对实验性病毒性扩张型心肌病小鼠心肌组织肿瘤坏死因子－α的影响”一文[96]中指出，扩张型心肌病（Dilated Cardiomyopathy，DCM）是一种以心腔扩大、心力衰竭、心律失常等为主要临床表现的心肌疾病。目前许多学者认为DCM是由慢性病毒性心肌炎演变而来，其发病机制多与病毒持续感染及自身免疫反应有关。近年来，随着病毒性心肌炎患病率的显著增加，DCM的发病率也有所上升，且扩张型心肌病出现心力衰竭后，5年生存率仅为40%，这严重影响了患者的寿命和生活质量。

扩张型心肌病是西医病名，中医古籍中无此病名的记载，但历代中医文献均对其有一定的论述，散见于有关“心悸”、“胸痹”、“心痛”、“喘证”、“水肿”“痰饮”等病证的描述中。

对于扩张型心肌病的病因病机，目前尚无统一的认识。总的来说，本病病位在心，与肺脾肾诸脏相关。本虚标实乃其病机之关键。本虚以心气虚弱及气阴两虚为主；标实则责之于痰饮、水湿、瘀血等。得此病者多先天秉赋不足，脏腑虚弱，复感于邪，内舍于心，而发为本病。临床以心气虚弱为主，病久耗伤气阴，继则阴损及阳，甚至阴阳俱虚，阳气厥。《直指附遗方论·血营气卫论》说“盖气为血帅也，气行则血行，气止则血止，气滑则血滑，气寒则血凝，气有一息之不运，则血有一息之不行”。说明了气对于血之运行的重要性。阳气亏虚，无力推动血液在脉中运行，日久必致瘀血阻滞。又本病多病程旷日，久病入络，因此瘀血是扩张型心肌病标实证之最多见之病理产物。“脾为生痰之源”，“肾主化气行水”，脾肾阳虚，不能运化水液，则内生痰饮、水湿，上凌心肺为喘，外溢肌肤为肿。《景岳全书·肿胀》云：“凡水肿等症，乃肺脾肾三脏相干之病。……今肺虚则气不化精而化水，脾虚则土不制水而反克，肾盛则水无所主而妄行。”《景岳全书·喘促》又云：“虚喘者无邪，无气盛也。”可见扩张型心肌病其喘与肿的病机是一致的，肺脾肾心诸脏之阳气衰败是其发病的关键。瘀血、痰湿、水饮等病理产物郁久化热，痰热瘀血互结，络脉瘀滞，水火逆乱，热毒浸淫，气化失司，气机逆乱，又可酿成虚实互见，寒热错杂之复杂证候。

本课题目的：通过观察益气养阴、活血化瘀方对小鼠实验性病毒性扩张型心肌病模型的影响，从分子生物学水平探讨其作用机制，为早期干预扩张型心肌病提供理论依据。

方法：采用Balb/c小鼠多次腹腔注射柯萨奇B_{3m}病毒的方式，建立重复感染的早期病毒性扩张型心肌病动物模型。210只Balb/c小鼠，随机分为4组，空白组30只，模型组、中药高剂量组、中药低剂量组各60只。运用病理学及RT－PCR法，观察益气养阴、活血化瘀方对病毒性扩张型心肌病小鼠心脏质量指数、病理形态学、超微结构以及心肌组织TNF－α mRNA表达的影响。

结果：

（1）益气养阴、活血化瘀方能降低病毒性扩张型心肌病小鼠心脏与体重的比值，以高剂量组效果为佳。

（2）益气养阴、活血化瘀方能明显改善病毒性扩张型心肌病小鼠的病理形态学及超微结构的变化。

（3）益气养阴、活血化瘀方能下调病毒性扩张型心肌病小鼠心肌组织TNF－α mR-

NA 的表达，以高剂量组效果为佳。

结论：益气养阴、活血化瘀方能减轻病毒性扩张型心肌病小鼠的病理损伤、抑制心肌细胞肥大、下调心肌组织 TNF－α 的表达以抑制小鼠自身免疫反应，从而对病毒性扩张型心肌病起到一定的防治作用。

13. 从心主血脉、气血相关探讨温脉通治疗早期肢体动脉硬化闭塞症的作用机制

路广林等在“从‘心主血脉’、‘气血相关’探讨温脉通治疗早期肢体动脉硬化闭塞症的作用机制”一文[97]中指出，本研究在传统中医理论的基础上，结合现代医学研究成果对“心主血脉”、“气血相关”进行了从宏观到微观新的诠释。认为“心主血脉”体现了心血管系统中的心脏泵血的机械作用和血管调节功能以及心血管系统对机体的整体调节作用，“气血相关”体现了神经内分泌对心血管系统的综合调控作用。因此指出“血脉”病变是心血管系统自身和神经内分泌网络调控失常所致，应从“心”和“气”着手进行综合调治。笔者以肢体动脉硬化闭塞症（ASO）为例，运用上述理论分析其病因病机以确立治则治法。通过“温脉通”治疗 ASO 的实验研究以方示理，进一步证实“血脉”病变与“心”和“气”的相关性，以及从“心”和“气”治疗 ASO 的合理性。

温脉通是陈淑长教授治疗早期 ASO 的有效方剂，由桂枝、黄芪、当归、川芎等组成，具有温阳益气、活血通脉作用。本实验研究应用多种检测手段和方法从整体器官水平和细胞分子水平探讨了该方防治 ASO、抑制血管平滑肌细胞（VSMC）增殖和迁移作用及其机制。

整体动物实验分为正常对照组、ASO 模型组、温脉通治疗组。主要观察温脉通对实验性 ASO 家兔的治疗作用，并初步探讨其作用机理。

体外细胞实验则以体外培养的兔主动脉 VSMC 为研究对象，应用血清药理学研究方法，以血管紧张素Ⅱ（AngⅡ）为诱导因素，随机将生长良好的第 4～5 代 VSMC 分为正常对照组、AngⅡ组、温脉通高剂量组、温脉通低剂量组、温阳益气拆方组、活血通脉拆方组。从对细胞数量、细胞周期、细胞代谢产物、细胞因子蛋白表达等方面进行检测，观察温脉通对 VSMC 增殖、迁移及相关因素的影响，以阐明该方防治 ASO 的细胞生物学基础。并通过温脉通全方与温阳益气拆方和活血通脉拆方的比较，证明其立法组方的科学性、合理性。

实验结果如下：

（1）温脉通具有抗家兔实验性 ASO 的作用，此作用与抑制 VSMC 增殖、诱导 VSMC 凋亡有关。形态学检查显示，ASO 家兔动脉管腔狭窄，内膜增厚，中膜 VSMC 明显增殖，排列紊乱，部分迁移至内膜；温脉通组血管内膜表面光滑，中膜无明显增厚，VSMC 排列整齐，血管壁较模型组明显变薄。治疗组细胞增殖核抗原（PCNA）阳性细胞数明显低于正常组和模型组，而凋亡细胞数高于两组。表明该方通过调整细胞增殖速率与凋亡速率之间的动态平衡，减少内膜过度增生，减缓 AS 进程，从而发挥防治 ASO 作用。

（2）温脉通具有抑制 AngⅡ诱导 VSMC 增殖和迁移的作用。MTT 法观察证实，治疗组呈剂量依赖性地抑制 AngⅡ诱导的 VSMC 增殖，而且全方较拆方明显。通过显微镜下测微尺测量观察到温脉通具有对抗 AngⅡ促 VSMC 迁移作用，以 48 h 作用明显。

（3）温脉通抑制 VSMC 增殖作用与调控细胞周期及表型转化有关。应用流式细胞仪

及免疫组化染色技术检测发现，AngⅡ可增加细胞周期中S期、G_2/M期细胞数目百分比，降低G_0/G_1期细胞数目百分比，增加PCNA阳性细胞数，可使VSMC表型标志性蛋白α-actin阳性反应物明显减少；治疗组可明显降低细胞周期中S期细胞数目百分比，增加G_0/G_1期细胞数目百分比，降低PCNA阳性细胞数，增加α-actin阳性反应物。表明温脉通抑制VSMC增殖作用与其减少细胞内DNA合成、减缓细胞有丝分裂、阻滞细胞周期、调控细胞表型转化有关。其作用与剂量呈正相关，且全方优于拆方。

（4）通过测定细胞培养上清液中MDA、SOD、NO、NOS的变化，发现温脉通可减少AngⅡ诱导的细胞培养上清液中MDA的生成，提高SOD活力，增加NO含量及NOS活力。显示其具有抗氧化、清除自由基、减轻脂质过氧化反应的作用。

（5）温脉通抑制VSMC增殖和迁移作用与下调促生长因子PDGF-BB和促迁移因子MMP-2蛋白表达有关。

整体实验与细胞实验免疫组化染色均显示，温脉通可使MMP-2表达下调、TIMP-1表达上调，细胞实验还显示温脉通可使PDGF-BB表达下调。表明温脉通通过抑制VSMC促生长因子和促迁移因子，调节MMPs/TIMPs的平衡，从而抑制VSMC增殖、迁移，发挥防治ASO的作用。

结论：通过上述理论和实验研究证明了“心主血脉”的科学内涵，人之“血脉”由“心”所主、与“气”相关，血脉运行正常是神经体液免疫网络系统综合调控的结果。从“心主血脉”、“气血相关”理论出发治疗血管病变可取得满意疗效。因此，只有充分发挥中医从宏观立论、整体论治的优势，结合现代研究成果弥补中医微观辨证之不足，才能使中医基础理论进行自我更新与完善，并更好地指导临床实践。

14. 心生血研究

刘渊等在“中医‘心生血’理论初探”一文[98]中指出，对于血液生成的机理，中医和现代医学的认识，既有区别又有联系。现代医学认为，红骨髓是人体造血的主要器官，造血多能干细胞（PHSC）是人体造血的主要细胞。而中医学认为，五脏皆参与了生血的过程：脾胃为生血之源，肾精为生血之本，心主血脉，心（脉）生血，水谷精微注肺生清血，肾精归肝生血气，五脏协同，共生新血。以下就五脏生血理论中“心（脉）生血”理论作一探讨。

（1）中医“心生血”理论的提出

“心生血”理论的提出，首见于《素问·阴阳应象大论》和《素问·五运行大论》：“南方生热，热生火，火生苦，苦生心，心生血，血生脾”。这一理论自《内经》提出后，得到了后世医家的广泛认可和切实应用。明清以前乃至于明清的绝大多数中医著作，凡提到生血，无不论及心的功能。如明代赵献可说：“凡治血证，前后调理，须按三经用药。心主血，脾裹血，肝藏血”，清代何炫说：“心虚则不能生血，脾虚则不能统血”。

此后，对“心生血”理论一直缺乏深入研究。直到清代，张志聪才在《侣山堂类辨》中对心生血的功能进行了发挥，进一步明确心脏在血液生成过程中主要起到了“化赤”的作用，现在一直沿用该说。

（2）与“心生血”理论相关的现代认识

①"心脉生血"说与内皮细胞分泌造血生长因子

在本世纪初提出了内皮细胞和造血细胞存在共同前体细胞—成血—血管细胞（Hematopoietic）的假说，近期实验证实，在胎儿造血系统的发育过程中，最先出现的是来自胚胎干细胞分化而成的成血—血管细胞，但目前尚未建立起分离纯化技术。成血—血管细胞又可向造血干细胞（Hematopoietic Stem Cell，HSC）和成血管细胞（Angioblast）分化。成血管细胞以后分化为血管内皮细胞。内皮细胞与造血干细胞在起源上有着如此密切的关系，这为它们在功能上的相互支持提供了结构基础。内皮细胞作为血管的一部分，属于中医"心脉"的范围，可见中医理论中的"心脉生血"，也并非无稽之谈。

近年来研究还证实，内皮细胞可以表达 IL－1、IL－5、IL－6、IL－8、IL－11、IL－15、集落刺激因子（CSFs）、G－CSF、M－CSF、GM－CSF、趋化素（Chemokines）、单核细胞趋化蛋白—1（Monocyte Chemotactive Protein－1，MCP－1）、RANTES、与生长相关的癌基因。蛋白（Growth－related Oncogene Protein－a，GRO－a）等，其中包括大量与造血有关的细胞因子。由于内皮细胞在血液和血管壁之间占据的重要的解剖位置，使其成为既是细胞因子作用的靶细胞又是细胞因子的重要来源。这为中医"心脉生血"理论进一步提供了佐证。

②唐宗海"血精生血"说与外周血造血干细胞

早在 1909 年，德国组织胚胎学家 Maximow 就认为，小淋巴细胞由于很小，易于流动到体内各个部位而具有多能造血细胞的作用。1962 年 Goodman 等首先证实了小鼠血液中存在有造血干细胞，可以使受照射后引起骨髓衰竭的小鼠得以恢复。1965 年以后，多种血细胞分离器相继研究成功，推动了该项工作的进展。1989 年 Kessinger 等首先报道外周血造血干细胞移植成功，此后基础及临床研究进展很快。

《血证论》是中医血液学的第一本专著，作者唐宗海生于 1851 年，卒于 1908 年，而外周血造血干细胞的发现是 1909 年以后的事，因此，不可能从西医学中得到启示。但他却在《血证论·藏府病机论》中提出了"心之能事，又主生血，而心窍中数点血液，则又血中之最精微者，乃生血之源泉，亦出神之渊海。"血中之数点最精微血液，姑且称为"血精"，其论述与当今外周血造血干细胞有相似之处。

③心之"化赤"功能与氧合血红蛋白的生成

血液在流经肺泡时和肺泡气之间进行气体交换，暗红色的静脉血在气体交换后，由于氧离血红蛋白转变为氧合血红蛋白，所以血液也变成了鲜红色的动脉血。这正与清代医家张志聪所提的"化赤"一说相吻合。

总之，"心（脉）生血"理论属中医五脏生血理论之一，具体可分为"心体生血"和"心脉生血"，并通过"化赤"、"血精生血"、"协助其它脏腑生血"等 3 个方面发挥生理作用。其病理表现为"心血虚证"、"瘀不生新证"。在治疗上，心血虚证可选炙甘草汤等；瘀血在经，不生新血，可选生化汤等；瘀血在络，不生新血，可选大黄䗪虫丸等。并与西医理论中的内皮细胞分泌造血生长因子、外周血造血干细胞、气体交换过程中氧合血红蛋白生成等理论相关。

（3）心生血实验研究

刘渊等在"'心生血'理论与实验研究"一文[99]中指出，参附汤（温心阳法）、生脉饮（补心气心阴法）、加减复方丹参汤（去瘀生新法）对体外培养的内皮细胞均有促进IL－6、IL－11分泌的作用。而IL－6、IL－11是参与造血的重要正性生长因子。

对吸收剂量为3.5Gy $^{60}Co\gamma$ 射线辐射后血虚小鼠，上述调心三方无明显疗效。但与坎离生髓汤（填精补髓法）合用后，则疗效显著，比单用填精补髓法者效果更理想。表现在外周血WBC、RBC、PLT的恢复，骨髓有核细胞计数增多，骨髓 $CD34^+$，$CD71^+$ 细胞数增加，提示骨髓各系造血细胞增殖、分化显著，对红细胞系统有一定的作用。

因此“心脉生血”的机理可能与内皮细胞分泌造血生长因子有关。“心生血”的可能机理是在造血干细胞增殖、分化为骨髓幼稚有核细胞，乃至于成熟血细胞的过程中起作用，或者是保护成熟血细胞的方面发挥功能。

5.3.3 心主神明是心通过神经－内分泌－免疫网络调节生命活动的高度概括

中医学的心主神明，广义是指心主宰五脏六腑、形体官窍的生理活动，心在脏腑组织中居于首位，起主导作用，人体五脏六腑、形体官窍在心的主宰和调节下，彼此协调才能共同完成整体的生命活动。如心主神明功能失常，失去主宰和调节的作用，则可出现“心动则五脏六腑皆摇”的病变，甚至危及生命活动，故曰：“心者，君主之官，神明出焉”、“主明则下安”、“主不明则十二官危”（《素问·灵兰秘典论》）。

狭义的心主神明，是指心有主司人的精神、意识、思维及心理活动的功能，即心主神明。心主神明的生理功能正常，则神志清晰，思维敏捷，精神充沛；如心有病变，影响到神志活动则可出现精神意识思维方面的异常表现，可见失眠、多梦、神志不宁、甚则谵狂，或见反应迟钝、健忘、精神萎靡，甚则昏迷等临床表现。“心领神会”、“心神不宁”等成语，便是基于“心主神明”这一功能而形成的。

1．心主血脉为心主神明提供物质基础

心主神明是基于心主血的功能之上，心血是心神的物质基础。《素问·八正神明论》说：“血气者，人之神，不可不谨养。”《灵枢·营卫生会》又说：“血者，神气也。”心主血脉，推动血液在脉中循行，以濡养全身的脏腑组织器官，维持其正常的生理活动。故《灵枢·本神》说：“心藏脉，脉舍神”；《灵枢·平人绝谷》又说：“血脉和利，精神乃居”。由此可见，心主神和心主血脉密切相关，心主血脉不仅提供了人的精神活动的物质基础，也是心对五脏六腑及整个人体生命活功的主宰作用的渊源。

心血是人体赖以生存的重要物质，通过脑循环运行于大脑。脑循环是特殊区域循环的最重要组成部分，是大脑、小脑、脑干和脊髓血液循环的统称。脊椎动物的脑血流来自两对动脉，包括椎动脉和颈内动脉各1对。左、右椎动脉从枕骨大孔进入颅腔汇成基底动脉，然后与后交通动脉、颈内动脉，前交通动脉会合形成大脑动脉环，由此环发出6条大脑动脉供血给大脑、脑干，从基底动脉发出对到小脑的动脉，另外在椎动脉汇成基底动脉以前发出脊髓前动脉。颈内动脉供血到大脑半球两侧的前部和中部椎动脉和基底动脉供血到小脑及大脑的枕叶和后窝。高等脊椎动物大脑循环在脑循环中所占的比重较大，所以也叫大脑循环，而大脑是神志活动的中枢。人脑的耗氧量约为全身耗氧量的1/5，充足的脑血流量是保证脑部正常活动的首要条件。脑血流供应不足则很快严重影响脑的功能，大脑皮层对脑循环缺血和血中缺氧非常敏感，脑循环血中缺氧半分钟或完全阻断脑血流10s即会导致昏迷，缺氧3min可能造成脑神经细胞的不能恢复的损伤，缺氧

6min可以致死。由此可见，脑循环关系到动物的生死存亡。脑循环供给中枢神经系统营养并排除其有害的代谢产物，从而维持其正常功能。正常成年人每分钟流注于脑组织的血液达750ml左右，占心输出量的15%～20%，是肌肉细胞工作时耗血量的15～20倍。充足的脑血流量是保证脑部正常活动的首要条件。脑血流供应不足很快会严重影响脑的功能。当大脑半球血流量平均减少到25～30ml时，就可能发生精神错乱，甚至意识丧失。

心激素是近年来发现的由心房分泌的多种肽类激素，这种激素能将心的指令传到全身，包括大脑，使人具有整体的协调功能，同时又能帮助大脑思维，一旦缺乏它，人就会反应迟钝，精神萎靡。以心钠素（ANP）为例，它是心房肌细胞产生和分泌的具有强烈利尿、利钠、扩血管及降低血压等作用的多肽激素。ANP与ET（内皮素，目前所知由血管内皮细胞分泌的血管收缩作用最强的生物肽）之间存在着相互拮抗的生理作用，急性脑血管疾病（CVD）患者血浆ANP与ET含量的变化呈显著正相关关系。ANP能明显抑制内皮细胞基础和（或）凝血酶等刺激条件下ET—mR－NA表达和ET释放，并呈浓度依赖性，ANP对ET介导的组织损伤和细胞增殖均有拮抗作用；同时ET还可以通过Ca^{2+}的流入，增加细胞内Ca^{2+}的释放，直接造成神经细胞损害，使神经症状加重，而ANP却可以阻止Ca^{2+}内流及细胞内Ca^{2+}的释放，影响Ca^{2+}介导的生物过程，对神经细胞起到一定的保护作用。故认为CVD急性期ANP含量的升高，可能为机体对CVD发生这种不良刺激所产生的保护性应答反应，对其脑水肿的消退及促进疾病恢复有重要意义。ANP和ET这对相互对立的神经肽与体内其他血管调节物质相互制约，形成一个复杂的调节网络，参与脑血管机能的调节。[100]

心主神明的实质是心脏以调控全身血液循环功能为基础，以心神为中介，通过神经－内分泌－免疫网络，进行信息处理。神经系统是通过神经纤维传达信息的，而左心房存在容量感受器，颈动脉窦和主动脉体存在压力感受器，内分泌因子则是以血液循环为主要的传输渠道，而免疫因子主要以血管、组织液和淋巴管为循行通路，神经内分泌和免疫系统都和心血管系统存在着解剖生理病理上的千丝万缕的联系。当机体内外环境发生变化时，心血管中枢通过整合神经－内分泌－免疫网络的相互作用，一方面加强或抑制某些生物活性因子分泌，进而调节整个机体的生命代谢活动，另一方面通过改变心输出量及各部分血管的舒缩变化，满足机体各部器官血液需要。这两者最终都将通过在大脑整合信息影响人的意识活动。心血管系统的反应调节是系统整合方式作用的主要途径。而通过诊查心血管的功能变化，就可以间接推测机体神经－内分泌－免疫网络整合形式的变化（也就是神的变化），心血管的功能变化无疑是机体神经－内分泌－免疫网络整合形式的最佳信息输出窗口，这也是中医以脉测证的原理之所在。

2. 心气虚证与神经功能

心气虚证的表现如心悸、失眠、疲乏、气短等，与植物神经功能紊乱有关。柳侃等[101]检测发现：①心气虚患者的呼吸差较正常人明显降低，提示心气虚患者迷走神经功能减退；②立卧差明显降低，提示心气虚者的交感神经功能减退；③心气虚者迅速直立后，其心率比对照组上升缓慢。上升不明显或下降不明显，均提示其交感神经和迷走神经敏感性和协调功能紊乱显著；④运动后心率复常时间明显延长。以上表明心气虚者心脏自我调节功能较对照组明显减退。

鲍军等[102]观察冠心病心气虚患者的血清多巴胺－β－羟化酶活性明显降低，推测与副交感神经功能偏亢有关。张道亮等[103]为探讨心气虚、心阴虚证植物神经功能的变化，将55例辨证为心气虚、心阴虚心脏病患者分别测定心搏间距、卧立血压差、24h尿儿茶酚胺等指标，并与健康人进行比较。结果发现心气虚患者心搏间距、平卧心率虽与健康人无明显的差异，但有79.9%的患者呼吸<15次/min，78.9%的患者30/15比值<1.03，与健康人组比较，差异有非常显著性意义；同时还有47.4%的患者立卧差<15次/min，立卧血压差也有增大的趋势；心阴虚患者30/15比值与健康人比较虽有差异，但比值明显>1.03；24h尿儿茶酚胺测定显示心气虚、心阴虚患者均明显高于健康人。故认为心阴虚、心气虚均有植物神经功能紊乱，其类型及程度与不同证型有关。

刘德山等[104]对10例心气虚证患者进行短潜时体感诱发电位检测。结果显示心气虚证组N20、P25波潜伏期、AV（N）13－P25峰间期及中枢传导时间AV（N）13－N20峰间期均明显延迟；N20波幅较对照组明显降低。这表明心气虚证患者存在明显的中枢神经机能障碍。

3．心气虚证与内分泌功能

（1）肾上腺素与去甲肾上腺素

充血性心力衰竭（CHF）存在明显的血液动力学紊乱的同时，伴有神经内分泌机制异常。交感—肾上腺系统激活是CHF失代偿后的一个重要自稳机制。沈建平等[105]测定心力衰竭（HF）—心气虚证患者，去甲肾上腺素（NE）和肾上腺素（E）含量，与健康人比较无统计学意义（$P>0.05$），心阳虚证NE和E水平较健康人和心气虚证患者显著上升（$P<0.05$，$P<0.01$）。心功能不全较重者，心输出量降低和高水平NE、E、PRA、AngⅡ使周围小动脉收缩，周围组织处于低血供、低氧状态。这可能致使病人出现怕冷、肢冻等阳虚症候。故认为CHF心阳虚与NE和E密切相关，血浆NE和E升高，对CHF心气虚和心阳虚的辨别有一定意义。

廖家桢等[106]观察20例心气虚患者NE和E水平，发现尿NE和E含量高于正常人，而血胆碱酯酶活性则未见异常。提示心气虚患者以交感神经机能偏亢关系为主。

（2）肾素—血管紧张素—醛固酮系统

从现代临床和动物实验中均可观察到，肾脏血流量减少，或血钠降低等都可刺激肾脏释放肾素，肾素可促进血管紧张素的生成，使血管收缩。血管紧张素Ⅱ（AngⅡ）又可使肾上腺皮质释放醛固酮增加，醛固酮可促进肾小管对钠的重吸收，有保钠保水的作用，使血容量增加。

周英等[107]采用放射免疫法测定了85例心血管病表现心气虚患者的血浆肾素活性（PRA），AngⅡ和醛固酮（ALD）浓度变化，并以30例健康人做对比研究，结果心气虚证组PRA、AngⅡ、ALD增高，增高的程度与虚证的类型有关。其规律：气阴两虚型>心阳虚型>心气虚型>心阴虚型。提示RAAS的测定结果可作为临床评定心虚证的依据。

吴齐雁等[108]检测心力衰竭（HF）——心气虚大鼠循环肾素—血管紧张素系统（RAS）及纤溶酶原激活物抑制剂（PAI－1）活性的变化，结果HF－心气虚大鼠术后出现左心功能不全，右室收缩压降低，舒张末压增高（$P<0.05$）。同时血浆PRA，Ang－

Ⅱ水平及PAI－1活性增高（P<0.05），随着心功能的改善，血浆PRA，Ang－Ⅱ水平及PAI－1活性下降。提示HF—心气虚时，RAS激活对导致机体纤溶系统功能失调有重要作用，可以用以解释严重的心功能不全患者血液呈高凝状态，并且发生血栓栓塞疾病危险性增高的原因，可能为心气虚致心气虚血瘀的病理生理基础。

（3）心房钠尿素

心房钠尿素（ANP），也称心钠素，或心房钠尿因子（ANF），是心脏产生和分泌的多肽类激素。ANP具有强大的排钠利尿，扩张血管和降血压，改善心率失常和调节心功能的作用。另外ANP能抑制急性心肌梗塞左室重塑，其机制可能与ANP抑制EF1、AF和醛固酮等有关，静脉注射ANP能显著地抑制急性心肌梗死后1个月时的左心室重塑。

ANP在调节心血管系统和内环境稳定等方面起着重要作用。现认为外周血中心钠素样免疫活性物质（irANP）含量的变化常预示着体内某些病理生理的改变，它对心功能的改变尤为敏感。俞兵等[109]实验表明，西医心功能Ⅰ—Ⅳ级组的irANP含量呈递减现象，中医的心气虚重证，心气虚轻证，单纯心虚，非虚证各组的irANP与心功能Ⅰ—Ⅳ级相应，irANP含量的递减在相应的中西医四组间无显著差异。irANP与心室射心分数明显相关（r＝－0.87）。提示irANP可作为心气虚患者的客观指标之一。无症状左心室功能减退患者中（EF＝34%±4%），有irANP的明显升高。心功能不全患者由于右肩压、肺动脉楔压、左室舒张期容积等升高，造成心房牵张而使其处于ANP高分泌状态，而irANP的循环水平与心功能不全程度直接相关。而心气虚患者有右房压和肺动脉楔压的升高，有心脏指数和EP的降压，且EP在心气虚兼阳虚，心气虚兼阴虚及非心气虚患者中呈递减现象，这些都提示心气虚患者有促进ANP分泌的因素存在，有与irANP负相关因素的降压。从而使心气虚的irANP含量明显高于其它组。

（4）内皮及活性因子

内皮素是一个含21T氨基酸的肽类，是内皮素肽家族的主要异构形式，后者还包括ET－2、ET－3、ET－4。其中ET－1参与正常心血管的动态平衡。内皮素是血管内皮细胞分泌迄今所知的缩血管活性肽，血管内皮受损伤，ET分泌增多，冠心动脉舒缩平衡的调节破坏引起冠状动脉连续痉挛，降钙素基因（CGRP）相关肽是体内最强的舒血管活性肽，主要由支配心血管系统转入神经末梢所释放。CGRP对ET的生物效应能产生抵抗作用[110]，而内皮细胞通过产生和释放血管反应性调解因子如舒张因子（EDRT）和NO，在维持心血管系统稳态中起中心作用[111]。

韩学杰等[112]认为血管内皮损伤后，血浆纤维蛋白质可附着于血管腔表面并转变为纤维蛋白，逐渐渗入到增殖的新生内膜中，破坏细胞正常结构，因此推测血管内皮细胞损伤是动脉硬化最初阶段，也是动脉闭塞症始动环节，并在冠心病、心绞痛的形成和发展中起重要的作用。陈建鸿等[10]的实验证明：CGRP不影响血浆ET的基础释放，但能抑制病理条件下ET的大量释放，CGRP并不存在冠心病中医证型的特异性。但是对心血管系统产生舒张血管，心肌的正肌肌力和变是作用的生物学效应，但是在夹有血瘀证时可能“瘀血作用”使之出现CGRP的内源保护作用受牵制出现以上的情况，原因不明，有待探索。

（5）多指标联合检测

近来有学者对多项内分泌调节因子进行联合检测。黄惠勇等[113]对90例不同证型冠心病心绞痛患者血浆ANP、β－内啡肽（β－EP）、ET、Ang－Ⅱ等调节肽指标进行临床检测，结果与30例正常人比较，均有统计学意义（$P<0.05$，$P<0.01$）。且舒血管作用的ANP和β－EP检测结果呈现心气虚证组＞心脉瘀阻证组＞正常人组＞心阴虚证组，且实验观察组3组间两两比较，均有统计学意义（$P<0.01$）。而缩血管作用的ET、Ang－Ⅱ检测结果则呈现心阴虚证组＞心脉瘀阻证组＞正常人组＞心气虚证组，且实验观察组3组间两两比较，均有统计学意义（$P<0.01$）。提示ANP、β－EP、ET、Ang－Ⅱ等调节肽是冠心病心绞痛临床辨证的主要物质基础之一，似可作为客观化辨证的特异性指标。

蒋梅先等[114]将112例充血性心力衰竭（CHF）按照中医辨证分为单纯心病（心气虚）组45例和心肾同病（心肾阳虚）组67例，观察比较两组患者的心功能及ANP、肾素（Ren）、Ang－Ⅱ等检测指标，以探讨CHF患者“心肾同病”病机与循环激素的相关性。结果显示心肾同病组的心功能分级和心衰评分显著高于心病组（$P<0.001$）；心病组ANP水平明显升高，心肾同病组ANP、RAS指标均明显升高，且后者与心病组比较有统计学意义（$P<0.001$）。提示ANP血浆浓度的上升是“心气虚证”的标志，RAS的激活标志着“心肾同病”病机，上述指标也可作为CHF病情判断及药物疗效评估的依据之一。但有严重心衰者血浆ANP水平却不升高，反而有所下降，可能与严重心衰时心肌能量代谢障碍，ANP合成，排泌受阻，以及同时有ANP分子降解酶（NEP）活性升高有关。

谢梦州等[115]检测心气虚Ⅰ组、心气虚Ⅱ组、气虚组、健康组小鼠心肌NO、ANF、CGRP和超微结构变化，结果显示心气虚Ⅱ组NO均数减少，与其他各组比较有统计学意义（$P<0.05$）。心气虚Ⅰ组与对照组差别无统计学意义（$P>0.05$）。心气虚Ⅱ组ANF均数增大，与心气虚Ⅰ组、气虚组和对照组比较有统计学意义（$P<0.01$）。心气虚Ⅰ组和气虚组均数与对照组比较无统计学意义（$P>0.05$）。

4. 心气虚证与免疫功能

中医认为“正气存内，邪不可干”，“邪之所凑，其气必虚。”因此，气的防御功能表现为免疫功能的强弱，国内许多研究表明中医虚证者共同存在免疫反应较低。

廖家桢等[116]对冠心病辨证为心气虚、心气阴两虚的患者做淋巴细胞转化试验、E－玫瑰花环试验和淋巴细胞酸性a－奈－乙脂酸酶（ANAE）染色试验，并测定了血清中IgG、IgM和IgA含量；结果两型患者的淋转、E—花环试验和ANAE染色阳性淋巴细胞百分率皆低于正常人，但此两组间无显著性的差异，而免疫球蛋白变化不明显。赵家琪等[117]重复了这一结论，并提出心气虚患者的淋转细胞中cGMP含量增高可能是细胞免疫功能低下的机理之一。易字明等[118]观察到心气虚患者的淋转细胞转化率、E－花环形成和ANAE染色的测定均显示心气虚患者的细胞免疫功能降低；而反映体液免疫的三项免疫球蛋白中，IgM有增高趋势。以上表明心气虚亦存在免疫功能的低下。

从上述研究看，心气虚证在神经内分泌免疫调节的研究有以下的进展：心气虚证患者存在迷走神经功能、交感神经功能减退，交感神经和迷走神经敏感性和协调功能紊乱，副交感神经功能偏亢，植物神经功能紊乱，中枢神经机能障碍，心脏自我调节功能减退。NE、E、PRA、Ang－Ⅱ、ALD、ANP、ET、降钙素基因相关肽含量增高。淋转、E—花环试验和ANAE染色阳性淋巴细胞百分率皆低于正常人，淋转细胞中cGMP含量增高，提示免疫功能低下。

5．心气虚证宏观网络结构

刘强等在“心气虚证的数据挖掘和网络结构研究”一文[119]中指出，本研究以中医理论为核心和基础，应用网络结构可视化思想，结合心气虚证的数据挖掘结果和现代医学进展，进行“心气虚证宏观网络结构图”绘制，重点强调各脏腑在心气虚证的发生发展过程中的相互影响相互协调的关系。

从心气虚证宏观网络结构图中，可知由于心气虚，运血无力，导致诸脏失养，六脏（含脑）功能失常，引发了脏腑功能之间复杂的网络调控机制，最终形成各种心气虚证常见的症状和体征。

虽然以“心气亏虚”为始端，心系症状为主要表现，但也涉及脑、肺、脾等脏腑系统，并引发相应症状，如易惊善忘（脑）、气短（肺）、纳差乏力（脾）等。这说明人体是一个有机整体，患病时往往“牵一发而动千钧”，人体各个脏腑通过网络结构相互影响、相互协调，从而表现出各种各样的症状和或体征。因此，临床诊治病人，既要“重视局部”，又要“兼顾整体”。

5.3.4　心主神明的临床研究

1．西医心脏病与精神相关

邱忠霞等[120]观察抗抑郁治疗对心肌梗死伴抑郁患者近期预后的影响。将58例心肌梗死伴抑郁患者随机分为抗抑郁治疗组和对照组各29例，治疗组在常规心肌梗死药物治疗的基础上，加服抗抑郁药舍曲林50 mg，1次/d，连服8周。结果为治疗组与对照组比较，心肌梗死后心绞痛发生率明显降低（$P<0.05$），室性心律失常、再梗及心源性猝死发生率均明显降低（$P<0.05$）。结论是抗抑郁治疗能明显改善心肌梗死患者的近期预后。

张颖等[121]收集2005年1月～2005年12月住院年龄≥60岁冠心病不稳定性心绞痛患者90例，其中伴抑郁焦虑症患者39例（A组），不伴抑郁焦虑症患者例51（B组），对两组患者的临床表现以及Holter监测结果进行对比分析。结果：A组患者临床表现中失眠、心悸、乏力、全身颤抖等症状的检出率与B组相比差异有统计学意义（$P<0.05$）。Holter监测显示，A组患者的室性心律失常、窦性心动过速、缺血性ST－T改变以及心率变异性（HRV）减低的检出率明显高于B组，差异有统计学意义（$P<0.05$）。A组患者HRV时域指标SDNN、RMSSD、PNN_{50}减低与B组相比差异有统计学意义（$P<0.05$）。结论：伴抑郁焦虑症老年冠心病不稳定性心绞痛患者的失眠、心悸、乏力、全身颤抖等症状较不伴抑郁焦虑症患者明显，HRV减低明显，并且易发生室性心律失常、窦性心动过速及缺血性ST－T改变。

陈立新等[122]应用心理测量表HAMA评估132例老年高血压患者，伴有焦虑障碍58例，其中29例在降压基础上用苯二氮䓬类干预，在治疗6 w后再评分以及观察降压效果。结果：伴焦虑障碍的高血压患者，干预后降压效果为86.21%，优于对照组的58.62%。结论：焦虑障碍在老年高血压病患者中的发生率较高，抗焦虑治疗可显著提高降压疗效。

曹雪明等[123]通过对65例冠心病病人和20名正常人进行量表问卷及电生理检查。结果：冠心病病人SCL—90总分、Hamiltion抑郁焦虑量表评分均明显高于健康对照组（$P<0.001$）。结论：冠心病病人存在着认知障碍，心主神明与冠心病病人认知障碍存在一定关系。

杨菊贤在“心血管疾病患者伴有焦虑或抑郁时的诊断与治疗”一文[124]中指出，在有抑郁和焦虑障碍的人群中，高血压的发生率增加2倍，中风、心绞痛和心梗的危险增加6倍，死亡率增加2倍以上。Carney发现在冠心病患者中，约有18%发生重度抑郁，而重度抑郁病人有16%～22%发生急性心梗；在作冠脉造影和电生理检查时出现躁狂和抑郁（躁狂性抑郁症）的病人中，1年内发生急性心梗或死亡的危险增加2倍。澳大利亚学者发现，每年找医生15次以上的患者，22%有焦虑障碍，在主诉心慌的患者中80%有焦虑和惊恐发作；在应激促发的惊恐发作时，心脏性猝死的发生率比对照组增加5倍。

Langkafel等报道对于以心血管症状为主诉的患者，在排除心血管系统的疾病后，宜优先考虑是有焦虑和抑郁引起的躯体症状；焦虑症常有明显的植物神经功能失调症状，常见为胸闷、胸痛、气急、心动过速，伴肢体发麻、出汗、发抖、头晕、恶心、失眠等症状；抑郁常表现为疲劳、精力减退、丧失兴趣、失眠，伴有胸闷、气急，甚至有绝望感；这些患者往往会反复主诉其症状，不厌其烦，多次到“好医院”，“找好大夫”，“要好药”。生活应激事件引起的心血管病患者，除心血管症状外，还常引起胃肠、呼吸、皮肤、肌肉等躯体症状。

在1000例儿茶酚胺测定异常增高的冠心病和高血压患者中，发现660例有惊恐发作的主要特点是无明显原因而突发强烈的惊恐感，甚至产生濒死感，发作时常有显著植物神经功能亢进的表现：心悸、胸闷、气急、被迫坐起，要求吸氧，伴有头晕、出汗、肌肉紧张、发抖，以夜间多见。惊恐发作时100%伴有心动过速，常易误诊为急性左心衰竭，这类患者主要由于交感张力增高，儿茶酚胺释放过多所致。

此外，1997年Laghriss-Thode测定了正常人群中血小板聚集度平均为6.5，冠心病患者平均为9.5，躁狂性抑郁症患者平均为12.5～50.3，而冠心病患者并发躁狂性抑郁症时，血浆中血小板因子-4（PF－4）增高12倍，β-血球蛋白（β－TG）增高4倍，提示某种心理障碍可以激活血小板，使某些活性物质释放入血。因此，心理障碍时表现的生物学特性是交感张力增高，血小板被激活，血小板聚集度增加，全血黏度增高，这也是抑郁和焦虑障碍的患者急性心梗发生率高的原因。

美国的Barsky等对145例以气急为主诉的心血管病患者随访了6个月，结果发现84%反复主诉气急和心慌的患者均有明显的焦虑症状，夜间阵发性呼吸困难和惊恐发作的发生率高，并常伴心动过速、出汗、收缩压上升、希望开窗或吸氧，经动态心电图检测，除窦性心动过速外，未发现其他心律失常和缺血性改变，抗焦虑治疗有效，临床医生易误诊为急性左心衰竭。加拿大的Morris等在检测心脏科门诊就诊的患者中，发现有12.5%的心血管病患者夜间有惊恐发作，病人的主诉较严重，气急、心慌、胸闷，夜间有阵发性呼吸困难而不能平卧，但客观检查结果提示心脏病并不严重，心功能尚佳，都不足以发生急性左心衰竭，应用心衰的标准治疗不一定奏效，但抗焦虑治疗效佳。因此，心内科医师应提高识别能力。

2. 心主神明的临床意义

杜梦玄在“论‘心主神明’之必要性与必然性”一文[125]中指出，中医在心脑血管神志疾病的治疗过程中，通过对五脏尤其心系疾病的调整治疗也治疗了脑的功能障碍，而且优化了治疗方案。如果用现代解剖生理学中的人脑思维强加到心主神明之中，势必扰乱中医的理论体系，使之进入相当的混乱以至面目全非的地步。中医的心阴虚、心阳虚、心气虚、心血虚、心火旺、痰火扰心、痰迷心窍等病证基本可概括神志方面的病理变化，益心气、养心血、温心阳、清心火、化痰开窍等治疗方法基本可概括治疗神志疾病的方案。如果要倡导脑主神明，那么须另立脑的阴阳气血病理改变及治疗方案与之对应，这反而对神志疾病认识处于重复混乱状况，中医将脑的生理和病理统归于心而分属于五脏，这是中医学巧妙优势与特色的一个方面。能凭借完整的理论体系进行诊断治疗，而且产生了显著的效果，这不能不说是科学，因之已经越来越受到世界各国人民的关注。

卢笑晖等在“从‘心藏神’论失眠焦虑抑郁等与心血管疾病的关系”一文[126]中指出，近年来，人们认识到失眠、焦虑、抑郁等精神、神经系统疾病与心血管疾病具有密切的关系，临床上二者常相互影响，互为因果。其实中医对这一现象早就有所认识，最早可追溯至《内经》中的“心藏神”理论。《灵枢·本神》说：“心藏脉，脉舍神。”故若人的心血充足，则精神焕发，心情愉快，思维聪敏，记忆力强；若心血不足，则精神萎靡，失眠健忘，思维迟钝，心情抑郁或焦虑不安。因此失眠、焦虑、抑郁等与心血管病的关系非常密切。

失眠又称不寐，是由于心神失养或不安而引起的以经常不能获得正常睡眠为特征的一类病证。许多心脏病患者存在失眠现象，究其原因，与心血亏虚、神不守舍有关。《灵枢·营卫生会》云：“壮者气血盛，其肌肉滑，气道通，营卫之行，不失其常，故昼精而夜瞑。”是说气血充足，营卫调和是睡眠的根本保障。“心者，营卫之本”，若心脏受病，则气血衰少，脉道不通，“营气衰少而卫气内伐”，则“昼不精而夜不瞑”。因此失眠与心血受病密切相关。对此《景岳全书》明确指出“心藏神，神不守宅，故不寐”。反过来，长期失眠，作息无常，又可耗伤气血，使心血管疾病进一步加重。

焦虑是一种内心紧张不安，预感到似乎将要发生某些危险或不利的不愉快的心境和体验。抑郁是一种持久的心境低落状态。二者常相伴为病，见于各种器质性和非器质性心脏病。中医无焦虑和抑郁的病名，大致归属于郁证、脏躁等范畴。其病机由心气不足、心血亏虚而致心失所养，或心火扰动、神无所舍。如《景岳全书·郁证》曰：“至若情志之郁则总由乎心，此因郁而病也。”《医宗金鉴》认为“脏，心脏也，心静则藏神，若七情所伤，则心不得静，而神躁不宁也”。

与失眠一样，焦虑和抑郁亦可加重心系疾病的进展。心血管疾病与焦虑和抑郁的关系正日益受到医学界的关注。研究证明，焦虑、抑郁情绪，可使交感神经系统活动功能亢进，引起血中儿茶酚胺浓度升高，易于发生室速、室颤，导致心源性猝死，交感神经功能亢进，还可使心率增加，血压升高，促使冠状动脉粥样斑块破裂，从而引起急性心血管疾病。

据文献报道，心血管病人中20%～45%有心理障碍。1996年Crowe等对785例急性心梗患者进行了焦虑情绪调查，结果有24%的病例存在明显的焦虑情绪。研究证明，伴有明显焦虑情绪的冠心病患者，其发生致命性冠心病事件的危险程度随焦虑水平的提高而增加，而猝死型冠心病事件与焦虑水平的相关性则更加明显。以上资料说明，持续存在或经常复发的抑郁和焦虑情绪与冠心病的发展密切相关。

无论从中医“心藏神”的传统理论还是从现代临床研究，失眠、焦虑、抑郁等都与心血管病有密切的关系，失眠、焦虑、抑郁等可从心论治而获取良效，同时治疗失眠，消除抑郁和焦虑情绪对于心血管病的治疗也具有重要意义。对此临床中应给予充分重视。

5.4 中医“肺”科学性研究

5.4.1 肺主气

肺的主要生理功能是主气。“肺主气”一词源于《素问·五脏生成》“诸气者，皆属于肺”和《素问·六节藏象论》“肺者，气之本”。

“肺主气”包括肺司呼吸，参与营气、卫气、宗气和元气的生成，是气生成的主要来源之一；肺主宣降，推动卫气、营气、宗气和元气的布散和运行，是气运行的主要动力之一；肺合皮毛、大肠，开窍于鼻，为浊气排泄的主要途径之一。

1．肺司呼吸，为气生成的主要来源之一

（1）肺司呼吸

肺主司呼吸，即是指肺是体内外气体交换的场所。通过肺的呼吸运动，吸入自然界的清气，呼出体内的浊气，实现体内外气体交换。正是由于不断地呼浊吸清、吐故纳新，促进了气的生成，调节着气的升降出入运动，从而保证了人体新陈代谢正常进行。所以《素问·阴阳应象大论》说：“天气通于肺”；《医贯·内经十二官·形影说》指出：“（肺）乃清浊之交运，人身之钥。”肺参与生成人体诸气，恰如马蔚言“吾身之气，皆属于肺”（《素问注证发微》）。肺为气生成之主要来源之一，肺参与生成卫气、营气、宗气及元气。

（2）参与营卫二气的生成

营气与卫气是人体之气的一种划分。人身之气分布于血脉之中，与血并行者，称为营气，《灵枢·邪客》曰：“营气者，泌其津液，注于之脉，化以为血，以荣四末，内注五脏六腑”；分布到血脉之外，皮肤膜理之内者，称为卫气，《灵枢·邪客》曰：“卫气者，出其悍气之剽疾，而先行于四末分肉皮肤之间而不休者也。昼日行于阳，夜行于阴”。营为阴，卫为阳，是人身阴气与阳气相互关系之表达。

《灵枢·营卫生会》有云：“营出于中焦，卫出于下焦”。《内经》以后，多数医家均以此结论为营气生成于中焦，卫气生成于下焦。《灵枢·营卫生会》是营气、卫气生成与会合的专论，其中云：“人受气于谷，谷入于胃，以传与肺，五脏六腑，皆以受气，其精者为营，浊者为卫”，这是对营气生成过程之最好说明。饮食物经过“入于胃”，在脾的运化下，化生出水谷精微，此时水谷精微还未分出气、血、津液之形。当水谷精微由脾“传于肺”，在肺内与大自然清气相汇，经肺气化合乃成营气和卫气。水谷精微之“浊”与清气相合化为卫气；水谷精气之“清”与清气相合则化生营气。此乃“清者为营，浊者为卫”之意。可见，营卫二气来源有二：一为水谷之精微，一为自然界之清气。生成的脏腑是肺。这并不是否定营卫和其它脏腑的关系，如脾胃的源济、肾阳的促进、心气的激化作用等。

（3）参与宗气的生成

《灵枢·邪客》云："宗气积于胸中，出于喉咙，以贯心脉，而行呼吸焉"。宗气又名"大气"。《灵枢·五味》有云："其大气之传而不行者，积于胸中，命曰气海，出于肺，循喉咽，故呼则出，吸则入"。可以看出，大气位置及功能与宗气相同，实为一气。《中医基础理论》五版教材认为"肾主先天之气，脾肺主后天之气"。孙广仁等指出："宗气与元气处于同一层次，元气是先天之气，宗气是后天之气……宗气与元气合为一身之气"。这充分肯定肺直接参与宗气的生成。[127]

2. 肺主气、司呼吸与现代相关研究

刘芳英在"关于中医'肺'的近代研究"一文[128]中指出，肺居胸中，上开窍于鼻，通喉，与心同居上焦。肺主气、司呼吸，喜宣发肃降，这是中医学对肺脏功能的认识。"气"的含义之一为"天阳之气"，即肺吸入之自然界中气体是混合气，总压力为760mmHg，含氧量为21%，二氧化碳含量极少，只有0.03%，主要的成分是氮气，占78%，这部分气体并不被机体所吸收，随呼吸再排出体外，其余的是水蒸气，可见"天阳之气"主要通过血液循环输布周身，以供给全身代谢所需之能量来源。古人早已肯定"肺主一身之气"。外界之清气与水谷精微结合成宗气，积于胸中，经过肺朝百脉的作用由血脉输布全身各处，温煦四肢百骸，维持机体生命的延续进行。

生命的延续靠新陈代谢，机体不断的将摄入的营养物质氧化分解，以供给机体生命活动所需要之能量和维持体温之热量，而在氧化分解过程中需要不断的供给氧气并产生二氧化碳。因此，机体需要不断的吸入氧气和排出二氧化碳。这种呼吸功能和换气场所是在肺脏进行。

总之，气源于天地精气，主要生化于肺脾，是脏腑活动的产物，也是维持人体生命活动的物质基础。清气与水谷精微之气并为宗气存于胸中，"贯心脉，而行呼吸"。

（1）肺的正常呼吸运动

呼吸是生命活动的基础，吸清呼浊，循环不止。现代生理学将呼吸分为内呼吸和外呼吸两部分。外呼吸是从鼻吸入外界空气开始，经咽、喉、气管、直达肺部，所以外呼吸主要是气体运输功能，同时有湿化、温化和保护呼吸道作用。内呼吸是从肺部通过血液循环将氧送到全身各个部位，供给生命代谢所需，同时，将各个部位的废气，通过血液送到肺泡呼出体外，所以，内呼吸主要是气体弥散功能。从上可知：呼吸系统应包括鼻、咽、喉、气管、支气管、肺泡和血液几部分，此外，还要有胸膜，隔肌和心血管、神经、骨骼、呼吸肌的密切配合，协调进行。

由于空气中，肺泡内，血管内，组织液中多种气体的含量不等，按照物理学气体扩散定律，气体的交换以分压差为动力，从分压高的一侧向分压低的一侧移动，直至两者达到动的平衡。因此，分压差不但确定了气体扩散的方向，也确定了扩散的速度。肺泡内氧分压比静脉血氧分压高，而二氧化碳分压则比静脉血低，所以氧从肺泡向静脉扩散，而二氧化碳从静脉向肺泡扩散。

O_2 在血液中运输主要靠红细胞中与血红蛋白结合成氧合血红蛋白，此结合是疏松的，而非氧化，分压差时能迅速解离，也能迅速结合，每克血红蛋白可结合1.34ml氧、按正常人血含血红蛋白15g%计，每百毫升血能结合20ml氧。与氧结合的血红蛋白为氧合血红蛋白，氧被释放为还原血红蛋白，二者颜色不同，前者鲜红，后者紫暗。若毛细血管中还原血红蛋白含量超过5%，则皮肤、黏膜、甲唇等处于呈青紫色发绀状，是缺氧的表现。但亦有例外，例如：贫血病人因血红蛋白低，还原血红蛋白达到5%故虽有缺氧，却无紫绀。相反，高原地区的人血红蛋白高，虽无缺载，因还原血红蛋白含量>5%，仍可见有紫绀情况，可见紫绀是否即为缺氧要有分析。呼吸中枢靠 CO_2 的浓度高低，调整呼吸运动，P CO_2 对呼吸中枢化学感受器刺激作用减小，呼吸减慢、变浅、甚至暂停，直到代谢产生的P CO_2 逐渐积累增多，再通过呼吸感受器兴奋了呼吸中枢才能恢复正常呼吸，呼吸频率增多，潮气量上升通气增加。一般说吸入气中 CO_2 浓度>2%，潮气量上升，>4%呼吸频率上升，但 CO_2 浓度>15%时，发生 CO_2 麻醉状态、意识从朦胧到丧失，>20%时，中枢神经麻痹、窒息。中医学认为“肺为气之主、肾乃气之根”。金能生水，水能润金，肺肾互协，摄化相生。从经络上说：手太阴肺经与足少阴肾经在肺内相接，肺肾之经气互相贯通，构成肺肾生理功能的衔接，天气通于肺，肺气宣发开合、清降下行，摄纳于肾，资肾收藏化合，形成肺主吸气，肾主纳交，共同完成呼吸运动。

(2) 肺主气

“气”有物质和机能两方面含义，物质是指水谷精微和天气，而机能是指肺的代谢和生理功能，肺气是机体多种功能的综合表现。现代医学研究证实肺还有内分泌、代谢、免疫、水盐代谢等方面的功能。肺为气之枢，在气的输布过程中起着主持和调节作用。肺吸入天阳之气与谷气并合成宗气，积于胸中，靠肺的宣发肃降功能输布营养周身，因此肺的功能健全与否，直接影响宗气的生成，进而影响全身之气的生成。机体抗菌能力为“正气”，正气之盛衰决定了正邪之消长，目前对气的本质认识，尚远不足，有人认为“内气”的实质是为人体活动提供的能量，这些能量能转化为功，例如“阳气”维持体温是“热功”，“卫气”同汗液分泌是“渗透功”等。总之，气是生命活动的源泉，在进行对外气的物理化学与生物学特性的研究中发现，气可引起很强的微粒流信号，此微粒流可远达3.5m，距离正前方愈近，信号作用越大越宽。其运行速度为20~50em/s，此微粒流是由直径小于60±2μm的带有正负电荷的微粒所组成。现代研究发现多种生命体能发射超徽弱光，当生物体的细胞分裂旺盛时，超微弱光辐射强度增加，垂死的或致冷过程的细胞辐射强度呈递减现象。而肿瘤细胞的增殖处于活跃水平，故呈现强烈的辐射源现象。有人用气药来观察气与能量代谢的关系，例如用黄芪、人参、当归、生脉液等补气药观察其对小鼠机体代谢的影响，其结果是：补气药能使血液蛋白的能量增多，胆碱脂酶活性，增强，肝细胞葡萄糖—6—磷酸脂酶活性及线粒体耗氧量升高，从而调动了机体的生命活力。说明补气药有改善代谢增强生命力的作用。

在测定肺气虚患者的肺功能时，发现其肺活量、最大通气量、第一秒用力呼气容量，最大呼气中期流速均低于慢性阻塞性肺部疾病（COPD）而尚无肺气虚证之患者。肺气虚者。气道阻力明显升高（ >2.0cmH_2O/L/S）残气/肺总量（RV/TVC）升高。

(3) 肺气氧代谢

肺司呼吸，是进行氧代谢的场所。在氧代谢过程中产生有毒性的活性氧自由基，如次氯酸基、羟自由基、自由氧及过氧化氢（H_2O_2）等。它们能损伤肺的内皮细胞，改变肺泡微血管结构和功能，而导致肺组织损伤。若向狗的两侧肺内分别插人气管插管，一侧输入100%的纯氧，另侧输入普通空气，检测两侧支气管黏膜纤毛清除能力，发现吸纯O_2的一侧支气管黏膜纤毛清除能力仅是对侧的50%。

高浓度的氧吸入可引起肺部巨噬细胞的功能破坏，溶解失调，其原因是氧代谢时，氧浓度过高，消耗了大部分的过氧化酶，使氧代谢产生过多的氧自由基所造成的恶果。

为防止氧中毒或活性氧的损伤作用，肺在氧代谢过程中，还有一系列的抗氧化酶体系，抗氧化酶存在细胞的线粒体内，正常O_2张力及线粒体结构完好时，产生的氧自由基被线粒体内的抗氧化酶清除，免除其对线粒体膜结构的破坏，从而防止O_2自由基进入细胞质中，这是正常物体中氧自由基的产生和消除，它维持着体内氧代谢的平衡状态。例如，在O_2中毒时，H_2O_2升高，H_2O和O_2是氧自由基前体，抗氧化酶分解H_2O_2成H_2O和O_2。从而减少氧自由基对人体影响，所以抗氧化酶是体内超氧自由基的天然清除剂，它们在炎症感染，肿瘤细胞分裂旺盛及氧代谢亢进时，有极其重要的作用。举感染为例，在炎症情况下，细菌或凝集丙球蛋白等颗粒进入血液，经血液中各种调理素如补体，IgA、IgG等作用后，促多形核白细胞识别、趋向细菌，与细胞膜表面受体结合后吞噬入胞内，形成吞噬小体，再被胞浆中溶酶融合、消化、分解，在此过程中，生物氧代谢增加2~20倍，这个现象被称为呼吸爆发或呼吸突发（Respiratory burst）。在氧增加的同时，所产生的活性氧代谢产生的自由基，对生物起着强烈的杀伤作用，其中杀伤力最强的是H_2O_2。体内各种吞噬细胞，包括多形核白细胞、单核细胞、巨噬细胞等都可发生呼吸爆发反应，这也是人体防御反应之一，有利于抗菌和保健，但是活性氧，可能诱发脂类过氧化，可直接造成生物膜损伤，使巨噬细胞溶解和游走作用减弱，从而降低了机体的防御能力，易发疾病。

经过以上的讨论，说明肺主气、司呼吸功能的内涵极为深刻丰富，中医药学在扶植和调整肺的正常呼吸功能和氧代谢的平衡中，有着丰富的经验。

3. 肺气虚证与呼吸功能

彭波等在“肺气虚证与呼吸功能的研究进展”一文[129]中指出，肺主气、司呼吸是肺最基本的生理功能。运用现代医学手段来研究肺呼吸的情况，为我们研究肺气虚证本质提供了思路和可能。呼吸功能检测包括肺功能测定、气道反应性测定、血气分析及肺阻抗血流图等。

笔者试从这几方面并结合现代研究成果对肺气虚证与呼吸功能的关系作一探讨。

（1）肺气虚证与肺功能关系的研究

肺功能测定是以呼吸生理为基础的医学计量测试技术，是现代肺科不可缺少的检测项目，对呼吸系统疾病诊断、鉴别诊断、治疗效果评定等具有重要意义。王会仍对68例肺气虚证Ⅰ度或Ⅱ度舌下淤筋患者组与25例健康正常组进行肺功能及动脉血气测定的对照观察。结果发现，①肺活量（VC）、肺活量占预计值百分比（VC%）、每分钟最大通气量（MVV）和MVV%、一秒钟最大呼气量（FEV1）和1秒用力呼气容积占肺活量比值（FEV1%）、最大呼气中期流量（MMEF）、50%肺活量最大呼气流速（V50/H）和

25%肺活量最大呼气流速（V25/H）的变化，正常对照组与舌下淤筋Ⅰ度组及Ⅱ度组比较，差异有非常显著性（$P<0.01$）。

Ⅱ度组80%患者表现为中、重度肺功能损害，而Ⅰ度组仅1例为重度，余皆为轻度或中度的肺功能损害，表明舌下淤筋程度越重，则VC、VC%下降愈加显著。从肺通气功能障碍的程度看，Ⅱ度组仅1例为轻度，余均为中、重度的通气功能障碍；Ⅰ度组除1例为重度、9例为中度者外，余均属轻度通气功能障碍。同样显示出MVV和MVV%的降低随舌下淤筋程度的加重而加重。在Ⅱ度组中，FEV1和FEV1%的均值远低于正常值，中、重度通气功能障碍者占半数以上，其舌下淤筋程度越重，FEV1和FEV1%下降越明显。MMEF的降低明显受舌下淤筋轻重程度的影响。V50/H和V25/H的变化中，Ⅰ度组仅5例正常，Ⅱ度组则全部异常。舌下淤筋是小气道病变患者血瘀证的重要指标。②气道阻力（Raw）的变化。正常对照组与舌下淤筋Ⅰ度组及Ⅱ度组Raw有非常显著性差异（$P<0.01$）。Ⅰ度组仅3例异常，而Ⅱ度组异常率却为43%左右。此结果表明，只有在舌下淤筋较重时才会出现Raw的异常变化。③残气/肺活量百分比（RV/TLC%）的变化。正常对照组与舌下淤筋Ⅰ度组及Ⅱ度组RV/TLC%比较，差异有非常显著性（$P<0.01$）。舌下淤筋Ⅰ度组及Ⅱ度组的均值均高于正常，但以Ⅱ度组尤甚。综合上述各项肺功能的变化，可以看出肺功能损害程度与舌下淤筋的轻重程度密切相关。同时进一步证明，气虚可导致血瘀的产生，血瘀的出现也必然有气虚存在。郭一钦等应用肺灌注扫描、肺功能检查，对50例慢性支气管炎（以下简称慢支）的肺气虚患者进行分析，探讨“肺气虚”的血流情况与通气功能。结果发现，肺功能正常者16例，占32.00%，其中Ⅰ级肺气虚患者11例，占68.75%；Ⅱ级肺气虚患者24例中，肺功能正常者占16.66%。故认为轻度肺气虚——Ⅰ级肺气虚者肺功能损害也不显著。王会仍等将慢性阻塞性肺病患者分为肺气已虚及肺气未虚两组，同时以无肺气虚表现的健康人作对照，研究发现肺气已虚组与正常对照组及肺气未虚组比较，肺功能各项指标均有非常显著性差异（$P<0.01$），且均值均异常于正常值范围。表明肺气虚患者不仅存在明显的小气道通气功能损害，而且大气道通气功能也同样存在明显的异常。李力等选择Ⅰ期煤工尘肺66例，中医辨证为肺气已虚组46例，肺气未虚组20例。发现肺气已虚组大气道通气功能指标FVC、V75、PEF、FEV1.0、MVV明显低于肺气未虚组（$P<0.01$）；肺气已虚组的小气道通气功能指标MMEF、50%肺活量（V50）、25%肺活量（V25）亦低于肺气未虚组（$P<0.01$）；肺气已虚组VC显著低于肺气未虚组（$P<0.01$）；RV肺气已虚组显著低于肺气未虚组（$P<0.01$）；而功能残气量（FRC）、肺总量（TLC），肺气已虚组与肺气未虚组无明显差异（$P<0.05$）。结果提示，肺气虚患者表现为全气道通气功能障碍、气道阻力增加、肺弹性回缩力降低。该研究也表明，肺气虚与Ⅰ期煤工尘肺发生发展密切相关，其病理演变呈现肺气未虚→肺气已虚→肺脾肾虚的发展过程，了解尘肺证型演变规律及证型与各项客观指标的关系，对早期防治是十分必要的，如果把肺功能测定值作为肺气盛衰的指标，将有益于尘肺诊断水平的提高。周庆伟的研究表明，慢阻肺肺气虚患者VC、FVC、FEV1.0%、V50、V25、MMEF均明显低于正常人，表明慢阻肺肺气虚患者存在着通气功能障碍。李若钧等采用肺功能仪检测120例肺肾气虚型慢性阻塞性肺气肿患者的肺功能。结果显示，随着肺肾气虚证的逐级加重，通气功能障碍亦逐渐加重，二者

呈正相关关系。张立研究发现，心肺气虚时肺通气功能各项指标与正常对照组有明显差异。黄开珍等对 120 例缓解期支气管哮喘肺气虚证患者进行临床研究，观察补肺片防治缓解期哮喘的远期临床疗效。结果发现，观察组肺通气功能改善优于对照组（$P<0.05$），治疗后 VC、FVC 都显著增加。说明补肺片有较好的疗效。周庆伟等测定 120 例慢性阻塞性肺病患者口服“血神口服液”（由黄芪、当归、血余测定提取物等组成）前后的肺功能，结果表明，VC、FVC、FEV1.0%、V50、V25、MMEF 均明显低于正常人，表明“慢阻肺”肺气虚患者存在通气功能障碍。赵勤萍等以补肺止嗽胶囊治疗慢性支气管炎肺气虚证 53 例。结果临床控制 8 例，显效 22 例，好转 18 例，无效 5 例，总有效率为 90.86%。治疗后肺功能与治疗前相比明显改善（$P<0.05$，或 $P<0.01$）。说明补肺止嗽胶囊在补益肺气、降气平喘、止咳化痰的同时，能纠正肺通气、换气障碍，改善机体低氧状态，从而获得较好的疗效。耿宏伟对 120 例慢阻肺肺气虚患者用黄芪及丹参注射液治疗，并于治疗前后对肺功能进行了测定。结果肺气虚症状得到改善，VC、FVC、FEV1、V25、V50、MMEF 比治疗前明显改善（$P<0.01$）。结果表明，黄芪、丹参能提高慢阻肺肺气虚证患者的免疫功能和改善肺通气功能，具有益气养血活血功能。齐幼龄等对肺气虚患者进行 4 年康复治疗的研究。治疗组（82 例）施以呼吸操锻炼及扶正固本中药（以玉屏风散为基础，加党参、麦冬、蛤蚧、绞股蓝等配制成补肺丸），每年服药 3 ~6 个月，间断服药者，每年总疗程不少于 5 个月。连续用药 3 ~4 年，并配合内病外治、冬病夏治等疗法。设对照组 32 例，从症状、体征、肺功能等方面进行综合疗效评价。结果康复治疗组总有效率为 74.3%，对照组为 48.1%（$P<0.05$）。该实验证明，呼吸操锻炼可以改善肺气虚患者肺功能，内服“补肺丸”亦起了不可低估的作用。结果表明，三伏天药物穴位敷贴对减轻咳喘症状、减少急性发作确有一定效果，该康复治疗方案可推广为 COPD 的康复措施。韩云等的研究发现，COPD 患者存在阻塞性通气功能障碍，FVC、FEV1、FEV1/FVC、MVV 均明显下降，而脾气虚组比肺气虚组下降更明显，表明 COPD 脾气虚患者比肺气虚患者阻塞性通气功能障碍更为严重。COPD 肺气虚患者最大吸气压（MIP）降低，最大呼气压（MEP）无降低；而脾气虚组 MIP、MEP 均降低，且与肺气虚组比较，MIP 降低更为显著。结果表明 COPD 患者确实存在呼吸肌肌力的下降。两组比较，脾气虚患者肺通气功能下降更为明显，更易发生呼吸肌疲劳，但是两者的呼吸运动均增强，表明无论是在通气功能还是在呼吸肌疲劳方面，从肺气虚到脾气虚是病情逐渐加重的过程。

（2）肺气虚证与气道反应性关系的研究

气道反应性是指气道对于各种物理、化学、药物或生物刺激的收缩反应。若这种刺激在正常人呈无反应或反应程度很轻，而在某些人却引起了明显的支气管缩窄，即称为气道高反应性。徐锡鸿等对 158 例受试者进行气道反应性测定，结果发现，健康对照组肺功能基本正常，肺气虚组和肺气未虚组肺通气功能均较健康组低，而气道反应性则较健康组高，吸入组胺的累积剂量肺气虚组明显少于肺气未虚组。研究表明，肺气未虚者的肺通气功能较健康者下降，肺气虚者又较肺气未虚者下降。肺气虚组和肺气未虚组患者的支气管激发试验均呈阳性，而吸入组胺的累积剂量前者明显少于后者（分别为 2.40 ± 0.52 和 6.70 ± 1.25）。提示肺气虚和肺气未虚的哮喘患者都存在气道高反应性，但肺气虚患者的气道反应性明显高于肺气未虚者，这一点可作为哮喘肺气虚患者辨证的客观指标之一。郭安等的研究与徐氏同。柴秀娟等对43例受试对象进行气道反应性检测，发现气道反应性阈值，肺气虚组较肺气未虚组明显降低（$P<0.05$）。无论是反应点的浓度或是累积浓度剂量，两组间均存在显著性差异。但两组哮喘病人均出现气道高反应性增高后，其持续时间和收缩强度（阻力上升程度）并无显著性差异。由此可见，哮喘患者气道反应性增高，但肺气虚者较肺气未虚者的基础阻力更高，反应阈值更低。提示哮喘患者都存在气道高反应性，但哮喘肺气虚患者的基础阻力明显高于肺气未虚者，反应阈值明显低于肺气未虚患者，可作为哮喘肺气虚证的客观指标之一。徐锡鸿等对哮喘肺气虚型患者的情志因素与气道反应性的关系进行调查分析，研究结果表明，中医辨证分型和气道反应性以及五志属性之间存在着某种客观联系。气道反应性增高的74例肺气虚患者多表现为悲忧志和思志，气道反应性增高的42例肺气未虚患者多表现为喜志和怒志，提示哮喘肺气虚患者气道高反应性与五志属性之间存在着某种相关联系，为临床治疗哮喘疾病提供了客观依据。

（3）肺气虚证与血气分析的研究

血气分析系指对血液中的O_2、CO_2和pH值的测定，及由上述3项所衍生出的有关氧代谢及酸碱平衡的一系列指标的分析。程惠娟等应用免疫扩散法对30例肺气虚证患者进行血浆纤维结合素（Fn）测定，并与21例正常对照组患者对比。结果发现，正常对照组血浆Fn为（410.18 ± 29.70）μg/ml，肺气虚组为（198.53 ± 89.66）μg/ml，两者相比，差异有显著性。同时发现肺气虚时血浆Fn水平与动脉血二氧化碳分压（PCO_2）呈负相关，与动脉血氧分压（PO_2）呈正相关。因此血浆Fn水平在一定程度上反映了肺气虚患者呼吸功能的代偿程度。王会仍测定了68例肺气虚证舌下淤筋Ⅰ度组及Ⅱ度组与25例正常组的肺功能及动脉血气。结果发现，舌下淤筋程度与动脉血气的关系：不论是男女各组，还是正常对照组、舌下淤筋患者Ⅰ度组及Ⅱ度组比较，pH值均无明显差异（$P>0.05$）。PCO_2、HCO_3^-浓度在正常对照组、舌下淤筋患者Ⅰ度及Ⅱ度组之间，虽随舌下淤筋轻重程度的不同而异（$P<0.05$），但均值全在正常范围内，表明机体代偿功能良好，尚能维持自身的酸碱平衡。PO_2、动脉血氧饱和度（SaO_2）在正常对照组、舌下淤筋患者Ⅰ度组及Ⅱ度组之间有非常显著性差异（$P<0.01$）。这些结果充分表明，肺气虚患者舌下淤筋程度越重，肺的换气功能及组织低氧状态也越重。王会仍等研究发现，肺气已虚组与正常对照组及肺气未虚组比较，动脉血气分析结果表明，肺气已虚组除pH值和PO_2与正常对照组及肺气未虚组无显著性差异外（$P>0.05$），而PO_2、SaO_2和肺泡－动脉血压分压差［$P(A-a)O_2$］3项指标却明显异常于前两组（$P<0.01$）。若以文献规定的低氧分级标准，（即PO_2 10.53～8.00 kPa为轻度低氧，7.87～5.33 kPa为中度低氧，低于5.33 kPa为重度低氧），则肺气已虚组约30%患者存在低氧表现，且3例已趋向于中度低氧水平。同时肺气已虚组极少数患者PCO_2略高于6.0 kPa，提示有轻度的二氧化碳潴留的情况。此外，从$p(A-a)O_2$这一指标看，肺气已虚组约近40%患者高于正常值。据此，肺气虚患者不仅存在肺通气功能低下，而且不少患者已从通气功能障碍发展至换气功能障碍，并导致机体处于低氧状态。黄开珍等对120例缓解期支气管哮喘肺气虚证患者进行临床研究，观察补肺片防治缓解期哮喘的远期临床疗效。结果发现，

治疗后观察组 PO_2、PCO_2 改善程度优于对照组（$P<0.05$）。赵勤萍等以补肺止嗽胶囊治疗慢性支气管炎肺气虚证53例，治疗后血气分析结果与治疗前相比明显改善，差异有显著性（$P<0.05$ 或 $P<0.01$）。齐幼龄等对肺气虚患者进行4年康复治疗的研究，结果康复治疗组总有效率为74.3%，对照组为48.1%（$P<0.05$）。该实验证明，呼吸操锻炼可以提高血氧分压。

（4）肺气虚证与肺阻抗血流图的研究

肺阻抗血流图又称肺积压图，系利用抗生素技术检测肺血管在心动周期中的血流容积的变化，是一种无创检测肺循环血流动力学的生理物理新技术。张立发现，心气虚证患者可见肺静脉瘀阻的表现，左房压力增高，故见α波与S波高度的比值（Hα/HS）、D波与S波的高度比值（HD/HS）增大。心肺气虚证患者，肺阻抗血流图除见Hα/HS、HD/HS增大外，还见α、S波上升的最大速率（VMAX）减小，说明肺动脉积压流量明显减少，肺静脉血流明显受阻。由此可见，肺气虚与心气虚导致循环障碍的环节是有一定区别的，也说明心气虚与肺气虚证患者的病理生理学基础是不一致的。

4. 肺气虚证与肺组织病理

杨牧祥等在"实验性'肺气虚证'肺组织病理学研究"一文[130]中指出，本课题旨在通过肺组织的病理学观察，进一步证实肺气虚证出现血液流变学改变的病理学基础，并力求进一步揭示"肺气虚证"的实质。

（1）材料与方法

① 实验动物：健康SD大鼠30只，由河北省实验动物中心提供，体重200±20g，雌雄各半，随机分为两组，对照组12只，实验组18只。

②模型的建立：实验组采用《医学动物实验方法》慢支动物模型和《实用中医证候动物模型学》"烟熏法肺气虚证动物模型"复制方法，复制SD大鼠"肺气虚证"模型。将实验组18只大鼠按组别分置于特制的 $1cm^3$ 的烟室中，用刨花、锯末、烟叶各30～50g，另加雄黄5～10g（为每组用量），点燃熏烟，每日2次，每次30分钟。对照组则置于正常无烟环境中饲养。30天后进行检测。

③检测方法：开胸摘取右侧肺脏与支气管，生理盐水冲洗，10%甲醛固定。取含三级小支气管的肺叶修成4mm×4mm×6mm的组织块，逐级酒精脱水，石蜡包埋，切片及HE染色，观察肺与支气管的组织形态。

（2）结果

①症状表现：实验组大鼠烟熏12天后开始出现呼吸困难、哮鸣、咳嗽，并有较多分泌物自口鼻流出。饮食无明显变化，肛门未见黏液或稀便附着，粪便质地也无明显变化。对照组则始终未见阳性症状。

②体重变化：对照组增加48.6±9.35g，实验组增加27.4±8.24g，两组比较，体重变化有显著差异（$P<0.05$），并见体瘦毛枯等。

③肺组织的病理学改变：对照组支气管黏膜结构和肺组织结构清晰，支气管黏膜上皮排列整齐，纤毛明显可见，肺泡壁无明显增厚，肺泡腔干净、匀称。实验组支气管腔扩张，黏膜上皮坏死脱落，纤毛脱失，黏膜下及管壁组织疏松、水肿，可见大量炎细胞浸润；肺泡壁明显增厚，血管扩张充血，大量炎细胞浸润。部分肺泡腔内可见炎细胞渗

出及水肿液。

上述切片结果表明，“肺气虚证”大鼠肺组织存在“血瘀”之象及其它病理改变。

（3）讨论

①本实验采用SD大鼠，根据《医学动物实验方法》慢支动物模型和《实用中医证候动物模型学》“烟熏法肺气虚证动物模型”的方法复制，12天后实验组大鼠出现症状和体征改变，并通过大鼠肺组织的病理切片证实，本实验动物模型是成功的。

②“肺气虚证”大鼠肺组织的病理学改变说明：在肺气虚的状态下，无论是在小支气管黏膜下，还是在肺泡组织间，均有显著的小静脉扩张。多数腔内有红细胞聚集，组织间隙有慢性炎性细胞浸润，而且肺组织中血管分布变少，呈现瘀血与缺血区并存的现象。

③“肺气虚证”肺组织出现“瘀血与缺血并存”的机理分析。根据中医“气非血不和，血非气不运”的相关理论，气虚或气滞均可导致血行瘀滞，血行瘀滞也必然影响气的生成和功能的发挥，二者互为因果。本实验以烟雾刺激导致大鼠的缺氧状态，使大鼠对“自然之清气”吸入不足，以致宗气合成减少，影响其“走息道行呼吸、贯心脉行气血”的能力，进而出现“血行瘀滞”之象。这与祖国医籍中记载的“肺者，气之本”、“诸气者，皆属于肺”、“肺朝百脉”、“助心以行血”的理论相吻合。

有关炎细胞的浸润现象说明，无论气虚还是气滞，皆可影响气的推动和防御作用的发挥，造成局部组织细胞的炎性浸润，这是本组临床采用补气法或补气活血化瘀法治疗慢性支气管炎的理论基础。

5. 肺气虚证肺组织细胞凋亡机制

李泽庚等在“肺气虚证肺组织细胞凋亡及Fas、FasL蛋白表达变化”一文[131]中指出，细胞凋亡是指细胞在一定的生理和病理条件下，遵循自身的程序，由基因调控的主动的死亡过程，它与疾病的发生密切相关。肺气虚证为肺系病的常见病理证候，以肺的功能减退为主的全身性病变。笔者采取透射电镜的形态学观察和免疫组化法观察肺气虚证模型大鼠肺组织细胞凋亡情况，为进一步阐明肺气虚的发病机制提供理论依据。

（1）材料与方法

①实验动物与分组、模型复制

☆　实验动物与分组：3月龄雄性Wistar大鼠32只，体质量（270±20）g，河南医科大学实验动物中心提供。动物饲养室为清洁级，控制温度（22±2）℃，正常饲养7 d后进行实验。随机分为对照组和模型组，每组16只。

☆　模型复制：按照相关规定复制肺气虚证大鼠模型。方法是：第1，14 d气管内注入LPS 200μg（200μl），第2～13 d和第15～28 d，在容积为72 L的熏烟箱内熏5%大前门牌香烟，每日上午0. 5 h。

☆　对照组：不做任何干预，为空白对照。

②仪器与试剂

☆　仪器与设备：JEM－1230型透射电子显微镜（日本）、Olympus BX－50型显微镜（日本Olympus光学工业株式会社）、Olympus PM－50型显微照相设备（日本Olympus光学工业株式会社）、熏烟箱（安徽基金项目：安徽省自然科学基金资助项目

（010431006）。

☆ 主要试剂：脂多糖（LPS，美国Sigma公司）；无过滤嘴大前门牌香烟（上海卷烟厂）；兔抗鼠Fas多克隆抗体（C－20，sc－715）和兔抗鼠FasL多克隆抗体（N－20，sc－834），均为美国Santa Cruz公司产品。

③ 观察与测试

☆ 电镜观察：每组动物取同一部位肺组织用30 ml/L戊二醛固定，10 ml/L锇酸后固定，EPON812包埋，制成超薄切片，常规醋酸－枸橼酸铅双重染色，JEM－1230型透射电子显微镜观察。

☆ 免疫组化染色：兔抗鼠Fas/FasL多克隆抗体，按1∶50稀释，以PBS替代一抗为空白对照，正常血清替代一抗作为替代对照，用已知阳性切片作为阳性对照。操作按说明书进行。结果判断：Fas、FasL蛋白均为细胞浆着色，阳性表达呈棕黄色。每张切片选择5个具有代表性的视野，每视野计数200个细胞中Fas、FasL蛋白表达阳性的细胞数，以计算平均阳性细胞数所占的百分比作为蛋白阳性表达指数。

④统计学处理

所有统计数据用SPSS 10.0统计软件处理。数据用"$\bar{x} \pm s$"表示，样本均数之间的两两比较采用t检验。

（2）结果

①电镜观察

对照组：肺泡Ⅰ型细胞：胞质内细胞器清晰可见，线粒体完整，嵴清晰可见，染色质分布均匀。肺泡Ⅱ型细胞：纤毛可见，胞膜完整，胞质内线粒体完整，板层小体均匀分布于胞质内，胞质均匀，核完整，染色质分布均匀见。模型组：肺泡Ⅰ型细胞：线粒体呈空泡状，核固缩，染色质浓缩，可见凋亡小体。肺泡Ⅱ型细胞：胞膜不完整，线粒体肿胀，嵴突破坏、消失，板层小体排空，有的排出胞膜，凋亡小体可见。模型组与对照组比较，肺组织细胞（包括肺泡Ⅰ型细胞、肺泡Ⅱ型细胞及炎性细胞等）的凋亡明显增加。可见肺气虚病理机制中，肺组织细胞存在大量的凋亡。

②肺组织Fas、FasL蛋白表达

免疫组化染色检测Fas、FasL蛋白表达，2种蛋白表达阳性反应物质呈棕黄色，主要位于胞浆中，也可见细胞膜表达。阳性表达细胞为支气管黏膜上皮细胞、肺泡上皮细胞、炎细胞（中性粒细胞和巨噬细胞）等。小支气管黏膜环及炎性细胞大量浸润区可见Fas、FasL蛋白高表达，正常肺组织各蛋白均有基础低表达。见表5·3。

表5·3 肺气虚证模型大鼠肺组织Fas、FasL蛋白阳性表达指数（%，$\bar{x} \pm s$）

组别	n	Fas蛋白 阴性表达指数	FasL蛋白 阳性表达指数
对照组	16	6.08±1.10	7.05±1.52
模型组	16	36.64±4.70**	34.01±3.88**

**与对照组比较 $P<0.01$

（3）讨论

肺气虚证是中医肺系病的常见证型，研究表明肺气虚证患者存在不同程度的免疫功能低下。Fas、FasL是一对介导细胞凋亡的膜蛋白，它们是细胞凋亡的重要信号通路之一，炎症时Fas抗原表达上调与靶细胞上FasL结合形成复合体而诱导靶细胞凋亡。

本研究发现，对照组Fas、FasL表达很低，模型组与对照组相比，Fas、FasL表达明显上调，差异有显著性（$P<0.01$），且模型组肺组织细胞（包括肺泡Ⅰ型细胞、肺泡Ⅱ型细胞及炎性细胞等）的凋亡明显增加。说明肺气虚证模型大鼠Fas、FasL蛋白表达与细胞凋亡增加呈平行关系，与文献报道一致。也提示细胞凋亡机制，参与肺泡实质细胞（肺泡Ⅰ型细胞、肺泡Ⅱ型细胞）的生长、发育，对肺泡结构重建有一定的意义。

本实验还发现，凋亡基因蛋白表达不仅见于肺实质细胞（支气管黏膜上皮细胞、肺泡上皮细胞），也见于炎性细胞，可能提示炎性细胞表达凋亡基因（Fas和FasL），有利于炎性细胞以凋亡的形式清除，对于限制炎症、消散炎症具有重要意义，这或许正反映了肺气虚病理变化中肺组织反复损伤修复的特点，为进一步阐明肺气虚的病理机制提供了新的实验依据。

实验表明，肺气虚的发病机制中，Fas、FasL蛋白表达增加，参与了肺气虚的发病和肺组织细胞凋亡的调控，为肺气虚证的深入研究开辟了新的领域，也从细胞及分子水平阐明了肺气虚证的本质。

6. 保肺方对肺间质纤维化大鼠模型细胞外基质代谢影响的实验研究

蒋宁等在“保肺方对肺间质纤维化大鼠模型细胞外基质代谢影响的实验研究”一文[132]中指出，肺纤维化是当今肺科疑难病，临床表现以进行性加重的呼吸困难为主症，其发病原因种类繁多，病理演变错综复杂，病证性质虚实并见。特发性肺间质纤维化（IPF）是一种原因不明，以弥漫性肺泡炎和肺泡结构紊乱并最终导致肺间质纤维化为特征的疾病。IPF过程中细胞外基质（ECM）合成和降解的失衡，可导致ECM某些成分在肺内过度沉积，肺纤维化形成，故调节ECM的代谢失衡状态，进而减少其在间质中的沉积，可起到减缓和遏制肺纤维化发展的作用。中医理论则认为肺纤维化的病位在肺而与多脏相关；在其病机发展中虚（气阴两虚）和瘀（瘀血痰浊）贯穿于始终，且随着疾病的进展，病初在气久则深及血络。

本课题即针对肺纤维化ECM代谢失衡的病理状态，分为7、14及28天三个时间点动态观察了肺纤维化过程中ECM的变化及中医证候学特点的演变情况，观察了以益肺肾、化痰瘀、通肺络为法的导师经验方“保肺方”对气管内灌注博莱霉素诱导的大鼠肺纤维化模型的影响。

实验研究分为五个部分：

（1）保肺方对肺纤维化大鼠模型病理形态学，肺功能及肺组织羟脯氨酸含量影响的研究

通过对模型动物一般状况的观察（如体重、活动、呼吸等），对肺指数、肺功能及肺组织羟脯氨酸的测定及病理形态学研究（HE染色，MASSON染色），观察保肺方对肺纤维化模型大鼠的影响。

结果显示，模型大鼠体重下降，活动减少，肺功能各项指标降低，肺指数增加，结合HE染色可见各时期均有不同程度的肺泡炎，MASSON染色可见肺间质胶原沉积等，

表明博莱霉素诱导的大鼠肺纤维化模型复制成功，出现了类似人类肺纤维化的表现。肺纤维化大鼠经保肺方治疗后，体重逐渐增加，肺功能指标逐步好转，肺组织羟脯氨酸含量明显下降，病理形态显示肺泡炎及纤维化程度明显改善。图像分析结果显示，治疗后肺泡腔面积较疗前明显增加，肺泡炎及纤维化面积明显减少。

结果提示，经保肺方治疗后上述指标可有效地得到改善，保肺方能从功能与结构两方面减轻 IPF 的异常改变。

（2）保肺方对肺纤维化大鼠模型中医证候学影响的研究

通过对模型大鼠呼吸频率，温水游泳时间及血液流变学指标（全血黏度和血浆黏度）的测定，观察肺纤维化过程中的中医证候学特点及保肺方对其的影响结果显示：①肺纤维化模型大鼠呼吸急促，呼吸频率较正常组明显增加，全血黏度、血浆黏度在各个时间点较正常组均有不同程度的升高，肺纤维化大鼠温水游泳时间较正常组明显减少运动耐力明显下降。②经保肺方治疗后，肺纤维化大鼠呼吸频率明显下降，全血黏度和血浆黏度明显降低，温水游泳时间明显延长，经强的松治疗后模型大鼠血液黏度明显升高，与正常组之间有显著性差异。

结果提示，肺纤维化大鼠出现了气虚血瘀的证候变化，且肺纤维化中气虚、血瘀并不是独立存在的，而是相互影响，相合致病的。保肺方重视整体调节，其治则兼顾正邪两面，体现了对病本（气和阴）的保护，及对邪（瘀）的祛除，能有效地改善肺纤维化气虚血瘀的病理状态。

（3）保肺方对肺纤维化大鼠模型支气管肺泡灌洗液（BALF）及血清中透明质酸（HA）层黏连蛋白（LN）影响的研究

采用放射免疫分析法，对 BALF 及血清中的 LN、HA 进行测定，并通过观察保肺方对二者的影响，从细胞外基质角度来探讨其作用机制所在。

结果显示：①肺纤维化模型大鼠各时间点 BALF 中 LN 含量明显较正常组高，呈递增趋势，血清中 LN 含量也持续升高，且与 BALF 中 LN 的升高趋势相一致，二者呈正相关。模型组 BALF 中 HA 含量 7 天显著高于正常组，但呈下降趋势，血清中 HA 含量亦较正常组有所增加，但各组间比较无显著差异。②肺纤维化大鼠经保肺方与强的松治疗后 BALF 及血清中 LN 含量均明显低于同期模型组，且保肺方作用较激素持久。BFF 及强的松治疗后 BALF 中 HA 含量较同期模型组降低，且保肺方的此种作用一直持续到肺纤维化期，作用优于激素。

结果提示：①BFF 可能通过降低肺纤维化大鼠 BALF 及血清中 HA 和 LN 的水平，一方面减轻或抑制了肺泡炎及肺纤维化的发生发展，另一方面起到了保护基底膜的作用，从而使衰弱的肺气得以恢复。②保肺方不仅仅是作用在肺局部（BALF 中），还可通过全身的代谢进行调节（血清水平），显示了中医药标本同治、整体调节 、宏观调控的优势。

（4）保肺方对肺纤维化大鼠模型肺组织 TGF－β_1蛋白表达影响的研究

采用免疫组织化学染色的方法结合图像半定量分析技术，对肺组织中 TGF－β_1的表达情况进行观察，从细胞因子的角度进一步探讨保肺方对肺纤维化细胞外基质代谢作用的机制所在。

结果显示，肺纤维化模型大鼠肺组织 TGF－β_1蛋白表达 7 、14 天强度明显高于正常组，至 28 天降至与正常组无显著差异。经保肺方和强的松治疗后，其表达强度较模型组明显减弱，14 天已降至正常水平。

结果提示，TGF－β_1参与了肺纤维化全过程，并在此过程中发挥了重要作用，保肺方可能通过降低肺纤维化大鼠肺组织中 TGF－β_1的含量或降低其活性，而抑制了 TGF－β_1对细胞外基质沉积的促进作用，减轻了其对细胞外基质降解的强力抑制，从而对改善细胞外基质代谢的紊乱起到了积极作用。

（5）保肺方对肺纤维化大鼠模型肺组织 MMP－1/TIMP－1 蛋白及 MMP－1mRNA 表达影响的研究

通过免疫组织化学染色及原位杂交的的方法，结合图像半定量分析技术，研究 MMP－1/TIMP－1 蛋白及 MMP－1mRNA 表达在肺纤维化不同时期的变化，以及保肺方对它的影响，进一步探讨保肺方对肺纤维化的作用机制。

结果显示，在肺纤维化发生发展的不同时期，TGF－β_1蛋白及 mRNA、TIMP －1 蛋白在肺组织均有表达，且强度与正常组比较有显著差异。经保肺方治疗后 7 天大鼠肺组织 MMP －1 蛋白及 mRNA 表达较模型组明显减弱，而 14 及 28 天与模型组无显著差异。TIMP－1 经保肺方治疗后 14 及 28 天肺组织表达较模型组明显减弱。

结果提示，MMP －1、TIMP－1 参与了肺纤维化的发生发展，BFF 对 ECM 代谢的作用可能为在肺纤维化发展过程中，抑制了 TIMP－1 在肺内的异常高度表达，从而减轻了 TIMP－1 对 MMPs 的抑制，相对提高了 MMPs 的活性，而间接起到了促进 ECM 降解的作用。推测保肺方对 MMP 1 的影响机制可能在于，由于 BFF 抑制了 TIMP －1 的表达，相应地减弱了 TIMP －1 对 MMPs 及 ECM 降解的抑制作用，使 ECM 沉积减少，进而使促进降解 ECM 的 MMP －1 的表达也随之减少。提示 BFF 可能通过整体调节作用，同步降低了 MMPs 与 TIMPs 的表达，使二者在动态变化中保持了相对平衡状态，从而有利于 ECM 代谢失衡的恢复，肺纤维化得以好转。结合实验四，提示保肺方对肺纤维化 ECM 代谢的影响不只是孤立地作用于某个因子，而可能是一种连锁式反应，存在着网络效应，即通过抑制 TGF－β_1的高表达，减轻其对 TIMP －1 活性的抑制，减弱对 TIMP －1 的促进作用，使 MMP/TIMP 的失衡状态得以恢复。BFF 通过微观调节 ECM 代谢中的关键细胞因子及关键酶类，对宏观、整体产生了积极影响，故而取得了较好的疗效。

7.“肺和免疫”的现代研究

肺主一身之气，“气”有抗病和免疫能力之意。肺和免疫功能与其解剖学结构有密切关系，首先是呼吸道黏膜中含有浆液腺和黏液腺，上皮中有杯状细胞，这些腺细胞的分泌物覆盖于黏膜表面，使黏膜表面经常保持湿润，使吸入的气体在到达肺脏时得到了加温和湿化作用。肺为娇脏易受邪侵，喜润恶燥。通过这番湿化和温化作用保护肺脏，并将混杂于气体中的尘埃、微生物等黏附在表面上，而不能进入肺泡内，因此起到了净化和过滤吸入的气体的作用。黏膜上皮细胞的纤毛经常进行有规则的定向摆动，可将黏液中的杂物随黏液在 24 小时内被推移到咽喉，通过反射性的咳嗽和喷嚏将杂物排出体外，或被呼吸道吞噬细胞进行消化融解吞噬，保护呼吸道不受有害物质的侵袭，从而保护了机体的健康。

大的气管有软骨环支撑，保护气道不受胸腔压力的改变而狭窄变形，但随着气管分支的变细，软骨成分逐渐减少，相对的是平滑肌成分逐渐增多。呼吸道平滑肌受植物神经支配，交感神经通过 β_2 肾上腺素能受体引起平滑肌舒张，使气管管腔变大；副交感神经通过 M 型胆碱能受体引起平滑肌收缩，使管腔缩小，使通气阻力加大，一些体液因素如组织胺、五羟色胺等可使呼吸道平滑肌强烈收缩，增加呼吸困难。交感神经和迷走神经协调支气管的舒缩功能。

血中真性胆碱脂酶含量与乙酰胆碱水平成正比，可直接反映植物神经功能。在观察咳喘久病者形成肺气虚，其中真性胆碱酯酶活性显著高于对照组，证明肺气虚者植物神经功能失调，以迷走神经亢进为主；引起气管壁平滑肌反应性增高，易发生痉挛和脱颗粒反应，气道分泌物增多，影响肺气的宣发肃降，造成气道通气障碍，免疫力降低。因此，引发咳嗽气喘诸症，甚至诱发哮喘。治疗这种病症时，注意调节植物神经功能，提高机体和呼吸道局部免疫能力，可收到事半功倍的效果。例如，用补益肺气的药物如黄芪参类等调节植物神经，宣发肺气的药物如麻黄等，效果极佳。

肺的结构可比作一棵树，其气管、支气管亦如树干到树枝，逐级变细直到肺胞，肺泡与树叶相似，是气体交换之场所。肺泡为球形囊泡，平均直径为 0.1mm，肺泡数量甚多，总面积为 $50 \sim 100m^2$，为气体交换提供了宽畅的场地，通常部分肺泡处于相对静止状态，只有约 2/3/ ~3/4 的肺泡在工作，当活动量加大时，开放的肺泡数就要上升以扩大气体交换的面积。肺胞主要由扁平的 I 型细胞及少数较大的 II 型分泌细胞组成，每一肺胞间有呼吸膜，其构成于肺泡壁毛细血管、基底膜、胶原纤维和弹力纤维交织成的网状间隙，和 II 型细胞分泌之表面活性物质及液体分子。呼吸膜总厚度约 $0.2 \sim 0.6\mu m$，有很大通透性，当肺内发生感染性炎症或肺水肿时，肺泡壁与毛细血管何液量增加，泡内亦有液体渗出，使得呼吸膜变厚，气体交换减少、变慢。肺泡中是气体，但泡之内壁有一层液体，使肺泡产生了表面张力，其作用是使肺泡的表面积缩到最小，是肺胞回缩的力量。肺泡 II 型细胞能分泌一种表面活性物质，化学成分是二羟酪酰卵磷脂，它以单分子层辅盖在肺泡内的表面，与肺泡表面张力相对抗，防止肺泡回缩过力，阻碍扩张和引起肺萎缩。

气体通过呼吸膜的交换也受物理学气体扩散定律制约。各种气体扩散方向和速率，取决于气体本身生物膜两侧的分压差和性质，同时又和肺泡膜的厚度有关. 当血液流经肺毛细血管时，由于动脉血氧分压高，促使氧与血红蛋白结合，形成氧合血红蛋白，成为动脉血；当动脉血流经组织时，则氧合血红蛋白通过 O_2 分压差释放氧给组织，同时将组织代谢所产生的 CO_2，按气体扩散定律从组织入血液，并经过肺泡膜将 CO_2 弥散入肺泡，排出体外。吸清呼浊，生生不息，循环不止。此功能与肺免疫有密切关系。

肺泡有大量的巨噬细胞，含有多种蛋白水解酶和过氧化物酶，有巨大的消化吞噬吸入的病原菌和种种杂质的功能，起着组织免疫的作用。呼吸道黏膜又能产生 IgA、IgG、溶菌酶、干扰素等体液性免疫活性物质，与细胞免疫共同对机体起着免疫防御作用。肺气属于机体正气之一种，它与现代医学的免疫功能的概念相似，从免疫学角度理解皮毛是一身之表，为肺所主，肺靠其宣发功能将卫气输布皮毛，固密腠理，起到固护卫气的作用，使外邪不能侵入机体引发疾患。肺气虚损，宣发无力，肌卫失养，皮毛憔悴枯槁，腠理疏松，表卫不固，自汗畏寒易发感冒，因此对肺气虚者采用益气固卫法如御屏风散、保元汤等效佳。可见肺卫之气是人体抵御外邪的重要防线，在多种疾病的发生发展中起重要作用。

呼吸道分泌液中含有多种干扰素和溶菌酶，它能破坏细菌细胞壁的稳定性而消灭之。所以临床常用生物制品干扰素或溶菌酶治疗肺感染性疾病。

呼吸道分泌液中还有多种免疫球蛋白如 IgA、IgG 、IgM 、IgE 等。血流中的 IgA 含量很少，而分泌型 IgA 是呼吸道黏膜上皮细胞分泌的重要免疫抗体，在黏膜表面发挥防御作用。也是机体扰感染的一道重要防线，虽不直接杀菌但有抗细菌、病毒和毒素侵袭机体及防止细胞病毒在黏膜表面繁殖的能力，在补体和溶菌酶的协同下，更使溶菌作用加强。IgG 生成于呼吸道的淋巴中，它可中和细菌外毒素和病毒，在补体协同作用下能溶解 G^- 菌。支气管黏膜中有 IgM 分泌细胞，它有凝固抗原，固定补体和溶解细菌的作用。在慢性支气管炎病人，因反复感染上皮细胞损坏致使局部免疫力减弱，加重炎症反应，IgM 可代偿之。在支气管黏膜固有层中有分泌 IgE 的细胞。

近年来发现，支气管黏液腺中可合成乳铁蛋白，它有固定细菌的作用。a_1 抗胰蛋白酶（a_1 - AT）是一种糖蛋白，存在于支气管分泌液中，它能抑制胰蛋白酶和其它蛋白水解酶，对肺组织有保护作用。干扰素能与敏感细胞表面受体结合诱导其产生抗病毒蛋白，以阻止病毒繁殖，肺泡巨噬细胞能产生干扰素，并分泌到呼吸道中。

有人在观察细胞免疫学方面的研究时，发现肺气虚患者，其外周血中 T 细胞及 B 细胞的计数和淋巴细胞转移率均低于正常人，证明了肺气虚时细胞免疫能力是低的。也有人观察到肺气虚患者血清中 IgG、IgM 含量均明显低于对照组，血浆环核苷酸（CAMP）亦低于正常。有人观察典型的肺气虚病人，其痰中 IgA 含量低，同时，痰溶菌酶及鼻腔中 AMP 含量亦均相应降低，如肺炎病人急性期，痰中 IgA 含量明显减少，是黏膜结构分泌功能遭破坏的结果，由此证明肺气虚或肺部有病灶，全身和呼吸道局部的免疫功能均有损伤，这也证明肺不仅单是一个呼吸器官，也与机体免疫能力有直接密切关系。所以，肺也是一个重要的免疫器官。[128]

5.4.2 肺主行水

肺主行水，又称肺“通调水道”。肺的通调水液功能，就是指肺气的宣发与肃降对体内水液的输布、运行和排泄起着疏通和调节的作用。具体来说，肺气的宣发，不但将津液和水谷精微布散全身和体表，而且宣发卫气，主司腠理的开合，调节汗液的排泄。另外，还推动呼出浊气，由气体中带走部分水液。肺气的肃降，将津液下输五脏六腑及全身起滋润作用，并将津液代谢后的废物下输肾和膀胱形成尿液排出体外。肺气的肃降还有助于大肠气机的通畅，糟粕的排泄，而大肠在排泄糟粕的同时亦带出部分水液。肺主行水理论源于《内经》。《素问·经脉别论》曰：“饮入于胃，游溢精气，上输于脾，脾气散精，上归于肺，通调水道，下输膀胱，水精四布，五经并行”；《素问·汤液醪醴论》提出宣肺利水的“开鬼门”治疗水肿的方法；《素问·评热病论》提出“风水”病有“正偃则咳甚”、“微肿先见于目下”之症状；《素问·水热穴论》又指出“其本在肾，其末在肺，皆积水也”。后经历代医家不断发展，尤其是东汉张仲景首用越婢加术汤治风水病，用小青龙汤治水饮蕴肺以来，肺主行水的理论一直有效地指导着中医临床实践。

1. 肺主行水理论的基本内涵

孙广仁在“肺主行水理论的研究思路”一文[133]中指出，对肺主行水理论渊源的分析，可发现该理论的基本内涵主要有两个方面。

（1）通过肺气的宣发和肃降作用，调节肺脏本身水液的输布

这一作用与肺的呼吸功能密切相关。若肺的这一作用失调，则可导致脾转输到肺的水液不能正常布散，聚而为水饮。水饮蕴积肺中，阻塞气道，则影响气体交换，一般都有咳喘逆气的表现，甚则“不能正偃则咳甚”，一般称为“支饮”或“伏饮”。如“肺胀”、“哮喘”等病，其病机多是水饮蕴肺病情进一步发展，可致全身水肿，并能影响他脏的功能而使病情复杂化。

肺能调节肺脏本身水液之概念的产生是古代医家根据病人临床表现进行“司外揣内”的观察与推理的结果。在临证过程中，可发现多数咳喘逆气的病人，都伴有面部虚浮或全身浮肿的征象，因而推测肺的呼吸功能与机体的水液代谢相关联。水液代谢失常可影响呼吸，而呼吸失常也可影响水液的输布。

（2）通过肺气的推动和气化作用，调节肺系统（尤其是皮毛）之水液的代谢

这一作用与肺的呼吸功能一般无明显的相关性。肺之所以能调节肺系统的水液代谢，依赖于肺气能“输精于皮毛”，并宣发卫气于皮毛以控制腠理开阖和汗液排泄的作用。肺气的这一功能失调，则致肺系统的水液代谢紊乱。汗出当风，水液停积于皮下，则发为“风水”。如《素问·水热穴论》说：“勇而劳甚则肾汗出，肾汗出逢于风，内不得入于藏府，外不得越于皮肤客于玄府，行于皮里，传为浮肿。本之于肾，名曰风水。”

就《内经》所论，风水病的发生主要与肾有关，故又名“肾风”，而与肺本没有直接的关系。但由于肺与皮毛相合，风邪由皮毛侵袭而水停于皮下，因而发为风水，故说其与肺有关。因此，肺能调节肺系统水液代谢概念的产生，无疑源于肺与皮毛相合的推理。就风水病的发病过程来看，大致与急性肾小球肾炎、肾病综合征、神经血管性水肿等类似，与肺的呼吸功能失常一般无关，但与感冒或感染即风邪侵袭有关。

2. 通调水道之途径

王玉生在“肺通调水道浅探”一文[134]中指出，排泄尿液为其通道之一，肺气通过宣发肃降作用，可将脾胃、小肠吸收输布之水液下泄膀胱，其浊者，在肾阳温化作用下排出体外谓之尿液。在这方面，近些年来，不少学者从不同方面进行了研究，从而进一步证实了肺的生理功能与小便的排泄之间的密切联系。

输布水液精微为其通路之二，脾胃及小肠吸收转输之精微部分在肺气的宣发和心阳的温运下得以输布周身，荣润各脏腑组织器官。肺组织容纳的血量很大，肺循环也是人体的血库之一，肺组织在不同情况下所容纳的血液在750～1000ml之间，所以肺的功能正常，才能将水液之精微以“朝百脉”使“水精四布、五精并行”。

排泄汗液、散发水分为其通道之三，《内经》有“肺合皮毛”之说，肺之生理功能正常则皮毛荣润，汗孔开合正常，汗液的排泄及皮肤水分的散发才会正常。有人研究，皮肤表面水分的蒸发在每日可达500ml，汗腺调节排出的水分变化更大，最多时每日可达数千毫升以上。

呼吸言语水分的散发为其通道之四，因肺开窍于鼻，主呼吸司言语，肺气功能正常，鼻孔之门户开放以致呼吸正常，言语自如。通过呼吸运动能使水湿随气体排出体外，研

究证明，成人每日因呼吸排出的水分约350ml，其呼吸的快慢深浅皆能影响体内水分的排出。

3. 肺主行水的机制研究

沈承玲等在“寒饮蕴肺证的理论研究及家兔病理模型肺组织 iNOS 与 TNF α 的基因表达”一文[135]中指出，中医学思维方法的特点是从整体层面和宏观上认识把握事物。整体思维是中医学的特色和优势。恩格斯指出：“我们只能在我们时代的条件下进行认识，而且这些条件达到什么程度，我们便认识到什么程度。”中医学基本理论大多是在古代整体观思想指导下，结合当时自然科学条件以及对人体生理病理的认识而逐渐形成的。“无论这种见解怎样正确地抓住了现象的整个图画的一般性质，可是要解释整个图画，所由构成的个别部分，则它实在是不够的。但若我们不知道这些个别部分，那么整个画图对我们也是不清楚的。”因此，肺主行水作为中医学基本理论之一，应在整体思想的指导下深化、细化、微观化。

目前对肺主行水，一般认为是肺气的宣发与肃降运动推动和调节着全身水液的输布和排泄，用宣肺行水、温阳化饮等方法治疗痰饮水肿，有较好的疗效。这方面的理论探讨和临床研究也比较多。而关于肺主行水机制的实验研究尚不多见，对肺主行水还存在微观认识上的不足。

近年来，也有一些学者借助现代医学的新进展对肺主行水的理论进行了部分阐释。如刘亚光从分子生物学角度探讨了肺主通调水道的实质。他认为肺和皮毛在调节人体水液代谢时起重要作用。汗腺受 cGMP 调节，汗腺细胞 cAMP/cGMP 比值降低时，汗腺分泌增加。人体水分的排出，主要是通过肾脏以尿排出，而肾脏排尿受到多种激素包括前列腺素 PGE 的调节，前列腺素是通过 cAMP 和 cGMP 起作用的，而前列腺素的灭活与合成主要在肺脏进行。肺脏通过前列腺素控制肾脏排尿。可见肺通调水道与肺脏调节肾脏、汗腺等细胞的 cAMP、cGMP 作用有关。李莱田分别从比较生理学和分子生物学来探讨肺“通调水道”，认为从原生动物的细胞膜系统到海绵动物的水沟系、腔肠动物水螅型的原始消化腔，以至腔肠动物水母型复杂的水管系，这些结构起到了呼吸作用，亦有着“通调水道”的功能。可以说正是由于这些结构而完成了“饮入于胃，游溢精气”、“脾气散精”、“通调水道”、“水精四布，五经并行”的水液代谢过程。实验证实前列腺素起着显著的利钠和利尿作用，甚至被称为排钠激素，控制着尿液的排出，而这些前列腺素又都经过肺脏灭活或有的直接由肺脏分泌，前列腺素的动脉浓度及全身效应是由肺脏控制的。这可能是“肺为水之上源”，肺对全身水液代谢起着“通调水道”、“下输膀胱”的协调作用的实验依据。周竺安等认为当肺内的内啡肽升高时，可以通过影响肺内的血管运动和水平衡而导致肺水肿。张洪泉等认为，白三烯类可使血管通透性增加，同时白三烯参与炎症与过敏反应，在休克、烧伤、感染等情况下，白三烯生成增多，血管内渗出物增多，是造成急性肺损伤发生肺水肿的原因之一，而白三烯主要来源于人和动物的嗜碱细胞及肺的巨噬细胞。李世殿等，先是从以下五方面来解释肺通调水道的功能：一是肺通过呼吸蒸发一部分水分；二是肺循环可以调节水液代谢；三是肺组织中的血管紧张素转换酶对水液代谢的作用；四是前列腺素对水液代谢的作用；五是心钠素对水液代谢的作用。随着肺内分泌代谢功能研究的发展，李世殿等对肺主通调水道又拓宽了认识，认为肺通过表面活性物质、内啡肽、白三烯、P 物质、血管活性肠肽等方面来发挥对水液代谢的调节作用。马吉庆等认为肺主通调水道的机理是肺通过影响丘脑下部－垂体后叶 ADH（抗利尿激素）的分泌与释放，影响植物神经尤其是交感神经系统或肾素－血管紧张素－醛固酮系统，影响血浆中某些活性物质水平等途径，从而调节肾的泌尿功能。潘晓明等从肺组织可以提取具有 ADH 活性的物质及人工扩肺可拮抗药物利尿、从北京医科大学发现具有强大的利尿利钠作用的心钠素免疫活性物质及有人用心钠素成功地防治了肺水肿等研究中得到启示，认为在肺中实际上具有利尿与抗利尿的双向调节机制，肺实际上可以认为参与了体内水液代谢的过程。

在动物实验研究方面，王德山等用扩肺法观察麻醉家兔出现尿量明显减少，并认为通气与尿量的变化，可能是通过神经反射、垂体—抗利尿激素的分泌和释放，以及肺与血管活性物质的作用而影响尿的分泌与排泄。郑红斌等用扩肺法和夹闭气管法对麻醉家兔作了尿量观察，结果显示夹闭气管法导致尿量减少。杨玉萍证实，哮证之肺阳亏虚，痰瘀伏肺的小鼠和豚鼠模型的肺组织线粒体钠泵活性下降。

以上研究虽然从不同角度阐释了肺主行水的实质及内在机制，但从整体研究水平上看，尚不够深入，尤其是在基因水平上的研究尚未见文献报道。

如何进一步深入认识肺主行水的机制？经过反复的思考，我们认为首先必须明确肺主行水的内涵，然后在此基础上研制一种可靠的由肺行水功能失常所致证候的动物病理模型，运用病理模型来进行肺主行水的深层机制的研究。根据这一思路，本研究选择了与肺的行水功能失常密切相关的一种证候即寒饮蕴肺证为切入点，一方面通过对有关寒饮蕴肺证的形成机制等问题的理论探讨、系统论证，以丰富寒饮蕴肺证理论，另一方面运用现代实验研究的技术和方法，模拟寒饮蕴肺证的形成条件和病理机制，建立寒饮蕴肺证家兔病理模型，并用治疗该证的温阳化饮方进行干预，多指标同步观察模型的病理变化，探讨寒饮蕴肺证的内在机制和温阳化饮方的作用机制，将肺主行水机制的研究深入到基因水平，从而深化对肺主行水理论的认识。

（1）实验研究的一般情况

①动物分组方法

将家兔随机分为 3 组，即对照组、模型组、治疗组，每组 10 只。

②动物造模与处理方法

在寒冷的气温条件下（12 月份做此实验），将模型组和治疗组家兔置于烟熏箱内，燃刨花、锯末 100g 烟熏，30 分钟/天，烟熏后 15 分钟，将家兔置于气温为 0 ~ 40℃ 的室外环境加强寒冷刺激，1 次/天，2 小时/次，连续 4 周。对照组不烟熏，不加强寒冷刺激。4 周后，对治疗组家兔灌服中药水提剂 8ml/kg 体重（相当于成人公斤体重的 4 倍），连续 2 周，同时对模型组与对照组灌服生理盐水 8ml/kg 体重。2 周后，在寒冷环境中（控制室内温度 10℃ 左右）对各组家兔实行气管插管术、十二指肠插管术及膀胱漏斗插管术。待稳定后，对照组、模型组给予十二指肠缓慢推注生理盐水 8ml/kg 体重，治疗组给予十二指肠缓慢推注等量的中药水提剂。15 分钟后，对模型组、治疗组进行控制通气量，即夹闭气管插管外的一侧皮管口，另一侧保留直径约 1.1mm 的口径。对照组不予控气处理。同时，各组家兔均给予耳缘静脉生理盐水输液（0.5ml/kg 体重·分钟）。

③观测指标与方法

包括一般体征的观察，尿量变化的监测，动脉血气分析，血浆、肺组织 ET 的测定（放免法）；血清、肺组织 NO 的测定（硝酸还原酶法），肺组织 iNOS 及 iNOSmRNA 的表达（免疫组化、原位杂交）、肺组织 TNFa mRNA 的表达（原位杂交）、肺组织病理形态学观察。

④统计方法

运用 PEMS 3.0 统计软件包对实验数据进行方差分析、q 检验、秩和检验。

（2）研究结果

①一般体征的观察

对照组：始终无症状。模型组：烟熏和寒冷刺激第 2 周开始出现泪液增多，咳嗽，痰涎清稀，球结膜边缘增厚；第 3 周后又出现喘鸣，呼吸急促，少动，扎堆，毛发零乱，无光泽，四肢不温，舌青紫等症状。手术处理时，控气前尿量尚稳定，控气后出现呼吸窘迫气促，胸部抬高，尿量减少，四肢发凉，气管插管内可观察到大量的水样分泌物。治疗组：灌服中药前症状同模型组，但经灌服中药持续 2 周后，症状开始逐渐减轻。手术处理时，控气前呼吸平稳，尿量稳定，控气后出现轻度气促，尿量增多，球结膜边缘无增厚，有少量泪液，四肢较温，气管插管内未见水样分泌物。

②尿量变化

模型组家兔在控气后尿量减少，与对照组比较有显著性差异（（$P<0.01$），而治疗组在控气后尿量增加，与模型组比较有显著性差异（（$P<0.01$）。

③血气分析

模型组动脉血 P_aO_2、S_aO_2、tO_2 降低，而 P_aCO_2 升高，与对照组比较，有显著性差异（$P<0.01$）；治疗组 P_aO_2、tO_2 升高，而 P_aCO_2 降低，与模型组比较，差异显著（$P<0.01$），S_aO_2 亦有所提高，但差异不显著（（$P>0.05$）。模型组血液 pH 值、AB、SB 及 SBE 明显降低，与对照组比较，差异显著（$P<0.05$）；治疗组血液 pH 值、SBE 明显升高，与模型组比较，亦有显著性差异（（$P<0.05$）；治疗组的 AB 和 SB，与模型组比较，虽无显著性差异（$P>0.05$），但在实际数值上，表现出升高趋势。

④家兔血浆、肺组织 ET 水平的变化

模型组家兔血浆及肺组织 ET 水平较对照组明显升高，有显著性差异（$P<0.01$）；治疗组与模型组比较，血浆及肺组织 ET 水平明显降低，且有显著性差异（$P<0.05$），与对照组比较，无显著性差异（$P>0.05$）。

⑤家兔血清及肺组织 NO 含量的变化

模型组血清及肺组织 NO 含量明显增加，与对照组比较，有显著性差异（$P<0.05$）；治疗组血清及肺组织 NO 含量明显降低，与模型组比较，有显著性差异（$P<0.05$），与对照组比较，无显著性差异（$P>0.05$）。

⑥肺组织 iNOS 及 mRNA 的表达

结果判定：由 2 名病理医师在不知道任何临床与实验资料的情况下进行评估，每张切片至少观察 5 个视野，表达 iNOS 及 iNOSmRNA 的阳性细胞胞浆着色呈棕黄色。

评价标准：阴性表达：未见棕黄色染色的细胞；低表达：每高倍视野阳性细胞数 <

50%；高表达：每高倍视野阳性细胞数 >50%。

结果：iNOS 及 iNOSmRNA 的表达主要定位于呼吸性细支气管上皮细胞、肺泡上皮细胞、血管内皮细胞、平滑肌细胞、肺泡巨噬细胞等。对照组：阴性表达，少数呈低表达；模型组：高表达；治疗组：低表达。

经图象分析，以平均吸光度值间接表示各组 iNOS 及 iNOSmRNA 的表达量，结果：模型组肺组织 iNOS 及 iNOSmRNA 的表达量明显增加，与对照组比较，有显著性差异（$P<0.01$）；治疗组的表达量较模型组降低，且有显著性差异（（$P<0.05$），与对照组比较，数值上虽有所增加，但无显著性差异（$P>0.05$）。

⑦肺组织 TNF a mRNA 的表达

结果判定：由 2 名病理医师在不知道任何临床与实验资料的情况下进行评估，每张切片至少观察 5 个视野，表达 TNF a mRNA 的阳性细胞胞浆着色呈棕黄色。

评价标准：阴性表达：未见棕黄色染色的细胞；低表达：每高倍视野阳性细胞数 <50%；高表达：每高倍视野阳性细胞数 >50%。

结果：表达 TNF a mRNA 的阳性细胞主要为肺泡隔、肺泡腔巨噬细胞（AM），其次是呼吸性细支气管上皮细胞、支气管平滑肌细胞。对照组：阴性表达，少数呈低表达；模型组：高表达；治疗组：低表达。

经图象分析，以平均吸光度值间接表示各组 TNF a mRNA 的表达量，结果：模型组肺组织 TNF a mRNA 的表达量明显增加，与对照组比较，有显著性差异（（$P<0.01$）；治疗组的表达量较模型组降低，且有显著性差异（（$P<0.05$），与对照组比较，数值上虽有所增加，但无显著性差异（$P>0.05$）。

⑧肺组织病理形态学观察

对照组：气管、各级支气管及肺泡、肺泡间隔形态结构正常，未见充血、增生等形态学改变，肺泡内也未见肺泡巨噬细胞增多等改变。

模型组：肺泡及间质充血、水肿，肺泡隔变宽，肺泡隔中可见大量以淋巴细胞、嗜酸性粒细胞为主的炎性细胞浸润，炎性细胞密集，多呈灶状分布。部分支气管腔内可见炎性分泌物。个别区域可见支气管肺炎的改变。

治疗组：气管、各级支气管及肺泡、肺泡间隔形态结构尚正常。部分区域可见轻度充血，肺泡隔轻度变窄，肺泡隔中有少量淋巴细胞、嗜酸性粒细胞的炎性细胞浸润。个别支气管腔内可见炎性分泌物。未见支气管肺炎的改变。

对各组动物肺组织病理改变程度进行总评估，结果：模型组肺组织病理改变程度最重，与对照组比较，有显著性差异（$P<0.01$）；治疗组肺组织病理改变程度较模型组明显减轻，且有显著性差异（$P<0.05$），与对照组比较，总评估值虽有所增加，但无显著性差异（$P>0.05$）。

（3）结论

①改进后的寒饮蕴肺证病理模型更符合目前对“证”的动物模型的四项基本要求（中医理论、动物表现、客观指标、方药反证），是一种比较成功的研究寒饮蕴肺证及肺主行水内在机制的动物模型。

②TNFα、NO 与 iNOS、ET 分别参与了寒饮蕴肺证的形成，它们之间还相互影响，与

肺阳的作用及寒饮蕴肺证的形成密切相关。

③温阳化饮方对寒饮蕴肺证确有较好的治疗效果，其疗效机制可能在于调控肺组织TNF α和iNOS的基因表达，使肺组织TNF α、ET与NO水平保持相对稳定，不仅能降低肺血管通透性，抑制肺组织充血、水肿、炎性渗出，保护肺组织损伤，而且能调节气道舒缩，改善肺通气。说明温阳化饮方的温补肺阳，蠲化寒饮及改善肺通气的作用，与其调控肺组织中的ET、NO、iNOS、TNFα等有关，这也可能是肺气行水的部分微观机制。

4. 中医外燥伤肺与外燥对呼吸系统的影响

丁建中等在“外燥致病机制的实验研究”一文[136]中指出，“秋伤于燥”、“燥气先伤于华盖”、“燥胜则干”等经典理论均指出燥邪特点其形成与时令有关。

本课题在《内经》“天人相应”指导下，遵循《内经》外燥致病的理论和后世名家思想与学说，在对外燥病邪进行理论回顾的基础上，根据气象学中“候平均气温”、“季平均温度”，拟以具有典型大陆气候特征的华中地区的郑州秋季之平均温度和相对湿度，结合现代免疫学、医学微生物学、分子生物学、血液流变学、组织病理学等理论与技术，首次模拟六淫燥邪之温燥与凉燥的“温度—湿度”量化空间并筛选相应指标，探索初步建立外燥小鼠模型；以检测“肺系”生理功能为主要切入点，选择反映外燥对“肺系”生理功能影响的相关指标，开展呼吸道液黏多糖与“肺津生成”、气道纤毛运动试验与“纤毛—黏液毯”生物防御屏障与气道免疫功能、血液流变学与“津血同源”及“燥胜则干”、气道细胞凋亡与Bcl－2、Bax基因表达、对细菌攻击的敏感性、气管、肺与皮肤病理组织学，以及经典方剂对温燥与凉燥的治疗效应等综合性研究，旨在为阐析外燥伤肺、伤津、“燥胜则干”之病因病机宏观理论框架提供科学实验根据。

结果：

①组织病理学观察

结果显示，第14天温燥组气管上皮鳞状化生与炎性细胞浸润，气管纤毛倒伏、黏连或片状缺损，≥40%气管黏膜浆液腺上皮黏液腺化生，肺泡充血、水肿；皮肤毛枯色糙、新毛生长受阻、毛球数急骤减少与皮下脂肪增生；足垫皮肤角化层疏松，结缔组织增生与汗腺减少，各项指标均较第7天为重。上述病理变化与燥伤肺津，宣输失司，更致皮肤失之濡养有关。凉燥组气管上皮鳞状化生、气管纤毛多呈灶状缺损，≥20%气管黏膜浆液腺上皮黏液腺化生，肺部瘀血、水肿；足垫皮肤结缔组织增生与汗腺减少，其机制与凉伤肺阳而致肺津不化、凝成痰饮有关。结果显示外燥致病确有其组织细胞学基础，为“肺主皮毛”之理论提供证据。

②外燥对气管纤毛运动与气道液生成的影响

与常温常湿组第7天与第14天相对稳定的气管纤毛运动（17.56±1.96，17.89±1.96）与气道液分泌（513.77±243.67，544.89±227.88）比较，常温燥组第7天气道液分泌略增加，气管纤毛运动加快，至第14天该组气道液分泌减少，同期气管纤毛运动更快（$P<0.01$）。温燥组第7天气道液分泌代偿性增加（846.11±287.70）、气管纤毛运动速度加快（13.56±1.74，$P<0.01$）；第14天气道液分泌减少（342.22±107.91）、气管纤毛运动减缓（15.75±2.46，$P<0.01$）。凉燥组第7天气道液分泌减少、气管纤毛运动加快不明显，但第14天气道液分泌增加、气管纤毛运动加快（$P<0.01$）。尽管与外

燥相关的三组的气道液分泌与气管纤毛运动值不尽相同，但其趋势是，当气道液分泌增加时，气管纤毛运动加快；当气道液分泌减少时，气管纤毛运动减缓。表明外燥伤肺、耗津之时，因致气道液分泌减少而损伤其对气道“纤毛—黏液毯”生物防御屏障的保护作用。

③血液流变学试验

与常温常湿组相比，在温燥组第 7 天气道液分泌代偿性增高、第 14 天气道液分泌明显减少，温燥耗伤肺津致血之生成匮源，不仅渗入脉内之津液不足，脉内之津反而渗入脉外，更加重血量不足；该组血浆黏度、低切全血黏度、还原黏度、中切全血黏度、高切全血黏度升高（$P<0.01$）；血容量减少时，温燥组同一切变率下全血还原黏度、红细胞聚集指数、红细胞电泳指数增高，显示红细胞聚集性增高；高切变率下全血黏度、红细胞刚性指数增高，红细胞平均血红蛋白浓度增高，表明红细胞变形性减低（$P<0.01$）。

④抗体水平检测

与常温常湿组第 7 天与第 14 天抗体水平相比（6.01 ±0.7 4 ，5.68 ±0.64），常温燥组、凉燥组小鼠血清 lgG 抗体变化无显著性（$P>0.05$），凉燥组气道 lgG 抗体增高（7.95 ±0.77，8.82 ±0.71，$P<0.01$）；温燥组第 14 天血清 lgG 抗体增高（11.18 ±1.15），特点是第 7 天与第 14 天气道 lgG 抗体显著减少并持续低水平（2.13 1 ±0.29，2.66 ±0.77，$P<0.01$），表明温燥伤耗肺、耗津与肺津生成减少之时，弥散入气道的 lgG 抗体含量随温燥之延长而持续减低。

⑤对细菌攻击的敏感性试验

细菌攻击后，常温常湿组气道液（793.33 ±132.58）与肠道液分泌（1226.67 ±293.51）代偿性增加，气道 lgG 抗体水平相对稳定（6.33 ±0.27），肺细菌数较低（0.83 ±0.45），其粪便含水率相对稳定，与加速“排出”气道与肠道包括细菌在内的有害物质有关。温燥组气道液（462.22 ±130.82）与肠道液分泌显著减少（701.11 ±329.79），相兼细菌攻击，细菌毒素加重肺津生成障碍与宣输失司，更致气道 lgG 抗体持续减少（2.56 ±0.72，$P<0.01$），肺细菌数增多（1.91 ±0.41，$P<0.01$）。细菌攻击后，凉燥组气道液分泌减少（471.06 ±123.63），肠道液分泌减少（906.67 ±280.67，$P<0.01$），血清 lgG 抗体略升高（8.05 ±1.09），但气道液 lgG 抗体却由细菌攻击前的 8.82 ±0.71 降至 7.6 7 ±1.32（$P<0.05$），该组粪便含水率较高，提示凉燥可致肺失清肃，凉燥之凉可致大肠腑气不通，糟粕瘀滞所致。凉燥之凉可伤肺阳，更兼细菌攻击，气道御邪功能下降，故凉燥组肺细菌数（5.90 ±2.54）分别是常温常湿组的 7.1 倍（0.83 ±0.45），是常温燥组的 4.0 倍（（1.46 ±0.36），是温燥组的 3.1 倍（1.91 ±0.41）；同期病理学观察显示凉燥小鼠气管黏膜肿胀、气管上皮纤毛部分缺损，尤其是肺泡瘀血、水肿较温燥组严重。提示外燥相兼细菌攻击可致机体免疫功能下降。

⑥分子生物学实验

常温常湿组、温燥组、凉燥组三组间小鼠气道上皮细胞 Bax 阳性指数差异无统计学意义（$P>0.05$），与常温常湿组相比（11.05 ±2.53），但温燥组与凉燥组气管上皮细胞 Bcl－2 基因表达率显著下降（4.85 ±3.25，2.83 ±1.17，$P<0.01$）；温燥组气道上皮 Bcl

–2，Bax阳性细胞多伴气管黏膜炎性病灶分布，凉燥组则多散在。温燥组、凉燥组Bcl–2/Bax累积阳性指数（7.21±3.73，5.16±3.41）低于常温常湿组（10.13±2.02）；常温常湿组、温燥组、凉燥组气管上皮细胞Bcl–2：Bax蛋白比值分别为1∶0.82、1∶1.94与1∶2.70，显示Bax蛋白表达比值增高，同期病理组织学观察显示温燥组与凉燥组气管上皮鳞状化生、黏膜炎性细胞浸润等改变，表明该比值与外燥致气道细胞病变相关。

⑦经典方治疗效应

与对照组气道液黏多糖比较（557.00±105.09），桑杏汤可使治疗组气道液黏多糖显著增加（875.22±74.00，$P<0.01$），气道液的增加利于气管纤毛正常"摆动"而维护气道"纤毛—黏液毯"发挥局部御邪功能，尤其使对照组1gG抗体由2.30±0.32增加到5.52±0.66（$P<0.01$），以加强机体免疫防御功能而扶正驱邪。杏苏散能增加气道液分泌以生津润燥，并助肺津肃降。

5.4.3 肺朝百脉，主治节

王益平在"'肺主治节'新释"一文[137]中指出，中医认为，肺朝百脉，主治节。"宗气积于胸中，贯心肺"是肺主一身之气和心主一身之血功能密切相关的具体体现，说明全身的血和脉虽然统属于心，但尚须肺助心行血功能的协助才能完成。近期研究证明：肺血管内皮细胞含有一种转化酶，能将血液中无缩血管活性的血管紧张素Ⅰ转化为有缩血管活性的血管紧张素Ⅱ，经肺循环一周，约有70%的血管紧张素Ⅰ被转化，当血管紧张素含量增加时，肺中还有一种分解血管紧张素Ⅰ的羧肽酶，可防止血管紧张素Ⅱ形成过多，并认为血管紧张素Ⅰ转化酶与羧肽酶的活性改变，可能是影响血管紧张素Ⅱ的水平，导致血压改变的因素之一。

此外，现代医学研究证明，肺血管床极易扩张，而且数量巨大，出入肺循环的总血量变化可达200ml，因此肺血管床与左心室一起，可看作左心室的储血器。在必要时补充循环血量，这也与肺朝百脉，主治节有相吻合之处。

肺还可制造一些化学物质供局部或全身利用，如具有重要生理作用的肺泡活性物质；能引起支气管收缩和刺激某些感觉神经末稍，引起肺或心肺反射的5–羟色胺和组织胺；在一定情况下释放以影响其他器官活动的缓激肽、前列腺素、肝素等。肺分解或灭活多种物质，据测定经一次肺循环后，80%~90%的5–羟色胺、95%的乙酰胆碱、80%以上的缓激肽、90%的前列腺素、30%的去甲肾上腺素、50%心钠素、30%的内皮素等不同程度被代谢灭活，其意义在于避免这些物质进入体循环而影响其它器官活动。

中医肺主通调水道是指肺的宣发和肃降运动对体内津液的输布、运行和排泄有疏通和调节作用。而近年来发现肺的呼吸道上皮细胞、肺泡隔细胞和较大的静脉平滑肌有合成、分泌和代谢心钠素的功能，而心钠素具有利钠、利尿等功效。正如《素问·经脉别论》所说："水液上归于肺，通调水道，下输膀胱，水精四布，五经并行"。

综上所述，西医对肺非呼吸功能的近期研究成果表明，肺不是单纯的呼吸器官，它还具有其它非呼吸性功能，它在代谢方面具有调节循环血量，通过制造、分解或灭活多种重要的化学活性物质来影响血压、水和电解质等全身的代谢机能。这与中医肺朝百脉，主治节，通调水道，为相傅之官的理论有吻合之处，这些成果对于我们深化对中医肺的基础研究和临床研究都有所参考和借鉴，对于西学中同仁理解中医理论也会有所裨益。

当然简单地把两者等同或全盘地否认都是不可取的。

刘青在“肺的非呼吸功能研究概况”一文[138]中指出，肺朝百脉即肺能使人体全身经络、经别、毛脉之气血朝会于肺。也是对血液生成、血液循环、血液流态、脉管运动调节作用的高度概括。肺朝百脉语出《素问·经脉别论》，其文曰：“食气入胃……脉气流经，经气归于肺，肺朝百脉，输精于皮毛。”肺为脏腑之华盖，肺脉为十二经脉之起始而受百脉之朝会。《灵枢·营卫生会》云：“中焦并胃中……泌糟粕，蒸精液，化其精微，上注于肺脉，化以为血。”可见古代医家早就认识到机体的新鲜血液先在肺内产生，然后经肺脉循行全身，把新鲜血液输布全身以营养机体脏腑组织。近来不少学者对肺朝百脉进行了深入研究和探讨。我们曾归纳有四个方面：①以气血理论为依据，强调肺对血液循行的调节作用；②直译为“肺使百脉如潮”，强调肺对血脉运动的调节作用；③结合肺内凝血与抗凝物质，强调肺对血液流态的调节作用；④结合血管活性物质，强调肺对脉管的调节作用。王玉生还从以下两个方面加以解释：一是肺中贮存全身总血量的0.10，如机体少量失血时肺即能释放出贮存血参加循环，既可维持左心室血液充盈，又能维持其正常输出量。再者有毛细血管过滤器之称，能保持循环血液的清洁，防止脂肪细胞、脱落细胞等进入动脉系统。认为肺这种贮存血液、保持血液清洁的作用，即肺助心的“相傅”作用，也可说是肺朝百脉的生理功能之一。

生理上，肺朝百脉高度概括了肺在血液生成、血液循环、血液流态、脉管运动等方面的调节作用。亦是对肺与血、肺与脉、肺与心相互关系的高度概括。病理上，如果肺受到外邪、病邪侵袭或肺脏自病，均可影响肺朝百脉的生理功能，导致肺朝百脉不利，肺之生化无源，新鲜血液生成不足，肺血亏虚；肺调节血液循环失职，血循不畅，肺血瘀阻；肺调节血液流态失司，血液不循常道，肺出血证，肺调节血脉、脉管失常，必百脉瘀滞，出现唇甲紫绀、舌下脉瘀曲、颈脉怒张诸证。甚者心血瘀阻导致胸痛、胸闷、心悸、脉结代涩等症候。我们采用低温环境加体表冰块和风吹综合方法，复制风寒犯肺猪模型，观察肺动物平均压、血气分析、血液流变学和球结膜微循环等参数，结果随温度的下降而肺动脉压力增高，血液黏滞性增大，微循环障碍明显。临床上不少学者观察到肺气虚患者肺通气、换气、弥散功能障碍时，同时存在着不同程度的全血黏度增加，血液流变性降低，呈现“浓、黏、聚”的改变。我们曾观察风寒犯肺、痰浊阻肺、痰热壅肺、阳虚水泛、肺肾气虚型肺胀患者肺动脉顺应性、肺动脉压力、血气分析、血液流变学、右心功能、微循环等指标，证实肺胀患者由于外邪、痰浊、水饮、血瘀病邪阻肺，肺朝百脉不利，助心行血功能减退的病理学观点是有其客观依据的。王会仍等亦观察到肺气虚除肺功能明显下降外，肺毛细血管有效血容量下降，每搏量、心脏指数下降。说明肺气虚对心血有直接影响。国内不少学者对舌下脉的观察结果表明：肺心病舌下脉曲张阳性显著高于正常组，而且曲张程度与病情轻重有一定关系，并有根据曲张程度判断病情和预后。亦有认为舌下脉与肺动脉高压、右心受累有一定的相关性，可作为诊断肺心病的筛选指标。显然，肺朝百脉的理论，早已广泛用于肺系疾患的诊断方面。我们还将肺朝百脉不利导致的肺血病证分6型治疗，亦取得一定疗效，更进一步证实了肺朝百脉的理论在内科实践中有着广泛的指导意义和实用价值。

5.4.4 肺的其它功能研究概况

1.“肺应秋”现代研究

吴同玉等在“‘肺应秋’调控机制的理论探讨和免疫学实验研究”一文[139]中指出，本课题以“肺应秋”为切入点，从免疫学实验角度探讨中医肺藏的生理调控机制，通过“肺应秋”调控机制与免疫物质相关性的实验研究，进一步实证脏腑应时适应性调控的科学性和可重复性，为中医藏象学说的研究开辟新的途径。

（1）松果腺是“肺应秋”调控机制的重要中介之一。

本结果证明大鼠血清和肺组织中 MT 具有春秋节律变化态势，即在正常状态下，血清和肺组织的 MT 呈现春高秋低的趋势。而切除松果腺后，春分和秋分时令的大鼠血清和肺组织中 MT 反应性升高，较正常组有非常明显的差异，但是手术模型组在春秋时令无明显差异，那种春高秋低的节律变化趋势较弱。松果腺切除后，血清和肺组织中 MT 的升高，可能是由其他组织器官分泌来的。同时发现，正常组大鼠的胸腺指数、脾脏指数、脾脏 T 淋巴细胞转化率、血清 1gG 和 IL－2、肺泡巨噬细胞吞噬功能、肺泡灌洗液 IFN－Y 和 IL－6 及肺组织 IL－10 等免疫因子均呈现出春高秋低的分布趋势，与血清和肺组织中 MT 的变化趋势相似。春分时血清 MT 与血清 1gG 成负相关，秋分时肺组织 MT 与 AM 吞噬率成非常明显正相关。切除松果腺后，上述免疫物质在春分和秋分时令虽较正常对照组有所升高，但是其春高秋低的节律态势不明显，两组间无明显差异。这似可说明机体和肺免疫功能的节律性分布态势与松果腺褪黑素调节有明显关系。因而证实松果腺可能是季节与脏腑调控机制的重要中介之一。松果腺褪黑素在春秋不同季节对肺脏的免疫防御功能具有重要的调节作用。

（2）“肺应秋”具有免疫学物质基础

本课题从免疫学角度入手，通过动物实验，我们发现 SD 雄性大鼠机体和肺的免疫物质在秋季较春季为低，表明秋季大鼠的免疫功能处于较为低下的状态。肺旺于秋，与秋气相应，是指肺的肃降功能旺盛于秋，其肃降、内敛的特性应于秋气。通过动物实验，我们观察大鼠机体和肺的免疫学物质，亦发现了其“内敛”的特性。本实验结果发现春秋季节大鼠的血清和肺组织褪黑素含量并无明显差异，相反，秋季较春季略为降低。相应的，机体和肺的免疫物质亦呈现出相似的变化趋势。相对于春季，秋季阴长阳消，机体处于相对“内敛”的状态。机体的神经内分泌物质和免疫系统所分泌的各种递质、激素和细胞因子都遵循着相同的运行规律，从免疫学角度分析，即机体内的免疫物质含量在秋季较春季略为低下，这可能是生物在进化过程中与四时相应的内部变化机制之一。

（3）通过实验证明，机体及肺的免疫功能存在季节性变化态势，并找出了其中的变化规律，即春高秋低的分布趋势。这可能是机体适应秋季气候的内部调节机制，亦可能是秋季多发肺系疾病的因素之一。机体和肺的免疫功能低下与呼吸系统疾患有着十分密切的联系，关于其密切相关程度，则有待于进一步研究和探讨。通过检索，本项“天人相应”肺应秋的实验研究，在中医理论实验方面具有领先意义，在国内外处于先进水平。

2. 肺主皮毛

肺与皮毛内外通应，《黄帝内经》计有 12 篇、15 处明确论及。如《素问·痿论》曰“肺主身之皮毛”。《素问·咳论》云“皮毛者，肺之合也”。《素问·阴阳应象大论》载

“肺生皮毛”等。后世虽代有发挥，但对肺与皮毛关系的基本认识多沿用《内经》之说。

李如辉在“肺主皮毛的研究进展”一文[140]中指出：

（1）中西医比较研究

中西医比较研究在“肺主皮毛”理论中的应用，目前主要是异类比较法，即将中医、西医两种不同的认识对象，通过比较认识其相同点。这一方法虽然没能促进“肺主皮毛”理论的质的飞跃，但至少为该理论的科学性提供了新的生动的例证。

李莱田从进化阶段动物呼吸器官演化的角度，认为B. H. 贝克列米舍夫提出的“呼吸器官基本上是由外界环境为边界的，集中了以氧丰富内环境及其中排出二氧化碳的功能的表皮部分形成的器官”的观点，与“肺外合皮毛”理论相似。人的肺脏从比较生理学观点来看也是以外界环境为边界，集中了具有以氧丰富内环境及由其中排出二氧化碳功能的表皮形成的器官，其表皮的表面具有一层水膜。从某种意义上来说，肺是进化过程中适应内呼吸而产生的特化的“皮毛”。此为“肺外合皮毛”的比较解剖生理学基础。

杨如哲认为“机体的表面和肺脏腔内部都铺衬着一层薄片状的上皮组织——被复上皮”。体表的被复上皮层次多而厚，称复层扁平上皮；肺脏腔内衬的层次少而薄，称为单层扁平上皮。二者在解剖组织学上相似，且人体中所含的主要元素也有相似之处，如体内仅有总量18%的硅，一般分布部位是皮肤和肺。

斯里兰卡学者曾报道：在人类胚胎期，原始的组织包括外胚层、内胚层及中胚层。皮肤与肺均从外胚层发展而来，故肺与皮毛有着“先天生就”的关系。

（2）实验研究

以分析、分解为特征的实验研究方法提示“肺主皮毛”这一整体联系规律的本质，其错误在于违背了“对象选择方法”的客观规律，但由于选题本身体现着中医学的整体观念特点，因此相关的实验研究并非绝无意义可言。首先，它为“肺主皮毛”提供了一些新的依据，更重要的是它说明了在中医整体观念的指导下，中医学确实把握到了西方医学所没有把握到的生命规律。

从免疫学角度，广西中医学院中医基础理论研究室选择肺气虚病人40例，测定其免疫指标，对“肺虚易感”、“肺虚自汗”的病理、生理加以探讨，来说明“肺主皮毛”。结果：肺气虚者细胞免疫功能和体液免疫功能较健康人低下，表现为淋巴细胞转化率及血清免疫球蛋白IgM、IgG均明显低于对照组。

从微量元素的角度，杨作成等采用混合烟熏法建立肺气虚大鼠模型，并以原子吸收分光度法测定其皮毛中微量元素的含量，结果模型组大鼠Zn、Fe、Ca、Mg含量明显低于对照组（$P<0.01$），而Cu的含量较对照组高（$P<0.01$）。提示肺气虚证与皮毛中微量元素之间存在着一定的相关性，与中医学“肺主皮毛”相吻合。

从应急反应角度，英国的Trauma等观察到大鼠皮肤烫伤后肺血管通透性显著增高，说明肺与皮肤相关。金丽娟也观察到绵羊、大鼠等动物大面积烧伤早期肺顺应性下降，闭合容量增加，有小气道病变，气道阻力增加；后期的肺损害与创面的炎症和感染密切相关。

刘青等报道风寒刺激人体体表，肺动脉压力增高，血黏度增高，氧分压下降，二氧化碳分压升高。Will观察风寒刺激牛，肺动脉压力增高，并认为其原因在于肺血流量增多和肺血管阻力增大。

（3）临床研究

①肺与皮肤病理上相互影响的观察

马丽俐等通过对68例荨麻疹患者肺功能状况的检测，51例患者发病时和辨证（风寒、风热、风热挟湿）治疗后肺功能指标与35例健康者的比较，结果：荨麻疹患者发病时RAW、SRAW均显著高于正常组。GAW、SGAW均低于正常组，$P<0.001$。荨麻疹患者组治疗前后的肺功能检测结果也有显著差异，治愈后$P<0.001$。斯里兰卡学者报道临床观察到湿疹性皮炎等，发病前患者有肺疾患，支气管哮喘患者64%患有皮肤病。皮肤损害严重的患者如药物性大疮松解性皮炎患者，病变蔓延至全身，严重者首先引起肺水肿。信桂兰报道，沿肺经循行路线皮肤出现湿疹1例。此外，系统性硬化病、皮肌炎、干燥综合征患者，肺功能有不同程度的障碍。尚有除头面部以外全身牛皮癣40 a的患者，因皮肤损害严重，肺炎几乎长年缠绵难愈的报道。

②皮毛治肺、肺治皮毛的实践

皮毛疾病可以治肺而收功，肺疾病亦可以治疗皮毛而奏效。“肺主皮毛”理论在当代日益显示出其广阔的应用前景。

☆　针灸治疗：以肺经肺穴为主穴治疗皮肤病。吴立明等观察120例寻常疣患者，做耳肺穴注射，结果治愈71例，显效20例，有效18例，总有效率90.8%。朱安丽等观察120例面斑患者，进行耳穴治疗。主穴为肺、心。结果表明蝴蝶斑有效率98.6%，雀斑92.5%，单纯性雀斑75.0%，合计总有效率95.0%。徐田等治疗38例手部顽固性湿疹，取穴：肺俞，委阳，刺络拔罐。结果：痊愈26例，占68.4%；好转10例，占26.3%；无效2例，占5.3%；总有效率94.7%。

☆　药物治疗：诸多肺经药物具有治疗皮肤病、护肤、美容等功效，而且疗效确切如麻黄、桂枝、防风、白芷、细辛、川芎、独活、藁本、牛蒡子等，现代药理研究表明，防风含挥发油、色原酮类、香豆素类、聚炔类、多糖类及其它化合物，有解热、消炎作用，能促进皮肤血行，使损伤皮肤或溃疡病变组织好转并收口。白芷含香豆素及其衍生物、挥发油，所含线型呋喃香豆素具有光敏作用，与肾上腺素、ACTH共存时起活化这些激素的作用，有抗炎、镇痛、解热作用，有显著的扩张动脉的作用，用治白癜风、银屑病效果良好。

《千金要方》、《外方秘要》所载治黑斑、雀斑的方剂，多由肺经药物组成。据统计，白芷占51%，藁本占29 %。目前治疗各种皮肤病的方剂中肺科方剂占有相当大的比重，常见的有止嗽散、清肺饮、泻白散、凉膈散、麻杏石甘汤、玉屏风散、银翘散等，效果良好。如林葆伟治疗47例女性面部黄褐斑患者，结果：治愈5例，显效27例，有效8例，无效7例。李延军治疗冷荨麻疹患者106例，应用加味麻黄附子细辛汤治疗，结果：治愈83例，显效21例，无效2例，总有效率98.1%。刘宗延用丹鸡银翘饮（银翘散加丹参、鸡血藤等）治疗皮肤瘙痒症80例，结果：痊愈70例，好转9例，无效1例，总有效率98.9%。黄云东等的临床实践表明，立足于肺，通过宣肺、泻肺、补肺、润肺等治疗损美类疾病的可靠疗效。

目前市场上绝大多数美容养颜内服保健品旨在排毒（保持大便畅通）。肺与大肠相表里，腑气通畅意味着肺气肃降，笔者认为亦为治肺之一途。

至于毛发疾病治肺，则最为张珍玉教授所推崇，倡“脱发治肺”，自拟黄芪益气汤，验之临床，每获良效。

☆　肺病治皮：肺病治皮则为“肺主皮毛”理论应用的另一方面，尽管治皮可以应于其它脏腑疾患，但对肺病有良好的疗效，无疑是“肺主皮毛”理论得以延续至今的依据之一。目前，临床上除常采用敷贴疗法、化脓疗法、穴贴疗法治疗慢性支气管炎、支气管哮喘外，尚有透皮吸收观察有关药物的止咳喘作用的动物实验研究。

3．肺与大肠相表里

张少军等在“肺与大肠相表里的现代研究及评析”一文[141]中指出，肺与大肠相表里理论源于《内经》，《灵枢・本输》云：“肺合大肠”。经过后世医家的不断发展，该理论已成为中医脏腑表里学说的重要组成部分之一。近年来，许多学者从实验、临床等多方面对“肺与大肠相表里”理论进行了研究，取得了很大进展，现综述如下：

（1）实验研究

王今达等报道了许多严重肠道功能异常的病人常伴发急性呼吸衰竭，在 48 例符合成人呼吸窘迫综合征（ARDS）患者中有 25 例在发病前就有肠道功能异常，而这些病人既往均无急性肺部异常及慢性心肺病史，提示严重的肠道功能紊乱可以导致肺损害。在此基础上，许多学者从实证的角度，以解剖实体肺、大肠为研究对象开展了一系列的研究。王氏用钳夹肠系膜上动脉的方法观察肺脏和其他脏器的变化，并以钳夹肾动脉及股动脉作为对照。结果钳夹肠系膜上动脉的动物均出现严重的肺损害（如充血水肿、片状出血、肺不张），而其他脏器（包括心脏、肝脏、胰腺、肾上腺及肾脏）均无肉眼及镜下异常，且钳夹肾动脉，股动脉并不造成肺及其他脏器的损害，说明缺血性肠道功能异常与肺损害有内在联系，并具有明显的特异性。冯学瑞采用体内直肠下端结扎法。韩国栋通过体外结扎造成直肠下端狭窄，使大肠燥屎内蕴而形成实热郁滞。田在善的设计更为合理，采用连续经口投予大剂量次碳酸铋于大鼠造成大便秘结、直肠扩张的方法，旨在使模型更接近于临床因燥屎内结阻塞大肠、腑气不通引起肺气上逆的病理过程。三者实验结果均表明：除显示动物大小肠胀气、粪食燥结和食糜郁滞，同时伴发肺脏明显的病理变化，表现为肺充血出血，Ⅰ、Ⅱ型肺泡上皮和巨噬细胞肿胀、变形、结构变异和坏死，肺泡巨噬细胞死亡率增高，而其他脏器未见明显异常。此外，给人工造成大便秘结直肠扩张的动物灌服大承气汤，灌服组肺损害程度明显低于未灌服组，给已造成肺损害的动物灌服大承气汤，肺脏损害程度会减轻，证明大承气汤有预防和修复肺损害的作用。

（2）现代机理探讨

许多学者从生理、病理等多角度探讨了肺与大肠相表里有机制，大体归纳为以下几点：

①肠道气体排泄途径的影响

胃肠道内气体主要依靠肠壁血液循环吸收，由肺部排出。肠内气体经肠壁血液循环吸收再由肺部排出的量较由肛门排泄的量高出约 20 多倍。胃肠道以小肠吸收气体能力最强，常人由小肠每小时吸收 CO_2 2500ml 及其他气体 1300ml。如肺部排泄气体功能因肺炎或支气管哮喘等病变而发生障碍时，胃肠道气体的排泄也受到影响。此时若行泻下通里，排便并排出气体，使肠道气压下降，不但对肠道组织和功能恢复有利，并减轻肺部排泄气体的负担，间接改善微循环和肺功能，促进病灶清除。

②肠源性内毒素的作用

大肠的实热积滞等病态，可致肠腔内的细菌与毒素大量繁殖增加并吸收入血，通过肠源性内毒素导致损害。有报道表明，以大剂量内毒素静注于大鼠时，可引起急性肺损伤，表现在肺重/体重比值的明显升高，白细胞在肺小管内聚积及白细胞浸润。从解剖生理学角度看，肠源性内毒素经下腔静脉回到右心，并经肺动脉和毛细血管首先到达肺脏，而后才经左心和动脉及毛细血管灌流到其他脏器，所以肺脏受内毒素的影响较大。

③肠道内分泌物质的影响

肠道是人体最大、最复杂的内分泌器官。由肠道分泌的物质过去重在对消化吸收功能的研究，现在发现许多新的作用，有些物质可对肺产生影响。如由回肠结肠的 H 细胞分泌的血管活性肠肽，它能刺激呼吸和松弛气管，诱发肺通气过度。胆囊收缩素（CCK）具有调节肝肠运动及胆囊收缩、保护胃黏膜的作用。有人发现在 SD 大鼠肺组织中有 CCK 受体的表达，外源性 CCK 对 SD 大鼠内毒素血症的肺动脉高压有明显的减轻作用，改善由此引起的呼吸功能障碍，并能延长内毒素血症动物的存活时间，故认为 CCK 是肺组织的一种较理想的保护因子。

（3）临床应用

实验研究，从肠→肺途径证明了肺与大肠相表里的正确性，临床上肺部疾病和肠道疾病常可相互影响，这一现象已被广大医务工作者所重视。他们根据肺与大肠相表里理论制定了相应的治法，大体可归纳为肺病治肠、肠病治肺、肺肠并治三种。

①肺病治肠

苏惠萍采用通腑法治疗哮喘发作期。苏氏认为哮喘发作期因肺失肃降，影响大肠传导功能导致腑气不通；肠腑壅实又导致阳明浊气上冲，进而影响肺的肃降使哮喘加重，故治疗采用通腑法。腑气得通，气机逆乱得以缓解，痰饮积滞得以降泻，有利于肺之宣肃功能恢复。李晓君认为通下大肠可泻肺热、逐痰饮、降气止咳平喘，可用于治疗各种肺炎、支气管哮喘、肺脓肿，抢救肺性脑病、呼吸窘迫综合征。刘刚观察到肺气肿患者当下利或便秘时气喘即发作。他认为肺与大肠相表里，大肠有疾可影响到肺的肃降，无论便秘或下利均可成为发作的诱因，而气喘能否减轻也取决于大便是否正常，治疗中关键在于一个“通”字，并有验案为例。

②肠病治肺

陈剑屏观察到习惯性便秘好发于机关干部、知识分子及大中专学生，认为长期伏案久坐之人肺活量小，肺气易郁滞，宣肃功能必然不利，因此开宣肺气，使肺气得以宣发肃降，才能维持大肠腑气的通降功能，保持大便得以顺利排出，采用宣肺理气法治疗习惯性便秘，取得满意的疗效。魏占美认为习惯性便秘是由于大肠气机不利，而肺气的宣发肃降直接关系到大肠的排浊功能，可从调理肺部气机入手调整大肠气机，用此法治疗习惯性便秘也获良效。张小军在临床上体会到慢性肠炎与肺失宣肃关系密切。认为肺失宣肃不能通调水道、水湿内停困脾、脾失健运，水湿相杂而致泄泻，辨证分为肺气不宣、肺失肃降、痰湿犯肺等型，治疗采用宣肺肃降、解郁化痰法，效果颇佳。

③肺肠并治

易向明观察了101例哮喘发作期患者，其中泄泻下利型占30.69%，大便干结型占39.6%。他认为出现腹泻与便秘的不同症情改变及部分病例不出现大便异常，责之于不同的体质对致病因子所产生的病变类型不尽相同有关，治疗上不能单纯治肺，应肺肠并治。游文华从热郁痰阻与传导失司的病变论证了肺与大肠的病理上的关系，认为痰热阻肺的实喘，因肃降失令往往下累大肠造成肠壅便秘，传导不畅而宿垢不去，积热内充而产生腹胀，热浊不降反而循经上犯，形成恶性循环互为因果，因此上述病症应肺肠同治。胸外科部分病人，开胸术后常出现胸闷、发热、腹胀、大便干结等症，吴承雁认为手术创伤是直接对肺脏的损伤，必然影响肺脏的正常生理功能。他观察到病例以热证、实证居多，且气滞血瘀、腹气不通贯穿整个病程，治疗上除清热解毒、活血化瘀以治肺外，还应通里攻下，使肺部实热从大便而下，改善大肠功能及肺部气血瘀滞，有利于肺部感染的控制和损伤的修复。

杨胜兰在“肺与大肠表里关系的客观化研究”一文[142]中指出，本课题以中医理论为指导，通过现代医学指标，直观地反映肺的肃降功能的实质，进一步阐明肺与大肠表里关系的客观性。

方法是：①将40只大鼠随机等分为正常组、模型组、结扎组、治疗组，以体外直肠不全结扎法造模，以动态浊度法检测各组大鼠血浆内毒素（ET）水平，放射免疫分析法检测各组血清TNF-a含量。②大鼠处死后，取左肺进行支气管肺泡灌洗，以TBA法测定支气管肺泡灌洗液（BALE）中丙二醛（MDA）含量、白蛋白含量及肺表面活性物质（PS）水平。③在红细胞计数盘上作BALF中肺泡巨噬细胞（PAM）活力计数，计数兰染的细胞数（死亡细胞），求出死亡百分率；在光镜下计数BALF沉渣200个细胞，计算中性粒细胞（PMN）所占百分比。④采用常规病理及超微病理，从形态学上观察各组大鼠肺组织的病理学特征。⑤ RT-PCR法检测肺组织TNF-a mRNA表达水平。

结果：①模型组血浆ET、血清TNF-α水平高于正常组（$P<0.01$），通腑治疗组ET，TNF-a明显降低，与模型组比较有极显著性差异（$P<0.01$），与结扎组比较有显著性差异（$P<0.05$）。②模型组BALF中白蛋白及MDA含量较正常组增高（$P<0.01$），而通腑治疗组此二项指标均明显降低，与模型组比较差异有极显著性意义（$P<0.01$）；模型组BALF中PS的总磷脂、总蛋白水平下降，与正常组比较有显著性差异（$P<0.05$）；通腑治疗组总磷脂、总蛋白水平显著升高，与模型组比较有极显著性差异（$P<0.01$），与结扎组比较有显著性差异（$P<0.05$）。③模型组PAM死亡百分率较正常组明显增高（$P<0.01$），治疗组PAM死亡百分率降低，与模型组比较有极显著性差异（$P<0.01$）；模型组BALE中PMN急剧增加，而治疗组BALF中PMN所占比例降低，与模型组、结扎组比较均有显著性差异（$P<0.01$，$P<0.05$）。④模型组肺部改变除充血、水肿、出血等变化外，组织病理学改变可见肺泡融合，肺泡腔出现大量红细胞，超微结构的改变以气血屏障及肺泡II型上皮细胞的结构变异为主，运用通腑法可促进上述肺损害的修复。⑤造模动物在造模后48h后，肺损伤的征象最为明显，此时TNF-a mRNA表达最强烈，而结扎组、治疗组肺内TNF-a mRNA表达水平回落。

结论：通腑法可以降低肺与气道内“浊物”（如ET，TNF-a，MDA，白蛋白等）的水平，并通过恢复肺的肃降功能来实现通腑利肺的作用，阐明了肺与大肠表里关系的客观性。

5.5 中医“肝”科学性研究

5.5.1 肝主藏血

肝主藏血，首见于《内经》。如《素问·调经论》云：“肝藏血。”《灵枢·本神》云：“肝藏血，血舍魂。”肝主藏血对于阐述肝的生理功能和指导临床均具有重要的意义，因而肝藏血与肝主疏泄并做为肝的主要生理功能一直沿用至今。目前，一般将肝主藏血的生理功能概括为“肝主藏血，是指肝脏具有贮藏血液、调节血量和防止出血的功能。”

1. 肝主藏血机理

马月香在“肝主藏血机理新探”一文[143]中指出：

（1）肝能够贮藏血液的机理

肝脏具有贮藏血液的功能是古人通过对肝脏的解剖观察而得到的。古人最初在人体中看到的肝与现代解剖学的肝脏在解剖部位、外观形态、重量等方面应该是一致的，只有粗浅与精细之别。《黄帝内经》虽未明言肝脏的部位，但在其篇章的有关论述中已隐含“肝位于胁下”，如《素问·藏气法时论》云：“肝者两胁下痛引少腹。”《素问·咳论》云：“肝咳之状，咳则两胁下痛，甚则不可以转。”《灵枢·五邪》云：“邪在肝，则两胁中痛。”从肝病出现胁下痛，可推知肝位于胁下。《灵枢·胀论》云：“肝胀者，胁下满而痛引少腹。”《素问·标本病传论》云：“肝病头目眩胁支满，三日体重身痛。”从肝病出现胁下满，也可推知肝位于胁下。《灵枢·邪气藏腑病形》云：“有所堕坠，恶血留内，若有所大怒，气上而不下，积于胁下，则伤肝。”《灵枢·本藏》云：“肝大则逼胃迫咽，迫咽则苦膈中，且胁下痛。肝高则上支贲，切胁，为息贲；肝下则逼胃，胁下空，胁下空则易受邪。……肝偏倾则胁下痛也。”本文指出，肝大则压迫胃，牵制食道而形成膈中证，且胁下作痛，据此不仅推知肝位于胁下，而且可知与胃相邻。《难经》则记载了肝的重量及其形态，如《难经·四十二难》云：“肝重四斤四两。”《难经·四十一难》云：“肝独有两叶。”与现代解剖学的肝脏有两叶认识相似。

中医学的藏血之肝与现代医学的肝脏具有相同的内涵，如李宝卿也认为中医学中的五藏“它们基本上与解剖学中的心、肝、脾、肺、肾等的形态、位置及重量相似或相近似，尽管两者之间还存在着某些不同之处”。现代解剖学的肝脏“血液供应丰富，为棕红色，质软而脆，……易破裂出血”，正如恽铁樵在《生理新语》中所云：“惟肝含血管最富，故取生物之肝剖之，几乎全肝皆血……故肝为藏血之脏器。”因此，肝脏具有贮藏血液的功能是由肝脏本身的生理结构所决定的。

（2）肝能够调节血量的机理

古人通过解剖观察认识了肝脏具有贮藏血液的功能之后，又观察到人体的血液是“流行不止，环周不休”（《素问·举痛论》）的。藏于肝脏的血液要运行到全身各个部位，以供机体各组织的生理需要，如《素问·五脏生成》云：“肝受血而能视，足受血而能步，掌受血而能握，指受血而能摄。”然而，该篇又说“人卧血归于肝。”古人据此可以推知，当机体活动时，外周血量需要增加，肝能释放血液到外周组织；当机体静卧时，外周需要血量减少，血液要归流于肝。因此，肝具有调节外周血量的作用是古人通过对人体的生理现象观察而得到的。

现代生理学也证实：人静卧时，肝脏血流量可增加25%，当人体活动时，肝脏至少可提供1000～2000ml血液来保证足够的心脏排出量。

（3）肝能够防止出血的机理

肝脏有防止出血的作用，是取“肝藏血”之“藏”字还有约束、固摄之义。因而肝脏有防止出血的作用即是肝有摄血的作用，对此古代医家早有论述，如《卫生宝鉴》云：“夫肝摄血者也。”《妇科准绳》引薛立斋之言云：“肝虚不能摄血也。”《杂病源流犀烛·肝病源流》也认为肝“其职主藏血而摄血。”这一理论从病理和治疗上也得到了证实，如《素问·举痛论》云：“怒则气逆，甚则呕血。”《傅青主女科》云：“夫肝本藏血，肝怒则不藏，不藏则血难固。”唐容川在《血证论》中也云：“有怒气伤肝，肝火横决，血因不藏。”怒为肝志，大怒使肝气功能失调，不能固摄血液。《丹溪心法·头眩》也云：“吐衄、崩漏，肝家不能摄荣气。”可知在病理上肝的功能失常能够导致各种出血。

现代医学也认为，血浆凝血因子是止血过程不可缺少的，而凝血因子大部分在肝脏内合成。此外，肝对毛细血管壁的通透性也有影响，各种因素影响到肝脏的造血及凝血功能，都会引起出血。

2. 肝生血气与肝藏血

叶蕾在“试论肝生血气与肝藏血”一文[144]中指出，肝为藏血之脏，能够贮藏血液和调节血量，然而肝藏血不是一个简单的贮与泄的过程，即肝不仅仅为血之库府，更重要的是血气化生之所。如叶天士认为：“肝者，敢也，以生血气之脏也”。那么，肝脏是如何化生血气？其实质意义又为何？肝藏血与肝生血气又有何关系？笔者结合传统中医理论和现代医学理论，谈一点粗浅的认识。

（1）肝为血气化生之所的涵义

肝生血气之说，最早见于《素问·六节藏象论》，认为：“肝者，罢极之本，魂之居也，其华在爪，其充在筋，以生血气”。罢极即为耐受疲劳之意，中医认为：人之运动劳作在于筋与力，肝生血气，血养筋肝血虚，不能荣筋，则出现疲劳症状。《张氏医通》对肝化生血气理论有了更进一步的认识，认为“血之与气异名同类，虽有阴阳清浊之分，总由水谷精微所化，其始也混然一区，未分清浊，得脾气之鼓运，如雾上蒸于肺而为气；气不耗，归精于肾而为精；精不泄，归精于肝而化清血”，说明水谷精微与肾中精气汇集于肝，在肝中滋生成血液的新成分。此外，肝主升发，五行属木，通于春气。《素问·四气调神大论》曰：“春三月，此谓发陈，天地俱生，万物以荣。”春为四季之始，内应于肝，肝气升发能化生万物，生升有由则血气冲和。从治疗学角度亦可反证肝能生血如唐容川在《血证论·吐血》中指出：“肝为藏血之脏，……司主血海，冲、任、带三脉又为肝所属，故补血者，总以补肝为要”，中药中的补血药多数以入肝经为主，如当归、白芍、熟地、何首乌、阿胶等。若肝不能生血，则补血就不必“以肝为要”。所以说，肝能生血，受藏于肝之血复行于周身之时，与入肝之血相比已有了新的变化，并成为肝藏魂、华爪、充筋、罢极的物质基础。

现代医学对肝的认识更深刻地解释了“肝生血气”的功能和涵义。现代医学认为，肝细胞中含有700多种酶，肝脏通过一系列复杂的“立体交叉式”酶促反应，对血液中的蛋白质、脂质、葡萄糖、维生素、激素等营养物质的合成和代谢起着“中转站”、“加工厂”的作用。如：自肠道吸收的葡萄糖、氨基酸等营养物质通过门静脉入肝，肝脏按适合于机体利用的“搭配比例”通过血液输送给其它组织；肝脏能根据人体需要，通过分解或合成糖元来调节血糖；肝脏是脂类代谢的中心。当供能物质充足时，肝脏能将糖转变为脂肪，而当空腹或饥饿状态时，可动员脂肪组织合成酮体，以供其它组织利用。临床慢性肝病患者因以上功能障碍，往往会出现蛋白质、脂质、葡萄糖、维生素等的合成和代谢不足。因此，在饮食方面提倡以高热量、高蛋白质和维生素丰富而易消化的食物为宜，并补充多种维生素，以及注意补钾、补镁、补锌等。

由上述认识可以得知，中医认为的肝为血气化生之所，实质是指肝为合成补充和代谢交换血液营养物质的重要场所之一，与脾胃为气血化生之源相比较有一定的差别。

(2) 肝生血气与肝藏血的关系

肝具有藏血功能，能够贮藏血液和调节血量，故又有“肝为血海”之称。肝藏血的功能与肝化生血气有着密切的关系，是血气化生的基础和重要保障。

①血气化生与肝贮藏血液的关系

徐彦纯在《玉机微义》中认为“血受藏于肝”，严用和在《严氏济生方》言“肝为血之库府”，后世还将肝喻为“血库”、“血府”、“血室”等，这些都是对“肝贮藏血液”生理功能的形象描述。随着中医和西医对肝脏功能的深入认识，已发现肝不仅仅为血之库府，更重要的是“肝藏之血”有利于血气化生，为血液营养物质合成交换的物质基础。肝的解剖结构和生理特点可以进一步解释肝的这一功能。其一，肝脏含有丰富的血窦，肝血窦中血流速度缓慢，为血液的物质交换创造时间条件；其二，肝血窦由内皮细胞和星形细胞所构成，而内皮细胞具有众多的小孔，血窦间隙粗大，血浆通过足够的空间环境，自由地进入Disse腔内与肝细胞进行物质交换；其三，肝脏的血流量大，经过肝脏的血流量每分钟为1500ml，占心排血量的25%～30%，每24h肝血流量约为200L；另外，腹腔内消化系器官及脾脏的静脉血约95%经门静脉流进肝脏，为血中营养物质的合成和交换提供了丰富的血量基础。

由此可知，中医“肝贮藏血液”之说，蕴含着以充足的血量以及充分的时间和空间，保证血液营养物质的合成储存和代谢交换的意义。因此，“肝藏之血”是血气化生的物质基础，若肝藏血功能失常，营养物质不能合成储存并根据需要交换至血液，并及时输送至全身，则可出现头晕心悸、两目干涩或昏花、肢体麻木、失眠多梦、面色苍白、爪甲不荣等肝血虚证。现代临床调查也发现，各种肝病患者常有轻度贫血、血细胞减少，血小板减少，有时出现全血细胞减少、再生障碍性贫血及溶血性贫血等症状。

②血气化生与肝调节血量的关系

肝调节血量的生理功能，最早见于《素问·五脏生成》的“故人卧血归于肝，肝受血而能摄”。王冰在《增广补注黄帝内经素问》中进一步注释说：“肝藏血，心行之，人动则血运于诸经，人静则血归于肝脏。何者，肝主血海故也。”指出了肝对血液的调节作用，中医学认为，肝对血液的调节作用主要是血量的调节。当人劳动和工作，对血液的需要量相对增加时，肝就排出血液，以供机体活动之需；当人体息和睡眠，对人体血液的需要量相应减少时，多余的血液就归藏于肝。

现代研究已发现，肝对血液的调节不仅仅是量的调节，更重要的是质的化生和调节。从生化角度来看，肝脏除了是物质合成和交换的“中转站”、“加工厂”以外，对物质代谢还起着重要的“调节器”作用。肝可以根据人体的需要，对通过门静脉入肝的营养物的水平进行调节。比如，肝能够通过调节糖元的合成、分解以及糖的异生，来调节血糖的浓度；能够合成与分泌血浆蛋白，对内源性和外源性氨基酸进行代谢，将其一部分氨基酸合成蛋白，将蛋白代谢的最终产物合成尿素等等。肝脏通过上述系列反应，来调节血浆中的能源物质，维持血的功能，以保证生理需求肝脏对血液质的调节，还表现在能及时排泄血液中的代谢废物，及时进行血液新陈物质的交换与输泄人身五脏六腑，无时不在吐故纳新。肺是气体交换的场所，肝则为血液物质交换和代谢的场所，正所谓“升降出入，无器不有”。肝只有及时排出血中浊气，才能保证新血的化生与交换。现代生理学也认为，肝脏是人体的重要解毒器官，肝脏将血中的有毒物质转变为无毒或毒性较小的或溶解度较大易于排泄的物质，最终从肾或胆道经粪便排出，如氨基酸分解代谢产生的氨、血红蛋白分解产生的胆红素及由体外吸收进入血液的毒物等，均需肝脏解毒。肝脏还能分泌胆汁，胆汁注于肠以助消化，肝在分泌疏泄胆汁的同时，也向胆排泄了“浊气”。若胆汁排泄不畅，则易变生他病，如胆汁郁积性黄疸病以及胆汁郁积性肝硬化等即属此类。尤其是肝硬化病人，临床常可出现。中医的血虚、血瘀和出血等综合性病证过程，甚至由于许多毒素和代谢产物未被肝解毒和清除，而进一步引起肝性脑病。

肝脏能够顺利进行血液的物质交换，维持血液生新和排浊的平衡，与肝脏解剖结构的两个特征有密切关系。其一，肝脏具有双重血液供应：门静脉输送营养物，门静脉血流量占肝内总血流量的70% ~75%，主要收集来自消化道的血液中的营养物质；肝动脉输送 O_2 和代谢物。肝动脉血液中含丰富的氧气，其血流量占肝内血流总量的组部5% ~30%。其二，两条输出通道：肝静脉体循环和胆道系统至肠道，为血气化生过程中同时进行纳新与排浊提供了重要保障。

总之，肝为藏血之脏，是血之库府，更是血气化生之所。传统中医对肝脏的功能有充分的认识，并由此取得了较好的临床效果。从现代医学的角度深入研究肝脏功能的本质，对我们更好的认识肝生血气的实质意义及其与肝藏血的关系有重要意义，同时对深刻理解血液营养物质的合成与代谢的生理与病理特点，正确指导肝血虚以及其他诸多肝病的治疗有重要的临床意义。

5.5.2　肝主疏泄

1. 肝主疏泄机理

马月香在“肝主疏泄机理探析”一文[145]中指出：“解剖学中的肝脏是肝主疏泄形成的形态学基础。通过古代的解剖观察，古人认识了肝的名称、大体解剖部位和大体解剖形态，在对肝脏形态学观察的基础上，认识了肝主藏血的生理功能。中医学的整体观念是表象综合、援物类比肝主疏泄的主要依据，人与自然界的整体统一观以及其在自然环境的影响下所表现出来的宏观的生理、病理现象和对治疗的反证，是认识肝主疏泄功能的主要基础。”

在古代，由于科学技术的低下，古人对脏腑的解剖学认识只能深入到器官水平。舍弃了脏腑的解剖实体之后，人与自然界的整体统一观以及其在自然环境的影响下所表现出来的宏观的生理、病理现象和对治疗的反证，是认识肝主疏泄生理功能的主要基础。如果说肝主藏血的生理功能是藉解剖学而产生，那么肝主疏泄的生理功能则是通过整体观察而赋予。

（1）在时间和空间上

《素问·宝命全形论》云：“人以天地之气生，四时之法成。”可见，四时的更替对人体的生理病理产生着重要的影响。《素问·阴阳应象大论》云：“东方生风，风生木，木生酸，酸生肝，肝生筋，筋生心，肝主目。”《素问·金匮真言论》云：“东方色青，入通于肝……是以春气在头也。”《素问·藏气法时论》说：“肝主春。”《素问·六节藏象论》说：“肝者……通于春气。”可见，肝与东方、春天有着整体的联系。日出东方，为一天之始，初阳布和，温暖如春，万物荣美。春天为一年之始，阳气渐升，气候转暖，万物复苏，如《素问·四气调神大论》说：“春三月，此谓发陈，天地俱生，万物以荣。”因此，肝应阳升东方，行春令之气，便使肝气内藏“生长”、“升发”之性。

（2）在生理上

《内经》虽未明确提出“肝主疏泄”，但在其篇章中多处论述了肝气具有升发、条达、舒畅的特性。如《素问·五常政大论》云“木曰敷和”；“敷和之纪，木德周行，阳舒阴布……其性随，其用曲直……其政发散……其藏肝”；“苍气达，阳和布化，阴气乃随，生气淳化，万物以荣，其化生，其气美，其政散，其令条舒”。王冰注：“敷和，敷布和气，物以生荣。”《素问·气交变大论》云：“东方生风，风生木，其德敷和，其化生荣，其政舒启。”王冰注：“舒，展也；启，开也。”《素问·五运行大论》云：“东……风……木……在藏为肝……其德为和，其用为动……其政为散，其令宣发。”可见，《内经》记载了肝木在生理上具有生发、舒达之性。同时也得到了后世医家的认可，如清代医家叶天士云：“肝为风木之藏……其性刚，主动，主升。”唐容川说：“肝属木，木气冲和条达。”周学海也指出：“肝之性喜升而恶降，喜散而恶敛。”

（3）在病理上

从病理现象来反推内脏的某些生理功能，也是藏象学说形成的一个重要方面。《素问·标本病传论》云：“肝病头目眩，胁支满，三日体重身痛，五日而胀。”满、胀皆为气机不畅而郁滞的表现，可知肝与气机运行有关。《素问·举痛论》云：“怒则气上……悲则气消，恐则气下，惊则气乱。”可见，惊恐悲怒等情志刺激，皆损伤肝气而导致气机紊乱。何以知道惊恐悲怒损伤的是肝气而不是其他脏气？《素问·金匮真言论》云：“东方色青……藏精于肝，其病发惊骇。”《素问·藏气法时论》云：“肝病者，令人善怒，善恐，如人将捕之。”《素问·风论》云：“肝风之状，善悲，善怒，时憎女子。”《素问·痹论》云：“肝痹者，夜卧则惊。”《素问·经脉别论》云：“疾走恐惧，汗出于肝。”《素问·刺热论》云：“肝热病者，热争，则狂言及惊。”可见，惊恐悲怒等不愉快情志多与肝有关。因而肝病出现气机运行不畅，明智的古人据此可知肝有调畅气机的作用。《素问·五藏生成》云：“多食辛，则筋急而爪枯。”肝在体合筋，其华在爪，辛能发散，多食辛，使肝气发散太过，损伤肝气之本性，则使筋、爪出现病变。

（4）在治疗上

就治疗而言，《素问·藏气法时论》云："肝苦急，急食甘以缓之，肝欲散，急食辛以散之。"《素问·六元正纪大论》云："木郁达之。"《难经·十四难》云："损其肝者，缓其中。"可见，对肝病的治疗多用缓和、散发、条达的方法来治疗，以恢复肝气条达、舒畅之本性。这进一步证明了肝气具有条达、散发、缓和之性。隋代巢元方《诸病源候论》云："肝脏病者，忧愁不乐，头旋眼痛，可气出而愈。"意指肝病能使气机郁滞，气出可使气机畅达而愈。清代何梦瑶则更加明确地提出以"达"治肝。

（5）在养生上

中医学十分重视养生，在《内经》开篇即提出"恬淡虚无，真气从之，精神内守"的养生思想。对于肝应春天的养生，《素问·四气调神大论》云："春三月，此谓发陈，天地俱生，万物以荣，夜卧早起，广步于庭，被发缓形，以使志生，生而勿杀，予而勿夺，赏而勿罚，此春气之应，养生之道也。逆之则伤肝。"又云："逆春气则少阳不生，肝气内变。"意指春天应顺应肝木之气的升散、升发之本性，以防止疾病的发生，否则，可伤肝引起病变。

可见，无论是从肝脏所对应的时间、空间上，还是从肝脏的生理现象、病理现象以及治疗的反证观察方面，皆反应了肝具有生长、升发、条达、舒畅之性。

2. 肝主疏泄的生理学基础

岳广欣等在"肝主疏泄的生理学基础探讨"一文[146]中指出："从现代信息控制系统理论的角度，探讨了肝主疏泄的生理学基础，认为本能需求为肝主疏泄的核心，动机和情绪中枢大脑边缘系统为肝主疏泄的调控中枢；下丘脑－脑干－自主神经通路和交感－肾上腺髓质通路是其信息通路；平滑肌系统是肝主疏泄功能得以实现的效应器，其通过舒缩运动引起气血津液分布的变化而使肝能疏泄，又通过感觉传入系统将这种变化传入边缘系统进行反馈调节；肾上腺皮质激素对肝主疏泄功能的维持和变化有重要的调节作用。"

肝作为主疏泄、调畅人体气机的脏器，在五脏中占有举足轻重的地位，具有调畅气机、调畅情志、调畅血行、分泌排泄胆汁、维持脾胃的升降功能、助脾散精、泄浊解毒、疏利三焦水道、调畅月经、疏泄肾精、疏散外邪等作用。另外，肝脏之藏血、藏魂、主筋等诸种生理功能无不与疏泄功能有关。如果疏泄失常则气机紊乱，脏腑功能失调，诸病丛生。中医肝病涉及到临床各科，多达几十种疾病，因而有"肝病十居六七"、"肝病贼五脏"之说。虽然肝病致病广泛，但气机郁滞是其病理基础，疏泄不利是其发病的根本，因此本文欲从现代信息控制学的角度进行探讨，以期揭示肝主疏泄的生理学基础。

（1）边缘系统是肝主疏泄的高级中枢

中医肝脏并非解剖意义的肝脏，它涉及了神经、循环、消化、内分泌、生殖等系统，很难给予解剖学定位，这种中西医对照的方法也使中医研究陷入了困惑之中。如果用信息控制系统的理论，把中医的脏看成一个信息控制系统，似乎更容易理解中医的五脏及其功能。

①疏泄、藏魂与本能

疏泄本身寓有疏通、外达、发泄，从而获得某种满足和心身愉悦之意。人的本能欲求冲动是一种源于内的潜能发泄与外达过程，舒畅得泄即达目的。因此，从本能欲求冲动来诠释肝主疏泄理论，更符合原意，也更切合临床实际。从心理学来分析，人都有不同层次的本能性需求，若本能性需求适度，心理调整及时，称为肝主疏泄正常，条达舒畅；若需求太过，称疏泄太过，表现出易怒烦躁，甚至侵犯性行为等；若需求受挫，称为疏泄不及，在情绪、饮食、生殖系统等方面会出现众多病理反应。肝藏魂，魂为五神之一，亦与肝的疏泄功能有关。王氏提出："魂也是生命活动过程中一些本能的现象。"这些本能现象主要是：先天既有的运动、感觉和反射，以及在此基础上逐渐发展起来的一种整体调控能力，实际上都属于躯体性、生物性的范畴。因此，可用"躯体生物本能"一词来概括其实质，它是排除了社会文化、道德规范、自我意识、心理结构等后天社会心理因素的影响以生命本来的节律运行着的状态；是无意识、非自我、无社会文化影响、无认知理性的、低级的、躯体化的、本能的精神活动；是"生物学"个体的行动，而非"社会的自觉的"个体的行动。

②动机和情绪与边缘系统

动机是对所有引起、支配和维持生理心理活动过程的概括。所有的生物有机体都会趋向于某些刺激而远离某些刺激，这由它们的喜好和厌恶来决定。例如，饿了就要吃东西，渴了就要喝水。弗洛伊德提出人类体验到的动机来源于生的本能（包括性欲）和死的本能（包括敌对行为），他认为本能的冲动指引心理能量去满足身体的需要。情绪是一种由客观事物与人的需要相互作用而产生的包含体验、生理和表情的整合性心理过程，它是人的需求与刺激相互作用后认知评价的产物。由上可知，动机和情绪都和本能需求有关，其中动机是本能需求的外显表现，情绪是本能需求内在驱动的产物，而本能需求是肝主疏泄功能产生的核心，因此，动机和情绪属于肝主疏泄调节的范畴。

大脑中与动机和情绪形成关系密切的区域是大脑的边缘系统，它包括梨状皮层、内嗅区、眶回、扣带回、胼胝体下回、海马回、脑岛、颞极、杏仁核群、隔区、视前区、下丘脑、海马以及乳头体等部位。实验证明，刺激或损伤哺乳动物的扣带回/杏仁复合体/隔区/海马等部位，动物会出现假怒、逃避、防御或淡漠、嗜睡、温驯等情绪反应。另外，边缘系统还与人体本能活动有关。如下丘脑内侧区是饱食中枢，外侧区是摄食中枢，控制着摄食活动；下丘脑与促性激素的基础水平和周期性变化有关，控制着机体的生殖功能；下丘脑调节交感神经和副交感神经以维持和调节人体内环境；杏仁体与下丘脑相连，用于控制摄食活动；杏仁体与下丘脑及脑干中许多部位有双向纤维联系，从而控制情绪行为的表达。由于边缘系统，特别是海马、下丘脑、杏仁体，不但是动机和情绪形成和调节的中心，而且还调控着人体的本能性活动，维持内环境的自稳态，因此，边缘系统为肝主疏泄的调控中枢。

（2）自主神经系统和交感－髓质系统是肝主疏泄的信息通路

本能和动机欲求产生后，通过一定的途径把这种信息指令传递到效应器部位，才能产生疏泄的生理效应。

①自主神经通路

情绪的表达除主观体验外，还有生理唤醒，生理唤醒主要是为了动员躯体对引起情绪的来源做出反应。自主神经系统是生理唤醒的重要组成部分，它通过交感和副交感系统同时为躯体的情绪反应做好准备。此外，自主神经系统还调节着人体的一些生物本能活动，如：呼吸、消化、觉醒等，甚至在睡眠状态仍在发挥作用。大量的中医临床实验研究显示，肝病各证候都存在自主神经功能的失调，如肝病实证各证以交感神经偏亢为主，肝病虚证各证以副交感偏亢为主。表明肝的功能与自主神经系统有密切关系。因此可以认为，自主神经系统是肝主疏泄的信息通路。边缘系统是动机和情绪的发源地，它主要通过下丘脑－脑干－自主神经系统来调控疏泄功能。下丘脑一直被认为是自主神经系统皮质下的高级中枢，其受大脑皮质的调节，与皮质边缘叶及脑干网状结构有密切关系。下丘脑有交感神经中枢和副交感神经中枢，因此肝主疏泄的自主神经通路分为两条，一为交感神经通路，即下丘脑后区、腹内侧区－中脑中央灰质－延髓腹外侧前区－交感传出系统－效应器；一为副交感神经通路，即下丘脑副交感中枢、中缝核、孤束核－复合迷走背核和疑核副交感节前神经元－副交感传出神经系统－效应器。

②交感－肾上腺髓质通路

金氏等对中医肝病五类证候病人进行血浆去甲肾上腺素和肾上腺素测定，结果显示，肝脏各证除肝气郁结证外，都显示一定规律的异常变化，实证偏高，虚证偏低。说明肝主疏泄的信息传递与交感－肾上腺髓质系统也有关系。边缘系统的调控信息可通过脊髓侧角交感节前神经元－肾上腺髓质引起儿茶酚胺的释放入血，产生类似交感神经通路兴奋的效应，对自主神经通路起到补充作用。

（3）平滑肌系统是肝主疏泄的效应器

肝主疏泄最主要的作用是调畅气机，它调节物质流动和分布，即疏通、发泄全身气、血、津液，使其畅达宣泄。气、血、津液在体内的运行大多是通过以平滑肌为主体的各种管腔来完成的。平滑肌在边缘系统的控制下，通过下丘脑－脑干－自主神经通路和交感－肾上腺髓质通路，产生舒缩活动，完成疏泄的具体过程。因此平滑肌就是肝主疏泄整个信息控制系统的效应器。

①平滑肌舒缩以适应外环境的变化

正常生理状态下，肝主疏泄功能是由血管平滑肌有规律的舒缩来充分展现的。《素问·五脏生成》说："人卧，血归于肝。"即平滑肌的收缩与舒张功能改变着血管容积而使血有所藏，调节着人体的气机，使之与人体的状态相适应。大多数部位的平滑肌受交感和副交感神经的双重支配，两者的平衡协调维持着正常平滑肌的舒缩活动。当人受到刺激与人的本能需求或动机一致时，动机和情绪信息可正常产生，经过边缘系统内部的协调平衡，确定交感神经通路和副交感神经通路的兴奋程度，再通过两条通路支配平滑肌的舒张和收缩程度，产生相应的生理效应，即本能需求得到了满足，气机处于调畅状态，人即产生愉悦的外在表现。当人受到刺激与人的本能需求或动机相矛盾时，本能需求被压抑，边缘系统处于权衡矛盾的紊乱状态中，两条通路的兴奋性也就失去了常态，或一方过度兴奋，或一方过度抑制，或时兴奋时抑制，无有节制，支配的平滑肌出现过度的收缩或松弛，或收缩与松弛无规律，致使物质和能量不能正常运送和输布到需要的部位，使人产生了气不得伸的感觉，即肝失疏泄，气机郁滞。

②病理状态平滑肌舒缩失去节律

疏泄失常、气机不利是肝病的基本病机，它包括两种情况：一为疏泄太过，一为疏泄不及。疏泄太过即肝气升发太过，使气血上冲，呈现亢奋状态。若眼、面、舌的血管平滑肌过度舒张，毛细血管充血，则见面红、目赤、舌红等；若因颅内外诸部血脉充血，则见头晕、头胀等；若因头部血管异常扩张，平滑肌受到牵拉，则见头痛；若因肝升气张，阻力血管平滑肌异常收缩，脉管内压力增高，则见弦脉。阻力血管平滑肌紧张性收缩过度是肝气升逆、肝阳上亢、甚至破裂而致阳升风动等病理变化之关键所在。实验表明，肝阳上亢证、肝阳化风证以微血管收缩为主，肝火上炎证、肝胆湿热证血管舒张占优，此皆为肝疏失畅不达，平滑肌运动紊乱所致。肝气升发、宣泄受阻，呈抑郁状态，即所谓肝疏泄不及，临床上称肝郁气滞。研究显示：肝气郁结证中枢交感神经功能活动偏低，而外周交感－肾上腺髓质功能偏亢，血管舒缩功能的活性物质 TXB_2 含量升高，6－Keto－PGF1α 含量下降。以上情况表明在肝主疏泄信息通路上出现兴奋和抑制相矛盾的现象，因此血管平滑肌的运动也就发生紊乱，出现低效运动和无效运动，甚至是产生与脏器需求相反的舒缩反应。

总之，平滑肌作为肝主疏泄的效应器，具体执行着调畅气机的功能。正常情况下，平滑肌产生自律运动和受到刺激产生舒缩反应，以使气血津液的分布与各脏器功能状态相适应；在病理情况下，长期的系统信息紊乱，或过于兴奋，或过于抑制，或出现矛盾，使平滑肌的舒缩异常，甚至出现恶性循环的现象，最终可损伤脏器而致疾病发生。

（4）肾上腺皮质激素与肝主疏泄功能状态的关系

肝主疏泄与肝脏体阴而用阳的特点关系密切。体阴指肝所藏之血，用阳是指肝的生理功能和病理变化多以阳为主，如肝为少阳、内舍相火、主升主动、喜条达、为刚脏。其中最关键的是“内舍相火”，正是肝有相火，作为其疏泄的动力，向外发散，疏通气机，才使肝有疏泄的功能。

①肾上腺皮质激素与相火的关系

人体内生理之火有二，一为君火，藏于心；一为相火，主要藏于肾，亦寄于肝，还分布于胆、膀胱、三焦、心包。相火具有“水中之火”的特性，它寄寓下焦肝肾精血之中，以肝肾之阴为物质基础，为人身动气，主持诸气，通行三焦，是人体生命活动的原动力。肾阳虚（相火衰）的患者肾上腺皮质功能均处于低下状态，血浆皮质醇低于正常水平。在使用激素治疗免疫性疾病（如肾病综合征）中观察到，大剂量激素应用早期患者临床上所表现的证候大多属阴虚火旺型，常见兴奋、失眠、多汗、面红、五心烦热、口干、痤疮、多毛、舌质红等症状。由此看来，激素与中医学“少火”的性质相似。临床应用激素相当于外源性补充“少火”，从而发挥扶正祛邪的治疗作用。但是，在外源性激素超生理量长期使用的情况下，其变为“壮火”，损伤肾阴，耗散元气，还能抑制机体内源性“少火”的生成，从而导致气阴两虚，这就是激素初治阶段多表现为阴虚内热证，而在减量和维持阶段多可表现出明显的气阴两虚或阳气虚衰症状的原因。也就是说，激素具有类似“壮火”样副作用。因此，肾上腺皮质激素与相火功能十分相似。一方面，两者皆对全身各脏腑的功能有激发和调控作用；另一方面，肾上腺皮质激素长期升高会产生一系列不利的影响，如抵抗力下降、生长发育迟缓、抑郁、性欲减退、月经紊乱等，这与相火的两面性也不谋而合。

②激素与边缘系统的兴奋性和敏感性的关系

作为肝主疏泄的调节中枢——边缘系统，一方面接受内外环境的刺激和反馈调节；另一方面对整个疏泄系统的兴奋性进行调节，使之与内外环境相适应。类似于人体相关的皮质激素在上述调节中起着重要的作用，其在血浆水平的异常变动，影响着边缘系统的兴奋性和敏感性，进而影响到疏泄各方面的生理效应。糖皮质激素是通过与其受体相结合而发挥生理作用的，其受体包括糖皮质激素受体（GR）和盐皮质激素（MR）两种受体。在正常生理情况下，糖皮质激素通过MR维持着大脑海马区域的稳定兴奋输入以使其有一定的兴奋性输出。若再加上GR的激活作用，如在急性的应激之后，通常会使海马兴奋输出减少。皮质激素通过边缘系统的（海马）MR对基础的下丘脑-垂体-肾上腺轴活动有维持效应，而且与中枢反应系统的敏感性或刺激阈值有关联。肾上腺皮质激素还通过GR调节兴奋性和抑制性神经输入到下丘脑。因此，MR/ GR的平衡对神经元的兴奋性、应激反应和行为适应极其重要。在持续应激或糖皮质激素浓度过高状态下，过量的糖皮质激素与GR结合，发挥对MR的调节作用，同时还会引发对边缘系统神经元的损伤。Sloviter将大鼠双侧肾上腺皮质切除后，导致糖皮质激素缺乏，结果发现海马齿状回颗粒细胞发生丢失。由此可见，在过高或过低水平的糖皮质激素作用下，极易导致神经元的损伤，从而影响边缘系统的兴奋性和敏感性，造成情绪紊乱、记忆功能下降以及对刺激反应异常，出现精神紊乱、焦虑、抑郁、易激惹等情绪反应异常、肝疏泄失调的现象。

（5）结论

肝主疏泄是肝脏的核心生理功能，疏泄功能失常致病范围广泛，疏泄不利、气机失调是其基本病理机制。肝主疏泄的生理学基础如下：①边缘系统是肝主疏泄的调控中枢，是动机和情绪产生的发源地，它一方面接受内外环境的刺激，及时做出反应；另一方面接受体内状态的反馈信息，调整其状态，产生适应性反应。②边缘系统的信息传递主要通过边缘系统-脑干-自主神经通路和交感-肾上腺髓质通路来实现，其中自主神经通路又分为交感神经通路和副交感神经通路。③平滑肌系统是肝主疏泄的效应器，通过平滑肌的舒张和收缩活动，最终完成在边缘系统控制下的整个疏泄过程。④糖皮质激素通过对边缘系统兴奋性和敏感性的影响，调节着肝主疏泄的功能状态和强弱。

3．肝疏泄深层机制

高冬梅在“肝疏泄太过深层机制探索——PMS肝气逆证猕猴模型中枢关键受体基因差异表达研究”一文[147]中指出，本学位论文在导师提出的“肝主疏泄与调节单胺类神经递质和性激素及其调节激素水平有关”科学假说指导下，在导师20余年研究基础上，采用基因芯片技术检测经前期综合征（Premenstrual Syndrome，PMS）肝气逆证猕猴模型边缘系统5-HTlA受体、5-HT2A受体、GABAA受体、ERａ受体、ERβ受体、PGR受体。集中探讨中枢内单胺类神经递质、甾体受体在PMS肝气逆证发病机制中的作用，取得如下新发现和新认识：

PMS肝气逆证发病与中枢内单胺类神经递质、甾体受体密切相关，支持导师“肝主疏泄与调节机体单胺类神经递质和性激素及其调节激素有关”假说的科学性，深化并丰富该假说科学内涵。

（1）通过采用基因芯片技术进一步筛选造模猕猴中枢内表达差异性的单胺类神递质

5-HT1A受体、5-HT2A受体、GABAA受体、ER-a受体、ER-β受体、PGR受体，实验结果显示，PMS肝气逆证中枢发病机制是通过调节边缘系统的上述六个受体基因mRNA表达量而实现的。

这一研究结果，不仅为假说提供基因方面的证据和理论支持，而且为今后PMS肝气逆证中枢发病机制蛋白组学研究提供可借鉴的经验和分析平台，丰富和深化中医肝主疏泄理论。

（2）除上述筛选到的差异表达受体基因外，还有若干有差异性表达的基因。因绝大多数发病率高、危害性大的疾病是多基因疾病，是有多个调控基因失常所致，本实验筛选到的基因数量较多，说明不同脑区有多个基因参与其发病机制的调控，提示中枢病变机制复杂性。

马月香在“肝主疏泄调节人体功能的理论与实验研究”一文中指出，本文运用现代分子生物学技术，以肝失疏泄所导致的始发证候肝气逆证、肝气郁证为切入点，特别对肝失疏泄产生肝气逆证时的主要改变指标（5-HT，E_2，P）的受体基因表达在中枢不同脑区mRNA水平上的变化做了探讨。

（3）在下丘脑中，E_2受体基因表达在mRNA水平上的变化不明显（$P>0.05$）；5-HTlA受体的基因表达在mRNA水平上有显著性降低（$P<0.0001$）；P受体的基因表达在mRNA水平上也有明显的降低（$P<0.001$）。

（4）在边缘叶中，E_2受体的基因表达在mRNA水平上有降低的趋势（$P<0.01$）；5-HT1 A受体的基因表达在mRNA水平的变化略有降低（$P>0.05$），无统计学意义；P受体的基因表达在mRNA水平的变化略有升高，但不明显（$P>0.05$），也无统计学意义。

（5）理论探讨

李艳在“从心理应激探讨‘肝主疏泄’的中枢神经生物学机制”一文中指出，情志与心理应激在概念、发病条件以及临床范畴方面均有着极大的可沟通之处。从心理应激的角度来研究情志、情志疾病和脏腑功能失调的本质在理论上有着坚实的基础。情志疾病多与肝有关。中医多从肝入手治疗情志疾病，疗效显著。肝的脏腑功能失调可以表现为神经-内分泌功能紊乱。心理应激病理特点是以下丘脑-垂体-肾上腺皮质轴（HPAA）被激活为基本变化的一系列神经内分泌反应的过程。可见，肝脏功能失常与心理应激的内在联系是神经内分泌网络。对于情志因素（心理应激）引起的各种变化，肝是机体调节心理应激反应的核心。因此从心理应激的角度可能在更深层次上揭示中医肝主疏泄的生理机制以及肝失疏泄的病理机制。

本实验在参考国内外造模方法以及联系中医情志致病特点的基础上，采用反复限制制动的方法建立心理应激动物模型。制造模型的原则是尽量模仿人情绪异常发生过程，尽量排除躯体应激因素。我们根据中医“肝喜调达而恶抑郁”、“肝为刚脏，体阴而用阳”等理论以调肝为主要治法进行组方用药，根据其对应激大鼠调节作用机制，从而探讨“肝主疏泄”的神经生物学机制。

（6）实验研究

①建立反复制动心理应激动物模型

本实验连续21d动态观察了反复制动心理应激大鼠血浆皮质醇（CORT）与β-内肽（β-EP）水平的变化。第15d血浆CORT和血浆β-EP水平均同时达到了最高值，初步确定15d是大鼠应激反应较为强烈的时期，神经内分泌反应较为明显。故本实验初步选择15d模型大鼠作为观察对象。

而后，观察了反复制动心理应激15d模型大鼠的一般行为学（旷场行为和鼠尾悬挂测定）、血清CORT、血浆ACTH以及其他生理常数（体重、脾脏指数、胸腺指数、垂体指数、肾上腺指数等）。结果发现本模型大鼠HPAA功能亢进，并出现抑郁样行为。生理常数符合应激改变。根据对造模大鼠的一般行为学观察和一些经典反应心理应激状态的指标，本实验初步确定了本造模方法的可行性，结合对模型大鼠血浆CORT和β-EP动态观察，根据中医病因病机理论，初步确认反复束缚制动心理应激模型适合于研究中医所讲述的"怒伤肝，肝失疏泄"的病理改变。

②肝主疏泄的中枢神经生物学机制初步研究

☆　各组应激大鼠血浆、垂体、下丘脑β-EP检测

方法采用放射性免疫分析。结果发现应激大鼠血浆β-EP水平明显升高，垂体和下丘脑β-EP明显降低。结论：1）反复制动应激2W Wistar模型大鼠下丘脑和垂体β-EP水平明显下降，血浆β-EP水平明显升高。2）反复制动应激2W模型Wistar大鼠中医病理变化机制之一可能是肝疏泄功能失常，调肝法的本质与上调下丘脑β-EP有关。

☆　各组大鼠下丘脑CRH、血浆β-EP、血清CORT测定

方法采用放射性免疫分析法。模型组大鼠下丘脑CRH、血浆β-EP和血清CORT，水平与正常对照组相比均明显升高。调肝组下丘脑CRH和血清CORT水平与模型组相比明显下降。人参总皂甙组下丘脑CRH和血清CORT水平与模型组相比明显下降，其血浆β-EP水平明显高于模型组。补肾组血浆β-EP明显低于模型组。结论：1）反复制动2W Wistar心理应激大鼠HPAA功能明显亢进。2）肝主疏泄功能与调整HPAA的功能有关。

☆　各组大鼠下丘脑及海马Glu，Asp，Glu和Tau含量变化

方法采用OPA柱前衍生反相高效液相色谱法。结果发现：模型组海马Glu和Tau水平明显下降。调肝组下丘脑GABA，Tau水平和下丘脑指数均明显下降。补肾组海马Glu、Asp、GABA、Tau、海马指数和下丘脑EA/IA均明显升高，补肾组下丘脑GABA水平明显下降。健脾组下丘脑Asp、GABA和Tau水平明显降低，健脾组海马Glu、Asp、GABA、Tau、海马EA/IA和海马指数均明显升高。人参总皂甙组下丘脑Glu、Asp、GABA和Tau水平明显下降，人参总皂甙组海马Glu、Asp、GABA和Tau海马指数水平均明显升高。结论：1）反复制动应激2W后Wistar模型大鼠下丘脑神经元可能具有抑制倾向，而海马神经元可能具有兴奋倾向。2）调肝法本质可能在于下调下丘脑氨基酸的含量；健脾法本质可能与其降低下丘脑Asp、GABA、Tyr、Tau，升高海马各氨基酸水平，尤其是GABA有关；补肾法本质可能与其下调下丘脑GABA水平，上调海马各氨基酸水平（尤其是Glu与Asp）有关。3）疏泄法与调补法的内在机制在调节海马氨基酸水平方面是有差别的。

☆　各组大鼠下丘脑酪氨酸羟化酶（TH）和酪氨酸（Tyr）的变化

前者方法采用免疫组织化学观察ABC法，后者方法采用OPA柱前衍生反相高效液相

色谱法。模型组弓状核与下丘脑腹内侧核TH阳性细胞数量以及阳性纤维均明显增多。调肝方药对两核TH阳性细胞数明显增加。肾气丸对两核TH阳性细胞数量无明显的影响。四君子汤和人参总皂甙明显上调两核TH阳性细胞数量。结论：1）本实验反复制动心理应激大鼠下丘脑弓状核和下丘脑腹内侧核的TH细胞功能明显增强。2）调肝、健脾和人参总皂甙能增强TH阳性细胞的功能，进而增强机体应对应激的能力。

☆ 各组大鼠血清及下丘脑DA，E，NE，5-HT

方法采用高效液相色谱分析。结果发现模型组大鼠下丘脑DA、5-HT、5-HT/NE、血清DA、5-HT/E、NE/E明显降低，血清E明显升高。调肝组下丘脑NE、Tyr明显降低，下丘脑5-HT、血清NE明显升高。健脾组下丘脑Tyr明显降低，血清NE、5-HT/F、NE/E明显升高。补肾组血清DA、E、NE均明显升高。人参总皂甙下丘脑Tyr、血清DA、NE、S-HT/E、NE/E均明显升高，血清E明显降低。结论：1）反复制动心理应激2 W Wistar大鼠儿茶酚胺的变化特点与下丘脑、血清DA明显下降，血清E明显升高有关。2）反复制动应激2W Wistar模型大鼠具有抑郁倾向。3）“肝主疏泄”主要与降低下丘脑Tyr、NE，升高5-HT以及增强下丘脑弓状核和下丘脑腹内侧核TH细胞活性等有关。4）健脾可能与降低下丘脑Tyr，增强下丘脑弓状核和下丘脑腹内侧核TH细胞活性以及升高血清NE有关。5）补肾法可能与升高血清儿茶酚胺有关。6）人参总皂甙的抗应激机制可能与降低下丘脑Tyr，增强下丘脑弓状核和下丘脑腹内侧核TH细胞活性，升高血清DA、NE，降低血清E等有关。

（7）“肝主疏泄”的中枢神经生物学机制的初步研究

根据有关情志致病和心理应激的有关理论以及结合实验结果，从心理应激角度研究与情志异常有关的“肝失疏泄”的病理机制以及“肝主疏泄”的生理机制是具有科学依据的。情绪异常导致的心理应激反应与“肝”密切相关。结合调肝方药的具体作用环节以及反复制动心理应激模型大鼠特点，对“肝主疏泄”作用于限制制动心理应激大鼠的神经生物学机制有一个较初步的认识。

5.5.3 肝开窍于目

祖国医学对眼与脏腑的关系，曾有过不少论述，如《灵枢·大惑论》说：“五脏六腑之精气，皆上注于目。”强调眼与脏腑生理病理的密切关联。其中对眼与肝的关系尤为重视，《素问·金匮真言论》指出：“肝开窍于目”，《素问·阴阳应象大论》又说：“肝主目”。

1．肝与目关系的研究

（1）理论探讨

彭清华在“肝与目关系的研究”一文[148]中指出，基于目前从理论上探讨肝与目关系的研究较少，实验研究亦不够深入等原因，笔者试图通过理论上的系统认识和对各种中医证型眼病患者进行眼、肝、肺血流图检测，以对肝与目的关系作进一步的研究。

①肝之络脉，上连目系

《灵枢·经脉》曰：“足厥阴之脉……属肝，络胆……连目系，上出额。”其目系乃由《灵枢·大惑论》所言“裹撷筋骨血气之精，而与脉……”合并而成，它“上属于脑，后出于项中”，是眼球组织与脑连接的通道。从其行径与功能来看，它相当于现代医学所称之视神经，是眼的重要组成部分。《审视瑶函》认为：“五脏六腑之精华，皆为肝胆发源，内有脉道孔窍，皆上通于目而为光明”。强调脏腑之精微物质，均通过肝经玄府（玄府指气机升降出入于眼部的进路与门户）、脉道孔窍，上行濡养于目，使目发挥别白黑、审短长、辨五色之用。近代研究发现，十二经脉中肝经经脉与眼关系最为密切，其针感较其它经脉之经穴敏感，能深入到眼内，通达眼底，联系视神经，对眼球有明显影响。根据陈达夫教授眼与六经相关学说的观点，眼之视神经、视网膜、虹膜、睫状体以及晶体悬韧带均属于中医学的足厥阴肝经。因而从现代研究方法的角度，亦表明肝与眼之间依靠经络为之贯通，确实存在着内在联系。

②养目之物，赖肝调节

目之视觉功能的正常发挥，有赖气血之濡养。肝为藏血之脏，人身各部血流量的盈亏与肝的藏血功能密切相关，而肝藏血动能的正常，又全赖肝气之疏泄作用。肝气舒畅，肝血充盈，则目得其养而视物精明。如《灵枢·脉度》说：“肝气通于目，肝和则目能辨五色矣”。《银海精微》指出：“肝肾之气充则精彩光明”。此言其气。在血方面，如言：“目得血而能视，其证足厥阴之经所生也”（《刘河间伤寒六书》）；“真血者，即肝中升运滋目经络之血也”（《审视瑶函》）。反之，若年老体虚血少，肝肾之气衰弱，则目失其养而视物昏蒙不清。如《灵枢·天年》说：“五十岁肝气始衰，肝叶始薄，胆汁始灭，目始不明”。《银海精微》亦曰：“肝肾之气乏则昏蒙眩晕”。由此可见肝气、肝血等与眼的视觉功能有着密切的关系。现代医者研究发现，眼的脉络膜血流量与肾脏相似，为脑血流量的2倍，肝血流量的3倍，在全身器官中几占首位。这对说明肝藏血、肝开窍于目，目得血而能视是一个很好的证据。

③肝脏有疾，目病丛生

目之所以能别白黑而精明视物，全赖肝气之条达和肝脏精血之上荣。若肝气郁结，失其条达；或肝血不足，目失濡养，则目病丛生。临床所见眼病因肝之病变而致者可分为虚实两类：一是肝气亏虚，肝血不足，精气不能上荣于目，而致眼干涩不适、视物弄花、视力减退、夜盲等症。《素问·藏气法时论》说：“肝病者……虚则目䀮䀮无所见”。《审视瑶函》亦说；“夫目之有血，为养目之源，充和则有生发长养之功，而目不病。少有亏滞，诸病生焉”。二是肝用偏亢，包括肝经风热、肝经湿热、肝气郁结、肝火上炎、肝阳上亢等。由于肝气偏盛，“气有余便是火”；或外邪侵扰肝经，湿热内郁，致玄府闭塞；或肝火与湿热搏结，熏蒸于目而致病。其临床表现局部多见红赤肿痛、羞明流泪、视物模糊，甚或暴盲、复视、目衄等症。可见肝之虚实病变，皆可致气血滞碍而产生多种眼疾。

现代研究发现，急、慢性肝炎、肝硬化、肝癌等均可并发眼部疾患，如视物模糊、视力疲劳、眼球胀痛、眼内干涩、复视、夜盲等自觉症状和球结膜血管扩张、巩膜黄染、角膜知觉减退、瞳孔大小不等、视网膜静脉扩张、视神经乳头水肿、视网膜出血、生理盲点扩大等临床体征。此从现代病理学角度为祖国医学肝主目的理论提供了科学依据。

（2）实验研究

彭清华等在“‘肝主目’的实验研究”一文[149]中指出，自《内经》开始，历代医家均认为肝的生理病理与眼视觉功能的正常与否密切相关。如言“肝主目”，“东方青色，入通于肝，开窍于目”。在眼病的治疗上亦常用清肝、补肝、养肝、泻肝、疏肝、平肝等治肝之法。然肝与目之间的现代生理病理学基础如何？肝主目有何依据？我们利用近几十年来兴起的血流图检测技术，对眼底病患者进行肝、肺血流图描记，从血液动力学角度对此进行了初步研究。

实验结果讨论：

肝血流图低平波为收缩波与舒张波，波幅均下降至正常值的50%以内，提示肝循环血流量减少；高房缩波表明肝内阻力指数增加；高舒张波提示门静脉回流不畅。Ta 反映心室收缩时肝脏充盈至最大程度所需的时间，它取决于肝动脉的弹性与紧张度、肝脏质地及通畅程度。当血管紧张度高、弹性降低时 Ta 时间延长；Hs/Ta 为单位时间内肝动脉通容量的多少，它的明显降低，综合反映了肝循环供血不足与流入阻力增大；Ts/TD 比值综合地反映了肝脏动脉充盈与静脉回流时间的关系，它的明显增大，提示肝内血流阻力增加，血液充盈困难；Hs 主要反映肝脏循环血量，它的降低，提示肝脏循环血是的减少；Ha/Hs 的增高，提示肝内阻力增加，肝静脉的紧张性增高；HD/Hs 的增高，提示门静脉的充盈度增加，压力升高，门静脉与肝动脉压力比值的增加。本实验肝血流图的观察结果，提示眼病患者具有肝脏循环血流量减少，流速减慢，肝内阻力增大，肝脏血液充盈困难，回流受阻等病理变化。这一结果说明，眼与肝之间具有内在联系，从现代病理学角度，论证了“肝主目”的科学性。

然在祖国医学理论体系中，既云“肝主目”，又言“五脏六腑之精气，皆上注于目”。究竟眼与其他脏腑的关系如何？肝与目之间有无特异性关系？本实验从心、肺、肾、脾四脏中挑选肺脏为代表，探讨了眼病与肺血流图变异之间的关系。结果眼病组与正常组在异常波型上无显著差异，且眼病组肺血流图各指标中仅反映血管弹性的上升角和顶夹角分别减小和增大有显著性差异，而反映肺血流量、血流阻力、血流速度的其他各指标与正常组之间均无显著性差异。由此说明眼病患者对其他脏器的血流动力学的影响较小，进一步反证了眼病患者在肝脏血流图中具有特征性改变。

(3) 现代研究综述

王幼生等在“肝与眼关系的现代研究”一文[150]中指出，近半世纪以来，眼科学者运用现代医学的方法对肝与眼之间的关系作了一些颇有意义的研究和观察，为了进一步研究肝与眼的关系开拓思路，对此作如下综述。

自60年代初开始，眼科学者就发现在传染性肝炎及肝硬化患者中可出现生理盲点扩大、视网膜血管改变及角膜知觉减退三联征以后经进一步观察发现，尚有暗适应下降和色盲等。且这些眼部表现的发生与肝病病程的长短和病情的轻重有关，而对于一些眼病，又可通过针刺肝经穴位等方法予以治疗。

①肝脏疾患对角膜的影响

☆　角膜知觉异常

陈耀真首先报告对50例无黄疸型肝炎作角膜知觉检查，其中25例角膜知觉下降。其后又报告100例患者中有59例角膜知觉异常与肝肿大的程度有一定关系。刘世英等报告检查175例肝炎和肝硬化患者，其中138例角膜知觉异常，且提示肝硬化与慢性肝炎发生率较高。但廖菊生等认为角膜知觉各区域敏感度不一致，外围较钝，中央敏锐，因

而角膜中央知觉减退者方可认为角膜知觉下降，对此检查 110 例肝疾患者，其中 28 例角膜知觉下降，显示角膜知觉改变与肝功能损害程度有一定关系。而包寅嘉等更将角膜划为上、中、下、内、外五区，采用角膜知觉测定器对各区作定量测定。结果表明：急性肝炎组（50 例 100 只眼）与正常组（240 例 480 只眼）比较，除右内区外，其余各区有显著的知觉下降（$P < 0.05$）慢性肝炎组（50 例 100 只眼）与正常组比较，除左上区有显著知觉下降外（$P < 0.05$），其余各区均有非常显著之降低（$P < 0.01$）。急、慢性肝炎两组比较，除左上、下两区差异不明显外（$P > 0.05$），其余各区均显示慢性肝炎组知觉下降更明显，二组比较有显著或非常显著差异（$P < 0.05$ 或 $P < 0.01$）。作者认为传染性肝炎患者角膜知觉减退的原因，可能为病毒直接侵袭神经或肝病导致营养不良所致，是否与病毒的超敏反应有关，则有待进一步研究。

☆　角膜疾病与维生素 A

树枝状角膜炎主要由单疱病毒引起，但维生素 A 的缺乏也是一个重要因素。有报道检测 40 例单疱病毒性角膜炎患者血中维生素 A 含量明显低于正常对照值（$P < 0.01$）。此外，老鼠处于轻度维生素 A 缺乏也引起角膜病变程度加剧造成角膜溃疡和坏死的发生率升高。动物实验表明，全身大剂量应用维生素 A—棕榈酸脂能减轻单疱病毒性角膜炎的严重程度，但可产生某些毒性反应，仅提倡局部应用。因此有将其制成滴眼剂治疗角膜炎患者 12 例，10 例治愈。此外，亦有发现凡视黄醇缺乏之家兔角膜外伤修复迟缓。而局部应用全反视黄酸可促进角膜损伤痊愈。

血液中维生素 A 浓度下降与肝脏功能有一定关系。正常情况下，肝脏能调节血液中维生素 A 的浓度，即以游离醇的形式将维生素 A 自肝内释出。但肝病时就失去了这种调节作用，从而使眼受累。

②肝疾患者眼底及视野的改变

☆　眼底改变

肝病患者眼底改变主要表现为视网膜静脉扩张瘀血，动脉变细，血柱发黄，此外可伴有视乳头发红、边界不清或生理凹陷消失、筛板不清等。陈耀真先后报告 50 例和 100 例肝病患者中有此改变者分别为 32 例和 84 例。廖菊生及刘世英等亦先后报告在 110 例和 201 例中分别有 59 例和 117 例，且其发生率亦以慢性肝炎和肝硬化患者为高，并认为眼底改变的发生其病变主要在球后视神经前段，可以球后视神经炎或视神经乳头炎来解释，其原因可能是肝病造成的中枢神经受累。

☆ 视野改变

肝病患者的视野改变主要为生理盲点扩大，部分病例可伴有中心相对暗点。陈耀真报告 50 例和 100 例肝病患者中视野有改变者分别为 40 例和 50 例。廖菊生等报告 110 例中有 57 例，刘世英等报告 245 例肝病患者中有 98 例视野改变，其中肝硬化者视野改变的发生率为 100%。作者观察到视野改变的发生与眼底改变有一定关系，可能是由于静脉扩张使视乳头周围由于大血管盘踞形成的弱视带增强所致，也可能是神经受累造成。

③肝脏疾患对视网膜机能的影响

☆　暗适应改变

吴乐正报告分别用 K－B 暗适应仪和 Hartinger 暗适应仪对传染性肝炎患者作暗适应

测定，其中K－B仪测定的41例肝炎患者中有10例、H仪侧定的41例肝炎患者中有18例暗适应机能下降。暗适应异常与肝功能异常有关：K－B仪检查组患者经治疗肝功能检查全部正常后复查暗适应，异常者仅2例，其发生率由治疗前的24.2%降至4.9%。此外，暗适应改变还与视野改变有一定关系。

☆ 色觉异常

Cruz－Coke，报告对900名住院病人作色盲检查，结果肝硬化患者中色盲发病率男性为9.8%，女性为3.3%，经统计学分析与非肝硬化患者有显著差别。

对于肝功能损害产生的视网膜机能异常，过去多认为与维生素A代谢有关。船田雅之以ERG及暗适应作为评价指标，检查了包括肝硬化、慢性肝炎、急性肝炎等各类肝疾患者50人的血液中血清维生素A、维生素A结合蛋白、总胆红素、白蛋白等，结果表明，ERG各波的潜时延长或振幅低下及暗适应异常与各血液生化检查值之间经统计分析，差异无显著意义。作者认为血清中的维生素A水平并不一定能反映视网膜局部维生素A的贮存状态。血清中维生素A低下。但视网膜机能正常，可认为尽管血清维生素A低下，但视网膜内视紫红质合成必须的维生素A却仍能保证。另方面，血清维生素A正常而视网膜机能异常应考虑锌元素缺乏、维生素E缺乏等因素造成。

④肝疾患者的眼部症状

刘世英等报告对已确诊为肝理化、慢性肝炎及急性肝炎患者共245名进行问诊，表明患者可出现异物感、眼发干、眼疲劳、复视、眼胀、眼痛、夜盲及视力模糊等症状，其中眼发干的发生率最高，其次为视力模糊及眼疲劳。惜未作进一步检查，未能探明这些症状的发生与肝疾患的关系。

⑤针刺肝经穴位对眼的影响

对经络敏感人的测定表明，针刺肝经行间穴时，针感循肝经向上行，并由同侧下眼眶入眼球，从而证实了肝经的存在及其与眼的联系。在临床上，王永兴报告针刺肝经起始穴大敦、行间、三阴交治疗青光眼162只眼，针后129只眼有不同程度眼压下降，总有效率达79.6%。周文新报告采用针刺肝经行间穴为主治疗原发性青光眼31例57只眼，治疗后平均眼压从3.435kPa降至2.703kPa，部分患者尚有不同程度视力提高。观察甲皱微循环和球结膜微循环，发现针刺后明显改变了微血管中的流态，加快了流速。检查眼血流图，发现针刺后即刻、5分钟及20分钟时，眼血流图的波幅值、血流灌注指数均有显著增加。

虽然。中医的“肝”与现代医学的肝脏在概念上不尽一致，但是，对肝与眼关系的现代研究证明了中医关于肝与眼关系的理论，并为此提供了一些可用现代检查方法进行计量检测分析的根据。

2. 从肝论治眼病

（1）从肝论治眼底血证

谢立科等在“从肝论治眼底血证”一文[151]中指出，眼底血证是诸多眼病及某些内科疾病的眼部表现之一，表现为视网膜局限或广泛出血。视力损害严重，并发症多，是导致盲目和低视力的常见原因。笔者多年来探求从肝论治眼底血证规律，结果报道如下。

①临床资料

1988年7月~1995年3月治疗观察本组病例共43例47只眼，其中右眼23只，左眼24只；男21例25只眼，女22例22只眼；视力最低指数/眼前，最高0.8，视力中位数0.3；年龄15~67岁，平均43.5岁；发病时间最短5天，最长4个月，平均21天；其中视网膜静脉阻塞15例15只眼，视网膜静脉周围炎12例15只眼，Coat's病2例2只眼，黄斑变性3例3只眼，高度近视4例4只眼，外伤3例3只眼，糖尿病2例3只眼，动脉硬化2例2只眼。

②治疗结果

本组43例47只眼，疗程最短27天，最长97天、平均治疗时间47.5天。结果：痊愈24只眼，显效11只眼，有效8只眼，无效4只眼，总有效率93.6%。43例中，除12例失去联系无法追踪外，余31例分别随访1~2年，除2只眼复发出血外，其余病例疗效稳定。

（2）从肝论治视乳头炎

彭清华在“从肝论治视乳头炎21例临床观察”一文[152]中指出，视乳头炎是以视力急剧下降、甚或失明，视野出现中心暗点或向心性缩窄，瞳孔较大，对光反应迟钝或消失，视乳头充血、隆起、边界模糊等为特征的眼科临床常见病和急重病，属于祖国医学“暴盲”眼病的范畴。我科住院部自1990年以来，对收治的21例本病患者，采用中药为主，从肝论治，取得较好疗效，现总结报告如下。

①临床资料

本组21例中男性13女性8例；单睛患病19例（其中右眼11左眼8例），双眼患病2例，共23只眼；年龄9~58岁，其中9~20岁者7例，21~40岁患者11例，40岁以上者3例；病程4~168天，其中1个月以内者15只眼，1个月以上者8只眼；病性中急性17只眼，慢性6只眼；合并有早期视神经萎缩者6只眼。

②治疗结果

21例23只眼中痊愈16只眼，显效2只眼，好转4只眼，无效1只眼。本组23只眼治疗前视力为指数以下，0.01~0.09、0.1~0.3、0.4~0.6、0.7~0.9、1.0以上者分别为6、5、8、3、10只眼，治疗后分别为1、2、0、4、9、7只眼。两组有非常显著性差异（$P<0.01$）。

（3）从肝论治球后视神经炎

彭清华在“从肝论治球后视神经炎45例”一文[153]中指出，球后视神经炎是一种以视力急剧下降、一定程度的眼球压痛或牵扯痛、视野出现哑铃状暗点等为主要特征的临床常见急重病和疑难病，致盲率高。我科自1980年以来，对收治的45例本病患者，按中医辨证以肝论治，取得较好的疗效。现总结报告如下。

①临床资料

本组45例中，男性24例，女性21例。年龄5~20岁16例，21~40岁25例，41~47岁4例。单眼发病17例（其中右眼10例，左眼7例），双眼发病28例，共73只眼。病程在1个月以内者23只眼，1~3个月18只眼，3个月以上32只眼，病程最短4天，最长4年半。病因中乙胺丁醇中毒1例，氮氧化合物中毒1例，情志不舒3例，另眼受伤摘除术后1例，怀孕期间呕吐厌食严重1例，余原因不明。病性中急性32只眼，亚急性13只眼，慢性28只眼。合并早期视神经萎缩23只眼，陈旧性中心性浆液性视网膜病变4只眼，屈光不正27只眼。

②治疗结果

治疗结果本组45例73只眼中痊愈36只眼（49.32%），显效6只眼（8.22%），好转23只眼（31.51%），无效8只眼（10.96%）。总有效率为89.04%。本组73只眼治疗前视力在指数以下、0.01~0.09、0.1~0.3、0.4~0.6、0.7~0.9、1.0以上者，分别为14、23、27、9、2、0只眼，而治疗后分别为5、1、9、12、13和23只眼，两者之间有显著性差异（$P<0.01$）。

参考文献

［1］李如辉. 肾脏生理功能的发生学诠解［J］. 浙江中医学院学报，2000，24（5）：12~14

［2］曾莉，洪钦国. 洪钦国教授治疗肾病综合征经验介绍［J］. 新中医，2004，36（10）：9~10

［3］吕勇，王亿平等. 金匮肾气丸对肾病综合征脾肾阳虚证患者激素撤减的疗效［J］. 安徽中医学院学报，2004，23（3）：15~16

［4］徐丽梅，马建伟，陈宝等. 健肾颗粒配合辨证施治治疗慢性肾功能衰竭的临床研究［J］. 北京中医药大学学报，2005，28（6）：83~85

［5］王少华. 肾衰胶囊延缓慢性肾功能衰竭的临床与实验研究. 博士学位论文，2002

［6］罗颂平. 肾主生殖的中医理论探讨与补肾法防治肾虚生殖障碍的机理研究. 博士学位论文，2005

［7］孙永生. 卵巢Ⅱ号对多囊卵巢大鼠垂体、肾上腺及卵巢作用的实验研究. 博士学位论文，2002

［8］秦佳佳. 坤宁安浓缩水蜜丸对围绝经期大鼠卵巢颗粒细胞凋亡影响的研究. 博士学位论文，2005

［9］王佳楣. 补肾疏肝法治疗慢性盆腔炎的理论和临床研究. 博士学位论文，2004

［10］具春花. 补肾活血法治疗子宫内膜异位症黄素化未破裂卵泡综合征的临床研究. 博士学位论文，2005

［11］夏天. 补肾调冲方对大鼠卵巢颗粒细胞增殖与分泌及其相关基因表达的影响. 博士学位论文，2005

［12］史云. 补肾健脾，调肝活血法对卵巢早衰及颗粒细胞凋亡的影响. 博士学位论文，2005

［13］王海燕. 补肾益气方对正常早孕期人滋养层细胞生长与凋亡特性的调节. 博士学位论文，2004

［14］黄满玉，冯峰，朱太咏. 从肾与骨代谢的关系探讨中医"肾主骨"现代理论内涵［J］. 中国临床康复，2005，9（6）：127~129

［15］韩丽萍，刘实. 从肾论治骨质疏松症研究态势分析［J］. 现代中医药，2004，5：3~5

［16］高唱，王景周. 左归丸对体外培养新生大鼠海马神经干细胞增殖分化的影响［J］. 中医药学报，2004，19（11）：691~693

［17］高唱，王景周，洪局. Akt信号通路在左归丸对体外培养新生大鼠海马神经干细胞凋亡中的作用［J］. 中国中西医结合杂志，2004，24：62~65

［18］张进，徐志伟. 补肾法诱导间充质干细胞向神经方向分化研究［J］. 现代医院，2004，4（9）：15~17

［19］蔡光先，林琳，刘柏炎等. 地黄多糖诱导骨髓间充质干细胞分化为神经样细胞的效应［J］. 中国临床康复，2005，9（17）：46~47

［20］刘金保，董晓先，董燕湘等. 当归诱导骨髓间充质干细胞分化为神经元样细胞，广东医学，2003，24（5）：466~468

[21] 卢标清. 肾虚对听力影响的临床及实验研究. 硕士学位论文, 2000
[22] 俞军, 徐泳, 傅晓东. 肾病听力损害及血脂水平与肾虚证关系探讨 [J]. 辽宁中医杂志, 1999, 26 (4): 150～151
[23] 刁刃, 裴兰, 裴宏恩. 中医“肾”与耳的相关——现代医学的证据 [J]. 中西医结合耳鼻咽喉科杂志, 2000, 8 (4): 203～207
[24] 王培源. 肾虚与感音神经性聋关系的临床与实验研究. 硕士学位论文, 2000
[25] 张桂茹, 王重远, 刘莉等. 中药骨碎补对卡那霉素耳毒性预防效果的实验研究 [J]. 白求恩医科大学学报, 1993, 19 (2): 164～165
[26] 周俊亮. 脾主运化与细胞线粒体细胞色素氧化酶相关性理论的临床与实验研究. 博士学位论文, 2005
[27] 尹德辉, 王彩霞, 李德新等. 端粒与脾虚证内在关系与外延的研究 [J]. 中医药学刊, 2003, 21 (2): 200～201
[28] 易杰. 脾虚证（脾气虚证、脾阳虚证、脾阴虚证）大鼠肝、脾、肾 PKC 活性和亚型变化及补益脾胃方药调节作用的实验研究. 博士学位论文, 2001
[29] 崔家鹏. 脾虚证大鼠心、肺、空肠组织 PKC 和心、肝、脑组织 MAPK 活性变化及补益脾胃方药作用机制的实验研究. 博士学位论文, 2003
[30] 修宗昌. 脾虚证 Ca^{2+}/CaM 信号系统的实验研究究. 博士学位论文, 2001
[31] 刘景峰. 补益脾胃法对脾虚老龄大鼠红细胞膜结构和 ATP 酶活性及海马超微结构变化的影响. 博士学位论文, 2002
[32] 王淑娟. 补益脾胃法对脾虚老龄大鼠海马神经元 PKC 活性与 Bcl－2 和 Bax 蛋白表达及超微结构的影响. 博士学位论文, 2002
[33] 周奇志, 宋开源. 实验性“脾虚证”大鼠脑内单胺递质的变化及其择时治疗效 [J]. 成都中医药大学学报, 1998, 21 (3): 36～38
[34] 陈晓红, 蔡定芳, 沈自尹等. 健脾益气对神经内分泌免疫网络影响的实验研究 [J]. 中国中医基础医学杂志, 1996, 2 (5): 26～29
[35] 梁尚华, 邹军, 陈慧娟等. 健脾益气中药对慢性应激大鼠 HPA 轴作用的实 验 研 究系 [J]. 江苏中医药, 2006, 27 (8): 54～56
[36] 李刚. 脾虚证与下丘脑－垂体－甲状腺－胸腺（NPTT）轴功能的关系. 学位论文, 2001
[37] 黄穗平. 脾虚证胃动力障碍的 ICC 特征及健脾中药干预研究. 博士学位论文, 2006
[38] 刘凯. 实验性脾气虚证大鼠胃肠动力紊乱及香砂六君子汤治疗的信号传导机制. 博士学位论文, 2004
[39] 李燕舞. 补脾方药对脾虚大鼠壁细胞胃泌素受体及受体后信号传导调控研究. 博士学位论文, 2005
[40] 聂克. 脾虚大鼠壁细胞胃泌素受体及黄芪的调控作用研究. 博士学位论文, 2000
[41] 黄可儿. 黄芪总苷对脾虚大鼠胃壁细胞功能及形态影响的研究. 博士学位论文, 2006
[42] 万力生. 运脾法改善厌食动物模型胃肠动力及胃肠吸收细胞超微结构的机理研究. 博士学位论文, 2001
[43] 叶富强, 陈蔚文. 四君子汤对胃肠道作用的药理研究 [J]. 时珍国医国药, 2005, 16 (1): 73～74
[44] 郑天珍, 李伟, 瞿颂义等. 补气类中药对大鼠离体胃平滑肌条的作用 [J]. 兰州 医 学 院 学 报, 1998, 24 (3): 3～5
[45] 张子理. 益气健脾中药小肠隐窝干细胞分子药理研究. 博士学位论文, 2002
[46] 王进, 张茂林等. 补脾法对脾虚证大鼠 ^{59}Fe 代谢的药代动力学变化的影响 [J]. 中医药信息,

2006，23（3）：62～64
[47] 梅武轩．脾主运化水液与胃粘膜水通道蛋白3、4表达的相关性研究．博士学位论文，2006
[48] 柳和培，唐党生，侯燕鸣等．脾主肌肉的超微结构研究［J］．电子显微学报，1990，2：7～14
[49] 柳和培，侯燕鸣，长晓枫等．脾气虚证平滑肌线粒体图像分析研究［J］．电子显微学报，1994，5：331
[50] 柳和培，侯燕鸣等．脾气虚证大白鼠肌肉线粒体图像分析比较研究［J］．电子显微学报，1998，17（4）：435～436
[51] 杨维益，梁嵘，李峰等．健脾理气方药与能量代谢的关系［J］．北京中医药大学学报，1994，17（2）：64～66
[52] 杨维益，梁嵘，李峰等．脾虚证的研究——胰腺外分泌及肌肉功能的研究［J］．医学研究通讯，1999，28（11）：10～11
[53] 张世平．邓铁涛教授治疗重症肌无力之经验总结［J］．广州中医学院学报，1991，8（2，3）：70～74
[54] 张世平，邓铁涛等．重症肌无力脾虚证唾液淀粉酶活性及D—木糖排泄率分析［J］．广州中医学院学报，1991，8（4）：270～272
[55] 徐升，刘友章，杨晓军等．从脾胃论治重症肌无力［J］．山东中医杂志2006，25（11）：727～728
[56] 衣雪洁．健脾补糖对过度训练脾虚大鼠骨骼肌GLUT4和相关信号转导的影响．博士学位论文，2006
[57] 纪立金．"脾主统血"的机理探讨［J］．福建中医学院学报，2000，10（2）：36～38
[58] 王进．补脾法对脾虚证大鼠^{59}Fe代谢和转铁蛋白受体mRNA表达影响的实验研究．博士学位论文，2004
[59] 王洪图，贺娟，翟双庆等．脾胃转枢对五脏藏神调节的研究述评［J］．北京中医药大学学报，2002，25（2）：1～4
[60] 陈晓红，蔡定芳，沈自尹等．第五讲肠神经系统脑肠肽［J］．中华消化杂志，1996，16（5）：287～289
[61] 袁浩龙．精神障碍与胃肠疾病关系的研究进展［J］．国外医学精神病学分册，1997，24（3）：137～141
[62] 傅敏，张陆弟，吴敏生等．抗抑郁药治疗功能性胃肠病的临床研究［J］．中国医师杂志，2002，增刊：29～31
[63] 詹向红，王淑玲，赵君玫．益气健脾、益气健脾祛痰化瘀法对脑老化小鼠学习记忆功能及神经递质受体表达的影响［J］．中国中医基础医学杂志，2005，11（4）：280～282
[64] 胡雪琴．脾藏神理论探讨——脾虚模型脑内神经肽及其基因表达的研究．学位论文，2005
[65] 郭静．醒脾开郁方治疗抑郁症的临床及机制研究．博士学位论文，2005
[66] 屈松柏．心脏病人心阴虚证心气虚证候特征探讨［J］．湖北中医杂志，1995，（3）：24～26）
[67] 林谦．心气虚证中医辨证规律的临床研究［J］．中西医结合杂志，1990，10（2）：78～81）
[68] 王金荣．339例老年心虚证的临床研究［J］．中国中医基础医学杂志，1996，2（2）：45）
[69] 黄碧群．心病气血辨证超声心动图参数分析［J］．湖南中医学院学报，1998，18（3）：1～3）
[70] 柳文仪．心气虚证超声心动图观察［J］．中西医结合杂志，1988，8（12）：744）
[71] 廖家桢．冠心病心气虚证临床微观辨证初探［J］．上海中医药杂志，1987，（11）：2～6
[72] 李绍芝．心气虚证患者左心室舒缩功能的初步研究［J］．中医杂志，1988，29（2）：130～132
[73] 俞兵．心虚证患者心钠素水平的初步观察及其临床意义探讨［J］．中西医结合杂志，1989，9：

526 ~ 528
[74] 贾宝善. 冠心病心气虚与核听诊器检测心功能关系的初步探讨 [J]. 中西医结合杂志，1987，7：203 ~ 205
[75] 樊良卿，王坤根，沈文跃，等. 冠心病中医辨证分型的客观指标探讨. 中医杂志，1989，30（1）：45 ~ 47
[76] 任树生，张肖力. 心脏功能与心气虚证的内在联系. 天津中医，1985，（2）：36
[77] 李绍芝，谭日强，颜文明，等. 心气虚患者左心舒缩功能的初步研究. 中医杂志，1999，（2）：50
[78] 王硕仁等. 冠心病心气虚证与左心室功能及心肌缺血相关性的临床研究. 中国中西医结合杂志，1998，18（8）：457 ~ 461
[79] 杨振平等. 心血虚患者左心功能变化的初步观察. 中医杂志，1989，30（1）：45 ~ 47
[80] 程伟等. 心气虚与左室舒张功能的临床及实验研究. 中国中西医结合杂志，1993，（3）：139
[81] 周英等. 心气虚患者心脏血液动力学变化的初步研究. 中西医结合杂志，1991，5：268
[82] 董文芳等. 心气虚证的血液动力学研究. 甘肃中医学院学报，1990，7（3）：36
[83] 杨振平等. 心虚证左心功能及心血管植物神经功能的研究. 中国医药学报，1990，5（2）：12
[84] 周宜轩等. 心气虚、脾气虚患者血液动力学、流变学的研究. 安徽中医学院学报，1990，9（3）：46
[85] 王延宗等. 心气虚证血液动力学的逐步回归分析. 中国医药学报，1994
[86] 杨华升. 温阳化饮、益气活血法防治充血性心力衰竭的实验研究. 博士学位论文，2004
[87] 徐强. 充血性心力衰竭"心气虚"证研究. 博士学位论文，2005
[88] 陈金星. 功能基因群调控慢性充血性心力衰竭气虚证的机制研究. 博士学位论文，2003
[89] 张凌岚. 冠心病心气虚证与心室舒张收缩功能的相关性研究. 学位论文，2005
[90] 廖家祯等. 冠心病心气虚证临床微观辨证初探. 上海中医药杂志，1987，（11）：2
[91] 张云松. 心冠通Ⅰ号对急性心肌梗塞冠脉再通后心肌活性和心功能的影响. 博士学位论文，2002
[92] 张明雪. 冠心病心阳虚证大鼠模型与血小板功能及形态变化相关性研究. 博士学位论文，2001
[93] 龚其森. 温阳益心活血化瘀法对实验性心肌缺血大鼠的作用机理研究. 博士学位论文，2005
[94] 尹晶. 温阳益心活血化瘀法对冠心病大鼠纤溶系统的影响. 博士学位论文，2006
[95] 陈彦静. 参麦注射液改善急性心肌梗死大鼠心功能、左室重构作用及其机制的研究. 博士学位论文，2005
[96] 安静. 益气养阴、活血化瘀方对实验性病毒性扩张型心肌病小鼠心肌组织肿瘤坏死因子 - α 的影响. 博士学位论文，2006
[97] 路广林. 从"心主血脉"、"气血相关"探讨温脉通治疗早期肢体动脉硬化闭塞症的作用机制. 博士学位论文，2005
[98] 刘渊，黄秀深，周训伦. 中医"心生血"理论初探 [J]. 中医杂志 2005，16（3）：163 ~ 165
[99] 刘渊. "心生血"理论与实验研究. 博士学位论文，2003
[100] 胡仁明，汤正义，宋怀东，等. 内皮素和心钠素调节下丘脑细胞 G1 期至 S 期 [J]. 上海第二医科大学学报，2000，1（1）：1 ~ 4.
[101] 柳侃. 老年心气虚患者心搏间距变化和运动后心率负常时间检测的临床意义 [J]. 辽宁中医杂志，1989，16（6）：19
[102] 鲍军. 冠心病中医分型与某些客观指标联系的探索 [J]. 浙江医科大学学报，1980，9（1）：31
[103] 张道亮，张晓星，屈松柏，等. 心脏病患者心阴虚、心气虚证植物神经功能的研究 [J]. 中国中西医结合杂志，1995，15（10）：586 ~ 588
[104] 刘德山，张继东，王杰. 心气虚证患者中枢神经机能的研究 [J]. 实用中医药杂志，1995，11

(4)：25
[105] 沈建平，王德春，祝光礼，等. CHF 患者心气虚和心阳虚与血浆 NE 和 E 的关系 [J]. 辽宁中医杂志，1997，24 (7)：296
[106] 廖家桢. 心脏功能与心气虚证的内在联系 [J]. 天津中医，1985，(2)：33
[107] 周英，谭国民，俞彬. 心虚证患者血浆肾素、血管紧张素Ⅱ和醛固酮变化的观察 [J]. 贵州医药，1996，20 (5)：260～261
[108] 吴齐雁，胡小苹，李得新，等. 心气虚证大鼠循环肾素、血管紧张素系统激活与血浆纤溶酶原激活物抑制剂活性变化的实验研究 [J]. 中国中西医结合杂志，2001，21 (5)：367～369
[109] 俞兵. 心虚证患者 ANP 水平的初步观察及临床意义探讨 [J]. 中西医结合杂志，1989，9 (9)：526～528
[110] 陈建鸿，杜建. 冠心病中医辨证与内皮素关系的临床研究 [J]. 中医杂志，1998，39：108～112
[111] 俞梦越，吴维力. 内皮功能不全与冠心病 [J]. 心血管病学进展，2002，23 (4)：193～198
[112] 韩学杰，沈绍功. 探讨血管内皮损伤致冠心病心绞痛的发生机理 [J]. 中国中医基础医学杂志，2001，7 (4)：23～25
[113] 黄惠勇，朱文锋，李冰星. 调节肽与冠心病心绞痛患者中医辨证的关系 [J]. 中国中西医结合杂志，1996，16 (8)：474～476
[114] 蒋梅先，彭鹏，唐静芬. "心肾同病"等病机与充血性心力衰竭循环激素的关系 [J]. 上海中医药大学学报，2000，14 (1)：27～29
[115] 谢梦州，李绍芝，朱文锋，等. 心气虚证小鼠心肌 NO、ANFCGRP 和超微结构变化的实验研究 [J]. 中国中医药科技，2001，8 (2)：69～70
[116] 廖家桢. 冠心病患者免疫功能与中医辩证关系初探 [J]. 中国中西医结合杂志，1982，2 (4)：206
[117] 赵家琪. 心气虚患者的细胞免疫功能及补益中药对淋转细胞作用的初步研究 [J]. 辽宁中医杂志，1982，9 (12)：47
[118] 易字明. 冠心病气虚型与血瘀型部分试验指标分析 [J]. 中国中西医结合杂志，1995，15 (3)：188
[119] 刘强. 心气虚证的数据挖掘和网络结构研究. 博士学位论文，2003
[120] 邱忠霞，王涤非，马贺军. 老年心肌梗死后抑郁症及其治疗 [J]. 国外医学. 心血管病分册，2005，7 (1)：24～26
[121] 张颖. 老年冠心病伴抑郁焦虑症患者的临床特点研究. 学位论文，2005
[122] 陈立新，陈 丽，黄颖泓. 132 例老年高血压病焦虑障碍的临床干预 [J]. 福建医药杂志，2003，25 (4)：92～93
[123] 曹雪明，张泉，郑重等. 心主神明与冠心病病人认知障碍的关系探讨 [J]. 中西医结合心脑血管病杂志，2006，4 (10)：860～862
[124] 杨菊贤. 心血管疾病患者伴有焦虑或抑郁时的诊断与治疗 [J]. 中华老年心脑血管病杂志，2002，29 (2)：67～70
[125] 杜梦玄. 论"心主神明"之必要性与必然性 [J]. 中医药学报，2002，30 (3)：4～6
[126] 卢笑晖，孔立，孔祥英. 从"心藏神"论失眠焦虑抑郁等与心血管疾病的关系 [J]. 中国民间疗法，2005，13 (2)：10～11
[127] 孙广仁等. 中医基础理论难点解析. 中国中医药出版社，2001，3
[128] 刘芳英. 关于中医"肺"的近代研究 [J]. 实用心脑血管病杂志，1994，2 (1)：36～42
[129] 彭波等. 肺气虚证与呼吸功能的研究进展. 安徽中医学院学报，2004，23 (1)：56～59

[130] 杨牧祥等. 实验性“肺气虚证”肺组织病理学研究 [J]. 河北医科大学学报, 1996, 17 (1): 344~345
[131] 李泽庚等. 肺气虚证肺组织细胞凋亡及 Fas、FasL 蛋白表达变化 [J]. 安徽中医学院学报, 2004, 23 (3): 33~35
[132] 蒋宁. 保肺方对肺间质纤维化大鼠模型细胞外基质代谢影响的实验研究. 博士学位论文, 2003
[133] 孙广仁. 肺主行水理论的研究思路 [J]. 山东中医药大学学报 1999, 23 (6): 406~407
[134] 王玉生等. 肺通调水道浅探 [J]. 陕西中医, 1995, 16 (8): 352
[135] 沈承玲. 寒饮蕴肺证的理论研究及家兔病理模型肺组织 iNOS 与 TNF α 的基因表达. 博士学位论文, 2003
[136] 丁建中. 外燥致病机制的实验研究. 博士学位论文, 2006
[137] 王益平等. 肺主治节”新释. 陕西中医学院学报, 2002, 25 (3): 10
[138] 刘青等. 肺的非呼吸功能研究概况 [J]. 中国中医基础医学杂志, 1996, 2 (3): 57~60
[139] 吴同玉.“肺应秋”调控机制的理论探讨和免疫学实验研究. 博士学位论文, 2005
[140] 李如辉等. 肺主皮毛的研究进展 [J]. 福建中医学院学报, 2005, 15 (5): 59~61
[141] 张少军等. 肺与大肠相表里的现代研究及评析 [J]. 中医函授通讯, 2000, 19 (3): 14~16
[142] 杨胜兰. 肺与大肠表里关系的客观化研究. 博士学位论文, 2003
[143] 马月香. 肝主藏血机理新探 [J]. 中医药学刊, 2004, 3 (1): 189
[144] 叶蕾等. 试论肝生血气与肝藏血 [J]. 江苏中医药, 2005, 26 (2): 44~45
[145] 马月香. 肝主疏泄机理探析 [J]. 国医论坛, 2005, 20 (1): 11~13
[146] 岳广欣等. 肝主疏泄的生理学基础探讨 [J]. 北京中医药大学学报, 2005, 28 (2): 1~4
[147] 高冬梅. 肝疏泄太过深层机制探索——PMS 肝气逆证称猴模型中枢关键受体基因差异表达研究. 博士学位论文, 2003
[148] 彭清华. 肝与目关系的研究 [J]. 辽宁中医杂志, 1989, 4: 11~14
[149] 彭清华.“肝主目”的实验研究 [J]. 甘肃中医学院学报, 1991, 8 (4): 19~22
[150] 王幼生等. 肝与眼关系的现代研究 [J]. 中国中医眼科杂志, 1996, 6 (2): 125~127
[151] 谢立科等. 从肝论治眼底血证 [J]. 中国中医眼科杂志, 1996, 6 (1): 30~32
[152] 彭清华. 从肝论治视乳头炎 21 例临床观察在 [J]. 贵阳中医学院学报, 1991, 3: 28~29
[153] 彭清华. 从肝论治球后视神经炎 45 例 [J]. 江苏中医, 1991, 3: 10~12

第 6 章　辨证论治研究

辨证论治是中医理论的核心，也是中医临床医学之核心。其基本内涵早在《黄帝内经》中已有体现，在汉代张仲景《伤寒杂病论》中进一步阐述发挥，奠定了中医辨证论治体系之基础，后世历代医家亦普遍遵循，在临床实践中得以广泛运用，体现了临床的实用性和科学性。但在新的历史条件下，“理论的”辨证论治与“临床的”辨证论治却产生了似乎是不可调和的矛盾。我们认为这是因为“临床的”辨证论治与时俱进，而“理论的”辨证论治则相对滞后。解决问题的方法应该是在中医学基本理论的指导下，开展多学科研究，发展中医辨证论治理论。

如何发展中医辨证论治理论呢？关键在于既要保持中医学理论特色与优势，又要使之与新的临床实践与科学实验相适应。在第 2 章“中医学思维方法与思维模型”中，我们提出了中医学是以整体论为基础的，沿着“临床实践与实验 + 取象比类法与模型”的方法建立起来的认知体系与方法。这既有利于研究中医医学理论的科学性，又有利于进一步发展中医医学科学理论，因而也又有利于进一步发展辨证论治理论。取象运数是中医思维的主要方法，“象数”模型是中医学的主要理论工具，经过多年研究现已经建立了相应的数学模型，它们是发展中医辨证论治理论的用力工具。

6.1　中医学的辨证论治

“辨证论治”是中医分析诊断疾病和治疗疾病的基本原则。“辨证论治”就是认识“证”的过程，证是对人体疾病病理生理变化整体反应的概括，是辨证的结果和论治的依据，是中医诊治疾病的基础，体现了中医学理论特色与优势。所谓辨证，就是根据四诊收集的所有材料，通过分析综合，辨清疾病，概括判断为某种性质的证。论治，是根据辨证的结果，确定相应的治疗原则、方法及选用的药物。辨证和论治是诊治疾病过程中不可分割的两部分，辨证决定了治疗的前提依据，论治是辨证的实施手段和方法。辨证论治就是认识疾病治疗疾病的完整过程。

传统的辨证方法体系，这是中医学几千年的积淀，具体的辨证方法体系很多，如八纲辨证、六经辨证、脏腑辨证等。这些辨证方法经历长期的中医临床实践考验，并在实践中不断得到发展与补充，对于中医临床有着良好的指导作用，几千年来对中华民族的健康与繁衍起到了重要的作用，至今仍然有着很强的生命力与临床使用价值。

6.2　辨证论治的数学模型研究

6.2.1　症证关系[1]

中医诊察疾病时，运用问诊、望诊、闻诊、切诊等四种方法，来观察和搜集患者的体征及所有的症状，作为判断疾病的资料。通过四诊所获取的体征及症状，我们简称为证。

“证”是中医学术思想中特有的，它是我国人民在整体观、动态观指导下对临床经验长期抽象的结晶。证这一概念是对在疾病因素作用下，机体整体体质反应特征和机体与周围环境（包括自然界与社会）之间，脏腑经络之间，营卫气血精神津液及身体各部分之间关系紊乱的规律性和综合概括，其内容侧重于病因、病位、病性、病程（病势）、病型等方面。

中医“证”的概念依赖于症证关系，形式上它是一组特定的、互有联系的临床症状作为划分依据和标识的中医诊断学概念。中医所说的一个具体证，总是离不开一组症状。如《伤寒论》中的“伤寒证”用头痛、发热、骨节疼痛、恶风寒、无汗而喘、脉浮紧等症状来标识。不同的证可有共同的症状，而且不属于任何的证的症状对中医诊断是没有意义的。我们用集合 $A=\{a_i\}$ 表示症状与体征的集合，简称 A 为症集或症空间。用 $B=\{b_j\}$ 表示证的集合，简称 B 为证集或证空间。症证关系密切，设为 $f\subset A\times B$，例如在《伤寒论》中，$A=$｛恶风寒，发热，头项强痛，脉浮，汗出，无汗而喘，……，泄利下重｝，$B=$｛中风证，伤寒证，表郁不解证，表郁内热证，……，气郁证｝，$f=$｛（恶风寒，中风证），（脉浮缓，中风证）（恶风寒，伤寒证），（脉浮紧，伤寒证），……，（泄利不止，唾脓血泄利证）｝。

一般若 $a\in A$，$b\in B$，则 $(a, b)\in f$ 表示症状 a 属于 b 证或 b 证包含症状 a。临床教学的常规方法是由证到症状和体征，如中风证：头痛，汗出，恶风寒，脉浮缓。现设 b 为中风证，则上面的过程可表示为 $f\circ b=$｛头痛，汗出，恶风寒，脉浮缓｝。一般有 $b\in B$ 为证，$f\circ b=\{a|a\in A, (a, b)\in f\}\subset A$ 表示 b 证对应的一组症状。而诊断是由症到证，如发热与下列证的发生可能有关：中风证，伤寒证，……，胃热炽盛证，阳明腑证。现用 a 表示发热，则上面的知识可表示为 $a\circ f=$｛中风证，伤寒证，……，胃热炽盛证，阳明腑证｝。一般有 $a\in A$ 为症状，$a\circ f=\{b|b\in B, (a, b)\in f\}\subset B$ 表示含有症 a 的所有证的集合。其中，符号“∘”是数学中二元关系的复合运算。这样，我们就自然地把数学的运算引进中医的辨证论治。

6.2.2　辨证方式与半等价关系聚类[1]

从集合论的角度看，证是证集的元素，又是用症状集的一组元素来标识的。能标识证的症群，可以形式地理解成症状集中元素的组合，但这种组合并非是随意的，而是有一定规律性，它是病因、病位、病性、病势等的反映，是由症状与症状之间内在关系所决定的。这种症状与症状之间内在关系，数学一般称之为二元关系，记为 $\varepsilon\in P(A^2)$ 或 $\varepsilon\subset A^2$。

事实上，中医的证是对症空间的一种划分，证是症的类。对证的研究表明：（1）表征证的症群是症空间的一个子集；（2）表征不同证的症群可以有共同的元素；（3）任何一个症状至少属于某一个证；（4）对于同一个辨证方式，表征不同证的两个症群不完全相同，但也不互相包含。分别用症群 A_i，$A_j\subset A$ 来表示两个不相同的症群，则可以 $A_i\cap A_j\neq\Phi$，但 $A_i\cap A_j\neq A_i$ 或 A_j，$A=\cup A_i$。表征证的症群的这些特点，说明证对症集的分类是半等价分类。由数学知识可知，可以通过研究半等价关系去研究半等价分类。

对于症空间 A，则中医的辨证方式即描述为症空间的某种半等价关系 $\varepsilon \in E_s(A]$。对于给定的辨证方式 ε，其商空间 A/ε 即叫做证空间，$A_i \in A/\varepsilon$ 即叫做辨证方式 ε 的一些证。目前中医临床所用的八纲、脏腑、气血、六经、卫气营血、三焦、病因等辨证方式，形式上是对应于症空间 A 的半等价关系。因此我们可以通过数学有关半等价关系的性质，进一步研究辨证方式。若 $\varepsilon_i \in E_s(A]$ 为各种辨证方式，则通过某种运算，如 $\vee \varepsilon_i$ 与 $\wedge \varepsilon_i$ 仍然为辨证方式。中医在临床中往往多种辨证方式综运用，正是这种运算的具体表现。

如设 $\varepsilon_i \in E_s(A]$，当 $i=1, 2, 3$ 时分别为定位、定性、定势辨证准则，用它们来聚类建证的结果形式上可表示为 A/ε_1 = {表，里}，A/ε_2 = {寒，热}，A/ε_3 = {虚，实}，相当于三种不同的分类方法。由这样建证实际上是六纲，它们之间有多种析取与合取，例如由 ε_1 与 ε_2 的合取 $\varepsilon_{12} = \varepsilon_1 \wedge \varepsilon_2$ 来作为辨证准则，也即同时计较定位与定性，其类就会细一些：A/ε_{12} = {表寒，表热，里寒，里热}，类似有 A/ε_{23} = {虚寒，虚热，实寒，实热}，A/ε_{123} = {表寒实，表热实，里寒实，……，里热虚}，等等。在实践中，有的证可能是不太出现的小概率事件。而阴阳辨证是定位、定性、定势辨证之上的总纲辨证，是把 A/ε_1，A/ε_2，A/ε_3 合在一起 $H = \cup A/\varepsilon_i$（$i=1, 2, 3$）再分类，分成两类：阴 = {里，寒，虚}，阳 = {表，热，实}，若这种分类记为 ε 则有 H/ε = {阴，阳}，两纲统摄六纲，合称八纲，八纲内容是有层次的。

上述的辨证方式是理想化了的，而且有中医自己的解释模式。例如表里定位并不是几何结构性的定位。广义的定位辨证方式还可以有：A/ε_4 = {上，下}，A/ε_5 = {上焦，中焦，下焦}，A/ε_7 = {心，肝，脾，肺，肾，胆，胃，小肠，大肠，膀胱，三焦}。这里可有辨证杂错生成方式，其形式为 $(A/\varepsilon_i) \times (A/\varepsilon_j)$，$(A/\varepsilon_i) \times (A/\varepsilon_j) \times (A/\varepsilon_k)$，等等。例如，我们仍记 b_{ij} 为 $b_i \wedge b_j$，就有杂错证型：

$(A/\varepsilon_{12})^2$ = {表寒里热，表热里寒，表里俱寒，表里俱热}

$(A/\varepsilon_{13})^2$ = {表虚里实，表实里虚，表里俱虚，表里俱实}

……

6.2.3 药、方、法之间的关系[2]

运用中药治病，这是中医的特色之一。中药经历了从简单到复杂、从低级到高级的发展过程。具体说来，就是从药物到方剂，再从方剂上升到治法这样的三个阶段。单味药物有“头痛治头”、“脚痛治脚”的功效，而药物互相配合可以提高疗效，而且可以治疗一组症状。治法是在方剂发展一定数量的基础上产生的，它是从众多的方剂中总结出来的规律性的法则。

现设 C 为药物的集合，简称为药空间。例如 C = {麻黄，桂枝，甘草，……，大黄}。设 E 为方剂集合，简称为方空间。例如 E = {麻黄汤，麻黄加术汤，……，大黄牡丹汤}。

从中医药的知识我们知道，一个方可以由多位药组成，一种药可以是多个方的组成元素，现设药方的关系为 $g \subset C \times E$。对于任一位药 $c \in C$，则 $c \circ g \subset E$，表示包含药 c 的所有方剂的集合。如令 c 代表麻黄，则 $c \circ g$ = {麻黄汤，华盖散，……，小青龙汤}。同样，对于任一 $e \in E$，则 $g \circ e \subset C$ 表示方 e 所包含的药。如用 e 代表人参养营汤，则 $g \circ e$ = {白芍，当归，陈皮，黄芪，桂心，人参，白术，炙甘草，熟地黄，五味子，茯苓，远志，生姜，大枣}。

方剂，是中医临床防治疾病的主要工具之一。复方治病，既是中医的特点，又是中医的优点。它是在中医基本理论指导下，在辨证立法基础上，根据药物的性能，相互关系及配伍原则，按君臣佐使有机组合而成。两千多年来，临床实践反复证明了中医学关于药物配伍和方剂组成的理论。

一个方既是方空间的元素，又是由一组药组成的，即为药空间的一个子集。但并不是药空间随便的一个子集都能成为一个方，而是要依赖于药与药的关系。古人在实践中认识到不同的药物的相互配合，有的可以加强药效；有的则相反地使药效减弱；也有的还会产生剧烈的有害作用。

现设 C_i，C_j 表征方的药空间的子集，则有如下特点：

（1）允许 $C_i \cap C_j \neq \Phi$；（2）$C = \cup C_i$；如果仅考虑基本方，则有（3）$C_i \cap C_j \neq C_i$（或 C_j）。

因此，组方模式是对药空间 C 的一种分类，而且属于半等价分类。相应地，组方模式 δ 即为药空间的半等价关系，即 $\delta \in E_s$（C]。一般而言，对于组方模式 $\delta \in E_s$（C]，$C_i \in C/\delta$ 称为 δ 所对应的方，而 $E = C/\delta$ 为 δ 所对应的方空间，$g_\delta \subset C \times C/\delta$ 为相对于组方模式 δ 的药方关系。

方剂的分类，历代有所不同。有以病分类，有以证分类，有以病因分类，有以各科分类，有以脏腑分类，有以治法分类，亦有综合各种分类于一编的。这些分类法，相当于方空间的半等价分类，综合相当于一些运算。对于《中医方剂学》，可令 $m \in E_s$（E]，则 $E/m =$ {辛温解表剂，辛凉解表剂，……，润燥化痰剂}。在此基础上还可以进一步概括，令 $E^* = E/m$，$m^* \in E_s$（E^*），$E^*/m^* =$ {解表法，泻下法，……，驱虫法}。更抽象的还有，令 $E^{**} = E^*/m^*$，$m^{**} \in E_s$（E^{**}]，则 $E^{**}/m^{**} =$ {汗法，吐法，下法，和法，清法，温法，消法，补法}，即八法。以上就是我们常说的以法统方，以方示法。而这一思想是由《内经》奠定的。

6.2.4 辨证论治的反馈动态模型[2]

中医诊治疾病是不断地根据病情的发展变化情况而有针对性地施治，其特点即谓反馈动态。中医诊断是对观测信息的分析与综合，而治疗则是一种控制过程，是用方作为控制输入来改变证，使机体康复、症状消失，即中医诊治过程是观控过程。当然，复杂的诊治过程是观中有控，控中有观，观控相互动态结合。

中医辨证论治中的据证立方可以理解为由证观测方而产生方的识别性，而经过治疗后又可引起临床症状发生变化，这就是一种方空间与证空间的反馈耦合包括组方模式与辨证方式的动态反馈变化，形成了辨证论治的商空间联立模型，其形式表示为：$k_i \subset$（A/ε）×（C/δ），$h_i \subset$（C/δ）×（A/ε）^{2}，其中 $\varepsilon \in E_s$（A]，$\delta \in E_s$（C]，如（A_j，e）$\in k_i$，意味着据证 A_i 而确定方 e。若（e，A_i，A_j）$\in h_i$，说明实施治疗方案或方剂 e 后，病人由证 A_i 变成 A_j。如果是据证立法，然后再按法选方，从而引起证的改变，这是证空间与治法空间的反馈耦合，则可观性即由证决定治法。还可以大反馈到成方模式与辨证方式的改变。辨证论治的反馈动态模型，是中医辨证论治科学性的重要保证。

6.3 由传统的“四诊合参”扩展为“五诊合参”

6.3.1 中医传统的“四诊合参”与“五诊合参”的数学模型

“联表析里”是《内经》的运筹方法之一。人体内外是紧密联系的，“有诸内必形诸外”，人体内部发生病变，必然会反映到体表，使神色或形态有异常的变化。现设G代表里，F代表表，其关系形式表示为$f \subset F \times G$。由表析里的一种方案是通过对表象的认识了解机体内部变化，形式地描述为令$\varepsilon \in E_s(F]$，则诱导出$\varepsilon' = f^{-1} \circ \varepsilon \circ f \in E_s(G]$。

《内经》的诊法，不仅在方法上奠定了望、闻、问、切四诊的基础，而且指出了四诊合参的重要性。如《素问·五藏生成》说的“能合脉色，可以万全”，就是这个意思。《灵枢·邪气藏府病形》篇说：“余闻之，见其色，知其病，命曰明；按其脉，知其病，命曰神；问在病，知其处，命曰工。”《难经·第六十一难》更加明确指出，通过望诊而知道疾病的称为神；通过闻诊而知道疾病的称为圣；通过问诊而知道疾病的称为工；通过切诊而知道疾病的称为巧。这就是说，一个高明的医生应当兼有“神”、“圣”、“工”、“巧”。

中医四诊方法的形成受到历史条件的限制，但它的一种“无创性”检测方法，在今天仍应大力推广。因为无论哪种检测方法，其目的都是为了防病治病，而现代西方的许多检测方法，在检测过程中却人为地给机体造成一定的损害和痛苦。因此，从人们的愿望及医学发展的方向看，以四诊为代表的“无创性”检测方法将逐步取代破坏性、半破坏性检测方法。

四诊不仅在临床中有重要的现实意义，而且四诊合参隐含着深刻的方法论意义。从数学角度看，其一是由“影象”的分类而诱导“原象”的分类；其二是通过对“原象”的等价或半等价关系的运算。这种运算或转化，正如不同构形的格子网叠合而成一种更加细密的新型格子网一样，使分类更加细致，或者使模糊变得相对清晰。四诊合参隐含的方法我们称之为影象会诊法，下面我们给出严格的数学定义。

（1）定义6.1（关系定义）：从集合A到集合B的一个关系R是$A \times B$的一个子集，记为$R \subset A \times B$。

（2）定义6.2（影射或函数定义）：一个影射或函数f：$X \to Y$是一个满足下列两个条件的关系：

①对每一个$x \in X$，必存在$y \in Y$，使得$(x, y) \in f$。

②对每一个$x \in X$，也只存在一个$y \in Y$，使得$(x, y) \in f$——唯一性条件。

对于f：$X \to Y$，若$f(X) = Y$，则称Y为X的“影象”，而X称为Y的“原象”。

（3）定理6.1：若f：$X \to f(X)$，$\theta \in E(f(X)]$（或$\theta \in E_s(f(X)]$），则$f \circ \theta \circ f^{-1} \in E(X]$（或$f \circ \theta \circ f^{-1} \in E_s(X]$）。

定理6.1的直观意义是由“影象”$f(X)$的分类而诱导“原象”X的分类。或者说，由“影象”的认识可导出对“原象”的认识。一般的情况是“原象”比“影象”复杂，这是《易经》握简驭繁的思维，也是中医学认识论的重要方法。

（4）定义6.3（影象会诊定义）：设f_i：$X \to f_i(X)$，$\theta_i \in E(f_i(X)]$（或$\theta_i \in E_s(f_i$

(X)]），则称 $\wedge f_i \circ \theta_i \circ f_i^{-1} \in E$（$X$］为影象会诊等价关系（或半等价关系）。而称其对应的商集 $X/\wedge f_i \circ \theta_i \circ f_i^{-1}$ 为影象会诊划分。

如上所述，影象会诊相当于把不同构形的格子网叠合而成一种更加细密的新型格子网一样，使分类更加细致。下面我们严格定义细分的概念。

（5）定义6.4（细分定义）：设 S_1 和 S_2 是非空集合 X 的划分，如果 S_1 的每一块都包含于 S_2 的每一块中，则称 S_1 细分 S_2，或说 S_1 是 S_2 的细分。

（6）定理6.2：对于非空集合 X，若 ε_1，$\varepsilon_2 \in E$（X］，则 $X/\varepsilon_1 \wedge \varepsilon_2$ 是 X/ε_1 与 X/ε_2 的细分。

现设 g_i：$F \to g_i$（F）（$i=1$，2，3，4）分别为四诊，则 g_i（F）为医生通过四诊所获取的表象信息集。对于每一 $\delta_i' \in E_s$（g_i（F）］，则相应诱导出 $g_i \circ \delta_i \circ g_i^{-1} \in E_s$（$F$］，然后对它进行某种运算，如令 $\varepsilon = \bigwedge_{i=1}^{4} g_i \circ \delta_i \circ g_i^{-1} \in E_s$（$F$］，这就是四诊合参的一种形式描述。如果我们增加为五诊 g_i：$F \to g_i$（F）（$i=1$，2，3，4，5）。则

$F/\bigwedge_{i=1}^{5} g_i o \delta_i o g_i^{-1}$ 是 $F/\bigwedge_{i=1}^{4} g_i o \delta_i o g_i^{-1}$ 的细分。

因此，从理论上说来，“四诊合参”扩展为“五诊合参”是没有问题的，关键是否合理与科学。我们先假定由四诊（望、闻、问、切）扩展为五诊（望、闻、问、切、查）。其中，望、闻、问、切是中医传统内容，而“查”是西医获取病人症状的手段，为方便起见，把通过“查”而获取的信息简称为检查症。并称 $F/\bigwedge_{i=1}^{5} g_i \circ \delta_i \circ g_i^{-1}$ 为中医五诊合参。

事实上，西医也运用影象会诊，其典型的例子的 *CT*。*CT* 是一种“无创性”检测方法，属于影象会诊。*CT* 是西医学最先进工的诊断工具之一，但其原理的发现，最早可追溯到1917年。当时的澳大利亚数学家 J. Rodon，就已证明，任何一个物体都可以由它所有方向上的投影来决定。这就告诉人们，投影法可以复原出物体的本来面目。*CT* 也是以“司外揣内”方法研究的产物，CT 代表的意思是“计算机断层成像”，作为发明人之一的计算机与图象处理专家 G. Hounsfield，其发明 *CT* 的动机，在于他关心“如何依据从物体外部测量的数据，获知物体内部构造”。

6.3.2 在数学模型的基础上由“四诊合参”扩展为“五诊合参”

从理论上说来，“四诊合参”扩展为“五诊合参”是没有问题的，关键是否合理与科学。这里所说的“合理”，其一是指符合中医学的基本理论；其二是在“五诊合参”中，中医“四诊合参”是核心，而第五诊在目前仍然是参考。下面我们将对这一问题作一分析与研究。

1. 基本模型

设 $A=A' \cup A''$，其中 A'，A'' 分别为中西医的症空间，亦即 A' 是通过传统中医四诊获取的，而 A'' 是通过第五诊“查”获取的，故 A 是通过“五诊”获取的；设 $B=B' \cup B''$，其中 B'，B'' 分别为中西医的证空间与病空间；设 $C=C' \cup C''$，其中 C'，C'' 分别为中西医的药空间；设 $E=E' \cup E''$，其中 E'，E'' 分别为中西医的方空间。

我们假设中西医学各自相关知识为已知，并用 $f' \subset A' \times B'$，$g' \subset B' \times E'$，$m' \subset E' \times C'$

分别表示中医的症证、证方、方药关系。用$f'' \subset A'' \times B''$，$g'' \subset B'' \times E''$，$m'' \subset E'' \times C''$分别表示西医的症病、病方、方药关系。

从影象会诊法可知，西医在临床所获取的信息或诊断结果，应该有利于中医加深对疾病的认识。但现实生活中则不然，在中医临床中是不能直接利用西医的检测手段。究其原因，关键在于中医的证与西医获取的临床信息没有直接关系。因此，我们必须抓住这一关键，即围绕中医的证来探讨。

与中医的证直接相关的关系有两个，其一是西医症与中医证的关系，现假设为$f''' \subset A'' \times B'$；其二是西医病与中医证的关系，现假设为$h \subset B'' \times B'$。间接关系也有两个，其一是西医症与中医症的关系，现假设为$\eta \subset A'' \times A'$；其二是西医病与中医症的关系，现假设为$d \subset B'' \times A'$。而他们之间还有一些运算关系，如$f''' = \eta \circ f'$，$f''' = f'' \circ h$。

还要考虑以方药验证和辨证论治的反馈动态模型，故还需要研究关系$d_{21} \subset A'' \times C'$，$d_{12} \subset A' \times C''$，等等。

在以上诸多关系中，最主要的是病证关系$h \subset B'' \times B'$。

2. 病证关系（$h \subset B'' \times B'$）研究

在临床中，中医与西医仅是从不同的角度去看相同的一个病人。在同一个病人身上，病与证是有机联系的，这是病证关系的客观基础。病证结合的临床研究是加深对疾病认识，提高疗效的需要，中医药理论现代化的的需要。病证结合的临床实践与研究，不仅造福于病人，也充分证明中医药学不仅是古老的医学科学，也是现代的医学科学。

陈可冀院士在“病证结合的临床研究是中西医结合研究的重要模式”一文[3]中指出，随着现代科学技术的不断进步和发展，人们对生命、健康及疾病的认识日益加深。目前，我们已经基本了解了大多数疾病的病因、病理、发生、发展及其预后、转归的一般规律，疾病的诊断是对疾病性质的确定和疾病规律的客观反映，也是对患同一类疾病患者共性规律的高度概括，但是，在临床上，不同的患者虽罹患同一种疾病，但由于性别、年龄、体质以及内、外环境等方面的不同，临床表现可以有所差异，由此也导致中医辨证的不同。临床辨证则是对患病个体个性特征的充分体现，既是对患病个体某个阶段、时期特定临床症状、体征的高度归纳，也是对疾病个体间差异的高度总结，同一疾病在不同的患者身上可以表现为不同的中医证候类型，当然也会导致治疗上的差异，两者的有机结合才能准确反映疾病及患者的状态，才能为医者提供预测疾病预后和正确评判疗效的可能。

以冠状动脉粥样硬化性心脏病为例，从目前来看，冠心病主要是因为冠状动脉粥样硬化导致局部动脉狭窄，影响了相应供血区的心肌供血而出现的一系列临床问题。以心肌缺血而致的心绞痛而言，血脉不畅、脉络闭阻是这类患者共同的中医病机，反映了冠心病心绞痛的共性特征。在此基础上。中医还可以根据病人情况的不同，分别辨为寒凝、火郁、痰阻、肝郁、血瘀、气阴两虚、阳气不足、阴虚等证型，其中，遇寒则犯者多为寒凝；内热甚者多为火郁；嗜食肥甘厚味属痰者居多；发病与情绪相关者多为肝郁；病久者则以血瘀为多；疲劳过度则可见气阴两虚；年老体弱则以虚证多见。而且，两种及两种以上证型同时兼见也不在少数。因此，上述证型均是基于心绞痛的不同证型，现代医学的心绞痛与病人的血脉不畅、脉络闭阻是这类病人的共同特征，不同证型体现了不同病患的个性特征，临床治疗只有考虑到上述两方面的问题，才有可能收到满意的临床疗效。但是，一旦缺乏冠心病心绞痛的明确诊断，导致胸前区疼痛的原因就可以增加到10余种之多，各种疾病的预后也不尽相同，治疗产生的临床疗效也就失去了可比性，如此，就会颠覆中医药临床疗效评价的科学基础。反之，不进行中医辨证，也就失去了中医治疗的基础，无法使患者真正得到两种医学的共同治疗，也就无法使临床疗效得到最大程度的提高。病证结合的临床诊疗和研究思想体现了疾病共性规律与患病个体个性特征的有机结合，病证结合的临床模式为在科学层面开展中医药学的研究提供了可能。

从形式看，辨病方式属于通过“五诊”而建立起来的症空间 $A = A' \cup A''$ 的半等价关系，可以看成是与六经辨证、脏腑辨证等同类。病证结合，实质上就是症空间 $A = A' \cup A''$ 的半等价关系运算，因而是对证的一种加细的划分。但病相对于证是属于客观化与现代化的概念，因此，病证结合事实上也促进了证的客观化与现代化。

3. 病证结合的临床研究模式是构建中医科学理论体系的重要组成之一

陈可冀院士在“病证结合的临床研究是中西医结合研究的重要模式”一文[3]中指出：“病证结合的临床研究模式源于近半个世纪的中西医结合临床实践，目前，它已经成为重要的中西医结合医学理论，对临床研究及治疗具有重要的指导作用，并被广大中西医结合工作者广泛地应用于临床实践，是中西医两种医学在理论层面结合的范例，也是构建中西医结合医学理论体系的重要组成之一，病证结合的临床研究模式是‘以人为本’的诊疗思想的具体体现，是较高层次中西医结合的表现形式。”

陈可冀院士认为病证结合的临床研究模式是构建中西医结合医学理论体系的重要组成之一。事实上，病证结合的临床研究模式也是构建中医科学理论体系的重要组成之一，下面以大家公认的较成功的经典案例——沈自尹院士领导的肾阳虚证实质研究为例。这一案例是从病证结合作为切入点的。1959年，沈自尹先生在参加上海第一医学院组织的中医研究课题时，注意到在当时西医分属不同科、以不同方法诊治的支气管哮喘、红斑性狼疮、冠状动脉粥样硬化症、功能性子宫出血、妊娠中毒症、神经衰弱症等六种疾病发展至一定阶段都会出现肾虚证，根据中医理论以补肾调整阴阳的方法治疗，经过临床验证确实能够提高六种疾病的疗效。由此想到：既然异病可以同治，则必然有其物质基础。由此，沈自尹先生领导的研究小组，开始了对中医理论的重要藏象——肾本质的探索。

（1）肾阳虚证与尿17羟

沈氏发现在西医分属不同科、以不同方法诊治的六种疾病发展至一定阶段出现肾虚证时，都可以用补肾调整阴阳的方法治疗并能够提高疗效。于是推想其可能具有某些共同的代谢调节机制失常，而如果能找到科学证据，则对祖国医学理论体系会有新的认识。证的研究属于较大系列病例与实验的观察，应经得起重复，正如著名科学家 *Brad－ford* 说，科学有两个特点，可测量性和可重复性。由此可见，证的研究难度较大，证的客观化研究是中西医向理论上结合这一高级阶段的迈进，中西医结合是取中西医两方各自之长，尤其是取理论之长，如何“取”以及擅于“取”，成为非常重要的方法学。从中医学本身而言，由于历史上中医的辨证方法不同，对于“证”也有不同的理解，可以说是从不同的角度来认识“证”。脏腑辨证是中医的基本辨证之一，脏腑辨证导源于《内经》,《内经》产生在周秦阴阳五行学说盛行之际,《内经》把它同医学相结合,富含哲理,《内经》的脏腑辨证是按"藏(脏)居于内,形见于外",从患者的外象来推论"证"。于是从脏腑辨证入手,联系中医藏象学说中"肾为先天之本",主管人一生中生长、发育和衰老的过程,特别是明代发展起来的命门学说认为"肾"像生命之门一样重要,肾阳温煦全身各脏器之阳,肾阴滋养全身各个脏器之阴,似乎是人体各脏器的调节中心等理论,对"肾"的研究通过"形见于外",探求"藏居于内"的本质,即研究肾虚证外在表象的内在机制。针对中医诊断无统一标准、证候没有规范化这一问题,1959年邀请上海名老中医,按照中医理论结合实际病例的讨论,仿效 *Jone's* 对风湿热的诊断标准,订立了肾虚证的辨证标准,后经1978,1982,1986年略加修改,沿用下来,使得对证的把握更客观、更准确,也使研究结果更具可比性。当时选择了符合肾虚证而无其它夹杂的典型患者,联系现代医学中神经体液系统的调节作用理论,筛选反映内脏功能的特异性指标,对肾虚病人进行了神经及体液等方面的十几项测定。结果发现不分病种,有肾阳虚见证的患者尿17羟皮质类固醇(以下简称尿17羟)含量普遍低于正常值,且有一定的规律性,肾阴虚患者和正常人则无此变化。这一结果得到国内7省市和日本高雄医院等研究单位重复验证。虽然肾阳虚患者尿17羟值低下并非百分之百,(在连续5天的测定中,尿17羟值低下率为85%)还不能说它是反映肾阳虚证的特异性指标(金指标),但似已初步说明证是有物质基础的。这是研究肾阳虚证的重要线索与突破口,也是肾阳虚证研究的重要开创过程。这一成就的意义是首次用现代科学方法在国际上证实肾阳虚证有特定的物质基础。当时的国际内科学会主席日本东京大学及琦玉医科大学大岛良雄名誉教授1983年初率一个代表团专程来华山医院访问,就是参照他们制定的辨证标准和异病同证的研究方法,所著论文"传统中医学的证和前列腺素的相关性研究",于1985年第17届国际内科年会上获最佳论文之一,国际内科学会如此重视我国传统医学,说明我国对"证"的研究已经促使中医药事业在国际上的地位有了很大的提高。沈氏认为:这一阶段的中西医结合辨证还属于初试阶段,因此在运用时还必须以辨证论治为基础,参酌各次测定通盘考虑,权衡轻重。

(2)肾阳虚证与下丘脑-垂体-肾上腺皮质轴功能

为进一步探寻肾阳虚病人尿17羟值低下的原因,进行了促肾上腺皮质激素两日静脉滴注试验,结果发现肾阳虚病人多有延迟反应。联系到垂体-肾上腺功能除由垂体及其以上的神经中枢调节外,尚有可能受肾上腺激素本身代谢的影响。为此对肾上腺皮质激素的合成和分解代谢过程中可能存在的障碍作了完整的设计和检查,并进一步探索肾虚患者的脑垂体功能状态。通过ACTH(促肾上腺皮质激素)试验得出结果认为肾阳虚病人的肾上腺皮质激素合成代谢过程中酶的活性虽然有偏低的可能性,但无明显的某一酶受抑制现象,提示肾阳虚病人并无明显的皮质激素合成或分解代谢障碍。Su-4885(甲吡酮)试验结果提示肾虚病人尤其是肾阳虚病人的垂体功能处于比较低下的状态,而经补肾调整阴阳后即可复元,由此旁证肾虚病人的垂体-肾上腺皮质系统反应性迟钝的发病机制可能是垂体或垂体以上的高级中枢发生的某些紊乱。并把这一结论应用于临床(提高支气管哮喘的远期疗效、预防哮喘发作、治疗隐性阿狄森氏病等)取得了较高的临床疗效,使从实践中获得的理论初步经受住了实践的再检验。

在 1961～1964 年间对 31 例肾阳虚病人进行了 ACTH 试验，均呈现延迟反应，这种反应类似席汉氏综合症病人的 ACTH 反应，提示垂体－肾上腺皮质反应迟钝，由此推测肾阳虚病人尿 17 羟值低下的原因可能来自于垂体或垂体以上的神经中枢。于是采用了 60 年代世界上较先进的反映下丘脑－垂体－肾上腺皮质轴功能的指标，即能反映下丘脑调节血皮质醇水平的血皮质醇（血 110HCS 或血 11 羟）昼夜调节节律测定、能反映脑垂体储备功能的甲吡酮试验、能兴奋肾上腺皮质的促皮质激素两日静脉滴注试验，对正常人、肾阳虚、肾阴虚病人做了全套测定，以了解下丘脑－垂体－肾上腺皮质轴的全面情况。为了排除疾病本身的影响，还另选了无肾虚证的哮喘病人进行 ACTH 试验和 110HCS 昼夜节律测定，结果均在正常范围内，初步排除了病对证的影响。同时还发现三种测定的异常表现间无明显关联，也并无一例呈三项全面异常者（当时是 6 例），而三种测试（血 110HCS、SU－4885、ACTH）代表不同功能、不同发病部位，肾阳虚患者绝大多数对此三种测定有不正常反应（虽然三者不一定同时存在），它反映了肾阳虚患者可能有下丘脑－垂体－肾上腺皮质系统不同部位、不同程度的功能紊乱。初步认定下丘脑－垂体－肾上腺皮质系统的功能紊乱是肾阳虚证发病原理中的一个重要环节。

沈氏认为：这一阶段的工作仍未能在内分泌领域为疾病的诊断提供确定标准。肾阳虚证还散见于多种疾病中，属于一种隐潜性变化。

1972 年主要通过具有调整肾阴、肾阳作用的两组中药方剂（温补肾阳及滋阴降火）的临床观察及动物实验初步证明温补肾阳的药物对垂体－肾上腺轴具有一定的保护作用。

（3）肾阳虚证与三个靶腺轴功能

解放军 157 医院曾从尸体解剖中发现生前有肾阳虚证者，其肾上腺皮质、甲状腺、性腺均有病理形态学变化，而生前无肾阳虚证者则无此变化，由于畏寒肢冷是肾阳虚的主证之一，因此考虑到是否有甲状腺功能的隐潜性变化。又因为阳痿早泄也是肾虚主证之一，所以又考虑可能与性腺功能的隐潜性变化有关。从 1979 年起，在继续研究肾上腺皮质轴的基础上，又增加了对甲状腺轴和性腺轴的研究，目的是探寻肾阳虚证的病理形态与功能是否有一致性变化，并进一步探寻肾阳虚的主要发病环节。通过选择综合典型的肾阳虚证患者与正常组、同病无特殊见证组、同病异证组（选择同病异证组主要是为了避免疾病对指标的影响），进行了下丘脑－垂体及其所属的三个靶腺轴的全套测定，以便更全面地逆向探讨肾阳虚的病理发源地是否在下丘脑。观察结果是：肾阳虚证不仅有下丘脑－垂体－肾上腺皮质轴功能紊乱，而且其它两轴也有不同环节、不同程度的隐潜性变化。

下丘脑－垂体能调节并控制所属的靶腺，各靶腺之间也有相互影响。为考察这种多靶腺轴的功能紊乱，是否为其间互动影响的结果，又进行了两组肾阳虚患者的轴间平行观察，结果只见到不同环节的散在变化，而未见一靶腺轴对另一靶腺轴的明显影响。由此推断肾阳虚的多靶腺轴功能紊乱来自于靶腺以上的中枢，也就是下丘脑或是更高级中枢。

根据中医理论，人的生长、发育壮盛、衰老是由肾精、肾气充盈虚损决定的，而历代中医也把衰老的原因归为肾精、肾气虚损。于是增加了老年组，与成人肾阳虚组对比，结果无明显差异。这说明肾阳虚导致未老先衰而衰老亦源于生理性肾虚。因此在研究肾虚本质时，将老年组作为研究对象，而补肾也可以抗衰老。研究由此又进入一个新的阶段，同时展开了抗衰老研究。

沈氏认为：这一阶段研究证实了肾阳虚病人有三条内分泌轴的功能紊乱，但是在内分泌领域里未能提出诊断的标准，属于一种隐潜性变化。

通过以上阶段的研究，沈自尹先生得出三点体会：①不能一味追求单一的特异性指标。若“证”能找到单一的特异性指标来体现，那说明其已符合疾病的诊断标准，进入“病”的范畴。②“证”是一综合的功能态，它是动态的，可以发展，可以转化。人体强大的生理调节能力不断通过反馈机制使机体达到自然态，其病理表现则是调节控制能力失常。③从脏腑辨证思路进行研究虽推论到病理发源地，但是还不能找到具体的与证相对应的实体以及调控中心。这一阶段的研究认为肾阳虚证的病理发源地在下丘脑亦只能是推论。

（4）肾阳虚证的病理发源地定位在下丘脑

前两阶段的研究包括方剂辨证但主要是以脏腑辨证为主。80 年代后，主要从方剂辨证思路入手，因为传统中医一向重视从药证关系（证治关系）来判断辨证的正确与否，也就是以药测证。由张仲景的“有是证用是方”可以认为证的存在可由药物验证而确认。为进一步验证前述推论，采用药物验证手段，利用动物模型（选用生理性肾虚的老龄鼠和外源性糖皮质激素（皮质醇）造成的下丘脑－垂体－肾上腺皮质轴抑制模型模拟的两种肾阳虚模型），通过一系列的实验研究，发现补肾药可以直接作用于下丘脑，这是肾阳虚的定位依据之一；1990 年，又进行了补肾与补脾药物验证的对比研究，发现补肾药物能改善下丘脑的功能，而健脾药则不能，这是定位依据之二；1995 年设计了 HPAT（下丘脑－垂体－肾上腺皮质－胸腺）轴受抑制模型，NEI（神经－内分泌－免疫）网络受抑制模型，观察补肾药物对其调节作用，证明肾阳虚与 NEI 网络有联系，补肾药是调节下丘脑、NEI 网络、HPAT 轴的有效手段，这是定位研究依据之三；1996 年，观察乌头碱（温补肾阳的代表药）对正常大鼠下丘脑 CRH（促肾上腺皮质激素释放激素）形态与功能的影响（分三个剂量给药）结果进一步证明了温补肾阳药对下丘脑的特异性调节作用，这是定位依据之四；1997 年采用 RT－P C R 化学发光定量方法比较补肾、健脾、活血三类方剂对肾阳虚的大鼠下丘脑促肾上腺皮质激素释放激素 CRFmRNA（促肾上腺皮质激素释放因子）表达水平的影响，结果表明补肾药物可以提高 CRFmRNA 表达水平，从而调节 HPAT 轴受抑制状态，使得神经内分泌和免疫各指标均相应有显著改善，而健脾与活血药则无此作用，说明温补肾阳方药是直接提高 CRFmRNA 表达水平，从而调节了 HPAT 轴的受抑状态，成为肾阳虚证定位在下丘脑的依据之五。说肾阳虚证的主要调节点定位在下丘脑，也可以说是攻克了一个难点。归纳其“思路”是认识到证是功能态，不企望肾阳虚证找到一个和西医直觉的、解剖的、形态的相对应的脏器或组织，而在于找到调节失衡的发病部位与治疗的调节点；其“方法”是从临床（疗效）到实验（动物）到药物（验证）成为一个系统的研究；汲取了近代科学发展的先进学术思想和手段，如神经内分泌免疫学说、激素－受体－基因激活机制，使肾阳虚证的研究从定性、定量到定位得到逐步的阐明。

从脏腑辨证着手，由 3 个轴的功能紊乱推论，肾阳虚证发病环节在下丘脑；从方剂辨证着手，认为肾阳虚证涵盖着NEI网络，其调控中心在下丘脑。沈氏给出证的一个新的定义："证是一种综合性的功能态，有具体的功能网络和调控中心。"

（5）利用基因技术探求肾阳虚证本质

沈氏认为：人类基因既有结构（形），又有功能（态），基因结构的差别和功能的变异，也就是基因的多形性和多态性，形成人体对外因侵犯的千变万化的反应，使得一贯重视外因的现代医学亦得认可"外因必须通过内因起作用"，并把目光逐渐转移到内因，而注意个体化治疗，在这方面已有一些进展。中医的精华在于先"辨证"而后论治，"同病异治"本来就是重视个体化治疗，通过研究"证"和基因多态性之间的内在联系，从基因多态性所带来的该基因功能上的变化、来由探寻"证"的相关基因表达谱。以这样的研究结果采取宏观辨证与微观辨证相结合，可以更有针对性地个体化治疗，同时亦把中医的特色溶入到生命科学的领域。

医学的各证候是机体不同的功能态，该功能态由一系列基因的表达所赋予，并被这一系列基因表达所标识，也即证候的研究可以落实在基因表达谱上。下丘脑是全身植物神经性功能的枢纽，其形态和功能的改变对机体的衰老有明显的影响。1980年Everitt提出"老化钟在下丘脑"的假说，得到了许多人的认同。肾阳虚证的发病环节在下丘脑，其临床表现与衰老有相似之处，实验也证明衰老实质是生理性肾虚。他们利用符合生理性肾虚证的自然衰老大鼠模型（26月龄），并用中药淫羊藿总黄酮（EF）、补肾复方、活血复方分别进行干预，摘取大鼠下丘脑、垂体、肾上腺、脾淋巴细胞，采用美国AffymetrixCo. 的大鼠基因芯片，研究衰老大鼠下丘脑－垂体－肾上腺－胸腺（HPAT）轴的基因表达谱以及药物干预的基因表达差异谱。研究结果提示：在"肾虚证"状态时，HPAT轴上出现了众多分子网络调控规律，表现为：①EF上调多种神经递质受体的表达，通过神经－内分泌－免疫网络的下行通路激活神经内分泌和免疫系统。②EF还通过生长激素轴、性腺轴、淋巴细胞凋亡3个方面的网络机制发挥分子网络效应。③EF在淋巴细胞凋亡和增殖的网络机制中重塑凋亡相关基因及增殖相关基因的良性平衡。由此他们提出"证"的新概念："证是一种有机综合的功能态，由一个调控中心及其所属众多分子网络所构成，作为对外界反应与自我调节的基础"，补肾中药可以对此进行调整。正如美国加州理工学院新近创造了一种"基因调控网络"模型，以此可以解释海胆的胚胎发育不是单个基因，而是一种基因网络式的调控。这一原理同样适用于人类在发育或衰老时无数种不同类型细胞的调控方式和规律，也间接佐证了对"肾虚证"（衰老）提出的分子网络调控概念。

通过对肾虚证的实质研究，沈自尹院士等不仅有提出了基于NEI与分子细胞生物学的"证"的新概念，而且提出了肾－神经－内分泌－免疫网络学说，肾虚证所具有特征性的有序的基因网络调控路线图谱与肾虚证两大基因网络调控路线图谱，为创新中医科学理论作出了很大的贡献。同时，他们通过临床研究模式构建中医科学理论体系的方法是行之有效的，其"方法"是从临床（疗效）到实验（动物）到药物（验证）成为一个系统的研究；汲取近代科学发展的先进学术思想和手段，与中医基本理论和辨证论治有机结合。此外，沈氏严谨的科学态度，良好的科学思想训练，周密的科研设计，对客观性、稳定性、可重复性的执着追求，给整个中医现代化研究带来的启示不容忽视。科研设计严谨，在研究之初即设立统一的诊断标准，对实验步骤严格设计，严格操作。沈氏在研究中将每一项实验或指标测定的具体操作方法、步骤、时间甚至所用药品或试剂的来源、批号等都做了严格规定和详细说明，为了最大限度地严格控制实验条件，他在研究中甚至把同一批号的药品备足了两年的用量，以避免药品批号不同对研究结果产生影响，并对一些指标的测定采用专人负责，以尽量缩小人为因素带来的实验结果上的差异。沈氏的研究中严格设立对照组，除肾阳虚证组外，还设置肾阴虚证组、正常人组、同病异证组和同病无特殊见证组。最为值得肯定的是，他不拘泥于研究之初的设想，有着设想服从事实的良好的思想训练，随着研究揭示的事实不断深化对研究对象的认识，不断改变对一些问题的看法，在此基础上重新设计研究方案，将研究推向深入、前进。如研究中一些指标的测定方法和正常范围是从国外引进的，缺乏适合我国人体的第一手资料，因此研究中根据掌握的实际情况，确定出适合我国人体的指标正常范围；在规范化问题上，他曾四次调整诊断标准，并在1986年制定的诊断标准中加入了尿17羟值和E_2/T（雌二醇/睾丸酮）比值作为参考指标；指标问题上，在初步确立尿17羟后，随研究深入提出“不能一味追求单一的特异性指标”；药物反证法是其研究中的一次重大的思路调整，对其研究的深入开展发挥了不可替代的作用，但他并未因为这一方法在其研究中的重要地位而掩盖其局限性，能正视其中存在的问题，并在研究中尽量寻求解决办法。

6.4 基于“五诊合参”的现阶段证的概念

中医的“证”是临床客观存在的事实，也是联系基础医学与临床医学的纽带和桥梁，长期以来一直为中医界所重视。近年来，“证”的研究越来越受到关注，相继开展了“证”概念的探讨，证候规范化、“证”的实质和“证”的动物模型的研究，同时，还进行了大量的中医辨证的临床研究。这些研究取得了可喜的成绩，它充分证明了中医辨证论治的疗效，但同时也从许多方面反映出中医“证”的研究仍有不少欠缺。

在现阶段，如何明确“证”的概念，实行“证”的规范化，将实验研究与临床研究相结合，将宏观辨证与微观辨证相结合，将西医辨病与中医辨证相结合，达到指导现代临床实践，进一步推动中医学理论体系的创新，这是摆在我们面前必须解决的重要课题。

6.4.1 基于“五诊合参”的现阶段证的概念

通过对肾虚证的实质研究，沈自尹院士等已经提出了基于NEI与分子细胞生物学的“证”的新概念，如“证是一种有机综合的功能态，由一个调控中心及其所属众多分子网络所构成，作为对外界反应与自我调节的基础”。但对于每一个具体的证，要了解其“调控中心及其所属众多分子网络”并不容易，故至少现阶段还不能以此为临床应用的证的基础概念。

我们提出基于“五诊合参”的证的概念，其目的在于既能适应当前的环境，又能为今后的发展打下基础。基于“五诊合参”的证的概念，包含以下几个方面的内容：

（1）是基于症空间$A=A'\cup A''$的证，其中A'，A''分别为中西医的症空间，亦即A'是通过传统中医四诊获取的，而A''是通过第五诊“查”获取的，故A是通过“五诊”获取的。涉及$f''\subset A''\times B'$，即西医症与中医证的关系，此即一般所说的“微观辨证”。西医检测手段（影像学诊断、病理学诊断、基因诊断等）的运用，对于揭示疾病的本质发挥着巨大的作用。我们应该注意到，结合西医学检测手段不仅拓宽和延伸了传统“四诊”的视野，而且在某种程度上能提高中医临床诊治水平。如对症状不明显的糖尿病，根据血糖升高而按中医“消渴”论治；大便隐血试验阳性则按“便血”论治；使中医在所谓“无证可辨”的情况下有了辨证的依据。对于“微观辨证”，目前还不能准确地运用中医基本理论解释其病理机制。根据中医理论和疾病的“外候”所辨析而得出的“证”，与通过微观指标分析所得出的有关“证”的结论，其间存在着较多的歧义。因此，对“宏观辨证”和“微观辨证”的结合还需要一段时间反复比较和深入探索。朱慧华、陈燕萍与虞坚尔等人认为在研究中须注意以下几点：①要给微观指标赋予某种辨证意义，需要经过严格的对比观察，避免只重阳性符合率的片面性。②宏观辨证应当规范化，必须根据中医自身的理论体系对宏观辨证进行界定，这是与微观辨证结合的前提。③以宏观辨证为主体，微观指标作参照，不能以微观指标代替宏观辨证。④微观指标的选择，应考虑其在辨证中的意义，还需注意同病异证、异病同证之间的差异。

（2）把辨病方式看成是辨证方式的一种，涉及病证关系 $h \subset B'' \times B'$。病是指人体机能或病理形态的诊断学概念，反映了疾病内在的病理、生理变化规律贯穿于疾病的全过程。“证”是疾病某一阶段多种因素的概括，反映了人体机能整体调节的即刻状态。一般来说，“证”寓于病之中，病可表现为不同的“证”。以病为经，以“证”为纬，病“证”结合研究更能从疾病的整个发展过程中正确把握“证”的本质。西医的辨病与中医的辨证相结合，已成为中西医临床结合的主要途径之一。这种结合目前只是中西医两套诊治思维的组合，还有待理论高度上的融合。

（3）以临床为主，以实验为辅助，大力总结中医现代临床实践与科学实验。以“异病同治”为突破口，西医对疾病的鉴别和诊断，对疾病的病因、病位、病理变化分析较为具体。疾病之下虽也有分期、分型之类的判断，但与中医“证”的含义不同。中医的“证”主要反映患者机体在患病时的反应状态，而机体在患病时的反应状态在许多疾病中有共同的规律。

（4）“证”的规范化研究，包括证名和诊断治疗的规范。我们规定统一的证名为“*XX* 综合证”，其中“*XX*”包含经中医传统辨证方法确定的证名。“综合”是指在中医证的框架下，综合西医的病与相关检测信息。治疗的规范是指继承“方证对应”传统，“*XX* 综合证”之所以成立，必须有对应的相对稳定的治疗方法。

6.4.2 实例分析 1：脾虚综合证

危北海、金敬善、赵子厚、刘晋生、赵荣莱、李乾构等在“‘脾虚综合征’一种新的病证诊断学概念”一文[4]中提出了“脾虚综合征”（按本文的规则可称之为“脾虚综合证”）。近年来，我们对脾虚证进行了一系列的临床和实验研究工作，取得了不少有意义的资料，为阐明脾虚证的实质提供了科学依据。在此基础上，我们经过系统的综合分析，使我们对脾虚证在理论认识上产生了新的飞跃，有了更进一步的深入认识，我们本着辨病和辨证结合的需要，溶中西医理论于一体，提出一个新的病证概念，认为可以把脾虚看作是一个综合征，称之为“脾虚综合征”。既体现是一个中医辨证论治中的证型，同时又是一个类似现代医学中的综合征（症候群），是中西医结合辨病和辨证结合中的一个新的诊断学的概念。脾虚综合征有它自己所特有的发病机制、病理生理学基础、临床症候表现、诊断标准和相应治则方药，是一个临床基础结合、诊治结合、医药结合的概念统一体。它可以为中西医所理解和接受，并可在临床上得到实际应用。我们认为，建立这样一个新的综合概念，具有重要的临床意义，它加深了对疾病的病理生理学紊乱状态的认识，有利于提高临床疗效。

1. 脾虚综合征的概念

首先要明确指出的，这里的脾虚是指脾气阳虚因为中医认为气、阳属于同一概念涵义，只是程度不同，故可以归属于一类，但不包括脾阴虚。脾虚综合征就是一个根据四诊所见，具有脾气（阳）虚证的症候的一种综合征，且应用健脾益气治法可以获得良好的疗效。一般认为中医脏象学说中的各个脏腑的涵义是一个概念性统一体，它包括有代谢、形态和功能的综合概念。例如中医的脾胃，既不等同于西医所谓的消化系统，更不等同于西医器官的胃、脾和胰腺，但从其所描述的生理功能、病理变化和临床证治的表现来看，又与消化系统及其所属的器官有最密切的联系和颇多类似之处。同样，"脾虚综合征"也是如此。它包括有功能、形态和临床诊治的综合概念。

2. 脾虚综合征的发病机理及病理生理学基础

从中医理论来看，脾主运化，为水谷之海，气血生化之源，称为后天之本。"四季脾脏不受邪"，若机体脾胃素体虚弱或受外邪侵袭，例如饮食失调，寒热不节，劳累过度，烟酒及精神刺激等引起脾胃虚弱，则健运失司，脾气不旺，若病时日久或寒邪直中，引起脾阳亦虚，可以形成脾气（阳）虚损之证。从现代医学来看，我们根据二十多年来的临床观察和实验研究，对脾虚证的实质初步得出了这样一个概念性认识，即该证是以胃肠道的分泌、排泄、吸收和运动功能降低为主要表现的神经体液和免疫调节紊乱和营养代谢低下的一种虚损性的疾病状态，其证候产生的机制是胃肠道的一种虚损性功能低下或失调。其形成的因素，可以是：

（1）由于胃肠道本身存在组织形态学变化，如慢性炎症和组织变性等。

（2）由于胃肠道的单纯性功能性低下或失调。

（3）由于全身性疾病通过神经体液或免疫调节而引起的胃肠道功能性或器质性变化。

但只要病人出现"脾虚综合征"的临床表现，就说明消化道存在这样一种病态变化，其引起的原因可能是多方面的，如器质性的、功能性的或神经体液性的，其病种也是多系统的，不限于消化系统疾病。其主要的病理生理学变化可归纳如下：

就我们所得的实验结果来看，可归纳为两种情况，一种是发现阳性率较高而特异性较差的只能反映一般虚证的共性的指标。它既可以见于脾虚证，亦可以见于肾阳虚证，或可称为非特异性虚证指标。

另一种是发现有少数特异性较强，阳性率也较高的反映脾虚证的个性指标，这可以称为脾虚证的本对特异性指标，其中，尤以经过国内多数单位广泛临床验证（数千病例）和动物实验证实的木糖吸收试验最具有代表性，而且已得到大家公认。所以，我们认为后者是反映脾虚证的特有的病理生理学基础，是区别于其他虚证的本质性改变，也是产生脾虚证的原发的病理特征。因此，根据目前所得的研究资料，可以归纳起来说，脾虚综合征是以消化道的病理生理学改变为基础而引起的一种全身性功能低下的虚损性的疾病状态。在脾虚综合征中所见到的贫血、血清白蛋白降低以及免疫功能低下等变化，均可能属于继发性病变。

3．脾虚综合征的临床表现

脾虚综合征的临床症候主要为食欲不振，脘腹胀满，大便溏泻，四肢无力和面色淡白等，根据这些症候的综合表现或不同组合便可以诊断为该综合征。

（1）食欲不振是脾虚证的一个重要症状。但就其本身而言，却是一个非特异性的症候，可以见于很多疾病，甚至认为是健康的一面镜子，其引起的原因很多，可因全身感染性疾病，精神心理因素或消化系统等多个系统的疾病而产生，然而其基本的病理机制是舌体的味觉改变，各种机体的器质性功能性或精神性损害均可反射性地影响到中枢的进食中枢与饱觉中枢的平衡失调，从而产生舌体的味觉改变，而形成食欲不振，所以不管其原因是什么，只要影响到舌体的味觉，便可以出现这一症状。

（2）腹部胀满，也是脾虚综合征的一个主症。其发生的原因多是胃肠道积气过多，由于胃肠道消化不良，菌群紊乱，酵解增强，产气增加，有的也可能是吞气较多，或肠道麻痹，蠕动减弱，所以，腹胀满闷是胃肠消化吸收不良的主要表现之一。

（3）腹泻便溏。脾虚综合征的腹泻便溏，一般每天大便次数不多，约为2～3次左右，主要是便稀而溏，或含有不消化食物残渣，但无黏液脓血。其形成的机理主要是由于容积性腹泻，肠道对食糜和水分的吸收不良，以致大量水分随粪便而排出，形成稀便，或是肠道蠕动加快，食糜未经充分的消化分解便过快地排出体外；或是肠道消化酶分泌不足或有缺陷，肠道存在大量不能被吸收的水分溶质而产生腹泻便溏，所以说明只要病人出现这一症候，便表示胃肠道存在功能紊乱或有某种器质性改变。当然，在脾虚时也可能出现便秘或大便失调，这均意味着胃肠道存在同样病变，只是表现形式不同而已。

（4）四肢无力全身倦怠和体重减轻，这些都是脾虚证的临床症候，但对脾虚综合征的诊断而言，其特异性不如前数项重要，这些症候可能是继发于胃肠道的消化吸收不良和营养代谢失调，而出现的后续性变化，食欲不振可致摄食减少，营养物质不能满足需要，腹泻可致营养不良，摄入蛋白质和总热量不足，故整个机体代谢处于负平衡状态，从而出现消瘦和全身倦怠等症。

从以上这些症候的临床表现来看，说明其存在着胃肠道的功能失调性变化，不管其原发疾病是功能性的还是器质性的，是全身性的还是局部性的，只要有这些脾虚综合征的临床表现，就表示其胃肠道存在产生这些症候的病变，这就证实了我们提出的观点：脾虚综合征是以消化道的分泌、排泄、吸收和运动功能降低或失调为主要表现的一种全身性营养代谢和适应调节低下的疾病状态。

4．脾虚综合征的诊断标准

根据1982年全国中西医结合虚证和老年病专业委员会所制定的诊断标准为基础，参照我们多年来的临床实践经验，确立脾虚综合征的诊断指标如下：

（1）面色淡白无华。

（2）全身易于疲乏。

（3）四肢无力酸软。

（4）食欲不振，进食减少。

（5）脘腹经常胀满。

（6）大便溏薄或失调。

凡具备以上六项中的四项，而舌象具有舌质淡红、舌体胖肿、舌苔薄白或有齿痕，或有细裂纹，脉象沉缓或细软者方可诊断为脾虚综合征，其中舌象为必备条件。参考诊断指标，则可以加上近年来经广泛临床验证而得到多数公认的木糖吸收试验和唾液淀粉酶活性测定。

我们认为脾虚综合征中的“脾虚”基本上是中医概念，因此只能以中医理论为基础而确定它的诊断标准，别无其他途径，因此它选用的中医四诊所见的症候和脉舌象等诊断指标，而“综合征”则是从现代医学的观点出发，把它看作是一个具有独立诊断意义的病名。因此“脾虚综合征”可以认为是一个中西医结合的新的诊断学上的概念，它既同于“脾虚征”又有别于“脾虚证”，它可以和现代医学的诊断病名结合起来应用，可以为现代医学所接受，如同“肾病综合征”一样可以得到不论是中医或西医的共同理解和认识。根据近年来大量的临床报道表明，脾虚综合征（或者说是中医的“脾虚证”）可以广泛见于100种以上的不同疾病的某一病程发展阶段中，是临床上一种极为常见而多发的综合征，具有重要的理论意义和实用价值。

5. 脾虚综合征的临床应用

一般认为脾胃涉及消化、代谢、免疫、神经、体液等多方面的综合功能，一些原发病灶属于消化系统的疾病，自然多见脾虚综合征，一些原发病灶不在消化系统的疾病，也可以出现该征，并且应用健脾方药同样可以取得良好的效果。初步统计，一般杂病在其发展过程中出现脾虚综合征者达87.9%。仅四君子汤就能治疗30余种病证，说明脾虚综合征在临床上确实属多见，而健脾法有着广泛的应用范围。

脾虚综合征的临床表现大部分可归属于消化系统的功能障碍及其相应的营养代谢失调性变化，如食欲不振，脘腹胀闷，大便溏薄，四肢无力等。根据大多数病例的临床统计分析，证明消化系统疾病如慢性胃炎、溃疡病、慢性结肠炎、胃下垂和胃黏膜脱垂症等中，脾虚证是其主要证型，甚至认为脾胃虚弱是其发病的根本，临床辨证多具有脾胃虚弱的证候，溃疡病中，有60%～70%表现为脾胃虚弱或脾胃虚寒证型，认为脾胃虚弱是其发病根本内因，慢性胃炎中则约有70%左右表现为脾虚证型，其中浅表性胃炎多为脾气虚寒证，萎缩性胃炎多为脾胃虚寒证，肥厚性胃炎多为脾虚湿阻证。胃下垂和胃黏膜脱垂则80%多出现脾气虚证。尤其在消化系统疾病中的吸收不良综合征与脾虚综合征有很多类似之处。吸收不良综合征系指由于各种疾病所致对营养成分的吸收不足而造成的临床综合征，其临床症候为腹泻便溏、四肢乏力、全身倦怠、精神不振、体重减轻和腹部胀满等，进而可产生轻度贫血，全身浮肿和低白蛋白血症等，这些症候均与脾虚综合征所见相同。其次，吸收不良综合征的发病机理是各种原因引起胃肠道的各种消化酶的分泌不足、吸收不良、运动障碍、血循障碍和肠道菌群紊乱等，这些病理生理改变也完全可于脾虚综合征中见到。所以，不论发病因素、临床症候，还是病理机制，两者均是雷同的或者是相当的，甚至可以说吸收不良综合征可能与脾虚综合征属于同一类病证。另外根据“证效相应，以效验证”的原则，以疗效来验证其证型的确切性。根据我们十多年来的临床实验研究和动物实验证实，通过2000多例临床病例三种动物模型，3000多只次动物的实验观察，加味四君子汤确能增强和调节消化系统的功能，改善胃肠道的吸收和分泌作用，提高木糖的吸收率，促进胰腺分泌功能，调节胃液分泌以及缓解胃肠道痉挛，尤其对消化道平滑肌张力及收缩幅度有较强的抑制作用，降低其兴奋性，并可与胆碱能药物毒扁豆碱相对抗，缓解乙酸胆碱和组织胺引起的肠痉挛，产生类似阿托品样作用。临床应用这些方药能消除腹痛，制止呕吐，缓解呃逆，并且其作用在一定范围内随剂量增大而增强。对小肠蠕动则有双相调节作用，当亢进时表现为抑制，张力下降时则有兴奋作用。动物实验研究证明能防止胃溃疡发生，抑制胃液分泌，减少游离酸和总酸度，促进溃疡的愈合，吸附胃酸，降低胃蛋白酶活性和保护胃黏膜的作用。

以上说明只要临床上出现脾虚综合征，应用健脾类方药就能收到相应的良好的疗效。

6.4.3　实例分析 2：小儿感染后脾虚综合证

孟仲法在"'小儿感染后脾虚综合征'的诊断和治疗——附 3 798 例分析"一文[5]中提出"小儿感染后脾虚综合征"（根据本文规定可称之为"小儿感染后脾虚综合证"）。

"小儿感染后脾虚综合征"是笔者多年来在儿科的临床实践中总结并提出来的一种儿科疾病的新概念，本文对 1980 年以来有记录可查，有相关实验检查和治疗研究的本综合征病例 3　798 例的资料进行综合分析，并加以讨论。

1．本综合征的定义和诊断标准

（1）定义："小儿感染后脾虚综合征"是指小儿在一次或多次急性或亚急性感染后不久产生一组与"脾虚证"相似，或以"脾虚证"表现为主的综合征候群，且按健脾和理脾为主的治疗方法治疗可获得良好的疗效。本综合征持续时间较长，可达数月至数年之久，对小儿的健康影响很大，发病率不低，其原发感染以呼吸道感染最为多见。

（2）诊断标准：根据 10 多年来对数千名儿童病例的观察分析结果，确定本征的诊断标准如下：

①有一次或多次的急性或亚急性感染或伴有发热病史者，在急性感染症状消失或基本消失后仍存在本综合征常见的症状和体征（参考第 2、3 条）。

②常见症状：厌食、乏力、多汗、口渴、大便失常（包括便溏或干硬，便秘，便次增多）、睡眠不良、兴奋、咬牙、异嗜、腹痛。

③常见体征：消瘦、身高体重落后于年龄，面色呈苍白、萎黄、少华、有花斑，咽部充血，扁桃体肿大，颈部淋巴结肿大，肺有病理性呼吸音，心脏有收缩期杂音，舌质淡，舌苔花剥、光红、白腻或黄腻。

④实验室检查：轻度贫血，白细胞轻度增加和中性白细胞百分率增加；尿中淀粉酶含量偏低；细胞免疫功能偏低；血中免疫球蛋白如 IgG 及 IgA 偏低，免疫复合物增高；头发微量元素测定中有锌、铁、铜、钴、镍、钙的偏低和铅的偏高。

凡存在上述第①，又有②、③中症状和体征各 3 项（包括 3 项）以上者，并在实验室检查中有 2 项阳性所见者即可定为本综合征，但要慎重排除其他类似疾病，如结核病和胶原系统疾病等。

2．发病情况

（1）发病率：本病的发病率不低，根据我院儿科门诊的不完全统计，约占门诊来诊患儿中的 5% ~10%。1983 年曾对杨浦区部分小学和幼儿园的 1 354 例儿童调查的结果，按诊断标准符合小儿感染后脾虚综合征标准者达188例，占全部受检儿童的13.88%。

（2）性别和年龄：1 708例患儿的性别和年龄分布情况如下：男性994例，女性714例，男女之比为1：0.72，男多于女；1～3岁为953例；4～6岁为471例；7～9岁186例；10～12岁98例。以婴幼儿为最多。

（3）原发感染疾病：根据确诊的404例患儿的调查，因呼吸道感染（包括上感、支气管炎、肺炎）引起的为334例，占82.67%；因消化道疾病（包括胃肠炎、肠炎、痢疾和肝炎）引起的为55例，占13.61%；其他感染（有淋巴结炎、中耳炎、皮肤感染等）引起的为15例，占3.71%。因此呼吸道感染，尤其以反复发生的呼吸道感染为本综合征的最重要原因。

（4）病程持续情况：本征病程较长，一般在3个月以上，最长的可达6年以上。

3. 临床表现

（1）常见症状：厌食，达100%的发生率；乏力，发生率80.70%；多汗，发生率98.70%；口渴，发生率80.00%；大便失常，以大便干硬为多见，个别患儿便次增多，大便软烂或稀溏，发生率为73.30%；发热及鼻塞咳嗽，发生率为42.60%。

（2）常见体征：面色异常，以苍白、萎黄、少华为多见，达98.70%，或兼有面部花斑（白色），发生率为36.00% ～60.40%；有87.80%的患儿出现舌苔异常，其中淡胖白润占26.60%，光红无苔占20.00%，黄腻苔占18.60%，白腻苔占34.00%，花剥苔占22.60%（其中兼有两种以上情况者）；咽部充血都较明显，达98.70%；扁桃体肿大，都在Ⅰ～Ⅲ度之间，充血明显，有的有脓性渗出物，发生率达78.00%；颈部淋巴结增大，极大多数患儿有颈及颌下淋巴结增大，豆粒至白果大小不等，部分有压痛，有的还延及胸锁乳突肌、耳后及枕部的淋巴结肿大，发生率达95.30%；心脏杂音，不少病儿在心前区可听到Ⅰ～Ⅱ级收缩期软性杂音，可持续较久，有的时有时无，经心电图检查无异常，发生率为43.30%；肺的病理呼吸音，病儿常伴反复呼吸道感染，体检时常可听到罗音、鼾音、哮鸣音等病理呼吸音，发生率为42.60%；体重、身高落后，体重低于正常标准者达58.00%。患儿外观形体偏于消瘦矮小。

（3）实验室检查

①血液：血红蛋白90～110g/L之间为最多，90.60%；红细胞以$3.0 \sim 3.5 \times 10^{12}/L$为最多，达67.30%；白细胞$>10 \times 10^{9}/L$者达22.00%，中性白细胞>0.6者达61.30%；

②生化：尿中淀粉酶用苏氏法测定<100U者（正常为100U以上）达75.30%，尿中17羟及17酮的测定采用Raddy及Rornel改进法。17羟测定结果35.70%患儿偏高于正常。17酮测定结果98.60%的患儿高于正常值，仅1.40%患儿在正常范围内。

③免疫功能的检测：淋巴细胞转化试验：<60%者达78.40%；玫瑰花环形成试验：<60%者为70.60%；免疫球蛋白血中含量IgG<760mg/dl的为31.60%；IgA<71mg/dl的为18.18%；IgM<48mg/dl的为7.70%，余正常；血中免疫复合物OD450>0.05的达80.43%。

④头发中微量元素的测定：对137例患儿锌、铜、铁三种微量元素的测定结果为锌低于正常值109例，占79.56%；铜低于正常值者为30例，占21.89%；铁低于正常值

68例，占49.63%。

4. 讨论

（1）病名的确立

本综合征是由“感染”和“脾虚”两个概念组成的。根据现有的资料来看，存在感染是可信的，如临床上感染症状和体征的出现，尤以呼吸系统更为突出；实验室数据中如白细胞的增加、中性粒细胞百分率的增高，血中免疫复合物的形成和增高都足为佐证。患儿的临床表现也符合中医脾虚证的表现，其细胞免疫功能的降低及尿中淀粉酶含量的偏低，都支持脾虚证的存在。本综合征的名称是笔者受1944年Powers氏所提出的“链球菌感染后状态”（Post Strptococcus Infertious Stutes）一名的启发而提出来的。链球菌感染后状态是指链球菌感染后较长期反复存在的某些临床症状，而又不够风湿热病的诊断标准者。小儿感染后脾虚综合征有感染，但非特异性限于某些感染，临床上也有较长的类似脾虚证的表现，且仅以抗生素等治疗效果不理想，在停用抗生素改以健脾为主的辨证施治和食治后常能获得良效，提示这是在感染的基础上继发的脾虚证。经过多年来对此类病例应用健脾扶正清热祛邪的治疗法，取得比仅用抗生素治疗为佳的效果。

（2）治则的确立

中医的“脾”涉及以消化系为主的多系统、多脏器、多种组织的功能。不少研究结果指出，脾虚之证，多呈现消化系统吸收功能减退，植物神经功能紊乱，免疫功能降低，代谢失常，如低蛋白血证，环磷酸鸟苷和环磷酸腺苷低于正常，皮质类固醇的偏高或偏低，都说明了脾虚是由于广泛的消化系统机能障碍，进一步引起全身适应调节和营养代谢失调的状态。本文中部分病例曾作上述有关检查，情况类似。中医文献中类似本征表现的记载不少。如《诸病源候论》中“温病瘥后诸病候”篇云：“因温热病，发汗吐下之后，热邪虽退，而气血损伤，腑脏皆虚故因而生诸病。”又谓：“夫人荣已先虚，复为邪热所中，发汗吐下之后，经络损伤，阴阳竭绝，虚邪始散，真气尚少，五脏犹虚，谷神未复，无津液以荣养，故虚羸，损伤而生众病也。”又指出：“时气之病是四时之间，忽有非节之气伤人，客于肌肤，与气血相搏，故头痛壮热，热歇之后，不嗜食而面青者，是胃内余热未尽，气满故不嗜食也。”又如《类证治裁》“脾胃”篇谓：“凡病后热伤肺胃津液，以致虚痞不食，舌绛嗌干，烦渴不寐，便通不爽，此九窍不和，皆胃病。”纳食不佳是本征最为突出的症状，时邪外感后，胃中余热不清，热伤肺胃津液，故清热养阴也就成为主要的治则。从所立的四张基本方来看，其辨证论治的着眼点为脾、肺、肾三脏，调整此三脏可起到调节机体的免疫功能的作用。在治疗过程中，针对性的食物疗法和饮食指导发挥了重要的辅助作用，改善了胃肠的消化吸收功能，恢复了营养代谢中的正常平衡。

6.5　新方证关系与方综合证

6.5.1　传统的方证对应

王阶、张兰凤、王永炎院士等在“方证对应理论源流及临床研究”、“方证对应研究”等文[6,7]中指出，证候与复方是中医重大关键科学问题的两个方面，将方证结合进行综合研究，探求方证间的内在联系，更确切地用于临床，几千年来一直为中医界所关注。深入研究方药与证候的对应关系，对阐明中医药作用机理及提高临床疗效都具有重要意义。

1. 方证对应历史源流

1973年长沙马王堆汉墓出土的《五十二病方》记载了283首涉及内、外、妇、儿各科证治的方药，且多为复方。从该书的相关分类及所用之药桂、椒、姜等若干组方来看，已经摆脱单纯经验用药的状况，开始进入辨证论治的阶段。在武威汉简中，有《治百病方》，其方已开始有辨证论治的思想。但对方证将治则治法、组方配伍不断完善上升到理论，使辨证论治和方证对应确立的应是张仲景的《伤寒杂病论》。

伤寒论原文16条云："太阳病三日，已发汗，若吐，若下，若温针，仍不解者，此为坏病，桂枝不中与之也。观其脉证，知犯何逆，随证治之"。这即是辨证论治的确立。研读伤寒论会发现，伤寒论中113方都是"证以方名方由证立"，方证一体，构成了伤寒论证治的主要内容。

皇甫谧《针灸甲乙经·序》云："伊尹以亚圣之才，撰用神农本草经，以为汤液。近世太医令王叔和撰次仲景遗论甚精，皆可施用。"说明伤寒论本神农学派和《汤液经法》的主要内容，按照方剂的组成和适应证，设立了伤寒论方证体系。方证体系特征是病下系证，证下列方，方随证出，辨证论治，理法方药一体。

至唐，孙思邈著《千金翼方》，其《千金翼方·卷九》序文中说："伤寒热病，自古有之，名贤睿哲，多所防御，至于仲景，特有神功，……旧法方证，意义幽隐，乃令近智所迷，览之者造次难悟。今以方证同条，比类相附，需有检讨，仓卒易知。"所以，孙思邈将伤寒论方证同条，比类相附。方证相对，成为千金方伤寒方证的一个特征。

清代以降，柯琴及徐大椿作为方证一体的倡导者对伤寒研究有了更深进展。柯琴将汤证分隶于六经脉证之下，并分经阐论本证主治、变治，随证治逆等法，全书列桂枝、麻黄、柴胡、黄连等汤证30余种，统辖仲景百余方治。徐大椿经30年之探求，认为《伤寒论》不类经而类方，从流溯源，将仲景113方进一步归类于桂枝汤、麻黄汤、葛根汤等12类，各类主证中，先出主方，随以论中用此方之证列于方后，成为以方类证，证从方治的方证对应学说。上两种方法及学说使伤寒论汤证之法确立于世。

2. 方证对应的概念

方证对应也称方证相应，是指方剂的主治病证范畴及该方组方之理法与病人所表现出来的主要病症或病机相符合。无论是先辨证后处方（辨证论治），或是先有处方后辨方与证相符与否（方剂辨证），都以方证对应为原则，即方证对应是辨证论治与方剂辨证的总目的。

方证对应的思想是以药物（方）的阴阳寒热之偏来纠机体阴阳寒热之偏（证）。热证用寒药，寒证用热药，虚证用补药，实证用泻药。这种法则在《素问·至真要大论》中有诸多论述，如："寒者热之，热者寒之，微者逆之，甚者从之……上之下之，摩之浴之，薄之劫之，开之发之，适事为故"等等。

3. 方证对应关系

方证对应不仅可一方与一证相对应，也指一方与多证相对应。方剂由药物组成，其中蕴含了药物功效、四气五味、归经等方面的特性，方剂的功效取决于药物的特点。研究发现，一种药物在同一首方中，可取其某一种功效对应相关的疾病，由于同一药物的其它组分尚具备另外的功效，故本方还能对应另一种疾病。一方多证是以方中药物具有多层次、多方位的作用特点为基础，其在不同环境中有不同功效，因此掌握一个方的多面性有重要意义，对不同疾病，应用同一方会更为灵活自如。

4. 方证对应是中医治病的优势和特色

中医学在认识疾病过程中，没有采用西医分析还原的方法，治病也没有从寻找特异性病因入手，而主要观察和辨别患者的机体反应状态，即使病因不同，机体主要反映状态相同，也给以相同的方药治疗。另一方面，按西医诊断认为是同一种疾病，由于患者的反应状态不同，所处的方药就不同。所以方证成为中医学诊断治疗最为重要的单位。临床上疾病谱不断变化，但机体反应方式的证没有变，抓住主要证候，就能使用古方治今病。即使是那些病因尚不明确或无特效疗法的疾病，中医仍有其治法。目前用黄连解毒汤治疗脑血管意外，用白虎汤治疗乙型脑炎，用半夏泻心汤治疗幽门螺杆菌感染，用小柴胡汤治疗艾滋病等报道，即是对中医特色优势的最好诠释。

5. 方证对应与辨证论治的关系

方证对应是辨证论治的重要环节。辨证论治是理、法、方、药的有机结合体，辨证是理，论治是立法、处方、用药，理、法、方、药环环相扣，证变则法、方、药都随之改变，即随证治之；证不变则法、方、药都不变，即方证对应。不管何种辨证方法，最后总要落实到一个证和一个或几个与之相对应的方剂上进行治疗，证与方剂之间愈是丝丝入扣，疗效就愈佳。方剂乃是根据证而立法选药、配伍组合而成，方与证之间有着内在的牢固的对应关系。这就是辨证论治中的方证对应。因此，当辨证论治成为一个完整的中医诊治体系时，方证对应便成为辨证论治中的一个重要环节。

6.5.2　新方证关系与方综合证

对于传统中医而言，症证、证方、方药之间的关系可形式地表示为：

$$f' \subset A' \times B',\ g' \subset B' \times E',\ m' \subset E' \times C'$$

现在是扩展为：

$$f \subset A \times B,\ g \subset B \times E,\ m \subset E \times C$$

其中 $A = A' \cup A''$，A'，A''分别为中西医的症空间，亦即 A'是通过传统中医四诊获取的，而 A''是通过第五诊“查”获取的，故 A 是通过“五诊”获取的；$B = B' \cup B''$，B'，B''分别为中西医的证空间与病空间；$C = C' \cup C''$，C'，C''分别为中西医的药空间；$E = E' \cup E''$，E'，E''分别为中西医的方空间。

假设我们现在仅考虑中医药的传统方，即对于 $E = E' \cup E''$，仅考虑 E'，而研究“证”方关系 $g_{31} \subset B \times E'$。这种关系可以包含三个方面的内容：中医药的传统方与中医传统证的关系，中医药的传统方与综合证的关系，中医药的传统方与西医病的关系。相对于中医药的传统方证的关系，后两者应该属于新方证关系。

对于 $g_{31} \subset B \times E'$，根据传统的方证对应、以方辨证，可形式地表示为 $\forall e \in E'$，$g_{31} \circ e \subset B$，并称 $g_{31} \circ e = B_i$ 为 e 方综合证。一般称之为 XX 方综合证，其中的 XX 包含传统方名，如不需要明确方名，则简称为方综合证。由于方证对应是指方剂的主治病证范畴及该方组方之理法与病人所表现出来的主要病症或病机相符合。因此也包含一组方或具体的治法所对应的方综合证，故 *XX* 方综合证，其中的 *XX* 也可包含治法名，也可简称之为 *XX* 证（*XX* 为方或治法名）。

通过现代的临床实践，我们获取了大量的新的方证关系，其代表为方综合证。方证关系的关键是方证对应，临床疗效取决于方证的对应程度。故，方证之间必然存在一种特殊的对应关系，阐明这种特殊对应机理是方综合证研究深化的关键。

日本伊藤嘉纪通过对五苓散方证的研究认为，五苓散的利尿作用是通过调整渗透压调节点来恢复水液代谢正常的。在给正常人和动物用五苓散时看不到利尿现象，如果让人和动物大量出汗，造成太阳病蓄水的津伤水停，出现五苓散证后再服五苓散，则看到明显的利尿作用，因而认为五苓散方与五苓散证之间，存在着特异的方证对应关系。此实验说明方证的契合可以针对某一个调节点，这个调节点是方证对应关系的靶点。

对六味地黄汤方证的文献综述认为，统计该方文献 3 012 篇，可治疗西医的 100 余种疾病，中西医病种及证候 435 种。以一个 6 味药组合的方剂，有如此宽的治疗范围，除了其具有调节肾、性腺、生殖、免疫等系统的种种功能之外，该方应有一个针对证候的特殊调节系统，这个调节系统，也可以用方剂多组分、多途径、多靶部位的整合调节假说来阐明。

6.5.3 实例分析 1：血府逐瘀方综合证

1. 血府逐瘀方

血府逐瘀汤源于清代医家王清任所著《医林改错》，为理气活血的代表方。由当归、生地黄、桃仁、红花、赤芍、枳壳、甘草、柴胡、川芎、桔梗、牛膝组成，具有活血化瘀而不伤血，舒肝解郁而不耗气的特点。主治“胸中血府血瘀之证”。

本方由桃红四物汤（赤芍易白芍，生地易熟地）合四逆散（枳壳易枳实）加牛膝、桔梗而成。桃红四物汤专于养血行瘀，王氏以生地易熟地，赤芍易白芍，更增强攻逐“血府血瘀”之力，综观全方，以活血祛瘀药为主，配疏肝理气之品，寓行气于活血之中，气血兼顾，攻中寓补，升降同施，从而使气血流畅，瘀去新生。

2. 血府逐瘀方综合证

$\forall e \in E'$，$g_{31} \circ\ e \subset B$，并称 $g_{31} \circ\ e = B_i$ 为 e 方综合证。现设 $e =$ “血府逐瘀方”，则称 $g_{31} \circ\ e = B_i$ 为血府逐瘀方综合证。根据方证对应规则，血府逐瘀方综合证包含两部分内容，其一是传统的方证；其二是我们称之为新的方证。

（1）血府逐瘀方传统的方证

《医林改错》曰：“立血府逐瘀汤，治胸中血府血瘀证”。书中列举了头痛、胸痛、胸不任物、胸任重物、天亮出汗、食自胸后下、心里热（名曰灯笼病）、瞀闷、急躁、夜梦多、呃逆、饮水即呛、不眠、小儿夜啼、心跳心烦、夜不安、肝气病、干呕、晚发阵热等十九病证。

（2）血府逐瘀方新的方证

邓铁涛教授认为：血府逐瘀汤能统治因瘀血所致之胸部疾患，如胸痛、胸膜炎、胸部外伤等。近代的适用范围极为广泛，几乎遍及临床各科各系统疾病，包括心血管、消化、呼吸、生殖、血液、内分泌、精神神经、五官、运动等各系统疾病病种近百余种。

3. 血府逐瘀汤现代研究（这里重点是围绕冠心病）

（1）血府逐瘀汤拆方临床研究

王阶、荆鲁、衷敬柏、王永炎、马丽红、刘剑刚等在“血府逐瘀汤拆方临床研究”一文[8]中，报告了他们的实验情况：

☆　目的：探讨血府逐瘀汤不同拆方治疗冠心病心绞痛血瘀气滞证的临床疗效，以期进一步阐明该方作用机理及配伍规律。

☆　方法：123例冠心病心绞痛病人随机分为血府逐瘀汤原方组、精制血府逐瘀组、药对配伍组、安慰剂组4组进行干预治疗。

☆　结果：①4组心绞痛与血瘀气滞证证候疗效依次为血府逐瘀组，精制血府逐瘀组，药对组，安慰剂组（$P<0.01$）。②血液流变学：疗后血府逐瘀组全血黏度、血小板黏附性降低，红细胞变形性升高（$P<0.05$）；精制血府逐瘀组全血黏度、血小板黏附降低（$P<0.05$）；药对组血小板黏附、血浆黏度降低（$P<0.01$）；安慰剂组血小板黏附降低、红细胞变形性升高（$P<0.01$）。③4组治疗后血脂变化无显著性差异。④4组治疗后一氧化氮升高，拆方各组有显著性差异（$P<0.05$）；4组间治疗后ET无显著性差异（$P>0.05$）。血府逐瘀组组织型纤溶酶原激活物疗后有显著性差异（$P<0.05$）。⑤炎症指标：血府逐瘀组、精制血府逐瘀组、药对组治疗后$IL-6$均降低，安慰剂组治疗后$IL-6$升高，经t检验有显著性差异（$P<0.05$），4组间比较有显著性差异（$P<0.05$）。

☆　结论：①临床疗效及客观指标改善与方剂组成及方证对应的程度相关；②血府逐瘀系列拆方药物具有其相同的物质作用基础，随着复方配伍的改变，作用程度及作用靶点出现差异；③病证结合、方证对应进行拆方研究有利于阐明病证关系及作用机理。

（2）实验研究

☆　血府逐瘀汤对冠心病PCI后再狭窄的防治研究

陈可冀院士在“血瘀证与活血化瘀治疗的研究”一文[9]中指出，应用血清药理学方法的实验研究证实，血府逐瘀汤可以抑制血管平滑肌细胞（VSMC）的增殖，影响PDGF-A及B、c-fos、ras及c-myc等基因的mRNA表达水平。在国家“八五”攻关研究中，笔者等与北京大学第三临床医学院及北京安贞医院合作先期观察了265例PTCA及支架植入成功的患者应用血府逐瘀系列制剂的效果。其再狭窄率及发生心绞痛率低于单纯应用西药者。在科技部“十五”攻关项目中，我们与北京安贞医院、北京同仁医院、中日友好医院和广东省中医院等合作，多中心RCT观察了335例血府逐瘀汤效果，其脉造影复查率为47.7%。由血府逐瘀汤之有效成份赤芍苷、川芎酚组成的芎芍胶囊与常规西药加安慰剂组比较，其重复PCI的百分率分别为1.91%和4.46%。前者生存时间延长，血瘀证记分明显为低，有进一步临床应用意义。

☆　血府逐瘀浓缩丸防治经皮血管腔内成形术后再狭窄的研究

陈可冀院士、史大卓、刘建勋、马晓昌、陈明哲、毛节明、李荔、陈进益等在“血府逐瘀浓缩丸防治经皮血管腔内成形术后再狭窄的研究”一文[10]中指出，经皮冠状动脉腔内成形术（PTCA），因无需开胸而获冠状动脉血运重建之效，成为治疗冠心病的主要有效方法之一。但其术后的高再狭窄发生率（30%~35%）限制了其临床应用和远期疗效，现代医学目前对此尚无真正有效对策。中医认为PTCA后再狭窄的形成基本上可归属于“血瘀、心脉瘀阻”的范畴。因此，国家“八五”期间，我们选用传统中医活血化瘀名方血府逐瘀汤制剂——血府逐瘀浓缩丸，从临床和实验两方面进行了防治 PTCA 后再狭窄的临床和实验研究。

临床研究选择了 1991～1995 年北京医科大学第三临床医学院 PTCA 成功的冠心病患者 73 例，随机分为西药常规治疗加血府逐瘀浓缩丸组（简称加中药组）35 例和西药常规治疗组（简称西药组）38 例。所有病人皆坚持肝素、阿斯匹林、钙拮抗剂和硝酸酯类药物等西药常规治疗。加中药组在西药常规治疗的基础上，口服血府逐瘀浓缩丸，每次 6 克，每日 3 次，连续 6 个月。两组病人冠状动脉造影显示的冠状动脉病变程度、部位、术前病人的病史、冠心病的类型及中医血瘀症状的表现轻重基本相似，具有可比性。观察时间一般为 6 个月。结果表明，加中药组 35 例患者，6 例复发心绞痛，复发率为 17%。西药组 38 例患者 15 例复发心绞痛，复发率为 39%；20 例复发绞痛患者均有显著的胸痛、舌质紫暗或有瘀斑瘀点、脉涩等血瘀症状，其血瘀证候积分值较未复发患者明显升高（$P<0.01$）。说明中医血瘀症状的轻重和再狭窄的形成密切相关。加中药组治疗后血瘀症状明显改善，西药组治疗前后血瘀症状变化不明显。西药组 15 例复发心绞痛患者，12 例重复冠状动脉造影复查证实有再狭窄形成 11 例；加中药组 6 例复发心绞痛，5 例重复冠状动脉造影复查，证实有再狭窄形成 4 例，表明 PTCA 后临床心绞痛的复发和冠状动脉重复造影检查结果有较好的一致性。

防治家兔髂动脉 PTCA 后再狭窄形成实验研究证明，血府逐瘀浓缩丸具有抑制血管平滑肌细胞（VSMC）增生、动脉内膜增厚，降低再狭窄发生率，防止再狭窄形成的作用。抗动脉粥样硬化的研究表明，本药可调整脂质代谢、抑制动脉斑块形成、降低家兔冠状动脉病变的发生率、抑制 VSMC 增生相关基因血小板衍化生长因子（PDGF）、c-myc 基因表达和调节血浆内皮素和降钙素基因相关联血浆浓度等作用。同时，我们将血清药理学方法引入体外细胞培养实验中，证明血府逐瘀浓缩丸水溶液和服药后家兔血清均对 VSMC DNA 合成有显著的抑制作用。血府逐瘀浓缩丸在体内外确均有抑制 SMC 增殖的作用，血府逐瘀浓缩丸确含抗 VSMC 增殖的有效成分。

PTCA 后再狭窄的预防，是日前世界心血管病防治领域普遍关注的问题。本课题首次将活血化瘀方药引入 PTCA 后再狭窄的防治研究，实验和临床皆显示有肯定的效果。为 PTCA 后再狭窄的防治展示了希望的前景，值得进一步验证，以推广临床应用。

6.5.4 实例分析 2：活血化瘀方综合证

1. 活血化瘀治法

医圣张仲景活血化瘀复方的古方新用有用当归芍药散治疗痴呆、记忆力减退；温经汤治疗闭经、带下；红兰花酒治疗妇科病、胸痛；鳖甲煎丸治疗肝脾肿大；大黄䗪虫丸治疗风心病；桃仁承气汤治疗精神疾病；大黄牡丹皮汤治疗阑尾炎；抵当汤治疗月经不利；下瘀血汤治疗产后腹痛；王不留行散治疗外伤性出血。

清代王清任十分推崇活血化瘀治法，认为应“气血为先”，“气有虚实，血有亏瘀；标而本之，本而标之”是很重要的，并创立了一系列活血化瘀复方，被广为应用。

陈可冀院士在“血瘀证与活血化瘀治疗的研究”一文[9]中指出，常用的活血化瘀复方有：行血定痛之血府逐瘀汤或活络效灵丹；益气通络之补阳还五汤；破血消瘀之大黄䗪虫丸；化瘀清热凉血之桃仁承气汤或仙方活命饮；祛瘀生新之少腹逐瘀汤；行血止血之圣愈汤进退；祛瘀生新之桃仁承气汤或抵当汤；化瘀止痛续筋骨之七厘散及跌打丸；助孕安胎之得生丹加味；散寒祛瘀之温经汤；清除热毒化瘀之犀角地黄汤；化瘀利水之当归芍药散；化痰祛瘀之活血方加半夏白术天麻汤，或涤痰汤或温胆汤等。其他如丹参饮、失笑散、四妙勇安汤、桃红四物汤、化四生丹、冠心 2 号方等，也是十分得心应手的复方。

本课题组对 8 个经典活血化瘀复方就心脑血管药效学强度进行了比较研究，证实清代王清任的几个复方效能较好。

2．与血瘀证表现相关的疾病

陈可冀院士在“血瘀证与活血化瘀治疗的研究”一文[9]中指出，我们的临床研究认为，血瘀证与微循环障碍、血液流变性失常、血流动力学异常和结缔组织代谢异常等有关，至少以下疾病可能与血瘀证表现相关。根据其程度不同，可进行相应的合理治疗。这些疾病包括：

（1）心血管系统：冠心病心绞痛、急性心肌梗死、风湿性心脏病、心力衰竭、各类脉管炎等。

（2）消化系统：溃疡病、胃炎、消化道出血、慢性肝炎、肝纤维化等。

（3）呼吸系统：慢性阻塞性肺疾病、高原反应等。

（4）泌尿系统：急慢性肾炎、血尿等。

（5）血液系统疾病：真性红细胞增多症、紫癜、再生障碍性贫血、弥漫性血管内凝血、高黏血症等。

（6）神经精神系统：脑中风、脑外伤、慢性头痛、震颤麻痹、周围神经疾病、精神分裂症等。

（7）免疫系统：硬皮病、红斑狼疮、类风湿性关节炎、荨麻疹、血管神经性水肿等。

（8）代谢系统：高脂血症、糖尿病神经血管并发症等。

（9）结缔组织系统：灼伤及外伤性皮肤瘢痕、角膜瘢痕等。

（10）妇产科：功能性子宫出血、痛经、子宫内膜异位症、宫外孕、盆腔炎、子宫肌瘤等。

（11）儿科：新生儿硬肿症、肝炎及紫癜等。

（12）皮肤科：红斑结节类病、色素沉着、性病、酒糟鼻等。

（13）眼科：视网膜血管阻塞病、眼部免疫病及退行性病。

（14）口腔及耳鼻喉科：三叉神经痛、突发性耳聋等。

（15）骨科：骨折等。

（16）外科：部分急腹症等。

（17）肿瘤科：血管瘤、肝癌等。

（18）器官移植：排异反应等。

3．现代血瘀证诊断标准的创立

陈可冀院士在“血瘀证与活血化瘀治疗的研究”一文[9]中指出，1988 年 10 月，我们在北京主持召开了“血瘀证国际会议”，提出了以下参考标准。该标准获得日本、韩国等国际学术界的认同。其诊断标准包括：①舌紫暗或有瘀斑瘀点；②典型涩脉或无脉；③痛有定处（或久痛、锥刺性痛、不喜按）；④瘀血腹证；⑤瘀积；⑥离经之血（出血或外伤瘀血）；⑦皮肤黏膜瘀血斑，脉络异常；⑧痛经伴色黑有血块或闭经；⑨肌肤甲错；⑩偏瘫麻木；⑪瘀血狂躁；⑫理化检查具有血液循环瘀滞表现。以上表现中的任何一项都可诊断为血瘀证。该标准既突出了中医传统特色，又兼顾了现代医学检查结果，可谓宏观与微观的结合。

4．实验研究

陈可冀院士、李连达院士、翁维良等在“血瘀证与活血化瘀研究”一文[11]中指出，血瘀证与活血化瘀研究一直是传统中医药学和中西医结合研究中最为活跃的领域。自20世纪六七十年代以来，中国中医研究院西苑医院血瘀证与活血化瘀研究课题组在继承传统中医的基础上，注重创新和发展，经过三代人、前后40余年的连续攻关，在血瘀证基础理论、活血化瘀方药治疗冠心病和介入治疗后再狭窄作用机制、血瘀证诊断和疗效判定标准及防治冠心病和动脉粥样硬化新药研制开发等研究方面皆取得突出成果，推动了中医药现代化研究的进程，带动了中医药学基础和临床研究的发展。本课题被评为2003年度国家科学技术进步一等奖，成为建国以来我国在传统中医药研究领域的历史最高奖项。

传统中医药学关于血瘀证的认识，涉及多方面内容，如“血行失度”、“血脉不通”等，可有“内结为血瘀”、“污秽之血为血瘀”、“离经之血为血瘀”和“久病入络为血瘀”等不同类型；临床症状和体征有舌质紫暗或瘀斑、痛有定处、癥瘕积聚等。但是，“血瘀证和活血化瘀”内涵的阐释还相对缺乏客观的描述和科学的界定。血瘀证与活血化瘀研究课题组将血瘀证的病因病机、整体宏观的临床症状和体征描述与现代医学微观病理生理改变相结合，进行系统比较、归纳、分析研究，证明血瘀证与血液循环和微循环障碍、血液高黏滞状态、血小板活化和黏附聚集、血栓形成、组织和细胞代谢异常、免疫功能障碍等多种病理生理改变有关，其中以心脑血管病为主，也可包括感染、炎症、组织异常增殖、免疫功能和代谢异常等多种疾病，发展了血瘀证理论，揭示了血瘀证的科学内涵。

在传统中医活血化瘀中药古代文献论述的基础上，本课题组经过大量的临床实践观察和系统的基础实验研究，从临床实际应用出发，进一步规范了活血化瘀中药分类方法，将常用活血化瘀中药分为和血药、活血药和破血药三类：①和血类药物指有养血、和血脉作用者，包括当归、丹参、生地黄、鸡血藤等6种；②活血类药物指有活血、行血、通瘀作用者，包括川芎、红花、三七、牛膝等20种；③破血类药物指破血消瘀作用峻猛者，包括大黄、水蛭、三棱、莪术等11种。同时证明活血化瘀类中药的作用机制主要在于活其血脉（改善心脑血管功能、血液物理化学性状、血小板及凝血系统功能、微循环等生理功能）、化其瘀滞（抗心肌缺血、脑缺血，抑制血小板聚集，抗凝、抗血栓形成等）。此外，本课题组还证实活血化瘀药物具有以下作用：抑菌、抗病毒，抑制炎症反应，治疗感染性疾患；调节免疫功能，加强机体免疫，提高抵抗力，用于感染性疾患；抑制免疫反应，用于免疫性疾患或器官移植等；抑制组织异常增殖，治疗恶性组织增殖（肿瘤）或良性组织增殖（息肉、瘢痕）等。为拓展活血化瘀方药的临床应用范围、提高临床用药的针对性提供了科学的依据。

长期以来，活血化瘀方药主要用于跌打损伤、癥瘕积聚、妇科疾患等病证，较少用于冠心病的治疗。本课题组根据传统中医药学关于血瘀证的理论认识，病证结合，将冠心病的主要病理环节如血栓形成、血小板活化、血管狭窄、痉挛等和血瘀证联系起来认识冠心病发生的中医病因病机，认为冠心病无论虚实，“心血脉瘀滞、不通则痛”总是其病因病机的一个重要方面。首先倡导用活血化瘀方药治疗冠心病心绞痛、心肌梗死，临床疗效较传统的宣痹通阳法有了明显提高，并从血液生物流变学、血小板功能、细胞生物活性因子、基因蛋白表达的分子水平揭示了活血化瘀方药治疗冠心病的作用机制，使活血化瘀成为现代中医临床治疗冠心病的主流和首选疗法。同时，首先倡导采用随机、双盲、双模拟、多中心的临床研究方法客观评价活血化瘀方药治疗冠心病的安全性和有效性，显著提高了中医药临床研究的科学水平。20世纪80年代以来，冠心病的治疗进入了冠状动脉介入治疗时代，但介入治疗后的再狭窄成为限制冠心病介入治疗长期疗效的难点和焦点，2000年以前，尽管现代医学应用许多新的药物和机械方法加以干预，但冠心病介入治疗后再狭窄发生率仍在30%左右。本课题组针对再狭窄形成的病理生理改变如血管内膜损伤、平滑肌细胞增殖、胶原沉积等，认为再狭窄的形成和中医血脉瘀滞相关，首创活血化瘀制剂防治冠心病介入治疗后再狭窄，实验证明活血化瘀制剂可干预再狭窄形成的许多病理环节，临床研究证明此类药物可减少介入治疗后冠心病心绞痛复发，预防再狭窄形成，为这一国内外心血管病防治研究领域的难题开辟了中医药治疗的新途径。由于血瘀证病理生理改变和活血化瘀方药作用机制的揭示，活血化瘀方药在临床各科得到了普及应用，如急腹症、妇科病、风湿疾病、脑血管病、骨伤科疾病、五官科疾病、肿瘤等，显著提高了中医临床疗效，同时也促进了国际间的学术交流，某些活血化瘀方药的临床疗效在一定程度上得到了国际范围内的认可。

在基础研究及中药新药开发研究中，创建了多种血瘀证动物模型和心血管疾病模型，如中国小型猪冠状动脉血栓形成模型、心肌细胞损伤模型、家兔髂动脉和猪冠状动脉介入治疗后再狭窄模型等；建立了许多较为先进的实验方法，如血液流变学观察、舌质微循环观察等，构建了血瘀证和活血化瘀方药研究的现代化技术平台，得到全国范围内的推广应用。在此基础上，本课题组对23种常用的活血化瘀药、8个经典古方和大量古方、验方、研制方、单味药及活血化瘀中药有效成分和部位进行深入系统的实验研究，进一步揭示了活血化瘀方药的作用机制和治疗规律。与兄弟单位合作首次完成冠心Ⅱ号（冠心片、精制冠心片）的系统药效、毒理和临床基础研究，在国内外产生了重大影响。同时和兄弟单位合作开发了数种心血管病中药新药，特别是与地奥心血康药厂合作负责完成全部药理研究的迪奥心血康，各类药物累计产值已达40亿元，在国内外产生重大影响。日本仿制冠心Ⅱ号制成冠心颗粒，畅销日本及东南亚，国内各地也纷纷仿制，在冠心Ⅱ号方的基础上加减化裁，衍化出一系列新药，推动了全国中药新药，特别是治疗心脑血管病的新药的大发展，为中医药现代化走向世界起到了示范作用，推动了中医药的科学技术进步。

6.6 基于分子细胞生物学的辨证论治

6.6.1 问题的提出

1. 必要性

基于分子细胞生物学的辨证论治，是时代的需要，也是中医药本身现代化的需要。

中医老专家邓铁涛教授在“论中医诊治传染病”一文[12]中指出：“中医对传染病早有认识，东汉张仲景《伤寒论》强调寒邪，明代吴又可《温疫论》对急性传染病又提出了‘戾气’、‘厉气’和‘杂气’说。中医认为传染病的发生是由气候环境因素、人体内在因素和戾气、时疫之气共同作用的结果，其诊断模式应以六经辨证、卫气营血辨证、三焦辨证相互补充。中医重视‘邪气’对人体的危害，但更重视‘正足以胜邪’，注意维护人身的‘正气’。‘祛邪’是治病常法，其宗旨不单在于杀灭病邪，而重在使‘邪气’不得安生而被逐出体外，历代众多名方验方即是战胜传染病的重要‘武器库’。今后，更应加强培养‘铁杆中医’，发展中药针剂，加强运气学说研究，引进西医的分析科学方法进行辨证，进一步提高中医防治传染病的效果。”

中医老专家钱伯文教授在“中医药防治肿瘤从基因层面探讨”一文[13]中指出：“在现代科学技术条件下，对于肿瘤的防治，中医与现代医学完全可以找到共同的语言，包括病因、病机、治疗等层面。而对中医来说，关键在于在坚持自身优势的同时，更要正视自己的不足。由于历史的原因，从根本上来说，对人体机制缺乏深入细致的基础性了解，这也影响了对于病理机制和药物作用机制的了解和准确把握。我们不能将‘不足’强调为‘特色’，并因此未能很好接受新知识、新理念。应该认识到，不足之处，正是潜力所在，故当以海纳百川的胸怀，克服片面性，增强自觉性，主动积极地参与到多学科的研究中去，以利最经济、科学、合理地应用中草药资源，更充分地发挥中医整体治疗的优越性，进而提升中医的学术地位。”“基因是遗传物质的基本单位，人体正常细胞中的癌基因是不活跃的，只有在被‘激活’后才会罹患肿瘤。而调控肾阴肾阳之间的平衡，对调控癌基因表达与抑癌基因的表达有极大的相关性；中草药类的天然生物细胞分化诱导剂与人体细胞的基因有亲和力，对人体各组织器官功能有全面提升效果，能为失序的生理机能找回新的平衡。将中医中药治疗肿瘤与基因治疗肿瘤的思路联系起来。可以预言，二者在系统生物学和基础上进行整合，将为医学的发展带来革命性的变化。”

王忠、王阶、王永炎院士等在“后基因组时代中医证候组学研究的思考”一文[14]中指出：“人类基因组工作草图完成后，研究便进入更为艰巨和复杂的后基因组时代，其主要工作是阐明一些已知基因的功能，并进行基因组序列变异研究，这必将为自然科学各学科的发展提供新的机遇，同时也将促进各学科的进一步渗透和整合，出现新的科学发展格局。中医药学又一次面临一个大好机遇的选择，若能很好地吸取当代科技精华，在其所能提供的技术平台上融合中医药的独特研究思路，将促进中医药学的发展，特别是对中医药重大问题，如对证候组学研究的突破产生影响，在 WHO 生物医学家们认同‘个体化的具体治疗’是临床试验的最高层次的时候，运用基因组学研究证候与复方，探索辨证治疗疾病与改善亚健康状态的科学原理则可能是中医学科发展的方向之一。”

2. 可能性

功能基因组学与医学复杂性科学——中医学有许多共通之处。中科院遗传所人类基因组中心主任、北京华大基因研究中心主任、国际人类基因组计划中国协调人杨焕明博士在“基因组学——中医药学现代化的一个切入点”一文[15]中认为：“中医药学的现代化应该基于现代生命科学的基本原理与最新进展的准确理解与全面分析。现代生命科学的前沿——基因组学给中医药学现代化带来了新的启示和潜在机遇。基因组学很可能是我们中医药学现代化的一个切入点。”并阐述了“基因病”说与中医药学的“内邪说”、“基因组学”与中医药学的“整体说”、“基因组多样性”与中医药学的个体“辨证说”的关系。

（1）“基因病”说与中医药学的“内邪说”

人体本身的邪气一直是中医药对疾病的重要解释之一，这一学说的不足之处，是忽视了对病源的直接研究，因使中医药学本身并没有产生病原微生物这一领域。但中医药注重“内因”，养身祛邪却已被实验证明是有效的。

70 年代开始的“肿瘤计划”的搁浅、以及对其他危害较大的疾病的认识，孕育了现代医学的一个重要观点——“基因病”说。“基因病”说的要素有两条：①基因相关论——人类的疾病不管是单基因遗传病还是肿瘤，不管是糖尿病、高血压等慢性疾病，还是艾滋病、感冒等传染病，都直接或间接与人类的基因有关，都是外因通过内因而起作用。②基因修饰——迄今所有的药物，除了直接杀灭病原的药物外，都是直接或间接地通过影响、调整、修饰、改变人类基因的表达与产物的功能而产生效用的。“基因病”说与“内邪”说的相似虽不能说有异曲同工之妙，但也绝非牵强附会之举。它首先在理论上是提供了中医药学与非中医药学“结合”的可能性。

“基因组学”的建立首先是基于对经典的单基因遗传病的致病基因的了解。但是、已经发现的 6000 多种不同的基因结构变化引起的单基因经典遗传病的意义，并不仅限于对患者者总数还不到人口百分之一的遗传病的认识，而是奠定了对基因与疾病的认识飞跃的基础。而对疾病的治疗，不管在现在还是在将来，都将主要从基因的功能着手，即从修饰或改变基因的表达与基因产物的功能着手，而不是以改变与纠正基因的结构为主要手段。即使是“基因治疗”，除了一些典型的遗传病外，也不是以改变人类原有基因的结构为主要的，而是以改变、调整相关基因为主要思路。病原较为清楚的传染病，现在已有越来越多的例子证明也与“内因”有关，即与人类细胞对病原的受体有关。其典型的例子便是艾滋病毒与人类 CCRS 与 CCR2 的关系。其治疗的思路也是调整、改变与人类免疫系统及其相关讯号传导途径有关的基因。对人类健康影响最大的慢性疾病，其治疗的思路更注重于基因功能的修饰与协调。这就给我们以启示：基于“基因病”说的扶正祛邪，将是现代医学的主要治疗方式。而中医药学的理论将会被进一步发展并发挥更大的临床指导意义。中医药真的有效，就一定在某种程度中改变了某个、某些基因的表达。

（2）“基因组学”与中医药学的“整体说”

“人类基因组计划”的科学内涵是“基因组学”。它与经典遗传学的重要区别，就是摒弃了“一个基因一个基因”地去研究的经典方式，从整个基因组的层次，来阐明所有基因的位置、结构、基因产物的功能以及基因与基因之间的关系。

遗传学的精髓之一，是认为表现型是基因型与环境（即调整基因的外界因子 ）相互作用的结构。一个基因，可能引起不同的表现型（一因多效）。即使是“主基因效应”非常典型的单基因经典遗传病，其表现型（如疾病）的最终实现，也需要很多别的基因的参与。同一个表型（复杂性状），很可能与一个以上的基因有关。如哮喘，至少与基因组中的5个位点有关。糖尿病I型很可能与近10个位点有关。现阶段的西医理论与西药的不足之处之一，就是对多个基因相互作用的认识不足，以至于总是青睐于“单打一”，而把这一药物干预所必然引起的对别的基因的影响称之为“副作用”。当然，以“开放、发展”为特点的现代医学也正以“基因组学”为基础而在调整。

这一调整的主要方面之一，是全面认识基因组的功能，不是简单地把经典单基因病的“致病基因”推导为“坏基因”，不是把基因结构的一些变化，都认为“致病”突变。这一调整的主要原因，是在定位“复杂性状”的研究中，发现与“疾病”有关的基因结构改变在“正常人”与“病人”中都有分布。因而，所谓“好基因”、“正常基因”的界限已很模糊。“正常基因组”与“疾病基因组”的观点已被突破。

中医药学基于几千年的实践，把人体看成是一个整体，把疾病看成是整体协调受到了干扰，而把治疗的方案定位与整体协调的恢复。或许正因为这样，中药的“副作用”之说才没有成为主流，才有“一药治数病（证）”之难以想象的效果。

中医药难以与西医结合的一个问题是“病”不对“证”。现在我们知道，西医单一的“疾病”的概念也在逐步变化，以单一或几个标准作为“疾病”的诊断也在逐步改善。尽管“疾病”不能等同于“综合征”，但是其界限也趋于模糊。怎么把西医的“病”与中医的“证”统一起来呢？基因表达谱也许将是重要的“连接点”。

譬如说中医的一些方剂对哮喘是比较有效的。根据“功能基因组学”的概念及“人类基因组计划”提供的cDNA或（EST）及DNA芯片等新技术，我们可以从这些中药能提高那些基因的表达、抑制那些基因的表达着手，了解与中药能起反应的基因，建立“哮喘—中药”的基因表达谱。这些基因也可能就是和哮喘发生与缓解的相关基因。这不仅可以了解哮喘的病因与治疗，而且为鉴定基因提供了新的策略与可能。基因表达谱还可以用来研究中药复方配伍调整与剂量的变化，在整体上继承发挥中医药学的理论。

正因为中医药重视“整体”，模式生物的作用可能更为重要。当然，离体的实验可以提供很多疾病发生的线索与药物治疗的细胞或分子机制，但中药的效用主要是“复方”，并通过整体的代谢而起作用。因此离体实验的普遍意义可能受到限制。“人类基因组计划”已推广到多种动物的基因组研究，正好给我们提供了一种新的策略。

（3）“基因组多样性”与中医药学的个体“辨证说”

“人类基因组计划”的一个重要转变是由一个“参照”性个体基因组转向群体基因组的多样性。西医对个体的差异虽早有一定认识，但还不能突破“一药治万人”的思路。中医药学的一个重要特点是“辨证”，即认为不同人的疾病成因与表现是不同的。如对同样的感冒，中医可结合年龄、性别、体质、季节、地域等不同，用“辨证”的方法将感冒分为风寒证、风热证、暑热证等多种证型，进而调整方剂的配比来对证用药。

现代医学的重要趋势之一，也是所谓“个体化医学”。已有很多数据证明，人类对疾病，包括病原微生物的易感性是不同的，这一不同的遗传学依据是个体基因组特异性暨人类基因组的多样性。

“人类基因组计划”已经提供了千种“遗传标记”来对基因组的多样性加以分析。尽管这些“标记”还不能与疾病易感性相联系，但已经为西医“个体化医学”提供了有参考意义的线索。中医学的精华之一便是视个体而辨证，中药的宝贵在于据“辨证”而治疗。“基因组多样性”研究将为这一精华再度辉煌而提供现代基因组学依据。

“基因组多样性”研究正为基因诊断提供新的技术。基因诊断的方向是对疾病易感性基因的总体了解。中医学早有“上医治未病”之说。可以设想，基于“基因组多样性”及个体特异性的“预测医学”与“预防医学”对中医药学是很有启示的。“预测医学”与“预防医学”也不是着眼于基因结构的改变，而是通过生命方式、暴露环境（包括药物)、饮食起居的调整来修饰、改善基因的功能，使之与环境更为和谐。这与中医的“养生祛邪”是很协调的。

中医药学的现代化，是我国生命科学界及包括中医药界在内的医学界的共同任务。我们应该建立有关的实验体系，以基因的表达为指标，以基因产物的功能修饰为主要研究方向。基因组学或许是我们重新全面认识中医药学并使之现代化的一个突破口。

王忠、王阶、王永炎院士等在“后基因组时代中医证候组学研究的思考”一文[14]中指出，中西医虽是两种不同的理论，但是研究的却是同一个对象，在一定的结构或功能层次上必然有其共性的物质基础。在基因组水平，特别是后基因组上可能存在结合点。虽然对同一表型的不同分析思路和风格迥然不同的理论构架形成了不同的学科（西医学、中医学、生物学等)，而在基因组或后基因组上寻求病证结合的突破口（共同的功能基因）将为新医药的建立和整合奠定基础。

探索更为切合中医药特点的研究途径，通过中医证候的基因组学研究以及方剂对网络的调控和干预，为中药疗效的评价提供切合中医药特点的方法，为中医药未来发展提供研究思路。在WHO生物医学家们认同“个体化的具体治疗”是临床试验的最高层次的时候，建立单核苷酸多态性（SNP）为代表的DNA序列变异的系统目录，即可揭示人类疾病和生物学性状的遗传学基础，以及基因组在不同环境中转录和翻译水平的不同表达，既是“三因制宜”的内在基础，亦是辨证论治的优势所在。

中药对证候的干预与调控目前较为一致地认为，中药虽然几乎没有改变核苷酸与氨基酸结构的可能，但中药对多种常见病及重大疾病确有可靠的治疗作用，其治疗作用在影响基因的调控、表达，特别是表达产物的标识方面可能更为重要，其调整作用有可能是在调控、修饰疾病的相关（易感）基因表达及表达产物上发挥着重要作用。国内外已有大量的研究表明：中药对基因的表达、修饰有确切的作用，这方面的研究积累已为以后的工作奠定了良好的基础。

目前国外几乎所有的主要制药公司都不同程度地运用了基因组研究的成果，并采用基因芯片等技术开展功能基因组的研究。我国在该领域虽然起步较晚，但经过科研人员的艰苦努力，已经有了一定的成绩且潜力较大。在对中医药理论有深入、全面理解的基础上，以此作为突破口用于中医证候组学及创新药物的研究，大有可为。生物芯片技术、生物信息技术、核酸及蛋白质工程的发展不仅为生命科学的诸多领域研究带来一场革命，而且为我国中医药现代化带来了新的契机，适时抓住这一良机必将给中医学的发展和我国药物研究带来更大的拓展空间。

6.6.2 分子细胞生物学与中医阴阳学说

阴阳学说是在气一元基础上建立起来的中国古代的对立统一理论，属于中国古代唯物主义和辩证法范畴。中医学把阴阳学说应用于医学，形成了中医的阴阳学说，促进了中医理论体系的形成和发展中医药的生命观、健康观和疾病观的根本是“阴平阳秘”。人体正常的生理功能，是机体阴阳两方面保持着对立统一平衡协调的结果。人体各种疾病的临床表现虽然复杂多变，但都可以用阴阳来加以概括说明。阴阳学说是疾病的诊断、治疗、养生防病的指南。阴阳学说贯穿于中医学的理、法、方、药，长期以来，一直有效地指导着实践，同样对基于分子细胞生物学的辨证论治有现实意义。

1. 细胞周期与肿瘤发生发展的阴阳调控机制

生物有机体生长、发育、生殖与遗传等一切生命活动都是以细胞为基本单位。虽然早在 1889 年 Flemmin 就发现细胞是以周期性的有丝分裂进行生长与繁衍，但是细胞周期生长过程与调控十分神秘。2001 年三位诺贝尔生理学或医学奖获得者的贡献终于揭开了细胞周期调控的神秘面纱，为今后的细胞周期调控机制研究奠定了开创性基础，其意义重大。2001 年三位诺贝尔生理学或医学奖获得者正是这些科学家中的杰出代表。他们发现了调节所有真核有机体中细胞周期的关键分子，其中哈特韦尔（L Hartwell）教授通过裂殖酵母细胞的研究，发现细胞分裂起始点（Start）为 DNA 合成前的控制点（Checkpoint）的基因随之他们又陆续发现了百余个分裂周期基因；亨特（RT Hunt）教授于 1983 年通过海胆卵细胞的研究，发现细胞周期蛋白（cyclin）；纳斯（PM Nurse）教授于 1987 年通过裂殖酵母细胞的研究，发现了控制细胞有丝分裂的基因——cdc2 基因，现定名为细胞周期蛋白依赖性激酶（Cyclin－dependent Kinase，CDK），而且随之还发现了好几个 cdk 基因，并依次定名为 CDK1、2、3、4 等。三位教授在不同国家所进行的不同研究，揭示了一个完整的细胞周期调控机制。这是一个划时代的飞跃。cyclin 和 CDK 两种分子的本质被证实是细胞周期调控核心因子，cyclin 是调节亚基，CDK 是催化亚基。在不同周期中的 cyclin 与其相关的 CDK 结合产生不同的作用，从而推动细胞循着 G1、S、G2、M 四个周期而运转，以此推动细胞增殖与繁衍。所以 cyclin 与 CDK 有如汽车发动机的引擎，因此这两类分子又被称为引擎分子（Engine Molecule）。20 世纪 90 年代前期，在他们的研究基础上又有进一步发展。美国盐湖城的科学家相继发现细胞周期蛋白依赖性激酶抑制剂（Cyclin－dependent Kinase Inhibitor，CKI）p15、p16 等分子，从而形成一个较为完整的细胞周期阴阳调控机制的雏形。围绕这一雏形，近年的新发现越来越完整地了解细胞周期调控的复杂机制，从而揭开了肿瘤发生发展认识的新篇章，即肿瘤的发生发展不仅仅是原癌基因的活化与抑癌基因的失活或丢失，而且还包括细胞周期中的 Rb 与 p53 蛋白及 CKI 的失活，导致抑制信号无法阻止 cyclin 和 CDK 的活化，从而使细胞周期运转失控，进而导致细胞周期运转混乱而发生癌变。细胞癌变的同时还要受到各个周期中控制点（Checkpoint）的控制。从而就不难理解认识与攻克肿瘤的错综复杂性与艰巨性。

2. 细胞凋亡中的阴阳关系

细胞凋亡涉及到相关促凋亡及抗凋亡信号传导途径的启动或抑制，各种信号传导途径形成精细而复杂的调控网络，对凋亡刺激的反应性取决于相反力量之间的阴阳平衡与否，任何一个环节存在缺陷最终将导致凋亡的异常。此外，细胞凋亡和细胞增殖又是机体维持细胞数量恒定的手段，并借两者之间互为消长以维持自身的阴阳平衡。

转化生长因子 TGFβ 本身就具有诱导某些细胞的凋亡反应，又能增强某些细胞的抗细胞凋亡作用，这种显而易见的矛盾性质是被机体按其需求所利用。

原癌基因和抑癌基因大多数参与细胞增殖和凋亡的调控，原癌基因既是促进细胞增殖，又是抗细胞凋亡，故而有利于癌肿的生长，抑癌基因的作用正好相反。但原癌基因和抑癌基因的作用不是独立的，而是两种功能相反的基因形成相互制约的状态。力量的对比发生变化就会倾向于凋亡或增殖。在衰老过程中，原癌基因多呈低表达，抑癌基因呈高表达。通过实验可以观察到 EF 使得原癌基因 c－Fos、c－myc、a－Raf、cyclinD1、c－Jun 等上调，同时亦伴有抑癌基因 Rb 下调，显而可见这里是原癌基因处于强者态势起着主导作用，并由抑癌基因的良性互动，从而加强了促增殖、抗凋亡的信号传导。由此揭示了启动淋巴细胞凋亡过程中就有多种多样的信号传导模式。

细胞凋亡在维持 T 细胞数量和功能稳态中起着重要作用，T 细胞过早、过度凋亡是 T 细胞数量减少及功能低下的重要机制。细胞凋亡涉及到促凋亡和抗凋亡基因群所组成的各种信号传导途径的功能平衡协调与否。任何一个环节或任何一条途径的缺陷都会导致凋亡的异常。因此，调控细胞凋亡的研究绝不能仅从单一的靶点或途径去考虑，而应全面考虑凋亡信号传导途径之间的网络联系，从整体着眼，协调促凋亡及抗凋亡双方的力量水平，从而合理地重建凋亡的平衡。激活诱导的 T 细胞凋亡主要与死亡受体（Death Receptor）途径的激活及相关抗凋亡途径的抑制有关，Fas、TNFR1 是肿瘤坏死因子受体（TNFR）超家族的成员，因其具有介导细胞凋亡的作用，又被称为死亡受体；FasL（Fas-ligand）是 Fas 的天然配体称为死亡因子。Fas 与其配体交联激活后，最终可导致细胞凋亡执行环节的启动酶 caspase－8 活化，caspase－8 通过酶促级联反应激活下游的死亡执行酶 caspase－3，继而导致凋亡的发生。TNFR1 与 Fas 拥有共同的促凋亡的信号传导途径。TNFR 超家族的另一成员 TNFR2 可动员细胞凋亡抑制蛋白（cellular inhibitor of apop－tosis protein，cIAP）cIAPl、cIAP2，cIAPl，cIAP2 可与 caspase－8，caspase－3 结合并抑制其活性，从而拮抗凋亡的发生。Bax，Bc1－2 属于 Bcl－2 家族，Bc1－2 通过阻断 caspase－8 和 caspase－3 的激活而拮抗凋亡的发生；Bax 可与 Bcl－2 形成复合物从而拮抗其抗凋亡活性，因此具有促凋亡的作用。由此可见，细胞凋亡相关调控机制之间并非相互独立、互不干涉的，而是相互作用的，其内在联系与中医学中阴阳五行的认识是非常接近的。

3．基因分子细胞网络系统的正负调控

分子生物学的研究证实，细胞内存在着受体介导的多种细胞信号传导通路，这些通路之间存在着复杂的相互作用，形成了一个个细胞信号传导通路组成的网络系统。网络有大有小，大的如 Basedovsky 提出的神经内分泌免疫（NEI）网络，它不但涵盖了全身，而且联络了多个重要的系统；中等的如下丘脑－垂体－肾上腺－胸腺（HPAT）轴，它是 NEI 网络中最重要的分支网络；小的如细胞凋亡机制网络，它存在于各种系统、各种细胞里面。网络又是由许多信号转导通路所组成，细胞内一些主要的，如与细胞代谢、增殖有关的信号传导通路已经基本阐明；与细胞凋亡相关的信号传导通路也有了大体的了解；与细胞运动、黏附、转运有关的信号传导通路正逐渐形成研究的新热点，这方面的研究正方兴未艾。

一种信号往往可同时激活几种细胞内不同的网络，或信号传导通路，细胞具有分检信号、合并同类信号，即具有信号会聚能力，并且对不同的信号区别轻重缓急，做出最有利于细胞生存和发挥功能的效应，即具有信号整合能力，这种会聚和整合反映了调控的整体性。同时哪个信号传导通路被激活与不断放大而呈强者态势，就会在网络的牵动变化中占主导地位。例如损伤常可同时启动细胞保护和细胞凋亡的信号传导通路，细胞的最终命运取决于两种相反信号的强度和力量对比。

自然界中对立因素的存在就是为了平衡，机体具有自身调节以达到平衡的能力，网络中常有对立的节点，信号传导通路中也有对立的分子，故而网络或信号传导通路常依赖对立因素之间的协调而达到平衡。网络又是动态的，通过正、负反馈的自动调节以维持机体的内稳态 Homeostasis，所以网络的变化是根据机体所处的状态。对于一个处于正常的机体状态是无法观察到网络和信号转导通路的存在，只有在两种不同的机体状态的比较中，以及采用一种能改变机体状态的刺激（包括以药测证）进行干预，才能观察到网络或信号传导通路的变化。

基因是生物体内信息可遗传的主要储存单元，但绝不是全能的基本单元，只有细胞才具有全能性，因为基因不能单独发生作用，基因的活动是涉及基因组中一群基因形成大、小网络协同活动、程序化表达，从而使细胞能够处于稳态，使生命有条不紊地进行。基因群在体内存在着互相对立又互相依赖的对子，可相互制约又可相互转化，好比中医的阴阳五行中所讲的对立统一、相生相克的状况。在运用脏象学说进行辨证论治时多是着眼于调节对立双方的不平衡状态，而不是一味单方面地促进、压抑或取代。生物体内的生理、病理活动绝大多数是由多基因参与调控，因此，中医在这方面的认识更符合自然规律而具有治疗上的优势。补肾复方是通过调节多基因中促凋亡、抗凋亡基因对立的双方，通过协同与整合，重塑基因平衡，使得大、小网络调控总效应对中药的应答沿着一个方向进行。亦可看出中医药不是改变基因的结构，而是从修饰基因的功能着手，而且在调节基因失衡方面有一定的规律可循。

在众多的信号系统中，环腺苷酸—蛋白激酶 A（cAMP－PKA）与二酰基甘油—蛋白激酶 C（DAG－PKC）两条信号系统的研究最为典型最为清楚。一般来讲，前者对肿瘤细胞增殖起负调作用，促进其分化，而后者相反，因此国际上不少人认为信号系统中的这种正负调控与中医的阴阳调控学说相符合，两者成一种动态的阴阳调控关系。

6.6.3 中医药治癌

1. 现代医学关于肿瘤发生发展最新认识，大大缩短了中西医之间的理论距离

王代树、梁云燕等在“2001 年诺贝尔医学奖对中医药基础研究的启发”一文[16]中指出，中西医结合的提出已有 50 余年，虽然也取得不少成绩，但在中、西医双方工作实践中总是难有共同语言，甚至在临床治疗上还常常格格不入，相互指责，其根本原因就是缺乏理论上的共识。由于理论上的对立与分歧，所以难以达到真正的中西医结合。今天三位诺贝尔生理学或医学奖获得者的贡献所揭示的肿瘤发生发展最新认识应该说是构筑了理论桥梁，大大缩短了中西医之间的理论距离。

（1）从过去的静态观转向动态的辩证分析去认识肿瘤的发生与发展这是肿瘤发生发展最新认识质的飞跃。正如他们所说“不仅仅是癌基因的活化与抑癌基因的失活或丢失，而且还包括细胞周期驱动中的众多因子及其相互制约”，这和中医结合每个病人不同空间与时间变化而分析病因所在，二者极为相似——动态地辩证分析。我们自己在工作中也充分证明了这一点。例如：细胞周期依赖性激酶抑制剂 CKI－p16，它既是抑癌基因，又是 CKI 家族中的重要成员，在很多人癌细胞培养中，它不缺失，相反表达较强，却不能抑制细胞的恶性发展，从不同周期的生长动态看，发现在它应该发挥作用的 G1 期（目前已知它只在 G1 期发挥作用）表达很弱，其它周期较强，这就不难“理解”p16 表达强而无抑癌作用之理。同样我们用激活抑癌基因的中药复方紫龙金处理静态的群体细胞，也看不到 p16 的表达变化。如果动态地针对 G1 期细胞的 p16，则出现显著的促表达作用（紫龙金正是促 G1 期细胞 p16 的表达）。这样的例子在我们的其他工作中也有类似发现。在静态的群体细胞中看不出有意义的结果，但是从动态的不同周期进行实验，则可得出重要的实验结果。也就是说动态地、辩证地分析和看待问题，将能揭示静态中所掩盖的现象，这也与中医理论大大缩短了认识距离。

（2）从多方面整体地综合分析认识肿瘤的发生发展肿瘤发生发展的最新认识既考虑众多分子间的制约关系，又考虑各分子所处的周期状态；既考虑周期控制点（Checkpoint）的控制，又考虑信号通路的作用。中医从来就是整体性地认识病因再进行整体性治疗。对肿瘤发生发展的认识，过去多次出现的重大发展过程中主要是以一个或两个因素去认识肿瘤的发生发展，其治疗也只是以某一因素为靶标，与中医格格不入。而今天从整体性认识出发，这和中医的认识分析就大大地接近了。在我们的实验中同样可看到这一认识的正确性。仍以 CKI－p16 为例，若仅就 p16 在 G1 期表达较其它周期弱，就断言它的弱表达不能抑制细胞的恶性发展，显然是勉强的，如果从多方面全面分析，则不难看到 p16 的对立面，正调分子——细胞周期蛋白（cyclin D）恰恰在 G1 期表达最强，而其它周期则很弱，而 CDK 4 在各个周期都强，这就能理解弱表达的 p16 难以抑制强表达的 cyclin 和 CDK 4 的活性。人癌培养细胞中的 p16 虽有较强的表达，却难以抑制其恶性发展，如采用多靶位的复方治疗，显然有其优越性。我们研制的中药复方紫龙金的特点正是多靶位地调节，它对 G1 期负调分子 p16 是增强作用，而正调分子 CDK 4 的表达却是降低；对 S 期的作用主要是抑制 DNA 合成；对 G2 期则是阻止正调分子 CDK 4 入核，从而推迟了细胞从 G2 期进入分裂的 M 期，即推迟其分裂，显示了中医多方位地整体认识病因及多靶位地复合调节治疗的优越性。

（3）对肿瘤治疗强调的是调节，而不是杀伤细胞癌变正是由于分子间的平衡制约关系失控所致，如何恢复正常制约关系的平衡，这是治疗之关键。中医治疗任何疾病的准则正是多方位地矫正机体中调节关系的失衡。西方医学中目前正盛行的细胞凋亡研究，其凋亡就是细胞生理性调节而引起的程序性死亡，很多中药也可诱导细胞凋亡。我们研制的中药紫龙金，对人胃癌 G1 期细胞的调节中，就能引起显著的凋亡。西方制药行业早在 20 世纪 80 年代初就提出了今后的制药方向将是生物反应调节剂的战略方针，今已成为众望所归。中药正是天然的生物调节剂。而今天的肿瘤发生发展最新认识无疑成为生物反应调节剂的有力理论依据，因此它也将进一步成为中西医结合治疗肿瘤的共同理论基础。

（4）在驱动细胞周期正常运转的众多因子中，实质上只有正负两大类因子一类是促细胞增殖的正调因子，如癌基因、cyclin 和 CDK 家族性因子；另一类是促细胞增殖抑制的负调因子，如抑癌基因和 CKI 家族性因子。细胞周期相关的信号通路，更是具有正负调控系统之分。这种正负平衡调节与中医阴阳学说十分相似。事实上中医阴阳学说的科学道理在西方早已得到广泛的认可。最早是 Goldberg 根据自己的发现而提出，虽然他随着工作深入又否定了自己的提法，但今日西方仍十分重视。如 TonyHunter 提出细胞中的蛋白激酶和磷酸酶的相互作用符合中医阴阳学说。我们在中药紫龙金对人癌细胞作用机制的研究中，通过两种信号阻断剂的反证与旁证实验，观察到癌细胞在中药紫龙金作用下，在细胞内不同层次因子（如信使、激酶和基因）的正负调节关系上，表现出中医阴阳学说的对立、互根、消长与转化的哲理特征。

2. 细胞周期调控理论为中药复方研究开辟了广阔前景

王代树、梁云燕等在“2001 年诺贝尔医学奖对中医药基础研究的启发”一文[16]中指出，当前的细胞周期调控理论，已经暗示肿瘤发生发展必须用复合调节剂予以调节分子间的平衡，而中药复方正是天然的生物反应调节剂。近一个世纪来的临床实践也表明复杂的肿瘤病需要多方面的复合治疗调节，说明复方有它的优越性。事实上，西方医学的临床治疗也常常运用复方或复合制剂，但令人遗憾的是我们自己的中药复方在国内却得不到重视。传统的中医药的确有很多问题，甚至很严重，但是它又确有很多神奇之处，我们应去其糟粕取其精华，发扬自己传统中的特色。我们应根据中药治疗特色，确立自己更科学的疗效标准，而不应一味追逐完全缓解（Complete Response，CR）、部分缓解（Partial Response，PR）等西方医学疗效标准。美国的 FDA 都不用 CR、PR 做唯一的疗效标准，而我们为什么却把 CR、PR 看得如此重呢？

我们研制的抑癌中药紫龙金，在早期我们也曾反感它是复方，认为复方得不到西方医学的认可，说不清它的作用机制，两次都曾想放弃，可万万没有想到当时美国癌症协会主席罗伯特·古德（一位诺贝尔医学奖的候选者）对我们的工作却给予了支持。在 1980 年第二届国际细胞生物学会上听了我们的工作报告后，专程来我们实验室访问汪仁院士。我们也曾几次想从拆方实验过渡到有效成分的提取，可拆方后效果却有所下降。1981 年古德教授再次派助手来我室了解工作进展时，我们拿出拆方效果不佳的实验结果向他讨教，没想到他却说“以效果为准，复方就复方吧！”一个西方医学权威都认可复方，我们有什么理由不继续研究复方呢？

此后，我们在近 10 年的系统研究中，越来越觉得中药复方有它的优越性，特别是细胞周期调控机制与肿瘤发生的关系这一问题于 20 世纪 90 年代中期明确后，我们就确定了工作方针：“以肿瘤发生发展最新认识为依据，以细胞分子生物学为手段，以中医阴阳学说为指导”，系统地研究抑癌中药紫龙金对人癌细胞作用的分子机制。为了实验的科学可信性，我们还采用国际公认的细胞诱导分化剂环六亚甲基双乙酰胺作为阳性对照药，与紫龙金进行平行比较实验，同时采用细胞信号阻断剂（因为药物作用进入细胞都必须通过细胞信号通路系统）进行反证和旁证实验。在整个实验中不仅观察到紫龙金作用于细胞膜表面相关“受体”的变化，而且还阐明了药物是如何进入细胞质，又如何进入细胞核，从而影响相关基因的表达。这些基因表达与细胞生长周期有关。最后还从细胞功能性和形态学上观察药物作用后的疗效标志。整个实验都经反证与旁证实验的考验，这怎能说中药复方没有科学理论基础呢？也许有人说中药复方有理论基础，问题是中药复方作用太复杂，说不清楚，而单一因子药物作用则清楚。对此我们最近用基因芯片技术进行了十分有趣的实验：中药复方紫龙金对人癌 G2 期细胞作用后，在 1 100 多个已知基因的芯片上可看到 209 个基因的表达发生了显著改变（差异性在 2 倍以上的升高与降低表达）。同样在与我们合作者的实验中，用单一因子 p16 基因转染到 p16 低表达的癌细胞中，按理说 p16 基因分子不仅是单一因子，而且是直接转入到癌细胞中，可基因芯片的结果并不是只有 p16 的过量表达；相反，引起显著表达改变的基因比中药紫龙金作用的还多（近 200 个基因的改变）。中药紫龙金引起 200 多个基因表达变化，的确说不清谁是原发作用，谁是继发作用，谁是直接影响，谁是间接影响。可单一因子 p16 引起近 200 多个基因的改变就能说清吗？单一因子 p16 引起近 200 个基因的改变是科学的，而中药复方紫龙金引起的 200 多个基因的变化就不科学吗？医学的准则是以疗效为准，不是单纯研究这一药物作用的结合靶点与结合蛋白。因此，药物研制的目标，只要有疗效的科学指标，又何必追究它的结合靶点与结合蛋白呢。事实上，任何单一因子的作用其效果都是复合调节，很难分清原发作用部位，所以笔者以自身的实验呼吁大家都应重视复方的研究，这既是我国传统医学发展的需要，也是临床疗效的需要。特别是 2001 年三位诺贝尔生理学或医学奖获得者的贡献所发展的细胞周期调控理论越来越证明中医药高度哲理化的正确性，更能说明复方研究正符合细胞周期调控的理论，中药复方研究具有广阔的前景。

由此可见，肿瘤发生发展的最新认识为中医整体复合调节治疗提供了科学理论依据，而复合调节正是矫正阴阳平衡的正负调节关系；复杂的调节关系必须用多靶位的复合调节剂，中药复方不仅是天然的生物反应复合调节剂，而且也是中医整体调节治疗的具体措施，也可能是纠正细胞周期运转失控需要采用的措施。

3．实例分析

（1）实例分析 1：癌灵一号方综合证

①概况

1986 年王振义用全反式维甲酸治疗急性早幼粒细胞性白血病（APL），首次在国际上获得成功，完全缓解（CR）率为 88. 2%，但缓解期短，复发率高。陈竺等在 APL 部分维甲酸无效或复发者 60 多例采用癌灵一号注射液治疗，CR 率达 90% 以上。同时以分子生物学方法揭示了癌灵一号的成分三氧化二砷（As_2O_3）对 APL 细胞有诱导分化作用，并通过细胞毒作用诱导细胞凋亡。美国著名的斯隆—凯特林癌症研究所随后亦证实陈竺等的结果，用癌灵一号取得比维甲酸更长的缓解期，称此项研究达到了治疗成人复发型 APL 的最高水平。美国权威杂志《科学》、《血液》都刊载了论文，作出很高评价。当然，这还得追溯癌灵一号注射液的创始起源，那是哈尔滨医科大学第一附属医院张亭栋从 1972 年起对民间用以治淋巴结核、皮肤癌的验方（含砒霜、轻粉、蟾酥等中药复方）进行研究，因为这些药有毒不宜口服，从中筛选单味砒霜，通过化学提取纯 As_2O_3 成为“以毒攻毒”的癌灵一号注射液，张亭栋课题组将“砒霜”注入到人的血管和椎管用以治疗白血病已用了二十多年。以上说明没有张亭栋等借鉴静脉注射的西药制法，改变给药途径，大胆地在人体上用了二十多年，取得高效的基础，也就不会有今天的成效。同样的，如果没有陈竺等从分子生物学研究拿出诱导肿瘤细胞分化、凋亡的实验结果，仅凭中医“以毒攻毒”的朴素原理也不可能获得国际的认可。

②癌灵一号法

张亭栋、荣福祥在“癌灵一号注射液与辨证论治治疗急性粒细胞型白血病”一文[17]中指出：

本法组成：癌灵一号每毫升内含三氧化二砷（红矾）1毫克、氯化低汞（轻粉）微量。每次肌注2~4毫升，一天1~2次。

中医辨证分型：

☆ 气血两虚型

主证：面色无华，自汗乏力，骨节酸痛，舌体胖嫩，苔薄白，脉细无力。

治则：益气养血滋阴。

方药：人参黄芪汤加味。

党参（红参）、黄芪、二地、补骨脂、五味子、龟版、鸡血藤、当归。

☆ 阴虚内热型

主证：消瘦乏力，潮热盗汗，五心烦热，头晕耳鸣，齿鼻衄血，皮肤发斑，舌尖赤少苔，脉细数或滑数。

治则：养阴清热，凉血解毒。

方药：石膏地黄汤加减。

生石膏、知母、生地、丹皮、白芍、地骨皮、麦冬、玄参。

☆ 温热型

主证：持续高热，出血斑疹，齿鼻衄血，口舌溃烂，便秘，小便赤，舌红苔黄，脉洪数。

治则：清热解毒凉血。

方药：清瘟败毒饮合犀角地黄汤加减。

双花、连翘、黄连、黄柏、犀角、生地、生石膏、知母、丹皮、紫花地丁、蒲公英。

☆ 湿热型

主证：身困乏力，头昏头重，胸闷不饥，小便黄赤，舌红苔黄而腻，脉弦滑数。

治则：清热除湿。

方药：龙胆泻肝汤加味。

龙胆草、黄芩、栀子、夏枯草、竹叶、柴胡、猪苓、泽泻、木通、半夏、佩兰、茯苓。

癌灵一号主要是祛邪、杀灭白细胞，内服中药主要是扶正，所用的方剂中多是清热解毒、凉血止血、益气养血等药物，不足以治疗白血病。而癌灵一号之有效成分为三氧化二砷，国内也有用雄黄（氧化砷）治疗白血病取效者。本法之优点之一在于没有化疗的副反应，即使达不到完全缓解程度如加强巩固措施也会延长生命（带瘤生存），并且价格低廉，每支仅几分钱。

从1973年至1978年，以本法共计治疗急性粒细胞型白血病55例。总缓解率为70%，其中有12例达到完全缓解。

③砒霜治疗肿瘤的研究概况

盛明智在“砒霜治疗肿瘤的研究概况”一文[18]中指出，砒霜作为传统中药，在我国人民的防病治病中有着悠久的历史。始载于《日华子本草》，原名砒石。性味苦，大热，大毒。主归肺、肝、大肠经。功效：外用蚀疮去腐，攻毒，杀虫，止痒；内服祛痰平喘，涌吐，杀虫，截疟。其主要化学成分为三氧化二砷（As_2O_3），20世纪70年代，哈尔滨医科大学第一医院率先报道以As_2O_3。为主的癌灵一号注射液结合中药治疗急性早幼粒细胞白血病（APL）有显著疗效以来，目前对As_2O_3抗肿瘤作用的研究已扩大到治疗其他肿瘤方面，而且取得了一定进展。

砒霜治癌的原理有如下几条：

☆　直接细胞毒作用

砒霜为传统有毒中药，辛热有大毒，系原浆毒物质。实验研究表明，砷化合物能与组织蛋白质中的琉基（-SH）结合，使含琉基酶失去活性，因而抑制了白血病细胞过多地增殖。此外，砷通过干扰线粒体的能量代谢抑制肿瘤细胞增殖或致其死亡。As_2O_3对白血病细胞膜的破坏，DNA、RNA的合成以及克隆增殖能力的丧失，均有较强的作用。提示As_2O_3对白血病细胞有直接的细胞毒作用，确系以毒攻毒的效果。

☆　促进部分细胞分化

临床实践发现在As_2O_3治疗过程中，大多数患者出现白细胞上升，同时分类中早幼粒细胞比例逐渐减少，中晚幼粒细胞逐渐增加，这些变化与维A酸（ATRA）诱导的分化颇为相似，表明常规剂量As_2O_3会诱导APL细胞成熟分化。细胞表面的分化抗原CD_{11}b和CD_{33}，的表达分别上升和下降，虽然这些分化相关抗原的变化与ATRA诱导的终末分化一致，但其调变速度明显低于后者。

☆　诱导细胞凋亡

细胞凋亡亦称程序性细胞死亡，是细胞的一种不同于坏死的死亡方式。邢茂等研究认为As_2O_3可能通过诱导细胞线粒体跨膜电位下降和激活半肽氨酸酶3（$caspase_3$）并最终使肿瘤细胞凋亡。血管内皮生长因子（VEGF）在慢性髓细胞性白血病（CML）患者骨髓细胞中存在高表达，As_2O_3可能通过抑制VEGF的表达而阻断血管形成，从而抑制CML细胞生长。黄晓军研究认为As_2O_3通过与细胞膜内游离琉基结合，进而改变细胞内信号传导，选择性激活半胱氨酸酶。导致细胞凋亡。As_2O_3对HL—60及NB_4细胞端粒酶活性的下调是细胞分化和凋亡作用的叠加；白血病细胞的凋亡与其端粒酶活性之间存在相似或相关调控体系，许多人体基因如p53，c -myc，Bcl—2及相关基因Bcl—x，Bax，Bab和Bag—1等参与细胞凋亡的调控，其中Bcl-2可能起着重要作用，被看做是细胞凋亡调控的最后共同通路之一。As_2O_3通过下调端粒酶反转录酶hTERT基因的表达而抑制HL—60细胞的活性。但又有报道As_2O_3可以引起NB_4，细胞周期的改变，也可以诱导NB_4细胞凋亡，但是不影响端粒酶活性。鉴于有不同报道，细胞凋亡与端粒酶活性调控之间的关系还有待于进一步探索。

④治疗成人复发型 APL 的最高水平

陈竺院士在“系统生物学——21 世纪医学和生物学发展的核心驱动力”一文[19]中指出：

上海血液学研究所这 20 多年来所做的工作实际上也可以用化学基因组学来进行归纳和总结。一开始我们走的是前向化学基因组学的途径，我们筛选到了维甲酸这一化合物，能够“教育”恶性白血病细胞改邪归正，使得急性早幼粒细胞白血病细胞发生分化，并在临床上取得 85% ~95% 的完全缓解率，如果结合化疗可以使约三分之二的病人无病生存期达到 5 年。随后我们发现维甲酸的作用靶点是 PML - RARα，是一个异常的维甲酸受体。维甲酸受体是一个激素可诱导的核转录因子，要了解它的作用机制，就必须对其被药物调变后所引起的细胞转录机制的改变，以及它所调控的下游靶基因作系统的研究。为此，我们又开展了转录组和蛋白质组的工作，基本阐明了维甲酸作用的调控网络，属于一种基于分子靶点的定向治疗。

由于有三分之一的白血病病人经维甲酸治疗后仍会复发，而且一旦复发就对所有的药物失去敏感性。因此，我们希望能找到一种化合物能够根治或能治疗绝大多数急性早幼粒细胞白血病。大约在 10 年前，我们与哈尔滨医科大学合作，发现三氧化二砷对急性早幼粒细胞白血病也有很显著的疗效，而且其作用靶点也是 PML - RARα 融合蛋白。维甲酸的作用靶点是 PML - RARα 融合蛋白中维甲酸受体部位，但砷剂与维甲酸不同，可以选择性地使 PML 蛋白降解。这就提示我们，这两个药物可以形成一种协同治疗，有可能获得更好的临床疗效。为了确认这两个药物相加不会增加砷剂的毒性，我们运用功能基因组的平台在转录水平证明了其安全性。大约在 4 年半前我们开展了临床试验，采用维甲酸和砷剂联合治疗组病人完全缓解后的无病生存情况（DFS），中位随访期已超过 2 年，最长随访期已达到 4 年半，DFS 达到 100%。这项工作已发表在 2004 年初美国《国家科学院院刊》(PNAS）上，被国际同行认为有可能使急性早幼粒细胞白血病成为人类历史上第一个可治愈的急性髓细胞性白血病。

（2）实例分析 2：复方紫龙金片（前身为白龙片）方综合证

①细胞分子调节剂抑癌中药紫龙金——走在世界研究前列的抗癌天然药物[20]

紫龙金片是北京市肿瘤防治研究所与中新药业天津中药制药厂共同研制，并获得中国 SDA 批准的抗癌新药。1975 年秋，全国人民都在为周恩来总理病危而焦急，当时的北京医科大学第一临床医院郭应禄推荐了一个治疗膀胱癌的民间验方，遗憾的是刚刚完成第一批实验，周总理就离世去。紫龙金片早期是为治疗周恩来总理的癌症而立项研究，先后被列为国家“七五”重大攻关项目、津京两市科委重大项目及国家自然基金高新技术探索项目，历经 26 年的研究于 2001 年获得中国药品监督管理局批准上市。

紫龙金片汲取了中医药的精华，以当代肿瘤发生发展最新理论为依据，创新地揭示了机体在吸收紫龙金片后，经过细胞膜、细胞质和细胞核之间的分子信号转化通路，对细胞分化和去恶化相关基因、细胞周期引擎分子以及细胞动力学的调控，使细胞周期失控的癌细胞恢复至正常的周期节律。从细胞分子水平探讨了中药复方的作用机理，阐明了中医药扶正祛邪的治疗作用。2001 年 12 月 27 日在北京市中医管理局主持召开的由三位院士和权威专家组成的科技成果鉴定委员会上，一致通过“该药研究水平创新和达到国际先进水平”的鉴定。并给予“该项研究方法与国际发展趋势相接轨，达到了国际先进水平，同时在研究思路和研究方法上，为抗癌中药新药的研制开发提供了极具有应用价值的技术平台”的高度评价。

紫龙金片打破了中药复方无法确定作用机理的现状，经过深层次地系统研究，运用现代细胞分子生物学最新理论基础，阐明该药作用机理为：通过调节信号通路，激活癌细胞内环腺苷酸/蛋白激酶AⅡ型酶（促分化）信号通路的同时，抑制二酰基甘油/蛋白激酶C－α亚型酶（促癌变）信号通路，进一步激活抑癌基因（p53、p21、Rb）等，同时抑制癌基因（C－myc、C－H－ras）的表达等。从而有效抑制细胞增殖，向正常细胞转变；通过调节细胞周期引擎分子，抑制周期蛋白（cyclinD）与周期蛋白激酶（CDK4/6）的活性，同时激活细胞周期蛋白激酶抑制因子（p16、p15）等，从而阻止细胞癌变。

“王代树教授等20余年潜心研究中药抑癌制剂紫龙金获教育部提名国家科学技术奖”（北京大学医学部科研处傅冬红供稿）一文[21]指出，北京大学临床肿瘤学院王代树教授领导的课题组，历时26年，3次改进处方配伍和10余次改进工艺路线，4年量效学探索，在国家自然科学基金和北京市科委重大项目基金支持下，细胞分子调节剂抑癌中药紫龙金已获新药证书，并于2001年上市。日前，该项研究获得教育部提名2002年国家科学技术奖（二等奖）。

据王代树教授介绍，中药复方不仅是天然的生物调节剂，而且可多靶位调节。这是该课题立项的重大基础。抑癌中药紫龙金（白龙片）1975年立项，1992年起开展了药物性能、药物毒理、基础药效、临床药效、分子机制和上市等系统研究，特别其药效学的分子机制研究是不同于国内外其它所有抗癌中药的主要特征，是目前国内外唯一以肿瘤发生发展最新理论为依据，把癌基因、抑癌基因细胞周期引擎分子和周期蛋白依赖性激酶抑制因子以及信号系统等，形成一个整体的理论体系进行研究；分子机制实验结果表明，紫龙金对人癌细胞具有多靶位的细胞分子调节作用；阐明了药物作用如何经细胞膜进入细胞质、细胞核，在膜、质、核不同层次上对其相关分子调节及其调节的相互关系，其实质是矫正各靶位正负调节分子的阴阳平衡过程。

研究表明，紫龙金对人癌细胞作用的疗效表现为具有功能性的扶正作用和形态学的扶正表型，以及肿瘤细胞在裸鼠体内成瘤性受到显著抑制。这一研究在分子水平上为中医药提供了现代科学依据。

②复方紫龙金片（白龙片）方

本方组成的主要药物：黄芪、当归、白英、龙葵、郁金。紫龙金具有益气养血、清热解毒和化瘀消癥的功效。

复方中药白龙片以“扶正”为主进行全身治疗，方中黄芪补益中土，温养脾胃，补而不腻，适于中气不振、脾土虚弱者，能促进细胞生长代谢，调节机体的免疫功能，增强对骨髓造血机能的刺激和保护。黄芪还可促进T淋巴细胞转化，增强NK细胞活性，从而产生抗癌和抑癌效应，伍用当归，可加强补气养血，益气助阴，疏通经络，调理脏腑，提升外周血象，改善肝肾功能；龙葵、白英苦寒，具清热化痰、清热解毒、利湿消肿、软坚散结功效，白英具有抗癌及增强机体非特异性免疫反应的作用，龙葵还有促进抗体形成作用；郁金化瘀祛痰，其挥发油对癌细胞有抑制作用而为佐药。

北京肿瘤医院1993～2001年，对接受治疗2万以上人次的临床观察和中国药品监督管理局指定医院对419例肺癌患者两年多的临床观察结果表明，该药尚未发现明显毒副作用。经国家批准，紫龙金片于1998年至2000年由上海中医药大学药理临床基地负责，上海中医药大学附属龙华医院、上海中医药大学附属曙光医院、上海市肺科医院、天津医科大学附属肿瘤医院、天津市胸科医院、天津中医学院第一附属医院、浙江省中医院、山东省肿瘤防治研究院、河南省肿瘤医院参加，对419例原发性支气管肺癌患者进行了多中心的Ⅱ期临床试验。结果表明，紫龙金片对中晚期肺癌患者肿瘤瘤体治疗有效率22%，单纯化疗对照组有效率9.09%，症候疗效有效率92.43%，对照组43.04%；生活质量提高稳定率为94.4%，对照组38.26%；免疫功能提高率为94.73%，对照组32.17%；肿瘤疗效有效率14.34%，对照组9.09%，与对照组相比具有显著差异。并具有显著保护外周血象，降低化疗引起的白细胞减少，减少化疗所致肝肾功能损害及恶心、呕吐、脱发等不良反应的作用。

自1993年～2001年12月，紫龙金片作为医院制剂在北京医科大学肿瘤医院临床应用，受到医生和患者的广泛好评，众多的肿瘤患者得到了良好的治疗，并有欧、美、亚洲及澳大利亚等7个国家的肿瘤患者慕名进京求药。已积累的大量临床资料证明，本品在治疗肝癌、肺癌、胃癌、肾癌、乳腺癌、骨癌及直肠、结肠癌疗效突出，许多中晚期肿瘤患者经过本品治疗，控制和缩小了肿瘤病灶，提高了生活质量，延长生存期。近9年的临床治疗资料统计，生存期在4～8年的患者达70%以上，生存质量评分在60分以上的患者从治疗前37%提高至80%以上。

（3）实例分析3：用全蝎、蜈蚣以毒攻毒

①钟毅、周红、伍耀衡、陈春泳、白建平等在“刘伟胜教授运用全蝎、蜈蚣治疗恶性肿瘤经验”“刘伟胜教授论治恶性肿瘤经验浅识”等文章[22,23]中指出：

☆ 灵活辨证，善于发挥

中医历来认为气滞血瘀是恶性肿瘤发生的一个主要病机。气机不畅，则津、液、血运行代谢障碍，积而成块以生肿瘤。因而凡肿瘤患者见血瘀证均可用理气活血法。因肿瘤毒陷邪深，非攻不克，故以毒攻毒。有毒之品，性峻力猛；又虫药善搜剔逐瘀，即“辄仗蠕动之物，松透病根”（《临证指南医案·积聚》）。认为全蝎、蜈蚣具有攻毒散结之效；全蝎能消肿散结、熄风止痉、镇静止痛；蜈蚣能熄风止痉、祛风通络、解毒散结。刘教授根据恶性肿瘤的病机，辨证使用全蝎、蜈蚣。因寒致瘀，与温阳祛寒药同用，寒得温则散；气滞血瘀，应理气活血，加强活血化瘀药对血液循环系统的作用；气虚血瘀，则配合补气益气药，有助于正气的恢复和瘀血的祛除，减少活血化瘀药伤正之弊；血瘀与痰凝互结，则宜配合祛痰散结药，以增强消散肿块的作用。

☆ 注重辨病，精于药理

刘教授认为邪毒结于体内为肿瘤的根本，毒邪深，非攻不克，故常用有毒之品，借其性峻力猛以攻邪。某些具有毒性的药物，大多具有抗癌抑癌之功效，故在正气尚能耐攻的情况下，可借其毒性以抗癌。现代药理实验表明，蜈蚣对小鼠S_{180}、ECA、子宫颈癌、瓦克氏癌、小鼠白血病、Duning氏白血病均有抑制作用，体外试验对人体海拉细胞、胃癌细胞有抑制作用。其有效成分对JTC－26、小白鼠肝癌瘤体有抑制作用。全蝎制剂有抗癌作用，其水提物对结肠癌细胞、醇提物对人体肝癌细胞等有抑制作用。日本学者证实全蝎在试管内（Ehrlich）腹水细胞试验，显示抗癌活性。故临床上刘教授常辨证和辨病相结合，并结合全蝎、蜈蚣等药理作用，以增强抗癌抑癌之力。

☆　审时度势，适可而止

刘教授认为由于肿瘤病人正气多已受损，其治疗不耐一味猛烈攻伐，使用全蝎、蜈蚣之品时，应衰其大半而止矣。根据患者的体质状况和耐攻承受能力，把握用量、用法及用药时间，方能收到预期的效果。同时，全蝎、蜈蚣之品较少单独全程用于肿瘤的治疗，多在扶正培本的基础上佐予，或在肿瘤发展的某一阶段慎而用之。

②病例介绍

孙某某，女，32 岁，农民。2005 年 12 月 27 日因“右侧肢体乏力半月”到广州市 157 医院看病，经 CT 检查考虑胶质瘤可能性大，来电征求本书作者李立希意见，其建议到脑科医院作进一步检查。

2005 年 12 月 28 日 广东三九脑科医院 MRI 报告单如下：

图像所见：颅脑 MRI 平扫 + 增强：

左侧基底节区及放射冠示一不规则囊实性占位性病变，边界欠清楚，大小约为 3. 2 × 2. 5 × 2. 8cm。实性部位 T1WI 呈等或略低信号，T2WI/FLAIR 序列呈高信号，中间坏死囊变部分呈长 T1 明显长 T2 信号，FLAIR 序列呈低信号，增强后病变呈环形明显强化，环壁不规则，中间坏死囊变部分无强化。病变周围脑组织示轻度斑片状长 T1 长 T2 异常信号的水肿影，增强后未见强化。左侧侧脑室受压变窄，脑沟、脑裂及脑池未见增宽，中线结构居中。矢状位小脑、脑干及垂体未见异常。各副窦腔清亮。

诊断意见：左侧基底节区及放射冠占位性病变，考虑胶质瘤可能性大。

2005 年 12 月 28 日又到中山大学肿瘤医院检查。

中山大学肿瘤医院医学影像与介入中心 MR 报告：

颅脑 MR 平扫 + 增强扫描：

左侧基底节区见团块状异常信号影，大小 2. 8cm × 2. 0cm × 2. 0cm，……

影像学诊断：左侧基底节区占位，胶质瘤可能性大。

肿瘤医院医生建议住院动手术。笔者建议看中医。

从 2005 年 12 月 30 日开始请刘伟胜教授看病，基本方为：钩藤、白芷、川芎、全蝎、蜈蚣、僵蚕、石决明、桃仁、大黄、蝉蜕、甘草、白芍。

2006 年 7 月 6 日又到中山大学肿瘤医院检查。

中山大学肿瘤医院医学影像与介入中心 MR 报告：

颅脑 MR 平扫 + 增强扫描：

左侧大脑深部白质半卵区、基底节区可见片状异常信号影，直径约有 12mm × 6mm，……

影像学诊断：左侧大脑深部白质、基底节区异常信号影，与 2005 年 12 月 28 日外院旧片对比病灶范围明显缩小、病变明显好转，考虑为炎性病变治疗后改变可能性大。

继续中医药治疗。

2006 年 12 月 20 日又到广东三九脑科医院检查。

广东三九脑科医院 MRI 报告单：

图像所见：颅脑 MRI 平扫 + 增强：

左侧基底节区及放射冠病变治疗后一年复查，与治疗前 2005 - 12 - 28MRI 片对比：现左侧侧脑室体旁示一小片状稍长 T1 长 T2 异常信号影，FLAIR 序列呈高信号，范围较前明显缩小；增强后病变未见强化。病变周围未见明显水肿 信号影。脑室系统形态未见异常，脑沟、脑裂及脑池未见增宽，中线结构居中。矢状位示小脑、脑干及垂体未见异常。副窦腔清亮。

诊断意见：左侧基底节区及放射冠病变治疗后一年复查，与治疗前 2005 - 12 - 28MRI 片对比：病变范围明显缩小，且不强化。请定期随访观察。

参考文献

[1] 李立希，孟庆云．中医辨证论治的泛系数学模型（I）［J］．辽宁中医，1986，6：7 ~ 8

[2] 李立希．泛系分析与《内经》．《内经》多学科研究［M］（雷顺群主编）．南京：江苏科技出版社，1990：137 ~ 157

[3] 陈可冀，宋军．病证结合的临东研究是中西医结合研究的重要模式［J］．世界科学技术—中医药现代化专论，2006，8（2）：1 ~ 5

[4] 危北海，金敬善，赵子厚，等．"脾虚综合征"一种新的病证诊断学概念［J］．中国中医基础医学杂志，1997，3（1）：6 ~ 9

[5] 孟仲法．"小儿感染后脾虚综合征"的诊断和治疗——附 3 798 例分析［J］．上海中医药杂志，2000，10：12 ~ 14

[6] 王阶，王永炎，张兰凤．方证对应理论源流及临床研究［J］．世界科学技术——中医药现代化基础研究，2004，6（4）：13 ~ 17

[7] 张兰凤，王阶，王永炎．方证对应研究［J］．中华中医药杂志，2005，20（1）：8 ~ 10

[8] 王阶，荆鲁，衷敬柏，等．血府逐瘀汤拆方临床研究［J］．中国中药杂志，2004，29（8）：803 ~ 807

[9] 陈可冀．血瘀证与活血化瘀治疗的研究［J］．中国中医药，2005，3（11）：10 ~ 12

[10] 陈可冀，史大卓，刘建勋，等．血府逐瘀浓缩丸防治经皮血管腔内成形术后再狭窄的研究［J］．医学研究通讯，1998，7（11）：7

[11] 陈可冀，李连达，翁维良．血瘀证与活血化瘀研究［J］．中西医结合心脑血管病杂志，2005，3（1）：1 ~ 2

[12] 邓铁涛．论中医诊治传染病［J］．河南中医，2006，26（1）：1 ~ 3

[13] 钱伯文．中医药防治肿瘤从基因层面探讨［J］．上海中医药杂志，2005，39（6）：3 ~ 4

[14] 王忠，王阶，王永炎．后基因组时代中医证候组学研究的思考［J］．中国中西医结合杂志，2001，21（8）：621 ~ 623

[15] 杨焕明．基因组学——中医药现代化的一个切入点［J］．中国中医药报，1999，4：26

[16] 王代树，梁石燕．2001 年诺贝尔医学奖对中医药基础研究的启发［J］．中西医结合学报，2004，2（1）：10 ~ 13

[17] 张亭栋，荣福祥．癌灵一号注射液与辨证论治治疗急性粒细胞型白血病［J］．黑龙江医药，1979，4：7 ~ 11

[18] 盛明智．砒霜治疗肿瘤的研究概况［J］．中国乡村医学，2003，10（8）：47 ~ 50

[19] 陈竺. 系统生物学——21 纪医学和生物学发展的核心驱动力 [J]. 世界科学，2005，3：1 ~ 3
[20] 天祁. 多靶位细胞抗肿瘤天然药物紫龙金片. 亚洲天然产品博览会，24 ~ 25
[21] 傅冬红. 王代树教授等 20 余年潜心研究中药抑癌制剂紫龙金获教育部提名国家科学技术奖.
[22] 钟毅，周红，伍耀衡，等. 刘伟胜教授运用全蝎、蜈蚣治疗恶性肿瘤经验 [J]. 新中医，2001，33（7）：7 ~ 8
[23] 白建平，刘伟胜. 刘伟胜教授论治恶性肿瘤经验浅识 [J]. 中医药学刊，2003，21（9）：1484 ~ 1486

第7章 用现代科学方法处理中医药数据

在保持中医特色的基础上，借助现代科学的方法对中医数据进行科学处理，对于论证中医科学性，促进中医与现代科学接轨，从中发现新的客观规律，加速中医理论创新，不仅是必要而且是可行的。

中医学是以整体论为基础的，沿着“临床实践与实验＋取象比类法与模型”的方法建立起来的认知体系与方法。从中医发展历史看，临床实践为主，而实验是辅助的。但从中医药今后的发展方向看，符合中医药特色的实验将越来越重要。

所谓中医药数据，应该包括中医临床的大量经验事实与实验数据，其大部分属于非量化的数据，和常见的观测数据有着本质的区别，有人称它为离散数据、分类数据，或者定性数据、属性数据。

我们所需的现代科学的方法，必须是能够“取象比类”的。根据对取象比类法的数学研究，关键在于能对“象”集进行半等价分类，能研究“象”的相互关系。这两种功能用数学表示如下：

（1）设A为“中医药数据”集合，对A集进行半等价分类，即是

$$A/R = \cup A_i dR = \{A_1, A_2, \cdots, A_m. \text{ 其中 } A_i \subseteq A, i = 1, 2, \cdots, m\}$$

其中 R 是 A 的半等价关系，此种分类称之为不分明分类或模糊分类。

（2）中医药数据一般是多维的，设为 $A_1 \times A_2 \times \cdots \times A_n$，求 n 元关系即为求 $R \subseteq A_1 \times A_2 \times \cdots \times A_n$。

因此，根据上述要求，对中医药数据处理的现代方法，主要有数理统计分析方法与数据挖掘技术。

7.1 用现代技术处理中医药数据

7.1.1 数理统计分析方法

1．Logistic 回归

Logistic 回归模型从19世纪80年代提出以来，在离散型资料的分析中起到了十分重要的作用。Logistic 回归分为非条件和条件 Logistic 回归分析两种，前者适用于队列研究和成组病例对照研究的资料分析，后者则用于配比设计的病例对照研究的资料分析。人们希望解决的问题是如何根据患者的疾病信息判断其属哪一类证（或证型），故 Logistic 回归分析的方法是以往证研究中用得最多的统计方法，其原理是：利用标准偏回归系数绝对值的大小来判断各自变量对发病影响的重要性。

我们把 Logistic 回归应用于中医证的计量诊断研究，目的是在症状与证之间建立起统计定量关系。这种研究的出发点是一组已由专家分类的病例，每份病例不但有病人的症状，而且还有专家对病人所作的辨证结论。学者们利用标准统计方法对病例数据进行分

析，获得回归方程，其中，症状为自变量，而证候为因变量，属于研究证症带权关系 f：B×A→W。但是，由于它们是对数据的数学总结，而每份数据中因变量（证）的取值是专家的主观判断，所以它们其实是专家行为的数学总结。因此，用它们作为辨证标准其实就是用专家作为标准，缺乏客观性。为了克服这一不足之处，应尽可能采用百家之说，并有足够大的数据量。

（1）Logistic 方法的思想

设要研究某一社会或经济现象 A 发生的概率 P（A），并讨论 P 的大小与哪些因素有关。由于 $0\leqslant p\leqslant 1$，不易做数学处理，而处理关于 P 的单调增函数

$$Z=\ln\left[\frac{p}{(1-p)}\right]$$

称作对 P 施行 Logit 变换。显然当 P 从 0 变到 1 时，Z 的值从 $-\infty$ 变到 $+\infty$ 变，从而使得 P 在 0 和 1 附近的微小变化很敏感。

设影响 P 的变量有 x_1，x_2，…，x_k。假设有 Logistic 线性回归模型

$$Z=\ln\left[\frac{p}{(1-p)}\right]=b_0+b_1x_1+\cdots+b_kx_k$$

令 $$b=(b_0,\ b_1,\ \cdots b_k)',\ X=(1,\ x_1,\ x_2,\ \cdots,\ x_k)'$$

则 $\ln[P/(1-P)]=b'X$。于是有 $p=\frac{e^{b'X}}{(1+e^{b'X})}$，可解决 P 的计算及对 x_1，x_2，…，x_k 对 P 的影响问题。

（2）模型应用中的相关问题

①统计软件包及计算中变量的赋值：基本模型可采用 SAS 6.11、SPSS 10.0、STATA 6.0、EGRET 等常用软件拟合；多值模型可采用 STATA 7.0（连续比数模型除外）、SAS 6.11（立体模型除外）拟合；多水平模型的拟合可采用专门的软件如：MLwiN 等或其相应的宏程序实现，也可通过 SAS 8.02 实现。模糊 logistic 模型可通过刘韵源等编写的 epifasrs 软件拟合。变量的不同赋值将会影响软件拟合中模型参数的解释。有文献讨论了解释变量为分类变量、等级变量、连续性变量的赋值。另有学者建议可采用模糊分级的赋值方法。

②样本量的问题：对于多因素分析样本量的估计可采用粗略的估计方法。Lubin 建议：1∶1 配对时，在条件 Logistic 回归模型的配对组数不应低于 50 组。在实验设计时，估计病例数过少可加大对照组。小样本资料导致最大似然法估计模型参数不可靠。

③变量的检验方法及筛选：多个暴露因素的筛选可采用逐步法（Stepwise）、前进法（Forward）、后退法（Backward）或最优子集法（Score）进行，并采用似然比检验（Likelihood ratiotest），比分检验（Score test）或者 Wald 检验（Wald test）三者之一进行检验。通常向前法选取变量用似然比检验或者比分检验，向后法剔除变量选用 Wald 检验。一般认为，似然比检验最可靠，比分检验同似然比检验，Wald 检验计算较为方便，但未考虑各因素间的综合作用，对于因素共线性时结果不如其它两个可靠。

（3）实例

①刘凤斌、郝元涛、方积乾等运用现代多元统计 Logistic 逐步回归分析，按照诊断树的步骤计算出诊断树各枝杈和尾端各证型的诊断指数和 Logistic 回归方程。模拟专家辨证

诊断的经验，便于编制电脑专家诊断系统。按诊断树各枝杈证型出现的概率连乘求出尾端证型（总的辨证分型）的概率。Logistic 逐步回归分析预测虚和实的结果与专家诊断的总符合率为88%，主证的总符合率为93.8%，兼证的总符合率为79.7%。Logistic 逐步回归分析方法充分考虑了每一个变量和诊断树每一个枝杈对证的贡献度，符合专家临床逻辑思维过程，而且接近临床实际。

本研究由于收集的病例数尚不够多，部分证型的诊断指数、Logistic 回归方程的诊断效果可能比较差，扩大样本后其诊断效果可能会更好。同时，由于本研究以专家的实际诊断作为金标准，若专家对各证型诊断掌握的尺度不一致，会直接影响到 Logistic 回归分析诊断的效果。因此，Logistic 回归分析的预测诊断和专家诊断的结果不一致时未必都是预测诊断的错误。在将来的研究中，首先要提高专家诊断的一致性水平，同时要扩大样本量，采取多中心合作的方法，其诊断效果可能会更好。[1]

②郭蕾、王永炎、张俊龙等借助古代大型医案数据库，对历代中医内科著作中论述到的证候及其症状信息群进行统计分析，采用国际通用的 SAS 6.12 统计软件中的非条件 Logistic 多元逐步回归方法筛选变量，最终获得回归方程数学模型，为证候“内实外虚”特征提供客观证据，为证候规范化研究提供参考资料。表达为 $\text{logit}(p) = \alpha_o + \alpha_1 x_1 (\beta_1) + \alpha_2 x_2 (\beta_2) + \cdots + \alpha_m x_m (\beta_m)$。结果得出五脏相关证候的回归方程数学模型。根据每一自变量的标准化回归系数，可以判断出五脏相关证候的“内实”和“外虚”层次，认为对某一证候的诊断具有决定意义的症状组合是可以客观拟定的。[2]

③刘士敬、林佩冲、杨维益等比较早就运用现代多元统计 Logistic 逐步回归分析对脾气虚证型量化诊断标准进行了较系统的研究。例如，他们在“中医各系统病证脾气虚证诊断因素的多元逐步回归分析”一文[3]中指出：“本文对中医各科 129 种疾病的脾气虑证的诊断因素作了逐步回归分析，对总计为 868 例临床各科患者（包括脾气虚证与非脾气虚证二种）的与脾气虚证相关因素进行多元回归的电子计算机处理，得到了一个能代表各系统并反映各系统脾气虚证共性特点的回归方程，并对这个回归方程中的十七种脾气虚证的诊断因素进行了分析，认为这十七种因素可作为确立脾气虚证诊断标准的主要参考因素。”

鉴于脾气虚证是中医脏腑辨证的一个重要的证型，它的病理改变涉及到中西医内外妇儿等多个系统，但是，每个系统的脾气虚证又有自身的一些特点，为考查总体脾气虚证与各系统及其具体疾病脾气虚证的特点以及异同，辨证与辨病之间的关系，我们首先对中医各科的 129 种疾病的脾气虚证的诊断因素作了逐步回归分析，对总共 868 例临床各科患者（包括脾气虚证与非脾气虚证二种）的脾气虚证相关因素进行多元回归的电子计算机处理，试图得到一个能够代表各系统并反映各系统脾气虚证共性的诊断标准，以此作为与以后的各系统脾气虚证诊断标准比较的基本对象。

经多元逐步回归分析，其结果得下列逐步回归方程：

$$Y = 5.672 + 3.534X_2 + 4.776X_{14} + 2.791X_{18} + 2.347X_{19} + 1.534X_{54} + 1.663X_{95} + 1.762X_{56} + 1.543X_{90} + 1.117X_{87} + 1.144X_{57} + 0.924X_{71} + 0.964X_{81} + 0.834X_{85} + 0.766X_{13} + 0.734X_{88} + 0.573X_{58}$$。

此时，方程的复相系数是 0.915，标准估计误差为 4.54，方差分析 $P < 0.01$。

标准偏回归系数越大表明对脾气虚证的贡献率越大，脾气虚 24 个诊断因素回归方程的标准回归系数，见下表 7 · 1。

表 7 · 1　总体脾气虚证 17 个因素回归方程标准偏回归系数

*Xx*0. 234	*Xx*0. 084	*Xx*0. 053
*Xx*0. 153	*Xx*0. 293	*Xx*0. 117
*Xx*0. 152	*Xx*0. 304	*Xx*0. 210
*Xx*0. 205	*Xx*0. 186	*Xx*0. 039
*Xx*0. 217	*Xx*0. 141	*Xx*0. 047
		*Xx*0. 025

按偏回归系数数值的大小，对脾气虚证 17 个因素进行排列，次序见下表 7 · 2。

表 7 · 2　脾气虚证 17 个因素排列

排列次序	诊断因素序号	诊断因素	偏回归系数
1	X_2	食欲不振	0. 234
2	X_21	舌淡体胖嫩齿痕	0. 213
3	X_51	面色萎黄	0. 213
4	X_19	四肢无力	0. 210
5	X_19	大便溏稀	0. 206
6	X_45	浮肿	0. 186
7	X_17	肠鸣	0. 159
8	X_18	大便次数增多	0. 157
9	X_11	食后腹胀	0. 153
10	X_27	唇色淡	0. 144
11	X_10	食后困顿	0. 134
12	X_45		
13	X_25	口淡无味	0. 094
14	X_71	慢性出血	0. 053
15	X_13	脘腹隐痛	0. 039
16	X_13	低热	0. 025
17	X_21	消瘦	0. 042

以上 17 项因素反映了脾气虚证普遍性的临床特点，它们在各系统病证脾气虚证中，出现频率高，是代表脾气虚证的共性诊断因素，和以往脾气虚证总体诊断标准相比，该 17 项因素基本上一致，但个别不同之处也有必要注意，入选的因素，如肠鸣、食后困顿、唇色淡等，都是古医籍中所重视的因素，已被临床病例回归分析所选入，因而可补充脾气虚的共性因素。

这17项因素尚不能完全代表各病中的脾气虚证的特点，主要原因是：①症状还缺乏进一步解析，如浮肿，它是病名，也是症状，可有多种证候出现，必须进一步分析浮肿的特点，方能明确是否为脾气虚型。②共性因素与其它虚证因素的交叉关系，一些共性因素不一定仅出现于脾气虚证中，其它虚证也可见如舌淡胖嫩、虚脉类、消瘦、浮肿等。因此，还要进一步对各系统（妇、内、儿等），各病证进行分析，寻找其个性特点。

现在临床上所见的脾气虚证都有哪些共性特点呢？是否与目前几个诊断标准所确立的诊断相互吻合呢？最有说服力的就是进行大规模的流行病学调查，我们从北京市几家重点的中医院提取了868例临床住院病例，进行诸多诊断因素的多元回归分析，可以以抽样分析的方法归纳目前脾气虚证大概的共性特点，为了尽可能全面公正地反映脾气虚证的临床特点，我们作了以下工作：①病例取自1988年以后即从中医规范化研究工作以来，有较统一的诊疗标准。②病种广泛，见于妇、儿、内、眼、皮肤等科的129种病症。③观察标本数量大，共计868例。④提取的868例各科患者的病例数的比例按1991年中日友好医院各科病例的比例，如内科占37.1%，妇科占27.4%，儿科占21.4%，外科占13.4%，皮肤科占2.1%，眼科占2.7%。⑤在诸多诊断因素的回归分析中，为使脾气虚证与其它证型鉴别诊断，所选脾气虚证的病例尽可能选择单纯性脾气虚证型。⑥脾气虚证诊断因素98项的来源，收集的所有临床病案中，在病机分析一栏中涉及到脾气虚弱导致的病理产物，有明确说明者。以上因素均有文献依据，必是中医典籍中明确提出并都有病机阐述者。

当F=0，0.5，1时所选的最主要因素是食欲不振、食后腹胀、大便次数增多、大便溏稀、舌淡胖嫩、口淡无味、面色萎黄、食后困顿、浮肿、唇色淡、慢性出血、虚脉类、四肢乏力、脘腹隐痛、消瘦和低热，这些因素是脾气虚弱常易出现的一些临床表现，与现在的脾气虚弱证的总体诊断标准大同小异，但小异也有必要引起注意，如食后困顿一症，在老人、儿童病例中多见，重者还可见困顿嗜卧，《诸病源候论·谷劳候》曰：“脾胃虚弱，不能传消谷食，使府藏痞满，其状令人食已则卧，及体烦重而嗜眠是也。”慢性低热以往多考虑为阴虚范畴，但临床上中气不足的发热也不少见，古人也论述甚多，为中气不足，脾气不升，阴火上乘土位而致，《脾胃论·饮食劳倦所伤始为热中论》有专论。该证以上午潮热或午后潮热为特点。

（4）张启明等运用现代多元统计logistic逐步回归分析对脏腑病辨证用药，中医脏腑与现代西医学组织器官的相关性进行了系统的研究。他们通过总结有记载以来中医历史上156位著名医家的医案22459条，建立大型数据库（约56 000 000数据）进行统计学分析，给出了这些问题的统计结果。

其医案来自宋、元、明、清及近代的许叔微、张子和、秦伯未等156位中医临床名家的专著；医案应至少包含临床表现和用药两部分；医案的辨证用药应遵循中医学的传统思路，避免西医理论的影响。

在大量分析临床医案的基础上，以Visual FoxPro 6.0为开发平台，编制计算机软件。针对数据库都是二值变量的情形，采用国际通用的SAS 6.12统计软件中的非条件Logistic多元逐步回归方法筛选变量，最终获得回归方程数学模型。表达为：

$$\text{logit}(p) = \alpha + \beta_1 X_1 + \beta_2 X_2 + \cdots + \beta_m X_m。$$

其中，X_1，X_2，…，X_m 为自变量，β_1，β_2，…，β_m 为偏回归系数。logit（p）表示因变量发生的概率与不发生的概率之比的自然对数。这里的“非条件”是针对成组设计的资料进行的分析，逐步回归法包括两个相反的过程：①不断从模型以外的变量中挑选“重要”的引入模型；②对引入模型的变量进行综合分析，将那些“不重要”的变量从模型中剔除。

例如，张启明、王永炎、张志斌、张庆祥、宋观礼等在“中医历代医案数据库的建立与统计方法”一文[4]中指出，本文介绍了一种对历代名老中医临床医案建立数据库并进行统计分析的方法，以期使分类、命名和诊断严重不统一的中医证候统计规范化，并能为中医教学、临床和科研提供参考数据。

A. 数据库的建立

☆　医案纳入标准

①以《全国中医图书联合目录》为指导，以山东中医药大学图书馆馆藏图书为基础，全面挑选宋、元、明、清及近代临床名家的专著；②医家在地域分布上较合理；③医案的辨证用药遵循中医学传统思路；④若属多次复诊的医案，则由二诊时的疗效决定是否仅录入初诊部分，以使各医案之间相对独立。

☆　医案排除标准

①没有临床症状或用药的医案；②参考西医诊断或实验室检查结果用药的医案；③复诊的医案；④表述不规范，容易产生歧义的医案；⑤众多医家的医案集成。

☆　名词术语的规范

以高等中医药院校全国统编教材《中医诊断学》、《中药学》、《中医内科学》等为蓝本，整理所有医案涉及的内容，如病名、病位、病因或病理结果、辨证、症状及用药等。采用经全国名词委员会中医药名词审定委员会审定的《中医药学名词》进行规范。形成“数据库结构密钥”。

☆　医案录入软件的编写

以 Visual FoxPro 6.0 为开发平台，编制中文操作界面及相关数据库，使所有医案涉及的病名（501 个）、病位（80 个）、病因或病理结果（88 个）、证型（198 个）、症状（817 个）及用药（781 味）等都成为取值为 0 或 1 的二值变量（Dichotomous Variable）。

☆　医案的录入

①对原始文献进行扫描、压缩、编辑，建立“原始文献图像数据库”；②将数据录入过程中可能出现的错误和疑似问题的解决办法编成《医案数据库录入手册》；③建立原始文献与数据库内容差异对照表，以明确录入员的操作规程；④录入员只需用鼠标将某一医案所涉及的内容点击一遍，即把他们分别赋值为 1，其他未点击的部分则自动赋值为 0；⑤尊重原著，不容许任何主观意志的介入；⑥初步录入的医案经由核查人员两次审核合格后方被正式录用，形成结构数据库。共录入医案 22 459 条。

B. 统计

采用国际通用的 SAS 6.12 统计软件的非条件 Logistic 多元逐步回归法进行统计。“非条件”是针对成组设计资料进行分析，Logistic 回归是处理二值型因变量的回归方法，逐步回归包括两个相反的过程：①不断从模型以外的变量中挑选“重要”的引入模型；②

对引入模型的变量进行综合分析，将那些“不重要”的变量从模型中剔除。

☆　自变量的筛选原则

①以某一被研究对象如肝气郁结为因变量，从80个常见病位中筛选伴随的发病部位，从100个常见病因或病理结果中筛选病因或病理结果，从817个常见症状中筛选症状，从781种常用药物中筛选用药，被选中的对象称为自变量。②随着被选入自变量数的增加，模型反映实际问题的能力（即拟合优度）不断增强，表述拟合优度的指标AIC不断下降。从判断回归方程预测准确性的统计量Concordant的值也容易发现，当自变量数是4时，Concordent = 74.5%，当自变量数增加至14时，Concordent = 81.7%。亦即后增的10个病因仅使模型的预测准确性升高7.2%。故4个病因是我们期望获得的自变量较少而拟合优度较高的简约模型。③进入模型的自变量在进行Wald x^2 检验时应至少在 $\alpha = 0.05$ 水平上统计显著性。

☆　统计结果的表达

以肝气郁结的统计结果为例。全国统编教材《中医诊断学》认为，肝气郁结的常见症状是：胁痛、胁胀、善太息、月经紫黯、乳房胀痛、咽如物梗、吐咽不解、瘕聚、脉弦等。但哪些是肝气郁结的常见症状，哪些是肝气郁结的特异性症状，我们没有统一的认识。借助上述统计分析，我们发现：Logit（p） = -3.7425 + 1.2319 脉弦（0.2938） + 1.5179 胁胀（0.0925） + 1.2752 胁痛（0.1396） + 2.2004 善太息（0.0605） + 1.4912 月经紫黯（0.0672） + 1.1407 嗳气（0.0708） - 0.9208 咳嗽（ - 0.1791） + 1.7171 咽如物梗、吐咽不解（0.0655） + 0.5222 脉沉（0.0846） + 1.0890 瘕聚（0.0656） + 1.7796 乳房胀痛（0.0489） -0.7652 发热（-0.1357）。

模型评价：对于每一自变量都有Wald $x^2 > 26.9$，$P < 0.0001$，Concordant =67.6%。其中，①所有症状均是从817个临床症状中筛选出来的。②症状的排列顺序为进行Logistic回归时各症状进入模型的先后顺序。③症状前的数值是偏回归系数，其正负号表示该症状对肝气郁结的正负面影响。偏回归系数的自然指数又称发生概率（Odds Ratio）。例如善太息的发生概率为exp（2.2004） =9.0287，表示仅有善太息一个症状发生时诊断为肝气郁结的概率与不诊断为肝气郁结的概率之比，是所有症状都不发生时诊断肝气郁结的概率与不诊断肝气郁结的概率之比的9.0287倍。亦即，善太息是诊断肝气郁结的特异性症状。对于某一证候来说，偏回归系数为负值的症状可用作该证候的鉴别诊断。④由于各症状的度量尺度不同，如“胁胀”由不发生到发生的变化与“脉弦”由不发生到发生的变化是不同的，使得不同症状对诊断肝气郁结的影响大小不能比较。若将数据库中各症状和因变量的值分别减去其平均值，再除以各自的标准差（这一过程又叫变量的标准化），使之转化为无量纲的变量，即可使各症状对诊断肝气郁结的影响大小具有可比性。在上述统计结果中，各症状后的数值（括号内）是标准化回归系数，其大小表示在整体考虑所有被纳入的症状时，各个症状对诊断肝气郁结的影响程度。因此，标准化回归系数较高的症状如脉弦是肝气郁结的常见症状。

由回归方程可得，按照各症状在肝气郁结中的常见程度，由大到小依次是脉弦（0.2938）、胁痛（0.1396）、胁胀（0.0925）、脉沉（0.0846）、嗳气（0.0708）、月经紫黯（0.0672）、瘕聚（0.0656）、咽如物梗、吐咽不解（0.0655）、善太息（0.0605）、乳房胀痛（0.0489）。按照各症状对判断肝气郁结的特异性，由强到弱依次是2.2004善太息、1.7796乳房胀痛、1.7171咽如物梗、吐咽不解、1.5179胁胀、1.4912月经紫黯、1.2752胁痛、1.2319脉弦、1.1407嗳气、1.0890瘕聚、0.5222脉沉。而咳嗽、发热不是肝气郁结的症状，可用作鉴别诊断。

C. 已有的结果

①脏腑病辨证用药的Logistic回归分析统计筛选并定量表达了各脏腑在疾病过程中的常见临床证候，以及与某一证候正相关和负相关的病因或病理结果、症状和用药，并据统计结果总结出五脏疾病的发病规律。②《中医统计诊断》对332个常见临床症状的临床证型、发病部位、病因或病理结果、伴随症状和常用药物进行了统计。对110个常见临床证型的病因或病理结果、常见症状和常用药物也进行了统计。③“一种建立中医数据库的方法”已经申请专利。

2. 隐变量分析与隐结构法

(1) 引言

隐变量分析（Latent Variable Analysis）大概是近几十多年内应用统计领域中发展最为迅速的一个分支，由于它的极大的实用性，因此国际上一些有名的软件公司一版再版的出版应用软件，它首先应用于心理学、社会学，以后几乎应用于一切学科。但它在国内，介绍及使用它的人还很少。它有几大特点：①此方法可以尽可能地过滤去误差及个体差异。虽然统计方法都有过滤误差及个体差异的功能，但至今没有另外方法可以比隐变量方法更有效地过滤误差及个体差异。②此法除了可以考察变量间的直接作用外，还可以同时考察变量间的间接作用。而另外的统计方法，比如回归分析、判别分析等，它们实际上都只考虑变量间的直接作用。而变量间的关系往往是复杂的，怎么只考察直接作用呢？而这种直接作用有时也会得出一些错误的判断。③它可以寻找变量间内在的结构关系，可以去验证某种结构关系是否合理并指出如何加以修改，因此，隐变量分析有时也称为“结构模型”分析。④它可以用通径图方法直观地显示变量间的关系。因此，隐变量分析也常称为通径分析（Path Analysis）。

张连文、袁世宏在“隐结构模型与中医辨证研究（I）——隐结构法的基本思想及隐结构分析工具”一文[5]中指出，隐变量是什么？这是一个哲学问题，有几种不同的答案。我们采用如下观点：隐变量是人脑思维的产物；人脑发明隐变量、隐结构的目的是要解释在众多事例中所观察到的规律。例如在中学生人群中，人们观察到：一个数学成绩好的学生，物理、化学成绩往往也好；反之亦然。人们于是引入“分析能力”这个隐变量来解释这一现象：分析能力强的学生，数学、物理、化学3门课程的成绩一般都较好；而分析能力弱的学生，这3科成绩往往都较差。在中医临床实践中，“舌上少津”“口渴喜饮”“小便涩少”这3个症状常常结伴出现，中医理论引入“津亏”这个隐变量来解释这一现象：津亏能导致这3个症状的出现；而无津亏时，它们则一般不会出现。

基于上述观点可以认为，中医理论是人脑在通过对众多病例的观察发现了一些规律后，为解释这些规律而引入的一个用自然语言描述的隐结构。中医临床用这个人脑构造的隐结构来指导辨证，因此缺乏客观性、定量性。

我们提出一种旨在为辨证建立客观、定量标准的研究方法，即隐结构法。它的基本思想是用电脑来取代人脑进行数据分析、构造隐结构。具体地说就是：①首先进行流行病学调查，系统收集病例；②然后用电脑对所得数据进行分析，找出规律，构造隐结构模型来解释这些规律；③最后用所得的隐结构模型来指导辨证。

用电脑构造的隐结构来指导辨证的好处是辨证客观性可以得到大大提高，而且定量化也不再是一个问题。除了客观性和定量性以外，更重要的当然是辨证质量。

（2）因子分析

因子分析（Factor analysis）是多元统计分析中的一个重要内容，在自然科学与社会科学等领域都已经有成功的应用。其目的是在所有能测量的变量中，根据这些变量内部的相关性大小将变量分组，每一组变量用一个能归纳分组后某一方面性质的变量，称为公因子（Factor）表示。因此，因子分析中的因子通常是一个不能直接测量的而且具有综合意义的隐变量。如果将可以测量的指标用 Xi（i = 1，2，…，p）表示，而公因子用 F_j（j = 1，2，…，q）表示，测量指标标准化后表示成 $x_i = \frac{X_i - \overline{X_i}}{s_i}$，其中 $\overline{X_i}$ 是 X_i 平均数，S_i 是 X_i 的标准差。于是标准化变量 x_i 用公因子 F_j 和特殊因子 U_i 的线性函数表示为：

$$x_i = \sum l_{ij} F_j + C_i U_i$$

其中 l_{ij} 为各公因子 F_j 的系数值，也称为载荷（Loading），用于反映因子与各个变量间的密切程度。U_i 为特殊因子（Special factor）表示指标 x_i 中不能用 F_j 解释的部分，U_i 常服从正态分布 N（0，Ψ_i），这里的 Ψ_i 是 U_i 的方差，称为特殊方差。因子分析中公因子个数 q 都要求小于指标数 p，在统计学中是一个降维的研究过程。

因子分析模型中公因子 F_j 与 F_k 间如果彼此不相关，则称为正交模型；公因子 F_j 与 F_k 间如果相关则称为斜交模型。在中医临床中，一种病可以表现为多种证候，而且证候间是相互相关的，因此在应用因子分析时，可采用斜交模型。其目的是经斜交变换后，测量变量在某一个新的因子轴上有较大的载荷，而在其余因子轴上的载荷几乎为0。

因子分析可分两类，其一是探索性因子分析，由于研究者对测量变量与因子间的联系在事前并不知道或者并不确定，因此需要根据统计理论及准则，如计算因子的累计贡献率大小等，以确定最小因子的个数。这种因子分析研究过程具有探索性，称为探索性因子分析（Exproratory Factor Analysis，EFA）。应用探索性因子分析除了确定最少因子个数外，还要确定测量变量与因子间如何发生联系以及联系程度有多大。

其二证实性因子分析证实性因子分析又称为确定性因子分析（Confirmatory Factor Analysis，CFA），是研究者根据专业理论或以往的经验对测量变量与因子间关系已有先验知识，并根据先验知识对所建立的统计假设进行检验，用以评价隐变量（因子）与其对应的指示变量间的关系的统计方法。

李文林、赵国平、陆建峰、袁文婕等人在“因子分析法建立隐结构在慢性胃炎辨证中应用的初步分析”一文[6]中认为：“中医专家诊病的过程就是在头脑中建立隐结构的过程，隐结构中既含有症状等可直接观测的显变量，也含有专家经过分析推理判定的证型等隐变量。以慢性胃炎为例，用因子分析法确定隐结构中的隐变量，初步分析了方法在慢性胃炎证型判定中的可行性。”并指出清代医家叶天士在《临证指南医案》中说：“医道在乎识证、立法、处方，此为三大关键，一有草率，不堪司命，然三者之中，识证尤为重要”。这是因为，中医诊病的过程中，准确的辨证不仅是采取“有的放矢”治疗措施的前提，也是最能体现名老中医思维特色的关键所在。然而，不同的医生对同一问题的认证尺度不一，辨证论治存在“机圆法活”之实。在用计算机辅助继承名老中医经验的过程中，究竟选择什么样的方法，既能在不受专家主观因素影响下模拟其辨证经验中蕴涵的规律，同时又能保证方法的重现性，就显得尤为重要。

（3）隐结构概念的引入

众所周知，在疾病诊疗中所涉及的变量，如病人的病史与自觉症状，如疼痛不适、口渴与否、恶寒恶热、饮食二便、病人肤色、舌苔、脉象等，这些信息是可以通过望闻问切直接观测到的，是显变量；而医生根据这些“四诊信息”、经过“辨证分析”诊断出的病名和证型如“慢性胃炎”、“脾胃不和”、“肝气不舒”等，这部分信息是隐含的变量，是反映名老中医临床思维的关键部分，虽然迄今没有办法对它们进行直接观察，但它们的存在就像乐队的指挥一样能使人们对问题的理解和解决更加简单和有效，由此也可以说，中医的辨证过程就是临床医生依赖专业知识汇聚显变量与隐变量之间复杂的信息及依赖关系在头脑中建立隐结构的过程。在对脾胃病专家的经验继承中，靠师传身受去继承隐结构中蕴涵的经验信息存在主观性强和可重复性差等诸多不足，因此有必要引入计算机辅助，实现其中有效经验的共享。

（4）构造隐结构的方法确定

①用计算机构造隐结构的方法选择

在用计算机辅助模拟专家辨证的过程中，隐结构模型的建立是推导专家辨证过程的重要环节，因为一个合适的结构不仅能使模型成为较好的知识表示，而且会大大降低计算的复杂度。在名老中医经验的继承中，每一位有一定名望的老中医，临床经验再丰富都不可能面面俱到，我们要总结的只能是其在治疗某一擅治病种方面的独特经验。在文献学调查及对专家病案信息分析的基础上，本课题尝试用基于因子分析的方法构造隐结构来推导专家在慢性胃炎方面的辨证规律。

②对数据的初步分析

在研究中，我们选择的是江苏省在脾胃病治疗方面有名望的一位老专家积累的回顾性病案资料，采集了其中带有二诊、三诊信息的病案（这样做的目的主要是想表明带有二诊或三诊的病案中是有效病案）共188份。通过对这些病案信息的初步分析，我们发现其中共涉及有症状77个，这些症状相互关联，对证型判定的贡献很不相同。为了保持方法学的客观性，在分析过程中，我们先对77个症状按其自然语言的描述进行编号，然后根据频率统计（如表7·3）保留了在证型判定中出现频率较高的28个症状（即舍弃频率小于5.31%的症状）。

表7·3　188例慢性胃炎各高频症状统计表（统计频次>5.31%）

症状名称	出现次数	统计频次（%）	症状名称	出现次数	统计频次（%）
胃脘嘈杂	26	13.83	口干（欲饮）	30	15.96
胃脘灼痛	34	18.09	胃脘痞胀	50	26.60
食欲不振	22	11.70	嗳气	38	20.21
舌苔薄（白）	124	71.28	口（微）苦	48	25.53
舌质淡	20	10.64	便秘	28	14.90
吞酸或泛酸	30	15.96	胸闷	52	27.66
舌苔黄腻	26	13.83	脉细数	23	24.67
舌质（淡）红	66	35.11	畏寒（怕冷）	64	34.04
心中烦热	38	20.21	胃脘部怕冷	40	21.28
便溏	60	31.91	胃脘胀痛（及胁）	76	20.21
舌质偏红	22	11.70	舌中裂或苔有裂纹	20	10.64
脉细弦	58	30.85	苔白腻	19	10.11
胃脘隐痛	60	31.91	性情急躁或五心烦热	24	6.38
身重困倦	26	13.83	喜暖喜按	28	7.45

接着在对基础数据进行评价认为可行的基础上，用SPSS软件对这28个变量用主成分分析法进行因子提取、得到总方差分解表。从总方差分解表中，发现特征值大于等于1的因子共12个，总的贡献率是71.517%，然后参照专家医案中的证型信息，初步确定28个数据中隐含的节点个数为12个。为了判断这12个因子能否概括绝大部分症状信息，对获取的初始因子矩阵表进行斜交旋转、获取各症状在相关因子下的载荷系数，接着将28个变量对于每一个因子（即隐节点）的影响程度进行计算，即对于每个因子，统计症状出现的频率，通过计算28个变量对于每一个隐节点的影响程度确定每个因子下出现次数最多的症状名称，也就是对该因子影响最大的症状（如表7·4）。

表7·4　188例慢性胃炎四诊信息指标的12个因子（探索性因子分析）载荷系数（载荷系数>0）

因子	症状名	载荷系数	因子	症状名	载荷系数
F1	胃脘灼痛	0.65	F6	食欲不振	0.397
F1	舌苔黄腻	0.794	F7	嗳气	0.398
F1	口（微）苦	0.321	F7	苔白腻	0.383
F1	身体困倦	0.377	F8	畏寒	0.705
F2	胃脘隐痛	0.768	F8	喜按喜暖	0.505
F2	喜按喜暖	0.351	F9	嗳气	0.706
F3	胃脘嘈杂	0.765	F9	舌中裂或苔有裂纹	0.407
F3	胃脘灼痛	0.772	F9	胃脘痞胀	0.382
F3	口燥咽干	0.314	F10	便秘	0.871
F3	心中烦热	0.324	F10	胃脘胀痛（及胁）	0.698
F4	舌质淡	0.645	F11	口燥咽干	0.370
F4	舌中裂或苔有裂纹	0.353	F11	口（微）苦	0.848
F5	胃脘痞胀	0.615	F11	胸闷	0.391
F5	舌质偏红	0.794	F12	胃脘胀痛	0.374
F5	性情急躁或五心烦热	0.348	F12	嗳气	0.454
F6	胃脘隐痛	0.840	F12	苔薄（白）	0.364
F6	胃脘部怕冷	0.477	F12	胸闷	0.308

根据症状频率统计表和由旋转后的因子矩阵表，按照载荷系数大于 0.3 为界值，确定大于 0.3 的指标作为每一个隐节点对应的主要症状指标，最终分析出这 12 个因子（隐节点）所对应的症状信息如表 7·4，据此确定各隐节点（因子）与症状的对应情况（如表 7·5）。

表 7·5　隐节点－症状对应情况

隐节点	对该节点影响较大的症状
1	舌苔黄腻，胃脘灼痛，口（微）苦，身重困倦
2	胃脘隐痛，便溏，喜按喜暖
3	胃脘嘈杂，胃脘灼痛，口燥咽干，心中烦热
4	舌质淡，舌中裂或苔有裂纹
5	胃脘痞胀，口（微）苦，舌质偏红，性情急躁或五心烦热
6	胃脘隐痛，胃脘部怕冷，食欲不振
7	嗳气，苔白腻
8	畏寒，食欲不振，喜按喜暖
9	嗳气，舌中裂或有裂纹，胃脘痞胀
10	胃脘胀痛，便秘
11	口燥咽干，口（微）苦，烦闷，身重困倦
12	胃脘胀痛，嗳气，苔薄（白），胸闷

③结果分析

☆　方法的可行性

疾病诊断是一个复杂的系统，症状之间存在复杂的、多层次的关系，不同症状组合可以表征不同的证候状态，也就是不同的证型。虽然辨证中也存在“但见一症便是、有是证则用是方”的线性对应关系，但面临更多的还是复杂的非线性现象。辨证论治的特点就是在重视各种因素作用的同时，更强调各因素在整体中的作用与联系，从而在错综复杂的临床表现中抓住疾病的本质而施以治本之法。从上述隐节点－症状表可以看出，同一症状如“胃脘痞胀”与隐节点 5、9 都有关联，“胃脘灼痛”与隐节点 1、3 均有关联，这与专家在疾病的辨证过程中往往要从多角度考虑病因、症状表现以确定证型的实际情况还是比较一致的。

☆　隐节点代表的语义

建立因子分析模型的目的不仅是要找出主因子，更重要的是知道每个主因子的意义以便对实际问题进行分析。以隐节点 3 对应的症状来看，“胃脘嘈杂、胃脘灼痛、口燥咽干、心中烦热”，在《中医内科学》（周仲瑛主编）中是胃痛“胃阴亏虚证”中出现的大部分症状；隐节点 12 对应的“胃脘胀痛、胸闷、嗳气、苔薄（白）”是“肝气犯胃”中出现的相关症状。由于医学中的诊断资料大多是一些描述性信息，缺少数据界限和定量指标，证候的分类情况复杂，构成证候的症状不尽一致。在实际中，不同的专家常常根据临床实际及自身习惯与特点概括出体现自身特色的证型表述，不受书本知识的局限而知常达变，所以即使是最理想的证候规范，也不能代替医生临床的辨证思维。受样本量的限制，我们目前收集的病历中积累的症状信息的特征性或代表性并不强，现在我们并不能根据这些对应信息就妄下结论说上述隐节点对应的语义就是专家在疾病辨证结论中给出的某一相应证型。但是，作为一种方法学的探讨，如果样本量足够大，通过病案积累的症状信息比较全、相应地提取出的公因子代表性也比较大的话，用这种方法确定的隐节点的含义应该还是可以和名医医案中给出的证型判定结果进行参照性比对的。

④讨论

疾病诊疗中存在着相当多的不可直接观测的概念，辨证论治中也往往伴随着很多难以直接量化的指标，在疾病诊疗中常常需要研究这些概念的具体内涵以及它们与其他症状要素之间的关系。同时由于临床背景的局限和特定思维习性的影响，每一个名老中医在诊治疾病中其注意力事实上只能集中在为数极少的他所重视与感兴趣的症状及其相关的逻辑关系上，不同临床专家对同一疾病问题的看法经常是有分歧的，其逻辑思维带有某种片面理性的特点。传统的统计技术如回归分析、判别分析在中医证的研究中要么无法避免专家经验的主观性，要么无法规避症状与证型之间并不是单一的线性关系或因果关系的问题，而关联规则分析方法一般得到的又是比较零散的规则，也不能从整体上把握辨证和症状之间的关系，本文利用因子分析得到隐节点的方法可以通过辨证和症状之间的关系图较好地处理症状与证型之间多维同时聚类的问题，同时分析过程中又避免了相关专家的主观知识参与，客观性大大提高，与基于贝叶斯网络的隐结构相比，计算量也大大减少，因而具有一定的可参考性。当然，由于受样本量的限制，我们现在的研究只是处于方法学的论证与可行性试验阶段，在实际应用中，用因子分析法确定隐节点的数量后，如何用一定的算法来建立相应的隐结构，隐结构能否较好地解决症状与证型之间的多对多的问题，也就是允许一个数据以不同的概率归属于不同的类，以解决一果多因的问题；同时，用这种方法构造出隐结构后，其中存在的隐变量所代表的语义究竟能否在中医理论的指导下在不同专家对不同疾病的辨证结论中都能得到很好的解释等等，这些能体现方法的客观性与代表性的具体问题，都有待于我们在搜集的样本数据逐渐增多的过程中进行进一步的验证。

（5）基于隐结构模型的血瘀证症状体征研究

王阶、李海霞、王焱、张连文、姚魁武等在“基于隐结构模型的血瘀证症状体征研究”一文[7]中“以血瘀证为例，按照循证医学的原则，开展了多中心、大样本的流行病学调查，获取了2004份血瘀证症状体征调查表，用隐变分析方法对获得的症状体征数据进行了分析，建立了一个可以用中医理论解释的隐结构模型。研究表明，利用隐结构模型可以探讨中医辨证的客观化、定量化，揭示众多症状间以及症状与证候间复杂的相互关系。为中医辨证的科学发展提供依据。”

①方法

本研究选用血瘀证的36个症状和体征，在统计中未进行分类，不含诊断结果，通过隐结构模型提取总体血瘀证、血瘀证亚型以及不同病位血瘀证的症状体征，观察它们之间的相关性，从而为血瘀证诊断标准的规范化和客观化提供合适的诊断方法。用多层隐类模型分析，最终得出BIC分最高的模型（结果如图7·1），称之为模型辨证。它的对数似然度和 BIC 分别是 -40472.3 和 -43414.60。

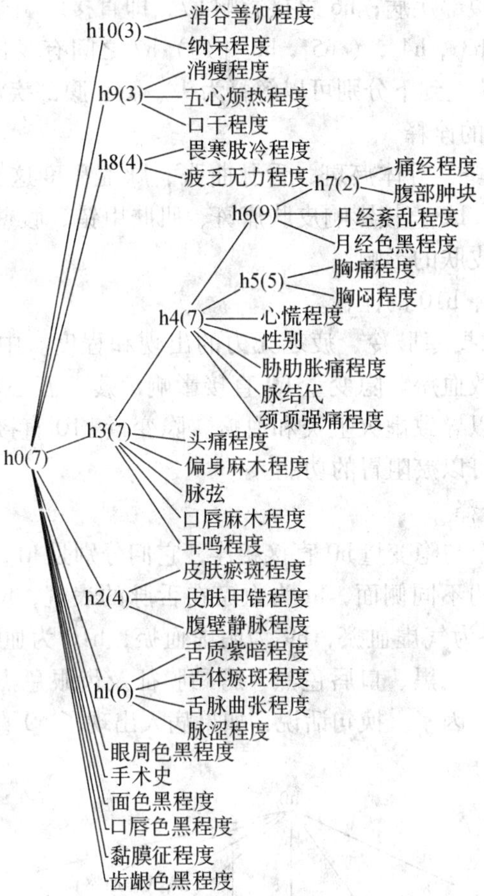

图 7・1

②结果

图 7・2 给出了模型的诠释。总体而言，由图 7・2 我们可以很容易看出，h0 可以看作总体血瘀证，而与 h0 直接相关的 h1，h2，h8，h9，h10 和其他血瘀症状体征，如眼周色黑、手术史、面色黑、口唇色黑、腭黏膜征及齿眼色黑等，都是血瘀证及其亚型的直接表现。它的分支分别为不同病位的血瘀证表现，如 h3 代表头部疾病，h4 代表胸部疾病，h5 代表心脏疾患，h6 代表妇科疾病，h7 代表妇科疾病的进一步发展，而 h3 ~ h7 从上往下又可以看成分别为头、胸、腹部疾病。

对于 h0 与其他项之间的联系，我们可以看为双向，从上往下可以看成由总体血瘀证衍生出的其他相关血瘀或亚型，从下往上可以看成是由不同的血瘀亚型和相关血瘀疾病归纳而成的总体血瘀证。

☆　隐变量 h3，h4，h5，h6，h7 的诠释

现在对模型中的隐变量逐一分析。1 中隐变量 h3 直接影响头痛、偏身麻木、脉弦、口唇麻木、耳鸣症状的出现和程度的轻重，可以看成头部疾病的主要症状体征；h4 直接影响心悸、胁肋胀痛、脉结代、颈项强痛的程度，可以看成胸部疾病的症状体征；h4 通

过影响 h5，即胸痛、胸闷程度，间接地影响心脏疾病，同时又影响 h6，月经紊乱、月经色黑程度，可以看成小腹部疾病；h6 直接影响 h7，即直接影响痛经和腹部肿块程度，可以看成妇科疾病。其中 h3 ，h4 ，(h5 ，h6 并列) h7 之间有线相连，说明它们相关，箭头可以从 h3 指向 h7，从上到下分别可以解释为头、胸、腹部疾病。

☆　隐变量 hl，h2 的诠释

hl 直接影响舌质紫黯、舌体瘀斑、舌脉曲张、脉涩程度这 4 个体征的出现和程度，表示血瘀对舌脉的影响；h2 直接影响皮肤痛斑、肌肤甲错、腹壁静脉曲张的出现和轻重程度，表示血瘀对全身皮肤的影响。

☆　隐变量 h8、h9、h10 的诠释

隐变量 h8 直接影响畏寒肢冷、疲乏无力的出现和程度。中医认为气虚出现畏寒肢冷、疲乏无力，进而导致血瘀。隐变量 h9 直接影响消瘦、五心烦热、口干出现和程度，从中医角度讲，阴虚可以导致虚火上炎和血瘀。隐变量 h10 直接导致消谷善饥、纳呆的出现和程度，说明血瘀可以瘀阻胃的功能。

☆　隐变量 h0 的诠释

以上隐变量中有 6 个与隐变量 h0 直接相连，它们分别是 h1，h2，h3，h8，h9，h10。这些变量分别对应血瘀的不同侧面，hl 为血瘀在舌脉的表现，h2 为血瘀在肌肤的表现，h3 为头部血瘀表现，h8 为气虚血瘀，h9 为阴虚血瘀，h10 为血瘀阻滞胃腑。h0 直接影响眼周色黑、手术史、面色黑、口唇色黑、腭黏膜征及齿眼色黑程度，这些症状、体征是血瘀的典型体征和致病因素。换句话说，如果病人出现了 h0 直接影响的症状体征，就可以确诊为血瘀证。

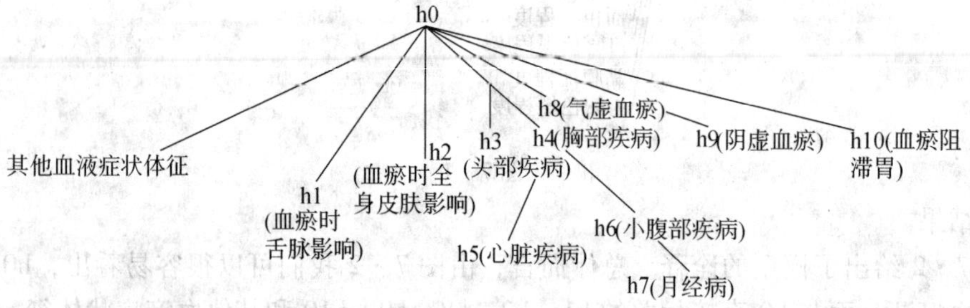

图 7・2

☆　定量部分

模型 $M_{manual}1$ 有两方面的定量内容：一方面，它明确规定隐变量的取值个数；另一方面，它用条件概率分布来具体刻画变量之间的关系。以隐变量 h9 为例，基于它直接影响消瘦程度、五心烦热、口干的出现和程度这一事实，把它解释为阴虚程度。在定量层面，h9 共有 4 个不同的取值，分别记为 s0，s1 ，s2 ，s3；它与消瘦、五心烦热、口干程度之间的定量关系由下图所示的两个条件概率分布给出。通过对隐变量与症状变量之间的定量关系进行分析，可以揭示隐变量取值的直接含义。

图 7・3 中第三副图表示当 h9 = s2 时，3 个变量的概率分布，症状变量消瘦、五心烦热、口干程度有无、轻、中、重 4 个取值；与之相应，柱体分为不同灰度的 4 段，每段对应一个取值，其高度表示该取值的概率。图 7・3 同时也给出了 h9 = s0 ，h9 = sl，h9

= s3 的类概率柱图。类概率柱图让我们对隐变量取值的意义有了一个既直观又具体的认识。h9 的取值 s2 的意义是，s2 代表一类人，这类人中消瘦、五心烦热、口干程度的出现情况如图 7 · 3 中第三副柱图所示。

类概率柱图同时也让我们对隐变量不同取值之间的关系有了一个既直观又具体的认识。图 7 · 3 显示：口干在 h9 = s0，h9 = s2，h9 = s3 这类人身上重度出现，在 h9 = s1 这类人身上几乎不出现；五心烦热，在 h9 = s0，h9 = s1 这类人身上几乎不出现，在 h9 = s2，h9 = s3 这类人身上中度出现；消瘦，在 h9 = s0 这类人身上轻度出现，在 h9 = s2 这类人身上中度出现，在 h9 = h0 和 h9 = s3 这类人身上几乎不出现。

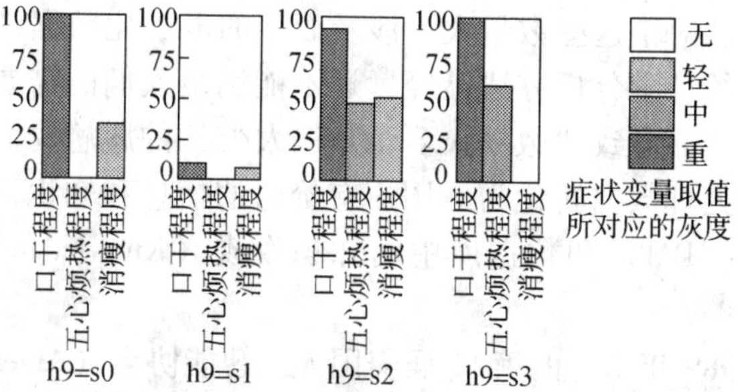

图 7 · 3

③讨论

用 $M_{manual}1$ 来指导辨证的最重要的意义在于，它能大大提高辨证的客观性。一是推理过程的客观性，即贝氏网中的推理完全是按照概率论原则进行，没有主观性。二是模型 $M_{manual}1$ 内容的客观性。模型 $M_{manual}1$ 是计算机按照统计学原则对数据进行分析处理的结果，这里的数据只包括症状显变量的取值，而不包括证型隐变量的取值，在数据收集过程中排除了对证型隐变量的判断，症状轻重程度判断中的主观性大大减少。三是结果的直观性。图 7 · 2 可以直观地显示出不同病位血瘀证和总体血瘀证、血瘀亚型之间的关系；图表的形式可以直观地展示 h 与一些症状变量的关系，使得 h 的取值所对应的类的性质一目了然，同时可以把 h 的取值按轻重程度排序。实际上，隐变量的诠释过程，是把模型 $M_{manual}1$ 与中医理论的定性分析进行对照比较的过程。模型 $M_{manual}1$ 中所有隐变量均能被诠释，说明 $M_{manual}1$ 的定性内容与中医（血瘀辨证）理论在整体上是吻合的。它一方面显示 $M_{manual}1$ 是一个高质量模型，可以指导辨证，另一方面，它为中医辨证理论的科学性提供了依据。我们可以根据不同类病人症状、体征程度的轻重指导临床辨证治疗，在总体血瘀证辨证治疗的基础上根据病人症状、体征轻重程度的不同对治疗方剂进行化裁。在血瘀证隐结构模型成熟后，新病人的症状、体征输入微机就判断类型种类，直接进行电脑处方，为中医的诊疗方法带来新的进展。

为了使调查结果具有的普遍性，我们选取代表中国北、中、南三个地区的北京、河南、广西做为调查地域。在对数据未进行分类和不含诊断结果的前提下，通过对一组没有任何人为特征的数据进行计算机自动分析，得出了不同病位血瘀证及亚型的结构图，可以直观地看出总体血瘀证和不同病位血瘀证、总体血瘀证和血瘀亚型之间的相互关系，以及头、胸、腹部由上往下的血瘀对应关系，客观地验证了血瘀证与不同病位的关系以及血瘀证与亚型的关系，为临床辨证和用药提供了客观依据，减少了主观因素对证候诊断的影响。结果表明，隐结构模型可以揭示众多症状间以及症状与证候间复杂的相互关系，有助于加强临床诊断正确性和规范化，有助于确定证候诊断的标准和规范，并且可以指导临床辨证及用药。它不仅能提高中医专家诊断的客观性和准确性，还有可能发现新的医学知识，为中医客观化的法展提供思路，带来中医规范化研究的突破。

7.1.2 数据挖掘技术

1. 引言

随着信息技术的迅猛发展，数据库应用的规模、范围和深度不断扩大，各行业都积累了大量的数据资料。对于这些数量大、涉及面广的电子化数据，常用的数据库管理系统的查询检索机制和统计学分析方法已经远远不能满足人们的需要。人们无法理解并有效地利用这些数据，从而导致“数据太多而知识太少”的尴尬局面。这就需要新的技术智能地、自动地将待处理数据转化为对用户有价值的信息和知识，在这样的背景下，数据挖掘（Data Mining，DM）和数据库中的知识发现（Knowledge Discovery in Database，KDD）应运而生。

KDD最早是在1989年举行的第11届美国人工智能协会（American Association for Artificial Intelligence，AAAI学术会议上提出的，Fayyad等将其定义为：从大量数据中提取出可信的、新颖的、有效的，并能被人理解的模式的高级处理过程。KDD处理过程可分为9个阶段：数据准备，数据选取，数据预处理，数据缩减，KDD目标确定，挖掘算法确定，DM，模式解释及知识评价。由此可见，DM只是KDD的一个处理过程，但却是KDD最重要的环节。DM又称为数据开采、数据采掘等，是按照既定的业务目标，对大量数据进行探索，揭示隐藏其中的规律性并进一步将之模型化的先进的、有效的方法。但是，在实际工作中，数据挖掘和知识发现这两个词经常混用，不加区分。

数据挖掘是基于人工智能、机器学习、统计学等技术，高度自动化地分析数据，作出归纳性的推理，从中挖掘出潜在的模式或者行为，以帮助决策者作出正确决策的过程，也就是说为了寻找未知的模式或趋势而在细节数据中进行搜索的过程，从而生成新的信息和知识。

从计算机技术的发展看，数据与知识是有差别的。什么是数据？一般是指人们只抽取那些感兴趣的事物的特征或属性，作为事物的描述。这种对事物的符号记录称为数据。在计算机科学中，数据是指所有能输入到计算机中并被计算机程序处理的符号的总称。在人工智能研究中，将数据表示为特定实例（事实）的信息，而知识则表示为一般（抽象）概念信息。数据库仅收集表达事实的数据。知识库与数据库不同，它含有处于高层抽象的信息。现有的数据挖掘是建立在数据与知识的差别之上，所以简单地说，数据挖掘是从大量数据中提取或“挖掘知识”。另一方面，知识与数据的区分有时又不明显，在一些模型中是知识的东西，而在另一些模型中却是数据。数据可以称之为事实知识，有时也称知识为表示规则、经验的数据。[8]数据挖掘出现于20世纪80年代后期，90年代有了突飞猛进的发展，它是当前业界的热门技术，已经在多个应用领域产生了巨大的效益。

随着数据挖掘与知识发现（DMKD）研究逐步走向深入，数据挖掘所发现的知识涉及到广义知识、关联知识、分类知识和预测知识等。广义知识（Generalization ）主要指关于类别特征的概括性描述知识，根据数据的微观特性发现其表征的、带有普遍性的、较高层次概念的、中观和宏观的知识，反映同类事物共同性质，是对数据的概括、精炼和抽象；关联知识（Association）是反映一个事件和其他事件之间依赖或关联的知识，如果两项或多项属性之间存在关联，那么其中一项的属性值就可以依据其他属性值进行预测；分类知识（Classifi cation&Clustering）则是反映同类事物共同性质的特征型知识和不同事物之间的差异型特征知识；预测型知识（Prediction）根据时间序列型数据，由历史的和当前的数据去推测未来的数据。所有这些知识都可以在不同的概念层次上被发现，并随着概念层次的提升，从微观到中观、到宏观，以满足不同用户不同层次决策的需要。

2. 一种网络化数据挖掘方法

随着对复杂系统和复杂网络研究的深入，人们发现现实世界复杂网络无处不在，复杂网络结构中本身蕴含的知识，是一类新型的重要知识，称之为复杂网络的结构知识或拓扑知识（Topolo gY）。所谓网络化数据挖掘（Networked Data Mining），就是将网络拓扑作为一种知识表示方式，将大规模实际数据对象及其关系抽象为网络拓扑的形式，采用复杂网络的理论和方法进行分析和挖掘，发现蕴涵在其中的、反映事物间联系规律的知识和信息。与传统数据挖掘方法相比，网络化数据挖掘的主要不同在于：①待处理的数据是网络化表示的数据对象及其关系，得到的结果是反映数据对象间内在联系的拓扑知识；②挖掘过程是根据复杂网络的理论和方法，通过网络拓扑特性分析、拓扑结构挖掘实现逐层迭代的网络约简和重要拓扑知识的抽取；③由于网络拓扑的可视化，网络化数据挖掘可以通过集成人的认知能力，实现交互式挖掘，提高挖掘结果的有效性和挖掘过程的可理解性。可见，网络化数据挖掘的核心思想是对关联数据进行网络化表示，即把海量的关联数据表示为复杂网络拓扑，进而对复杂网络节点度分布规律、集聚系数、网络平均距离以及节点介数和边介数等网络拓扑基本度量参数进行分析，以此发现复杂网络中有典型意义的骨干网拓扑、对复杂网络性能具有敏感作用的重要节点和重要边，以及在复杂网络中具有本地局部特性的社区结构和抱团特性，从而发现蕴含在海量关联数据中的结构性知识。

陈世波、倪青、刘保延在“基于个体化诊疗平台的2型糖尿病合并代谢综合征证候规律研究”一文[9]指出，他们运用无尺度网络等数据挖掘方法，探讨2型糖尿病合并代谢综合征的证候特征、分布及规律。其方法是采集来自多中心的临床病例，结合单证候因素分析对其进行分层、横断面研究。取得很好的效果：病程 >10 年者，其血瘀、气虚、阳虚发生率均较其它组类高（$P<0.001$ 或 0.01），血瘀证的发生率最高，达95.08%。其发生构成比是：血瘀 > 气虚 > 阴虚 > 湿热 > 热盛 > 血虚；病程 5~10 年者，热盛 > 气虚 > 血瘀 > 阴虚 > 湿热 > 血虚；病程 <5 年者，热盛 > 气虚 > 血瘀 > 湿热 > 阴虚。结论：2型糖尿病合并 MS 的证候特征随病程的增加而表现为：阴虚热盛、气虚阴虚、气虚血瘀的演变过程，血瘀证贯穿于整个病程始终，兼夹证呈多样性、个体化分布。

近年来，合并代谢综合征（Metablic Syndrome，MS）的2型糖尿病人群呈逐年增加趋势。最新的一项前瞻性研究显示，中国成年人 MS 的发病率男性为 9.8%，女性为 17.8%；超重的发病率男性为 26.9%，女性为 31.1%。目前有关2型糖尿病合并 MS 中医证候研究多仅限于理论探讨。本研究运用无尺度网络，结合单证候因素分析，探讨2

型糖尿病合并 MS 的中医证候分类特点，以期为临床辨证论治提供理论依据。

（1）资料与方法

①研究对象

来自北京地区 7 家医院（中国中医科学院广安门医院、中国中医科学院西苑医院等）的 265 例 2 型糖尿病合并 MS 住院病人病例，按 1999 年世界卫生组织（WHO）推荐的糖尿病诊断标准，并参照国际糖尿病联盟（IDF）于 2005 年颁布的 MS 新定义，中华医学会糖尿病学分会（CDS）建议的 MS 诊断标准筛选纳入：剔除标准：1）糖耐量受损（IGT）、空腹血糖异常（IFG ）患者；2）已诊断为 1 型糖尿病的患者；3）继发性糖尿病患者；4）妊娠糖尿病患者。其中男性 123 例，女性 142 例；年龄最大者 88 岁，最小者 22 岁。平均年龄 59.12 ±14.65 岁。糖尿病病程最长者 35 年，最短者 0.5 年。平均病程 17.16 ±7.18 年。最大腰围值 140cm，最小腰围值为 80cm；男性腰围均数为 97.98 ±8.32cm，女性腰围均数为 91.99 ±7.57cm。

②信息采集

所有数据资料的采集均依托于中医药个体化诊疗信息采集系统，临床资料信息均为动态、适时采集；建立数据仓库（Ware House），通过数据在线分析系统（Online Analysis and Processes，OLAP），完成对数据的预处理。

③分析方法

证候判别采用基于单证候因素的计算机自动分析判别；症状间、症证间关系运用无尺度网络（Scale－free Networks）分析；构成比分析采用（x^2）卡方检验。

（2）结果

①2 型糖尿病合并 MS 症状的幂律分布检验

为了证明 2 型糖尿病合并 MS 的症候群是有规律的，非随机的，首先对符合 MS 的病例资料提取所有的症状群，运用无尺度网络的幂律公式：P（k）：$k^{-\alpha}$［其中 a 是无尺度网络的自由度（指数），k 是结点的连接度］进行幂分布检验。结果发现构成 2 型糖尿病合并 MS 的症状群所形成的结点的自由度、症状相互连接的边以及边的权重的函数图像均近似二、四象限的斜线，说明其符合幂律特征。可以运用无尺度网络对其进行分析和展示。

②病程大于 10 年的 T2－DM 合并 MS 主要症状的无尺度网络图结点分析（图 7·4）

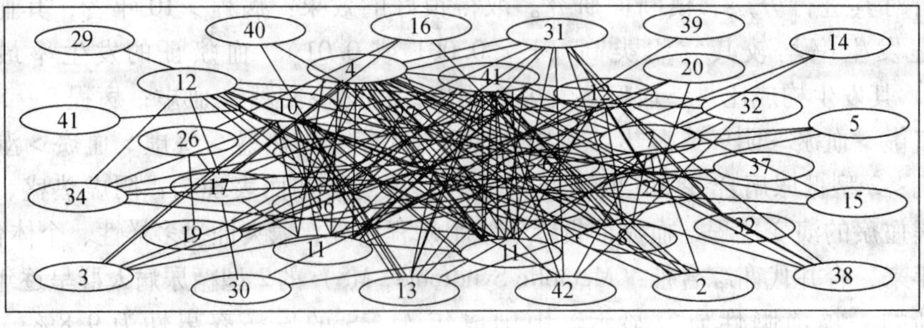

图 7·4

症状频数度≥4

{苔白 =24，胸闷 =33，心悸 =32，脉弦滑 =12，小便频 =31，畏寒 =29，大便干结 =1，口渴喜饮 =10，乏力 =6，头晕 =28，腰膝酸软 =41，肢体麻木 =35，夜尿频 =42，肢体发凉 =34，口渴 =8，舌暗红 =17，视物模糊 =23，舌淡红 =40，健忘 =38，小便多 =30，多食易饥 =3，气短 =15，舌红 =19，苔薄 =25，苔黄 =26，口渴多饮 =9，憋气 =37，耳聋 =5，舌体有齿痕 =20，多饮 =4，口干 =7，脉沉细弦 =39，多食 =2，脉弦细 =13，苔腻 =27，脉沉细 =11，视物昏朦 =22，脉弦细滑 =14，舌淡暗 =18，少苔 =16，肢体疼痛 =36，失眠 =21}

处于网络中心的症状主要有肢体麻木、口渴多饮、乏力、胸闷、视物模糊、头晕、口干、舌暗红、苔薄等。联系紧密的外围结点症状是：肢体发凉、小便频、口渴喜饮等。

③病程 5 ~ 10 年的 T2 - DM 合并 MS 主要症状的无尺度网络图结点分析（图 7 · 5）

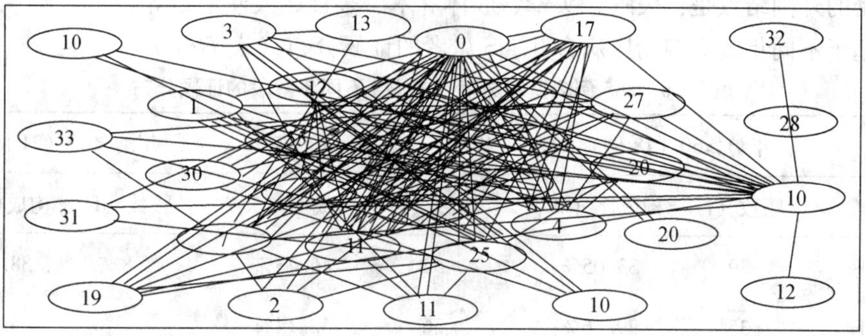

图 7 · 5

症状频数≥11

{苔白 =20，胸闷 =27，脉弦滑 =10，小便频 =26，大便干结 =1，口渴喜饮 =9，乏力 =5，头晕 =24，肢体麻木 =30，夜尿频 =28，肢体发凉 =29，口渴 =7，舌暗红 =14，视物模糊 =19，小便多 =25，多食易饥 =3，气短 =12，舌红 =16，苔薄 =21，苔黄 =22，口渴多饮 =8，憋气 =32，多饮 =4，口干 =6，多食 =2，脉弦细 =11，脉沉细 =33，视物昏朦 =18，苔腻 =23，舌淡暗 =15，少苔 =13，肢体疼痛 =31，失眠 =17}

网络中心的症状是：视物模糊、口渴多饮、乏力、口干、舌暗红、苔腻。联系紧密的外围结点是：肢体发凉、肢体麻木、苔黄、脉弦滑等。

④病程小于 5 年的 T2 - DM 合并 MS 主要症状的无尺度网络图结点分析（图 7 · 6）

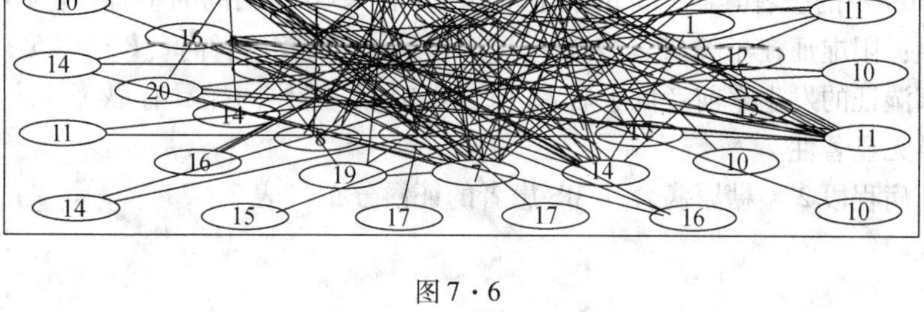

图 7 · 6

症状频数≥13

{苔白=27，胸闷=37，心悸=36，脉弦滑=13，小便频=35，大便干结=1，舌体胖大=23，口渴喜饮=9，乏力=5，头晕=32，小便多沫=34，脉细涩=12，肢体麻木=41，腰膝酸软=38，脉沉细结代=11，夜尿频=39，脉弦细数=16，肢体发凉=40，头痛=31，视物模糊=26，口渴=7，舌暗红=19，舌淡红=46，脉沉细滑=44，食欲不振=47，小便多=33，多食易饥=3，苔黄=28，舌红=22，苔薄=29，舌淡=20，口渴多饮=8，憋气=43，多饮=4，皮肤瘙痒=17，口干=6，脉沉细弦=45，多食=2，脉弦细=14，苔腻=30，脉沉细=10，视物昏朦=25，脉弦细滑=15，舌淡暗=21，少苔=18，肢体疼痛=42，失眠=24}

网络中心位置的症状是：口干、视物模糊、口渴多饮、乏力、舌暗红、苔黄。联系比较紧密的外围结点是：失眠、头晕、肢体麻木、多食、大便干结等。

⑤基于不同年龄2型糖尿病合并MS患者的证候分布（表7·6）

表7·6　265例2型糖尿病合并MS不同年龄段的证候分布

	年龄≥60（18例）		40≤年龄≤59（126例）		年龄<40（21例）	
证型	频数（f）	构成比（%）	频数（f）	构成比（%）	频数（f）	构成比（%）
气虚证	39	33.05%	52	46.43%	8	38.101%
阴虚证	35	29.66%	36	32.14%	1	4.76%
血虚证	23	19.49%	24	21.43%	4	19.05%
阳虚证	14	11.86%	5	4.46%	1	4.76%
热血证	55	46.61%	65	60.71%	10	47.62%
血瘀证	55	46.01%	68	60.71%	5	23.81%
湿热证	18	15.25%	27	24.11%	6	28.57%
寒湿证	8	6.78%	23	20.54%	1	4.76%
痰湿证	7	5.93%	5	4.46%	0	0.00%

组间 x^2（Pearson Chi-Square）比较：P<0.05；＊P<0.5；＊＊P<0.05。年龄小于40岁组因病例数较少，未纳入比较检验。

年龄≥60岁的患者其血瘀证的发生率低于年龄<60岁之间的患者（P<0.05），差异具有显著性：阳虚证在年龄60≥岁以上患者中所占比例较后者高（P<0.05），差异具有显著性。寒湿证的发生率前者低于后者（P<0.05），差异同样具有显著性。其余证候组间比较差异无显著性。

⑥不同病程段2型糖尿病合并MS患者的证候分布（表7·7）

表7·7　265例2型糖尿病合并MS不同病程段的证候分布（病程：年）

证型	病程>10（61例）		5<（病程）≤10（74例）		病程≤5（130例）	
	频数（f）	构成比（%）	频数（f）	构成比（%）	频数（f）	构成比（%）
气虚证	40	65.57%▲	26	35.14%	40	30.77%
阴虚证	31	50.82%▲▲	18	24.32%	21	16.15%
血虚证	22	36.07%▲▲▲	10	13.51%	21	16.15%
阳虚证	16	26.23%△	2	2.70%	3	2.31%
热血证	25	40.98%	33	44.59%	60	46.16%
血瘀证	58	95.08%△△	27	36.49%	35	26.92%
湿热证	26	42.62%△△△	11	14.86%	23	17.69%
寒湿证	8	13.11%	9	12.16%	16	12.31%
痰湿证	10	10.39%	3	4.05%	4	3.08%

组间比较：▲ $P<0.001$；▲▲ $P<0.001$；▲▲▲ $P<0.01$；△ $P<0.001$；△△ $P<0.001$；△△△ $P<0.001$. * $P<0.001$. 病程<5年组因病倒数较多，未纳入比较分析。

病程>10年以上者，其气虚、阴虚、血虚、血瘀等的构成比均较其它组类高（$P<0.001$ 或 0.01），尤其是血瘀证的发生率最高，达95.0896%。气虚、阴虚次之。

（3）讨论

中医"辨证论治"是典型的个体化诊疗模式，它符合临床思维的本质特征。数据挖掘是适应大量信息储存之后进一步分析其内在规律的要求而发展起来的信息技术，是从数据中发现有用模式的过程。新近的数据挖掘方法——无尺度网络（Scale - free Networks）是一种描述组成复杂系统各元素间在时间和空间关系的表现方式。其发现者Albert - Laszlo Barabasi和Eric Bonabeau新近研究认为，许多网络包括因特网、人类社会、人体细胞代谢网络等，都是无尺度网络。组成网络结构的各元素间关系具有时空特征，于中医证候的时空特征有类似之处。因此，运用无尺度网络分析可以将疾病的症状、证候关系展现出来。

有关MS的证候特征，有学者认为MS的中医病机包括郁、热、虚、损四个阶段。另有从痰湿、瘀血论治MS的论述。本研究运用单证候因素判别分析发现，阳虚证在高龄组患者中的发生率高于低龄组，与增龄关系密切；而气虚、阴虚、热盛、湿热的分布差异不明显，这提示年龄不是影响证候分布的主要因素，病程与证候分布的关系更为密切。病程<5年，阴虚、热盛是此阶段的主要证候特点。病程5~10年，气阴两虚是其主要证候表现。病程>10年，气虚、血瘀是其主要证候特征。综合分析可以看出，气虚、阴虚贯穿于病程始终，其虚损程度随病程的延长而加重，证候特征随病程的增加而表现为：阴虚热盛、气虚阴虚、气虚血瘀的演变过程，血瘀证出现于每一个疾病阶段，兼夹证呈多样性、个体化分布。病程>10年，其血瘀证的表现较阴虚、阳虚更为突出，这可能与该群体合并有高血压、高血脂等心血管疾病危险因子有关，抑或院前的治疗干预亦是引起阴阳两虚证表现不明显或延迟发生的原因。

3. 关联规则

关联规则是近年来非常流行的一种挖掘方法，用于表示数据库中诸多属性之间的关联程度。而关联规则挖掘，则是利用数据，通过关联算法寻找属性间的相关性。由此可见在中医的辨证论治中，治则与治法之间，治法和处方之间，方剂配伍之间等，都可以用关联规则模型来进行描述。

（1）关联规则的定义

设 $I=\{i_1, i_2, \cdots, i_m\}$ 是项的集合。设任务相关的数据 D 是数据库事务的集合，其中每个事务 T 是项的集合，使得 $T\subseteq I$。每一个事务有一个标识符，称作 TID 。设 A 是一个项集，事务 T 包含 A 当且仅当 $A\subseteq T$。关联规则是形如 $A\Rightarrow B$ 的蕴含式，其中 $A\subset I$，$B\subset I$，并且 $A\cap B=\varphi$。

（2）一些基本概念

规则 $A\Rightarrow B$ 在事务集 D 中的支持度 s 是 D 中事务包含 $A\cup B$ 的百分比，也就是概率 $P(A\cup B)$。

规则 $A\Rightarrow B$ 在事务集 D 中的置信度 c 是 D 中包含 A 的事务同时也包含 B 的百分比，也就是概率 $P(A|B)$。

$$\text{support}(A\Rightarrow B)=P(A\cup B)$$

$$\text{confidence}(A\Rightarrow B)=P(A|B)$$

同时满足最小支持度阈值（min sup）和最小置信度阈值（min conf）的规则称作强规则。

项的集合称为项集（Itemset ）。包含 k 个项的项集称为 k —项集。项集的出现频率是包含项集的事务数，简称为项集的频率、支持计数或计数。如果项集的出现频率大于或者等于 min sup 与 D 中事务总数的乘积，那么就称项集满足最小支持度 min sup，并称它为频繁项集（Frequent Itemset ）。

（3）陈波、蒋永光、胡波、刘娟等在“东垣脾胃方配伍规律之关联分析评述”一文[10]中指出，近几十年来，对东垣脾胃方展开了广泛和深入的研究。然而，这类研究多着眼于个别方剂的临床观察和动物实验，对东垣脾胃方的配伍规律研究尚显不足。因此，可以采用关联分析对其配伍规律做更好的探讨。

①方法

1）资料的收集与准备：从李东垣的《脾胃论》《内外伤辨惑论》《兰室秘藏》等著作中筛选出 550 余首脾胃方。收集复方的信息包括方名、药物组成、剂量、主治证候、病机等。对其中的描述性信息按《医学主题词表》及“中国中医药数据库检索系统”进行规范化处理。对药物剂量的处理参考 2000 年版第一部《药典》采用国际单位制克，按照国家统一标准对金元时期的剂量单位进行换算，并按常规药物剂量进行处理。

2）创建脾胃方数据库：采用 Access 方式，构建如下数据库：方剂库（表 7·8 所示），收录方名、病机、病名、剂型、服用方法、禁忌等信息；药物库（表 7·9 所示），收录药名、剂量、炮制等信息；症状库（表 7·10 所示），收录原有症状、规范症状等。各数据库间通过编号相对应以便进行方药证间的关联分析。而数据库结构应能包含尽可能多的原始有效规范信息，以利于对配伍规律的揭示和未知规律的知识发现。

表 7·8　方剂库

编号	方名	病机	病名	剂型	服用方法	禁忌
2	救苦化坚汤	受心脾之邪		丸剂	每服三钱	
3	柴胡连翘汤		马刀疮	汤剂	每服五钱	
4	鼠粘子汤 1	耳痛生疮		汤剂	都作一钱	忌寒药科大便

表 7·9　药物库

编号	药名	剂量	处理量 g	炮制
2	黄柏	三分	0.2238	炒
2	厚朴	三钱二分	2.3872	姜制
3	黄芩	五钱	2.3313	
3	知母	五钱	2.3313	酒

表 7·10　症状库

编号	原有症状	规范症状
2	疬	疬
2	瘿瘤	瘿瘤
3	疬	疬
4	耳轮痛	耳轮痛

3）关联分析挖掘脾胃方数据库：关联分析，即利用关联规则进行数据挖掘。在数据挖掘研究领域，对于关联分析的研究开展得比较深入，人们提出了多种关联规则的挖掘算法，如 APRIORI、STEM、AIS、DHP 等算法。关联分析的目的是挖掘隐藏在数据间的相互关系，它能发现数据库中形如 90% 的顾客在一次购买活动中购买商品 A 的同时购买商品 B 之类的知识。频繁集是关联规则挖掘的第一步，关联规则挖掘是寻找给定数据集中项之间的有趣联系，通过频繁集可以发现哪些数据频繁地被使用。因此在数据库中挖掘关联规则分为两步：一，找出所有频繁项集；二，由频繁项集产生强的关联规则。

使用关联规则主要是为了挖掘药物与症状、药物与药物、症状与症状、病机与症状、病机与药物间的关联，以此来发现复方配伍规律。本文采用关联规则挖掘算法，挖掘方药症不同属性间的相关性。对方药与主治证候的关联分析研究，是目前方剂配伍规律研究的一种思路。

方剂配伍的研究不应只局限于药物间的君臣佐使、七情合和、升降相因等配伍关系，更要推广到方剂配伍与方剂应用的关联研究，来探讨方与证之间的对应模式及其对应变化规律，为临床准确、合理选用方剂提供有价值的参考。

②结果

1）药物关联分析：东垣脾胃方共用药物 303 味，用药总次数为 5 180 次。通过对李东垣的 550 首方剂的使用频率较高的药物进行关联分析可得出下表：

表7·11　药物间关联分析

关联	规则	频率	支持率（%）	可信度（%）
柴胡 升麻	黄芪⇒当归	60	10.91	84.51
当归 升麻	黄芪⇒柴胡	60	10.91	84.51
当归 柴胡	黄芪⇒升麻	60	10.91	82.19
柴胡 防风	⇒羌活	61	11.09	80.26
升麻 羌活	⇒柴胡	64	11.64	83.12
柴胡 黄芪	⇒升麻	71	12.91	80.68
升麻 黄柏	⇒柴胡	62	11.27	82.67
柴胡 黄芪	⇒当归	73	13.27	82.95

注：a. 支持率反映了关联是否是普遍存在的规律。例如：频率=60，表示在550个处方中有60个处方含有此关联规则；支持率为频率在总处方数中所占的比率，如支持率=60/550=10.91%，表示在100个处方中有10.91个处方符合关联规则描述。

b. 可信度反映了关联规则前提成立的条件下结果成功的概率。上表中，可信度=84.51%可以解释为，对应的处方有84.51个处方符合关联规则的描述。

c. 最小支持度阈值及最小可信度根据分析目标进行设定。此例中以支持度>10%，可信度>80%为阈值。

2）症状间关联分析：症状的关联即哪些症状常常同时出现。在具体的诊疗实践过程中，症状并不是单一出现的，往往是一组症状同时出现，这些症状中有主次之分，且症状与症状之间在共同的病理机制下有着必然的联系及其规律性，因此对所有的症状进行综合分析，发现症状间关联的规律性，是临床辨证施治的依据，也是方证识别的关键。选取症状频数出现较多的症状进行关联，结果如表7·12所示。

表7·12　症状间关联分析

关联	频数
腹痛 泄泻 肠鸣< - - - - >四肢无力	30
小便频数 口淡 目中流火< - - - - >舌干少津	26
四肢无力 气短 发热< - - - - >心烦	32
心烦 四肢无力 发热< - - - - > 气短	24
心烦 呕吐< - - - - > 肢体沉重	40
项强 角弓反张< - - - - >肢体强直	21

3）处方结构与症状对应分析：表7·11与表7·12中只是从药物及症状本身间的关联进行分析，为了更加深入地挖掘脾胃方的方证相关性，我们进行了方证相应分析。方与证相应，最终都要体现到药物与症状的对应。通过频繁集与关联分析的挖掘，发现了某些有意义的药症对应模式。采用查找二维布尔关联规则的方法找出使用频率较高的药物组团，并根据这些药物组团所对应的方剂来寻找对应症状，然后根据各个组团药物的

变化情况和主要症状的变化来分析方证对应关系。以表7·11及表7·12中的关联分析为基础，从药到证候进行分析，采用查找频繁集的方法找出东垣脾胃方中使用频率较高的药物组团，并根据这些药物组团所对应的方剂来寻找对应出现的症状，然后根据各个组团药物的变化情况和主要症状的变化情况来分析方证对应关系。结果如表7·13所示。

表7·13　处方结构与症状对应分析表

处方结构（4味药）	症状
升麻 柴胡 当归 黄芪	四肢无力，气短、心烦、头痛、眩、咽中梗塞、恶寒
升麻 柴胡 当归 黄柏	四肢无力、气短、心烦、恶寒、舌干少津、口渴、喷嚏
升麻 柴胡 羌活 防风	四肢无力、内障、目热、喘、喷嚏、嗜睡、小便少
升麻 柴胡 黄芪 人参	四肢无力、气短、心烦、目热、头痛、发热、耳鸣
升麻 柴胡 当归 羌活	内障、目热、自汗、舌干少津、口渴、喘、喷嚏

③讨论

1）药物、症状关联分析：从表7·11及表7·12中可以看出：一，在使用柴胡、升麻、黄芪这个药对时，经常配伍当归，可信度为84.51%，余者类推；二，补气与升阳药同用，所有的关联药物均为补气药与升阳药同用；三，出现“四肢无力、气短、发热”症状时，必出现“心烦”，其他类推。可以看出，李东垣常用的药对或药组主要是补气、升阳、泻火、祛风、除湿及行气几类药之间的组合，主治症状有四肢无力、气短、发热、心烦、肢体沉重等，说明其针对的病机主要是“升降失常”和“气火失调”。

2）处方结构与主治症状的对应分析：从表7·13中可以发现，其组方结构是以补中益气汤为基础，针对主治证候的变化而进行相应的加减变化。四肢无力、气短、心烦、头痛等为其共有的症状。主要的加减情况如下：当出现口渴、舌干少津、目热等症状时，加入黄柏；四肢麻木则加入苍术或黄柏；当出现内障等眼科疾病时，多个方剂中加入了羌活、防风。

四肢无力、气短等为脾气虚证的典型表现，张元素认为升麻为“阳明胃、太阴脾引经药。若补其脾胃，非此为引用不能补。”李东垣受其影响，在补益脾气时常常加入升麻，符合其学术观点。脾气虚证兼有口渴、目热、舌干少津等症状多为气火失调引起的。气火失调是一方面脾胃气虚，元气不足，一方面火盛于内，波及心肾。而阴火越炽，则更损伤元气；元气愈虚，则更不能制约阴火，导致阴火更盛，形成了恶性循环。而这种病机，在临床上则表现一方面元气不足，一方面热象丛生，出现气虚火旺的病症同时出现。因此李东垣针对这种情况，在补益脾胃的基础上适当加入了黄柏泻阴火等。

3）分析方法的探讨：关联分析作为复方配伍规律应用的探讨，如要生成一个可操作的系统还需足够的数据集支持进行测试、验证、训练才能不断提高关联分析的准确率。文中进行复方配伍规律分析的方法不是唯一的，亦可应用其他的数据挖掘方法更好地探讨复方配伍规律。

(4) 刘娟、蒋永光、胡波、雍小嘉等在“白术类方的药证关联分析”一文[11]中指出，白术作为常用补虚药，临床中应用广泛。在治疗脾胃病证的古方中，以白术组方者为数众多，针对不同证候，其配伍变化极为复杂。可以想见，这些方剂的组方药物之间、方证和药证之间必有其内在的联系与规律。采用现代数据挖掘技术的重要方法——关联规则，对这类白术方的相关数据进行分析处理，以发现各种数据间隐含的对应联系和关系模式，在白术类方的临床应用和实验研究上有着重要的参考价值。

①材料

数据收集及预处理从《中医大辞典·方剂分册》治疗脾胃病证的方剂中筛选含有白术的方剂 321 首。同时，建立方剂信息库和基本知识库。方剂信息库主要涵盖了由原方衍生出的诸多信息，如方剂的主治证及症状表现、药物组成及剂量等。包括方剂表、症状表和药物表，均以 Access 方式建库，各表之间通过编号进行联结。对其中的描述性信息如症状、病名、证名等，按《中国中医药学主题词表》、《中医症状鉴别诊断学》及《中医证候鉴别诊断学》进行规范化处理。对于药物剂量，参考 2000 年版《药典》第一部，按照国家统一标准进行换算，缺剂量者按常规药物剂量进行处理。

知识库是按一定要求存贮在计算机中的关联性事实，是经过分类组织和有效序化的知识集合。它按照一定的规则和方法抽取相关知识点，通过整序和分析而组织起来的数据库。基本知识库中，基本药物表收录中药的基础信息，包括性味、归经、功效、毒性等；基本证候表，参照《中医证候鉴别诊学》及大量文献将证候内容分为寒热、虚实、病位和病机特点几方面；基本症状表，参照《中医症状鉴别诊断学》收录方剂中可能出现的症状，并将其编码和规范化。

②结果

☆ 药物间的关联分析

本数据库共收录中药 211 味，共使用 3 158 频次，对白术类方的药物关联分析如表 7·14 示。

表 7·14 白术类方的药物关联分析示例

关联	支持度	置信度
白术 茯苓⇒人参	supp = 119（37.07%）	conf = 70.41%
人参 干姜⇒白术	supp = 47（14.64%）	conf = 100.00%
白术 炙甘草 陈皮⇒人参	supp = 59（18.38%）	conf = 79.73%
白术 人参 陈皮⇒茯苓	supp = 70（21.81%）	conf = 70.00%
陈皮 甘草⇒茯苓	supp = 55（17.13%）	conf = 100.00%
人参⇒白术	supp = 31（9.66%）	conf = 81.58%
……	supp = 195（60.75%）	conf = 99.49%

其中，支持度（supp）指相互关联的药物同时一起出现的频数，百分数表示其出现频数与所有方剂数的比率，如：在包含有白术、茯苓的方中，同时含有人参的方剂共有 119 首，占整个 321 首方剂的 37.07%。而置信度（conf）指同时含有白术、茯苓和人参

的方与含白术、茯苓的方的比率，即：当出现白术和茯苓时，有 70.41% 的机率同时出现人参。

以上结果提示了各药物之间的有意义的关联，如："白术茯苓人参" 实质上为四君子方的结构，其它可见理中汤、异功散及平胃散的药物结构。在 321 首脾胃类方中，常常与白术配合使用的药物主要有：人参（195 次）、茯苓（169 次）、陈皮（155 次）、当归（95 次）、半夏（86 次）、木香（84 次）及砂仁（69 次）等。出现频次大于 100 次的白术药组主要有：白术、人参和茯苓；白术、人参和陈皮；白术、人参、茯苓和炙甘草等。

从中我们发现，作为益气健脾的主要药物之一，白术主要与以下药物配伍使用。

1）理气药：脾胃气虚，运化失司，则气机运行不畅，因为气虚证在病机上常有气机阻滞的一面，故治疗上宜用通补之法，补气之中配以行气之品，使补而不滞。如白术配陈皮在补中益气汤中的应用。

2）利水渗湿药：脾喜燥而恶湿，脾虚则水湿运化失常，因此益气健脾时配以利水渗湿，补中寓泻，使水道通畅，气机调达。因白术甘温益气，苦温燥湿，配伍淡渗利水之茯苓，既可补气以复脾运，又能燥湿利尿以除湿邪，针对脾虚湿阻，纳差、泄泻者有良效。

3）补气药：白术与补气药的配伍，实属相须关系，与同具益气健脾作用的人参、黄芪等配合使用，使其功用得到加强，加快脾胃功能的恢复。

☆　药证关联分析

通过关联分析，发现了一些有意义的药证对应模式，对现今方证对应的研究具有十分重要的意义。我们采用二维布尔关联规则的方法对本库中的药物及相应的证候进行了分析。

计算结果显示，白术出现频次最多的为脾胃虚寒证（61 次），其余依次为脾胃气虚证（58 次）、脾虚湿蕴证（25 次）、脾气虚证（24 次）及食伤脾胃证（22 次）等。脾胃虚寒证时，白术常与干姜、肉桂、桂枝等配伍使用；多与人参、茯苓、陈皮、砂仁等共用于脾胃气虚证；白术配伍茯苓（23 次）是脾虚湿蕴证的常用药对。

从数据挖掘的结果，我们总结了白术对于脾胃病证的功效如下：①补气健脾，主要针对脾胃气虚证、脾气虚证及脾气下陷证等。白术甘温，入脾胃经，《本草通玄》曰："补脾胃之药，更无出其右者"。白术单用即可产生疗效，而与人参配伍应用于以上诸证的出现频率更大，但常常配以茯苓、炙甘草组成四君子汤，更增强其健脾益气功效。②温中理脾，用于脾胃虚寒证。张元素谓白术"其用有九。温中，一也"，他总结了白术 9 个方面的功效，而温中居于首位。组方中，多与干姜、人参、炙甘草配伍使用，即理中丸。③燥湿利水，用于脾虚湿蕴证。白术既可补气健脾，又能燥湿利水，为治疗脾虚水肿之良药。除常与茯苓同用以外，与泽泻、猪苓等配伍均可增其健脾利水之功。④健脾消积，用于食伤脾胃证。饮食不调，损伤脾胃，可致脾虚气滞，白术与枳实配伍，一则健脾以恢复脾胃运化，二则理气导滞以消食积，为治疗脾虚食积之良药。

表7·15　药证关联分析示例

关联	频数
白术↔脾胃气虚	58
白术↔脾胃虚寒	61
白术↔脾虚湿蕴	25
白术 茯苓↔脾虚湿蕴	23
白术 肉桂↔脾胃虚寒	20
白术 人参 干姜↔脾胃虚寒	26
白术 人参 砂仁↔脾胃气虚	20
白术 人参 茯苓 陈皮↔脾胃气虚	23
白术 人参 茯苓 炙甘草↔脾胃气虚	20
白术 人参 炙甘草 干姜↔脾胃虚寒	20

☆　结论

白术为治疗脾胃病证之主药，本文通过对321首白术方的数据挖掘试验，深入剖析了药物与药物、药物与证之间的关联，发现白术类方的药物配伍规律及白术的临床用药特点：1）白术配理气药寓通于补，与补气药相须为用，常为脾胃气虚证首选；2）脾病多湿，白术兼有健脾和化湿两大功效，伍以利水渗湿药，为脾虚湿蕴证之要药。由此可见，应用关联规则方法对大量古代方剂的药证数据进行相关性分析，确实能在一定程度上揭示类方的用药模式及药证对应规律，从中提取有用知识，为临床及实验研究提供进一步探索的线索和目标。

7.2　建立辨证方法新体系

为了能运用现代科学的方法对中医数据进行科学处理，规范传统辨证论治体系，是必须的基础。反之，运用现代科学的方法对中医数据进行科学处理，也有利于传统辨证论治体系的规范，并促进辨证方法新体系的建立。

7.2.1　建立辨证方法新体系的工作假说

张志斌、王永炎院士等在“辨证方法新体系的建立”一文[12]中认为：“辨证论治是中医理论的核心，是中医临床医学的精髓。证候是对人体疾病病理生理变化整体反应的概括，是辨证的结果和论治的依据，是中医诊治疾病的基础，体现了中医学理论特色与优势。中医辨证论治的特色在2003年SARS防治研究中得到充分的体现。但是证候概念的长期不统一与证候诊断的长期不规范，已经成为中医临床疗效客观评价与中医走向世界的瓶颈。证候的概念与诊断，既是基础理论问题，也是临床应用问题，是联系二者的重要桥梁，有可能成为中医学发展的突破口。”“证候是对疾病病理生理变化的整体反应状态的概括，是一个多维多阶多变量的复杂系统。以象为素，以候为证，病证结合，是构建辨证方法体系的中心理论。证候要素，应证组合是构建辨证方法体系的两个重要环节，这两个环节的关键在于降维升阶。首先是通过证候要素的提取，将复杂的证候系统分解为数量相对局限、内容相对清晰的证候要素；然后通过各证候要素间的组合、证候要素与其他传统辨证方法系统的组合等不同的应证组合方式，使辨证方法体系不再是一种由各种具体证候单纯的线性联系组合的平面，而具有复杂的多维多阶立体交叉的非线性特征，但是通过清晰的证候要素表达与应证组合规律的寻找，这一复杂的辨证方法体系具有可控性。”

1．以象为素

象是现象、象征与法式，渗透于医生们可感受到的证候的整体反映之中，表现为舌象、脉象、病象、气象等。证候要素必须以象为依据、为内容，有何象则为何素。素是因素、元素、要素，是构成事物的基本成分，而证候要素是构成证候的基本成分。因此，证候要素的提取有两个原则：其一，同一层面的证候要素必须是同类概念；其二，证候要素必须是不可分解的最低单元，即单要素。不同的要素组合形成不同的证候。

2．以候为证

候，是动态变化着的可被观察到的外在表现，动态情状，与象不同。象是较为单一的一个表现，或一个方面的表现，而候则由要素来组合，或许是单要素，或许是多要素。证是指病机或状态的概括，根据中医诊断特色，证必须以可以观察的候为依据。因而，证以候为依据，候由素来组合，素由象来表现，我们将证候的研究回归到根本上，把动态的多变的复杂的证候降解为数量相对局限、概念相对清晰的证候要素来研究。

3．降维升阶——证候要素，应证组合

所谓“维”，在此是指对常见证候进行简化分解之后的最基本的证候要素，在适当的范围内，维度越小，越容易掌握，使用者的可操作性越大。所谓“阶”，在此是指最基本的证候要素相互间的组合及与其他各种辨证方法的组合，在维度确定的情况下，阶度越大，体系的灵活性与适用性越大。采用“降维”的办法，把复杂的证候系统分解成较为简单的证候要素来研究，再采用“升阶”的办法，进行应证组合，即通过证候要素之间的组合，证候要素与其他传统辨证方法的组合，建立多维多阶的辨证方法新体系。这个新体系具有非线性的特征，正符合证候复杂、多变、动态的特点。

总之，在这个体系中，使用者有着极大的自由掌握的空间。虽然证候要素、各种辨证方法及应证组合的思路、规律与方法等问题，是经过规范的，有着相对明确的限定。但是，如何针对每一例临床患者进行应证组合，即应该具体进行哪几种要素的组合，需要几轮组合，最后诊断为何种具体的证候，均由使用者来主动掌握。因此，这正符合患者个体差异及医生圆机活法的需求，能够保持传统辨证论治的特色优势。

4．实例分析

张志斌、王永炎、王志国等在“辨识证候要素在突发性公共卫生事件中的作用”一文[13]中指出，50 年代对流行性乙型脑炎的中医治疗与 2003 年对 SARS 的中医治疗，有一个共同的特点，即中医界提出的辨证方法丰富多样，然而，各种辨证方法中所涉及的证候要素却十分集中。流行性乙型脑炎的相关证候集中在“毒、热、湿、内风、痰与阴虚”6 个基本要素，SARS 的相关证候集中在毒、热、湿、瘀、阴虚、气虚、痰等 7 个基本要素。除此之外，其他要素的出现概率均低于 20%。

历史经验告诉我们，辨识证候要素在国家突发性公共卫生事件中可以起到并且已经起到了重要作用。如果将中医证候诊断系统视为一个非线性的、多维多阶的、可以无限组合的复杂巨系统，那么病证结合以证候为主体，紧扣病机分析证候共性特征，确定基本证候要素，就可能使中医诊疗在突发性公共卫生事件中的可操作性明显增强。而且这些证候要素正是代表各种证候的共性特征，可以与卫气营血辨证、三焦辨证、脏腑辨证、气血津液辨证等各种不同的辨证方法结合使用。因此，抓住了证候要素，就抓住了规范病证的关键，有利于针对不同的病种及时而准确地进行中医药干预，也有利于推广使用。并且为使用者提供了较为宽广的自由掌握空间，有利于中医辨证论治圆机活法的体现。

7.2.2 从辨证论治数学模型看“以象为素，以素为候，以候为证”

1. “象”集或“象”空间

根据“象是现象、象征与法式，渗透于医生们可感受到的证候的整体反映之中，表现为舌象、脉象、病象、气象等。”设 $A=\{a \mid a$ 为舌象、脉象、病象、气象等$\}$，称 A 为“象”集或“象”空间。

2. “素”集或“素”空间

根据“素是因素、元素、要素，是构成事物的基本成分，而证候要素是构成证候的基本成分。”设 $B=\{b \mid b$ 为因素、元素、要素等$\}$，称 B 为“素”集或“素”空间。

又根据“证候要素必须以象为依据、为内容，有何象则为何素。”“证候要素的提取有两个原则：其一，同一层面的证候要素必须是同类概念；其二，证候要素必须是不可分解的最低单元，即单要素。”故象素关系密切，设为 $f \subset A \times B$，若 $b \in B$，则称 b 是“素”集 B 的元素。而 b 是用象群即象集的子集来表征的，可以从两个方面来研究。

其一，若已知 b 与 f，则有 $f \circ b = A_i \subseteq A$，称 A_i 为 b 所对应的象群。

其二，从象集本身而言，A_i 是一个类，即 A_i 的元素是属于同类的。由于“素必须是不可分解的最低单元”，故对任一 i，j，若 $i \neq j$，则 $A_i \not\subset A_j$，但允许 $A_i \cap A_j \neq \Phi$。因而它不是等价关系对应的类，而是半等价对应的类，即 A_i 是 A 的极大相容性分块，或称为最低单元。

象素关系也可以是带权关系，可表示为 $f: B \times A \to W$，其中 W 是权集。W 集也可称为分数集，但如何评估某一相关“象”对相应“素”的贡献程度？从目前研究来看，主要有三类：(1) 专家经验进行评估。在研究的早期，主要根据专家经验估计相关因素对证候的贡献程度，并以此为依据赋分。(2) 数理统计方法赋分。例如通过比较 Logistic 回归分析过程中各变量比数比值（即 OR 值）的大小来评价变量对证候贡献大小。(3) 多种方法相结合进行综合分析。

实例分析：

根据《中风病辨证诊断标准（试行）》（国家科委攻关项目 85-919-02-01 国家中医药管理局脑病息症科研组），公式 $f: B \times A \to W$ 可表示为：

其中 $W=[0, 10]$ 分，B = {风、火、痰、瘀、气虚、阴虚阳亢}。

{（风，98 小时达到高峰，2 分），（风，发病即达高峰，8 分），……，（火，舌红，5 分），（火，舌红绛，6 分），……，（痰，口多黏涎，2 分），（痰，咯痰或呕吐痰涎，4 分），……，（瘀，舌背脉络瘀张青紫，4 分），（瘀，舌紫暗，5 分），……，（气虚，舌淡，3分)，(气虚，舌胖大，4分)，……，(阴虚阳亢，咽干口燥或两目干涩或便干尿少，2分)，(阴虚阳亢，弦细或细数，1分)}。

3．“候”集或“候”空间

根据“证候要素是构成证候的基本成分”与“候则由要素来组合，或许是单要素，或许是多要素”。设 $H=\{h=\bigcap_{i=1}^{n}b_i \mid b_i\in B\}$，则称 h 为候，H 为候集。

若 b_i 是用象群即象集的子集 A_i 来表征的，则相应的用象群 $A_h=\bigcup_{i=1}^{n}A_i$ 来表征 h。

根据“证是指病机或状态的概括，根据中医诊断特色，证必须以可以观察的候为依据。”作为表示证的依据的候也可称之为证候，故对于 $H=\{h=\bigcap_{i=1}^{n}b_i \mid b_i\in B\}$，一般亦称 h 为证候，H 为证候集。

在“以象为素，以素为候，以候为证”中，证候要素是关键。

从传统辨证论治看，对于症（或象）空间 A，则中医的辨证方式即描述为症空间的某种半等价关系 $\varepsilon\in E_s$（A]。对于给定的辨证方式 ε，其商空间 A/ε 即叫做证空间，$A_i\in A/\varepsilon$ 即叫做辨证方式 ε 的一些证。目前中医临床所用的八纲、脏腑、气血、六经、卫气营血、三焦、病因等辨证方式，形式上是对应于症空间 A 的半等价关系。因此我们可以通过数学有关半等价关系的性质，进一步研究辨证方式。若 $\varepsilon_i\in E_s$（A] 为各种辨证方式，则通过某种运算，如 $\vee\varepsilon_i$ 与 $\wedge\varepsilon_i$ 仍然为辨证方式。中医在临床中往往多种辨证方式综运用，正是这种运算的具体表现。对于证候要素，实质上就是如何选择 $\varepsilon_i\in E_s$（A]，然后进行运算 $\vee\varepsilon_i$ 或 $\wedge\varepsilon_i$，而关键又是选择哪些 $A_i\in A/\wedge\varepsilon_i$（或 $A/\vee\varepsilon_i$）。

7.2.3 从复杂网络的观点看——“以象为素，以素为候，以候为证”

从统计物理学来看，网络是一个包含了大量个体及个体之间相互作用的系统。网络分为三个层次——无向网络、有向网络与加权网络。

根据“以象为素，以候为证，病证结合”的原则，可以把象、素、候、病看作是点，它们之间的关系为边。由于是“以象为素，以候为证”，因而是有向网络。考虑“内实外虚”，应是加权网络。在这里仅限举例说明：

张志斌、王永炎院士在“证候名称及分类研究的回顾与假设的提出”一文[14]中指出，事实上，近些年来临床常见疾病的证候研究中，呈现出一种十分值得注意的研究方法，即对这一疾病可能出现的证候进行简化分解，使用时再实行组合。如1991年列入国家科委科技攻关项目的“中风病证候学与临床诊断的研究”[15]，由这个课题组完成，并获得国家科技进步三等奖的“中风病证候诊断标准”，就提供了一个较好的范例。这个研究建立了中风病“风、火、痰、瘀、气虚、阴虚阳亢”等6个中医证候因素，每个证候因素包含若干项具有辨证特异性的症状体征，然后在诊疗实践中根据病人的具体情况进行证候因素的组合。他们发现中风病的证候组合十分复杂，有54种组合形式，二、三证组合最多，达到62.84%，如风+痰，火+痰，火+痰+瘀等。这就提示我们，“中风病证候诊断标准”课题组使用的是一种经过优化的研究方法，他们在制作证候诊断标准的时候，只做6种；而在具体的临床应用中，却可以组合出54种证候。他们所做的其实是一种降维升阶的工作。

以风+痰为例，其有向加权网络表示如下（因没有设具体症状，故不标权值）：

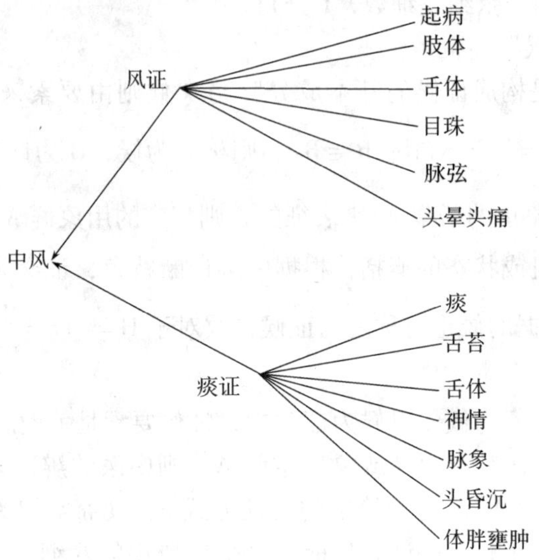

图7·7

从隐变量与隐结构观点看，素与候为隐变量，上面的树为隐结构。

7.2.4 “降维降阶”与“升阶升维”

郭蕾、张启明、王永炎、张俊龙、张志斌等在“证候规范化研究的思路和方法探讨”一文[2]中认为“采取‘降维降阶’、‘升阶升维’的研究思路，既排除非关键因素的干扰，又能真实反映证候的复杂程度，是证候规范化研究的可行途径。借助古代大型医案数据库，对部分证候及其相关因素进行统计分析，采用国际通用的SAS 6.12统计软件中的非条件Logistic多元逐步回归方法筛选变量，最终获得回归方程数学模型，表达为 $\text{logit}(p)=\alpha+\beta_1X_1+\beta_2X_2+\cdots+\beta_mX_m$。通过该模型的运用和统计数据结果的分析，对具有诊断意义的证候内容进行规范化研究，为证候诊断的规范化提供参考。”并指出，证候是中医学认识疾病和辨证论治的主要依据，是带动中医药基础理论取得突破、促进中医药现代化的关键问题之一。然而，证候属于高维高阶的复杂系统，证候的高维高阶特性为证候的规范化、证候实质研究、证候诊断标准的建立等带来了困难。如何从庞杂繁复的证候内涵和外延中提取出最核心、最关键、最具权重意义的内容，同时又要保持证候原有的性质和特色，是证候规范化研究需要解决的关键问题。针对证候的复杂性及证候研究面临的困境，我们提出“降维降阶”、“降维升阶”、“升维升阶”相互结合的研究思路，这样既能排除非关键因素的影响和干扰，同时又能够真实反映证候的复杂程度，是证候规范化、标准化研究的可行途径。

证候是由多种因素（高维）通过多种多样的联结形式和联结强度（高阶）构成的一个复杂的立体网络，该网络随着时间的演进而起伏、涨落，成为具有非线性动力特性的复杂系统，王永炎院士将这一系统（证候）的特点概括为“内实外虚”、“动态时空”和“多维界面”，即对证候的诊断最具权重意义的内容属于“内实”，对于证候的诊断具有非特异性的内容属于“外虚”，某一证候不同于它证候的鉴别点在于“内实”而不在于

"外虚"；任何证候都有许多不同的因素构成，不同的因素按属性的异同构成证候不同的界面，每一界面中各因素按权重的大小构成该界面上的"内实"和"外虚"部分，各界面上的"内实"部分以某种特定的关联形式联系起来，形成整个证候的"内实"部分，从而使证候呈现为立体网络结构。这一立体网络结构随着时间的推移而演化发展，表现出动态特征。

证候的 3 个基本特征明确了证候规范化所要"规范"的重要内容之一，是对证候诊断最具权重意义的具体内容的界定，也就是对构成证候的"多维界面"中的"内实外虚"部分进行规范化界定，界定的基础则应当是基于大量统计学数据支持的，符合客观实际的科学方法。因此，我们借助古代大型医案数据库，对历代中医内科著作及《中国现代名中医医案精华》（1—6 册）中论述到的证候及其相关因素进行统计分析，对具有诊断意义的证候内容进行规范化研究，为证候诊断的规范化提供参考。

1. 降维降阶，使证候界面有限化

证候范畴中的各种因素可以按属性的异同区分成不同的界面。仅从证候构成要素角度而言，就至少包含病因、病机、病位、病性、病势、病理、症状、邪正关系、机体状态 9 个界面，而现实生活中 3 个界面就已经构成立体结构，4 个界面的立体结构尚可观察和研究，而 5 个以上的界面则难以对其进行描述和可视化。证候的维数过高，会为临床诊断带来干扰，造成误诊、错诊。因此，根据五版教材中对证候内涵的界定和粗略统计的结果，首先对证候进行降维处理——将证候维数的种类降为病因、病位、症状 3 大类，形成 3 个不同的界面，每一界面中各自包含若干子因素。

构成证候的所有因素之间都存在着某种特异性的联结方式和联结强度，形式多样的联结方式和联结强度形成了证候的高阶性，是证候复杂性的根源。证候的阶度过高，则表现出疑似、错杂、不确定和模糊的特点，为临床诊断带来困难；同时，自变量与因变量之间的关系过于复杂，则难以对其进行定性和定量研究。因此，在降维的基础上，再对证候进行降阶处理——将具体证候作为因变量，分别以每一界面作为自变量，考察 3 个自变量与该因变量的相关关系，对于 3 个自变量之间的相关关系则暂时不作考虑。以风寒袭肺证为例，经过数据录入、统计处理后，得到如下数学表达式：logit（p）= -9.5350 + 3.8615 鼻塞（0.220775）+ 7.1652 痰涎黏稠（0.085868）+ 5.3459 声音重浊（0.135790）+ 3.0532 声音嘶哑（0.150291）+ 3.2864 舌滑（0.087983）+ 4.2378 咽痒（0.168039）+ 4.2874 气上冲胸（0.149532）+ 4.5074 头侧痛（0.205030）+ 2.4153 发热（0.432477）+ 5.1718 尿急（0.190646）+ 2.3697 咳嗽（0.389846）+ 3.4157 喷嚏（0.111928）+ 2.4813 眼睑浮肿（0.163074）+ 2.8351 失音（0.114931）+ 2.6811 周身酸楚（0.131976）

模型评价：对于每一自变量都有 Wald $x^2 > 25.0697$，$P < 0.005$，Concordant = 94.3%。

该数学表达式表达了风寒袭肺证与其症状界面上各因素之间的相关关系和相关强度，式中的每一个症状与该证候之间都存在着非条件回归关系，每一症状后括号内数值的大小表示在所有与该证候相关的症状都存在的条件下，该症状与该证候相关关系的强弱。同样方式，可以得到风寒袭肺证与其病因、病位界面上各因素之间的相关关系和相关强度。病因界面：外寒（0.259305）、燥屎（0.094695）、思虑（0.092488）、风寒（0.108551）。病位界面：肺（0.320836）、皮毛（0.180988）、咽喉（0.114890）。

每一界面中的因素都可以按各自对因变量贡献度的大小排出内实外虚的结构。症状界面：发热、咳嗽、鼻塞、头侧痛、尿急、咽痒、眼睑浮肿、声音嘶哑、气上冲胸、声音重浊、周身酸楚、失音、喷嚏、舌滑、痰涎黏稠。病因界面：外寒、风寒、燥屎、思虑。病位界面：肺、皮毛、咽喉。

2. 升阶，使证候构成因素之间相关关系定性和定量化

证候构成因素之间存在着多种多样的复杂相关关系，有线性相关，也有非线性相关，相关程度也各不相同，从而使证候处于高阶状态。系统科学研究表明，1个层次结构较深或内部因素模糊交叠性较强的系统，如果单纯运用剖分法进行研究，则会导致偏差甚至错误。因此，对于证候范畴中的各因素之间的相关性必须加以考虑和把握，即必须在一定的阶度上对证候构成因素进行综合分析，才能得到关于证候的正确认识和诊断结果。

证候的阶度问题非常复杂。例如，以某因素为因变量，某4个因素的不同组合为自变量，考察因变量与自变量之间的因果关系，则可以得到16种不同的结果。如果是6个因素的不同组合为自变量，则可以得到729种不同结果。因此，如何使证候保持一定的阶度，同时又能够使计算得以实现，是证候规范化研究中的关键和难点。本研究在降维的基础上，从研究自变量与因变量之间非条件回归的相关关系入手，考察证候3个界面各因素之间以及各因素与证候之间的相关性，对证候内部网络结构实现定性和定量描述，最终达到规范证候的目的。具体方法为，分别以每一界面中的每一个具体因素为因变量，以另外界面中的所有其它因素为自变量，考察各因素之间的相关关系和相关强度。

如考察风寒袭肺证症状界面中各症状与该证候、病因、病位之间的相关关系和相关强度。具体步骤：分别以每一症状为因变量，以所有病因为自变量，寻找与该症状相关的、具有统计意义的病因；以该症状为因变量，以所有病位为自变量，寻找与其相关的、具有统计意义的病位；以该症状为因变量，以所有证候为自变量，寻找与其相关、具有统计意义的证候。根据该症状与该证候及其中每一个病因和每一个病位的相关强度，整体全面地确定该因素在证候中的地位，进而排出症状界面的内实外虚结构。

如对于声音重浊、失音、声音嘶哑、咳嗽、鼻塞5个症状来说，声音重浊经3种回归分析的结果为：肺0.475197、外寒0.482641、风寒犯肺0.192994。声音嘶哑经3种回归分析的结果为：肺0.271710、咽喉0.164686、外寒0.174265、风寒犯肺0.107223。失音经3种回归分析的结果为：肺0.236966、咽喉0.10087、思虑0.083416、风寒犯肺0.147228。咳嗽的统计结果为：肺0.386036、外寒0.092170、风寒犯肺证0.084711。鼻塞的统计结果为：肺0.256752、风寒0.086456、风寒犯肺证0.135427。结果表明上述5个症状与风寒袭肺证及其病位、病因都相关，故此5者可以作为该证候的“内实”部分。

另外4个症状：舌滑、喷嚏、尿急、痰涎黏稠，经3种回归分析，结果分别为：舌滑与外寒0.383202、风寒袭肺证0.161843两者相关。喷嚏与外寒0.194523、风寒袭肺证0.108442两者相关。尿急与风寒0.092096、风寒袭肺证0.14925相关。痰涎黏稠与燥屎0.159228，风寒袭肺证0.212978相关。结果表明这4个症状与风寒袭肺证及其病因相关，而与该证候的病位无关，因此，此4者在症状界面中的位置排在前5个症状之后，

成为“次实”部分。

还有4个症状：气上冲胸、发热、咽痒、头侧痛，经3种回归分析，结果均只与风寒袭肺证相关，与该证候的病因、病位均无关：气上冲胸与风寒袭肺证0.153308、发热与风寒袭肺证0.064293、咽痒与风寒袭肺证0.128031、头侧痛与风寒袭肺证0.106243。此4者在症状界面中的位置处于“外虚”部分，是风寒袭肺证的或然症状。

另外两个症状：眼睑浮肿和周身酸楚，在统计过程中没有找到与风寒袭肺证及其病因和病位的相关性，因此，置于症状界面的最外围，属于风寒袭肺证的或然症或兼见症。

通过如此方法，最终得到该证候中症状界面权重大小的排列顺序：声音重浊、声音嘶哑、失音、咳嗽、鼻塞；舌滑、喷嚏、尿急、痰涎黏稠；气上冲胸、咽痒、头侧痛、发热、眼睑浮肿、周身酸楚。同理可以排出病位界面的内实外虚结构：咽喉、肺、皮毛。病因界面中内实外虚结构：外寒、思虑、燥屎、风寒。

经过升阶研究后得出的这一个风寒袭肺证的证候模型与前一个相比，最大的区别在于这个模型中的各因素之间的相关关系得到了定性和定量描述，真实地反映出证候的复杂性。因而这一模型中各界面上的权重排序与前一个有所不同，是在前一个模型基础上的进一步深入。运用这种方法得到的证候的研究结果从理论上讲应该是更加真实可靠的，因为它是建立在大量统计数据基础上的、客观性极强的一种结果，避免了主观人为可能导致的片面和偏差，在此基础上所进行的规范才是客观的、科学的规范。

上述关于风寒袭肺证的研究结果基本上真实地反映出了理论和临床的实际情况。在症状界面中，中医理论认为，鼻为肺之窍，喉为肺之门户，咳嗽为肺之功能异常的特异性症状，统计结果与上述理论完全相符，是该证候的“内实”部分。第二个层次中4个症状为该证候的常见兼症，“尿急”一症体现了“肺主通调水道”的理论认识。第3、4个层次则是该证候的或然症，是原始病案材料中个案差异性的反映。病位界面中的各因素与中医理论和临床完全相符。所有界面中，“痰涎黏稠”、“燥屎”、“思虑”似乎与既往认识相左，但如果动态地加以看待，也可理解前两者应当是风寒郁而化热、热势初见端倪到热势渐盛的动态演化过程的征象，反映出原始材料中存在着证候相兼或证候转化记载的情况。“思虑”同样与原始录入材料的具体情况有关，如果原始材料中在病因部分提及“思虑”的样本达到一定数量，则该因素就会成为具有统计意义的变量而成为最后结果的一部分，类似这样的结果对进一步的理论研究和临床实践提出了新问题，是新观点、新学说、新理论产生的前提。

3. 升维，全面把握证候的个性特征

证候是个体的人对机体内外环境刺激而形成的整体反映状态，具有很强的个性特征，甚至有学者认为，辨证论治就是辨体质论治。因此，一个具体的证候既能够反映出疾病或亚健康态下患者群体的共性特征，同时也具有某些个性化特征，发生在个体身上的证候是群体共性特征与个体特征的融合。证候规范化所能够规范的内容是具有共性特征的内容，个性特征的内容则有赖于医者的灵活把握。只有如此，方能真正体现出中医临床辨证论治的科学性和灵活性。

前面对证候所进行的降维、降阶、升阶都是针对证候的共性特征而做的规范化研究工作，所反映的是证候的共性规律和特点。而在临床诊断过程中，医者面临的是个体的人，如何在纷繁复杂的个性化信息群中准确地辨识出对证候诊断最具权重的共性特征，并充分考虑到个体的个性化内容对共性特征的影响和干扰作用，是提高临床诊断水平的关键。因此，在对证候的共性特征有了充分正确的认识和判断后，即关于证候诊断的主症、病因和病位确立后，需进一步将考虑范围扩展，如患者的年龄、性别、发病时间、发病季节、地理环境、气候条件、生活习惯、既往史、家族史、治疗史、女性患者的经带胎产史等等，将这些情况与前面的共性特征有机地结合在一起，在此基础上作出明确诊断，进而立法、处方、用药。只有这样，才能真正做到规范与灵活的辩证统一。

7.2.5 证候要素与证候要素靶位

王永炎、张启明、张志斌等在“证候要素及其靶位的提取”一文[16]中 明确了证候要素、证候要素靶位的基本内涵和特征。并以 SARS 为例论证了证候要素和证候要素靶位的提取方法。

1. 证候要素及证候要素靶位

证候是对人体疾病病理生理变化的整体反应状态的概括。任一证候都是由若干证候要素和证候要素靶位组合而成，其中证候要素是对证候病因病机的表述，证候要素靶位是关于证候要素发生部位的厘定。如在“寒湿困脾”证候中，寒、湿是证候要素，脾是证候要素靶位。任一证候要素或证候要素靶位都具有不同于其他证候要素或证候要素靶位的特异性症状、体征及其组合。

2. 证候要素及其靶位的特征

（1）内实外虚

对某一证候要素或其靶位而言，临床出现的稳定性与特异性较强的症状和体征常是判断该证候要素或其靶位的主要依据，也是评价临床干预效果的主要依据，称为“内实”症状和体征，一般不超过 3 ~ 4 个。相反，对某一证候要素或其靶位而言，临床出现的稳定性与特异性较弱的症状和体征在辨证中仅起参考作用，称为“外虚”症状和体征。

（2）动态时空

在疾病的发生发展过程中，不同的发病部位（空间）和不同的发病阶段（时间），证候要素及其靶位存在着明显的动态演变规律。如“见肝之病，知肝传脾，当先实脾”是靶位的动态演变；外感病的六经传变、温热病的卫气营血传变和湿热病的三焦传变是证候要素及其靶位的动态演变。

（3）多维界面

界面是对证候要素及其靶位的分类的认识。证候要素常被分为 3 个界面：①病因：外感病邪、内生病邪、七情内伤、饮食居处、先天不足、外伤、寄生虫。②病性：虚寒证、虚热证、实寒证、实热证、真寒假热证、真热假寒证、寒热错杂证。③病势：虚实夹杂证、真实假虚证、真虚假实证。证候要素靶位常被分为脏腑、形体（包括膜原、玄府)、官窍、经络（络脉）等界面。

同一界面中证候要素或证候要素靶位的个数称为维度。由证候要素和证候要素靶位组合成的证候个数称为阶度。证候规范化研究的目的之一就是一方面降低维度，以使学习者容易掌握，另一方面升高阶度，以增加应证组合的灵活性。

（4）非线性关系

证候是由证候要素和证候要素靶位组合而成，但证候的临床表现并非证候要素和证候要素靶位的临床表现的简单组合或线性叠加。证候的特异性症状常常与证候要素及其靶位的特异性症状不完全相同，而这恰恰表现了证候要素和证候要素靶位之间的非线性关系。如口眼㖞斜、脉浮是外感风邪的特异性症状和体征，鼻流清涕、脉紧、关节肿大是外感寒邪的特异性症状和体征，干咳无痰、咳嗽、哮喘是肺的特异性症状和体征。但风寒犯肺证的特异性症状和体征却是鼻流清涕、咳嗽、哮鸣。

3. 证候要素及其靶位的提取

证候要素及其靶位的提取常采用两种可以相互补充的方式。本文试以 2003 年流行的 SARS 疾病为例分述之。

（1）由症状体征提取证候要素及其靶位

SARS 常以发热为首发症状，T > 38℃，但不恶风寒，故应为毒热所致；头痛、关节酸痛、肌肉酸痛、乏力、腹泻，显然属外感毒热挟湿、浊的表现；咳嗽、胸闷，甚至呼吸急促、喘憋，说明证候要素靶位是肺。毒、火、湿、浊之邪中于血脉，则见脉弦滑数。在疾病过程中，患者的灰腻苔先变为黄腻苔，再变为黑腻苔，最后变为干黑苔，这是毒、火内陷，灼耗津液的动态演变过程。毒火灼伤肺津则使患者干咳、少痰；毒火灼伤肺络，络脉瘀阻，而见血丝痰；肺叶失于濡养，“肺热叶焦”，故常见肺叶萎缩（尸检所见）。疾病后期，病位由肺及心，使心阳虚衰，患者常先出现“背部冷痛如掌大”，进而阳虚不能化水，则出现胸血水。胸血水的产生也与瘀血有关，因为肺络瘀阻，血中津液不循常道，从肺膜原上的玄府漏出即为血水，此即仲景所谓“血不利则为水”。

（2）从发病态势提取证候要素及其靶位

北京某医院的一个高致病的 SARS“毒王”，使同时上电梯的 13 人全部感染。显然 SARS 是从口鼻而不是皮毛、风池、风府入侵机体的。SARS 具有发病急骤、病情笃重、症状相似、传染性强等特点，符合疫疠之毒的致病特点。在整个疾病过程中，除了发病初期和晚期患者处于抑制状态外，其间可干预的时段都处于亢奋状态，这显然是实邪火邪为患。概言之，SARS 疾病的证候要素及其演变规律为疫疠毒火、液耗津亏；湿浊、瘀血致气伤，进而亡阳，导致厥、脱。证候要素靶位及其演变规律为：口鼻→肺（络脉、膜原、玄府）→心络。

7.2.6　用因子分析等现代科学方法构造象素候证体系

用因子分析方法构造象素候证体系可分两类，其一证实性因子分析　证实性因子分析又称为确定性因子分析（Confirmatory Factor Analysis，CFA），是研究者根据专业理论或以往的经验对测象与素，素与候之间的联系已有先验知识，并根据先验知识对所建立的统计假设进行检验，用以评价隐变量与其对应的指示变量间的关系的统计方法。如采用国际通用的 SAS 6. 12 统计软件中的非条件 Logistic 多元逐步回归方法筛选变量，最终获得回归方程数学模型，即是此法。

其二是探索性，由于研究者对测量象与素，素与候之间的联系在事前并不知道或者并不确定，因此需要根据统计理论及准则，如计算因子的累计贡献率大小等，以确定最小因子的个数。这种因子分析研究过程具有探索性，称为探索性因子分析（Exproratory Factor Analysis，EFA）。应用探索性因子分析除了确定最少因子个数外，还要确定测量变量与因子间如何发生联系以及联系程度有多大。下面即是运用这种方法的一个实例，可供参考。

陈启光、申春悌、张华强、符为民、闵捷、王澄淑、郦永平、朱佳、史锁方、陈江宁、陈晓虎、石磊、徐丽华、朱雄华等在“因子分析在中医证候规范标准研究中的应用”一文[17]中指出，近年来，中医学研究中，应用数学、统计学的理论和临床流行病学/DME（设计、衡量、评价）方法已取得不少成果。但是，由于中医诊病的手段是望、闻、问、切的直观方法，而且用这些诊病手段所归纳出的某一个证候是一个不可直接测量的变量，因此大多无法用确切数据定量表述。另外，一个病又常表现为几个可能互相相关的证候，即“同病异证”，而这些证候的区分尚缺乏客观标准。因此，在证的规范和标准定量的研究过程中就提出了新课题。例如，对一种病而言，它应当分为几个证？每一个证有哪些主要指标表现？证候之间有无相关关系？西医中的病与中医的证候之间存在着什么关系？西医不同的病种在中医学中可以表现出同一个证，称为“异病同证”，这时，不同的病所表现的主要指标是否相同？等等。这些问题用传统的统计分析方法是难以回答的，为此迫切需要我们探索研究证候的定量分析方法。我们应用探索性因子分析、证实性因子分析和结构方程模型对以上问题做了研究。

1. 资料来源

从临床实践入手，以传统辨证结果为依据，对冠心病、高血压、脑梗塞、肺心病、慢支、高脂血症、哮喘和更年期综合征等八个病种研究。根据专业知识对460个四诊信息进行了量（级）值的确定，制订了《四诊信息分级参考标准》。

每一个病种在完成了回顾性调查基础上，修改和完善的假设辨证标准再进行现场临床流行病学调查。现场调查时，制定调查方案，设计统一的调查表，变量名编码以江苏省“9521工程”制定的《中医临床辨证现代化研究》科研规范汇编为依据。调查全过程由课题负责医师审核调查结果。

每一个病种应用EPI－info5和Epi Data软件双人双机独立录入数据，建立现场调查数据库。对各病种提交的数据进行逻辑检查。部分病种调查资料进行抽查复核，抽查比例为10%，抽查内容为住院病例查病例符合率和指标符合率，结果符合率达到91.1%～100.0%。

2. 结果

（1）基础数据评价

在对8种疾病资料应用探索性因子分析前，为了确定因子分析能否应用与本课题研究，对所收集的数据用几种统计方法进行评价（结果见表7·16）。

表7·16中8种疾病都是大样本的群体研究，其病例数与指标数之比，在由四诊信息和实验室检测指标组成的全部指标的分析中达到5.47～11.67；而在四诊信息指标的分析中达到6.78～14.75，都超过比值为5的下限值。

抽样适合程度统计量KMO（MSA）（Kaiser－Meyer－Olkin Measure of Sampling Adequacy）和 Bartlett 球形检验是分别用于检查变量间的偏相关性和各变量是否各自独立的。当 KMO（MSA）大于 0.7 时表示做因子分析的效果是适宜的。Bartlett 球形检验结果表明 P 值接近 0，统计的检验假设被拒绝，说明所有指标间不独立，数据可以用因子分析模型研究。由此可知以上 8 种疾病应用因子分析是适宜的。表中的最后一栏是用主成分分析提取公因子后共性方差中大于 0.5 以上的变量数占总变量数的比例。当该值越大时，表明大多数变量都能被因子加以解释，这也从另一个角度表明 8 种疾病应用因子分析是适宜的。

表 7・16　8 种疾病应用因子分析前的基础数据评价

病名	指标类型	例数	指标数	KMO（MSA）	Bathett 球形检验			共性方差 >0.5 的指标比例（%）
					卡方值	自由度	P 值	
更年期综合症	四诊信息	400	59	0.851	10854.8	1596	<0.001	96.61
	全部指标	400	73	0.821	13167.7	2628	<0.001	97.26
脑梗塞	四诊信息	841	57	0.752	11566.3	1596	<0.001	96.49
	全部指标	841	74	0.743	19437.8	2701	<0.001	98.64
肺心病	四诊信息	741	59	0.823	15039.5	1711	<0.001	96.61
	全部指标	741	101	0.840	31401.9	5050	<0.001	96.04
支气管哮喘	四诊信息	430	52	0.837	8669.9	1326	<0.001	86.54
	全部指标	430	74	0.843	14840.1	2701	<0.001	95.95
冠心病	四诊信息	620	53	0.791	12612.1	1378	<0.001	96.22
	全部指标	620	70	0.760	17163.2	2415	<0.001	98.57
高血压病	四诊信息	681	53	0.851	11298.4	990	<0.001	84.91
	全部指标	681	76	0.827	16862.9	2628	<0.001	90.79
高脂血症	四诊信息	468	40	0.787	6351.0	780	<0.001	92.50
	全部指标	468	57	0.759	8423.1	1596	<0.001	100.00
慢性支气管炎	四诊信息	700	37	0.673	4458.2	666	<0.001	96.49
	全部指标	700	60	0.703	11031.7	1770	<0.001	88.33

（2）探索性因子分析结果

根据因子分析的统计原理并结合专业知识确定公因子数及其相应的指标，并计算指标的 Cronbach 系数（结果见表 7・17）。

表 7 · 17　8 种疾病探索性因子分析中累计贡献率及指标 Cronbach 系数

病名	指标类型	公因子数	累计贡献率（%）	Cronbach' s Alpha
更年期综合征	四诊信息	5	79.44	0.6896 ~ 0.8622
	全部指标	5	69.80	0.7553 ~ 0.8622
	四诊信息	5	69.40	0.5762 ~ 0.7477
脑梗塞	全部指标	5	57.81	0.6434 ~ 0.9615
	四诊信息	4	69.32	0.7440 ~ 0.8211
肺心病	全部指标	4	53.36	0.7342 ~ 0.8920
	四诊信息	4	82.34	0.6700 ~ 0.8403
冠心病	全部指标	5	73.72	0.7422 ~ 0.8268
	四诊信息	4	72.60	0.7043 ~ 0.8440
支气管哮喘	全部指标	5	60.06	0.6484 ~ 0.8516
	四诊信息	5	86.41	0.6002 ~ 0.7627
高血压病	全部指标	5	69.99	0.6330 ~ 0.7883
	四诊信息	5	83.92	0.6039 ~ 0.8173
高脂血症	全部指标	5	68.30	0.5165 ~ 0.7517
	四诊信息	3	68.46	0.4702 ~ 0.6977
慢性支气管炎	全部指标	3	48.00	0.6212 ~ 0.8062

Cronbach s alpha 系数是信度系数中的一种。所谓信度亦即可靠性或精确度，是用以反映相同条件下重复测定结果的近似程度。本研究中 8 种病探索性因子分析的 Cronbach s alpha 系数计算结果大部分均在 0.6 ~ 0.8，表示内部一致性较好。说明应用探索性因子分析对个体重复测量时存在内部一致性。

（3）实例分析

以 468 例高脂血症 40 个四诊信息指标五因子探索性因子分析为例。

表 7 · 18　468 例高血脂病 40 个四诊信息指标五因子因子分析特征值和累计贡献率

因子	特征值	差值	比例	累计贡献率（%）
1	5.50225160	2.18653112	0.3201	32.01
2	3.31572047	1.26623414	0.1929	51.30
3	2.04948634	0.17032430	0.1192	63.22
4	1.87916204	0.20090593	0.1093	74.15
5	1.67825611	0.58388434	0.0976	83.92

表 7·19　468 例高血脂病四诊信息指标的五因子探索性因子分析因子载荷系数（载荷系数 >0.4）

	Facter1	Facter2	Facter3	Facter4	Facter5
SZ010206 面色淡白	0.71638	−0.06141	−0.01606	0.04802	−0.08317
SZ010919 舌淡白	0.61323	−0.23542	−0.05330	−0.00839	0.16176
SZ030510 疲倦乏力	0.48175	−0.06316	0.31971	0.06795	0.01381
SZ010905 舌胖	0.40303	0.01297	0.02828	0.13107	0.33380
SZ030539 胸闷	−0.10919	0.69071	−0.10011	0.06976	0.09290
SZ010920 舌紫暗	−0.07281	0.66668	0.03210	−0.07037	−0.06986
SZ030538 心悸	−0.04389	0.58535	−0.06430	0.19039	0.12696
SZ010921 舌有瘀斑	0.04105	0.57830	0.26841	−0.05490	−0.10501
SZ030311 胸骨后痛	−0.17991	0.49347	−0.16046	0.02284	−0.17420
SZ020116 气短	0.26460	0.49047	0.26346	−0.04082	−0.02448
SZ030554 肢体困重	0.00308	0.13461	0.75053	−0.21862	0.21901
SZ030504 头重	−0.01922	0.01233	0.66790	−0.14167	0.16979
SZ010925 苔少	−0.09626	−0.06723	0.57403	0.01548	−0.13952
SZ030552 四肢麻木	0.20106	−0.04531	0.55537	−0.20292	−0.08384
SZ030502 头胀	−0.09325	−0.01413	0.54748	0.11545	−0.03445
SZ030511 目眩	0.21259	−0.17538	0.48793	0.07455	−0.16270
SZ030918 绝经	0.01313	0.11602	0.45675	−0.14756	−0.10723
SZ030508 心烦易怒	−0.09125	−0.04390	0.42649	0.33062	−0.17993
SZ010216 面红	−0.32181	0.00940	0.42355	0.28986	−0.03160
SZ040104 数脉	0.06277	0.04963	−0.18195	0.61645	−0.04012
SZ030503 耳鸣	0.12372	0.10618	−0.14282	0.61642	0.06095
SZ030604 口苦	−0.13068	−0.03164	0.02565	0.45014	0.16106
SZ010930 苔黄	−0.19034	−0.20992	−0.07870	0.44669	−0.01836
SZ040106 细脉	0.29515	0.04635	−0.08777	0.42060	0.18405
SZ030602 口干	−0.08962	−0.11352	−0.04704	0.41719	0.00838
SZ030105 手足心热	−0.13344	0.08318	0.38359	0.40545	−0.04884
SZ010938 苔腻	0.01571	−0.03468	−0.03018	−0.01249	0.68950
SZ03060 口黏腻	0.05660	0.10023	0.02298	0.12364	0.59501
SZ040109 滑脉	0.00663	−0.17910	0.12861	−0.21414	0.47755
SZ010301 形体肥胖	−0.12269	0.11680	0.28820	0.00305	0.39515

探索性因子分析结果表明：提取5个公共因子后能包含四诊信息指标中83．92%的信息。

（4）证实性因子分析结果

在探索性因子分析的基础上进行证实性因子分析（其结果见表7·20）。

表7·20　468例高脂血症四诊信息指标五因子

因子	指标名	指标代码	载荷系数	因子	指标名	指标代码	载荷系数
11	面色淡白	SZ010206	0.712	13	目眩	SZ030511	0.564
12	舌淡白	SZ010919	0.612	13	头晕	SZ030501	0.557
11	疲倦乏力	SZ030510	0.531	13	面红	SZ010216	0.513
11	腰膝酸软	SZ030550	0.470	13	绝经	SZ030918	0.512
11	舌胖	SZ010905	0.439	13	四肢麻木	SZ030552	0.503
11	苔白	SZ010928	0.437	13	心烦易怒	SZ030508	0.493
12	舌紫暗	SZ010920	0.747	13	舌红	SZ010916	0.420
12	舌有瘀斑	SZ010921	0.652	14	耳鸣	SZ030503	0.604
12	心悸	SZ030538	0.631	14	数脉	SZ040104	0.584
12	气短	SZ020116	0.537	14	口干	SZ030602	0.462
12	胸闷	SZ030539	0.504	14	手足心热	SZ030105	0.430
12	沉脉	SZ040102	0.454	14	口苦	SZ030604	0.430
12	胸骨后痛	SZ030311	0.415	14	苔黄	SZ010930	0.411
13	肢体困重	SZ030554	0.765	14	健忘	SZ030505	0.406
13	头重	SZ030504	0.695	15	苔腻	SZ010938	0.726
13	头胀	SZ030502	0.608	15	口黏腻	SZ03060	0.595
13	苔少	SZ0101925	0.595	15	形体肥胖	SZ010301	0.474

公因子间的相关关系	相关系数	公因子间的相关关系	相关系数
11－15	0.286	12－13	0.154
11－12	0.129	11－14	－0.289
15－12	0.199	15－14	0.188
11－13	－0.252	12－14	－0.056
15－13	0.306	13－14	0.566

高脂血症证实性因子分析模型拟合指数GFI＝0.932，模型拟合好。表7·20结果表明，按照载荷系数0.4为界值，表中列出了大于0.4的指标作为每一个证候中的主要指标。根据这些主要指标在证候中的表现，专家分析认为以上的5个证候分别为：f1为脾肾阳虚，f2为气滞血瘀，f3为肝阳上亢，f4为肝肾阴虚，f5为痰浊阻遏。表中的公因子间的相关关系说明证候间存在相关关系。如肝阳上亢（f3）与痰浊阻遏证（f4）存在正相关（相关系数为0.566），而脾肾阳虚（f1）与肝肾阴虚（f4）存在负相关（相关系数

为 -0.289)。

3. 讨论

应用临床流行病学/DME 方法，通过现场调查并应用探索性因子分析和证实性因子分析，将西医的一个病种相应地分为中医的几个证候，为“同病异证”提供了一种定量的分析方法。同时还可以分析证候间的相关关系。在对现场调查资料统计分析过程中，统计工作者是处于盲态的，仅对指标编码进行分析，这样保证了分析结果是客观的。

应用证实性因子分析可以提供所有测量指标在不同的公因子载荷的大小，这样就为医师评价该指标在不同证候中的主次关系提供了定量的分析手段。如耳鸣在肝肾阴虚（f4）和脾肾阳虚（f1）中的载荷系数分别为0.604和0.181（限于篇幅未列在表7·20中），说明耳鸣在肝肾阴虚是主要指标，而在脾肾阳虚则是可现指标为次要指标。

证实性因子分析还可以分析因子间的相关关系和某些指标的特性因子间存在相关关系，这也为临床医师了解中医的证候的内在关系、深入研究证候的动态变化和指标间的相关关系提供有用的信息。

7.3　中医临床与科研一体化的研究模式

7.3.1　综合集成研讨厅体系

王丹力、戴汝为在“综合集成研讨厅体系中专家群体行为的规范”一文[18]中指出，80年代末，以钱学森教授为首的一批中国学者在系统科学研究的基础上，通过对宏观经济的探索，提炼出“开放的复杂巨系统”的概念，把人脑系统、人体系统、社会经济系统以及人文地理系统、生态环境系统等概括为开放的复杂巨系统的范畴之内，并提出了处理这类系统的方法，即“从定性到定量的综合集成法（Metasynthesis）”。1992年他结合自己几十年来参加各种学术讨论会的经验，加上现代新的科技成果，如情报信息技术，人工智能和灵境（Virtual Reality）技术等，提出“从定性到定量的综合集成的研讨厅体系（Hallfor Workshop of Metasynthetic Engineering）”。这一方法的精髓是把人的“心智”（Human Mind）和机器的“智能”两者结合起来，从此进入“人机结合的大成智慧”的新时代。

钱学森教授指出复杂性是开放的复杂巨系统的特征。复杂性问题是开放复杂巨系统的动力学或者开放的复杂巨系统的系统学问题。在复杂系统的研究中，通常是科学理论、经验知识和专家判断力（专家的知识、智慧和创造力）相结合，形成和提炼出经验性假设（判断、猜想），这些经验性假设往往难以用严谨的科学方式证明，但需要经验性数据对其确定性进行检验。从经验性假设出发，通过定量方法得到结论。这一过程是一个人机结合综合集成的过程。综合集成法的实质是将专家群体、数据和各种信息与计算机技术有机地结合起来，把各种学科的科学理论和人的知识结合起来，这三者构成系统。这个方法的成功应用就在于发挥这个系统的整体优势和综合优势。综合集成的这一过程综合了大量专家的猜想及判断和大量书本资料的知识和信息。不是某一专家的意见，而是从许多专家定性的、不完全定性认识到定量认识。综合集成法提供了一个跨越社会科学与自然科学的桥梁。

研讨厅体系是利用当前先进的信息技术、计算机技术，多媒体技术、人工智能等高新技术，将专家群体的智慧和各种知识体系综合起来，集智慧之大成。研讨厅体系既充分发挥了专家群体的作用，又发挥了高新技术的作用，将专家群体的定性认识经讨论综合及建模上升到定量认识，也可以说是将专家群体的感性认识上升到理性认识，用精密科学的方法把专家的认识上升对整体的认识。这里的建模不仅仅是用数学的方法建模，而且可用 Multiagent 等新技术手段建模。综合集成法及研讨厅体系是思维科学的一项应用技术，是信息技术发展的必然产物。

张华、刘保延、田从豁、周雪忠、王映辉、刘志顺等在“‘人机结合、以人为主’的名老中医经验整理研究方法”一文[19]中指出，从方法论体系来看，从近代科学到现代科学，培根式的还原论方法发挥了重要作用，在自然科学中取得了巨大成功，它所遵循的途径是把事物分解成局部或低层次事物来研究，认为低层次或局部问题弄清楚了，高层次或整体问题也就清楚了。理论生物学家彼塔朗菲在 20 世纪 30 年代就认识到还原论方法的局限性，当生物学研究已经到了分子层次，出现了分子生物学时，用他的话来说，他对生物整体的认识反而模糊了，这使他转向整体论并提出了一般系统论方法，即整体论方法。但限于当时的科学技术水平，他没能解决整体论方法的具体问题。

20 世纪 70 年代末，钱学森提出把还原论方法和整体论方法结合起来，即系统论方法。经过十多年的研究和发展，特别是“系统学讨论班”的反复讨论，钱学森和他的合作者在 90 年代初提出了开放的复杂巨系统理论，将自然界和人类社会中一些极为复杂和规模巨大的系统总结归纳为开放复杂巨系统，而区分于简单的线性系统，并提出相应的研究方法——综合集成方法，其研究路线采取从上而下和由下而上，即从整体到部分再由部分到整体，把宏观和微观研究统一起来，最终是从整体上研究和解决问题的研究。技术路线采取人 - 机结合，人 - 网结合，以人为主的技术路线，实现信息、知识和智慧的综合集成。

中医整体观、辨证论治体系所具有的系统大规模、开放于环境、重视相互作用等特点，以及整体、活体、动态的观察方式是其复杂性的来源。从分子水平来看，作为自然药物的每一种中药都是一个复杂系统，多味中药组成的方剂是更复杂系统，而中医的证与症均可认为是复杂系统。复杂性科学是当前科学发展的大势所趋，中医学也应归属于这一未来科学。方法论的局限性也可以解释中医为什么在当前传统科学模式中，也就是简单科学框架下发展缓慢，因为中医不属于简单科学，用简单的还原论方法不能证实中医的主要概念。当前很多有识之士已开始将眼光转向复杂系统理论，中医的研究应该从线性的简单系统走向开放的复杂巨系统。

7.3.2 中医临床科研一体化的湿干研究模式

刘保延、周雪忠在“中医临床研究方法的思考与实践——系统生物学湿干研究模式与中医临床研究”一文[20]中指出，中医药学面对人体复杂巨系统，建立了一整套从人体功能状态变化规律来掌握、调控人体生命活动的方法学，从整体、动态、个体化的层次，把握人体的变化规律，形成了自己独特的发展道路，开创了人类掌握复杂巨系统的先河。但由于中医药学目前所使用的技术手段与中医药学的理念和方法学不相适应，大大制约了中医药优势的发挥。借鉴系统生物学干湿研究方法，结合中医药学临床诊疗的实践，通过临床科研一体化的技术平台，建立“以数据（事实）为导向，以假设为驱动”，借助模型模拟研究，提升中医传统的“从临床中来，到临床中去”研究方法的效率和能力，促进中医药跨越式发展。

1. 中医临床科研一体化的湿干研究模式

针对中医学临床实践与临床研究同步，以临床医学为核心的基本特点，我们借鉴系统生物学的湿干研究模式，提出了如下图（图7·8）所示的中医临床科研一体化湿干研究模式框架。首先在初步的临床实践过程中，通过观察收集积累临床经验形成临床经验数据，记载诊疗过程中所发现和所完成的所有信息，完成初步的湿性研究；在临床经验数据的基础上，以临床数据中所包含的事实为导向，分析变量结构和关系，建立临床数据的理论框架，通过相关参数和结构关系的进一步研究，建立计算机模型，提出并通过模型验证和提炼假说；将用模型验证过的假说拿到临床实践中去进行验证和修正，成为高级的湿性研究；如此循环螺旋式上升。由于其中充分利用了计算机信息技术，使中医药从临床中来，到临床中去的效率和能力产生了革命性的提升。基于以上的认识我们着力进行了初级湿性研究和干性研究模式的技术平台构建和运行机制研究，初步形成了临床与科研一体化的支撑平台（见图7·8）。

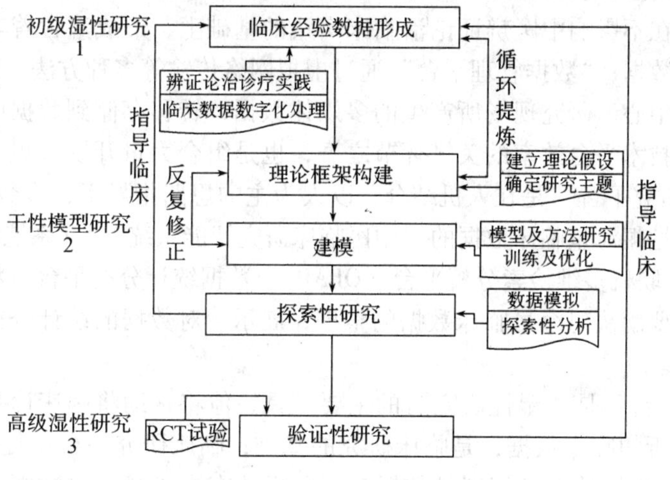

图7·8　中医临床科研一体化的湿干研究模式

2. 临床与科研一体化的技术平台

围绕中医药防治重大疾病临床个体诊疗支撑体系的研究，借助计算机、数据库、数据统计挖掘等方法和技术，我们建立了以信息技术为核心，可以充分满足中医临床与科研需求的“医疗业务平台”、“数据管理平台”与“临床研究平台”，形成中医临床科研一体化的技术体系（图7·9），期望从根本上改变中医“从临床中来，到临床中去”的效率和能力。

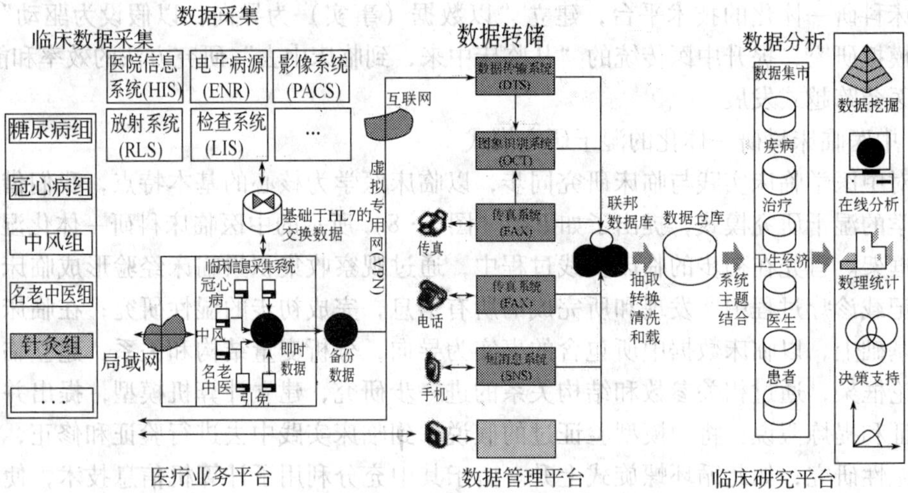

图7·9　临床与科研一体化的技术平台

“医疗业务平台”以临床诊疗过程、临床术语的规范化、标准化为基础，以全结构化的电子病例为核心，着重解决在临床实践过程中，如实、方便和及时记录各种医疗业务信息，并将这些信息自动转化为可分析的临床数据的“湿性”研究技术问题，通过这一技术体系，将会在不影响中医辨证论治临床实践的基础上，形成蕴含着丰富临床经验和临床规律的海量数据；“数据管理平台”通过虚拟网络传输等多种方法，快捷、安全、方便地将不同研究中心、研究现场所产生的多媒体数据，转移存储到数据中心。她是提高临床科研一体化技术平台效率的关键环节之一，也是组合力量开展大规模临床研究的基本条件；“临床研究平台”是在人机结合、以人为主的思路指导下，以数据仓库为核心，建立起的利用和挖掘海量临床数据的“中医临床研究智能系统”，此系统由临床数据前处理平台（ETL）、联机多维检索分析平台（OLAP）、数据统计分析平台与数据挖掘（DM）平台所组成。主要解决对海量临床数据的整理、展示、对数据的统计分析与描述以及对隐性知识的挖掘。

“医疗业务平台”是“湿性研究”的主要工具，他将帮助将临床诊疗过程中的所有信息转化为可分析的临床数据，是临床研究的基础；临床研究平台所提供的 ETL 平台、OLAP 平台以及数理统计工具等则是数据整理分析的有力工具，在数据结构、关系等研究，在发现数据中初步规律等研究中起到重要作用。而 DW 等工具将在“数据导向”下，建立“假设”和模型，通过实际临床数据进行模拟研究发现新规律、新方法，对临床效果做出新的评价等；通过以上平台的新发现，再拿回到临床实践中去（高级的湿性研究），通过一定的临床设计，形成新的实践结果和数据，再回到“干性研究”中进行提炼和升华，这样以临床事实（数据）为导向，以假设与模型为驱动的干湿交替，螺旋式的上升的研究方法，将大大提高数千来所形成的中医临床研究模式的效率和水平，将会使中医基于临床的基础理论研究、临床效果的评价研究、临床新方法、新技术的研究速度和水平得到革命性的改变。

目前利用以上建立的技术平台，我们已经通过北京地区 10 余所医院，形成了中医药、中西医结合治疗中风、糖尿病和冠心病以及 10 多位名老中医临床诊疗病历 2 万多份，产生了大量的临床数据，初步建立了研究中医配穴、组方规律的相关模型，形成了北京地区中医药防治以上三种疾病的综合治疗方案等，相关深入的研究正在进行。我们相信临床科研一体化的技术体系、湿干交替的研究模式是中医药跨越式发展的必由之路，他必将为新世纪中医药学的飞跃奠定基础。

3. 总结

中医药学以临床实践为基础，其理论、方法、技术和药物等绝大多数来源于临床。建立能够满足中医药学临床研究需求的研究方法和技术平台，是关乎中医药学发展的瓶颈和技术关键。借鉴系统生物学湿干交替研究的思路和方法，建立以湿性的中医临床研究产生的海量临床经验数据集，从而保证中医辨证论治的临床实践不被扭曲和影响，与干性的以临床经验数据为基础的计算机模拟和模型分析结合，发现个体化诊疗实践中的共性规律，再回到临床中去验证和指导临床的个体化诊疗实践，如此反复使中医药的理论体系不断得到突破和升华，并建立起与现代科技协同发展的，以计算机和信息技术为基础的中医药方法和技术平台。在这一思路的启迪下，近年来围绕中医药防治重大疾病临床个体诊疗支撑体系的研究，我们从中医药的临床术语规范做起，通过建立结构化的临床电子病历系统，数据管理系统和以数据为导向的临床研究系统，在中风、糖尿病、冠心病以及北京市部分名老中医经验的总结中得到应用，取得了实质性进展。初步构建了以“医疗业务平台”、“数据管理平台”以及“临床研究平台”为主体的临床科研一体化的技术体系。这一体系将会大大提高中医“从临床中来，再到临床中去”的研究模式的效率与水平，加速中医药现代化的进程，使中医药潜在的巨大优势得以充分的发挥，极大的满足时代对中医药的需求，为人类健康做出巨大贡献。

参考文献

[1] 刘凤斌，郝元涛，方积乾. Logistic逐步回归分析方法在模拟专家辨证诊断中的应用研究［J］. 中国中医基础医学杂志，2001，7（2）：58～59.

[2] 郭蕾，张启明，王永炎，等. 证候规范化研究的思路和方法探讨［J］. 中国中西医结合杂志，2006，26（3）：258～261

[3] 刘士敬，林佩冲，杨维益. 中医各系统病证脾气虚证诊断因素的多元逐步回归分析［J］. 甘肃中医学院学报，1996，3（1）：9～12

[4] 张启明，王永炎，张志斌，等. 中医历代医案数据库的建立与统计方法. 山东中医药大学学报，2005，29（4）：298～299

[5] 张连文，袁世宏. 隐结构模型与中医辨证研究（I）——隐结构法的基本思想及隐结构分析工具［J］. 北京中医药大学学报，2006，29（6）：365～369

[6] 李文林，赵国平，陆建峰，等. 因子分析法建立隐结构在慢性胃炎辨证中应用的初步分析. 南京中医药大学学报，2006，22（5）：282～285

[7] 王阶，李海霞，王焱，等. 基于隐结构模型的血瘀证症状体征研究［J］. 世界科学技术——中医药现代化基础研究，2006，8（6）：23～26

[8] 李立希，杨春燕，李铧汶. 可拓策略生成系统［M］. 北京：科学出版社，2006：132

[9] 陈世波，倪青，刘保延. 基于个体化诊疗平台的2型糖尿病合并代谢综合征证候规律研究［J］. 中国中医药信息杂志，2007，14（11）：18～20

[10] 陈波，蒋永光，胡波，等. 东垣脾胃方配伍规律之关联分析评述. 中医药学刊，2004，22（4）：611～612

[11] 刘娟，蒋永光，胡波，等. 白术类方的药证关联分析［J］. 成都中医药大学学报，2004，27（4）：55～56

[12] 张志斌，王永炎. 辨证方法新体系的建立［J］. 北京中医药大学学报，2005，28（1）：1～3

[13] 张志斌，王永炎，王志国. 辨识证候要素在突发性公共卫生事件中的作用［J］. 北京中医药大学学报，2005，28（6）：4～7

[14] 张志斌、王永炎. 证候名称及分类研究的回顾与假设的提出［J］. 北京中医药大学学报，2003，26（2）：1～3

[15] 中风病证候诊断标准［J］. 北京中医药大学学报，1991，17（3）：64～66

[16] 王永炎，张启明，张志斌. 证候要素及其靶位的提取［J］. 山东中医药大学学报，2006，30（1）：6～7

[17] 陈启光，申春梯，张华强，等. 因子分析在中医证候规范标准研究中的应用［J］. 中国中医基础医学杂志，2004，10（8）：53～56

[18] 王丹力，戴汝为. 综合集成研讨厅体系中专家群体行为的规范［J］. 管理科学学报，2001，4（2）：1～6

[19] 张华，刘保延，田从豁，等."人机结合、以人为主"的名老中医经验整理研究方法［J］. 中医研究，2007，20（2）：4～7

[20] 刘保延，周雪忠. 中医临床研究方法的思考与实践——系统生物学湿干研究模式与中医临床研究［J］. 世界科学技术——中医药现代化科技论坛，85～89

附　录

洛书数字系统研究

本节运用现代数学工具矩阵与离散数学对任意阶幻方作一详细研究。本节的特色是在“易经”思想指导下，运用现代数学工具与幻方对洛书数字系统作了深入的研究。经过多年努力奋斗，我们继承了“我国传统数学在从问题出发以解决问题为主旨的发展过程中建立了构造性与机械化为其特色的算法体系”（吴文俊院士语）的传统，不仅获得由简单幻方可构造任意阶幻方的算法，从而解决了幻方的世界难题，而且从取象运数的思维看，这种构造生成法也可以模拟复杂系统三种类型的演化机制：自我复制机制、杂交系列机制、在低级基础上演变为高级机制。

1. *n* 阶幻方的定义

本节运用现代数学中的矩阵定义 n 阶幻方。

定义 1：［矩阵与方阵］ $m \times n$ 个数 $a_{ij}(i=1, 2, \cdots, m; j=1, 2, \cdots, n)$ 按确定的位置排成矩形阵列，称为 $m \times n$ 矩阵，记作

$$A=\begin{pmatrix} a_{11} & K & a_{1n} \\ M & O & M \\ a_{m1} & L & a_{mn} \end{pmatrix}$$

其中横的一排叫做行，竖的一排叫做列，a_{ij} 称为矩阵的第 i 行第 j 列的元素。矩阵 A 简记为 (a_{ij}) 或 $(a_{ij})_{m \times n}$。

$n \times n$ 矩阵也称之为 n 阶方阵。a_{11}，a_{22}，…，a_{nn} 称为矩阵 A 的主对角线元素，而 a_{1n}，a_{2n-1}，…，a_{n1} 称为矩阵 A 的付对角线元素。

在本节中，n 阶方阵也可以用方格表示。例如

$A\begin{pmatrix} a_{11} & a_{12} \\ a_{21} & a_{22} \end{pmatrix}$ 也可以表示为

a_{11}	a_{12}
a_{21}	a_{22}

记 $N(a, n)=\{1+a, 2+a, \cdots, n+a\}$，$N(a-1, n^2)=\{a, a+1, \cdots, a+(n^2-1)\}$，其中 n 为自然数。

定义 2：若一个 n 阶方阵的元素恰好是连续自然数 $N(a-1, n^2)$，且其每行、每列以及主付两条对角线元素的和都相等，则这个方阵叫做 a－幻方，记为 A（a，n），特别在当 a＝1 时，这个方阵称为 n 阶幻方，记为 A（n）。

2. 递归构造 n 阶幻方（$n>5$）的方法与证明

3 阶幻方 A（3）和 4 阶幻方 A（4）的例子为

4	9	2
3	5	7
8	1	6

1	12	8	13
14	7	11	2
15	6	10	3
4	9	5	16

2.1 递归构造 n 阶幻方（$n>5$）的方法

总的思路是执简驭繁，也即是易经的基本思维模式。《辞海》说《易经》的“易”有三义（易经三易）：变易（穷究事物变化）、简易（执简驭繁）、不易（不变性）。执简驭繁，就是要把“繁”的变成“简”的，利用繁简之间的相对不变性来解决问题。具体的思路是：已知 A（$n-2$），而由 A（$n-2$）构造 A（n）。如果可行，则可由 A（3）构造 A（5），由 A（5）构造 A（7），……，即任一奇数阶幻方皆可以 3 阶幻方一步一步构造出来；同理，即任一偶数阶幻方皆可以 4 阶幻方一步一步构造出来。记为

$$A(3)\Rightarrow A(5)\Rightarrow\cdots A(2n+1),\ A(4)\Rightarrow A(6)\Rightarrow\cdots A(2n).$$

从而可以递归构造任意 n 阶幻方（$n>5$）。

首先要分析 A（n）与 A（$n-2$）的异同与相关性。要构造 A（n）即是要将 $1\sim n^2$ 填入 $n\times n$ 方阵，使每行、每列以及主付两条对角线元素的和都为 $\frac{n(n^2+1)}{2}$。而 A（$n-2$）即是要将 $1\sim(n-2)^2$ 填入 $(n-2)\times(n-2)$ 方阵，使每行、每列以及主付两条对角线元素的和都为 $\frac{(n-2)[(n-2)^2+1]}{2}$。$A$（$n$）与 A（$n-2$）的差别如下：

（1）A（n）比 A（$n-2$）多两行两列。

（2）A（n）比 A（$n-2$）多 $n^2-(n-2)^2=4n-4$ 个自然数。

（3）对于行、列以及主付两条对角线元素的和 A（n）比 A（$n-2$）多 $\frac{n(n^2+1)}{2}-\frac{(n-2)[(n-2)^2+1]}{2}=(n^2+1)+(n-2)(2n-2)$。

由于 A（$n-2$）已知，我们充分利用它。假定把 A（$n-2$）作为 A（n）的中间部分。例如 $n=5$，则 $n-2=3$，即已知 A（3）构造 A（5）。第一步构造下图表：

	4	9	2	
	3	5	7	
	8	1	6	

目标是行、列以及主付两条对角线元素的和为 $\frac{n(n^2+1)}{2}$，而 A（n）比 A（$n-2$）

多（n^2+1）+（$n-2$）（$2n-2$）。这个差分两部分，我们先解决（$n-2$）（$2n-2$），即对 A（$n-2$）的每一个元素增加（$2n-2$），当 $n=5$ 时其值为 8（$2\times5-2=8$），则上图变为：

	12	17	10	
	11	13	15	
	16	9	14	

第二步是 解决（n^2+1）的问题，即如何填放在第一行与第 n 行，第一列与第 n 列的元素。首先要分析在 $1\sim n^2$ 的自然数中，哪些数是可以填放的。因为已用的数为 $2n-1\sim(n-1)^2+1$，而可用的数为：

1，2，…，2（$n-1$）

n^2，n^2-1，…，$(n-1)^2+2$

当 $n=5$ 时，可用的数为：1，2，3，4，5，6，7，8

25，24，23，22，21，20，19，18

由于目标是行、列以及主付两条对角线元素的和都要增加 n^2+1，当 $n=5$ 时，即是要增加26。故可选定相应的数对，如（1，25），（2，24），…，（8，18）。对于一般的 n，则选定（1，n^2），（2，n^2-1），…，[2（$n-1$），$(n-1)^2+2$]。通过 A（3）而用上述方法构造的 A（5）为：

25	6	7	24	3
4	12	17	10	22
8	11	13	15	18
5	16	9	14	21
23	20	19	2	1

下面我们把这种方法归纳一下，并加以证明。在 A（$n-2$）的基础上构造 A（n）用符号表示为 A（n－2）⇒A（n）。记 A_{ij}（n）为 A（n）中第 i 行 j 列的元素。

（1）由幻方 A（$n-2$）构造幻方 A（$2n-1$，$n-2$）放到 A（n）中间。

首先，我们取：

$A_{ij}(n)=A_{i-1,j-1}(n-2)+2n-2$，（$2\leqslant i\leqslant n-1$；$2\leqslant j\leqslant n-1$）

也就是说，A（n）去掉第 1 行，第 n 行，第 1 列，第 n 列后得到 A（$2n-1$，$n-2$），容易知道，只要再使 $n\times n$ 矩阵从第 2 行到第 $n-1$ 行（列）首末两数之和，两对角线两端两数之和都是 n^2+1，而第 1 行（列）、第 n 行（列）各数之和都为 $n(n^2+1)/2$，便可得到 A（n）。

此时 $1\sim n^2$ 除了 A（$2n-1$，$n-2$）的元素（数）后，还余以下元素（数）

$1, 2, \cdots, 2(n-1)$ (1)

$n^2, n^2-1, \cdots, (n-1)^2-2$ (2)

为方便起见，称（1）中的数为小数，（2）中的数为大数。要选择两数之和为 n^2+1，即选择（1）与（2）相对应的数。我们称 b 和 $b' = n^2+1-b$ 为一组大小数对应数。令

（2）$A_{1j}(n) = n^2+1-A_{nj}(n)$；$A_{j1}(n) = n^2+1-A_{jn}(n)$ $(2 \leqslant j \leqslant n-1)$.

$A_{11}(n) = n^2+1-A_{nn}(n)$；$A_{1n}(n) = n^2+1-A_{n1}(n)$. 而且满足：

$$\sum_{j=1}^{n} A_{1j}(n) = \sum_{j=1}^{n} A_{j1}(n) = \frac{n(n^2+1)}{2}.$$

则经由（1）、（2）两步操作即可构造 n 阶幻方 $A(n)$。

2.2 证明

下面我们加以证明：

令 $H_i(n)$ 为 n×n 方阵中第 i 行元素和。

$L_i(n)$ 为 n×n 方阵中第 i 列元素和。

$Z(n)$ 为 n×n 方阵中主对角线元素和。

$F(n)$ 为 n×n 方阵中付对角线元素和。

显而易见，若第 1 列（行）元素和 $= \frac{n(n^2+1)}{2}$，则相应的第 n 列（行）元素和必 $= \frac{n(n^2+1)}{2}$。事实上由（2）知：

$$L_1 = \sum_{j=1}^{n} A_{j1}(n) = \frac{n(n^2+1)}{2}$$

而

$$L_n(n) = \sum_{j=1}^{n} A_{jn}(n) = A_{1n}(n) + A_{nn}(n) + \sum_{j=2}^{n-1} A_{jn}$$

$$= (n^2+1) - A_{n1}(n) + (n^2+1) - A_{11}(n) + \sum_{j=2}^{n-1} [(n^2+1) - A_{j1}(n)]$$

$$= n(n^2+1) - \sum_{j=1}^{n} A_{j1}(n)$$

$$= n(n^2+1) - \frac{n(n^2+1)}{2}$$

$$= \frac{n(n^2+1)}{2}.$$

同理可由 $H_1(n) = \frac{n(n^2+1)}{2}$ 而证 $H_n(n) = \frac{n(n^2+1)}{2}$。

下面证明第 i 行元素之和为 $H_i(n) = \frac{n(n^2+1)}{2}$，其中 $(2 \leqslant i \leqslant n-1)$。

$$H_i(n) = \sum_{j=1}^{n} A_{ij}(n) = A_{i1}(n) + A_{in}(n) + \sum_{j=2}^{n-1} (A_{i-1,j-1}(n-2) + 2n-2)$$

$$= n^2+1 + \sum_{j=2}^{n-1} A_{i-1,j-1}(n-2) + (n-2)(2n-2)$$

$$=n^2+1+\frac{(n-2)\left[(n-2)^2+1\right]}{2}+(n-2)(2n-2)$$

$$=\frac{n(n^2+1)}{2}.$$

同理可证 $L_i(n)=Z(n)=F(n)=\frac{n(n^2+1)}{2}$. 故由（$n-2$）阶幻方可构造 n 阶幻方。

3. 递归构造 n 阶幻方（$n>5$）的具体操作

如果 n 比较大，则如何选择对应数填入第 1 行与第 1 列，使之符合条件也不是一件容易之事。下面我们要进一步研究更具体的可操作的方法。

具体操作可以分四种情况考虑：$n=4k+2$，$n=4k+4$，$n=4k+3$，$n=4k+1$（k 为自然数，$K\geqslant 1$）。

下面只考虑前面两种情况作为示例。

3.1　$n=4k+2$

（1）计算基本数据

$n-2=4k$，$2n-2=8k+2$（小数与大数的个数）。

（2）列出大小数

小数：1，2，3，…，$8K+2$

大数：n^2，n^2-1，n^2-2，…，n^2-8k-1

（3）固定取 $a_{11}=n^2$，$a_{nn}=1$，对大小数分两组，数目为 $8K+2/2=4K+1$。

第一组：2，3，…，$4k-2$，$4k-1$，$4k$，$4K+1$

n^2-1，n^2-2，…，n^2-4k+3 n^2-4k+2 n^2-4k+1，n^2-4k，共有 $4k$ 对大小数。

第二组：$4k+2$，$4k+3$，$4k+4$，$4k+5$，$4k+6$，…，$8k+2$

n^2-4k-1，n^2-4k-2，n^2-4k-3，n^2-4k-4，n^2-4k-5，…，n^2-8k-1，除了 $4k+2$ 一对外，共有 $4k$ 对大小数。

即两组共有 $8k$ 对大小数，也即有 $2k$ 组 4 个连续大小对应数。下面先研究这种连续 4 对大小对应数的性质。对于每连续 4 对大小对应数对来说，其通用形式可表示为：

i	$i+1$	$i+2$	$i+3$
n^2-i+1	n^2-i	n^2-i-1	n^2-i-2

取 i	$i+1$		
		n^2-i-1	n^2-i-2

则其和

$i+(i+1)+(n^2-i-1)+(n^2-i-2)=2n^2-2$ 是一个常数。我们称这种取法为“取法 1”，其相应的和为 $2n^2-2$。

（4）求 a_{1n} 与 a_{n1}

因为取用于第 1 行与第 1 列的大小数，如果符合要求，则剩下的填入第 n 行 n 列也必然符合要求。因此我们仅考虑取用于第 1 行与第 1 列的大小数。由于先取 $a_{11}=n^2$，它是一个大数，考虑取相应小数 $4k+2$。然后按取法 1，取 $2k$ 组 4 个的大小数，其和为 $2k(2n^2-2)$。因为 $a_{1n}+a_{n1}=n^2+1$，故仅求 a_{1n} 即可。1 行与 1 列的总和为：

$$2n^2+a_{1n}+2k(2n^2+1)+(4k+2)=2\times\frac{n(n^2+1)}{2}=n(n^2+1).$$

可求得 $a_{1n}=4k$，故 $a_{n1}=n^2-4k+1$。

（5）选取分别用于第 1 行与第 1 列的大小数

把选出来的大小数分成两组，然后将第 1 组填入第 1 行，第 2 组填入第 1 列。下面作一分析，其中 $a_{11}=n^2$，第 1 行与第 1 列共有；而通过计算可知 $a_{1n}=4k$，$a_{n1}=n^2-4k+1$。在（3）中的两组大小数中，除了（$4k+2$）一对外，还有 $2k$ 组其和为（$2n^2-2$）的连续的四个大小数对。因此先把 $a_{1n}=4k$ 放在第 1 组，而把 $a_{n1}=n^2-4k+1$ 放在第 2 组。

我们先考虑 $2k$ 组其和为（$2n^2-2$）的连续的四个大小数对的划分：为了充分利用连续性的性质，又考虑 $a_{1n}=4k$，$a_{n1}=n^2-4k+1$，以及没有分的（$4k+2$）。从第一组后 4 对，从第二组前 5 对中选定 10 个数：

$4k-2$，$4k-1$，$4k$，$4k+2$，$4k+3$，$4k+4$，n^2-4k+1，n^2-4k，n^2-4k-4，n^2-4k-5.

为什么这样选？主要考虑两点。其一是，因为 n 不是一个具体的数，故不容易操作。我们希望选出具体的若干个数后，剩下的要容易操作。如果剩下的是若干组 4 个连续大小对应数，则利用其和与参数无关的性质。事实上，通过上面的选择，第 1 与第 2 组都各剩下 $4k-4=4(k-1)$ 对大小数，即（$k-1$）组 4 个连续大小对应数。其二是，除了 $a_{1n}=4k$，$a_{n1}=n^2-4k+1$，其余的大小对应数中，或者取小数，或者取大数，仅限于一种，因为要把相应数填入 n 行或 n 列。

第 1 行选定的数为 $a_{11}=n^2$，$a_{1n}=4k$，其它的数为

$4k-1$，n^2-4k，$4k+4$，n^2-4k-4

第 1 列选定的数为 $a_{11}=n^2$，$a_{n1}=n^2-4k+1$，其它的数为

$4k-2$，n^2-4k-5，$4k+3$，$4k+2$

为什么这样选？关键的是要保证行与列的和要相等。事实上，$4k-1+n^2-4k+4k+4+n^2-4k-4+4k=2n^2+4k-1$，$4k-2+n^2-4k-5+4k+3+4k+2+n^2-4k+1=2n^2+4k-1$，符合要求。

当 $k>1$ 时，第 1 行再加上

$\{4i+2, 4i+3, n^2-4i-3, n^2-4i-4\}$，$0\leqslant i\leqslant k-2$.

$\{4i+1, 4i+2, n^2-4i-2, n^2-4i-3\}$ $k+2\leqslant i\leqslant 2k$.

这 2（$k-1$）组数中任取（$k-1$）组数（除 a_{11} 和 a_{1n} 外，其它可随意填，下同）。而第 1 列再加上上式剩下（$k-1$）组数。

（6）实例 A（4）⇒A（6）

☆　计算基本数据：$n=6$，$n-2=4$，$2n-2=10$，$n^2+1=37$，$n=4k+2$，故 $k=1$。

☆　把 A（4）每个元素加 10 即幻方 A（11，4）填入 A（6）中间，见下图：

	11	22	18	23	
	24	17	21	12	
	25	16	20	13	
	14	19	15	26	

☆　列出大小数

小数：　1，2，3，4，5，6，7，8，9，10。

大数：　36，35，34，33，32，31，30，29，28，27。

☆　分别选取用于第 1 行与第 1 列的大小数

第 1 行选定的数为 $a_{11}=36$，$a_{1n}=4$，其它的数为：

3，32，8，28

第 1 列选定的数为 $a_{11}=36$，$a_{n1}=33$，其它的数为：

2，27，7，6

☆　构造 A（6）：

36	3	32	8	28	4
6	11	22	18	23	31
7	24	17	21	12	30
27	25	16	20	13	10
2	14	19	15	26	35
33	34	5	29	9	1

3.2　$n=4k+4$

（1）计算基本数据

$n=4k+4$，$n-2=4k+2$，$2n-2=8k+6$

（2）列出大小数

小数：1，2，3，…，$8k+6$

大数：n^2，n^2-1，n^2-2，…，n^2-8k-5

（3）将其平均分成两部分

因为（$8k+6$）$\div 2=4k+3$，而 $a_{11}=n^2$，$a_{nn}=1$，每一部分取 $4K+2$ 个对应数。

第一部分：
$$\left.\begin{matrix} 2, & 3, & \cdots, & 4k+3 \\ n^2-1, & n^2-2, & \cdots, & n^2-4k-2 \end{matrix}\right\}\text{共有 } 4k+2 \text{ 对大小数.}$$

第二部分：
$$\left.\begin{matrix} 4k+4, & \cdots, & 8k+6 \\ n^2-4k-3, & \cdots, & n^2-8k-5 \end{matrix}\right\}\text{除去 } 4k+4 \text{ 的一对，}$$

共有 $4k+2$ 对大小数。

由于 $4k+2=4(k-1)+6$，即每一部分都有 $4(k-1)+6$ 对大小数。

(4) 取第1行与第1列的大小数

同样，我们希望选出具体的若干个数后，剩下的要容易操作，即剩下的是若干组4个连续大小对应数。故第一步从每一部分各选出6对大小数：

$2, 3, 4, 5, 6, 7$

n^2-1，n^2-2，n^2-3，n^2-4，n^2-5，n^2-6

$4K+5, 4K+6, 4K+7, 4K+8, 4K+9, 4K+10$

n^2-4K-4，n^2-4K-5，n^2-4K-6，n^2-4K-7，n^2-4K-8，n^2-4K-9

从12对中取出下面12个数：

$2, 3, 4,$

n^2-4，n^2-5，n^2-6

$4K+5, 4K+6, 4K+7$

n^2-4K-7，n^2-4K-8，n^2-4K-9

作为第1行与第1列的元数，其和为 $2(3n^2-6)$。另12个数是第 n 行与第 n 列的元数。此外 $4k+4$ 也作为第1行与第1列的元数。

剩下的还有 $4(k-1)$ 对大小数，对于这 $(k-1)$ 组4个连续的大小数对，用取法1，其和仍为 $2n^2-2$。下面求 a_{1n}

$a_{1n}+2n^2+2(k-1)(2n^2-2)+(4k+4)+2(3n^2-6)=n(n^2+1)$，解方程得

$a_{1n}=4k+8$，则 $a_{n1}=n^2-4K-7$。

(5) 分别选取用于第1行与第1列的大小数

第1行选定的数为 $a_{11}=n^2$，$a_{1n}=4k+8$，其它的数为：

2，$4k+4$，$4k+7$，n^2-4K-8，n^2-4K-9，n^2-4，

第1列选定的数为 $a_{11}=n^2$，$a_{n1}=n^2-4K-7$，其它的数为：

3，4，$4k+5$，$4k+6$，n^2-5，n^2-6，

当 $k>1$ 时，第1行再加上

$\{4i, 4i+1, n^2-4i-1, n^2-4i-2\}$，$2\leqslant i\leqslant k$.

$\{4i-1, 4i, n^2-4i, n^2-4i-1\}$，$k+3\leqslant i\leqslant 2k+1$.

这 $2(k-1)$ 组数中任取 $(k-1)$ 组数。而第1列再加上上式剩下 $(k-1)$ 组数。

(6) 实例 A(6) ⇒A(8)

☆ 计算基本数据：$n=8$，$n-2=6$，$2n-2=14$，$n^2+1=65$，$n=4k+4$，故 $k=1$。

☆　把 A（6）每个元素加 14 即幻方 A（15，6）填入 A（8）中间，见下图：

☆　列出大小数

小数：1，2，3，4，5，6，7，8，9，10，11，12，13，14。

大数：64，63，62，61，60，59，58，57，56，55，54，53，52，51。

☆　将其平均分成两部分

因为 $14 \div 2 = 7$，而 $a_{11} = n^2$，$a_{nn} = 1$，每一部分取 6 个对应数。

第一部分：2，3，4，5，6，7，63，62，61，60，59，58。

第二部分：8，9，10，11，12，13，14，57，56，55，54，53，52，51。

分别选取用于第 1 行与第 1 列的大小数：

第 1 行选定的数为 $a_{11} = 64$，$a_{18} = 12$，其它的数为：

2，8，11，52，51，60

第 1 列选定的数为 $a_{11} = 64$，$a_{81} = 53$，其它的数为：

3，4，9，10，59，58

构造 A（8）：

64	2	8	11	52	51	60	12
3	50	17	46	22	42	18	62
4	20	25	36	32	37	45	61
9	21	38	31	35	26	44	56
10	41	39	30	34	27	24	55
59	16	28	33	29	40	49	6
58	47	48	19	43	23	15	7
53	63	57	54	13	14	5	1

3.3　$n = 4k + 1$

（1）计算基本数据

$n = 4k + 1$，$n - 2 = 4k - 1$，$2n - 2 = 8k$

（2）列出大小数

小数：1，2，3，…，$8k$

大数：n^2，$n^2 - 1$，$n^2 - 2$，…，$n^2 - 8k + 1$

（3）选择第 1 行与第 1 列的元数并求 a_{1n}

共 $8k$ 个大数，除了 a_{11} 拿出 $4k - 2$ 个大数：

$n^2 - 1$，$n^2 - 2$，…，$n^2 - 4k + 3$，　$n^2 - 4k + 1$，　要把这 $4k - 2$ 个分成两个含 $2k - 1$ 个数且和相等的集合。还是从两头取若干分成两组，使其之和相等，同时使剩余部分是 4 的倍数而且连续的自然数。由于（$n^2 - 1$）+（$n^2 - 3$）+（$n^2 - 4k + 1$）=（$n^2 - 2$）+（$n^2 - 4$）+（$n^2 - 4k + 3$），剩下的（$n^2 - 5$），…，（$n^2 - 4k + 4$）共 4（$k - 2$）个数，又可分为（$k - 2$）个 4 个连续的自然数的组合。所以 $4k - 2$ 个大数可分为各含 $2k - 1$ 个

大数且和相等的集合。

$$每个集合之和=\frac{1}{2}\left[\frac{(4k-3)(2n^2-4k+2)}{2}+n^2-(4k-1)\right]$$

$$=\frac{(4k-2)n^2-(2k-1)(4k-1)-1}{2}$$

$$=\frac{(4kn^2-8k^2-2n^2+6k-2)}{2}$$

第 1 行与第 1 列的元素的总数为 $2n-2=8k$，现已选定大数 $4k-2$ 个，除了 a_{1n} 外，还需要 $8k-(4k-2)-1=4k+1$ 个小数。则应选择 $4k+1$ 个与前面的 $4k-2$ 个大数不是对应数的小数：

$4k-1$，$4k+1$，…，$8k$，总共 $4k+1$ 个小数。这此小数的和为

$\frac{4k(4k+1+8k)}{2}+4k-1=24k^2+6k-1$，则

$a_{1n}=n(n^2+1)-2n^2-(4kn^2-8k^2-2n^2+6k-2)-(24k^2+6k-1)=5$. 故 $a_{n1}=n^2-4$。

（4）分别选择第 1 行与第 1 列的元素

$a_{n1}=n^2-4$ 在第 1 组 M_1，是第 1 列的元素的集合。小数还是从两头取若干分成两组，使其之和相等，同时使剩余部分是 4 的倍数而且连续的自然数。由于总共 $4k+2$ 个小数：

$4k-1$，$4k+1$，$4k+2$，$4k+3$，$4k+4$，$4k+5$，…，$8k-2$，$8k-1$，$8k$，5，可分成各含 $2k+1$ 个数且其和相等。由于

$(4k-1)+(4k+5)+(8k-1)=5+8k+(8k-2)=16k+3$，$(4k+1)+(4k+4)=(4k+2)+(4k+3)=8k+5$，则还剩下 $4k+6$，…，$8k-3$，共 $4(k-2)$ 个连续自然数，即 $(k-2)$ 组 4 个连续自然数组合。故 $4k+2$ 个小数可分成其和相等且数目相同的两部分。其中把包含 5 的为 M_2，它是第 1 行的元素的集合。

第 1 列的元素的集合 M_1 取：

n^2-2，n^2-4，n^2-4k+3，$4k-1$，$4k+1$，$4k+4$，$4k+5$，$8k-1$。

第 1 行的元素的集合 M_2 取：

n^2-1，n^2-3，n^2-4k+1，$8k-2$，$4k+2$，$4k+3$，$8k$，5。

（5）实例 A（7）⇒A（9）

☆ 计算基本数据：$n=9$，$n-2=7$，$2n-2=16$，$n^2+1=82$，$n=4k+1$，故 $k=2$。

☆ 把 A（7）每个元素加 16 即幻方 A（17，7）填入 A（9）中间，见下图：

☆ 列出大小数

小数：1，2，3，4，5，6，7，8，9，10，11，12，13，14，15，16。

大数：81，80，79，78，77，76，75，74，73，72，71，70，69，68，67，66。

☆ 选择第 1 行与第 1 列的元数

共 16 个大数，除了 a_{11} 拿出 6 个大数：80，79，78，77，76，74，要把这 6 个分成两个含 3 个大数且和相等的集合。由于 80+78+74=79+77+76=232，故 80，78，74 与 79，77，76 各为一组。

$A_{91}=77$ 在第 1 组 M_1，是第 1 列的元素的集合。小数还是从两头取若干分成两组，使其之和相等。由于总共 6 个小数：

$4k-1$，$4k+1$，$4k+2$，$4k+3$，$4k+4$，$4k+5$，…，$8k-2$，$8k-1$，$8k$，5，可分成各含 $2k+1$ 个数且其和相等。由于

$7+13+15=5+16+14=35$

$9+12=10+11=21$

故 10 个小数可分成其和相等且数目相同的两部分。其中把包含 5 的为 M_2，它是第 1 行的元素的集合。所以

$M_1=\{76, 77, 79, 7, 13, 15, 9, 12\}$

$M_2=\{74, 78, 80, 5, 14, 16, 10, 11\}$

☆　构造 A（9）：

81	74	78	80	14	16	10	11	5
76	65	23	27	28	61	64	19	6
79	22	53	34	35	52	31	60	3
7	24	32	40	45	38	50	58	75
13	25	36	39	41	43	46	57	69
15	26	33	44	37	42	49	56	67
9	62	51	48	47	30	29	20	73
12	63	59	55	54	21	18	17	70
77	8	4	2	68	66	72	71	1

3.4　$n=4k+3$

（1）计算基本数据

$n=4k+3$，$n-2=4k+1$，$2n-2=8k+4$

（2）列出大小数

小数：1，2，3，…，$8k+4$

大数：n^2，n^2-1，n^2-2，…，n^2-8k-3

（3）将其平均分成两部分

因为（$8k+4$）$\div 2=4k+2$，而 $a_{11}=n^2$，$a_{nn}=1$，每一部分取 $4K+2$ 个对应数。

第一部分：

2，　3，　…，　$4k+2$

n^2-1，n^2-2，　…，　n^2-4k-1

共有 $4k+1$ 对大小数。

第二部分：$\begin{matrix} 4k+3, & 4k+4, & \cdots, & 8k+4, \\ n^2-4k-2, & n^2-4k-3, & \cdots, & n^2-8k-3 \end{matrix}\Big\}$除去 4k + 3 的一对，共有 4k + 1 对大小数。

（4）选择第 1 行与第 1 列的元素并求 a_{1n}

首先研究一下四个连续自然数的性质。设连续自然数 i，$i+1$，$i+2$，$i+3$，则有

$i+(i+3)=(i+1)+(i+2)$。

总共有 $8k+4$ 个大数，除了 n^2 外，还有 $8k+3$ 个大数。第 1 行与第 1 列的不重复的元素共有 $n+n-1=2n-1=8k+5$。除了 n^2 外，再按大小顺序选择 $4k$ 个大数 n^2-1，n^2-2，…，n^2-4K，这样与 n^2 一共有 $4k+1$ 个，还差 $4K+4$ 个，可从小数中选定。考虑到 a_{1n} 为所求之数，则应选择 $4k+3$ 个与前面的 $4k+1$ 个大数不是对应数的小数，而且从数量少的选择 $4k+2$，$4k+3$，…，$8k+4$，求 a_{1n}：

$$a_{1n}=n(n^2+1)-2n^2-\frac{1}{2}4k(n^2-1+n^2-4k)-\frac{1}{2}(4k+3)(4k+2+8k+4)=3.$$

故 $a_{n1}=n^2-2$。因此，第 1 行与第 1 列除了 a_{11} 的元素为：

3，$4k+2$，$4k+3$，…，$8k+4$，n^2-4K，n^2-4K+1，…，n^2-1。

（5）分别选择第 1 行与第 1 列的元素

首先分大数，由于 $a_{11}=n^2$，对于 $4k$ 个连续的大数，它们可以分成 k 组数，每一组含有四个连续的整数：

$\{n^2-4i,\ n^2-4i+1,\ n^2-4i+2,\ n^2-4i+3\}$，$1\leqslant i\leqslant k$.

只要把一组四个连续整数中的中间两数放入一个集合 M_1，首尾两个数放入集合 M_2 即可。设 M_1 中含有 $a_{n1}=n^2-2$，即 M_1 中的元素为填入第 1 列的元素。由于所选择的小数共有 $4k+3$ 个，我们将 3，$4k+3$，$8k+3$，$8k+4$，放入 M_2（注意 3 和 n^2-2 不能放入同一个集合），$4k+2$，$4k+4$，，$4k+5$，$8k+2$ 放入 M_1。其它的 $4k-4$ 个连续整数 $4k+6$，…，$8k+1$ 也分成和数相等的各含 $2k-2$ 个整数的两组，分别放入集合 M_1 与 M_2 即可。

（6）实例 A（5）⇒A（7）

☆ 计算基本数据：$n=7$，$n-2=5$，$2n-2=12$，$n^2+1=50$，$n=4k+3$，故 $k=1$。

☆ 把 A（5）每个元素加 12 即幻方 A（13，5）填入 A（7）中间，见下图：

☆ 列出大小数

小数：1，2，3，4，5，6，7，8，9，10，11，12。

大数：49，48，47，46，45，44，43，42，41，40，39，38。

☆ 将其平均分成两部分

因为（8 + 4） ÷2 =6，而 $a_{11}=49$，$a_{77}=1$，每一部分取 6 个对应数。

第一部分：2，3，4，5，6，48，47，46，45，44。

第二部分：7，8，9，10，11，12，43，42，41，40，39，38。

☆ 分别选择第 1 行与第 1 列的元素

第 1 行与第 1 列的元素：

3，6，7，8，9，10，11，12，45，46，47，48，49。

第 1 行的元素 M_2：3，7，11，12，45，48，49。

第1列的元素 M_1：6，8，9，10，46，47，49。

☆ 构造 A（7）：

49	7	11	12	45	48	3
6	37	18	19	36	15	44
8	16	24	29	22	34	42
9	20	23	25	27	30	41
10	17	28	21	26	33	40
46	35	32	31	14	13	4
47	43	39	38	5	2	1

4. 由 m 阶幻方和 n 阶幻方构造 mn 阶幻方

4.1 A（m）∧A（n）⇒A（mn）的方法一与证明

已知 A（m）与 A（n），构造 A（mn），记为 A（m）∧A（n）⇒A（mn）.

设 $A_{i+(j-1)n,r+(s-1)n}(mn)=m^2(A_{ir}(n)-1)+A_{js}(m)$

$1\leqslant i, r\leqslant n, 1\leqslant j, s\leqslant m.$

当 i，r 取遍 1 到 n 各数，j，s 取遍 1 到 m 各数，则 [i+（j−1）n，r+（s−1）n] 恰好取遍 A（mn）的所有标号.

证明：A（mn）的第 $i+(j-1)n$ 行（1≤i≤n，1≤j≤m）总和为

$$\sum_{s=1}^{m}\sum_{r=1}^{n}A_{i+(j-1)n,r+(s-1)n}(mn)=\sum_{s=1}^{m}\sum_{r=1}^{n}\{m^2[A_{ir}(n)-1]+A_{js}(m)\}$$

$$=\sum_{s=1}^{m}\{m^2[\sum_{r=1}^{n}(A_{ir}(n)-1]+A_{js}(m)\}=m^3[\frac{1}{2}n(n^2+1)-n]+\frac{1}{2}nm(m^2+1)]$$

$$=\frac{1}{2}mn[m^2(n^2-1)]+\frac{1}{2}nm(m^2+1)=\frac{1}{2}mn[m^2(n^2-1)+(m^2+1)]$$

$$=\frac{1}{2}mn[m^2(n^2+1)]$$

4.2 A（m）∧A（n）⇒A（mn）的方法二

我们从另一个角度来看方法1，对于

$A_{i+(j-1)n,r+(s-1)n}(mn)=m^2[A_{ir}(n)-1]+A_{js}(m)$，其左边是 A（mn）是元素，右边有两部分，在第1部分 $m^2(A_{ir}(n)-1)$ 中，m^2 是一个常数，而 A_{ir}（n）是 A（n）的元素。在第2部分 A_{js}（m）是 A（m）的元素。其中 A_{ir}（n）与 A_{js}（m）是变数，令

$g=A_{js}(m)\in\{A_{11}(m), A_{12}(m), \cdots, A_{mm}(m)\}$，$h=A_{ir}(n)\in\{A_{11}(n), A_{12}(n), \cdots, A_{nn}(n)\}$

4.3 具体的算法

称 $A_{gh}(mn)=m^2(h-1)+g$ 为公式1，下面给出相应的具体的算法：

（1）首先建立 $mn \times mn$ 方阵 $M=(M_{ij})_{mn \times mn}$，并清零，即令 $M_{ij}=0$，$1 \leqslant i$，$j \leqslant mn$. 我们称方阵 M 为 M 方格。

（2）将 M 方格划分 m^2 个大 方格，每一个大方格都填入与 $A(m)$ 相对应方格中的元素，并称这些数为大方格数，记为 g，显然 $g \in \{A_{11}(m), A_{12}(m), \cdots, A_{mm}(m)\}$，如大方格数为 g，则同时称此大方格为第 g 个大方格。

（3）在 M 方格中的每一个大方格又划分 n^2 个方格，并称之为小方格。每一个大方格中的 n^2 个小方格都填入与 $A(n)$ 相对应方格中的元素，并称这些数为小方格数，记为 h，显然 $h \in \{A_{11}(n), A_{12}(n), \cdots, A_{nn}(n)\}$，如小方格数为 h，则同时称此小方格为第 h 个小方格。

（4）令 $M_{gh}=g+(h-1)m^2$，$g \in \{A_{11}(m), A_{12}(m), \cdots, A_{mm}(m)\}$.

$h \in \{A_{11}(n), A_{12}(n), \cdots, A_{nn}(n)\}$. 并将 M_{gh} 填入到 M 方格中的第 g 个大方格中的第 h 个小方格中。

同样，可以利用下面的公式构建 $A(mn)$：$A_{gh}(mn)=n^2(g-1)+h$，称之为公式2。

通过以上的研究，我们可以得出以下结论：已知 n 阶幻方与 m 阶幻方，则可构造 nm 阶幻方、n^m 阶幻方与 n^2 阶幻方（其中 m，n 为自然数）。

4.4　实例1：已知 $A(3)$ 与 $A(4)$ 构造 $A(12)$

设 $A(3)$ 为

4	9	2
3	5	7
8	1	6

$A(4)$ 为

1	14	4	15
12	7	9	6
13	2	16	3
8	11	5	10

（1）首先建立 12×12 方阵 $M=(M_{ij})_{12 \times 12}$，并清零，即令 $M_{ij}=0$，$1 \leqslant i$，$j \leqslant 12$. M 方格见下图。

（2）将 M 方格划分 3^2 个大 方格，每一个大方格都填入与 $A(3)$ 相对应方格中的元素，并称这些数为大方格数，记为 g。

4	9	2
3	5	7
8	1	6

（3）在上面 M 方格中的每一个方格又划分 16 个方格，并称之为小方格。每一个大方格中的 4^2 个小方格都填入与 A（4）相对应方格中的元素，并称这些数为小方格数，记为 h。为方便阅览，把大方格数与小方格数分开。

4

1	14	4	15
12	7	9	6
13	2	16	3
8	2	5	10

9

1	14	4	15
12	7	9	6
13	2	16	3
8	11	5	10

2

1	14	4	15
12	7	9	6
13	2	16	3
8	11	5	10

3

1	14	4	15
12	7	9	6
13	2	16	3
8	11	5	10

5

1	14	4	15
12	7	9	6
13	2	16	3
8	11	5	10

7

1	14	4	15
12	7	9	6
13	2	16	3
8	11	5	10

8

1	14	4	15
12	7	9	6
13	2	16	3
8	11	5	10

1

1	14	4	15
12	7	9	6
13	2	6	3
8	11	5	10

6

1	14	4	15
12	7	9	6
13	2	16	3
8	11	5	10

（4）令 $M_{gh}=g+(h-1)m^2$，并将 M_{gh} 填入到 M 方格中的第 g 个大方格中的第 h 个小方格中。

4	121	31	130	9	126	36	135	2	119	29	128
103	58	76	49	108	63	81	54	101	56	74	47
112	13	139	22	117	18	144	27	110	11	137	20
67	94	40	85	72	99	45	90	65	92	38	83
3	120	30	129	5	122	32	131	7	124	34	133
102	57	75	48	104	59	77	50	106	61	79	52
111	12	138	21	113	14	140	23	115	16	142	25
66	93	39	84	68	95	41	86	70	97	43	88
8	125	35	134	1	118	28	127	6	123	33	132
107	62	80	53	100	55	73	46	105	60	78	51
116	17	143	26	109	10	136	19	114	15	141	24
71	98	44	89	64	91	37	82	69	96	42	87

4.5　实例 2：已知 A（3）构造 A（3^2）

设 A（3）为

4	9	2
3	5	7
8	1	6

（1）先建立 9×9 方阵 $M=(M_{ij})_{9\times9}$，并清零，即令 $M_{ij}=0$，$1\leqslant i$，$j\leqslant9$. M 方格见下图：

（2）将 M 方格划分 3^2 个大 方格，每一个大方格都填入与 A（3）相对应方格中的元素，并称这些数为大方格数，记为 g。

4	9	2
3	5	7
8	1	6

（3）在上面 M 方格中的每一个方格又划分 9 个方格，并称之为小方格。每一个大方格中的 3^2 个小方格都填入与 A（3）相对应方格中的元素，并称这些数为小方格数，记为 h。为方便阅览，把大数与小方格分开。

4 4 9 2 3 5 7 8 1 6	**9** 4 9 2 3 5 7 8 1 6	**2** 4 9 2 3 5 7 8 1 6
3 4 9 2 3 5 7 8 1 6	**5** 4 9 2 3 5 7 8 1 6	**7** 4 9 2 3 5 7 8 1 6
8 4 9 2 3 5 7 8 1 6	**1** 4 9 2 3 5 7 8 1 6	**6** 4 9 2 3 5 7 8 1 6

（4）利用公式 2 令 $M_{gh}=h+(g-1)n^2$，并将 M_{gh} 填入到 M 方格中的第 g 个大方格

中的第 h 个小方格中。

31	36	29	76	81	74	13	18	11
30	32	34	75	77	79	12	14	16
35	28	33	80	73	78	17	10	15
22	27	20	40	45	38	58	63	56
21	23	25	39	41	43	57	59	61
26	19	24	44	37	42	62	55	60
67	72	65	4	9	2	49	54	47
66	68	70	3	5	7	48	50	52
71	64	69	8	1	6	53	46	51

5. 剩余定理与 A（m）∧A（n）⇒A（mn）

以上给出的是计算公式，便于计算机机完成。下面我们研究不用计算的 A（m）∧A（n）⇒A（mn）。

驰名世界的“中国剩余定理”属于现代数学的同余关系与剩余类，下面研究它们在 A（m）∧A（n）⇒A（mn）的应用。

对于 A（m）而言，关键在于其每行、每列以及主付两条对角线元素的和都相等。下面我们研究用余数形式表示后 m 个元素和的一些特殊的性质。

令 $C_1=\sum_{i=1}^{m}a_{1i}=\sum_{i=1}^{m}(q_{1i}m+r_{1i})$，$C_2=\sum_{i=1}^{m}a_{2i}=\sum_{i=1}^{m}(q_{2i}m+r_{2i})$，若 $\sum_{i=1}^{m}q_{1i}=\sum_{i=1}^{m}q_{2i}$，$\sum_{i=1}^{m}r_{1i}=\sum_{i=1}^{m}r_{2i}$，则 $C_1=C_2$。

对于公式 1 $A_{gh}(mn)=m^2(h-1)+g$，令 m^2 为模，则（$h-1$）为商，而 g 为余数，故可以利用余数形式表示后 m 个元素和的一些特殊的性质。即从同余关系看，大方格数 g 属于对余数的分类，而小方格数 h 属于对商的分类。这样我们就找到不用计算的 A（m）∧A（n）⇒A（mn）方法，即同余关系分类法，下面用上述两个例子来说明。下面给出具体的算法。

5.1 具体的算法

（1）对于自然数的集合 $A=\{1, 2, \cdots, (mn)^2\}$，可以在其上面定义模 m^2 同余关系

$$R=\{<x, y>|x, y\in A\wedge x\equiv y\ (\mathrm{mod}\, m^2)\}。$$

（2）利用等价关系 R 对 A 进行分类

$A/R=\{[1], [2], \cdots, [m^2]\}$，其中 $[g]=\{g, g+m^2, g+2m^2, \cdots, g+(n^2-1)m^2\}$（$1\leqslant g\leqslant m^2$），其中 g 对应大方格数。显然每 1 类共有 n^2 个数。

对于 $[g]$ 也可表示为 $[g]=\{h_0, h_1, \cdots, h_j, \cdots, h_{n^2-1}\}$，事实上是对商的一种分类，即 j 表示其商。由于商从 0 开始，而小方格数从 1 开始，j 对应小方格数，故有

$h_j = j \times m^2 + g =（h-1）m^2 + g$。

5.2　实例：已知 *A*（3）与 *A*（4）构造 *A*（12）

（1）建立大数小数方格

4				9				2			
1	14	4	15	1	14	4	15	1	14	4	15
12	7	9	6	12	7	9	6	12	7	9	6
13	2	16	3	13	2	16	3	13	2	16	3
8	11	5	10	8	11	5	10	8	11	5	10
3				5				7			
1	14	4	15	1	14	4	15	1	14	4	15
12	7	9	6	12	7	9	6	12	7	9	6
13	2	16	3	13	2	16	3	13	2	16	3
8	11	5	10	8	11	5	10	8	11	5	10
8				1				6			
1	14	4	15	1	14	4	15	1	14	4	15
12	7	9	6	12	7	9	6	12	7	9	6
13	2	16	3	13	2	16	3	13	2	16	3
8	11	5	10	8	11	5	10	8	11	5	10

（2）令 $A=\{1, 2, 3, \cdots, 143, 12^2\}$，模为 9，对 *A* 进行分类（用表格表示）

R－1/g	1	2	3	4	5	6	7	8	9
0	1	2	3	4	5	6	7	8	9
1	10	11	12	13	14	15	16	17	18
2	19	20	21	22	23	24	25	26	27
3	28	29	30	31	32	33	34	35	36
4	37	38	39	40	41	42	43	44	45
5	46	47	48	49	50	51	52	53	54
6	55	56	57	58	59	60	61	62	63
7	64	65	66	67	68	69	70	71	72
8	73	74	75	76	77	78	79	80	81
9	82	83	84	85	86	87	88	89	90
10	91	92	93	94	95	96	97	98	99
11	100	101	102	103	104	105	106	107	108
12	109	110	111	112	113	114	115	116	117
13	118	119	120	121	122	123	124	125	126
14	127	128	129	130	131	132	133	134	135
15	136	137	138	139	140	141	142	143	144

（3）根据大（小）方格数与 g（$h-1$）的对应关系，填入 A（mn）方格中。例如下面仅填入大方格数为4，9，2对应的小方格：

4				9				2			
4	121	31	130	9	126	36	135	2	119	29	128
103	58	76	49	108	63	81	54	101	56	74	47
112	13	139	22	117	18	144	27	110	11	137	20
67	94	40	85	72	99	45	90	65	92	38	83
3				5				7			
1	14	4	15	1	14	4	15	1	14	4	15
12	7	9	6	12	7	9	6	12	7	9	6
13	2	16	3	13	2	16	3	13	2	16	3
8	11	5	10	8	11	5	10	8	11	5	10
8				1				6			
1	14	4	15	1	14	4	15	1	14	4	15
12	7	9	6	12	7	9	6	12	7	9	6
13	2	16	3	13	2	16	3	13	2	16	3
8	11	5	10	8	11	5	10	8	11	5	10

5.3　实例：已知 A（3）构造 A（3^2）

如4．5实例2，有：

4			9			2		
4	9	2	4	9	2	4	9	2
3	5	7	3	5	7	3	5	7
8	1	6	8	1	6	8	1	6
3			5			7		
4	9	2	4	9	2	4	9	2
3	5	7	3	5	7	3	5	7
8	1	6	8	1	6	8	1	6
8			1			6		
4	9	2	4	9	2	4	9	2
3	5	7	3	5	7	3	5	7
8	1	6	8	1	6	8	1	6

（1）令 $A=\{1, 2, 3, \cdots, 81\}$，模为9，对 A 进行分类（用表格表示）如下：

g-1/h	1	2	3	4	5	6	7	8	9
0	1	2	3	4	5	6	7	8	9
1	10	11	12	13	14	15	16	17	18
2	19	20	21	22	23	24	25	26	27
3	28	29	30	31	32	33	34	35	36
4	37	38	39	40	41	42	43	44	45
5	46	47	48	49	50	51	52	53	54
6	55	56	57	58	59	60	61	62	63
7	64	65	66	67	68	69	70	71	72
8	73	74	75	76	77	78	79	80	81

（2）利用公式 2 $M_{gh}=h+(g-1)n^2$，其中 h 为余数，$(g-1)$ 为商，根据大（小）方格数与 h $(g-1)$ 的对应关系，填入 A（nn）方格中。例如下面仅填入大方格数为 4，9 对应的小方格：

大方格数为 4，即 $g=4$，$g-1=3$，对应上表的第 4 行

28	29	30	31	32	33	34	35	36

依照顺序填写到大方格数为 4 的各小方格中：

4			9			2		
31	36	29	4	9	2	4	9	2
30	32	34	3	5	7	3	5	7
35	28	33	8	1	6	8	1	6
3			5			7		
4	9	2	4	9	2	4	9	2
3	5	7	3	5	7	3	5	7
8	1	6	8	1	6	8	1	6
8			1			6		
4	9	2	4	9	2	4	9	2
3	5	7	3	5	7	3	5	7
8	1	6	8	1	6	8	1	6

（3）根据大（小）方格数与 g（$h-1$）的对应关系，填入 A（mn）方格中。例如下面仅填入大方格数为4，9，2对应的小方格：

4

4	121	31	130
103	58	76	49
112	13	139	22
67	94	40	85

9

9	126	36	135
108	63	81	54
117	18	144	27
72	99	45	90

2

2	119	29	128
101	56	74	47
110	11	137	20
65	92	38	83

3

1	14	4	15
12	7	9	6
13	2	16	3
8	11	5	10

5

1	14	4	15
12	7	9	6
13	2	16	3
8	11	5	10

7

1	14	4	15
12	7	9	6
13	2	16	3
8	11	5	10

8

1	14	4	15
12	7	9	6
13	2	16	3
8	11	5	10

1

1	14	4	15
12	7	9	6
13	2	16	3
8	11	5	10

6

1	14	4	15
12	7	9	6
13	2	16	3
8	11	5	10

5.3　实例：已知 A（3）构造 A（3^2）

如4.5实例2，有：

4

4	9	2
3	5	7
8	1	6

9

4	9	2
3	5	7
8	1	6

2

4	9	2
3	5	7
8	1	6

3

4	9	2
3	5	7
8	1	6

5

4	9	2
3	5	7
8	1	6

7

4	9	2
3	5	7
8	1	6

8

4	9	2
3	5	7
8	1	6

1

4	9	2
3	5	7
8	1	6

6

4	9	2
3	5	7
8	1	6

（1）令 $A=\{1,2,3,\cdots,81\}$，模为9，对 A 进行分类（用表格表示）如下：

大方格数为 9，即 $g=9$，$g-1=8$，对应上表的第 9 行

73	74	75	76	77	78	79	80	81

依照顺序填写到大方格数为 9 的各小方格中：

4

31	36	29
30	32	34
35	28	33

9

76	81	74
75	77	79
80	73	78

2

4	9	2
3	5	7
8	1	6

3

4	9	2
3	5	7
8	1	6

5

4	9	2
3	5	7
8	1	6

7

4	9	2
3	5	7
8	1	6

8

4	9	2
3	5	7
8	1	6

1

4	9	2
3	5	7
8	1	6

6

4	9	2
3	5	7
8	1	6

今后，我们称按本节方法构造的幻方为洛书幻方。